PRACTICAL FACIAL

实用面部整形外科学

PLASTIC SURGERY

主　编　秦永红
副主编　张珍珍　崔鸿斌
编　委　李爱书　杨　楠　蔡文强

蘭州大學出版社
LANZHOU UNIVERSITY PRESS

图书在版编目（CIP）数据

实用面部整形外科学 / 秦永红主编. -- 兰州 : 兰州大学出版社，2025. 3. -- ISBN 978-7-311-06374-0

Ⅰ. R622

中国国家版本馆 CIP 数据核字第 2025ZL0898 号

责任编辑　包秀娟　梁建萍
封面设计　汪如祥

书　　名　实用面部整形外科学
　　　　　SHIYONG MIANBU ZHENGXING WAIKEXUE
作　　者　秦永红　主编
出版发行　兰州大学出版社　(地址:兰州市天水南路222号　730000)
电　　话　0931-8912613(总编办公室)　0931-8617156(营销中心)
网　　址　hhttp://press.lzu.edu.cn
电子信箱　press@lzu.edu.cn
印　　刷　兰州银声印务有限公司
开　　本　787 mm×1092 mm　1/16
印　　张　23.25(插页2)
字　　数　508千
版　　次　2025年3月第1版
印　　次　2025年3月第1次印刷
书　　号　ISBN 978-7-311-06374-0
定　　价　98.00元

(图书若有破损、缺页、掉页,可随时与本社联系)

前言

整形美容外科专业近年来发展较为迅速，逐渐被没有接受过正规整形外科培训和正在寻求以整形外科基本技术为指导的外科医生所接受。本书经过精心甄选，最终选定了那些在临床上使用频率最高、难度最大、更新最快的内容，并对其进行了详尽的阐述。

第一部分详细介绍了常用的面部美容技术，以面部提升、眼睑整形、眼袋祛除、隆鼻，以及肉毒素和玻尿酸注射填充等常见的美容技术为重点，对每一项操作的技术要点及并发症的预防、处理等进行详尽阐述。同时，立足于求美者角度，对其常见的、重点关注的问题进行细致入微的解答。

第二部分着重阐述了常见面部肿瘤的整形外科治疗，在确保病灶彻底切除的同时，聚焦创面的美容修复。近年来，随着生物治疗技术的发展，原有治疗理念已经发生了重大变化，这些亦将详细介绍。

本书专注于临床应用，实用性强，不仅涵盖整形外科专业，还广泛涉及肿瘤内外科、普通外科等多个其他相关专业领域。在总结现有同类书籍的基础上，本书参阅了国内外最新文献，较全面地反映了整形美容外科的发展水平，具有较高的学术价值和使用价值。这是一部系统、全面介绍整形美容外科技术的专著，愿本书的出版能给读者带来独特的阅读体验。

本书的撰写工作历时一年方才完成。其中，秦永红负责面部提升术、面部提升术改良及年轻化综合治疗、鼻整形、眼周整形和软组织缺损修复章节的撰写；张珍珍负责微整形注射美容章节的撰写；崔鸿斌负责常见皮肤肿瘤章节的撰写。

限于编者水平,书中不妥之处在所难免,恳请读者批评指正!

秦永红

2025年1月12日

目录

第一部分

面颈部常用美容技术

fundamental faciocervical cosmetic techniques

第1章 面部提升术

1.1 求美者筛选

过去几十年时间里，面部美容手术量在全球范围内快速增加，而全球化的发展趋势和社交传媒在此过程中发挥了重要的推动作用。鉴于此，医生有义务对求美者进行恰当的医疗教育，并应慎重选择合适的求美者进行此类手术。

对拟解决问题的清晰认识和对手术效果的期望值、手术操作及其相应风险的认知等问题的术前咨询，手术医生更要认真对待。

多数求美者的就诊目的明确，对手术效果的期望值也较为中肯。对手术效果的期望值过高和对手术效果要求过于苛刻的求美者，接受过多种治疗项目（即“美容手术狂”）、婚姻破裂、失业及其他被迫接受手术的求美者，以及伴躯体畸形或功能障碍、手术医生认为不适合进行手术治疗的求美者等，应慎重对待。慎重选择求美者是有效避免对手术方式不理解或低估手术局限性人群对术后效果不满意的有效方式。

1.2 面部手术解剖

详尽的面部解剖不在本书的讲解范围，本书仅重点讲解与面部美容治疗相关的解剖学要点。

1.2.1 面部软组织

面部软组织由同心排列的五种基本结构组成（图1.1），每种结构都将随着年龄的增高产生特定变化，而各组织结构的重新复位是面部年轻化手术的基础。

随着年龄的增大，皮肤表皮层逐渐变平，胶原蛋白(Ⅲ、Ⅳ、Ⅶ)、硫酸软骨素和弹力纤维含量下降，黑色素细胞和朗格汉斯细胞数量减少，这是皮肤老化的病理基础。

皮下组织由两个重要成分组成：皮下脂肪和网状纤维。网状纤维贯穿于皮下组织并为其提供支撑力量。在皮下组织较厚的区域，网状纤维随着年龄的增长其弹性逐渐变弱。

浅表肌肉腱膜系统（superficial musculoaponeurotic system，SMAS）内包含类似于肌肉的成分，这些成分参与面部表情的相关活动。SMAS与颈阔肌、额肌和帽状腱膜等结构相连。1976年，Mitz和Peyronie通过对SMAS进行相应的手术操作，取得了理想的面部年轻化效果。之后，这一技术一度广为流行，并被不断改进。在面部提升手术中，SMAS比皮肤能承受更大的张力，可作为肌肉、脂肪等组织的载体。此外，在面神经解剖学中，SMAS还可作为一个关键标志，有助于手术医生在进行面部手术时避免损伤面神经。面神经的所有分支均位于SMAS的深面，支配颧肌、口轮匝肌和颊肌浅层和其他表情肌的深层，因此在肌肉表面进行剥离是相对安全的。

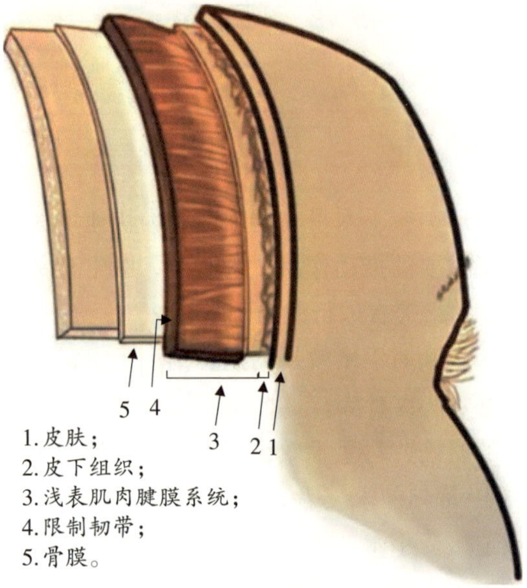

图1.1　面部解剖结构

限制韧带是面部组织结构的重要组成，面部年轻化手术时若不松开限制韧带，就无法有效将软组织复位、固定。该限制韧带和软组织构成疏松组织间隙，无知名血管通过这些疏松组织间隙，有利于浅层组织滑动，进而实现面部表情运动。因为没有重要组织结构穿行其中，这一解剖层次极为安全。该限制韧带包括骨皮肤韧带和肌肉皮肤韧带。骨皮肤韧带包括颧骨韧带和下颌韧带。颧骨韧带穿过颧弓、颧部脂肪垫延伸到真皮，下颌韧带从副韧带区域延伸到真皮。腮腺和咬肌皮肤韧带由面部浅、深筋膜融合而成，并与其表面皮肤紧密连接。

1.2.2　神经解剖

1.2.2.1　感觉

耳大神经是颈丛的一个分支，是颈部美容手术中最容易损伤的神经。耳大神经上行于法兰克福水平线的垂线和胸锁乳突肌后缘组成的三角形结构的30°角内。若该神经损伤将出现耳垂和耳廓的感觉异常（如麻木）；如果未进行有效修复，可能形成神经瘤。

面中部感觉由颧面神经、眶下神经和上颌后神经支配，面神经支配面中部区域的运动功能。以上神经纤维在其走行区域的手术过程中极易损伤。

1.2.2.2　运动

面神经从茎乳孔发出，穿过腮腺，分为5个主要分支，支配表情肌运动。颞支穿过颧弓后在颞顶筋膜深面向上沿法兰克福线自耳屏向眉毛上方约1.5 cm处走行。颊支（2支）和颧支间有多个相互连接的交通支，颊支损伤是该区域手术最常见的并发症，但损伤后可通过交通支进行部分代偿，不至于出现明显的表情肌运动异常。下颌缘支在下颌缘下1～2 cm处跨过面部血管，在该平面向颈阔肌深面走行。

下颌缘支和颞支受损后很难恢复，极易出现永久性功能障碍。

1.3　面部老化

面部老化是一个动态的、复杂的、多维的过程，多因素复杂的相互作用最终导致各解剖层次的系列变化。老化过程在不同个体之间有着明显的差异，且受遗传因素的影响。在进行面部老化评估时，要着重关注骨骼、软组织结构（包括脂肪垫）、限制韧带以及被覆的皮肤组织。

1.3.1　面部老化评估

手术矫正面部老化的目的是改变软组织因重力作用产生的变化，恢复流失的软组织容积。

根据手术治疗的需要，可将面部划分为以下三个解剖区域：

①上面部，包括前额、上眼睑（也称上睑）和眉毛。

②中面部，包括面颊前部和下眼睑（也称下睑）。

③下面部，包括面颊侧部、颈部及口周区。

上面部从发际线向下延伸至上睑。上面部相关的美容手术包括额部和眉提升术、颞部提升术、上眼睑整形术和眉弓脂肪移植术。

中面部是眼睑下方的三角形区域，内侧以鼻面角为界，下方为鼻唇沟和口角，上方为下睑、泪沟和外眼角。眶下缘以下的面颊皮肤逐渐下垂是中面部老化的关键因素，中面部老化会造成眶下凹陷、颧脂垫下降、颧突消失或降低、泪沟和鼻唇沟加深。

中面部美容手术多以颞部或下睑为入路。需要强调的是，这类手术较为复杂，一般均在临近神经血管的深面进行。若术后肿胀明显，则恢复时间较长。考虑到并发症出现概率较高且严重，只有熟知这一区域的解剖结构并进行过良好训练的整形医生方可操作。

面部年轻化手术需要处理的最多部位是面颊外侧和面部下1/3，包括面部提升术和颈部相关美容操作。根据个体化设计要求，要取得理想的手术效果，不同区域的手术操作可同时或分期进行。

1.3.1.1 面部老化中的软组织变化

中面部软组织老化是多因素的，主要表现为眼轮匝肌和眶隔的逐渐松弛、下睑板韧带复合体水平方向张力降低、颧肌和上唇提肌松弛导致的鼻唇沟加深和脂肪容量减少等。值得关注的是，随着骨-软组织韧带（包括眼轮匝肌限制韧带等）功能的减弱，软组织结构（包括颧骨和其他脂肪垫）向下、向内移位到上颌前凹陷处，导致前颊部容量减少，下睑皮肤垂直延长，脸形变方，外观形态不佳。

青年时期颊部前上方皮肤因有眶隔的可靠支撑，向下移动幅度较小或没有。从SMAS发出穿过颧脂垫达真皮层的面部筋膜对颧脂垫起到了有效的固定作用。表情肌的频繁运动、颧肌和上唇提肌的反复收缩，导致颊部表面软组织压力增加、鼻唇沟逐渐显现。

随着时间的推移，支撑脂肪垫的面部筋膜拉伸张力减弱，导致颧脂肪垫向下移动，眶下部逐渐扁平或凹陷，鼻唇沟永久性加深（图1.2）。眼轮匝肌下脂肪（suborbiculars oculi fat，SOOF）、颞部脂肪、颧脂肪垫和颊脂肪垫等，是面部脂肪的重要组成部分，但它们被分成不同间隔，相对独立。不同年龄阶段面部软组织变化的差异表明，脂肪垫的老化不完全同步，而是随着年龄的增加分别发生变化。颧脂肪垫和SOOF移位导致睑-颊沟出现，在面中部形成了“双轮廓”畸形。

中面部感觉由颧面神经、眶下神经和上颌后神经支配，而面神经负责该区域的运动功能。中面部的手术操作有损伤上述神经的风险。

皮肤变化和胶原降解等因素通过改变皮肤外观和真皮厚度，加速了面部的老化进程。

1.3.1.2 面部老化中的骨骼变化

眶下缘由颧骨、泪骨和上颌骨额突组成，其骨质投影是中面部向量和软组织深部骨骼支撑结构的决定因素。眶周和上颌水平的骨性吸收，导致颧骨投影减小和眼眶孔径增大，这对上颌骨投影、突出度和面部韧带附着点产生重大影响。上颌骨骨质吸收相比眶周骨质吸收而言更为严重，由此导致上颌角角度扩大10°左右，出现上颌投影缩小、睑颊连接处畸形、鼻唇沟加深等典型的“衰老型面颊”（图1.2）。

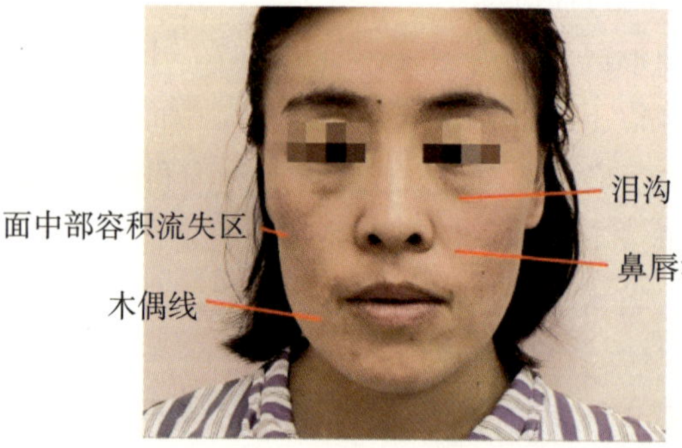

面部软组织容积减少，褶皱部位凹陷更加明显。

图1.2 面部衰老的外观表现

1.3.2 光老化

有几个因素加速了皮肤的衰老过程，累积性紫外线照射是影响皮肤老化的重要因素。光老化的临床症状包括雀斑、皱纹、毛细血管扩张、弹性减退和肤色灰暗等。

光损伤和光老化所致的皮肤变化多用Glogau光老化分级量表进行评估。Glogau量表有助于评价面部衰老总量和面部年轻化手术的预期效果（表1.1）。

表1.1 Glogau光老化分级量表

分组	年龄	临床症状
1	20～30	无皱纹 肤色不均
2	30～40	动态纹 角化病早期症状
2	50～60	静态纹 光化性角化病 化妆后肤色均匀，但皱纹更加明显
4	60以上	数条皱纹 光化性角化病和皮肤肿瘤 化妆后出现“泥巴裂”样外观

1.4 面部年轻化操作

1.4.1 面部提升

年轻面容表现为颧骨和侧颊部丰满，伴有颧骨下方凹陷、轮廓流畅、睑-颊过渡区流畅、下颌部轮廓平滑、眉部凸起且位于眶上缘或以上、眼睑皱纹微细。

最初的面部提升术仅对松弛的皮肤进行梭形切除，以将其收紧。然而，这一术式在操作范围、有效性方面有明显局限。后期的改良术式对其剥离范围和组织切除量方面进行了不同改进，虽对皮肤层次的收紧效果明显，但没有解决面部SMAS松弛和深层脂肪区脱垂问题，因此维持时间不够持久、可靠性不足。随着对面部解剖学知识的深入理解，1974年Skoog报道了深层面部提升技术。该术式是将皮肤、浅筋膜和颈阔肌作为一个单一的复合单位进行提升。1976年，Mitz和Peyronie扩展了Gray的浅层筋膜概念，将SMAS定义为表浅肌肉腱膜系统，该系统覆盖面部表情肌，并与颈阔肌、颞顶筋膜和帽状腱膜相连。1989年，Furnas提出了面部限制韧带的概念，即将皮肤与面部深层结构连接在一起的纤维结构。面部限制韧带在这些脂肪室周边清晰可见，对面部衰老过程的正确理解对形成目前的手术方案至关重要。衰老远比单纯的重力过程复杂，前者导致面部软组织结构下垂、萎缩和深层面部结构的代偿性扩大。因此，面部提升术的基本目标是对面部结构进行协调、均衡的提升，以突出自然轮廓，如颧骨区、下颌线和颈部轮廓。理想的面部除皱手术能够以简单可重复的方式安全有效地实现以上目标，同时最大限度地缩短恢复时间。随着传统耳前和耳后入路手术方式的发展，作为面部年轻化操作的组成部分，面中部提升术受到越来越多的关注，目前趋向于更为垂直或更向外上的矢量提升。

1976年Mitz和Peyronie将SMAS描述为覆盖整个面部的浅层筋膜，这一结构在面部提升术中的作用尤为重要。

1.4.1.1 SMAS定义的沿革

在SMAS这一解剖结构被正式报道前，Skoog已通过对该层结构的提升复位，极大地提高了面部提升的手术效果。在Skoog之前，很多整形医生仅通过去除松弛的面部皮肤进行提升，但仅对表面皮肤进行处理无法有效改善面部衰老导致的所有外观问题。Skoog通过形成浅筋膜瓣、去除松弛筋膜、复位深层下垂组织等措施，提高手术效果，极大地推动了现代面部提升术的发展。理论上讲，SMAS层面部提升术技术的形成，证明了SMAS层概念的正确性（图1.3）。

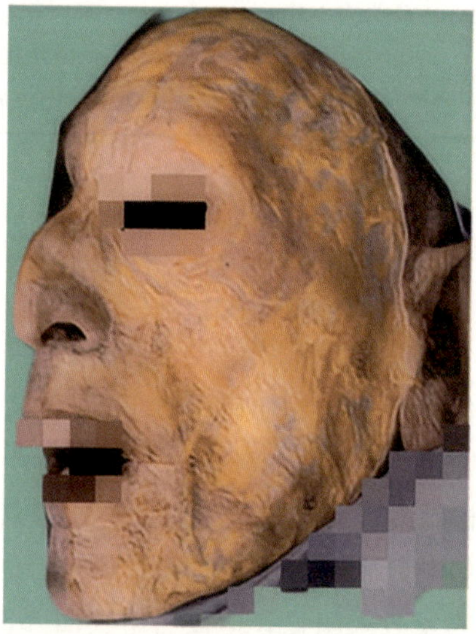

SMAS的整体视图，这是左半边脸的解剖图。去除皮肤和浅表脂肪，暴露SMAS层，在腮腺区表现为白色纤维结构，其间有脂肪组织存留。与腮腺区SMAS相似，颞浅筋膜内亦含脂肪组织。大体解剖中SMAS在脸颊区域缺失，因此，深层脂肪和SMAS下的面部肌肉（包括颧大肌）被显露出来。

图1.3 面部SMAS层

在Mitz和Peyronie首次描述SMAS之前，面部浅筋膜已为人所知，但人们对其解剖结构的描述并不明确。1949年出版的第25版《格雷氏解剖学》对头部浅筋膜结构的描述与目前已知的SMAS不同。《格雷氏解剖学》提到，头部浅筋膜包裹面部肌肉，在头皮下形成帽状腱膜；额部该层组织较薄，故皮肤与额肌贴合紧密；眼睑处为皮下疏松组织，而面颊和嘴唇处脂肪含量较多，且更为坚韧；鼻部和耳廓部位该层组织缺失。然而，Mitz和Peyronie认为，SMAS存在于腮腺和脸颊区域，并将皮下脂肪分为浅层（范围较小且被纤维组织包裹）和深层（范围较大且未被纤维组织分隔）。此外，SMAS向上延伸至颞肌、眼轮匝肌和额肌，向下延伸至颈阔肌。

（1）SMAS（狭义，指腮腺和面颊区）

SMAS在腮腺区较厚且边界清晰。Mitz认为，腮腺区SMAS层是与腮腺包膜不同的致密网状结构。面颊区前方的SMAS菲薄，肉眼不可见。多数医生认为SMAS向下延续，与颈阔肌相连，且与腮腺包膜浅层结合紧密，这在组织胚胎学研究中得到了证实。但Jost在组织对比研究中发现，腮腺表面向下延续至颈阔肌的筋膜不是SMAS，而是腮腺包膜，其为面部深筋膜的一部分。

（2）SMAS（广义，在狭义SMAS层的基础上范围更广）

广义的SMAS层覆盖更广，是指位于面部和颈部皮下组织层中的一层纤维肌性网状结构，它不仅是解剖学上特定的腱膜层，而且还包含肌肉、腱膜、脂肪间隔和筋膜在内的复合系统，对维持面部轮廓、表情运动以及软组织支撑起关键作用。多数整形医生在面部提升术中通过SMAS层下分离来强化这一理念，但组织胚胎学研究却得出了相反的结论。此外，Gardetto发现SMAS仅存在于腮腺区域。

（3）面部深筋膜与SMAS的关系

Stuzin对面部深筋膜进行了详细描述。颞深筋膜经颧弓骨膜表面与咬肌筋膜相连，并向下延伸至颈部；咬肌筋膜向后延续为腮腺包膜，合称为腮腺咬肌筋膜；咬肌筋膜向前延续覆盖颊脂垫，在个别部位深筋膜与SMAS相连。限制韧带将深层结构（包括深筋膜和骨膜）连接到浅表组织（如SMAS）和真皮。

Stuzin将限制韧带分为真、假性韧带两种。真性韧带起源于面部骨膜，而假性韧带源自深筋膜等其他结构。两种韧带的纤维结构均穿过SMAS与真皮相连。颧韧带和下颌韧带是真性韧带的代表，分别位于颧大肌起点的外侧和下颌骨咬肌附着点的前方。咬肌韧带起源于咬肌前缘的咬肌筋膜，是典型的假性韧带。

（4）面神经分支间的关系

面神经由运动神经纤维和感觉神经纤维组成，感觉神经纤维包括与味觉有关的特殊感觉神经元和副交感神经纤维。面神经的运动纤维支配面部表情肌的运动，运动纤维自茎乳孔出颅后发出耳大神经，支配二腹肌、茎突舌骨肌。

在腮腺内，面神经分为颞面支和颈面支。颞面支又分出颞支和颧支，两者分别穿过腮腺上缘和前缘，并分布于额部和眼周的面部肌肉。颈面支分出颊支、下颌缘支和颈支。颊支穿过腮腺前缘，分布于口周肌肉。下颌缘支和颈支从腮腺下极发出，分别分布于下唇肌和颈阔肌。面神经分支在某些部位紧贴SMAS下方走行。

颞支在颞区，Pitanguy标记了一条线，称为Pitanguy线，该线展示了面神经颞支的走行路线（耳屏下0.5 cm和眉尾上1.5 cm间的连线）。由于颞支在额部有数个分支，而Pitanguy线过于简单，无法准确显示面神经的确切位置和面神经与周围组织的毗邻关系等重要信息。颞支从腮腺穿出后在颧弓骨膜上向上、在颞浅筋膜下的疏松结缔组织内走行。颞支从帽状腱膜向颞浅筋膜下方的过渡区位于颧弓上方1.5～3.0 cm、眶缘外侧0.9～1.4 cm处。颞支最终到达并进入颞浅筋膜远端1/3，并紧靠颞浅筋膜下方走行。

1.4.1.2 面部提升术操作技巧

（1）皮下组织层面部提升术

最初的皮下组织层面部提升术是在颞部发际线和耳前将松弛的皮肤组织切除，之后逐步改良为保留真皮下血管网、紧贴SMAS表面和更为广泛的皮下剥离，再将皮肤组织向外上方重新复位固定。尽管这一术式相对安全，但目前却很少使用，因为该术式是通过皮肤自身张力来实现面部提升效果的，这会导致手术瘢痕过宽、维持时间过短、刻板的“紧绷”样外观等一系列弊端。但在特定求美者中，其效果依然较好，比如多次面部除皱的求美者。

（2）联合SMAS层处理的皮下组织层面部提升术

在对皮下组织层进行剥离后，可用不同的方法对SMAS进行处理，以恢复颧部容积，显现年轻容貌。折叠缝合技术是使用缝线将SMAS折叠缝合、拉紧，以在该层施加张力，复位下面部脂肪，并将其重新定位。叠瓦状缝合是切开、去除部分SMAS，将切缘叠瓦状缝合并闭合缺损，恢复其张力，使其与皮肤在不同矢量进行提升，避免仅仅缝合皮肤而出现局部张力过大。

（3）微创颅骨悬吊提升术

微创颅骨悬吊提升术通过在颞深筋膜层进行荷包缝合，实现对SMAS-颈阔肌层的向上外侧方向悬吊。术中需多点位、少组织缝合脂肪和SMAS，以形成微小叠瓦状外观。单纯微创颅骨悬吊提升术，是使用两条荷包缝合线来缝合颈部和面部下1/3松弛组织，也可再使用一条缝合线对颧脂肪垫进行悬吊复位。该术式的主要缺点是提升效果维持时间短，故最适合提升幅度小的年轻求美者。

以上3种术式有共同的操作要点：

1）术前准备

首先，嘱求美者术前3～4周戒烟，详细询问其病史，停用抗凝药物，以减少术中出血、避免术后血肿形成。其次，术前访视时仔细记录面部是否存在异常情况，如双侧不对称、局部凹陷等，以及第五、第七脑神经和耳大神经损伤等。最后，让求美者取直立位，确定其软组织下垂程度并制定手术方案。标记切口线、剥离范围和提升方向，必要时增加颧韧带、颧大肌、下颌韧带、SMAS边缘，以及耳大神经和面神经颞支的走行方向，避免术中损伤。

2）操作要点

接受广泛SMAS层面部提升术的求美者，应在全身麻醉或深度镇静下，取仰卧位进行手术。术区常规消毒、铺单后，在拟剥离部位均匀注射1:40万肾上腺素盐水混合液，进行水分离，以减少术中出血，操作时注意避免注射剂量不等导致的组织结构扭曲；上述混合液中还可加入布比卡因或利多卡因溶液，以减轻术后疼痛。发际内切口采用15号刀片，顺毛囊生长方向切开，以最大程度保留毛囊；最好使用双机电凝止血，并避开毛囊，以防止脱发。女性求美者取耳屏后切口、男性求美者取耳屏前切口（耳屏后切口会将生长毛发的皮肤带到耳屏，因此耳屏前切口是首选），经耳垂基底边缘进入颅耳沟，继而沿后发际线切开（图1.4）。

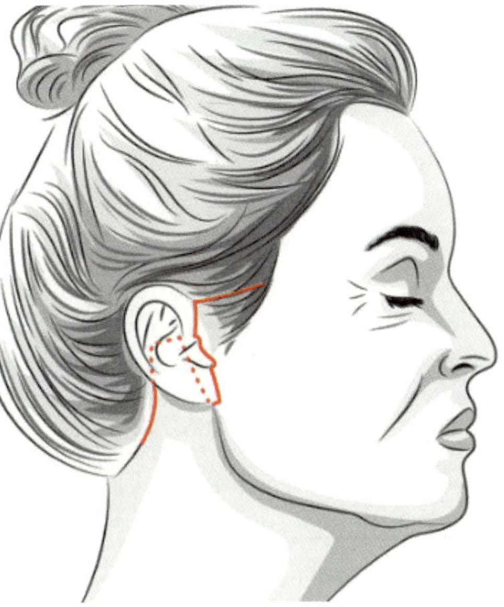

切口设计一定要精准，避免或减少可见瘢痕的形成。

图1.4　面部提升切口设计

切开皮肤后，向前下（脸颊方向）掀起皮瓣，并从乳突向下、向颈部剥离，剥离平面保持在SMAS层上方的皮下组织层（图1.5）。皮瓣掀起太厚会导致SMAS层过薄，而皮瓣掀起太薄会损伤皮肤血管、减少皮肤血供。

掀起皮瓣时须仔细进行，以免损伤胸锁乳突肌表面走行的耳大神经主干。下颌脂肪应保留在SMAS层，以便掀起SMAS瓣时，将其重新定位到头侧。

SMAS切口：沿颧弓水平切开后，于耳屏前2 cm处向下颌角方向走行。

SMAS层切开后，在其下方用组织剪以钝锐结合方式仔细剥离；颈阔肌暴露后，转为颈阔肌下平面进行钝性分离，并离断颈阔肌外侧附着点。

在咬肌表面向前分离、离断咬肌韧带，颊脂肪垫或Bichat脂肪垫通常能在分离过程中出现，外观呈“蛋黄”样；必要时进行适当处理，然后向颧骨区进行分离。眼轮匝肌正下方、颧骨远端1/3的分离层次在SMAS下，须谨慎操作，避免损伤面神经颞支。面神经颞支位于耳屏前约1 cm处，中面部分支（面神经颧支）与颧弓平行，支配颧大肌。

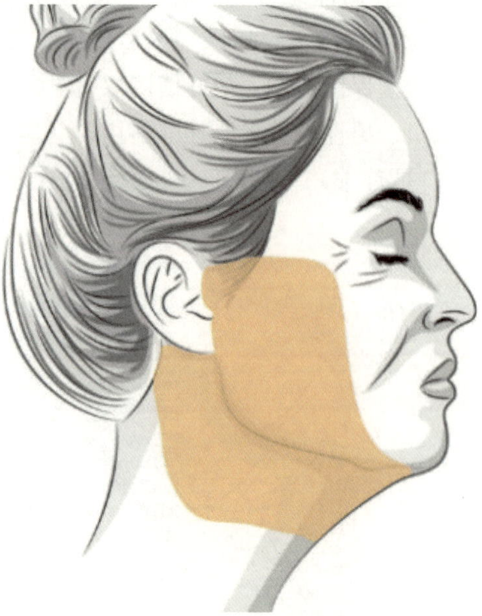

皮下组织剥离时要充分掌握面神经的走行方向和层次，避免损伤。

图1.5　皮下组织层剥离范围

术中如果出血较多，可酌情使用双极电凝仔细止血，但尽量减少使用频率。分离过程中显露、离断颧韧带，保持分离层次在颧大肌、腮腺包膜表面进行，确保离断受牵拉的韧带系统；若有必要，也可联合颏下切口离断下颌韧带、切除颏下脂肪和颈阔肌下脂肪并松解二腹肌。分离过程中，手术助手应始终密切观察面部肌肉运动情况，若有异常及时汇报。

分离完成并确切止血后，将皮瓣在适度张力、合适方向上妥善固定。用2-0的Polyglactin将SMAS向前固定至耳屏前、向后可靠固定在乳突区骨膜上，并将其余部位妥善缝合。下颌部脂肪可进行适度修整，以强化下颌线并增加面部容积。最后，务必检查皮肤表面是否有凹陷，如若存在，需再次进行松解。

可以使用Burow's三角平整对合皮肤边缘，耳廓周围切口分层间断缝合，毛发生长部位的真皮内缝合切勿过密、过紧，以免影响毛囊血供，导致脱发。缝合完成后，切口表面涂抗生素软膏，加压包扎。

（4）皮下组织层加SMAS皮瓣面部提升术（改良术式）

对皮肤和SMAS分别进行拉紧提升，使两者在提升方向和张力的分配上更具灵活性。SMAS通常在更加垂直的方向推进（图1.6），可靠缝合在相对固定的组织上，而皮肤组织层则在上外侧向量中以最小张力闭合（图1.7），这是避免产生“紧绷”样外观的关键。

（5）Skoog面部提升术

1974年Skoog将皮肤、皮下脂肪和SMAS作为一个整体进行提升。改良后的术式有效松解了SMAS与上唇提肌间的连接，提高了鼻唇沟的处理效果。

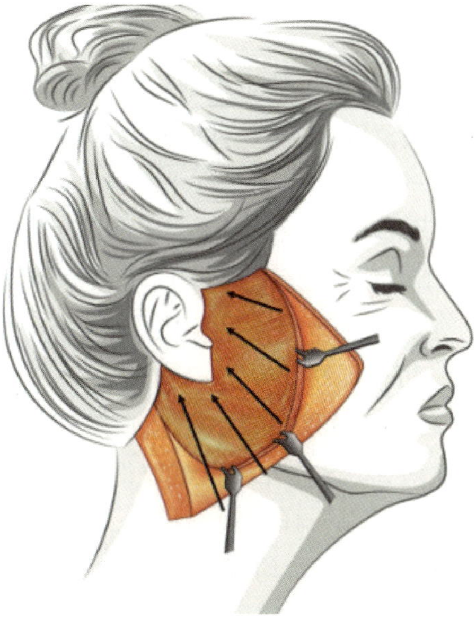

SMAS层折叠、收紧方向用黑色箭头标注。

图1.6　SMAS层收紧方向

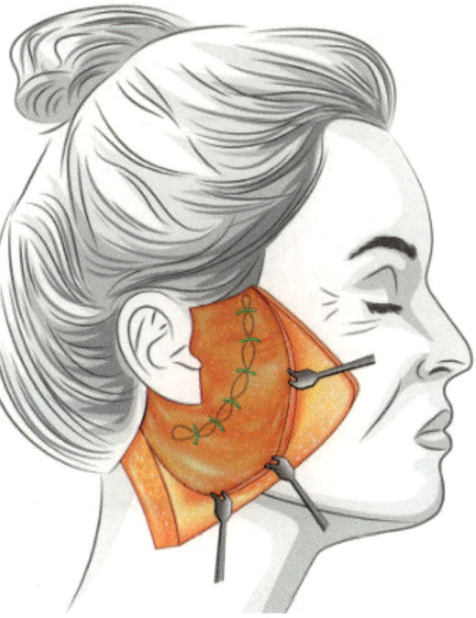

根据术前检查、术中测试范围和方向，折叠SMAS层。

图1.7　SMAS层折叠

（6）外侧SMAS切除术

外侧SMAS切除术用于切除条状SMAS（下颌角到颧骨隆起外侧的连线）和表面脂肪。SMAS切除的宽度取决于面部松弛的程度。该术式对仰角向量（垂直于鼻唇沟）的提升并不理想，可能有不流畅或牵拉状外观（也就是所谓的“紧绷”样外观），也可能因侧颊部容积减少出现“扁平”状外观。

通过对SMAS层的处理将松弛下垂的组织结构提升到颧骨隆起表面，并使鼻唇沟适度变浅，实现中面部年轻化效果。SMAS层垂直提升的远端需在眶外侧与颧弓连线水平进行固定。

这一术式可较好地矫正颈部和侧颊部松弛导致的下颌缘轮廓不佳问题，形成流畅的下颌轮廓；但无法有效解决眼睑下方容积减少问题，也无法使颧前部脂肪整体复位（图1.8、图1.9）。因此，无法真正实现中面部年轻化，其效果也是无法预测的。但在不彻底恢复睑-颊过渡区凹陷的情况下，可增加颧部容积。

SMAS的处理可显著提高手术效果，在年轻求美者中较易取得满意效果；但老年或存在复杂问题的求美者，仅靠对SMAS的处理很难取得理想效果。此外，SMAS提升会加重下睑凹陷问题，产生典型的“紧绷”样外观。相反，以眼轮匝肌瓣为重点进行中面部提升，无论是否进行骨膜下剥离和固定，均可矫正睑-颊过渡区凹陷，恢复中面部的饱满度和年轻化轮廓。

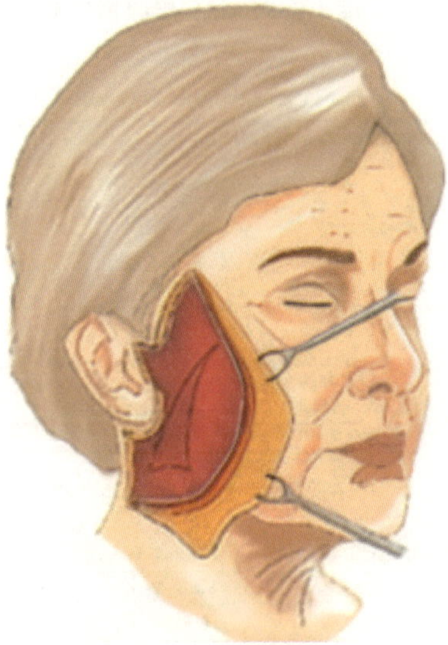

切除部分SMAS层以收紧该层组织、减少容积。

图1.8　SMAS层切除

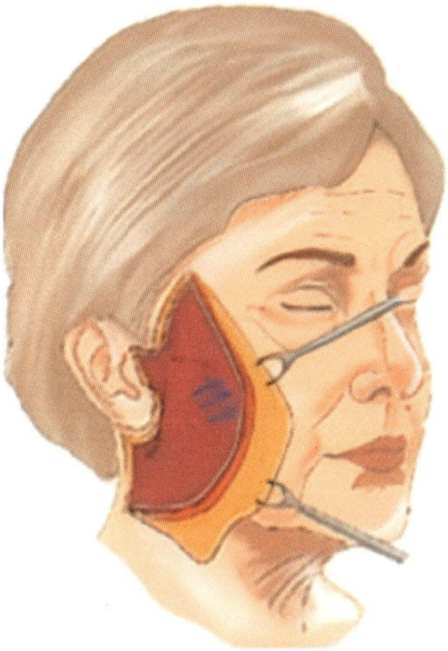

缝合SMAS切口，重新定位、收紧面部组织。

图1.9　SMAS缝合、重新定位

近年来，自体脂肪移植等增容微创技术有了较大进步，手术医生亦更愿意选择相对简单的手术方式，以减轻术后水肿、缩短恢复时间（图1.10）。中面部凹陷填充技术可使求美者快速恢复正常生活，但中面部下垂的根本问题并没有得到彻底解决，甚至可能因为组织重量的增加而进一步加重。术后肿胀消退后，表面不平整等问题也可能逐渐显现，这使得求美者对手术的满意度降低，最终仍需采用中面部提升进行矫正。

虽然中面部提升术的操作更为复杂，需要在对求美者进行仔细评估的基础上慎重选择手术方式，但与传统面部提升术相比，能更好地解决前颊部老化问题。若单独或与其他美容、眼周手术联合使用，可取得协调、自然的年轻化效果。

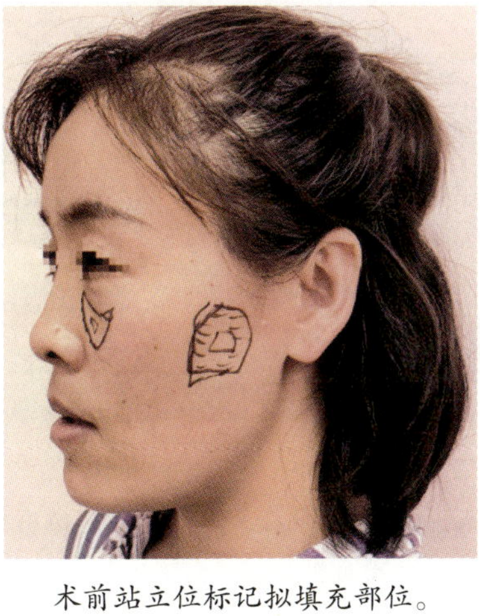

术前站立位标记拟填充部位。

图1.10　脂肪填充

（7）骨膜下除皱术

Tessier提出了骨膜下入路的中面部年轻化手术方案，并强调用冠状切口实现颞部和外眦区域的充分提升。20世纪80年代，Santana首次报道了骨膜下剥离在上提深层组织、矫正鼻唇沟过深中的重要作用，并建议切除Bichat脂肪垫（颊脂肪垫），使颧部表现点更为明显。

Mendelson详尽描述了扩大SMAS切除联合骨膜固定在中面部年轻化术中的应用，改进了颧脂肪垫的提升方法，提出了鼻唇沟过深问题的解决方案。

Ramirez、Ortiz-Monasterio和Tapia等人更关注骨膜下剥离对神经的损伤风险，深入研究了骨膜下多腔隙剥离降低神经损伤风险的可行性，认为颞浅、深双平面筋膜下剥离能更加有效地提升局部松垂组织。

骨膜下剥离术可采用下睑缘切口、颞部小切口（多联合使用口内切口）和冠状切口进行。腮腺-咬肌韧带对中面部提升幅度有一定的限制作用，部分求美者需要将此韧带离断，操作时沿颧弓和咬肌下部表面进行剥离和松解。

睫毛下皮肤入路和结膜入路均可在骨膜下平面对中面部进行提升。睫毛下皮肤入路需要在肌肉下平面对中面部进行提升，形成Hamra描述的眼轮匝肌瓣。该入路还可同时进行骨膜下剥离，实现双平面中面部提升。

颞部小切口入路的剥离平面均须在面神经额支深面进行，以避免损伤该神经。也有人介绍了内窥镜颞骨骨膜上剥离的方法（图1.11），不论采用哪种入路，熟练掌握局部解剖层次是避免神经损伤的关键。

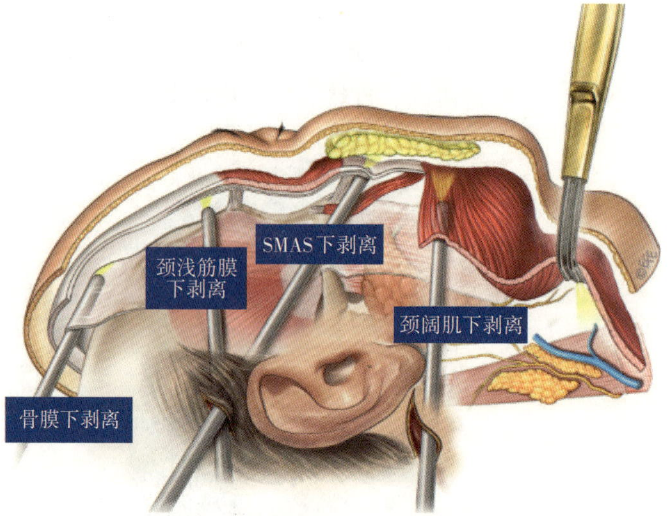

颞部剥离平面位于颞浅、深筋膜，并向下向前至颧弓方向，所有操作在内镜下完成；前额和眉间区在骨膜下剥离。中面部沿颧大肌、颧小肌表面剥离，并向下达鼻唇沟区域。

图1.11　深层面部提升的剥离层次

Berkowitz 介绍了 Endotine 在中面部提升术中的应用。Endotine 是可生物降解的聚乳酸聚合物，可同时对组织进行提升和固定，是骨膜下剥离的理想固定材料。可用缝线将其固定在颞深筋膜上部，或用螺钉或缝线将其固定在下外侧眶缘。

骨膜下面部提升术的优点包括：可将软组织整体移动，使其暴露更好、视野更清晰，从而降低面神经损伤风险，使骨性结构充分暴露，同步提升中面部和眉部。缺点是需要额外的设备，术后恢复期较长，对面部皮肤的改善有限。

1.4.1.3 面部提升术并发症

（1）血肿

血肿是面部提升术后最常见的并发症，女性的发生率为3%～4%，男性的为8%。血肿形成多在术后24小时内，需急诊手术处理。围手术期密切监测血压，麻醉后平稳苏醒，避免做 Valsalva 动作，是预防血肿形成的有效措施。

（2）神经损伤

1）运动神经损伤

面神经损伤是面部提升术中较令人担忧的并发症之一。术后最初几小时内发生的神经功能障碍可能是局部麻醉药物的作用所致。远期功能障碍可能与烧灼、牵引、缝合或切割有关。

2）感觉神经损伤

感觉神经损伤以耳大神经损伤多见。较小的感觉神经损伤可出现神经的自限性修复机制。

3）皮肤坏死

皮肤坏死可发生在面颊中央或皮瓣后缘，而面动脉和颞浅动脉供应区的交界区域也有可能出现坏死。其他危险因素包括血肿、感染、皮瓣过薄、皮瓣过紧和吸烟等。

4）面部提升的手术痕迹

面部提升的手术痕迹包括耳廓和耳垂变形、发际线移位、“紧绷”样外观、轮廓不规则、双侧不对称。

5）其他并发症

少见并发症包括感染（1%）、瘢痕增生、感觉异常、肤色异常、脱发（8.4%）、腮腺瘘、长期水肿或面部疼痛等。

第2章 面部提升术改良及年轻化综合治疗

2.1 面颈部提升基础

面部提升术是对求美者的整体面部特征、美学细节综合分析后进行的整形手术，其最终目的是取得一个比较自然的外观效果。要获得自然的手术效果，其关键是组织切除量一定要相对保守，避免张力过大而产生过渡拉长、肿胀或假性面容等。虽然每个求美者面部具体情况差异较大，加之每个医生的手术操作技巧不同，手术效果也大不相同，但总体而言深部除皱更能获得比较自然的手术效果。

面部是解剖结构最为复杂的部位，所包括的多个解剖层次和他们之间的连接组织，在面部表情和交流中具有重要功能。

要搞明白为什么有些眼睛看起来更加年轻、漂亮，需要对面部软组织和骨骼的解剖结构及他们之间的复杂联系有充分的理解（图2.1—图2.11）。

面部老化是深部解剖学变化的反映。下颌缘、双下巴皮肤松弛和颈纹等的产生，都是重力、容积流失和皮肤松弛导致的。

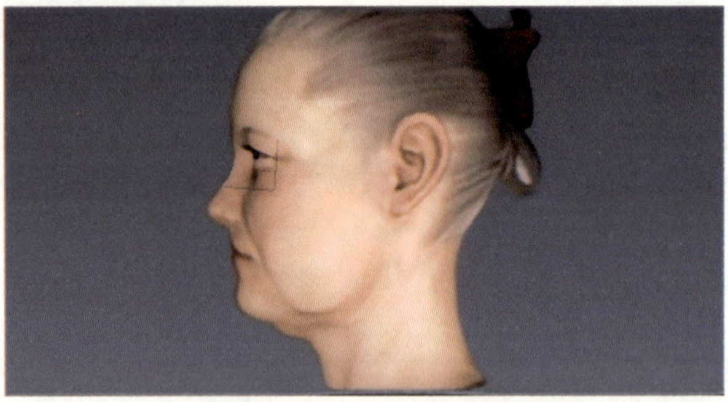

下颌缘轮廓不清、颈部软组织局部堆积（双下巴）、软组织容积流失、皮肤松弛、颈纹加深。

图2.1 面部老化侧面观

面部提升术效果评价的关键指标：术后外观自然、深层组织提升、瘢痕隐蔽、恢复时间短。

面部年轻化的关键是手术效果自然，而其只能通过深层组织的提升取得。这一技术要求医生对每一位求美者面部特征了然于心，且能隐藏瘢痕、缩短恢复时间。

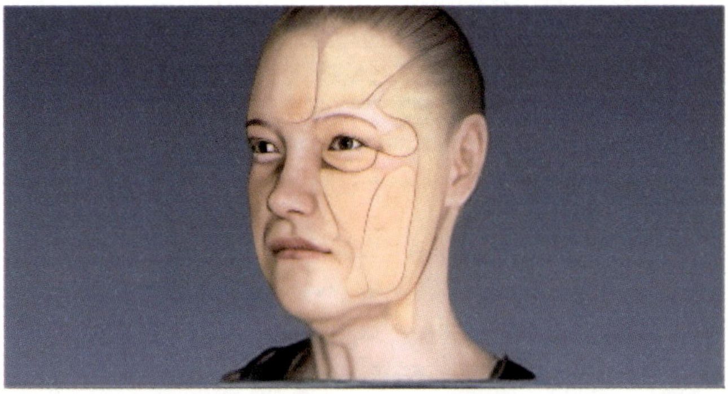

面部软组织关键结构：皮肤、脂肪室、容积。

图2.2　面部脂肪分布

皮下脂肪位于真皮下方，随着年龄的增长逐渐减少。包括自体脂肪移植在内的容积增加技术能重新恢复原有的脂肪容积，取得良好的年轻化效果。

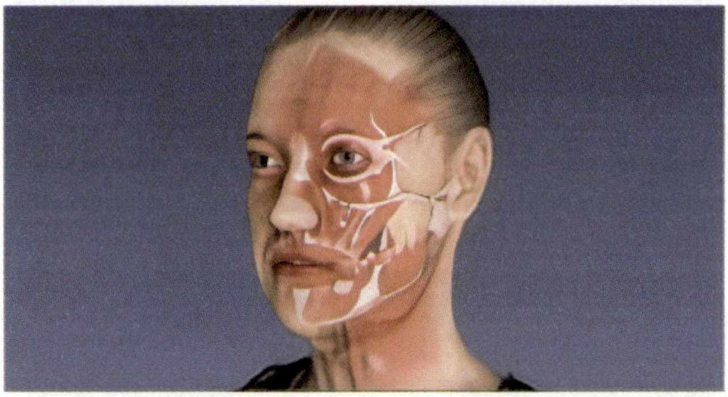

面部肌肉、韧带、松解部位。

图2.3　面部肌肉

皮肤深面的SMAS层，包括面部肌肉、脂肪和纤维组织。面颈部提升术通常包含SMAS层的提升。

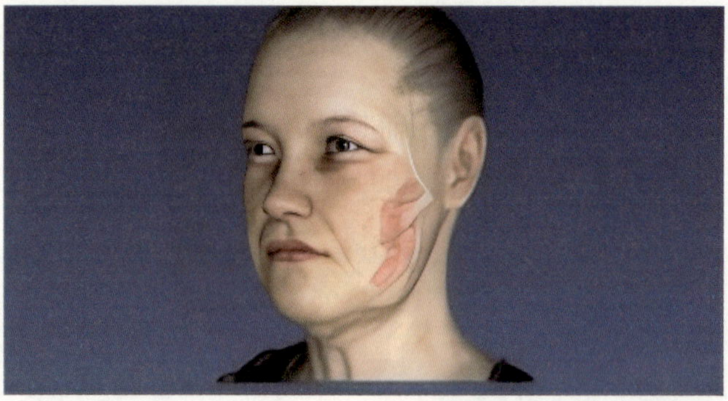

面神经在SMAS层深面走行，分为感觉神经和运动神经，术中需仔细操作防止损伤面神经。

图2.4 面神经走行

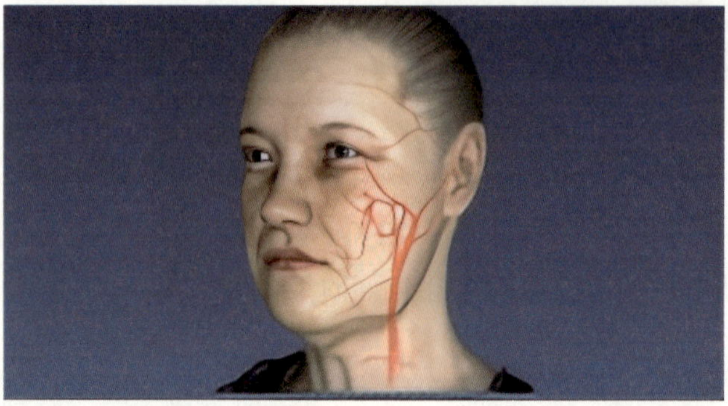

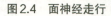

面部血管形成广泛而复杂的血管网，有助于生理功能维护和伤后恢复，但也是填充材料注射时导致动脉血管栓塞的原因。

图2.5 面部血管

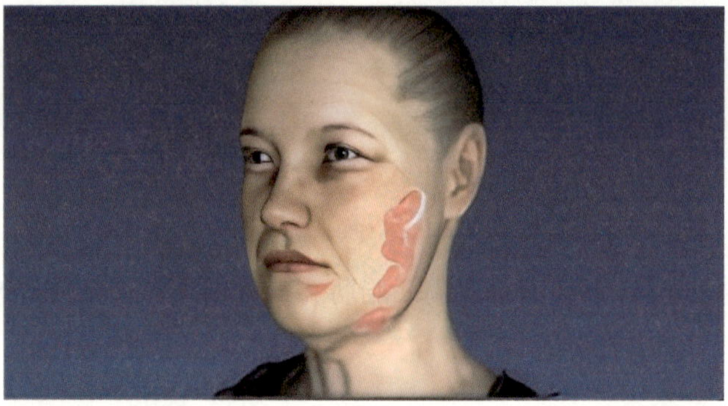

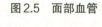

唾液腺包括腮腺和颌下腺，部分求美者的颌下腺较为发达，导致颈部外观臃肿、曲线消失。这类求美者行颌下腺减容可显著提升颈部形态和轮廓的清晰度。

图2.6 唾液腺

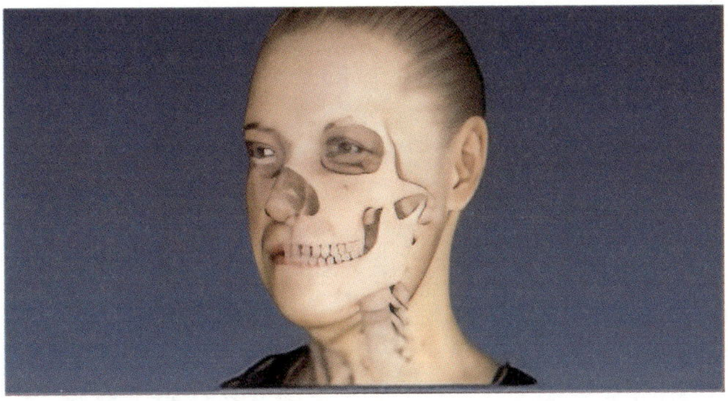

面深部的骨骼结构非常重要，颏部短缩或颊部低平表现为与年龄不相称的衰老外观，可通过颏部假体植入或自体脂肪移植进行矫正。

图2.7　面部骨骼

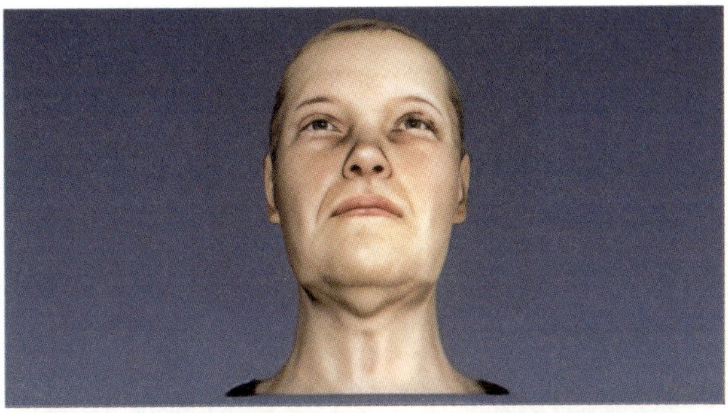

颈部老化的本质，是深层结构变化的外在表现，多为皮肤松弛、条带（颈阔肌）和皮下脂肪移位的结果，与个人遗传特征和衰老有关。

图2.8　颈部衰老的外观表现

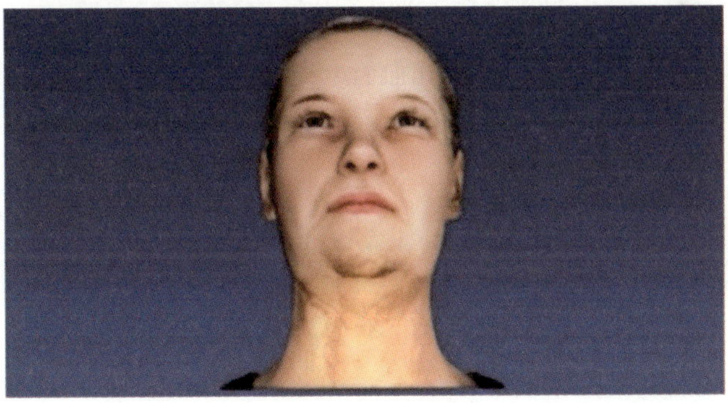

颈部脂肪包括：浅层脂肪、深层脂肪、脂肪垫。

图2.9　颈部脂肪

真皮深面为浅层脂肪，对求美者而言，此处脂肪容积的减少有助于颈部轮廓的改善，但此处脂肪并非越少越好，因为它对颈部区域的平滑、流畅过渡至关重要。

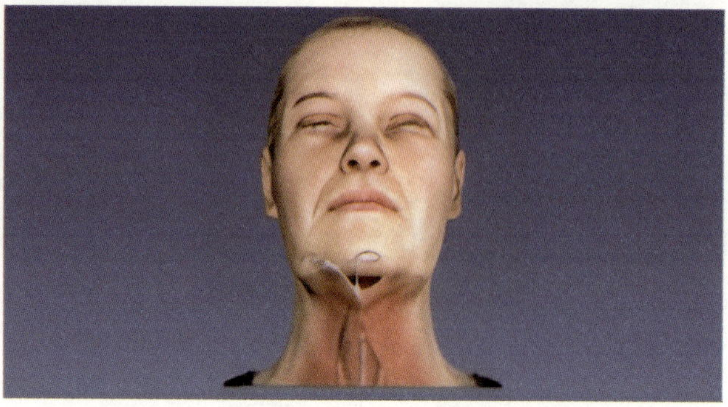

颈部条索状外观的出现，多与颈阔肌老化有关。

图2.10 颈部肌肉

颈阔肌为颈部浅层肌肉，起自锁骨向上延伸到下颌缘；随着年龄的增大，颈阔肌逐渐松弛，在前正中线处纵向分离，产生一条或多条带状条索。

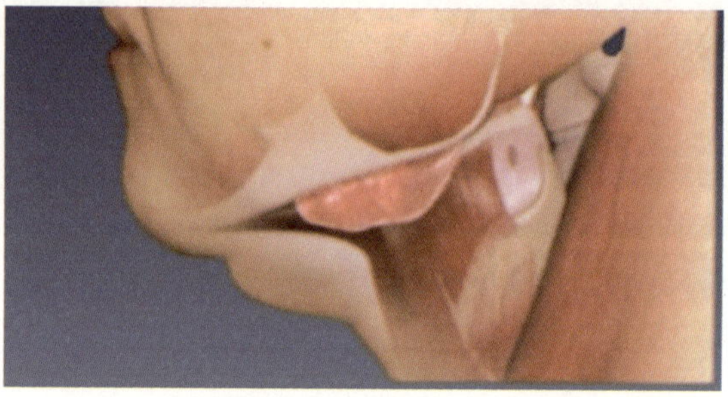

颈部粗短多由深层软组织堆积、颌下腺肥大所致。

图2.11 颈部短粗的解剖学改变

颈部肌肉下方是深层脂肪、颌下腺和血管。颈部粗短的求美者，其颌下腺往往较为发达，导致下颌缘轮廓不清晰。

2.2 现行主流面部提升术

总体而言，面部提升术可分为四种主要类型。

①微创或无创性面部提升术。

②小切口面部提升术。

③传统面颈部提升术。

④深层面颈部提升术。

2.2.1　微创或无创性面部提升术

微创或无创性面部提升术包括填充剂和富血小板血浆局部注射技术，射频、超声波和二氧化碳点阵激光治疗技术，以及埋线提升术等。前述操作的显著优势是创伤小，但其维持时间短，适用于较轻的面部老化。对于明显的面部囊袋、皮肤松弛和有颈部条索状改变的求美者，更适合效果持久的面颈部提升手术。

建议求美者先行面诊，与医生充分沟通后再选择适合自己的面部年轻化治疗方案。对于较轻的面部老化，可以用微创或无创治疗方法进行处理，但这取决于面部老化的程度，并不适合未成年人群。

近年来出现的埋线提升术在面部提升中使用较为广泛，但术后也会有青紫、肿胀等并发症，以术后前几个月较为明显，皮肤较薄的求美者还可出现线型隐约可见等并发症。

2.2.2　小切口面部提升术

小切口面部提升术适用于早期面部衰老人群，其手术类型主要有：微小切口面部提升术、微创颅骨悬吊提升术、颈部吸脂术、脂肪填充面部提升术等。40岁左右年轻求美者有面部老化迹象但无须进行较大幅度的面部提升时，可选择小切口面部提升术进行矫正。更严重的面颈部老化（包括颈部条索和下颌线松垂等）的求美者，为达到较为理想的手术效果（图2.12、图2.13），可采用面颈部提升术联合进行矫正。

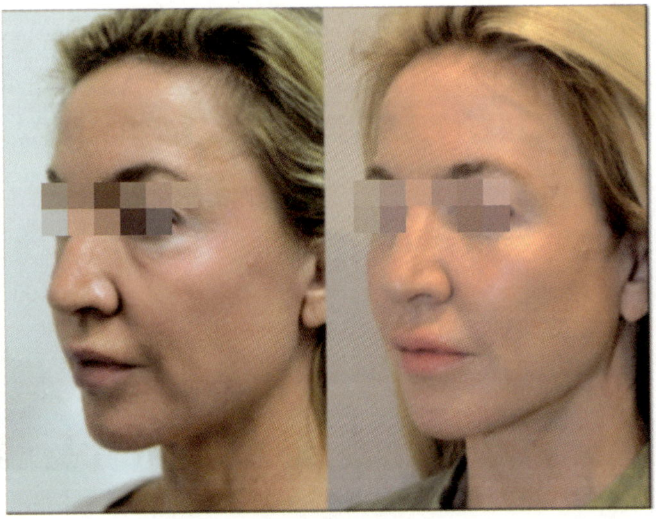

术前、术后效果对比。

图2.12　小切口面部提升术

小切口面部提升术是面部重点部位的提升技术，主要适用于颈部轻微老化的年轻求美者，是面部早期老化的有效解决方案。

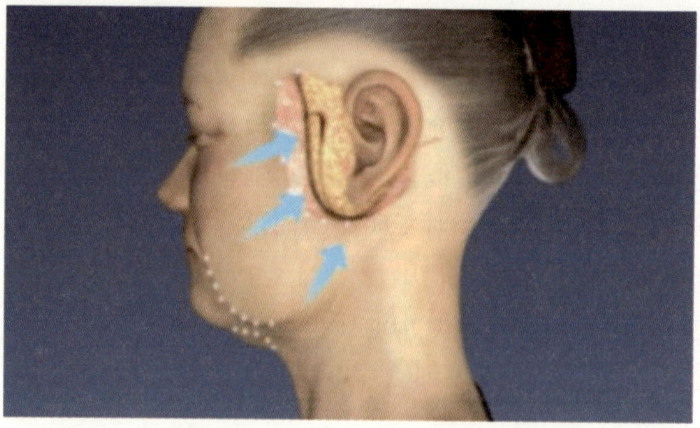

传统的SMAS面部提升术是在水平方向进行组织移动，虽然效果理想，但组织移动方向不与重力方向相同。

图2.13 传统面部提升术

2.2.3 传统SMAS面部提升术

传统的面部提升术是将SMAS层向耳廓方向牵拉，系水平方向的拉紧；尽管没有在垂直方向进行对抗重力的提升，但的确达到了面部年轻化的治疗效果。该类手术的命名也不相同，包括SMAS折叠术和SMAS切除缝合术等在内的SMAS提升术和骨膜下面部提升术以及内窥镜提升术。90%以上的面部提升术属于这一类型。

2.2.4 深层面颈部提升术

深层面颈部提升术是较为先进的、更符合生理特征的、能最大程度将松弛下移组织复位的新型手术方式。这一术式的提升方向是垂直向上，也就是说与组织的重力方向相反。这一术式能将松弛组织复位，被命名为深层面部提升术（图2.14）。

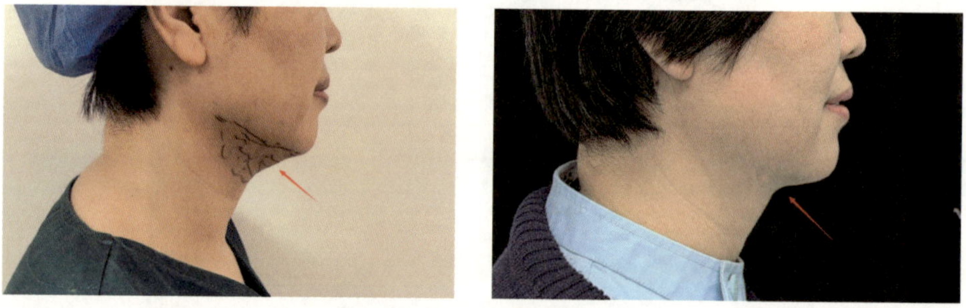

深层面颈部提升术是将深层软组织垂直向上提升，以避免传统面部提升术水平向后提升的弊端。该术式的优点是下颌缘塑形效果较好，无假性面容的特征。

图2.14 深层面颈部提升

经过多年的临床实践，深层面颈部提升在下颌缘塑形中的效果得到了充分肯定。另外，若要获得更为明显的颈颏角和更年轻的颈部外观（图2.15），需要对颈部软组织和

SMAS同时进行提升。该术式可有效减小手术切口，缩短恢复时间，术后效果也更为自然。

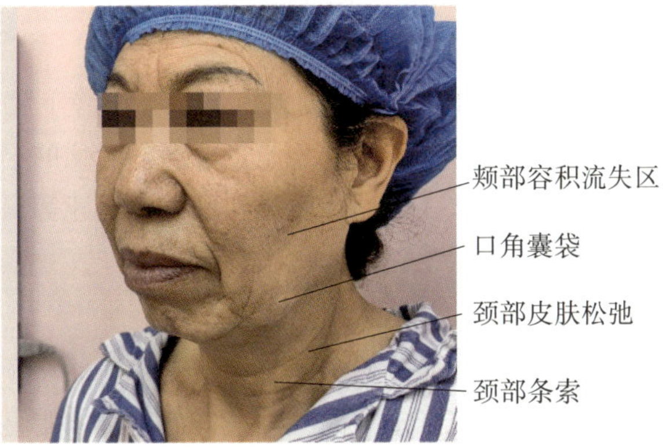

面颈部向下的重力性松垂和脂肪容积减少。

图2.15　面颈部老化

该术式可根据求美者个体情况进行个性化设计，对面颈部同步提升，其显著优势就是外观自然、恢复时间短。另外，通过联合使用其他传统技术使容积流失均匀分散，恢复眼周轮廓的年轻化外观（图2.16）。

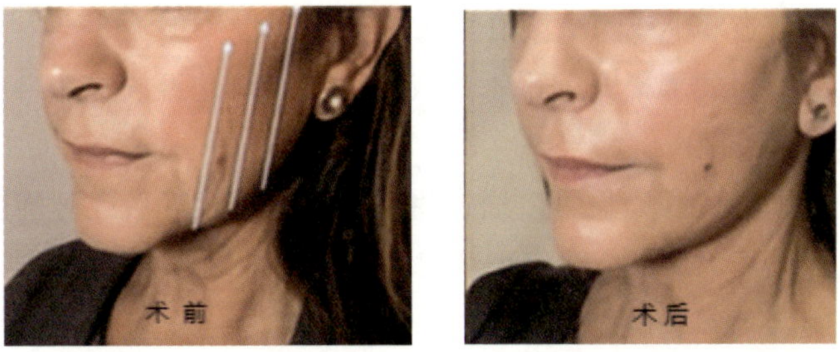

深层面部垂直提升，将松弛、下移组织精准复位至其本来位置。

图2.16　深层面部提升术

求美者经常关注的面部变化为上睑皮肤问题：

①上睑臃肿、皱纹增加是最常见的问题，求美者为了掩盖前述问题可能采用将化妆品涂厚的方法进行遮挡，但也出现了褶皱内化妆品堆积的现象。

②眼睑臃肿以近鼻侧处脂肪堆积多见，这是由球后脂肪向外膨隆所致。

2.3　男性面部提升术

男性美容手术量近年来显著增加，而且每年都有增加的趋势。多数求美者要求术后外观自然。倦态面容的出现多由皮肤松弛、颈部条带、下颌缘消失和颈部皱纹明显等因素叠加所致。当代的工作和社交环境等对面部年轻态的要求日益明显，因此，以减少倦容、提升自信、彰显个性为目的的年轻化手术也随之蓬勃发展。

2.3.1 导致倦容的原因是什么？

面部老化的早期表现是面部下1/3下垂，导致颏部、下颌缘下臃肿（俗称，重下巴），下颌缘、颈颏角消失。与眼睑老化相同，颈部衰老也是面部老化的早期表现之一。面部提升术通常包含颈部提升、软组织复位、下颌缘塑形和颈颏角重建等操作，以最大限度恢复颈部自然外观。

2.3.2 男性面部提升术的特点是什么呢？

男性面部提升在保留面部曲线自然流畅的同时，须保守地关注颈部、下颌缘的改善幅度。过度牵拉或过度提升呈现的外观形态给人一种人造痕迹过于明显的印象，应当尽量避免。男性求美者过度提升也会导致面部女性化的效果，术中须特别注意操作要相对保守，力求术后外观自然。男女间面部解剖的差异也需给予充分考虑，如骨骼结构男性普遍较女性宽厚，下颌缘、颏部皮肤男性较女性厚而粗糙，术中需谨慎操作、关注细节。

2.3.3 男性面部提升术中怎样隐藏瘢痕呢？

术后瘢痕是面部提升术必须重视的问题，男性头发相对较短，导致该部位瘢痕更易于显露。瘢痕明显是手术操作技巧不到位、瘢痕位置、缝合方式和遗传等因素综合作用的结果，采取行之有效的措施减小或隐藏瘢痕是成功的关键。

①医生手术操作：面颈部提升的手术方式和手术切口是否放置在自然褶皱线或曲折线等，是影响瘢痕形成的关键。

②切口选择：手术切口和瘢痕可以通过将切口选择在耳屏后或耳屏前而有效隐藏。皮肤松弛明显的求美者，其切口更应注意出现发际线移动幅度过大的情况。

③多层次精细闭合：多层次缝合需注意，理想的深层缝合可对浅层软组织起到良好的固定作用，浅表缝线拆除后可确保切口裂开或瘢痕增宽。

④顺毛囊生长方向切开皮肤：在毛发生长部位做切口时，须将切口平面与毛囊生长方向保持一致，避免过多损伤毛囊导致切口部位毛发脱失。

⑤深层面部提升技术：缝合皮肤切口前有效提升皮下深层组织，可确保术后外观自然、避免缝合时切口张力过大（图2.17）。

⑥缝合：切口闭合方法较多，可采用黏合或缝合+黏合的方法。其中，前者操作省时，但瘢痕明显，移除时痛感明显；后者是在真皮内有效减张缝合的前提下进行黏合，是较为理想的闭合方式。

⑦促进切口愈合的药物：硅酮类外用药物结合光电类治疗，可有效淡化瘢痕。

⑧内窥镜：对个别求美者，可采用内窥镜减小瘢痕；若结合娴熟、优化的操作技巧，可提高颈部轮廓的自然程度。

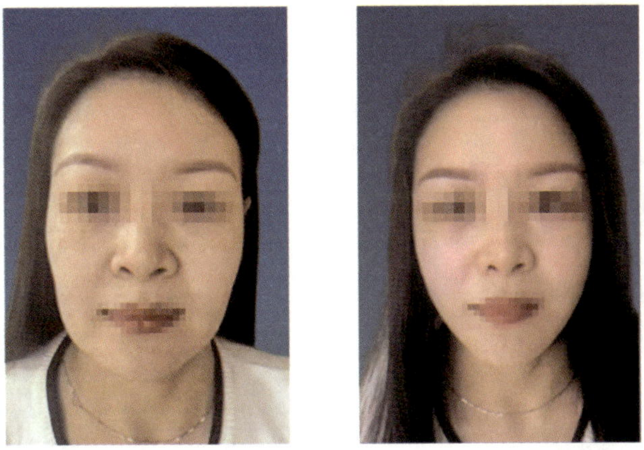

深层面颈部提升术后外观自然。该术式包括深层软组织提升和垂直方向的移动，可避免传统面部提升不能抵抗重力的缺点，术后下颌缘自然流畅、外观自然。

图2.17　深层面颈部提升手术前后对比

对于公众人物，在进行此项手术前需慎重考虑以下因素：

①手术操作相对保守（避免面部外观术后变化过大）。

②外观自然（术前照片拍摄完整、细致）。

③将关注点放在术后的容貌改变上。

④恢复时间短（促进恢复药物的使用、光电治疗、氧疗）。

⑤隐私保护。

多数求美者关心的共同问题是，为什么有些名人给人的第一印象是经过了多次美容手术，且容貌看起来很“假”，这种情况发生的主要原因是：

①眼睑整形使睑裂开启幅度增大，改变了受术者的面貌。

②容貌要求高的职业，求美者心理压力通常很大，担心更年轻、更漂亮竞争者取代自己的位置。面部关键部位小幅度调整，术后效果自然，但调整幅度过大时极易出现“人造”痕迹。

③名人求美者通常有自己的看法，理论上效果明显不一定在实践中有同等效力。

2.3.4　为什么有些求美者术后外观改变那么大？

这是很多求美者经常提出的问题。如图2.18和图2.19所示，求美者年轻时的照片与现在相比变化较大，给人的直观感觉是，她所接受的美容手术太过激进，特别是眼周区域。

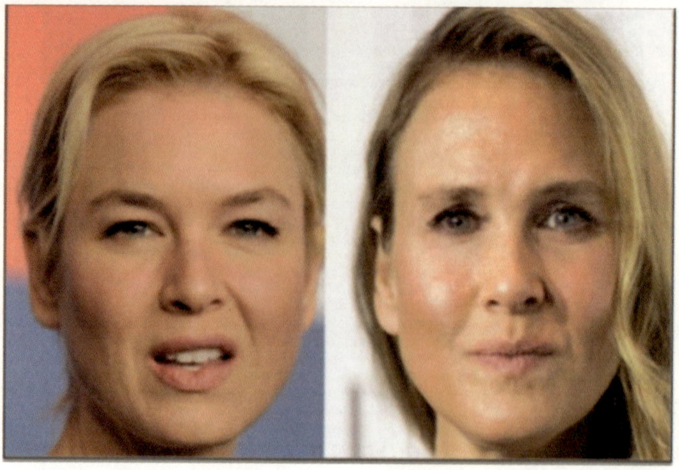

年轻时上睑饱满、眉毛位置较低、眉眼距较小，外观自然、柔和。

图2.18 面部整体外观

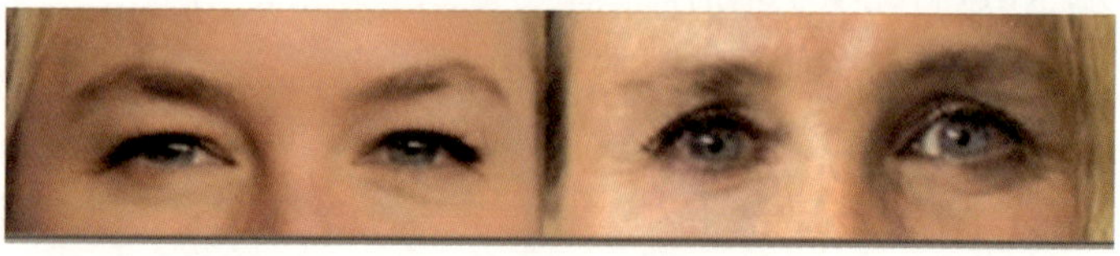

从全脸照片就可以看出，其年轻时眼周外观饱满、年轻靓丽。现在，看到最多的是她的眼睛，而不是眼周，其上睑睁眼幅度偏大。

图2.19 眼部近照

多数女性的眉弓相对较高、上睑开启幅度更大，但每个人的眼睑是不同的，将不同个体的容貌普遍化很可能产生不必要的医疗纠纷。

那么，为什么会出现上述问题呢？

任何场合的社交活动，都要进行眼神的沟通交流，而眼睑的任何变化必然是最有可能引起对方关注的地方。上睑美容手术的过程中，眶隔脂肪移除过多可能导致眼部外观变化过大。想要获得自然的手术效果，要求手术医生具备较高的艺术欣赏水平，以确保术后适度的年轻化效果，而不是夸张的面部变化。尽管图2.17的面容已经发生了变化，但看起来依旧健康，手术起到了一定程度的年轻化效果，眼睛暴露范围也更具吸引力。

2.3.5 面部提升术操作流程

面部提升术是怎么操作的呢？

①面部提升术的作用，是通过提升因衰老而松垂的颈部软组织实现面部年轻化，其更追求术后效果的自然化。每个人的衰老特征都是不同的，其影响因素包括遗传和环境因素。通常，随着年龄的增大，颊部开始下垂，导致面部天然皱褶加深（如鼻唇沟变深）、

下颌缘不清晰、重下巴等外观表现。手术操作的关键，是避免单纯提升皮肤组织，而应将深部SMAS层一并提升。若单独将皮肤组织提升过紧，会出现明显的手术痕迹。这一现象完全可以通过手术方式的改良有效避免。另外，也需注意其他细节的处理，比如面部容积流失的纠正和肤质改善等常见的面部老化问题。

②手术前标记切口线在面部提升术中至关重要，一定程度上决定了手术瘢痕的明显程度。每位求美者均应严格标记，即使偏离1 mm的距离，所产生瘢痕的明显程度也不相同，因此，术中标记一定要精准，以尽可能使术后效果自然、瘢痕隐蔽（图2.20）。手术切口多选择皮肤褶皱、发际线、耳屏后方等相对隐蔽部位。根据手术需求和面部自然褶皱线差异，每位求美者的切口设计是有所不同的。快速康复和瘢痕微小化的关键是降低皮肤切口缝合时的张力。当然，每位求美者瘢痕的明显程度也有所不同。比如，不同种族的人，瘢痕增生的发生率也不相同。求美者若有瘢痕增生的病史或迹象，就诊时一定要如实告知手术医生。

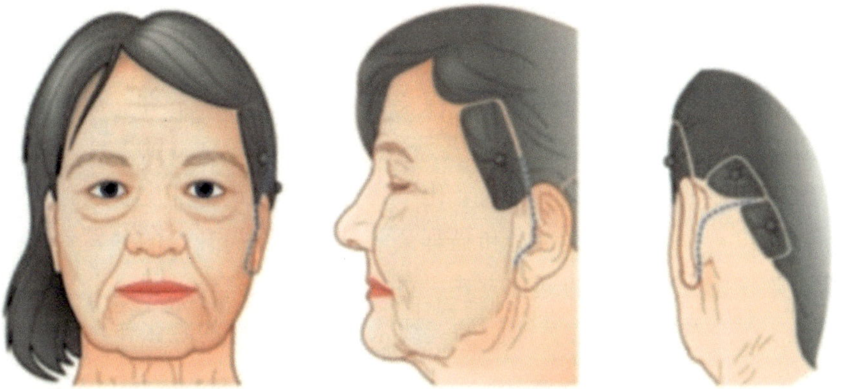

上图所示为切口走行方向，发际内切口可最大限度隐藏瘢痕。

图2.20　面部提升术的切口设计

面部提升术术后瘢痕的微小化、隐蔽化可通过将切口设计在皮肤自然褶皱线，并注意手术操作细节等环节来实现。

③切开皮肤，自皮下向颊部、口角方向掀起松弛皮肤，以便进行提升。术前对颧韧带、腮腺、外眦韧带、下颌缘等解剖标志进行标记。同时，对连接皮肤和骨骼的深部韧带进行松解，以获得更大的提升效果（图2.21）；术中注意保护神经和重要的肌肉功能，防止损伤；彻底止血，防止血肿形成，减轻术后肿胀。仅拉紧皮肤的面部提升虽然手术时间短，但术后效果呈“紧绷”状假性面容。

④手术切口向后沿发际线走行，操作时注意保护支配该区域的浅表感觉神经。

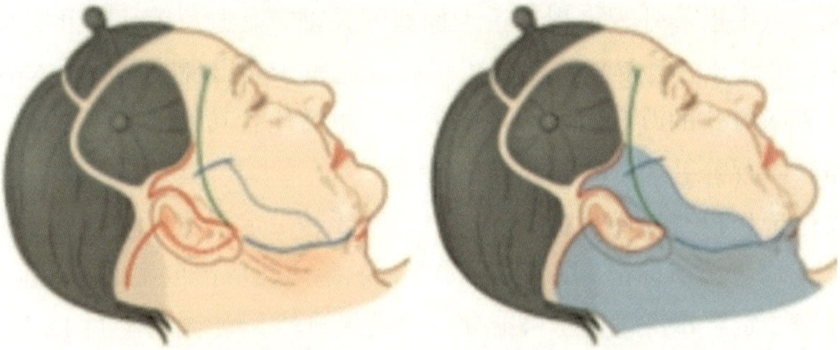

皮下剥离范围取决于求美者面部皮肤松弛程度，皮肤松弛越严重需要提升的范围越大。

图2.21 面颈部提升术剥离范围

⑤深层面部提升包含皮下组织、SMAS和深层肌肉的总体提升（图2.22）。该术式术后肿胀、青紫较轻，由于是从面部深层提升，其术后维持时间较长、效果持久。从技术角度讲，深层面部提升技术难度更高，要求对面部解剖结构有充分的理解，方可进行。将SMAS层进行提升、缝合或部分切除，可作为深层组织提升的替代方案。SMAS层提升需要在提升的方向和矢量方面进行评估，确保术后面部外观自然，这在每一位求美者中差异较大。在这一术式中，需要用非吸收线进行深层缝合固定。耳廓下方、深面是片状的颈阔肌，将其作为皮瓣进行提升，可进一步改善颈颏角、下颌缘轮廓（图2.23、图2.24）。

⑥面部衰老明显的求美者，因皮肤老化、弹性减退导致局部皮肤松弛。皮肤切口的缝合必须精细，以避免出现瘢痕过宽和猫耳朵等其他面部提升术的并发症。采用非吸收线间断缝合与连续缝合相结合的缝合方式，可进一步优化缝合效果。分层缝合的优势在于，表面缝线1周左右拆除后，其深面的缝线依旧起到可靠的减张作用，可避免切口瘢痕进一步增宽。

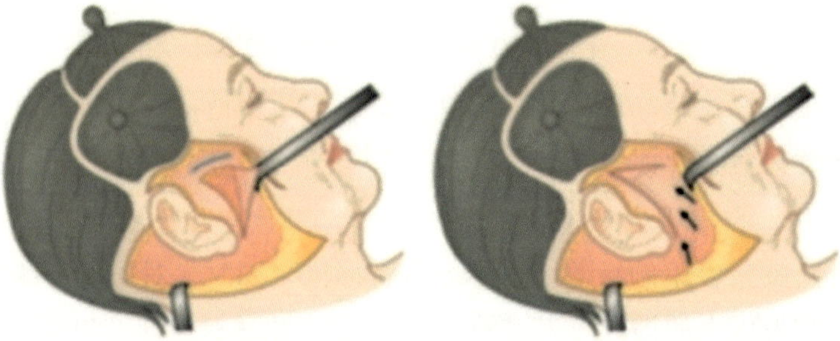

术后外观自然的关键是提升深层松弛、下垂的组织，早期只对浅层松弛皮肤进行提升的手术方式，会导致面部“紧绷”，立体感消失。

图2.22 深层面部提升术

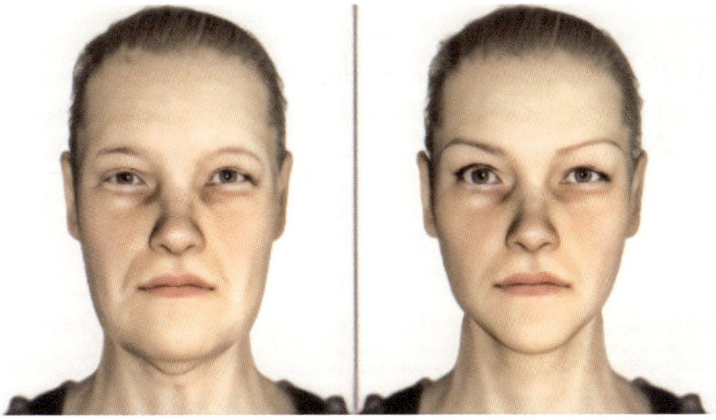

面部提升术的关键是恢复"V"形下颌形态和实现面部年轻化。

图2.23 面部提升术操作要点

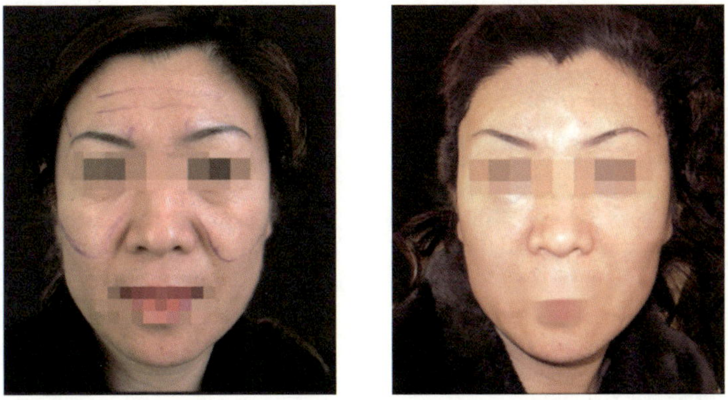

深层面部提升的方向是垂直向上，将松弛下垂的组织结构尽可能恢复原位，术后外观自然。

图2.24 深层面部提升术效果对比

⑦颈部提升术。面部老化在颈部区域表现为颈阔肌分离导致的垂直条带、颈颏角消失、下颌缘不清晰。颈部衰老一般表现为垂直条索的出现、下颌下囊袋状松垂。颈部皮肤毗邻颈阔肌，呈片状自锁骨向上走行附着于下颌缘。外观自然的面部提升术要求恢复颈颏角、恢复下颌缘的自然转角、修复颈阔肌，颈部各层次的处理是面部整形的重要方面。

2.3.6 怎样做才能重塑颈部和下颌缘的外观?

颈部提升的目标是重塑下颌缘和颈颏角。此处包括浅表脂肪、松弛的颈阔肌、深层脂肪和肥大的下颌腺，对这些组织进行重塑以改善颈部轮廓。

2.3.7 颈部提升术包括哪些内容?

颈部提升需要对导致垂直方向条索的肌肉进行修复，恢复下颌与颈部间的转角。通常，颈部软组织的提升会出现松弛皮肤的堆积，需将多余皮肤进行切除（图2.25）。切口一般隐藏在耳后以避免可见瘢痕的形成。

颈部提升的术式有哪些?

颈部提升的术式较多，但其关键是进行个性化设计。

①颈部脂肪抽吸。

②颈部缩紧缝合。

③颈部肌肉整形。

④与面部提升结合使用。

⑤深部软组织重塑。

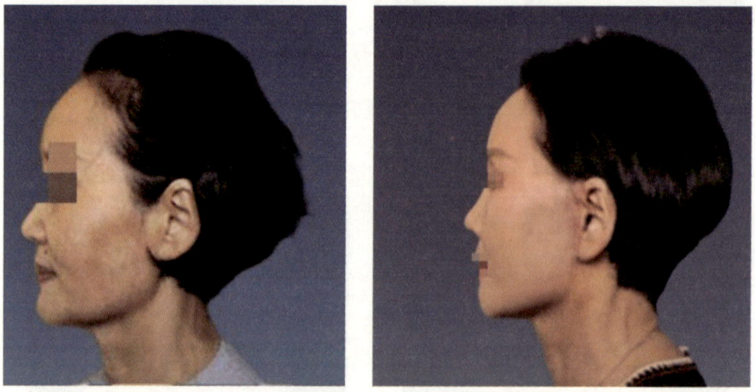

颈部提升术包括重塑下颌缘、颈颏角，弱化颈部条带，去除多余皮肤。

图2.25 颈部提升术

2.3.8 颈部提升术操作步骤

颈部提升术包括哪些方面?

颈部提升术的重点是重塑颈部外形、恢复颈颏角和下颌缘形态。颈部解剖结构复杂，包括肌肉、血管和神经等，手术需要对衰老和重力导致的颈部下垂组织进行提升。

切口位于颏部并向耳后走行。颈阔肌呈片状自锁骨向上附着于下颌缘，随着年龄增大，该肌肉逐渐松垂呈条带状。颈部提升术的关键是将松弛的肌肉进行处理，消除带状条索（图2.26）。通过颈部小切口对颈阔肌进行定位、处理、缝合，可以有效改善颈部轮廓，使其外观平滑流畅。颏下软组织的提升需将肌肉形态重塑和局部堆积脂肪抽吸相结合（图2.27）。颈部提升术系将颈阔肌在颈部中线缝合，以发挥其对颈部软组织的支持效果。

皮下浅层脂肪可通过颈部脂肪抽吸进行处理，但作为皮肤支撑结构，抽吸时需注意保留一定厚度，以免影响颈部平滑的外观和曲线的完美（图2.27）。因此，颈部脂肪抽吸不适用于该处皮下脂肪过薄的求美者。

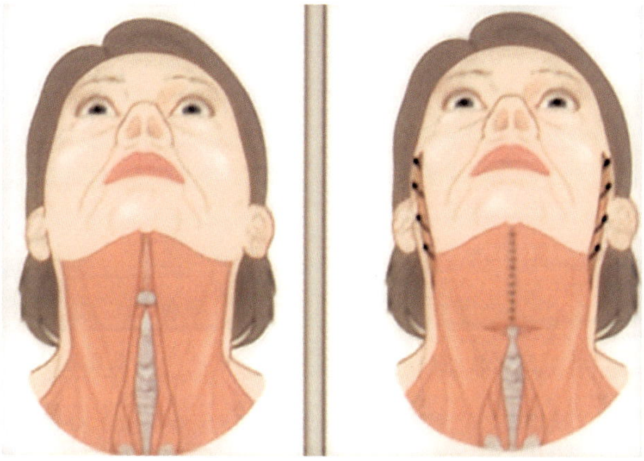

颈部提升术的关键是将松弛的肌肉进行处理，消除带状条索。

图2.26　颈部提升术中颈阔肌的处理

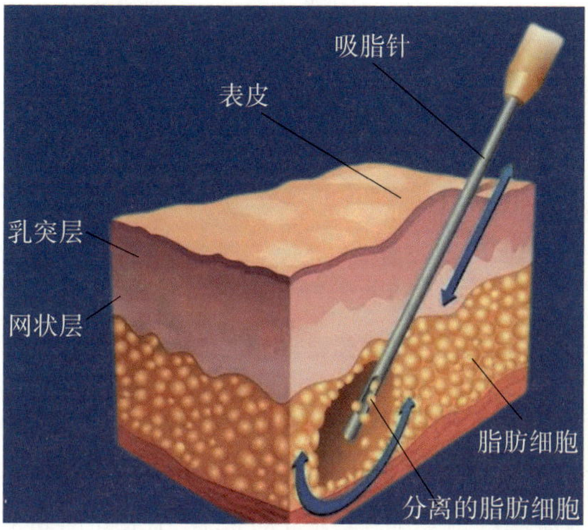

对于颈部脂肪组织堆积造成的颈部外观改变，可通过脂肪抽吸进行处理。

图2.27　脂肪抽吸示意图

对于颈部饱满、短粗的年轻求美者（20～30岁），在术前一定要仔细甄别，术中进行相应处理，方可取得满意效果。通常情况下，这类与遗传相关的变化是小颏、深部脂肪垫（颈阔肌下脂肪）和下颌腺肥大综合作用的结果（图2.28）。深部软组织在颈部提升术中可进行减容处理，但其操作更为复杂，手术耗时也相应延长。

颈部拉紧、外形重塑后一般会产生1～3 cm的松弛皮肤，应在耳后将其去除，以利于隐藏切口。尽管瘢痕早期呈淡红色，但随着时间延长，其颜色将逐渐变淡，社交距离不易被发现（图2.29）。

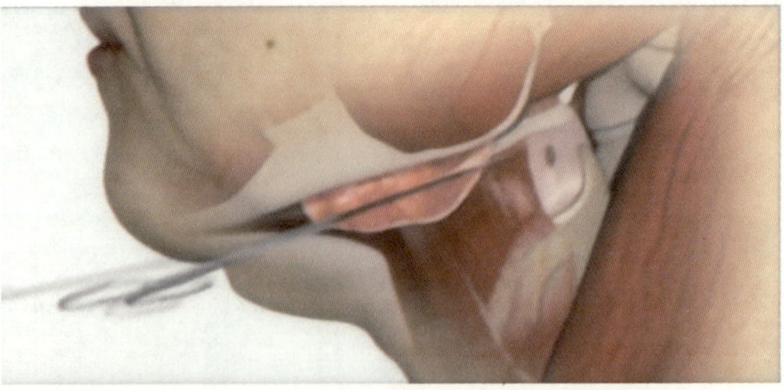

深部软组织在颈部提升术中可进行减容处理。

图2.28 颈阔肌下脂肪垫和下颌腺肥大的处理

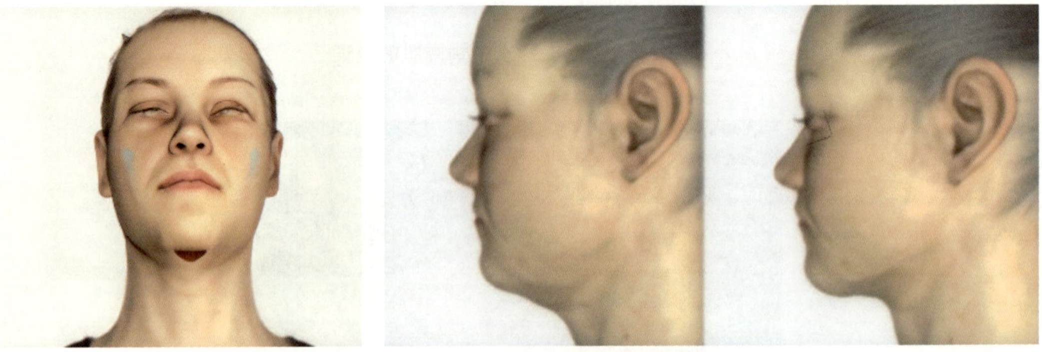

术后颈部外观明显改善、下颌缘清晰流畅，但前3日局部肿胀明显。

图2.29 面颈部提升需达到的手术效果

颈部提升术需要根据求美者的解剖特点进行个性化设计。颈部粗壮者，其深部软组织需要采用相应技术进行提升，以对抗重力导致的组织下垂。皮肤极度松弛、软组织过度下垂的求美者不适合单纯颈部提升，而需结合面部提升术同时进行，方可取得最佳术后效果。

对某些特定的求美者，需结合其他技术操作来提高颈部提升效果。颏部与下颌、唇部的关系是需要重点考虑的问题。小颏畸形会导致面部下1/3短缩，而此时结合隆颏术，会显著提升手术效果。

2.3.9 面部提升与颈部提升的手术风险是什么?

面颈部提升术通常是比较安全且满意度较高的年轻化操作技术。但外科手术的性质决定了其风险一直存在且无法完全避免，主要原因为：手术成功与否的最关键因素是手术医生，其必须充分理解手术的整个操作过程；而面颈部提升术对技术要求极高，手术医生须对面颈部解剖有深入的理解并具有一定的操作经验。

并发症是指术中、术后所发生的无法预知的事件，分为4类：术中并发症、术后即刻并发症、术后早期并发症和术后晚期并发症。

（1）术中并发症

术中并发症发生在手术过程中，如术中麻醉药物的不良反应或麻醉本身导致的、手术中需要整个手术团队协作处理的并发症。

（2）术后即刻并发症

术后即刻并发症发生在手术后即刻，包括术后出血或药物反应等。此时求美者处于恢复早期阶段，需要手术医生立即进行处理。

（3）术后早期并发症

术后早期并发症发生在求美者出院后，开始正常生活活动后的时间段，包括出血、血肿、感染等。

与面颈部提升术相关的术后晚期并发症的发生多与求美者术后护理不当、手术方案本身原因或未完全恢复有关。这些术后晚期并发症包括术后双侧不对称、瘢痕、空洞感、感觉异常、肌肉萎缩和恢复延迟等，多数情况下临床表现轻微，处理相对简单。

最常见的并发症为出血和血肿，多能及时、有效治疗。最严重的并发症是面神经分支损伤导致面部表情障碍，尽管发生率不高，但对求美者生活工作影响深远。通常来说，此类手术安全性较高、手术风险可控。

所有求美者术后都有不同程度的肿胀，数周后消退，多数发生在术后的3周内。

并发症又可以分为常见并发症、不常见并发症和罕见并发症。

（1）常见并发症

常见并发症可以理解为正常恢复阶段出现的、各类手术均可出现的并发症，其发生的可能性取决于手术医生的操作水平，可通过提高医疗技术水平减少或避免其发生。

1）肿胀

面部肿胀是术后的正常反应，因为这是手术后恢复期的正常进程，虽然大多数在3周内自行消退，但也有持续到术后6周仍未完全消退的情况，其具体消退时间因人而异，且可能出现双侧面部肿胀消退不均一导致的双侧不对称现象。

2）瘀青

出血可发生在皮下，通常称为瘀青，是手术后最常见的并发症。多数情况下在2周内消退；当然，个别求美者可能持续6周左右的时间。术前10天不要服用阿司匹林或非甾体消炎药，以减少术后出血的可能。非处方中药制剂或膳食补充剂可增加术后出血的可能性。

3）不适、疼痛

面、颈部提升术后24小时内多有不适、疼痛等症状存在。一般不严重，口服止疼药即可缓解，如果无效，及时告知医生进行处理。

4）麻木

面颈部提升术后局部麻木较为常见，一般术后6周至6个月内多能恢复正常感觉功能，但也有个别患者、个别部位麻木永久存在。

（2）不常见并发症

1）瘢痕增生

任何皮肤切口都会有瘢痕形成。通常来讲，面颈部提升术的大部分切口其遗留瘢痕均不明显且可被隐藏在自然褶皱线或轮廓过渡线内。瘢痕的形成与遗传因素有关，瘢痕大多较明显，颜色也与正常皮肤不同。瘢痕稳定时间一般为1～1.5年，遮盖霜等化妆品有助于手术后瘢痕的隐藏。约1%的求美者瘢痕较为明显或出现瘢痕疙瘩，需结合其他治疗手段进行处理。

2）血肿

较多瘀青或较多出血，可能为高尔夫球大小或比其更大。据统计，其发生率为8%～12%，术中仔细止血、术后早期制动，可有效降低其发生率。

3）囊肿

面颈部提升术后恢复期，浅表囊肿可自瘢痕表面或在缝针部位形成囊肿，较小的可自行吸收，但较大的多需通过手术切除。

（3）罕见并发症

1）感染

面颈部提升术后感染的发生率极为罕见。术后恢复期口服抗生素，是预防感染发生的关键。

2）运动神经损伤

术后运动神经损伤的概率极低，一旦发生可导致嘴唇、面部软组松垂。因牵拉、肿胀导致的神经功能障碍多在6周至6个月内恢复。永久性功能障碍的发生极为罕见，采取有效的预防措施可避免运动神经损伤的可能。肉毒素注射可对面部神经损伤导致的表情不对称进行矫正。

3）不对称

人类面部正常情况下也不是完全对称的。面部提升术后，双侧存在一定程度不对称是可以理解的。该术式的目标是改善面部松弛、实现一定程度的年轻化，但要取得完美的效果，是不可能实现的。

4）过敏反应

过敏反应很少见，局部过敏反应主要是胶布、缝线过敏，全身过敏反应主要是术中麻醉药物或处方药物导致。过敏反应一旦发生，多需使用药物治疗。

5）脱发

脱发多发生在皮瓣形成过程中所涉及的区域，其发生率不高，无法完全预测，多为暂时性脱落，当然也有永久脱落的情况。

6）切口愈合延迟

术后切口裂开或愈合延迟的可能性是存在的。面部某些区域的愈合时间相对较长，延期愈合或部分皮肤坏死都时有发生。清除未愈合组织后可能需要频繁换药或再次手术。延期愈合多与某些危险因素相关，如吸烟、糖尿病等。

7）术后效果不理想

术后效果不理想的发生率不高，但其可能性存在。术后效果不理想包括肉眼可见的外观畸形、面部运动功能丧失、切口裂开、感觉缺失等。术后效果不理想任何时候都会存在，仅需对明显的、需要处理的问题进行处理。

2.3.10 什么情况下面颈部提升效果不理想？

就像生活的很多方面，有些方面能够极大地获得改善，但有些方面要有所改善就有很大挑战。在行面颈部提升术时，某些点可获得极大提升，但有些方面并不能取得满意效果，下面将逐一进行讲述。

2.3.10.1 面部不对称

即使是非常漂亮的演员、模特，其面部外观不一定完全对称。虽然眼睑对称度可通过上睑整形进一步改善，但也无法达到完美的程度（图2.30）。通常，其大小、深部骨骼形态等都存在差异，没有一项手术能取得完全对称的效果。

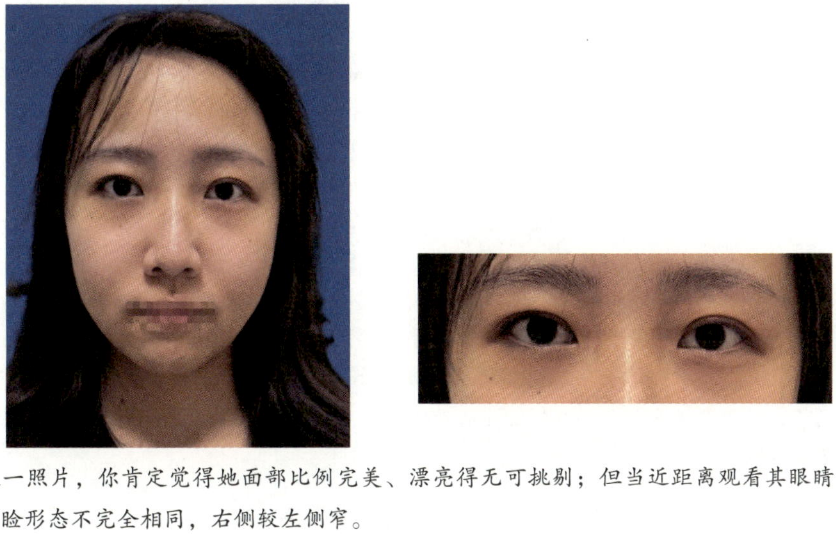

初看这一照片，你肯定觉得她面部比例完美、漂亮得无可挑剔；但当近距离观看其眼睛部位时，我们发现其重睑形态不完全相同，右侧较左侧窄。

图2.30 面部不对称

2.3.10.2 面部曲线

鼻、唇之间的过渡区（鼻唇沟）很难通过面部提升进行矫正，最多只能改善50%左右。口周皱纹（木偶纹或吸烟者纹）不管是手术还是非手术方案均很难获得理想效果，通常也仅能改善50%左右。

2.3.10.3 皮肤质地

对于面部手术而言，薄皮肤更难处理，因为其更容易形成细小皱纹，深部解剖结构更易显形。皮肤细纹可以通过其他技术进行处理，比如化学焕肤、自体脂肪移植、富血小板血浆注射等。但在颈部，薄皮肤更容易显露深层解剖结构，如颈阔肌、颌下腺等。此类求美者，术前医生一定要与其进行充分沟通。

2.3.10.4 骨骼结构

深层骨骼老化是面部衰老的深层原因，包括颏部后缩、颊部低平等。需通过假体植入或自体脂肪移植进行矫正。

2.3.10.5 细纹和皱纹

眼周细纹的出现反映了皮肤类型和厚度。细小皱纹与皮肤过薄有关，表情肌运动过度会加速其形成。上睑整形对其有很好的改善效果，但不能完全去除。

2.3.11 面颈部提升术的联合应用

衰老是遗传与环境因素共同作用的结果，并对面部多个区域产生影响，包括皮肤、软组织和深部骨骼。面颈部提升术对下颌线和颈部组织进行提升，去除松弛皮肤、矫正颈部条索状外观。通常，需要与其他面部手术结合使用以恢复自然的面部外观（图2.31）。

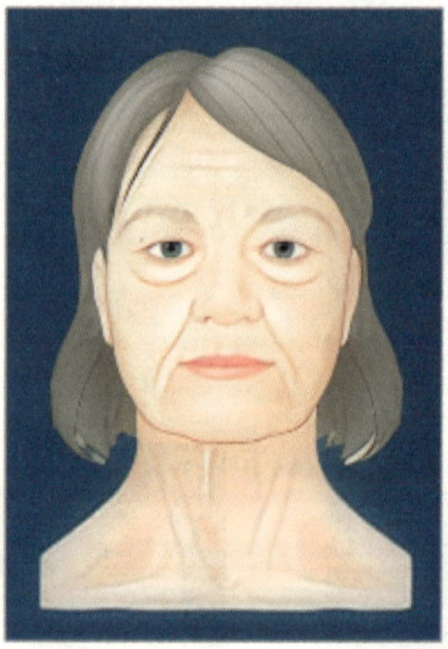

通常情况下，面颈部提升术需要与其他技术联合使用，包括化学焕肤、容积增加（自体脂肪移植）、眼睑整形和鼻整形等。

图2.31 面部提升术常用的联合技术

面颈部提升术通常与下列术式结合使用：

（1）面部上1/3区域

①眉部、前额和鱼尾纹通常结合使用肉毒毒素注射。

②上睑提升术或颞部小切口眉提升术。

（2）中面部1/3区域

①利用填充剂、自体脂肪移植或假体进行颊部容积提升。

②中面部自体脂肪移植。

③眼睑整形或上睑提升术。

④化学焕肤。

⑤鼻整形。

⑥上唇缩短（缩短鼻与唇间的距离）。

（3）面部下1/3区域

①面颈部提升术。

②隆颏。

③丰唇。

2.4　纵向提升术

①没有人真的喜欢衰老的面部外观，包括重力性下垂、皮肤松弛和软组织松垮。

②纵向面部提升的确可以重塑面部年轻态。

③每位求美者术后至少年轻7岁，多数也能达到10～15岁。

④多数求美者的心理年龄是30岁左右，但其外表与此不符。

⑤这一解决方案的原则是让你成为最美的自己，面部垂直提升由7个部分组成，每个求美者的组合方案的不同。

⑥最适合这一术式的求美者其面部老化包括：软组织松弛、重力性下垂、皮肤松弛等。

2.4.1　面部纵向提升术的思路来源

纵向面部提升术（图2.32）在操作过程中须结合每位求美者的具体情况个体化组合，分下述6个方面：

①“V”形下颌线消失：方脸、皮肤松弛，不需要传统SMAS层面部提升的侧向提紧或容积缩小。

②下颌线和颈部饱满所致的方形脸：有时伴有小颏、颧部下垂等，可通过颊部脂肪移植或颏部假体植入解决。

③眼周倦态，通过眼睑整形或颞部小切口提升达到眼周年轻化的效果。

④中面部褶皱加深和唇部变长，通过自体脂肪移植来恢复深层容积，上唇缩短可矫正上唇老化。

⑤皮肤老化出现皱纹和毛孔变大，可应用激光亮化皮肤、改善肤质。

⑥面部提升术后的注意事项。面部老化是进行性加重的现象，在行综合年轻化治疗后，需持续进行术后保养（三种措施：填充剂增容或利用肉毒毒素、激光、富血小板血浆

等技术进行皮肤年轻化治疗或采用射频进行皮肤紧致），以维持持久的术后效果。

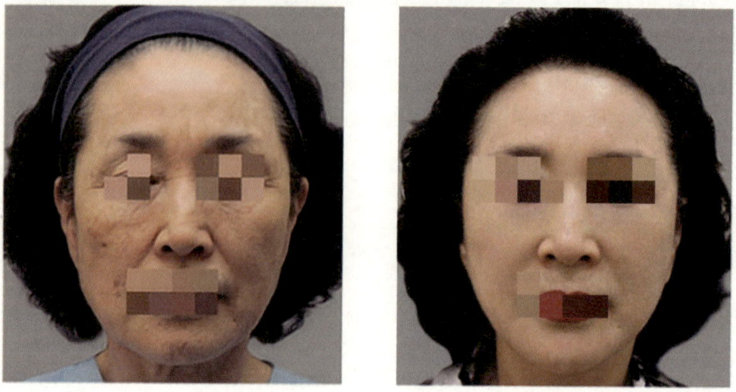

纵向面部提升是将松弛组织纵向进行提升，以对抗重力原因形成的面部老化，上图求美者是面部纵向提升术灵感的来源。

图2.32　面部纵向提升术

2.4.2　面部年轻化面临的挑战

随着年龄的增大，面部软组织因重力作用逐渐松弛，下颌线从“V”形变为方形，这一变化是因SMAS层松弛、下降导致（图2.33中绿线标记）；面部外观与年轻时完全不同，面部韧带松弛是面部衰老的主要原因（图2.33中黄线标记）。这一外观变化是面部老化的关键问题，对其进行有效解决是获得满意术后效果的重要因素。

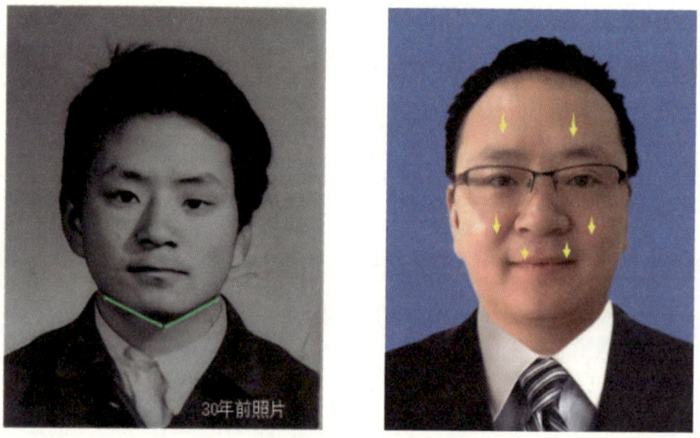

随着年龄的增加，面部软组织因重力而出现松弛，下颌线从“V”形变为方形，这一变化是因SMAS层松弛、下降导致。

图2.33　面部衰老的发生机制

非手术方案是利用填充剂改善下颌缘，以矫正颈部松垂（重下巴），使下颌线过渡更为平滑流畅。填充剂不能重塑“V”形下颌线，不会使您看起来更加年轻，纵向提升的关键是解决面部老化的深层问题。

通过综合考虑面部衰老的潜在因素，才能恢复自然的年轻外观。

与传统面部提升相比较，纵向面部提升术有其显著的优势。首先，纵向面部提升的提升方向是垂直的，这是术后外观自然的关键所在。其次，纵向提升强调的是面部的整体提升，而不是某个局部。再次，纵向面部提升可同时对眉部外侧、中面部、下颌线和颈部进行处理，而传统面部提升仅将下颌线向耳廓方向拉紧。

2.4.3 纵向面部提升的7个关键操作技巧

①“V”形下颌线消失，出现方形下颌缘及皮肤松弛的情况，无须传统横向SMAS面部提升或自然容积流失的深层组织提升术。

纵向面部提升术的关键是松解面颈部韧带，将松弛组织充分提升，使其重新归位。这是纵向面部提升术效果理想且自然，但无“假脸”或“紧绷”感的原因。纵向面部提升结合深层面部提升技术，可取得很好的面颈部提升效果（图2.34）。

个别求美者仅行面部提升即可获得理想的年轻化效果，但大部分人需同时进行颈部提升方可获得更好的手术效果。当面部软组织因重力而下垂时，颈部组织亦同时松弛下垂。纵向面部提升技术将面部组织向上提升以恢复面部轮廓和颈部年轻态外观。若结合韧带松解、颈阔肌收紧，颈部各区的过渡将更为平滑流畅。传统水平方向提升技术并不侧重于颈部同步提升，面颈部协调的关键是进行纵向提升以恢复自然外观，松弛皮肤组织在耳后移除即可。

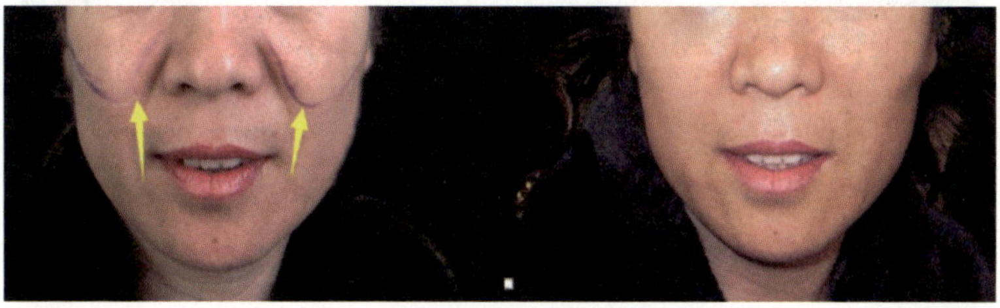

面部纵向提升和深层组织提升术，是将松弛组织进行垂直向上提升，尽可能将下移组织恢复原位，并重塑“V”形下颌线的操作技术。

图2.34 纵向、深层面部提升

②下颌缘和颈部饱满形成方形下颌轮廓，有时合并小颏畸形、颧脂肪垫下垂，这种情况可通过自体脂肪移植和颏部假体植入进行矫正（图2.35、图2.36）。

面部提升的同时进行颊脂肪垫减容，可形成理想的“V”形下颌线。该术式避免了口内切口导致的瘢痕形成。同时利用颏假体植入对其颏部过小进行矫正，以对术后“V”形下颌缘进行细致雕刻。

③通过眼睑整形或颞部眉提升，对眼周倦态进行矫正。自然解剖结构的保留是眼睑整形获得术后良好外观的关键。组织去除过多，会导致术后外观变化过大。

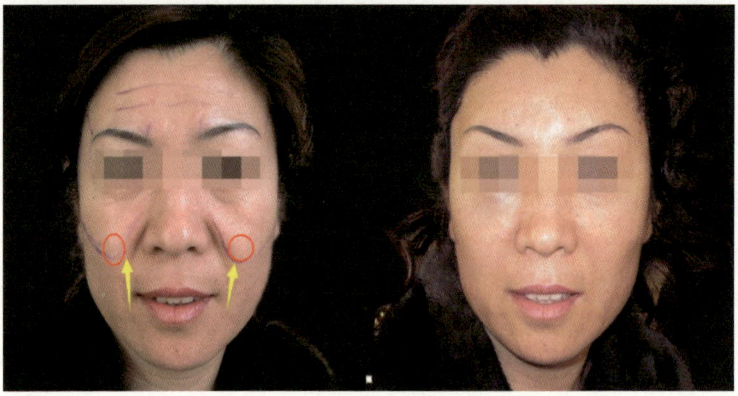

颧脂肪垫复位对鼻唇沟过深的矫正效果。

图2.35　颧脂肪垫减容/复位

假体隆颏

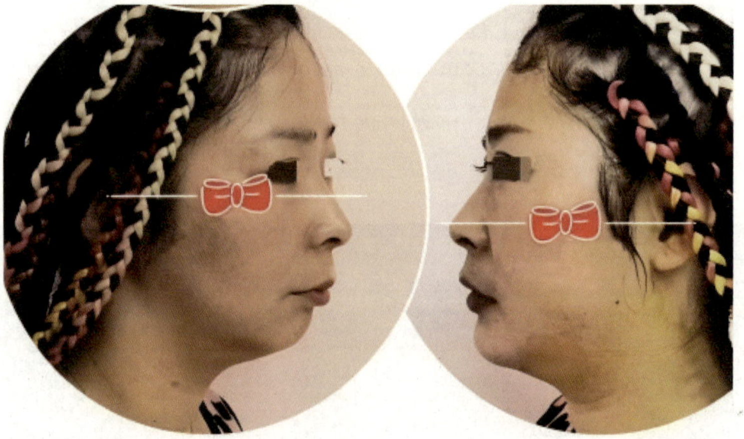

隆颏术前

隆颏术后即刻
（下巴）

颏部过短、后缩可通过颏部假体植入进行矫正。

图2.36　假体隆颏

通常，重力导致的眉尾下垂矫正效果较好，颞部眉提升术是理想的术式选择，切口也可很好地隐藏在发际线内（好多求美者会问，是否需要剔除该部位的头发，答案是不用!）。

垂直面部提升术可联合其他年轻化操作，以提升术后效果，包括颞部眉尾提升（图2.37）、眼睑整形（矫正眼周倦态外观）；同时，自体脂肪移植是面部年轻化中不可或缺的步骤。

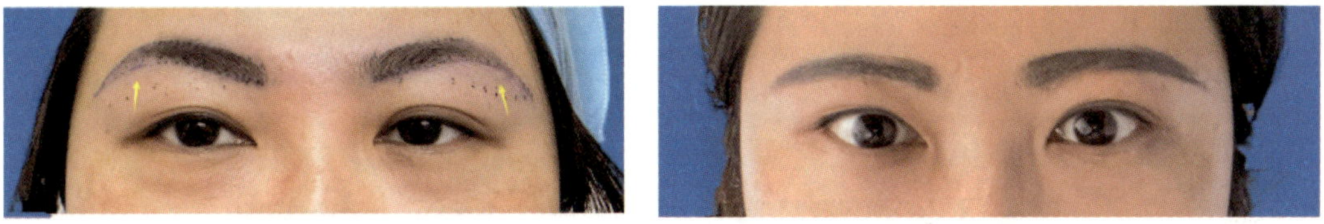

对于上睑皮肤松弛导致皮肤下垂且为重睑的求美者效果较好。

图2.37　眉下切口提眉术

④中面部皱褶加深、唇部拉长。自体脂肪移植可补充局部脂肪容积流失所致的凹陷，而唇部衰老延长可通过上唇缩短术进行矫正。

理想的综合面部年轻化治疗，包含了唇提升、自体脂肪移植等中面部年轻化操作。其中关键部分是相对保守的上唇缩短、脂肪移植技术的应用，这在术后效果的改善中发挥了很大的作用。当然，并不是所有求美者都需要进行唇部缩短手术，但这一操作对改善面部比例协调性有一定的作用（图2.38）。

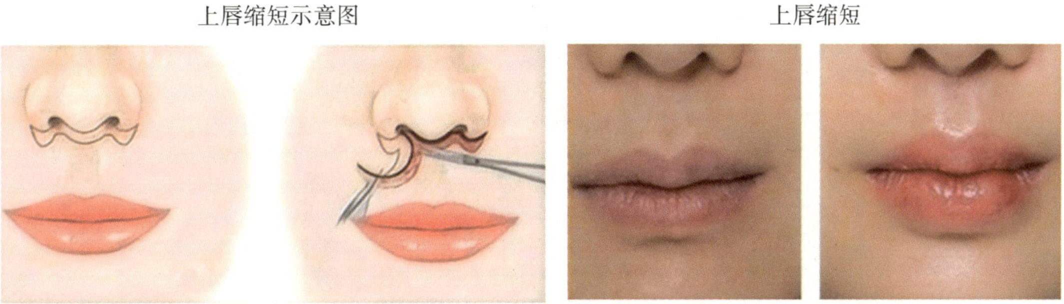

口周年轻化是技术要求较高、挑战最大的操作，且个体差异很大，切口的选择要相当慎重，多选鼻底部的自然褶皱线。

图2.38　上唇缩短

⑤皮肤老化表现为细纹增多、毛孔变大等。激光可改善肤质、提亮肤色、淡化细纹。激光类型较多，要根据需要处理的皮肤问题，选择恰当的激光仪器（图2.39）。

⑥缩短康复时间和提高手术安全性。富血小板血浆和氧疗有助于术后康复。

⑦面部提升术后护理。

面部老化是一个进行性加重过程。在采取综合年轻化治疗后，需不定期进行“维护”，以保持持久疗效（图2.40）。

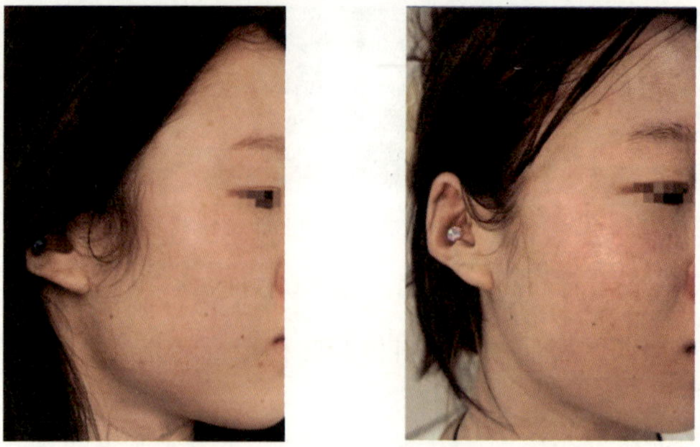

1064治疗前　　　　治疗后

激光能改善肤质、提亮肤色、淡化细纹。

图2.39　光电治疗

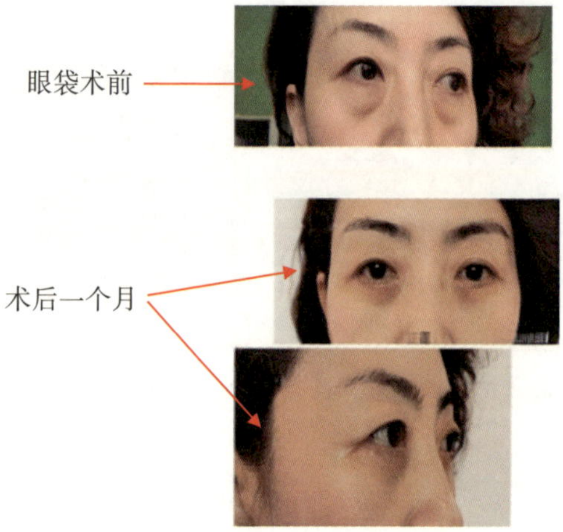

面部提升术后需不定期进行“维护”，以保持持久的疗效。

图2.40　眼袋祛除术

深层面部提升一般维持10年以上的时间，可使术后外观效果不因重力作用而短期松弛下垂。通常而言，手术可解决数厘米的面部老化松弛，而非手术治疗只能矫正数毫米皮肤松垂问题。

相比传统面部提升，纵向面部提升最关键的优势在于其力量平衡和各区域协调一致的设计理念。综合提升包含了从前额到颈部（含眼睑、中面部和皮肤）的年轻化方案。传统面部提升术耗时虽短，但仅解决下颌线以上的面部松弛。术后整体效果的自然流畅是求美者满意的关键。

2.4.4 纵向面部提升术

①纵向面部提升术与传统面部提升术不同，不向侧方牵拉提升。

②提升与支撑：不像传统面部提升术那样去除松垂组织、组织容积、眼周软组织等，而是将软组织最大程度地保留，意味着远期填充剂使用的概率降低。

③不可忽略。面部提升术中韧带的松解是关键，是使面部外观效果更好、持续时间更长、不可或缺的操作步骤。

④馒化脸通常是非手术过度操作所致。

⑤非手术治疗设备。多数非手术治疗设备并不能给求美者提供满意的治疗效果。

⑥不完全对称。每个人面部器官并不完全对称，即使是十分美丽的演员、模特，没有一项美容手术可以使其面部器官达到100%对称。

⑦个人问题的处理。如果求美者遇到了重大的个人事件，如感情破裂、人事问题或正处于生活低谷，手术本身并不能让求美者变成另外一个人。求美者应该等待更为合适的时机进行手术，术前一定多咨询自己的手术医生。

⑧完善和细化。外观自然的手术效果都是有效改善、细节处理得当、相对保守操作的结果。没有手术医生能够保证术后效果，约5%的求美者可能需要再次手术进行矫正。

2.5 自体脂肪移植

面部老化最常见的问题是面部软组织容积的流失，并由此导致的局部凹陷；其常见的发生部位是下睑与颊部的过渡区域（泪沟）、鼻与唇之间的过渡区域（鼻唇沟）、口角（木偶纹）和颞部等区域。

自40岁左右起，面部容积即开始逐步减少，尽管其与脂肪增加不一定同步出现。对面部天生较瘦或经常坚持有氧运动的人来说，面部容积流失被相应夸大。接受面部提升的求美者，其容积流失通过脂肪移植即可有效补充。脂肪干细胞移植更是有效提升了脂肪移植的填充效果和填充质量。假体植入对深部骨骼缺陷导致的外观异常有较好的效果。

自体脂肪移植的优势：自身脂肪组织中存在较高浓度的脂肪干细胞，这对皮肤年轻化、肤质的改善等方面有较好的作用。自体脂肪移植是近年来发展较快、接受度较高的美容技术。

面部脂肪移植除了可补充流失的软组织容积外，因脂肪中含有天然的再生细胞，还可改善肤质，故与面部提升术结合使用能优化手术效果。脂肪移植的关键是相对保守，填充过多会出现馒化脸。眼睑整形术中将眼睑脂肪填充与颊部假体植入配合使用，可获得更好的年轻化效果。

脂肪移植是怎么操作的？

其操作流程包括从腹部或大腿内侧等部位抽吸脂肪组织，并将其离心纯化后备用。脂肪移植方法较多，可以使用注射器徒手注射移植，也可以借助特殊的辅助器械注射。判断面部容积流失的多少、部位等可用求美者30岁左右时的照片作为参照。每个人容积流失的部位不尽相同，可发生在眼睑、颊部、眉弓、颞部和口周等部位。颞部凹陷在个别人群也特别常见，其治疗效果也相当满意（图2.41）。

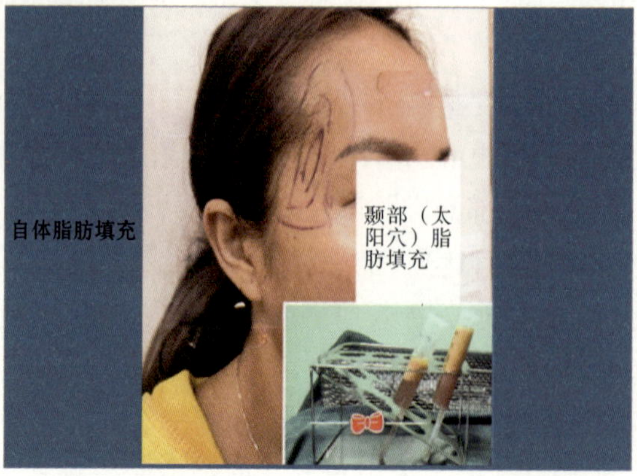

自体脂肪移植在面部容积流失的治疗中有着举足轻重的作用。

图2.41　自体脂肪移植

图2.42中的求美者已经出现眼周老化导致的倦态（下睑袋、黑眼圈），通过眼睑整形、脂肪移植和激光嫩肤等面部年轻化治疗，取得了较好的年轻化效果。

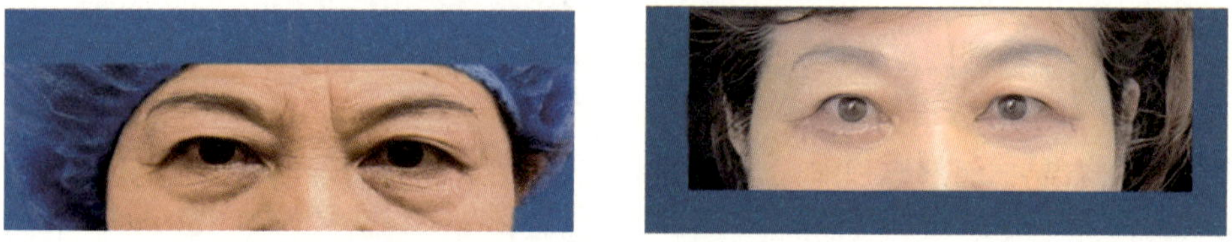

眼周老化出现的皮肤松弛、脂肪膨隆，可通过提眉、眼袋手术进行矫正。

图2.42　提眉、眼袋手术前后对比

2.6　皮肤年轻化（焕肤）

皮肤老化表现为出现细纹、褶皱、色沉和毛孔增大等症。根据肤色和种族的不同，多数人皮肤受损的原因多为老化、日晒和其他原因（比如吸烟）。皮肤年轻化是通过激发新的皮肤组织来代替受损的皮肤。皮肤年轻化可根据求美者的皮肤类型、求美者需求和恢复时间等因素进行选择。皮肤年轻化的作用是改善皮肤质地，包括淡化细纹、褶皱，减轻色沉和缩小毛孔等，皮肤年轻化是使皮肤感官更为年轻的一系列操作。

皮肤年轻化涉及的操作较多，总体可分为非手术和手术治疗两类。对于轻度日晒所致早期皮肤老化问题，可采用光电皮肤年轻化、化学药品焕肤等措施进行有效改善，而前者通过刺激皮肤胶原增生发挥相比后者更为可靠的作用。

2.6.1　激光焕肤

新型CO_2激光治疗仪比其他老式激光治疗仪的恢复时间更短（图2.43）。点阵CO_2可作用于深层皮肤，刺激胶原再生，浅层激光在皮肤表面年轻化中有良好的效果，可有效淡化细纹、祛除浅层色斑，并可精准控制能量的释放，针对不同问题进行特异化处理。对于细小皱纹和浅层日光损伤、棕色色斑、痘印等效果较好，并可改善肤质、紧致皮肤。

光电治疗

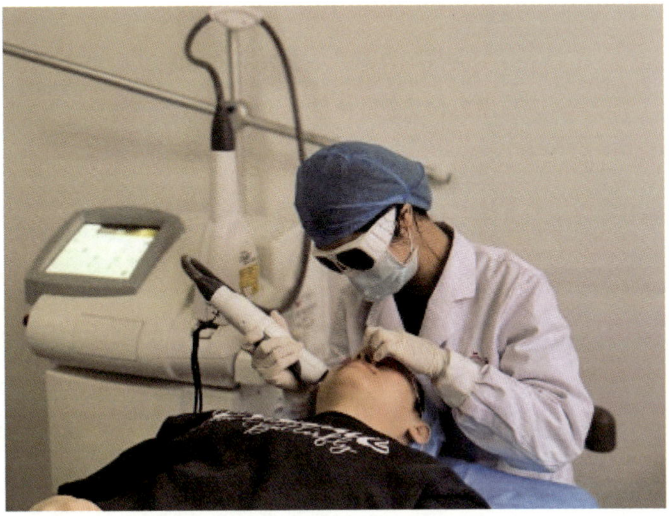

图2.43　CO_2激光治疗面部细纹

现代激光治疗仪效果理想，恢复时间短。

眼周皮肤皱纹出现最早且多伴肤色的异常改变，其出现主要是日光、环境因素的叠加性损伤（吸烟等）导致的。细小皱纹激光多能抚平，焕肤参数需要根据求美者皮肤具体情况做出适当调整。

激光焕肤在皮肤年轻化治疗中有很好的治疗效果，可解决：

①皱纹或日光损伤所致的皮肤问题。

②“鱼尾纹”和眼周皮肤松弛。

③眼睑细纹。

④毛孔增大。

⑤棕色色斑和点状色素沉着（图2.44）。

⑥雀斑和粉刺。

⑦面部浅表瘢痕。

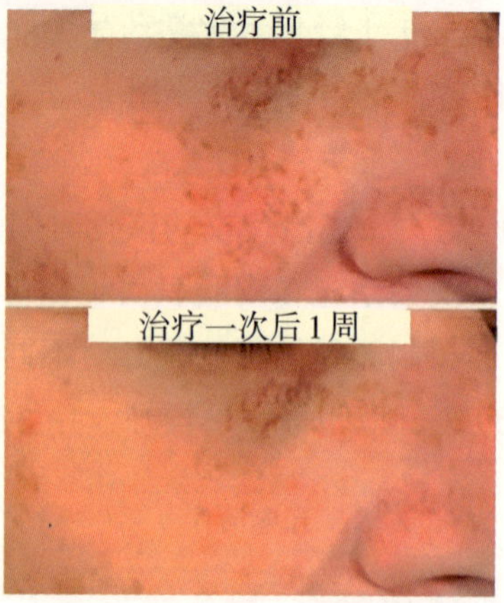

LHS治疗后色沉较前变浅。

图2.44 光老化LHS治疗后1周

医用激光结合生长因子等再生药物在面部年轻化治疗中可取得理想效果，两者有较好的协同作用，可显著缩短治疗后恢复时间（图2.45）。

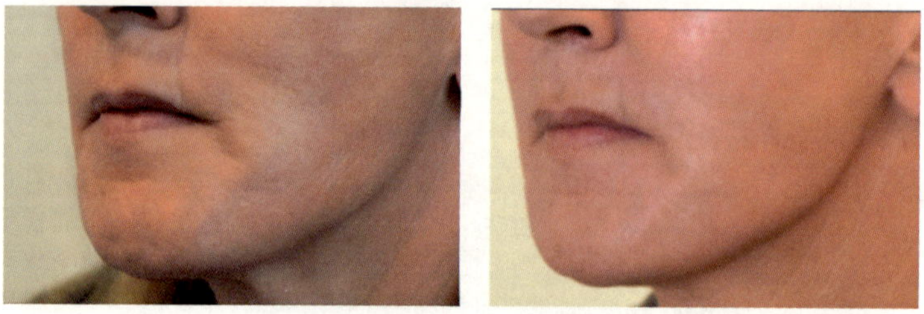

这位求美者面部细纹、褶皱较多，并伴毛孔扩大和色素斑片形成，在行面部提升的同时，给予激光治疗。治疗后其肤质显著改善、细纹消失、毛孔缩小。

图2.45 调Q激光治疗

2.6.2 化学焕肤

化学焕肤（又称化学剥脱，或化学去角质），通过在皮肤表面涂抹化学药品，对表皮造成一定程度的人为损伤，但不影响真皮层的结构和功能。这一可控性表皮损伤，可促进皮肤浅层的再生和重塑，从而对皮肤外观和质地进行整体改善。

化学焕肤所使用的药物种类较多，每种药物都有不同的pH值、使用方法、局部留置时间以及不同的并发症。化学焕肤对多种皮肤疾病有一定的治疗效果，包括寻常性痤疮、黄褐斑、细纹、日光性角化病、光老化、色素沉着障碍和痤疮遗留瘢痕等。化学焕肤不但能使衰老皮肤年轻化，而且对痤疮和日光性角化病等有良好的治疗效果。化学焕肤既可单独使用，还能与激光或皮肤磨削等配合使用，是皮肤科医生常用的治疗手段和美容操作项目。

化学焕肤根据所用药物在皮肤的渗透深度，可分为轻度、中度、深度三类。药物pH值、使用浓度、操作技巧，以及求美者的皮肤状况和敏感性等因素决定了治疗的效果。

2.6.2.1 化学焕肤禁忌证

主要是中、深度渗透的化学焕肤，其禁忌证主要包括：局部皮肤感染、肾脏或肝脏疾病、对该类药物过敏、拟涂抹药物部位皮肤不完整、近6个月内使用过异维甲酸、怀孕或哺乳、银屑病、结缔组织疾病、特应性皮炎、未控制的糖尿病或免疫抑制、慢性糖皮质激素使用、吸烟、之前接受过放射治疗、瘢痕体质等。

2.6.2.2 化学药物

pKa是50%的化学物质处于游离酸状态时的pH值；选择剥脱性药物时，较低的pKa通常有较强的剥脱效果。剥脱性药物主要分为两类：角质松解剂和蛋白质变性剂。

2.6.2.2.1 角质松解剂

角质松解剂对角质细胞之间的连接成分进行破坏，增加其通透性。常用药物有：

（1）乙醇酸

乙醇酸是最简单的羟基酸，主要来源于水果，是羧基酸家族的一员。在果酸中，羟基附着在分子的α位置上。果酸包括甘蔗中的乙醇酸、牛奶中的乳酸和柑橘类水果中的柠檬酸。在皮肤剥脱过程中可用碳酸氢钠和水等乙醇酸中和剂终止其化学作用。

（2）水杨酸

水杨酸具有比乙醇酸更高的亲脂性，可更高效地渗透皮肤。这一特性使其成为治疗痤疮的最佳药物，因为它可有效地渗入痤疮病灶。

（3）Jessner溶液

Jessner溶液是14%间苯二酚、14%水杨酸和14%乳酸溶解于乙醇后形成的混合物，主要用于治疗痤疮和角化过度病变。

2.6.2.2.2 蛋白质变性剂

三氯乙酸（trichloroacetic acid，TCA），是使用最为广泛的化学剥脱剂，其治疗效果有赖于药物浓度和一个治疗周期内的使用次数等。TCA主要治疗日光性损伤、细纹和痤疮瘢痕。

苯酚和巴豆油：苯酚是芳烃的一种，可渗透至真皮深层；而巴豆油是发泡剂和表皮松解剂，巴豆油的掺入可有效提高药物的渗透深度和均匀度。将88%的酚、六氯苯、豆油和蒸馏水混合后配制成Baker-Gordon溶液，可用于治疗日光损伤、痤疮瘢痕、光化性唇炎等。

下面是常用化学药物及相应的渗透深度：

轻微剥脱：10%～20%的TCA，以及低效乙醇酸、水杨酸和维甲酸。

轻度剥脱：20%～30% TCA、Jessner溶液和30%～50%乙醇酸。

中度剥脱：35% TCA、Jessner溶液和70%乙醇酸。

深层剥脱：50%以上浓度的TCA，以及豆油和苯酚的混合物。

虽然每种化学药物的详细作用机制不是本书的叙述范畴，但其基本原则通常是一致的。化学焕肤是通过化学药物的作用，促进表皮、真皮层蛋白角化、凝固和变性而发挥作用的。渗透深度大于含有黑色素细胞的基底层的剥脱剂，可有效改善不均匀的色素沉着。相反，渗透至真皮乳头层或浅、中部网状层的药物，因能刺激弹性蛋白和胶原蛋白的沉积，对浅表皱纹的淡化有良好的效果。

为了安全起见，化学剥脱剂的使用，必须在通风良好、抢救设备齐全的手术室内操作。此外，苯酚有心脏毒性，使用时应进行心电监测。

2.6.2.3 其他必要药物和材料

为了确保安全、有效的治疗效果，操作过程中，还需其他一些必要的药物和材料，其中包括：

①皮肤清洁剂，如丙酮或70%酒精。

②应用工具，如棉签、纱布或刷子。

③盛剥脱剂的容器，如小型不锈钢碗。

④乙醇酸剥脱中和剂。

⑤矿物油，以备苯酚进入眼部时冲洗。

⑥风扇或其他空气冷却装置。

2.6.3 准备

操作前签署知情同意书、拍摄照片，以便进行治疗前、后对比；进行完整的病史采集和体格检查，以排除前述禁忌证，留存完整的医疗文件。

与求美者对化学焕肤的预期效果进行充分的沟通，根据求美者的皮肤类型和需要治疗的具体问题，选择合适的剥脱深度。

Fitzpatrick分型是根据求美者对阳光照射的反应进行分类的，包括：

Ⅰ型：皮肤白皙、眼睛浅蓝、浅色头发人群，其皮肤在阳光照射下容易晒伤，不易晒黑。

Ⅱ型：皮肤白皙、浅色头发、淡褐色或绿色或蓝色眼睛人群，会被略微晒黑，但很容易频繁晒伤。

Ⅲ型：肤色、眼睛和头发均无任何特别，皮肤会被逐渐晒黑，偶尔轻微晒伤。

Ⅳ型：棕色肤色的人群，容易晒黑，很少晒伤。

Ⅴ型：深棕色肤色的人群，很容易晒黑，很少晒伤。

Ⅵ型：黑色皮肤的人群，很少晒伤，很容易晒黑。

一般而言，轻度或极轻度剥脱剂适用于所有 Fitzpatrick 皮肤类型。皮肤白皙、蓝眼睛的女性适合中、深度化学焕肤，但对于Ⅲ、Ⅵ型求美者，要务必谨慎，因为其更容易出现异常色素沉着。

男性求美者皮肤一般较厚，会导致皮肤剥脱效果无法预测，剥脱前进行斑点测试是预测治疗效果的可靠方法。斑点测试虽不是必须流程，但部分临床医生在进行皮肤剥脱前都要进行这一测试，以筛选适合求美者的最佳皮肤剥脱方法。

为确保皮肤剥脱效果，在治疗开始前需做一定的准备工作。治疗前2～4周，皮肤表面涂抹0.025%～0.05%全反式维甲酸乳膏或5%～10%水杨酸和乙醇酸，使角质层变薄、渗透深度增加。有色素沉着风险的求美者，可在治疗前、后使用2%～4%苯二酚乳膏，抑制黑色素细胞酪氨酸酶活性，减少炎症后色素反应。

治疗前、后做好紫外线防护至关重要；皮肤剥脱前，避免可能造成皮肤损伤的操作；操作当天，清洁皮肤，不要使用护肤品或化妆品。

2.6.4　操作流程

化学焕肤开始前，使用异丙醇或丙酮等脱脂剂清洁皮肤，去除残存化妆品或皮肤碎屑。求美者仰卧，头部略抬高以方便操作。佩戴发帽防止头发散落至治疗区，鼻唇沟、外眦等药物容易积聚部位可预先涂抹凡士林，方便后期清除。对疼痛较为敏感的求美者可酌情使用对乙酰氨基酚。深层焕肤，可口服阿片类止痛药或镇静剂。轻度和中度焕肤通常从前额、颞部开始，再向双侧颊部、颏部过渡，眼周和口周最后操作。可采用硅胶刷、纱布等工具将化学物质均匀涂抹。药物的涂抹方法取决于治疗的预期效果和化学药物特性，如吸水性较强的纱布、海绵等更适合化学药物的涂抹。此外，尽可能避免在同一部位反复涂抹，防止药物浓度过高导致效果不均；治疗区域周边应进行薄层涂抹过渡，防止治疗区与非治疗区界线过于明显。化学剥脱剂涂抹后，应使用5%碳酸氢钠或生理盐水中和乙醇酸。使用苯酚焕肤时，应将面部分成多个区域，每个部分药物的留置时间15分钟左右即可。

需要特别注意的具体区域包括：

①因角质层对药物的吸收效果不完全相同，对于角质层较厚的部位需稍用力揉搓，以获得更为均一的治疗效果。

③皱纹较多部位，需将皮肤拉平，确保凹陷和褶皱处能被均匀覆盖。

④使用棉签木质端蘸取药物，涂抹口周的皱纹区域。

⑤眼睑表面涂抹药物溶液时须谨慎，以免刺激眼球，引起不适。

某些化学药物涂抹后，皮肤表面变白或霜化，根据蛋白质变性的程度，霜化可分为3个等级。Ⅰ级霜化在轻度皮肤剥脱过程中比较常见，其特点是斑片状霜化伴有轻微红斑。Ⅱ级霜化发生在中度皮肤剥脱过程中，其特点是出现一层更均匀的白色霜化，深部肤色略红。相比之下，深度皮肤剥脱时可出现Ⅲ级霜化，其特征为白色斑片形成，但深部发红不明显。表面痂皮一般在几天后脱落，随后形成明显红斑，红斑1～2周内消退；痂皮脱落24小时后，可以淋浴并可使用非刺激性洗面奶。

需要强调：物理防晒和外用防晒霜非常重要；治疗区域完全康复前，避免使用化妆品；接受皮肤剥脱治疗的求美者，务必遵循以下注意事项，以确保皮肤正常愈合并获得最佳效果。

①请勿强行去除皮肤表面痂皮。

②避免阳光直晒。

③痂皮脱落后24小时后，使用温和清洁剂轻拍洗脸，避免揉搓或毛巾擦拭。

④洗脸后使用毛巾轻轻拍干。

⑤轻度皮肤剥脱治疗后，建议涂抹保湿霜。

⑥外出前还应在保湿霜中加入矿物质防晒霜。

⑦中、深度皮肤剥脱后前两日，应每小时冷敷10分钟。洗脸后使用润肤霜并轻轻拍打，每日3～5次。

⑧深层皮肤剥脱求美者，可用浸有稀释白醋溶液的纱布湿敷治疗区域（每1到2小时湿敷10分钟），有利于抑制细菌的生长繁殖。

2.6.5 并发症

相比浅层治疗，深度皮肤剥脱治疗效果更好，风险也更大，尤其对于肤色深、有瘢痕增生病史的求美者发生并发症的风险也更高。近期或长期持续使用异维甲酸，会影响皮肤剥脱的治疗效果。因此，求美者筛选和病史的详尽询问对治疗效果的提升、并发症的降低至关重要。此外，应严格遵守皮肤剥脱后的注意事项（特别是避免日晒），以获得最佳的治疗效果。

化学剥脱的并发症分为即时并发症和远期并发症。即时并发症发生在治疗期间或治疗后不久，而远期并发症多在治疗后数周甚至数月后发生。前者包括皮肤水肿、灼热和瘙痒、水泡、过敏、心律失常等；后者包括细菌、病毒或真菌感染，痤疮和粟丘疹，炎症后色素沉着或减退。

需要注意：在行苯酚剥脱前，建议进行肝肾功能检查，以降低其全身毒性反应的风险。水杨酸中毒虽不常见，但也应注意，主要表现为耳鸣、头晕、恶心、呕吐、昏迷等。

2.7 隆颏

面部各器官间比例协调、平衡时，外观更为美观；颏部过小将导致下面部比例失衡，出现颈部粗短、鼻部过大等表现，侧位时该表现更为明显；颏部短小的矫正多以假体植入最为有效（图2.46、图2.47）。

颏部与唇的关系。面部比例协调的人群，其颏部多位于唇部垂线后1～2 mm处。当然这一数值随着遗传、性别和种族的不同而异。

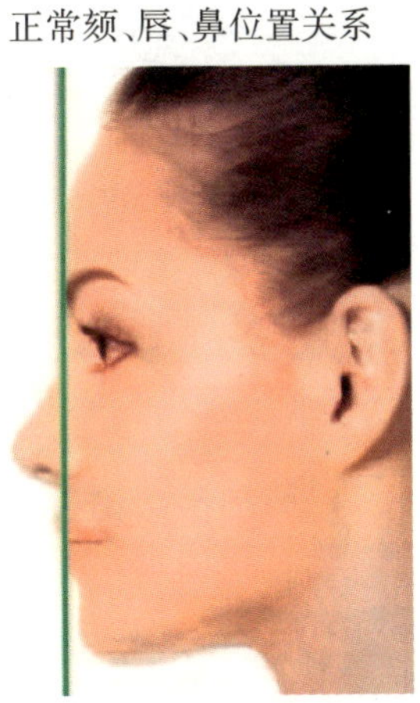

正常情况下颏部位于唇部垂线后方1～2 mm。

图2.46 颏部正常位置

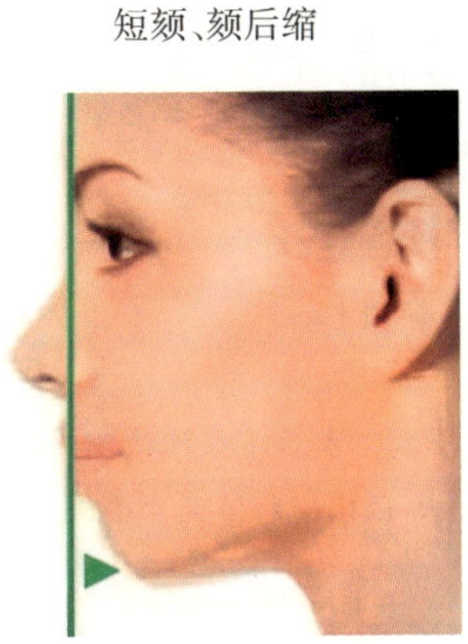

颏部位于唇部垂线后方5 mm以上。

图2.47 小颏畸形

接受面颈部提升伴颏部短小的求美者，同时进行颏部假体植入可获得最佳的手术效果(图2.48、图2.49)。手术入路可利用面颈部提升切口，不需要额外增加，也不会明显延长恢复时间。颏部假体的雕刻需要根据求美者下颌线的特点、结合3D模拟效果进行调整，方可获得最好的手术效果。颏部、下颌、颈部皮肤、皮下组织和骨骼结构的自然变化在不同个体间有不同的变化。假体的雕刻需要根据颏部骨骼外形细致进行，确保植入后贴合紧密，防止移位。

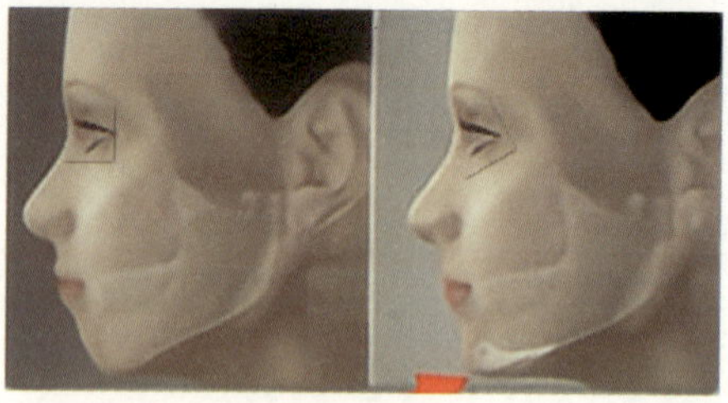

在假体隆颏术中，假体的雕刻需要根据相关的美学线条（“V”形脸vs方形脸）进行雕刻。

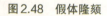

图2.48 假体隆颏

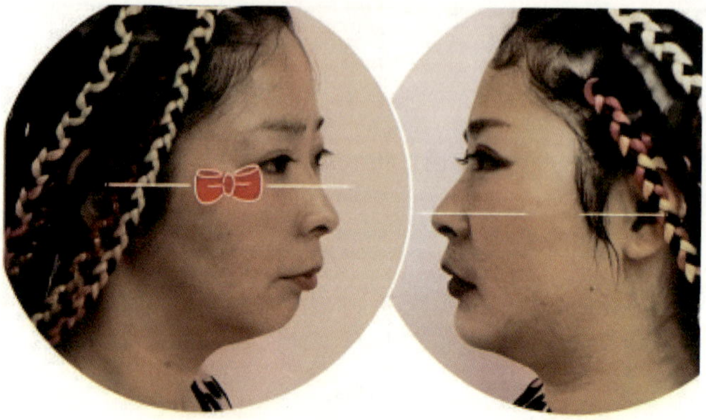

隆颏术前　　隆颏术后即刻（下巴）

该求美者接受了颏部假体植入手术，术后下颌线清晰，颏、颈部过渡平滑。颏部假体植入模拟了颏部骨骼的作用，在对面部各器官、各部位比例的协调、平衡进行精细化调整中发挥着重要作用。

图2.49 假体隆颏示例

传统颏整形手术包括下颌骨截骨、颏部位置重置等，手术操作时间较长、恢复过程较慢，可能并发咬合关系错乱、神经损伤。颏部假体植入操作简单、手术效果理想，只要适应证选择得当，可获得理想的术后效果。

2.8 颊脂垫祛除

面部衰老人群通常存在颊脂垫移位，并因此导致更加明显的面部衰老表现。颊脂垫祛除可与面部提升相结合，进一步优化面部轮廓，使“V”形脸线条更为流畅（图2.50）。但该术式的进行多通过口内切口进行，也有术者通过面部提升切口的应用，避免增加额外的口内切口。颊脂垫祛除需要根据求美者个体情况慎重选择，因为该术式可导致面部不完全对称，故需要根据下颌线的流畅程度酌情祛除部分颊部脂肪垫。

面颈部提升+颊脂垫减容

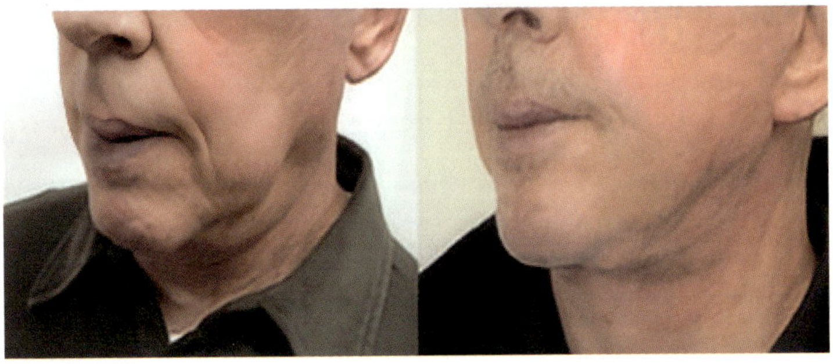

该求美者接受了两次面部提升术但效果不佳，行颊脂垫祛除+深部组织面部提升术后下颌线流畅、颊颈部过渡平滑。

图2.50　颊脂垫祛除手术前后对比

2.9　唇提升术

鼻基底与唇峰间的距离为上唇长度，该距离随着面部老化而延长。上唇年轻化的关键是缩短上唇长度，唇峰的提高除了使外观年轻外，还给人一种轻松愉悦的感觉（图2.51）。唇提升术逐渐流行，是因为其不但可形成更为迷人的上唇形态，还可恢复面部各器官间的比例平衡。

唇提升术的适应证：

①上唇过长。

②上唇过薄。

③笑不露齿。

上唇提升术前须拟定正确的手术方案，作为求美者在决定接受这一术式前一定要与医生充分沟通，确定是否适宜进行这一手术。

面颈部提升+上唇缩短

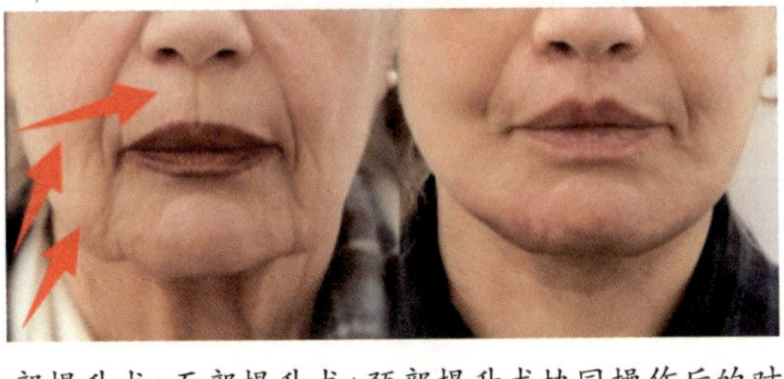

上述照片是唇部提升术+面部提升术+颈部提升术协同操作后的对比效果。

图2.51　上唇缩短

2.10 面部提升操作技巧

生物治疗在面部年轻化操作中依然走在学术前沿，并处于医学研究的核心位置，包括干细胞移植、富血小板血浆和羊膜相关产品。

富血小板血浆应用于临床已有多年，可触发自身修复机制，具有很好的促进创伤恢复的作用。通过抽取静脉血液、高速离心分离出富集多种生长因子的血浆后局部注射(图2.52)。

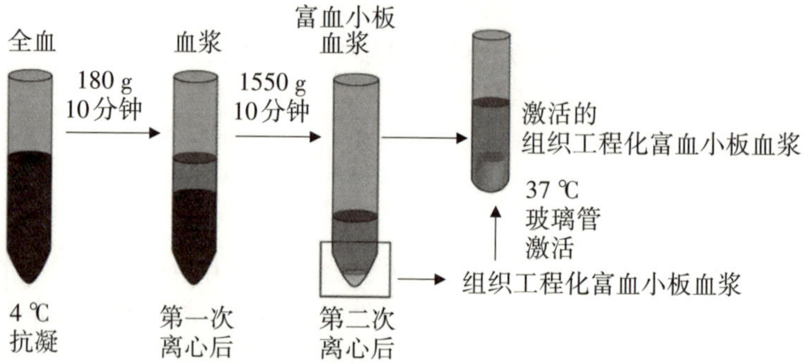

富血小板血浆是抽取静脉血、多次离心后制作而成。

图2.52 富血小板血浆制作流程

不是所有富血小板血浆都有相同富集的生长因子种类和浓度，多数富血小板血浆使用实验室普通的离心系统进行制备，尽管其操作、获取过程简单易行，但该法获取的生长因子质量不高，治疗效果欠佳。近年来有专用的配套设备问世，其提取效果较好。

第3章 鼻整形

3.1 鼻解剖结构和生理功能

对鼻解剖结构（图3.1）和生理功能的充分理解是做好鼻整形手术的基础。鼻部任何一个结构的变化都会对其整体外观产生影响，进而改变面部美学比例。

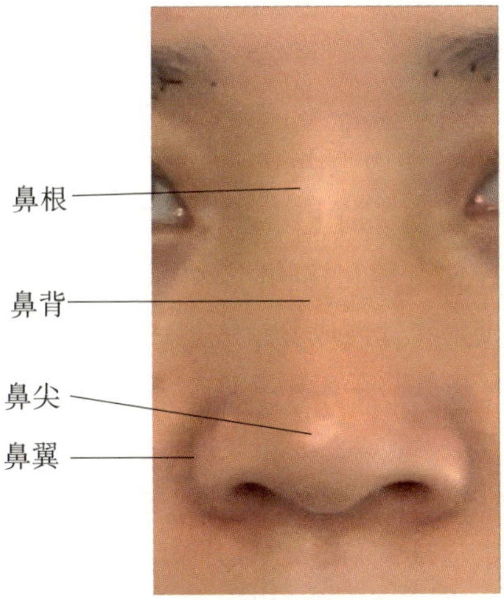

图3.1 鼻部解剖

3.1.1 外鼻

外鼻由骨、软骨、肌肉、皮下组织和皮肤构成。

（1）骨和软骨

外鼻上1/3由一对鼻骨和上颌骨额突组成，形成骨性金字塔状结构。鼻骨与筛骨垂直板紧密结合。外鼻中1/3由上外侧软骨构成，软骨头附着于鼻骨，两者重叠4～5 mm，构成“键石区”，这一解剖标志对鼻背轮廓美学极为重要，手术中应仔细处理。上外侧软骨内侧与鼻中隔依附，形成10°～15°夹角，这一狭窄的空气流通区域被称为内鼻阀，具有重要的生理作用，手术操作中尽可能不改变其角度大小，以维持良好的通气功能。下外侧软骨由内侧脚、中间脚和外侧脚构成，形成外鼻的下1/3，该软骨的大体结构决定了鼻尖的外观形态和大小，也是外鼻阀的支撑结构。

（2）肌肉

外鼻的主要表情肌包括鼻背肌、提上唇肌、降鼻肌，鼻浅表肌肉腱膜系统将其连接成一个整体。外鼻肌肉的重要性通常会被低估，但它对维持呼吸道通畅至关重要，这在面瘫求美者出现外鼻阀塌陷的表现中可以看出。

（3）皮下组织和皮肤

皮肤和皮下组织被覆（skin and soft tissue envelope，SSTE）：将外鼻分为上、中、下1/3后，覆盖鼻背（中1/3）的软组织最薄，其次是上、下1/3。性别、年龄、种族等因素决定了SSTE的厚度，术中一定要综合考虑。SSTE非常薄的求美者，软骨、骨支架的细微变化将对外鼻的整体外观产生显著影响，移植物轮廓也容易显露。相反，SSTE较厚的求美者，需要采用更为大胆的操作才能起到明显的效果，微小的瑕疵也不会对术后外观产生较大影响。

3.1.2 内鼻

内鼻由鼻中隔和鼻甲组成，外有黏膜覆盖。

（1）鼻中隔

鼻中隔是一种坚硬的四边形结构，由位于鼻腔中线的黏膜覆盖。它将两个鼻孔分开，构成对鼻子的主要支撑。鼻中隔软骨前上缘与侧鼻软骨的交界处是前中隔角，该结构有助于确定鼻部解剖的其他部分，如背侧和柱状区。内鼻阀在维持呼吸道通畅方面起着非常重要的作用。鼻中隔由软骨性成分和骨性成分组成，后者主要由上颌骨、筛骨垂直板组成。

鼻中隔软骨较为宽大，是鼻外科手术中获取软骨的主要来源之一。

（2）鼻甲

鼻甲是由黏膜覆盖的骨性突起，是空气流动、加温和湿化的通道，有利于过滤进入鼻腔的尘粒，并通过收缩、舒张活动调节气流的大小。根据所在位置不同，分上、中、下鼻甲，大部分气流经中、下鼻甲进入呼吸道。鼻炎、鼻中隔偏曲等因素会导致鼻甲肥大，不同程度地阻塞气道，若有通气不畅症状，须通过手术处理，以改善鼻功能。

（3）血液供应

鼻部有丰富的血液供应，这是进行广泛皮下剥离而不用担心缺血性坏死的解剖基础。其血液供应主要来源于滑车上动脉和面动脉，两者与鼻小柱动脉分支广泛吻合，形成血管网。鼻中隔主要由自眼动脉、蝶腭动脉（颈外动脉分支）和上唇动脉发出的筛前动脉和筛后动脉供血，这些血管相互吻合，形成Kiesselbach's血管网，这也是鼻出血最常见的发生部位。

静脉回流主要通过面静脉及其吻合支完成。

术前对鼻通气功能进行评估至关重要。决定鼻腔通气是否通畅的关键结构包括：下鼻甲、内鼻阀、外鼻阀和鼻中隔。

3.1.3 鼻整形手术入路

鼻整形手术入路有闭合式（鼻腔内切口）和开放式（鼻外部切口）两种。表3.1列举了开放式手术入路的优缺点。开放式鼻整形采用鼻小柱阶梯状切口或倒“V”形切口为入路，可提供良好的手术视野，在创伤和先天畸形矫正中有很大优势，鼻尖需要大幅度调整时也极为实用。闭合式鼻整形适用于对鼻尖调整幅度较小的手术操作。

表3.1 开放鼻整形的优缺点

优点	缺点
双眼可视	外鼻切口(鼻小柱横向瘢痕)
双手更易操作	手术时间较长
直视止血	鼻尖肿胀导致愈合时间延长
组织移植选择空间更大	需要对移植物进行缝合固定

3.1.4 切口选择

主要有下列切口可供选择：

①软骨间切口（上外侧软骨和鼻翼软骨之间）。

②经软骨切口（通过下外侧软骨）。

③软骨缘深面（下外侧软骨）。

④鼻翼缘切口（开放式鼻整形术中与鼻小柱切口联合使用，以获得更好的手术视野）。

⑤穿刺固定切口（通过膜性中隔）。

⑥鼻翼底部切口（宽鼻缩窄）。

3.1.5 鼻背整形术

鼻背隆起（驼峰鼻）是较为常见的就诊原因，需要根据求美者具体情况设计减容方案，一般可通过以下五个基本步骤来完成。

①将上外侧软骨从中隔处释放。

②递进式中隔降低。

③鼻骨递减式磨削或去除。

④触诊验证。

⑤最终调整。

3.1.6 鼻尖

鼻尖整形可借助软骨移植或缝合技术完成。

在鼻整形术中，自体移植物因具有生物相容性好、不易外露、感染率低等特点，成为临床上的首选材料，耳软骨、鼻中隔软骨和肋软骨都可选择使用；缺点是不同程度吸收、供区形态异常和可获取量有限等。另外，通过缝合技术也可对鼻尖处鼻翼软骨的形状进行调整。

3.2 适应证

鼻整形术可用于解决鼻功能问题、美观问题或两者兼而有之的情况。需要指出的是，原本只为处理鼻功能问题的求美者，术后也会更加关注鼻部外观，而不仅仅是正常的呼吸功能。这就是医生要与鼻整形求美者术前充分沟通的原因之一。

尽管有很多筛选适宜接受鼻整形术求美者的文章，但还没有一种成熟的、实用的、经过验证的方法能排除不适宜进行此类手术的求美者（即无论术后效果如何均不满意的高危求美者）。因此，必须对受术者进行全面评估，以确定施行手术是否对求美者有益。

首次沟通中对受术者进行详细询问至关重要，可借此判断能否实现求美者期望的手术效果，毕竟术后满意度是手术成功的决定因素。通过对求美者生活、家庭背景、社会关系等进行详细了解，倾听反映个人整体形象的非语言特征，有助于对其进行更加深入的了解。

SIMON（single，immature，male，over-expectant，narcissistic）概括了不适合进行此类手术的人群，而SYLVIA（secure，young，listens，verbal，intelligent，attractive）所涵盖的是较为理想的手术目标人群。

进行全面、系统评估后，对求美者的诉求进行具体讨论（驼峰、歪鼻、鼻尖形态等），并对其解决方案逐步详细解释，必要时可借助计算机模拟演示；通过借助求美者的真实图像，模拟近似的手术结果，使其对最终效果有更贴合实际的预期。全球63%的手术医生在鼻整形咨询中借助这一工具实现了更为流畅的沟通，目前已开发出3D模拟系统。

鼻功能检查中，需使用鼻内镜检查以寻找常见的通气功能障碍原因，如鼻甲肥大和鼻中隔偏曲。无明显原因的通气不畅，鼻内镜检查更有助于明确诊断，如鼻息肉。鼻阀功能检查多采用Cottle法（用手指将颊部轻轻向外推动，以打开同侧鼻阀。若通气功能有所改善，则为鼻阀功能严重损害而出现的气流不畅）。

既往有无通气障碍、鼻窦炎病史、睡眠呼吸暂停、药物或可卡因使用史以及精神病史等，也须详细记录。

术前拍照至关重要，所拍照片可用于术前分析、设计以及法律相关问题的准备。正面、侧面（45°和90°）、仰头位照片是必须留存的。最好采用黑色背景，拍照光线必须好。

跟其他外科手术相同，知情同意必须完善，要以严肃的方式与求美者讨论，以便求美者充分了解手术的每一个步骤、风险和效果、替代方案等。鼻整形手术一般要在鼻部结构发育完全后进行，女性15岁，男性17岁左右。

3.3 禁忌证

面诊时精神状态不稳定、期望过高、阻塞性睡眠呼吸暂停、可卡因使用频率过大者，以及其他不宜进行手术的求美者，均为鼻整形手术的禁忌证。

强迫症：这种精神障碍的特点是过度关注想象中的或几乎不明显的外表缺陷，导致社交困难、生活质量差、抑郁或具自杀倾向等。面诊时识别这类求美者非常重要，一旦漏诊，其术后精神症状将进一步加重，对手术效果不满意。

阻塞性睡眠呼吸暂停：其特点是睡眠时反复出现呼吸道阻塞。这类求美者发生围手术期并发症的风险较高，确诊有赖于多导睡眠图。虽然不是绝对禁忌证，但应充分告知求美者这种疾病的潜在风险；术前使用持续气道正压装置，可减少并发症的发生。

可卡因使用频率过大：可卡因使鼻黏膜血管强烈收缩，且因大量污染添加剂诱发黏膜慢性炎症。通过鼻内镜检查可发现从轻度炎症到鼻中隔穿孔的求美者，对于此类求美者应防止术后鼻中隔塌陷或鼻中隔黏膜愈合不佳等并发症。

吸烟：虽然吸烟似乎不会直接影响鼻整形的手术效果，但由于其他有害影响，应鼓励求美者手术前戒烟。

凝血功能障碍：凝血功能障碍可能导致术后血肿等并发症的发生。应详细询问有无牙龈出血或月经过多病史，是否服用可能改变凝血级联反应的药物、补充剂或维生素，或有无既往的血栓病史。任何影响凝血的药物、维生素等都必须在术前停用。

以前做过鼻部整形并对结果不满意的求美者应该至少等待一年，才能对最终结果进行全面评估。

3.4 术前准备

术前拍摄正位、侧位、3/4侧位、鼻基底（虫眼）和低头位（鸟瞰）的静、动态照片，完整记录鼻部位置和外观、是否对称以及微笑等面部表情对鼻外形的影响。数字成像软件可模拟语言无法描述的手术效果，从而增加医患之间的有效沟通，展示最贴合实际的手术效果。

在鼻小柱最窄部设计倒“V”形切口，并予标记；与直线切口相比，倒“V”形切口瘢痕更小、凹陷更浅。如果需要进行截骨，也需提前进行标记。鼻基底缩窄的切口标记一般在其他操作结束后进行。

键石区和上、下外侧软骨等特殊部位的标记虽不是常规操作，但术前也应完成。

开放式鼻整形多在全身麻醉下进行，术中根据需要增加肌肉松弛剂。

预防性使用可覆盖皮肤菌群的抗菌药物，并酌情使用地塞米松、氨甲环酸等药物减轻肿胀和减少术中出血。

沿中隔、小柱、鼻翼边缘、软组织三角、侧壁和鼻背注射局部药物，注意控制药物使用量，防止注射过多导致鼻外观异常。

将浸有缩血管药物的棉球塞敷至两侧鼻腔。

修剪鼻毛以清晰展示切口、减小术后血痂的清理难度。

3.5 手术操作

开放式鼻整形操作难度较高，同一手术效果可能存在多种不同的手术方案，而不同方案均有各自的细微差别，综合运用才能达到更优的整体效果。M-拱门结构是以Anderson三脚架理论为基础，有助于手术医生充分理解不同操作间的相互作用，特别是鼻尖形态的作用。现代开放式鼻整形手术更注重鼻软骨的保留以及软骨和骨架结构的渐进式改变（图3.2）。在此不再详细列出开放式鼻整形术的所有技术，仅介绍该术式所需的操作要点。

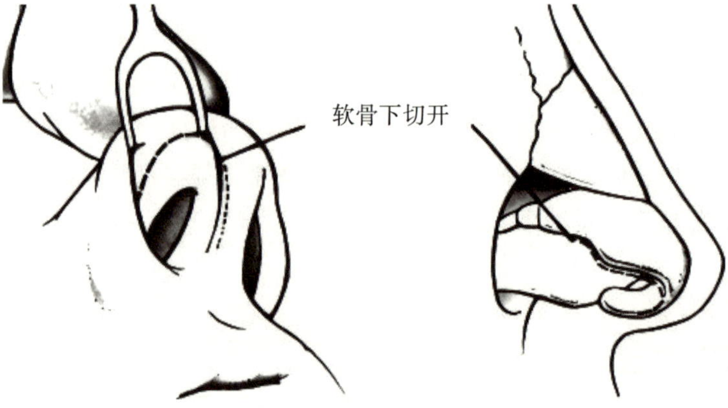

图3.2　开放式鼻整形切口设计

麻醉：闭合式鼻整形可在全身麻醉或局部浸润麻醉+镇静麻醉下进行，对于经验丰富的术者，两种麻醉下操作，体验无明显差异。求美者多采用仰卧位，无论是全身麻醉还是局部浸润麻醉，稀释的肾上腺素溶液局部浸润都是必需的，这对术野的清晰程度至关重要。注射前，可在鼻黏膜表面外用血管收缩药。麻醉剂多采用肾上腺素+1%利多卡因（1∶100000）5～10 mL。注射顺序可自鼻根开始，向下连续均匀注射，防止各部位肿胀程度不同导致鼻部变形。

切开、暴露：用拉钩牵拉鼻翼缘上方，将鼻腔黏膜外翻，显露下外侧软骨沟下缘。根据手术方案的不同，切口可选择是否经过下外侧软骨到达鼻尖；不论选择哪种切口，其离鼻翼缘的距离不少于5 mm，避免术后鼻尖呈“夹捏状”或破坏外阀门。

切开：切口位于鼻小柱中部，呈倒“V”形，尽可能选择在软骨离皮肤最近的位置，以便于隐藏瘢痕、防止挛缩。以皮肤拉钩、剪刀等锐性解剖器械将鼻小柱切口与鼻翼缘切口相连，防止损伤下外侧软骨内、外侧脚。于血管相对稀疏的软骨膜上平面逐步向上分离，上外侧软骨显露后，转为骨膜下平面，并以骨膜剥离子将鼻骨表面的骨膜掀起，达鼻额角水平。再从中线分离下外侧软骨，以显露鼻中隔尾端，为鼻中隔整形和（或）鼻中隔软骨采集做准备。

鼻中隔整形术：鼻中隔软骨充分暴露后，在鼻嵴尾部和双侧鼻中隔骨软骨连接处的后方形成一个黏膜软骨袋。术中若需进行支撑物移植，上外侧软骨则要与鼻中隔分离。鼻中隔软骨切取时，要注意保留1.5 cm宽的“L”形支架，以维持足够的结构支撑。此外，可以进行“晃动门”操作，切除多余的下尾部中隔软骨，以矫正已有的鼻中隔尾部偏斜。

驼峰矫正：用骨凿和骨锉联合处理凸出的驼峰畸形。在直视下以手术刀和（或）剪刀将凸出的鼻背软骨移除，操作中注意保护上外侧软骨（稍后修剪或用作支撑材料）和鼻黏膜，避免损伤。注意：由于鼻缝点表面皮肤较薄，为使鼻背尽可能平直流畅，该部位保留高度应略高于其他部位。此外，鼻背降低后会出现鼻尖上旋的错觉，术前一定要跟求美者反复沟通，让其明白该项操作出现此类并发症的必然性。

支撑移植物：支撑移植物用以重建受损的鼻背曲线，并解决中穹窿（内鼻瓣）塌陷问题；通常，将预切取的鼻中隔软骨置于黏膜下软骨袋内，并与鼻中隔软骨支架进行水平褥式缝合固定。驼峰降低后若中隔软骨高度足够，亦可选择自体支撑移植物（图3.3）。

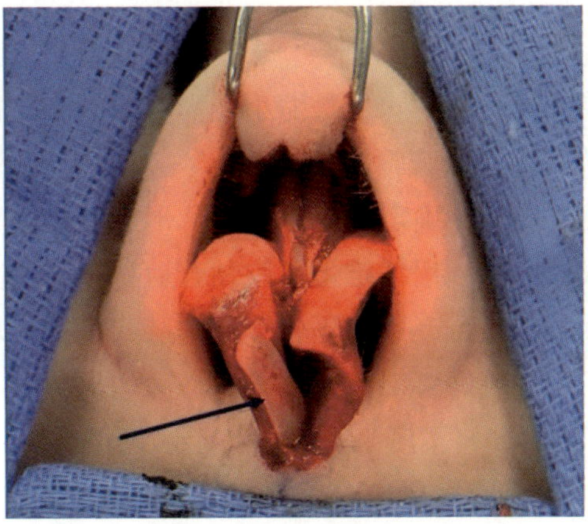

箭头标记处为肋软骨制成的鼻小柱支撑物。

图3.3　鼻小柱支撑物

在两侧下外侧软骨内侧脚之间放置支撑材料，以增加鼻尖凸度、伸直鼻小柱。

鼻基底固定：理论上，应在进行鼻尖整形之前固定鼻基底。如果鼻尖突出度、旋转度和鼻唇角大小无须调整，可以进行鼻小柱支撑（将软骨与鼻中隔尾端重叠缝合放置在内侧脚间的黏膜软骨囊带内）来增加鼻小柱支撑力度，也可使用榫槽技术或鼻中隔尾部延伸移植物（将软骨与鼻中隔软骨侧-侧或端-端固定）来调整鼻尖突出度和旋转度。

鼻尖整形：鼻尖缺陷的矫正依然是最具难度的手术操作。虽然对该部位手术操作的详细回顾超出了本书的范围，但作为鼻整形手术医生，在鼻尖整形中应能灵活应用各种缝合技巧——经穹窿缝合、穹窿间缝合、褥式缝合等。不同缝合技术均有其独到和巧妙之处，术中需要根据具体情况酌情选用。除此之外，通过软骨和（或）软骨膜移植，增加穹窿部支撑力度，改善鼻尖突出度或表现点。用于处理鼻尖或鼻尖上部形态的其他技术，包括鼻尖形态调整、旋转和鼻翼外侧脚支撑移植等，这些操作在矫正外侧脚塌陷或外移畸形中效果较好。尽管软骨切取技术（如穹顶垂直切开等）是在其他更为保守的操作效果不理想的情况下才会使用的操作技术，但也是鼻尖整形术中必须掌握的操作技巧（图3.4）。

开放鼻整形

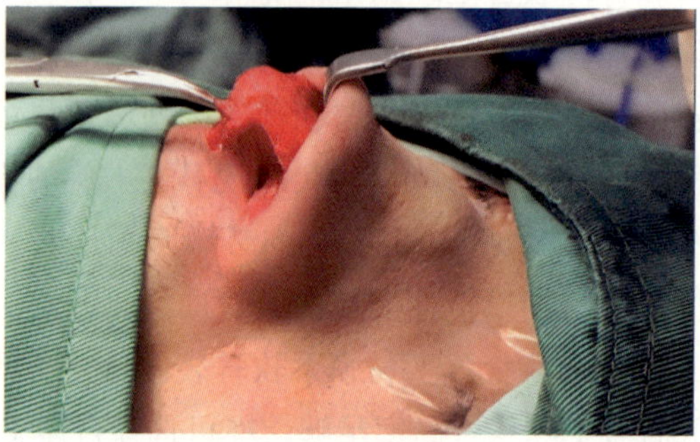

根据鼻尖基础条件和求美者期望的手术效果对鼻尖部位的软组织、软骨进行妥善处理。

图3.4 鼻尖整形

对下外侧软骨头端进行适度切除，是缩小肥大鼻尖的有效措施。但保留部分的宽度不应小于7 mm，以维持鼻尖的有效支撑力度。

隆鼻：鼻尖突出度或旋转度确定后，应对鼻背形态进行调整。如果需要增高，可用颞肌筋膜等软组织或将软骨切碎、用纤维蛋白胶黏合后移植至凹陷部位以增加其高度。如果只有局部小范围的鼻背凸度不足，用中隔软管（单层或重叠）矫正多能满足需求。进行相对较大范围凹陷的增高时，最好将切碎的软骨用筋膜包裹，以防止软骨移位。另外，如果需要降低鼻背高度，可用骨锉轻柔磨削和（或）手术刀精准切除（图3.5）。

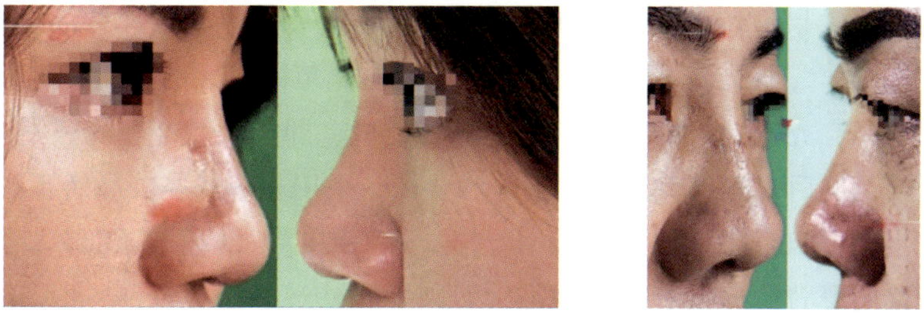

术前　　　　　　　　术后　　　　　　　　术后一周　　术前

根据求美者鼻背高度和拟达到的矫正水平、雕刻假体厚度和形态，直到假体植入后外观形态理想为止。

图3.5　假体隆鼻术

鼻翼缘支撑物移植：将条形支撑物放入鼻翼缘尾部腔隙内，在鼻翼缘形成拱形脊状结构，防止鼻翼回缩。鼻翼缘移植物还可增加鼻孔的长度和宽度，改善外鼻阀功能。

鼻翼缩窄术：去除靠近鼻底的适量鼻翼组织，可对鼻孔大小和鼻底宽度进行调整。因鼻尖突出度减小所致的鼻基底增宽，通过该术式多能很好地解决。

截骨术：精准截骨多用于：①闭合鼻背开放畸形（多因去除鼻背驼峰导致）；②矫正外鼻畸形；③缩窄鼻背和侧壁宽度。依据鼻畸形特点和预期效果，可联合不同截骨技术（如内侧、中间和外侧截骨）来完成（图3.6、图3.7）。

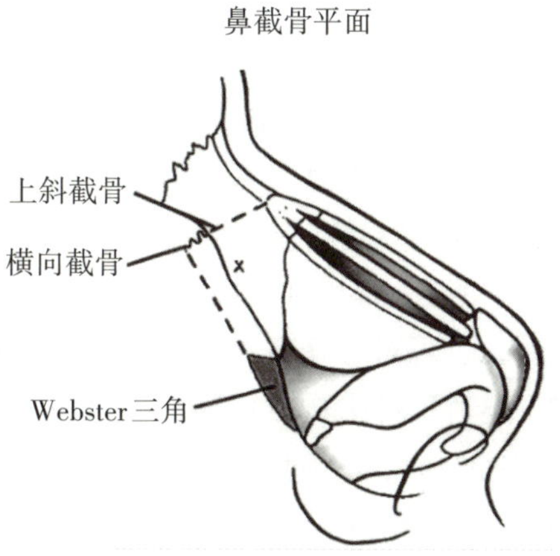

不同鼻骨截骨所在水平示意。

图3.6　鼻骨截骨

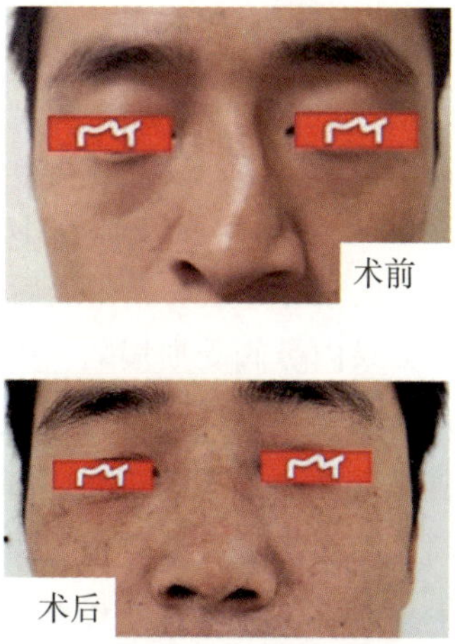

通过上斜、横向截骨矫正歪鼻畸形。

图3.7　歪鼻矫正(鼻骨截骨)

缝合：于中隔软骨旁放置片状移植物（修整好的硅胶片），但只要两侧黏膜软骨膜有效闭合，就不用额外放置移植物，非吸收缝线（6-0或7-0尼龙）间断缝合，闭合切口。

胶带或石膏固定：将肉色胶带自鼻额角轻柔叠瓦状向下贴敷至鼻尖上部，有助于减少术后肿胀。以略长的胶带在鼻尖下小叶部作为吊带，将鼻尖支撑在预期的旋转水平，以获得更确切的固定效果。切口表面涂抹抗生素软膏。最后用热塑夹板外部贴合固定。鼻腔填塞虽不是常规操作，但对在术中出血较多、中隔剥离范围较大的患者，可酌情使用。

驼峰鼻矫正：先进行详细检查，明确驼峰类型，即是软骨性驼峰还是骨性驼峰，抑或是混合性驼峰。然后根据求美者具体情况和要求，采用相应的驼峰鼻矫正技术。

手术医生根据自身操作习惯，选用骨锉、骨刀或超声设备等降低鼻背骨质的高度。手术效果以触诊时鼻背部光滑和笔直为准，否则术后外观可能不对称、形态不佳。软骨背部隆起形成的驼峰可用剪刀或手术刀修整，上外侧软骨可从鼻中隔分离或不分离，操作时须谨慎仔细，避免过度去除导致内鼻阀坍塌。建议采用少量多次的去除方式对软骨进行修整，每次去除后重新进行评估，可有效预防这一并发症的发生。

外侧截骨：对于宽鼻或歪鼻求美者，可采用单侧或双侧外侧截骨，以矫正骨性部分的外观畸形。截骨可取鼻腔黏膜侧切口，也可取外部皮肤切口，骨刀插入后根据术前标记的截骨线缓慢、准确推进，逐步截断畸形骨质。部分术者更倾向于外侧截骨，因为能最大限度减轻水肿和出血，并更好地控制截骨平面。

外侧截骨依据其所在平面的不同，分为低到高、低到低或双平面截骨。外侧截骨一般在上颌骨额突和鼻骨交界处的骨质薄弱部位进行。截骨完成后，轻压鼻骨形成青枝骨折，将骨性畸形部分充分复位。外侧截骨的相对禁忌证是鼻骨菲薄和短鼻。

鼻中隔整形术：该术式是为了矫正鼻中隔偏曲，或切取中隔软骨而进行的操作。术中剥离双侧黏膜骨膜瓣以显露中隔软骨。确认鼻中隔前角后，切开软骨膜达软骨表面，其颜色呈白色，不难辨认；使用Cottle剥离子（“D”形刀）将黏膜软骨膜瓣从中隔软骨表面分离，可借助手术刀和Ballenger旋转刀来切取软骨。中隔软骨背侧和尾侧至少保留1 cm的软骨支架（“L”形支柱），以防止鼻背塌陷。根据鼻中隔偏曲类型，采用不同的矫正方法：切除弯曲软骨，或切断中隔后尾端，重新固定或将其游离（旋转门技术）。

如果内鼻阀受损塌陷，则需通过支撑物移植进行处理，以增加中隔与上外侧软骨间的夹角，为通过该区域的气流提供更大的空间。同时，也可对穹窿顶部塌陷畸形进行矫正，改善鼻部外观形态。进行支撑物移植时，中隔部“隧道”可用Cottle剥离子仔细分离，但剥离范围切勿过大，防止支撑物移位；其放置高度应准确调整，过高或过低均会影响手术效果，前者会导致鼻外观不规则，而后者会因内鼻阀角度增加不足，致使鼻通气功能改善不大。鼻中隔整形术完成后，可采用褥式缝合关闭死腔。

鼻尖整形：鼻尖旋转度、表现点、对称性和形态等可使用不同方法进行矫正，其手术切口需要根据鼻尖矫正目的的不同，选择最佳的手术入路。随着医学的发展进步，鼻尖整形已经从破坏性、不可逆转性的操作，逐渐改进为采用软骨或更理想的复合材料移植等较为温和的手术策略（图3.8）。

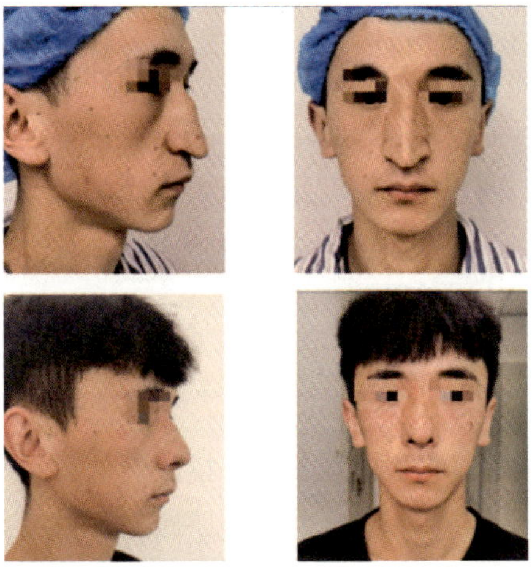

根据求美者要求达到的鼻尖形态，从软组织、下外侧软骨着手，进行相应的处理。

图3.8　鼻尖形态矫正

鼻尖高度是指鼻尖自面部突出的距离（图3.9）。鼻尖可能过高，也可能过低。

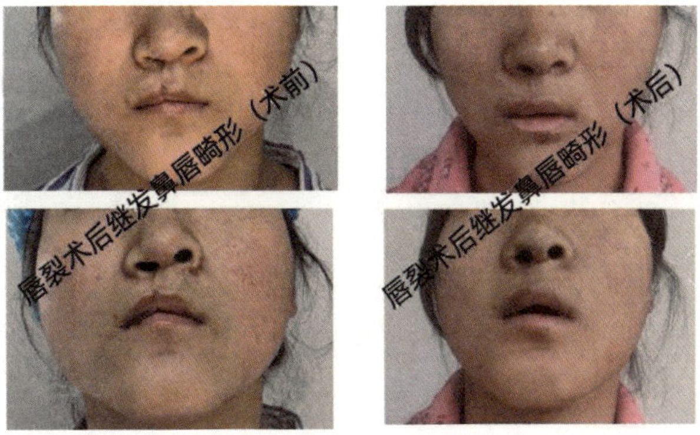

唇裂术后继发的鼻尖高度过低、鼻小柱短小及患侧鼻翼塌陷、鼻翼外侧过宽等畸形。

图3.9　唇裂术后鼻唇畸形

鼻尖旋转度：鼻尖所在位置是一个重要的美学元素。在鼻整形前的沟通过程中，能够发现多数求美者对自己的鼻唇角不满意，希望进行适当调整。鼻尖旋转度的调整方法较多，可根据需要获得的旋转量慎重选择。过度旋转会出现鼻孔过多暴露，而旋转不足会导致鼻尖下垂。熟悉鼻整形的解剖基础和力学特征，有助于理解各项操作对鼻尖旋转度的影响。以下外侧软骨头部分去除为例：当切除部分软骨时，在下外侧软骨和上部外侧软骨之间形成空缺，有助于鼻尖的被动旋转。

跨穹隆缝合：鼻翼内侧角度及其凸度的变化可产生不同的鼻尖形态。跨穹顶缝合是在穹隆顶部进行褥式缝合、逐渐收紧，直至鼻翼内侧穹隆达到预期角度的一种缝合方式。该缝合方式适用于缩小鼻翼内侧角，使穹隆和小叶彼此更为靠近，其在缩小鼻尖的同时也增加了鼻尖凸出度。

软骨间缝合是较为简单的缝线方式，缝合点位于下外侧软骨内侧脚的圆顶部位，多用于缩小鼻尖宽度，以增强下垂区域的支撑力度。与前述缝合方法一样，建议逐步收紧缝线，达到预期效果即可，切勿打结过紧，导致鼻尖过小。其效果的产生是通过下外侧软骨内移完成的。缝线多采用PDS 4/0，线结埋没于黏膜下。

3.6 并发症

综上所述，鼻整形术是技术难度较大、较具挑战性的外科手术之一，主要原因是可预测性有限。术后即刻效果满意，但一年后可能有所改变，可以归因于康复过程中涉及的许多变量。鼻部不同组织的反应并不总是可以预测的，因此，可能会出现不理想的手术效果。虽然发生重大并发症的风险不大，但美容并发症可能会导致社会和心理问题，并由此产生医疗法律纠纷。手术并发症以出血、感染、创伤、功能和美学问题居多，原有或新出现的功能和（或）美容缺陷却极为常见。

3.6.1 出血

鼻出血：鼻整形术后出血是最为常见的并发症。其症状往往比较轻微，通过抬头、减轻鼻腔充血和压迫来缓解。如果出血继续，应进行前路填塞，并重新进行评估。如果前路填塞后仍有出血，应考虑后路出血的可能，需行后路棉条填塞止血。虽然严重出血很少见，但有时可能需要内窥镜检查或血管造影栓塞。

抗纤溶药物在整形手术中的应用取得了积极的效果。其中，以氨甲环酸最具代表性，麻醉诱导前按10 mg/kg静脉给药，可减少术中出血、眼睑肿胀及眶周瘀斑等并发症的发生。

3.6.2 感染

鼻整形术后继发感染的严重程度不同，轻者仅为术区局限性红肿，若处理不及时或处理不当可向全身扩散。前者为鼻整形术后的早期并发症，对头孢类抗生素较为敏感，用药过程中需密切观察，若有感染加重迹象，及时进行处理。鼻中隔脓肿多为血肿未及时处理继发感染所致，切开引流后抗感染治疗是首选方案。感染部位以鼻中隔、鼻尖或鼻背为主，但严重感染少见。及时入院进行抗感染、清创等治疗，对预防组织坏死、感染性休克等并发症极为重要。关于术中、术后抗生素使用问题，虽进行了大量研究，仍未取得一致性结论；但比较明确的是，预防性使用抗生素对术后感染的预防有益。因感染概率较低，世界卫生组织不建议抗生素使用时长超过术后24小时。

3.6.3 创伤

创伤包括外伤导致的鼻中隔畸形或“L”形软骨支架塌陷、颅脑和泪道系统损伤等。

对于鼻中隔表面软组织包膜挛缩等不易察觉的鼻中隔畸形，一般均视为鼻整形的晚期并发症，需要二次手术进行处理。

3.6.4　颅脑损伤

颅脑损伤极为罕见，以脑脊液鼻漏、头痛等为主要表现，需请神经外科医师协助处理。

3.6.5　泪道损伤

泪道损伤多合并溢泪、出血等临床表现。多由外侧截骨所致，需行泪小管吻合。但术后早期，因为肿胀压迫泪小管或泪点外翻等原因出现类似泪道损伤的表现，多能自行恢复，需注意鉴别。

①墓碑畸形：若鼻尖盾形移植物过硬，其形态在鼻软组织包膜下隐约可见。

②翘板畸形：外侧截骨过高，进入鼻额角时，若将鼻骨下端向内侧推移，近端鼻骨将向外侧偏移，导致类似翘板样外观畸形。

③倒“V”畸形：因上外侧软骨与鼻骨间的连接断开，驼峰降低后，形成三角形（倒“V”形）阴影。放置扩展移植物即可减少这一种并发症的发生。

④圆喙畸形：多因骨性鼻背切除过多，而软骨性鼻背切除不足；或鼻下1/3相对脱位，造成鼻尖或鼻尖近端饱满，与鼻背之间的过渡区不清晰所致。

⑤滑雪坡畸形：驼峰降低过多，导致鼻背过于凹陷。在切除鼻背驼峰时应逐步进行，采用边去除边触诊的方法，可精准地进行操作，能有效预防这一并发症的发生。

⑥鞍鼻畸形：鼻中隔支撑功能缺失，导致中穹窿塌陷，继而出现鼻小柱后缩、鼻尖旋转度过大和鼻短缩等畸形。预防方法为：在中隔软骨切取时保留1.5 cm的“L”形支架（鼻中隔背侧和尾侧），可最大限度避免此类畸形的发生。依据鞍鼻畸形的严重程度，可酌情选择鼻中隔假体移植、肋软骨移植或全鼻重建进行矫正。

⑦鼻罩畸形：软骨支架不对称导致的鼻翼软骨圆球状凸起。

⑧鼻顶开放畸形：青枝或不完全截骨时出现的鼻背部骨质分离。

初次开放式鼻整形求美者，修复概率较低（3%）。

3.7　功能性并发症

3.7.1　鼻中隔穿孔

鼻中隔穿孔是鼻中隔连续性中断，可由剥离黏膜骨膜瓣时将其撕裂或鼻中隔血肿继发感染所致。及早诊断、修复至关重要。若鼻整形术后出现穿孔，呼吸时由于气流的作用，将口哨样小穿孔逐步撕脱扩大，并且由于气流紊乱导致鼻出血、鼻炎等并发症。穿孔较小、症状轻微者，不需要治疗；缺损较大、症状明显时，需通过皮瓣转移进行修复。

3.7.2 鼻黏膜粘连

受损的黏膜表面可发生粘连，使用硅胶隔离物可有效预防。若术后发生，则须手术分离。

3.7.3 鼻炎

多为短时间、一过性并发症，鼻通气功能改善后鼻炎症状多能自行缓解。主要症状为鼻分泌物增多、干燥和通气障碍等，局部用药多可有效缓解。如果鼻腔分泌物增多持续数周，须警惕脑脊液漏的可能。

3.8 美学并发症

多为远期并发症，鼻部不同区域均有可能发生。鼻尖不对称、变形等，多为皮肤厚度、移植物自身因素、手术固定不牢靠、修剪不精细等原因导致。二次修复须间隔一年后进行。鼻背部常见并发症包括中隔软骨切除不足或切除过度导致的驼峰残留、内鼻阀塌陷、鸟嘴畸形等。后者多为鼻尖下垂导致的转折区隆起，也可能是鼻背软骨切除过多，瘢痕组织形成所致，局部注射曲安奈德有一定疗效。鞍鼻畸形包括鼻背中部形成的凹陷畸形、小柱回缩、鼻翼基底增宽，可能合并通气障碍；多需自体肋软骨等支撑材料移植，以恢复鼻中隔的完整性。

3.9 临床意义

无论是以调整外鼻形态为目的，还是以改善鼻功能为目的，选择经验丰富的整形医生是术后效果满意的关键。

鼻整形医生必须熟知鼻部形态、功能、结构和手术方案选择的关系。如前所述，对求美者进行慎重筛选是鼻整形的重要一环。行开放式鼻整形前，应做全面、细致的评估，并以求美者的解剖特点为基础制订安全、可靠的手术计划。求美者必须严格遵守术后注意事项，且能于并发症出现早期及时复诊。

3.10 提高医疗团队协作水平

手术团队间的默契合作是降低手术并发症的关键。术前，应完成以下准备工作：

术前主刀医生对求美者进行评估，筛选适合该术式的求美者。由麻醉医生确定是否存在麻醉风险，以确保求美者安全、顺利完成手术。术后做好围手术期各项指标的监测，协助临床医生做好求美者及其家属的科普教育。术后初期应由临床医生进行密切观察，以及时发现血肿、感染等并发症，并教会求美者护理切口的正确方法，避免术后早期擤鼻涕、剧烈活动、举重或弯腰等增加出血风险的因素，减少并发症的发生。

护理人员在围手术期发挥着重要作用，包括：及时观察并报告临床医生关注的求美者依从性问题、术区敷料清洁度、渗血、肿胀等情况；术后镇痛应协调麻醉师进行，这对求美者恢复、提高舒适度等方面有较大的正面作用。通过跨专业团队合作，鼻整形手术才能以最少的不良事件，实现最佳的手术效果。

3.11 团队间干预

为减轻术区水肿和渗血，术后24小时内间断冷敷；1周内睡觉时抬高头部；2周内避免剧烈活动。短期使用小剂量类固醇激素，有助于减轻淤血、肿胀。7天后拆线，并根据具体情况进行“鼻部按摩”，促进肿胀消退。若有鼻尖上旋过度、偏斜、水肿和鼻孔畸形等情况，外固定继续使用。术后6周内避免直接对鼻梁施加压力（如戴眼镜）。6周和6个月后复查，观察切口瘢痕有无增生、鼻外观形态有无异常；术后12个月左右拍照。求美者应了解，术后明显水肿多需数周才能缓解，尤其是皮肤较厚和（或）术中损伤较大的求美者更为明显，一般术后1～1.5年内逐渐改善，如果术后肿胀仍较明显，局部注射糖皮质激素可有效缓解。

第4章 眼周整形

4.1 重睑术

眼睛是人际交流中首先关注的部位，该部位细微的不协调或不对称也能清晰地表现出来。上睑肥厚、黑眼圈、眼袋等症状给人一种疲惫、衰老的直观感觉，这些症状尽管与衰老关系密切，但现实生活中亦有人十几岁就已经出现这些症状。眼周的任何细微变化都无法有效遮挡，双侧不足0.5 mm的不对称，在社交距离也会清晰可见。因此，此类手术需要根据求美者眼周的具体情况进行个性化设计，并将切口尽可能隐藏，以获得最佳的治疗效果。

重睑术，即借助外科手术方式形成重睑皱褶的操作技术，是亚洲人（中国人、日本人、韩国人等）较受欢迎的美容手术之一；该术式是Mikamo在1896年首次报道的。亚洲文化中，明显的重睑皱褶更具“吸引力”，因为它能给人一种眼睛更大、表情更丰富的感觉。本章将对亚洲人重睑术的解剖基础和手术技巧进行详细阐述，方便整形外科初学者充分理解该术式的基本流程。解剖显示：50%亚洲人没有明显的重睑皱褶、重睑内侧逐渐变窄、眼睑皮下脂肪和ROOF脂肪较厚、提上睑肌腱膜从相对更低处穿过、上下睑板宽度较窄。重睑术式根据重睑线是否需要切开分为两种：埋线（缝线结扎）与切开重睑术。其中前者操作简单，恢复时间较短，但随着时间的延长极易消失；后者需去除部分上睑皮肤、肌肉和（或）眶隔脂肪，并将皮肤与睑板或提上睑肌腱膜缝合，操作相对复杂，并发症也更多，但手术效果更持久，可与内眦赘皮矫正术联合使用。充分了解亚洲人上睑解剖结构是手术必不可少的环节，毕竟我们的目的不是做出“高加索人”的眼睑外观，而是更加自然的亚洲人重睑形态。

Mikamo认为，部分亚洲人群没有重睑皱褶的原因，是固定真皮的肌纤维缺失所致。Komomto博士是重睑手术的创始人，其手术思路的形成源自睑内翻矫正后求美者出现了更明显、更“吸引人”的重睑褶皱。

1896年，Mikamo沿睑缘上6～8 mm处对上睑进行贯穿缝合后形成了明显的重睑皱褶，手术效果理想，这是现代亚洲重睑术的一个里程碑，其手术要点至今仍在使用。

1929年，Mauro在上睑皮肤表面做切口，将切缘皮肤与深部睑板缝合固定，形成重睑。1933年，Hata将重睑皱褶高度增加到10 mm（在高加索人群中可以观察到这一解剖结构的存在），这是对Mikamo埋线法重睑术的改良。之后，Hayaski（1939）和Sayoc（1954）通过去除部分眼睑组织来进一步加深重睑皱褶，对手术方案做了进一步优化。

20世纪50—60年代，Fernandez（1960）和Uchida（1962）采用的上睑切口去除疝出的眶隔脂肪，并将皮肤游离缘缝合在上睑提肌腱膜的操作方式至今仍在沿用。

4.1.1　解剖

重睑术的最终目的，是形成自然流畅的重睑形态和睑板前结构。

亚洲人上睑的解剖结构与高加索人不同，这种差异是重睑术的解剖基础。50%的亚洲人没有明显的重睑皱褶，因有较多的ROOF脂肪、睑板前脂肪和肥厚的眼轮匝肌，上睑往往显得臃肿肥厚。确实存在明显重睑皱褶的人群，重睑皱褶通常更靠近眼睑边缘，并有不同程度皮肤下垂，与高加索人更加明显、高加宽大的重睑皱褶相比，其外观更像“兜帽”。亚洲人的重睑形态有两种：开扇形或平行形。理解重睑形态有多种不同变异是非常重要的，因为亚洲人做重睑的目的是形成自然的亚洲重睑形态，而不是西化的眼睑外观（图4.1）。无重睑皱褶也并不完全是高加索人的眼睑特征。

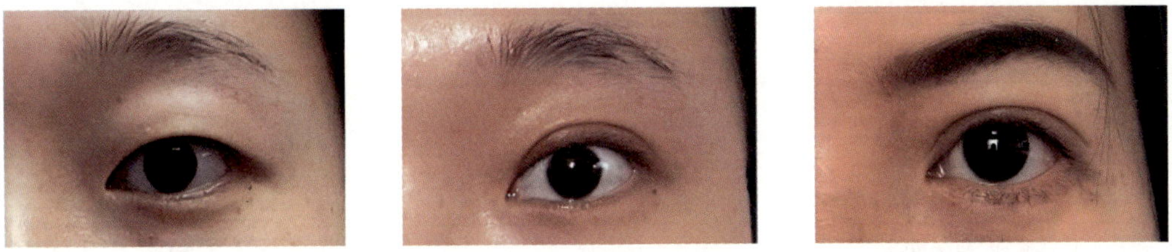

单睑　　开扇形重睑　　平行重睑

左：无重睑皱褶；中：内眦处逐渐变窄、中间较为明显的重睑褶皱；右：平行的重睑褶皱（类似于高加索人上睑形态）。

图4.1　亚洲人上睑的不同形态

总之，亚洲人眼睑解剖有以下特征：上睑较厚；没有重睑皱褶，或有但较窄；靠近鼻侧时逐渐消失；皮下脂肪和ROOF脂肪过多；眶隔-提肌腱膜附着处过低；上睑提肌腱膜穿出位置过低或缺失；睑板过窄和内眦赘皮明显等，以上因素决定了亚洲人群眼睑形态有别于高加索人。

第一，亚洲人眶隔在附着于上睑提肌腱膜前向下延伸的距离更大（眶隔-上睑提肌腱膜附着点），导致更多眶隔脂肪向下膨隆和睑板前脂肪增厚，上睑外观臃肿肥厚（图4.2）。对眶隔-上睑提肌腱膜附着点的精确位置目前仍有争议，从睑板上缘下2 mm到睑板上缘水平不等；但其附着点无疑低于高加索人（睑板上缘以上5～10 mm）（表4.1）。

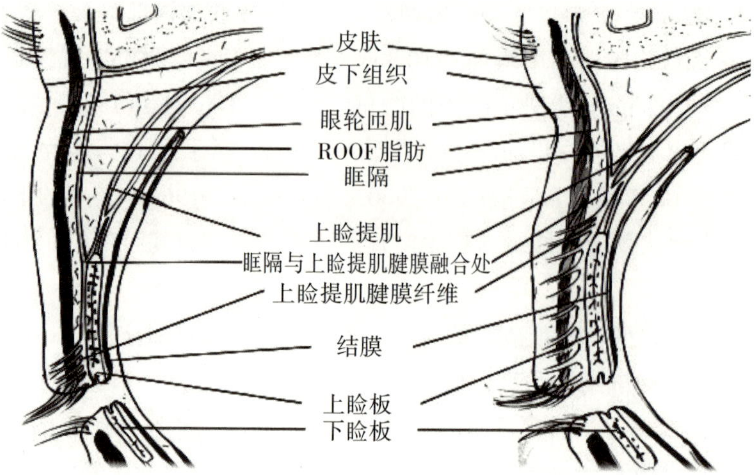

亚洲人眼睑脂肪组织较多、眶隔-腱膜附着点较低、上睑提肌纤维与皮肤无连接或连接位置较低、上睑板较窄。

图4.2 亚洲人(左)和高加索人(右)眼睑解剖的异同

表4.1 亚洲人与高加索人上睑解剖结构的差异

	亚洲人上睑	高加索人上睑
皮下脂肪	厚(兜帽状外观)	薄
ROOF脂肪	厚,向下膨出	少
眶隔-上睑提肌腱膜附着点	低	高
上睑提肌纤维	无/低	高
上睑板高度	6～8 mm	8～10 mm

第二，重睑的形成是上睑提肌腱膜纤维穿过眼轮匝肌、附着于表面皮肤的结果（图4.2）。解剖研究发现，亚洲人向下延伸的ROOF脂肪垫阻断了上睑提肌腱膜与皮肤真皮间的附着，导致没有或不太明显的重睑皱褶。相反，ROOF在白种人上睑中较薄，增加了上睑提肌腱膜的穿透数量，从而形成明显的重睑皱褶。

第三，亚洲人上睑板高度平均为6～8 mm，而高加索人的为8～10 mm。

第四，亚洲人上睑皮下脂肪较高加索人厚，后者皮下脂肪主要分布于眉弓区。

第五，亚洲人内眦赘皮明显，这是其眼睑外观的重要特征（图4.1）。

美观灵动的眼睛，其重睑宽度仅为2～3 mm（图4.3）。上睑在睑板上缘处（重睑线）分为睑板前和眶部。白种人中，重睑线距睑缘约7～10 mm，由提上睑肌腱膜、眶隔膜和眼轮匝肌筋膜与真皮融合而成（图4.4）。

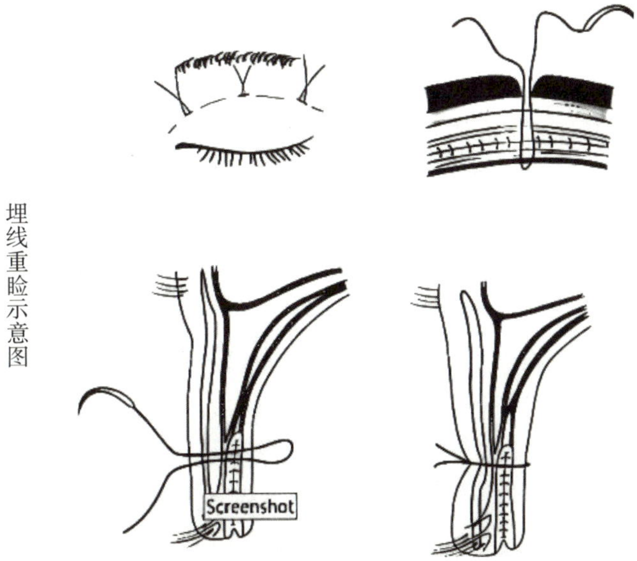

在重睑设计线上缝合三针（左上）；横截面显示缝合线贯穿上睑各层（右上）；矢状面显示缝线位于睑板上缘的眶隔-上睑提肌腱膜连接处（左下）；缝线拉紧、打结后形成重睑（右下）。

图4.3 埋线重睑术

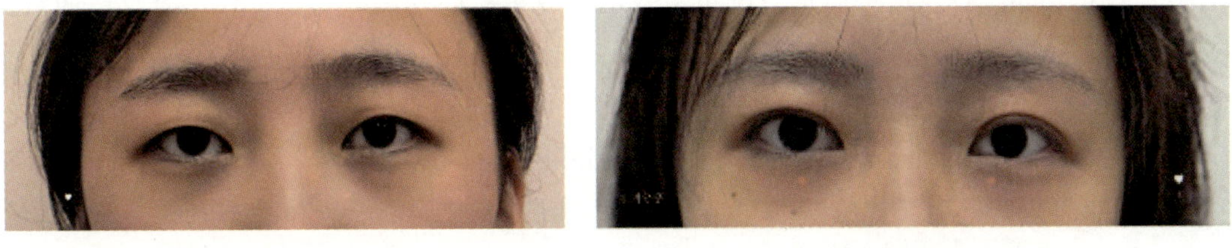

术前　　术后1月

图4.4 埋线重睑术

埋线重睑适合眼睑薄、睑裂大的求美者。

随着眼睑的老化，眼轮匝肌张力减弱并下垂、重睑宽度缩小、重睑线高度增加，伴或不伴上睑下垂和（或）眼睑皮肤松弛。皮肤褶皱附着点消失导致皮肤向睫毛边缘靠近或越过睫毛边缘，导致上外侧视野受阻。同时，下睑长度增加、外眦下降、眶隔松弛、眶隔脂肪膨隆，眼袋逐步形成。

4.1.2 手术技巧

4.1.2.1 术前注意事项

高加索人的重睑形态较亚洲人的宽大而深邃（图4.1），手术医生必须了解求美者所期望的重睑宽度、形态和特殊要求等，确定是否能够满足求美者对手术效果的期望。对于过分关注自身外观，包括并发症和术后注意事项在内的手术操作过程且对此缺乏了解的个体，需要谨慎对待。必须明确告知求美者，术前完全无法预测详细的手术效果，且极有可能出现双侧重睑不对称、形态不自然等并发症，需要进一步手术矫正。对于二次手术的求美者，术前必须充分告知瘢痕增生、眼睑闭合不全等风险增加的可能。

术前对上睑进行详细的检查，完善病历资料，进行术前照相和解剖标志点的测量等，对于手术方式的选择、术后效果对比，以及潜在的医疗法律问题规避等至关重要。检查内容包括眼睑位置、形态、眼睑厚度、睫毛方向、有无上睑下垂、眼睑是否对称或不规则等。中重度内眦赘皮较为多见，由此导致睑裂长度过短，呈现小眼畸形和假性斜视样外观，可考虑同时进行内眦赘皮矫正。

重睑术式的亚型较多，但总体分为两类：埋线和切开法重睑。术前要反复向求美者详细讲解选择拟定手术方案的原因，以最大限度取得求美者理解和配合。

（1）埋线法

1896年Mikamo首次报道了亚洲人埋线重睑的方法，在20世纪50年代该方法逐步得到改良，但操作的基本原则无变化。手术是在睑板上缘全层缝合，使皮肤与深部的上睑提肌腱膜间产生粘连，从而形成重睑皱褶（图4.3）。重睑线位于睑缘上6～8 mm，眼睑内、中、外侧1/3处，三点组成弯曲的弧线（图4.3）。外侧点较中间标记点低1 mm，而内侧点较中间标记点低2 mm。各点连接后形成的重睑线内侧较窄，向外逐渐增宽，伴形态自然而流畅的重睑皱襞。局部浸润麻醉后，于标记点做一1～2 mm切口，6-0非吸收缝线贯穿缝合上睑组织（图4.3）。缝线在皮下打结，形成重睑，切口自行愈合（图4.3）。缝合方式较多，但主要有连续缝合和间断缝合两种方法。其中间断缝合的优点在于各点独立存在，可根据弧度对各针进行调整；而连续缝合更节省时间，但若有某一针缝合位置不理想，就须全部重新操作。

埋线重睑的优点是操作简单，耗时短，恢复快，修复简单。缺点是线结容易松脱，导致重睑皱褶消失。皮下脂肪和眶隔脂肪过多的求美者，缝线承受的张力更大，更易出现线结松脱。因此，该技术最适合皮肤较薄、眼睑下脂肪较少的求美者（图4.4）。

（2）切开重睑术

切开重睑术是在重睑设计线切开，深达上睑提肌腱膜，在确保细致止血以避免血肿的同时，将皮肤（不包括肌肉）从下层组织上剥离（O'Doherty和Joshi，2013年）。切除皮肤后，可切除一条眼轮匝肌，包括上1/3～2/3肌肉。如果需要向外侧抬高眉毛，上睑外侧眼轮匝肌的去除量要增多。对于年轻求美者，不需要切除眼轮匝肌。若需去除脂肪，在眼睑外侧做切口，用镊子将脂肪提出后酌情切除（O’Doherty et al., 2013)。根据求美者眼部特点，去除松弛的眼睑组织（如皮肤、皮下脂肪、眼轮匝肌和眶隔脂肪）后，将切口下唇皮肤与上睑提肌腱膜缝合形成重睑（图4.4和4.5)。这种方法模拟了先天重睑的解剖结构，形成的重睑更为持久、位置更精确。1929年Mauro首次介绍了这一术式，之后手术医生根据自己的偏好和经验，采用长度不同的切口进行操作，但手术原则没有变化（图4.4和4.5)。

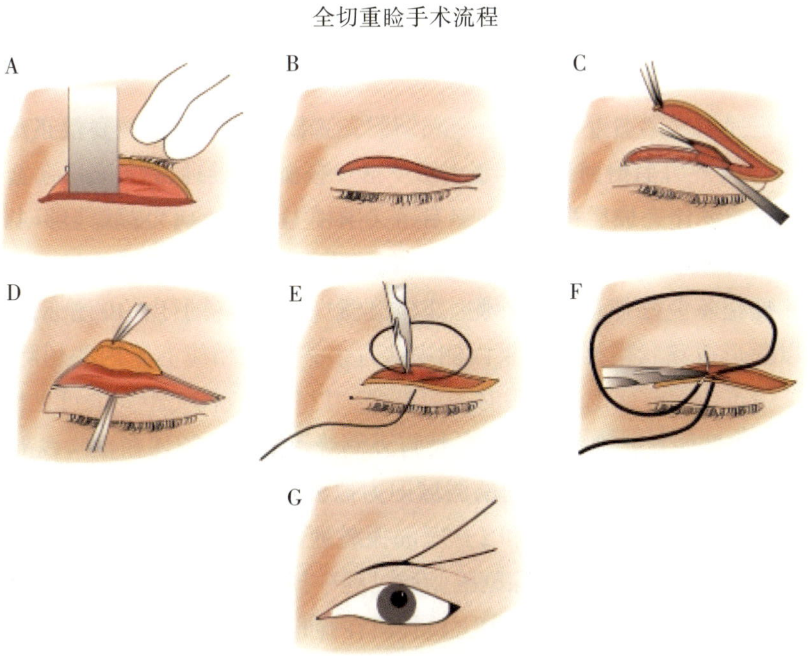

A. 睑板高度测量；B. 切口设计；C. 切除皮肤、肌肉，显露眶隔；D. 去除疝出的眶隔脂肪；E. 缝线穿过切口下唇、眼轮匝肌，水平穿过提上睑肌腱膜；F. 缝线穿过切口上唇皮肤；G. 缝线打结，让求美者睁眼观察睫毛位置，再依次缝合重睑内、外侧缝线。

图4.5 全切开重睑术流程

1）术前评估

手术前详细了解病史，排除甲状腺功能减退症和出血性疾病等。上睑缘通常低于角膜上缘2 mm。上睑下垂是指上睑缘低于前述水平，其原因可能是肌源性（影响提上睑肌或Müller肌)、神经源性（重症肌无力)、机械性或外伤性的。下睑缘通常位于角膜下缘上方约1 mm处。某些人群下睑下方巩膜显露，属正常现象。进行上睑评估时必须将眉毛包括在内。眉下垂可能会通过额肌收缩进行代偿，应予以矫正。衰老会导致眉毛深部脂肪下垂，上睑外观臃肿现象。眼睑松弛皮肤切除可能导致眉下垂症状加重，因为松弛皮肤去除后视野不再阻挡，无须额肌代偿性收缩而出现眉毛位置下移。

2）术前设计

须与求美者充分沟通、完全理解其意愿后进行，并精准标记（图2.5A）。一般情况下，亚洲人重睑线中间点的高度是在睑缘上7 mm左右，可根据具体情况在3～10 mm间调整；睑裂较小的求美者以< 6 mm为宜，而> 8 mm的高度较少使用（图4.5B）。内侧点向鼻侧自然延伸变窄；切口下唇皮肤尽可能展平，但以不出现睫毛外翻为宜；重睑线内侧在内眦赘皮下方走行，不越过内眦连线水平（图4.5B）。没有内眦赘皮的求美者，内侧宽度可相对增加。外侧点自中间点向外平行睑缘走行，有时向外逐渐变窄，止于外侧眶缘（图4.5B）

3）切口标记

切口标记是求美者评估的关键一步，最好在求美者平视和坐姿端正的情况下进行。在标记之前，应将眉毛抬高到适当的位置。女性重睑皱襞通常位于睑缘上方8～10 mm，男性7～8 mm，设计完成后进行标记。镊子在眼睑多部位夹镊皮肤能够对拟去除量进行预测。眼睑外侧皮肤切除量可适当增加，但随着切口向内侧移动，设计更应相对保守、谨慎。外侧标记不应延伸至眶缘外侧，以防止瘢痕外露。同样，内侧标记也不应延伸至鼻侧壁，以免形成蹼状瘢痕。如果内侧皮肤过多，可从相应上睑内侧切除适当宽度的梭形皮肤予以矫正。术前标记线睁眼时不应外露，以免形成社交距离的可见瘢痕外观。

对于上睑皮肤明显松弛的求美者，切口外侧缘可适当延长。在重睑线上方根据皮肤松弛的程度标记另一条线，两线之间的区域即为拟去除皮肤的宽度（图4.5B）。局部浸润麻醉后，切除设计线内松弛的皮肤和2～3 mm眼轮匝肌（图4.5C）；继之，在眶隔内注射局部麻醉药物使其肿胀，以减少去除眶隔脂肪过程中损伤上睑提肌腱膜的风险。眶隔应从外向内的方向打开，以清晰观察、保护上睑提肌在睑板上缘的附着点。眶隔打开后去除自行疝出的眶隔脂肪，对上睑进行一定程度的减容，减轻上睑臃肿样外观（图4.5D）。术区仔细止血后用6-0尼龙线将切口下唇皮肤、脂肪、肌肉和眶隔游离缘缝合固定于睑板上缘的上睑提肌腱膜。

切口的缝合方式不尽相同，有些术者习惯先缝上睑提肌腱膜，再缝切口下唇眼轮匝肌；而另一些术者先将缝线穿过切口下唇皮肤肌肉，水平经上睑提肌腱膜，再缝合切口上唇肌肉、皮肤，睁眼状态下打结，以睫毛轻度上翘为宜（图4.6）。不论使用哪种方法，其基本原则相同。中间点缝线打结后，嘱受术者向上凝视，调整缝线使睫毛上翘，以重睑宽度适宜为止（图4.7）。第一针缝合点的张力调整妥当后，再将内、外侧点依上法缝合。术后即刻，重睑宽度较肿胀消退、形态恢复自然后略宽（图4.5G）。

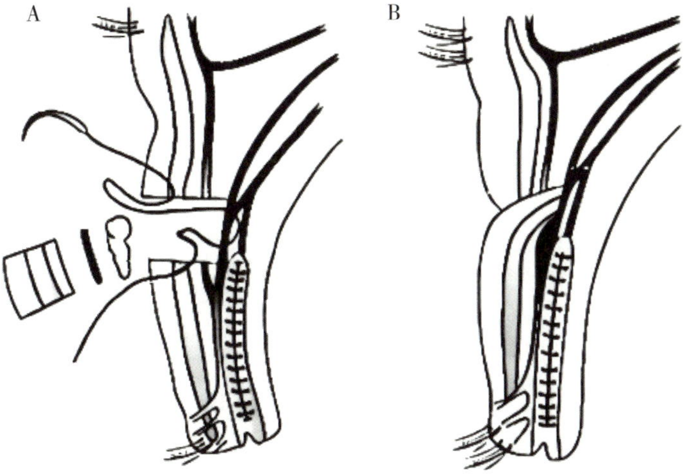

A.切除皮肤、肌肉，打开眶隔，去除疝出的眶隔脂肪，缝线穿过切口下唇皮肤、眼轮匝肌、上睑提肌腱膜和切口上唇皮肤；B.将下唇皮肤固定在上睑提肌腱膜和睑板上缘，形成重睑。

图4.6 切开重睑矢状面图

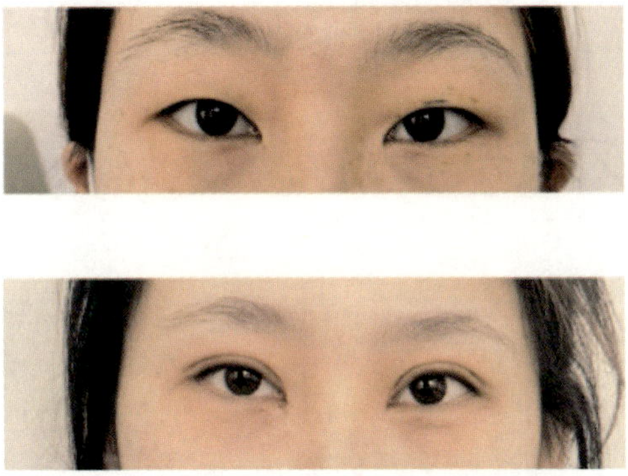

全切重睑适合于眼睑皮肤松弛、臃肿的求美者。

图4.7 全切重睑

全切重睑可以去除部分眼轮匝肌，从而改善兜帽状眼睑外观。但对于眼睑皮肤紧致、脂肪组织较少、肌肉薄弱的求美者，可使用小切口重睑，去除部分眶隔脂肪，而且术后肿胀较轻、恢复时间更短。

切开重睑的优点是效果更为持久，但操作难度更大、更具挑战性，术后恢复时间较长（表4.2）。总的来讲，手术方式的选择取决于求美者的眼部条件、预期效果、手术医生的偏好和经验等因素。影响手术效果的因素取决于手术方式、切口长度、减容程度、缝针密度、重睑宽度以及是否联合内眦赘皮矫正等。

表4.2 两种重睑术的优缺点比较

	埋线重睑术	切开重睑术
优点	操作简单、时间短	模拟了正常重睑解剖
	微创	可去除松弛皮肤、脂肪、肌肉
	恢复快	效果更持久
	并发症少	可与内眦赘皮矫正联合使用
缺点	随时间延长逐渐变浅	操作相对复杂、时间长
	结膜腔内异物感	恢复时间长

（3）内眦赘皮矫正

内眦赘皮矫正可与重睑术同时进行。该术式适用于内眦赘皮明显或要求重睑内侧略宽的求美者（图4.8）。

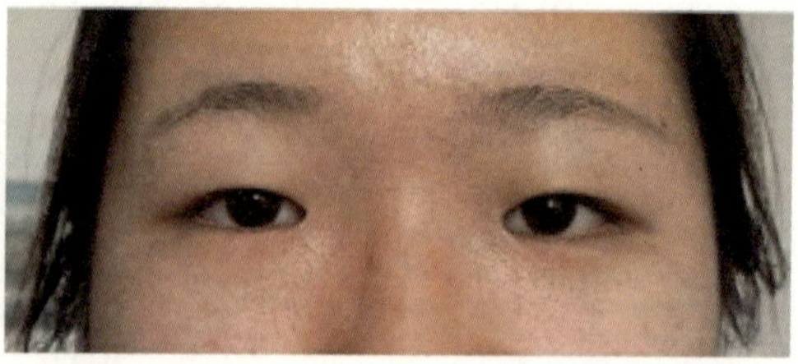

术前

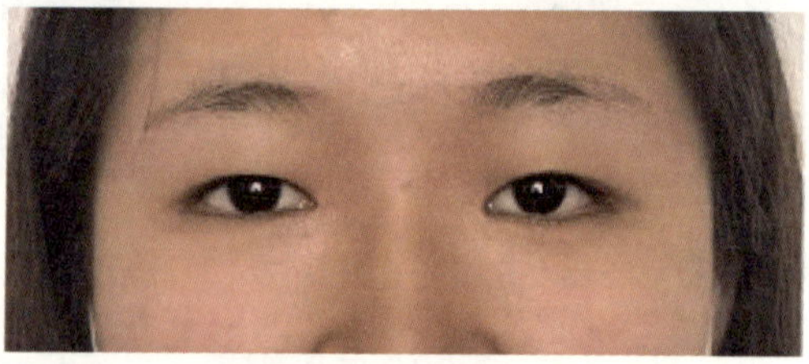

一字法内眦开大

术后4月

内眦开大需要根据求美者内眦赘皮的严重程度和术者擅长的操作方式选择最优的手术方式。

图4.8 内眦开大

4.1.2.2 术后注意事项

根据术式、手术医生经验和可用资源的不同，术后管理也有所不同，但基本原则一致。术后冷敷24～48小时，可有效减轻术后肿胀，缩短恢复时间。

术后一周，可使用红霉素眼膏，其既能防止敷料与切口间粘连，也有一定预防感染的作用；术后第5～7日根据切口愈合情况拆除缝线。

4.1.2.3 并发症

血肿形成多发生在术后48小时内，多因咳嗽、喷嚏或用力等原因使术中闭合的血管残端开放所致。活动性出血，必须尽快处理，清除血肿并闭合血管断端，延误治疗会导致失明等严重并发症的发生。剥离范围过大也会产生眼睑闭合不全、皱纹、凹陷畸形等并发症。

上睑提肌腱膜缝合点过高，可能导致眼睑闭合不全或继发性上睑下垂。这在切开重睑术中更为常见，5%～10%的求美者需要再次手术。虽然埋线重睑术后并发症较少，但形成的重睑在向下凝视时静止不动，且随时间的延长逐渐消失；部分求美者还可能因结膜面缝线接触角膜而产生异物感。不论哪种术式，术后重睑宽度、形态、对称性等方面都可能与求美者期望值存在差距。

重睑术是亚洲人较受欢迎的美容手术之一。在亚洲文化中，重睑更有表现力，是美丽的标志之一，但约50%的亚洲人并没有重睑。

对亚洲人和高加索人上睑解剖结构差异的理解是重睑术式选择的重要环节。重睑不能形成的一个关键因素是眶隔脂肪脱垂至睑板前上方，阻断了上睑提肌腱膜纤维与真皮间的联结。

医学技术的进步正不断地优化手术效果，术式的选择取决于手术医生的偏好和求美者的眼部条件。精心的术前设计（包括测量、眼球功能、眼睑基础条件、与求美者的充分沟通使其对手术效果有合理预期等）对最终的手术效果至关重要。

埋线重睑并发症最少、恢复时间最短；但重睑呈静态，且随着时间延长，可能逐渐变浅或消失。切开重睑可以去除眶隔脂肪、肥厚眼轮匝肌等，对肥厚上睑进行减容，最终形成的重睑结构与生理性重睑的解剖结构相似，术后外观灵动，效果持久；但并发症较多，与内眦赘皮矫正联合使用效果更好。

亚洲人做重睑的主要目的，不是为了形成“西化”的重睑形态，而是为了形成看起来更为自然、优雅的亚洲眼形。因此，手术医生必须充分认识到亚洲人重睑形态的自然变异。随着美容手术的接受度越来越高，名人文化的影响力越来越大，亚洲人对眼周美容的需求将不可避免地持续增加。

4.2 提眉术

眉下垂是指眉部向下移动，导致上睑更为臃肿、外观倦态更为明显的外观表现。额肌运动幅度增加以代偿性提升眉部，随着时间的推移，额部皱纹亦逐渐加深。该术式是将下垂的眉毛提升至其初始高度的位置，以起到使该部位年轻化的效果。

提眉是上面部年轻化的重要组成部分。与年龄相关的眉形变化有以下两种主要类型：

①缩小：以容积减少为特征。

②位置：根据额肌收缩幅度而定，过高或过低。

正常眉毛的位置、长度在解剖学上有相应的数值。男性和女性的眉毛高度在美学上有所差异：女性眉毛的外侧部分位于眶上缘上方，向外上方呈弧形走行；而男性眉毛位于眶上缘水平，较女性更低、更平。眉毛内侧端与内眦垂直，眉尾在外眦与鼻底的连线上（图4.9）。眉毛中、外侧交界处向上弯曲，称为眉峰，若位置向内移动较大，会产生“悲伤”的感觉。随着年龄的增大、重力和面部表情等因素的作用，眉部逐渐下移、变平，眉峰向内侧移位，逐步出现老态化外观。

眉毛定位

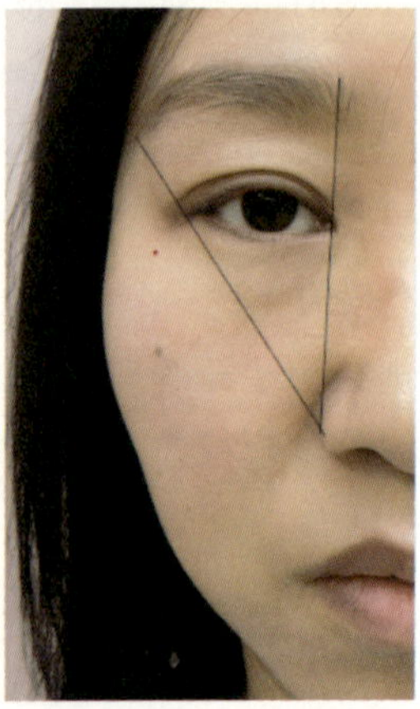

眉头与内眦垂直，眉尾在外眦与鼻底的连线上。

图4.9　眉毛位置

眉的正常位置个体间有较大差异，但并不一定存在异常。眉提升术需要根据个人特点进行相应设计。

提眉术在上面部年轻化的治疗中有很好的效果，可改善倦态，术后可逆龄5～10岁。随着年龄的增加，与眼睑有关的皮肤、肌肉趋于松弛，导致睑袋、黑眼圈等眼周老化的症状出现。同时，眶隔组织松弛导致其后脂肪向眼睑表面膨隆形成下睑袋。上睑过渡松弛下垂遮挡视野，影响日常生活（图4.10）。

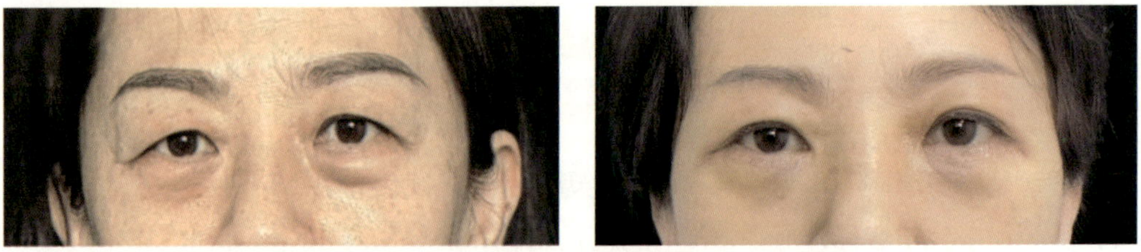

术前　　提眉、眼袋术后3月

这位求美者上睑皮肤松弛、下睑袋明显。接受了眼袋去除、脂肪移植、激光焕肤。

图4.10　提眉、眼袋手术前后对比

提眉术通过对松弛皮肤进行去除，可有效解决上睑皮肤松弛症状，其恢复时间较面部提升更短，术后外观更为自然。多数求美者术后不适症状轻微，疼痛不明显，多以术后肿胀为主。如果结合富血小板血浆等技术，可加速术后恢复、淡化黑眼圈。

眉、前额提升术主要有三种基本术式。

①眉上切口提眉和眉下切口皮肤松弛矫正术。前者尽管对眉的提升效果较好，但会在眉毛上方遗留瘢痕，手术适应证较窄（图4.11—图4.13）。

②冠状切口提眉术。该术式的切口位于两侧耳廓之间，尽管手术效果较好，但恢复时间较长、瘢痕明显（图4.14）。

③内镜提眉术。利用隐藏在发迹内的微小切口作为内镜入路。术后瘢痕隐蔽、恢复时间较短（图4.15）。

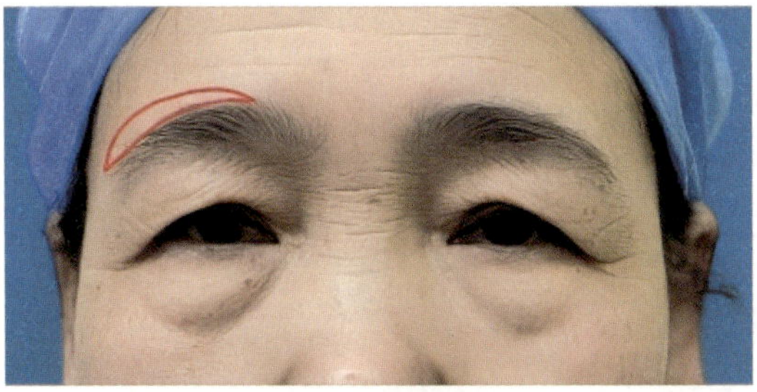

眉上切口提眉是在眉毛上方根据下垂程度、求美者对眉形的要求设计切口，矫正上睑松弛。

图4.11　眉上切口提眉术

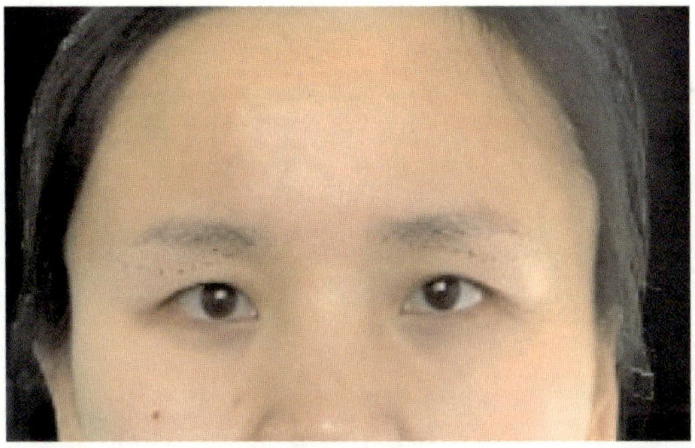

上图求美者眉部位置偏低，其提升幅度不能过大，以保持术后自然外观、避免惊恐状外观的出现。

图4.12　眉下切口提眉术

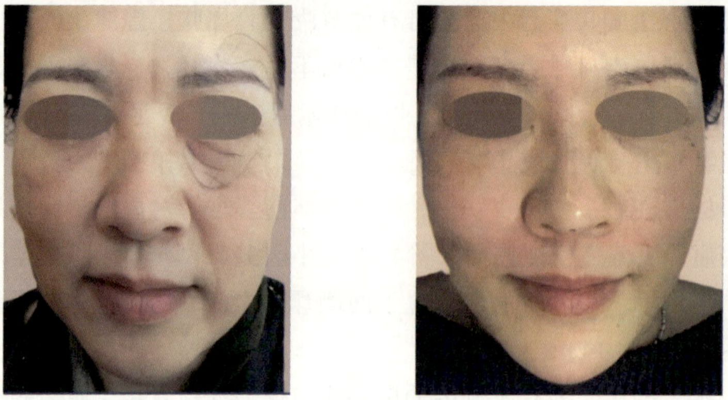

提眉联合面部提升和眼睑整形术，术后效果更为自然。

图4.13 提眉+眼袋去除

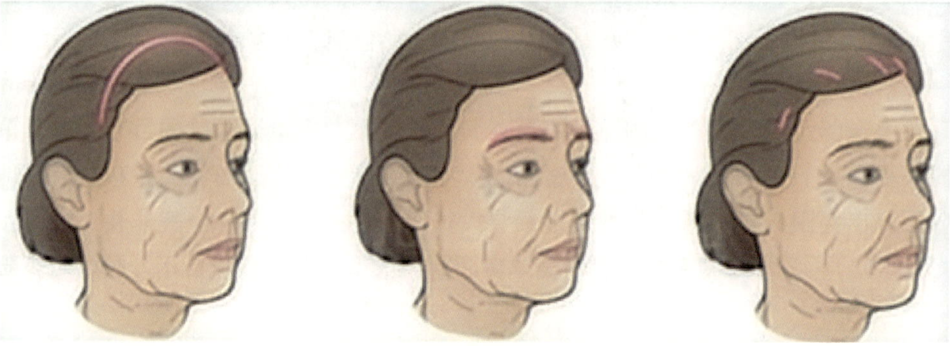

图中所示为冠状切口眉提升术、眉上切口提眉术和内窥镜提眉术。

图4.14 提眉切口设计

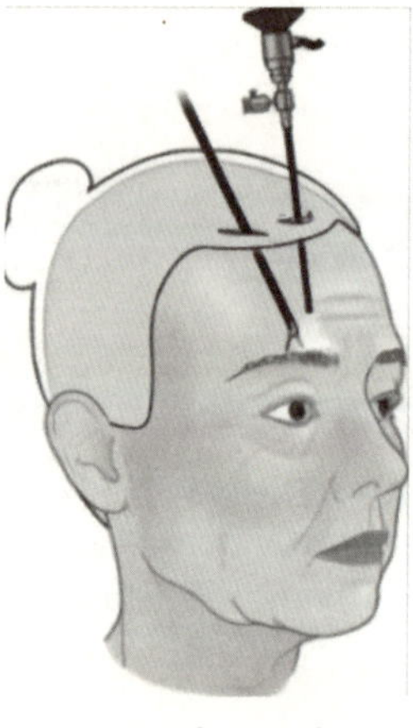

内窥镜面部提升术，可采用3D成像系统完成，手术操作更直观、切口更小、恢复时间更短。

图4.15 内窥镜面部提升术

老年求美者，眉毛位置普遍下移，尤以眉尾更为显著，故眉上切口提眉术更受欢迎。该术式是对梭形切口进行改良后形成的，可使切口更加隐蔽。术前沿眉毛上缘全长进行标记，继之，将眉毛提升至术后的预期高度、标记；让眉毛自行回落至下垂位置，在前额皮肤表面标记。沿着眉毛在几个点重复这一操作，然后将各点连接起来，形成圆弧形切口线，两线之间为拟去除皮肤宽度。

传统前额、眉提升术在发际内或外设计连接两侧耳廓的冠状切口，适用于眉外侧下垂、额部皮肤松弛的求美者。根据术前设计去除松弛的皮肤和皮下组织，并于该平面仔细剥离，防止损伤面神经。将分离的前额皮肤提升、固定在颞深筋膜表面。尽管该术式对额部的提升效果较好，但其术后瘢痕明显，恢复时间较长。

颞部切口提眉术，采用颞部发迹内小切口对因衰老导致的眉外侧下垂进行提升，以恢复相对自然的外观特征。其提升效果确切而自然。内镜的影像系统给予术者清晰的术区情景，但需丰富的操作经验方可提升术后效果。

内窥镜提眉术的目的是抬高眉毛，舒展额纹、眉间纹，展平外眦处堆积的皮肤组织。

术前进行滑行测试和眉部高度测量是较为实用的测量方法。滑行测试测量眉毛内、中和外侧在垂直方向的偏移距离。眉部高度测量是指测量瞳孔中央到眉毛最高点的距离。内窥镜提眉术的最佳效果一般是眉毛高度1.5～2.0 cm，滑行测试2.0～3.0 cm。剥离平面可采用骨膜下和帽状腱膜下，骨膜下平面出血较少，发际线移位不明显。

手术的主要标记包括前哨静脉（颧颞）和颞嵴。前哨静脉是面神经额支所在的危险区域，因为面神经在该血管水平上方 1.0 cm处走行。沿眶上缘外侧可触及颞嵴，求美者用力咬牙时颞嵴触诊更明显。

为便于操作，可取两个中央旁切口、两个外侧切口和两个颞部切口；切口数量和位置因手术医生的专业水平而异。中央切口深至骨膜，而颞部切口达颞深筋膜表面，注意避免损伤面神经颞支。

内窥镜辅助下剥离后，可用外部螺钉、LacroSorb 螺钉或 Endotine 固定。Endotine 的固定效果持久、可靠，6～8个月后自行吸收。

额部提升的恢复时间取决于采用的手术方式：

①若使用现代除皱技术并将切口隐藏在发际内，其恢复时间大约为2周。

②所有受术者术后均有前额麻木或感觉迟钝等异常，6周以后开始恢复。

③3周后多数求美者可正常生活，包括低强度锻炼。

过去一段时期，提眉术的使用指针过宽，因为相当一部分人天生眉毛位置偏低，这类人群接受提眉术后会出现惊恐状外观。

提眉术的并发症包括神经损伤（眶上神经、耳大神经、面神经）、不对称、脱发、瘢痕和上睑松弛复发。

4.3 睑袋整形术

眼睑是全身皮肤最薄的部位，其深面有少量皮下脂肪组织（Collar et al.，2013年）；脂肪下为眼轮匝肌，起源于内眦韧带、上颌骨额突和眶缘下内侧，通过外侧韧带附着于眶外侧缘（Mendelson，2002年）。年轻人下睑的垂直高度较短，这是因为眼轮匝肌复合体具有良好的张力，没有松弛或冗余（Collar et al.，2013年）。眼轮匝肌后方为眶隔，有限制眶隔脂肪易位的作用。眶隔脂肪被下斜肌和Lockwood韧带分为内侧、中央和外侧区（Yousif et al.，1995年）。颊脂垫位于颊部下方，近端与眶缘相连，是下睑与颊部流畅过渡的解剖基础。

随着年龄的增长，眶隔的松弛程度增加，Lockwood韧带张力减弱导致眶隔脂肪向前方假性疝出（Collar et al.，2013年）。颊脂垫向下移位、膨隆，形成除眶隔脂肪假性疝出外的第二个凸出。睑袋整形术是中面部年轻化的有效手段，其术式没有严格的标准，一直存在争议（Collar et al.，2013年）。20世纪70年代，Rees在McIndoe的手术基础上对睑袋整形术进行了改良，提出了肌皮瓣法，由于其操作简便、适用范围广且效果显著（Rees et al.，1969年），一直是20世纪90年代的主流术式。然而，眼眶凹陷、眼轮匝肌萎缩、下睑位置不正和外翻等并发症并不少见（McCord et al.，1993年）。因此，Bourgeut提出了结膜入路睑袋整形术，该术式在20世纪90年代（Zarem et al.，1991年）推广速度较快，多采用脂肪切除结合二氧化碳激光联合治疗；这种术式的固有缺陷是，无法对松弛的皮肤和肌肉进行处理，激光治疗还会导致局部皮肤的色素沉着（Roberts，1998年）。因此，围绕经结膜入路和皮肤入路手术方式的争论仍在继续。

求美者最关心的下睑外观异常主要包括：

①下睑袋或下睑肿胀（眶隔脂肪膨隆导致）；

②下睑细纹或下睑皮肤松弛；

③下睑周围肤色异常（黑眼圈，多因素的综合结果）；

④下睑皮肤松弛；

⑤双侧下睑不对称。

依据上述表现，每个求美者对睑袋整形术的细节要求有所不同。通常来讲，随着年龄增大，下睑眶隔脂肪膨隆，移除过多脂肪组织是睑袋整形术的关键环节（图4.16）。其手术方式有皮肤入路和结膜入路两种，前者术后早期可见瘢痕形成，而后者切口在结膜面，外观瘢痕不可见。

虽然下睑袋的形成多因眼周衰老所致，但与遗传相关的年轻求美者中，出现下睑袋的情况也不少见，其发生年龄多在10岁左右。这类人群多存在相似的解剖学特点，包括眼睑与颊部间的位置关系（称为负矢量）。虽然年轻并不是决定是否进行手术治疗的唯一因素，但传统手术的确特别关注理想的手术效果。

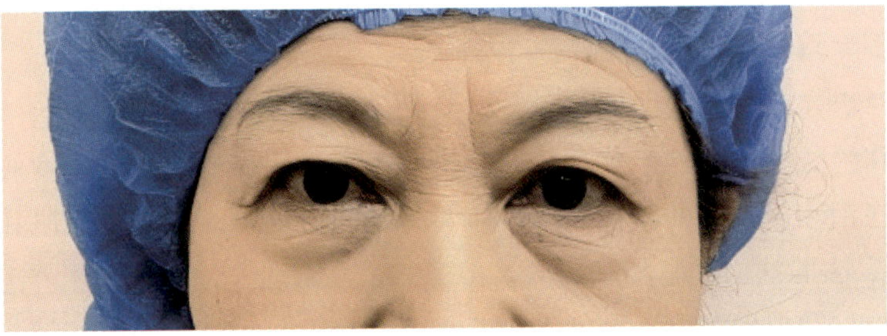

下睑袋的形成机制不同，包括皮肤老化松弛、眶隔脂肪膨隆，前述因素可单独发生，也可同时存在。

图4.16　下睑袋

4.3.1　皮肤入路睑袋整形术（又称，经皮睑袋整形术）

经皮睑袋整形术的优点是术野暴露较好，能够去除松弛的皮肤和肌肉，并对其进行重新调整、固定，以获得理想的眼睑轮廓。缺点是睑球分离、睑外翻、下睑退缩和眼轮匝肌失神经萎缩的发生率较高。

切口沿泪点外侧、睫毛下2 mm处向外走行，达隐裂前改为顺鱼尾纹方向，并根据下睑松弛程度决定外侧切口长度。眼轮匝肌在皮肤切口下数毫米处切开，在眶隔表面逐步剥离至眶下缘水平。如果眶隔脂肪疝出明显，须打开眶隔移除多余脂肪，将皮肤、肌肉铺平后酌情切除。

该术式的切口和术后瘢痕是在睫毛下1～2 mm处（图4.17）。术后几周内，手术瘢痕即可淡化，社交距离不可见。瘢痕体质的求美者，采用皮肤入路睑袋整形术有瘢痕增生的风险，但发生率并不太高。此术式可导致下睑形态的改善，如下睑退缩、下睑睑缘圆钝等。

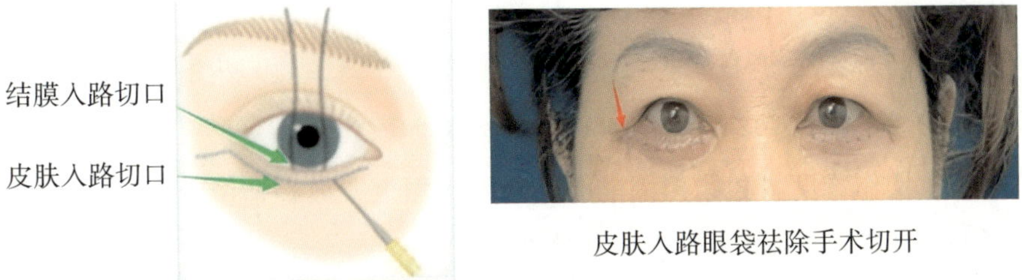

该术式的切口和术后瘢痕位于睫毛下1～2 mm处。

图4.17　皮肤入路睑袋整形术的切口设计

皮肤入路睑袋整形术可对SOOF进行提升，充分复位后固定于眶下缘，以增加眶下缘的脂肪容积，有效矫正泪沟畸形，使睑-颊区过渡平滑流畅。

与睑袋整形术相关的并发症包括：内斜肌损伤导致的复视，球后血肿导致的视神经、视网膜动脉缺血性损伤。其中，球后血肿会导致失明，需急诊拆除缝线清除血肿，同时静滴甘露醇和乙酰唑胺辅助减压；下睑退缩导致的巩膜外露会导致角膜暴露过多、干眼等，皮肤去除过多导致睑球分离、睑外翻等。

4.3.2 结膜入路睑袋整形术

结膜入路睑袋整形术的最佳适应证是皮肤松弛不明显的轻度或中度假性脂肪膨出的年轻求美者。在泪小点外侧的睑板和第一血管弓之间做切口，于眼轮匝肌和眶隔表面进行分离（图4.18），去除疝出的眶隔脂肪。

对于睑颊沟和泪槽畸形明显的求美者，需要松解眼轮匝肌限制韧带和内侧眼轮匝肌附着处，并在颧骨骨膜上或骨膜下钝性分离，以便将膨出的眶隔脂肪通过前述松解处进行填充，矫正睑颊沟和泪槽畸形。

对于中度皮肤松弛的求美者可采用结膜入路辅助皮肤切除，其优点是不进行皮下剥离，术后不会出现瘢痕挛缩和由此导致的眼睑移位。

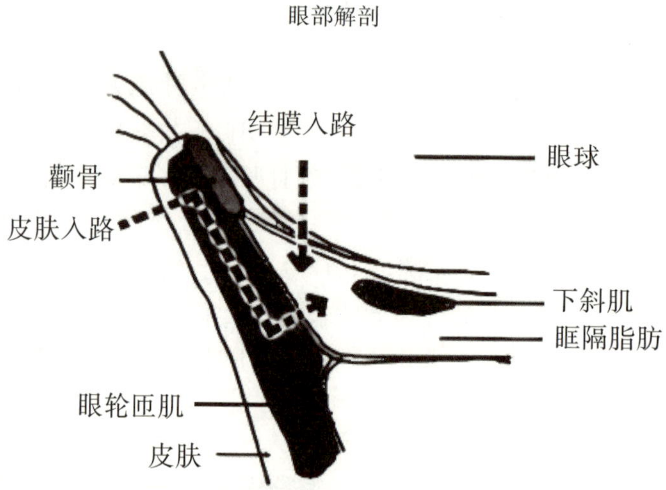

结膜入路不损伤浅层解剖结构（包括皮肤、眼轮匝肌和眶隔等），且术后瘢痕不可见。

图4.18 眼袋手术入路

该术式虽然操作难度较大，但因能够完全隐藏瘢痕，故在适应证符合的情况下，大多数医生倾向于将其作为首选（图4.19、图4.20）。

睑袋整形术在去除眶隔脂肪时有一定的操作难度，去除过多容易导致皮肤悬空感，而去除偏少，眼袋依然存在。若有必要可配合使用其他治疗，包括：下睑支撑技术（眦整形术）、容积填充（自体脂肪移植）和皮肤年轻化（CO_2点阵激光）等，以提高手术效果。这些治疗方式的选择，可根据求美者个体情况而定。

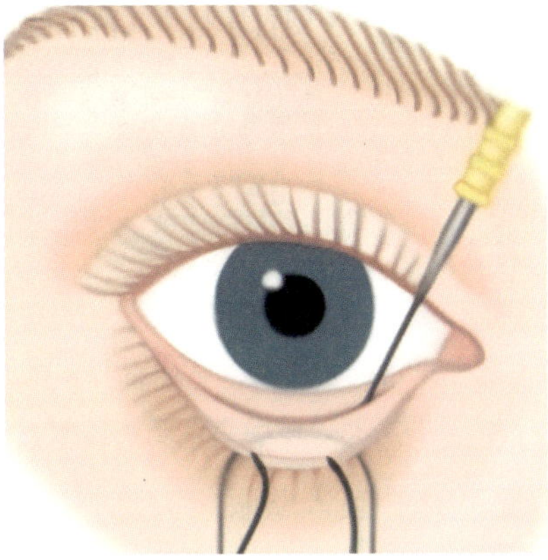

随着睑袋整形术的改良，切口瘢痕不但可被完美隐藏，术后恢复时间也明显缩短。

图4.19　结膜入路切口设计

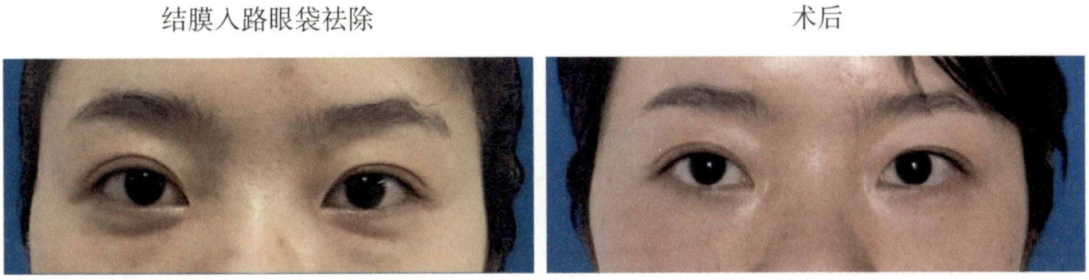

这位求美者接受的美容项目为：下睑脂肪移植+激光治疗+结膜入路眼袋去除。

图4.20　结膜入路眼袋去除手术效果

去除眼袋时，眶隔脂肪是否去除须慎重考虑，因为一旦脂肪去除过多，容易出现局部凹陷状外观，且需再次手术进行填充，既增加了手术次数，也易引起医疗纠纷。手术操作细节依赖于求美者自身的眼部条件、特点、遗传和种族等因素。两眼完全对称的个体很少，面部老化与个人的许多因素相关。眶隔脂肪释放、填充泪沟是较为理想的手术方案，但其效果与手术医生的经验、求美者眼周条件相关。对于眶隔脂肪膨隆过多的求美者，只行眶隔脂肪释放可能会出现术后眼袋仍然明显的表现，需同时去除过多脂肪，方可取得理想效果。

眶隔脂肪去除更稳妥的方法是将其尽可能保留。传统手术更趋向于去除过多眶隔脂肪，而临床研究发现睑袋整形术中脂肪略保守去除后长期效果更好。将多余的眶隔脂肪重置于眶缘下填充泪沟，可起到“废物再利用”的效果，但术后局部肿胀明显，恢复时间延长。对于“黑眼圈”较为明显的求美者，眶隔脂肪重置效果不佳，而取自其他部位的颗粒脂肪移植多能取得较好效果（图4.21）。

黑眼圈自体脂肪移植术后

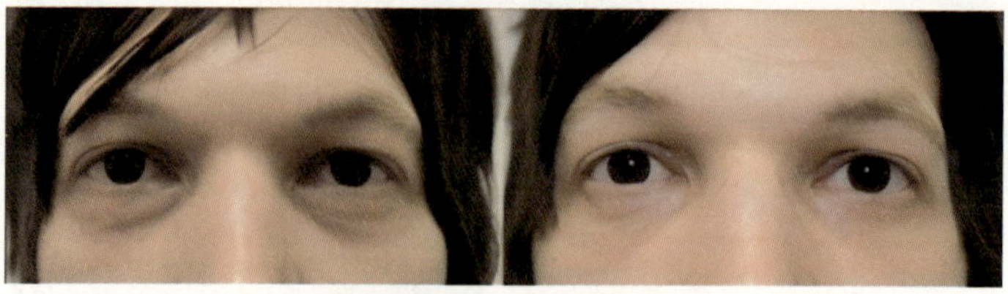

上图求美者黑眼圈较为明显，自体脂肪移植后明显好转。

图4.21 眼睑自体脂肪移植

在求美者选择恰当的前提下，结膜入路眼袋去除是大多数手术医生的首选，尽管技术难度较大，但可避免皮肤面瘢痕的形成。该术式多采用CO_2激光或单极电刀切开黏膜，以减少术中出血、术后肿胀，加快术后恢复。

第5章 微整形注射美容

5.1 面部注射解剖

面部解剖结构复杂且精细，熟悉并精准掌握面部解剖结构与层次，是确保注射治疗安全有效的根本前提。

面部解剖结构从浅层到深层依次为：皮肤、浅表（皮下）脂肪、浅表肌肉腱膜系统、深层脂肪、深筋膜/骨膜和骨组织。

头面部的肌肉分为浅层和深层两部分，浅层肌肉多为表情肌，深层为咀嚼肌。表情肌一般起于颅骨或筋膜组织，止于皮肤组织，又称为面肌，其肌纤维较薄，多走形于浅筋膜层。除了枕额肌和颈阔肌外，表情肌主要分布在睑裂、口裂、鼻和耳的周围。表情肌收缩时可牵拉皮肤呈现出各种面部表情（如喜、怒、哀、乐、惊、恐等），同时，表情肌如轮匝肌参与睑裂、口裂的开大、闭合功能，口轮匝肌还参与发音和咀嚼功能。

面部表情肌受面神经的运动神经支配，当运动神经出现损伤时，则出现相应支配区域的肌肉运动异常、皱纹变浅或消失。

5.1.1 面神经运动支

面神经自茎乳孔出颅，向前外穿入腮腺，分为上下两干，再各分为数支并相互交织成丛，最后呈扇形分为5个分支，分别为颞支、颧支、颊支、下颌缘支和颈支（图5.1）。

颞支：自腮腺上缘穿出，斜越颧弓后段向前上方走行，支配额肌和眼轮匝肌上部。越靠近颧弓和眶部，神经走行层次越浅，该支损伤则出现同侧额纹消失。

颧支：自腮腺前缘穿出，从咬肌前缘跨越颊沟的脂肪垫，进入颧大肌和颧小肌的深面。支配眼轮匝肌下部、颧肌和提上唇肌。颧支和颞支共同支配管理睑裂的开大、闭合功能。

颊支：自腮腺前缘穿出，在颧大肌深面走形，水平走向口角，支配口裂周围的肌肉和颊肌。若该支损伤则会出现同侧鼻唇沟变浅或消失。

下颌缘支：自腮腺下端穿出，走形于颈阔肌的深面，沿下颌骨下缘走形，支配管理下唇的肌肉和颏肌。

颈支：自腮腺下端穿出，在下颌角周围至颈部，走形于颈阔肌的深面，支配颈阔肌。

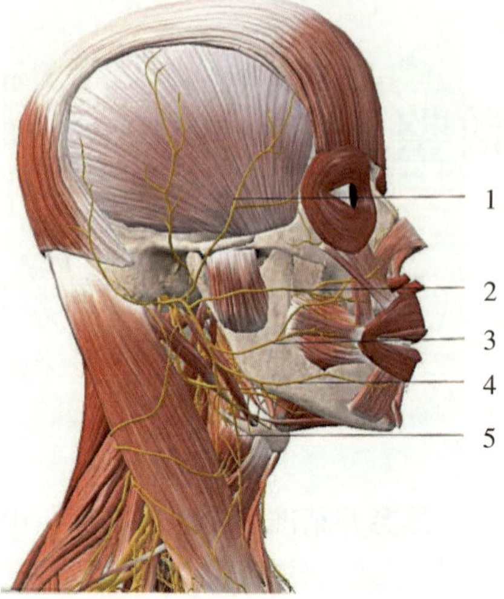

1. 颞支；2. 颧支；3. 颊支；4. 下颌缘支；5. 颈支。

图5.1　面神经分支走行

5.1.2　面部动脉

面部血液供应主要为颈外动脉的分支，上面部有颈内动脉分支（主要为眼动脉）参与供应。

颈外动脉的主要分支有甲状腺上动脉、舌动脉、面动脉、颞浅动脉、上颌动脉、枕动脉、耳后动脉和咽升动脉等。

面动脉：在舌动脉稍上方发出，向前经下颌下腺的深面，发出颏下动脉（面动脉的恒定分支，走形于下颌下腺内侧的沟内）。通常经面神经下颌缘支深面，向上向内迂曲走形，在近口角处发出下唇动脉，在口角上方发出上唇动脉，向前上方走行于笑肌、颧大肌、颧小肌、提上唇肌的深面和提口角肌、提上唇鼻翼肌外侧束的浅面到达鼻翼旁，在鼻翼上缘发出鼻外侧动脉，然后移行为角动脉。角动脉在梨状窝间隙内的内侧和上方走行于鼻唇沟深处，在提上唇鼻翼肌的深面，走行于鼻外侧缘，并发出分支与眶下动脉的分支相汇合，进入眼轮匝肌，并与鼻背动脉、睑内侧动脉和眶上动脉的分支相互汇合。

颞浅动脉：颈外动脉的终末分支，自颞下颌关节与耳之间穿出，在外耳门的前方上行，跨越颧弓根部，向上走行至颞部皮下。在耳屏前上方靠近颧弓根部可以触及颞浅动脉的搏动，头部前外侧出血时，可在该部位进行压迫止血。

上颌动脉：颈外动脉最大的终末分支，在下颌颈附近起自颈外动脉，经下颌颈深面进入颞下窝，通常走行在翼外肌的浅面，穿翼外肌的两头之间进入翼腭窝。

颈内动脉的分支主要为眼动脉。眼球和眼内容物的血液供应，几乎完全是由眼动脉供应（除眼睑浅层组织和泪囊的一部分来自面动脉外）。眼动脉的主要分支可分为眼组、眶组和眶外组。眶外组主要分为筛前动脉、筛后动脉、眶上动脉、睑内侧动脉、睑外侧动脉、鼻背动脉（终末支）。

眶上动脉：在眶内分出后，经眶上切迹穿出，向浅层走形，分布于额部肌肉及皮肤。

睑内侧动脉：供应上、下眼睑内侧部分。

睑外侧动脉：供应上、下眼睑外侧部分。

鼻背动脉：相对恒定，是眼动脉的终末分支，经内眦韧带穿出眼眶，走行于筋膜层。因此在该部位进行手术剥离时，应紧贴软骨膜表面，避免损伤鼻背动脉，减少出血。

内眦动脉：眼动脉经口角、鼻翼外侧，向上移行至内眦，改称为内眦动脉。

需要注意的是，与面静脉相比，面动脉在走行方面变异较多，有明显的个体差异性。

5.1.3　面部静脉

面部静脉血管变异少，常较动脉走行稳定，因此可以作为很好的面部解剖标志（图5.2）。

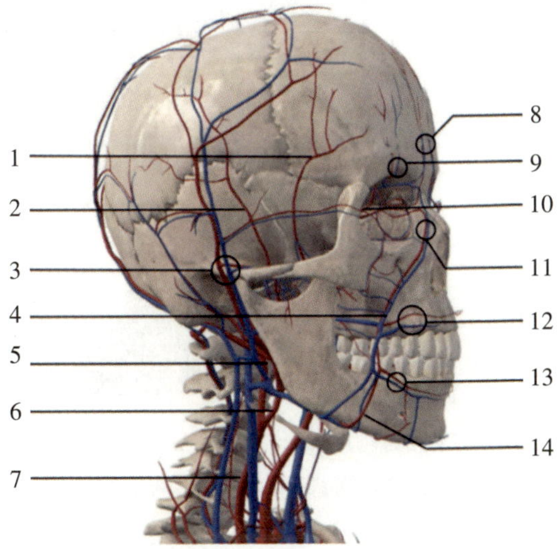

1.颞深前动脉；2.颞深后动脉；3.颞浅动、静脉；4.面静脉；5.颈内动脉；6.颈外动脉；7.颈总动脉；8.滑车上动、静脉；9.眶上动、静脉；10.眼动脉；11.内眦动、静脉；12.上唇动、静脉；13.下唇动、静脉；14.面动脉。

图5.2　面部血管走行

面静脉是颈内静脉在颅外的主要属支。面静脉起于内眦静脉，在面动脉后外方向向下走行，经咬肌浅面、下颌骨下缘和下颌下腺的浅面，至下颌角下方与下颌后静脉前支汇合成为面总静脉。面总静脉约在舌骨大角平面高度汇入颈内静脉。面静脉于起始处通过内眦静脉经眼上静脉与颅内海绵窦交通，在平口角处，面静脉通过面深静脉借眼下静脉、翼静脉丛等与颅内海绵窦交通。另外，面静脉在口角平面以上部分无瓣膜结构，因此，在口角以上尤其是鼻根至两侧口角的区域内发生化脓性感染时，挤压化脓部位可导致细菌栓子通过上述两种途径累及海绵窦，从而出现严重的继发性颅内感染。

面静脉的属支主要有滑车上静脉、眶上静脉、上睑静脉、下睑静脉、鼻外静脉、面深静脉、咬肌静脉、腮腺静脉、颏下静脉、腭静脉以及上唇静脉、下唇静脉等。

5.1.4 面部肌肉

面部肌肉解剖见图5.3、图5.4。

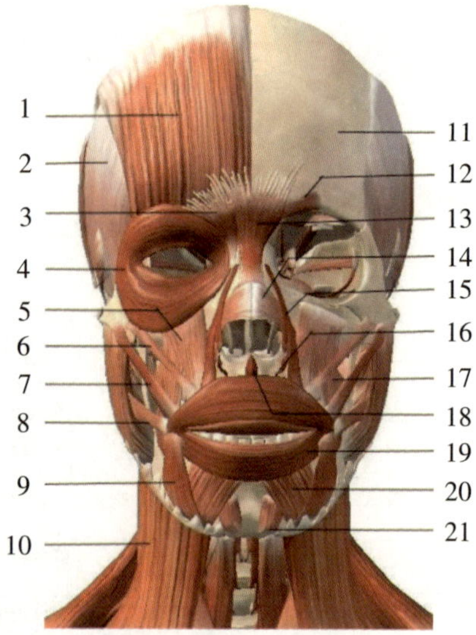

1.额肌；2.额肌筋膜；3.降眉肌；4.眼轮匝肌；5.提上唇肌；6.颧小肌；7.颧大肌；8.笑肌；9.降口角肌；10.颈阔肌；11.额骨；12.皱眉肌；13.降眉间肌；14.鼻肌横部；15.提上唇鼻翼肌；16.鼻肌翼部；17.提口角肌；18.降鼻中隔肌；19.口轮匝肌；20.降下唇肌；21.颏肌。

图5.3 面部肌肉正面

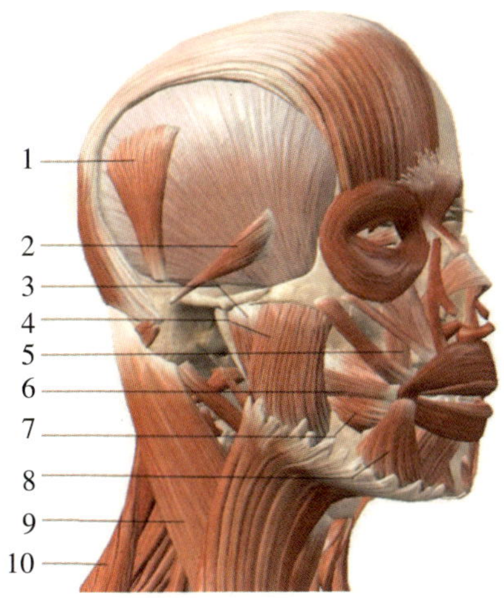

1. 耳上肌；2. 耳前肌；3. 咬肌深部；4. 咬肌浅部；5. 提口角肌；6. 笑肌；7. 颊肌；8. 降口角肌；9. 胸锁乳突肌；10. 斜方肌。

图5.4　面部肌肉侧面

（1）上面部

1）额肌

起点：帽状腱膜。

止点：大部分止于眉部皮肤和皮下，少部分止于眼轮匝肌。

运动神经支配：面神经颞支。

血管和感觉神经分布：额部的感觉和血液供应由眶上神经血管束和滑车神经血管束支配。

眶上血管神经束自眶上切迹或孔穿出，经皱眉肌深面上行，出皱眉肌后继续向外上行走，逐渐浅行穿额肌到达皮下，并沿途发出数个细小分支。当该神经损伤时，其支配区域的头皮会出现麻木症状。

滑车上动脉经滑车上孔（切迹）出眶，滑车上神经于滑车上动脉稍上方紧贴滑车上孔（切迹）上壁出眶，滑车上神经与滑车上血管相伴行。出眶后通常垂直向内上方行走，经穿皱眉肌、额肌、眼轮匝肌、脂肪层至皮下组织逐层浅出，并沿途发出数个细小分支，向外与眶上血管神经束分支相吻合，向内与对侧滑车上神经血管分支相吻合。

功能：抬眉和提升眶上皮肤。

特征：额肌收缩牵拉皮肤有使眉毛上抬、睑裂开大的作用，并使额部产生横向或“V”形的动态皱纹。因此，通过额肌力量代偿行睑裂开大的上睑下垂患者，往往同侧的额纹比较明显。当面神经颞支损伤时，则出现同侧的眉毛下垂、上睑下垂，并伴有同侧额纹变浅或消失。

2）眼轮匝肌

分为睑部、眶部和泪囊部三部分。

运动神经支配：面神经颞支支配眼轮匝肌上部，颧支支配眼轮匝肌下部。

血管分布：主要有面动脉、眶上动脉、睑内侧动脉和睑外侧动脉。

功能：司眼睑闭合；泪囊部肌纤维收缩有利于泪液引流。

特征：眼轮匝肌属于额肌的拮抗肌，其收缩牵拉可使眉部皮肤和眉毛下移。当面神经颞支或颧支损伤时，会导致同侧眼睑闭合功能障碍。

3）皱眉肌

起点：较为固定，自额骨鼻突近眶内侧缘上部发出。

止点：呈扇形穿入眼轮匝肌至皮肤。

运动神经支配：面神经颞支。

血管分布：眶上血管和滑车上血管。

功能：牵拉眉毛内侧向下方移动，保护眼球免受强光刺激。

特征：皱眉肌起端窄而厚、止端宽而薄，呈锥形，其内侧位于眼轮匝肌和额肌的深面，斜向外上方走形，其外侧端穿眼轮匝肌和额肌并部分与周围肌肉相互融合。皱眉肌收缩时，使鼻根上方眉间的皮肤产生纵行皱纹，即“眉间纹”，又称“川字纹”。

4）降眉肌

起点：皱眉肌起始段内侧、睑内侧韧带上方约1 cm。

止点：眼轮匝肌、眉毛及周围眉间皮肤。

运动神经支配：面神经的颞支。

血管分布：眶上动、静脉和滑车上动、静脉。

功能：牵拉眉毛向内侧和下方运动。

特征：降眉肌与眼轮匝肌位于同一平面，在大体解剖时几乎不可能将两者明确分离。降眉肌收缩时鼻根部会产生横向的皱纹，并牵拉眉间皮肤向下运动，加强皱眉肌形成皱眉表情。

5）降眉间肌

起点：鼻骨下部的筋膜组织和鼻外侧软骨的上部。

止点：眉间部的皮肤和额肌。

运动神经支配：面神经颞支。

血管分布：鼻背动脉、角动脉、眶上动脉、眶下动脉和筛前动脉等。

功能：牵拉眉内侧皮肤向下、使鼻软骨向上。

特征：降眉间肌起于鼻软骨外侧，止于额肌及眉间皮肤。该肌收缩时牵拉眉间皮肤向下活动，产生横向的皱纹；同时还可牵拉鼻软骨向上活动，缩短鼻体。

（2）中面部

1）鼻肌

鼻肌形状扁而薄，可分为横部和翼部，位于SAMS层。鼻肌横部起自上颌骨尖牙窝，肌纤维向上、向内逐渐走行延伸为腱膜，并与对侧同名肌的腱膜会合于鼻背部，又称压鼻孔肌。翼部起源于上颌侧切牙的上方，止于鼻翼及鼻孔缘，又称鼻孔开大肌。

运动神经支配：面神经颧支。

血管分布：主要有面动脉、鼻背动脉、眶下动脉、筛前动脉和上唇动脉等。

功能：司鼻孔开大、缩小。

特征：鼻肌横部收缩可使鼻孔缩小，并在鼻背处产生纵向的皱纹；翼部收缩可使鼻孔开大。

2）降鼻中隔肌

起点：上颌骨的中切牙窝和口轮匝肌。

止点：鼻中隔软骨下。

运动神经支配：面神经的颊支。

血管分布：主要为上唇动脉和鼻中隔动脉。

功能：降低鼻尖。

特征：降鼻中隔肌收缩牵拉鼻中隔向下运动，降低鼻尖；牵拉上唇向上，使鼻唇之间的距离缩短，展现出上唇过短的面部外观。

3）提上唇鼻翼肌

此肌肉薄而较宽，起自上颌骨额突的上方，向外下方斜行走行并分为两束，一束附着于下侧鼻软骨和皮肤深层，另一束走形于更外侧终止于上唇口轮匝肌。

运动神经支配：面神经颊支。

血管分布：主要有眶下动脉、上唇动脉、鼻外侧动脉和角动脉等。

功能：鼻孔开大、上唇提升。

特征：该肌肉收缩牵引鼻翼使鼻孔开大，同时牵引上唇外侧部使上唇上提并外翻，增加鼻唇沟的弧度。眶下孔位于该肌肉的深层。

4）颧大肌

起点：颧骨（颧颞缝前方）。

止点：口角周围皮肤、黏膜。

运动神经支配：面神经颧支。

血管分布：颞浅动脉的分支、角动脉和眶下动脉等。

功能：牵引唇部向上外侧运动，加深鼻唇沟。

特征：颧大肌起于颧骨，向内下方斜跨咬肌、颊肌和面动、静脉的浅面，止于口角周围的皮肤，部分移行为口轮匝肌。颧大肌收缩时，牵拉口周皮肤向上、向外侧活动，增加鼻唇沟的深度；另外，颧大肌与其他肌肉配合形成“微笑”表情。有部分人的颧大肌肌束止于真皮层，肌纤维收缩时牵拉皮肤形成“酒窝”。

5）颧小肌

起点：颧骨外侧面。

止点：鼻唇沟下部周围的皮肤。

运动神经支配：面神经颧支。

血管分布：主要有眶下动脉、角动脉、颧面动脉和颞浅动脉的分支。

功能：牵拉唇部向上、向外侧活动，增加鼻唇沟的深度。

特征：颧小肌收缩时牵拉鼻唇沟下部周围的皮肤向上、向外侧活动，使鼻唇沟加深，可使笑容更加富有魅力。

6）笑肌

起点：腮腺咬肌筋膜、颈阔肌上后部以及鼻唇沟中下部周围的皮肤。

止点：口角周围的皮肤、黏膜。

运动神经支配：面神经颊支。

血管分布：主要为面动脉。

功能：牵拉口角向外侧运动。

特征：仅少部分人存在笑肌，且个体差异性大。笑肌肌层菲薄，呈带状或三角形，斜行向内下越过咬肌和面动、静脉，集中于口角，部分移行为降口角肌（三角肌）。笑肌收缩牵拉口角周围的皮肤向外侧活动，形成“微笑”的面部表情。

7）提口角肌

起点：上颌骨尖牙窝、眶下孔下方。

止点：口角周围皮肤、口轮匝肌。

运动神经支配：面神经颊支。

血管分布：面动脉和眶下动脉。

功能：上提口角。

特征：提口角肌又叫尖牙肌，位于提上唇肌与颧大肌的深面，肌纤维斜向下外方走行集中于口角，收缩时牵拉口角周围皮肤向上运动，形成面部表情。

8）颊肌

起点：上颌骨的牙槽突、翼突下颌缝和下颌骨三个磨牙齿槽突的外侧面。

止点：口角周围的皮肤、口轮匝肌。

运动神经支配：面神经的颊支和下颌缘支。

血管分布：面动脉。

功能：使口裂向两侧开大；协助吸吮、“吹奏”动作；协助食物在牙列之间磨碎。

特征：起点呈弧形，整体呈长方形，位置较深，被颧大肌、笑肌、提口角肌和降口角肌所遮盖，其内侧面紧贴口腔黏膜，辅助咀嚼和吸吮功能。肌纤维向口角集中，一部分延伸止于口角皮肤，收缩时可牵拉口角皮肤向外侧运动；另一部分延伸成为口轮匝肌深层。该肌与咬肌之间以筋膜相隔，是表情肌中唯一存在筋膜的肌肉。该肌位于上颌第2磨牙附近，腮腺导管走行时穿透该肌。

9）咬肌

起点：分为浅层和深层。浅层起自颧弓前2/3，深层起自颧弓后1/3及其内侧面。

止点：咬肌粗隆和下颌缘支外面。

运动神经支配：下颌神经咬肌支。

血管分布：面动、静脉和上颌动、静脉。

功能：咀嚼和咬合运动。

特征：自起点向后下方走行，呈方形，覆盖于下颌缘支的外面，深面为下颌骨，浅面有腮腺、颊脂垫和SMAS筋膜等。该肌内腮腺导管的细小分支走行，其表面内侧有面神经的分支走行。咬肌是咬合、咀嚼运动的主要执行肌肉。

（3）下面部

1）口轮匝肌

口轮匝肌是口裂周围的环形肌肉，分为深层、中层和浅层。

深层口轮匝肌较薄，为颊肌的延伸部分，紧贴于口腔黏膜，其肌纤维环绕口周，有括约肌的功能。

浅层肌肉较大，从一侧口角皮肤和黏膜移行至另一侧，其肌纤维来自面部表情肌，分为上、下两部分。上部分的肌纤维主要来自提上唇肌、提上唇鼻翼肌、颧大肌、颧小肌和鼻肌横部等，下部分的肌纤维来自降口角肌。在上唇该肌纤维分为长、短两种纤维，短纤维止于同侧的人中嵴，长纤维在中线处相互交叉后止于对侧的人中嵴。

中层的肌纤维主要来自提上唇肌、提上唇鼻翼肌、颧大肌、颧小肌、提口角肌、降口角肌和降下唇肌等。

运动神经支配：面神经颧支、颊支和下颌缘支。

血管分布：主要有上唇动脉、下唇动脉和颏动脉等。

功能：口裂闭合。

特征：口轮匝肌收缩时使口裂闭合，参与形成“吹口哨”等动作，还可与颊肌共同作用完成“吸吮”动作。当面神经损伤时，会导致同侧口轮匝肌运动障碍，涎液自口内溢出，也无法完成上述“吹口哨、吸吮”等动作。

2）降口角肌

起点：下颌骨颏结节和第一磨牙之间。

止点：口角周围的皮肤、口轮匝肌。

运动神经支配：面神经下颌缘支。

血管分布：主要为下唇动脉和颏动脉。

功能：降低下唇和口角。

特征：降口角肌呈三角形，又名“三角肌”。该肌位于降下唇肌的表面，肌纤维斜行走向内上方，逐渐集中于口角皮下，其部分纤维终止于口角皮肤，部分移行为切牙肌，部分肌纤维移行为口轮匝肌，其外侧肌纤维与颈阔肌的外侧肌纤维相汇合。该肌收缩时牵拉口角皮肤及下唇向下运动，产生“悲伤、愤怒”等情绪，并形成口角皱纹。

3）降下唇肌

起点：下颌下缘，位于降口角肌的头侧、颏孔下方。

止点：下唇（外侧1/3）。

运动神经支配：面神经下颌缘支。

血管分布：下唇动脉和颏动脉。

功能：降低下唇和口角。

特征：降下唇肌呈菱形，又称为下唇方肌，位于颏孔和颏结节之间，其外侧肌纤维被降口角肌所遮盖，其肌纤维方向垂直于降口角肌的纤维方向。该肌收缩牵拉下唇和口角向下活动，形成“愤怒、惊讶”的面部表情。

4）颏肌

起点：下颌骨侧切牙和中切牙的牙槽突。

终点：颏部皮肤。

运动神经支配：面神经下颌缘分支。

血管分布：主要为下唇动脉和颏动脉。

功能：使颏部皮肤上提。

特征：颏肌位于降下唇肌的深面，其肌纤维向内下方走行时逐渐增宽，呈圆锥状。该肌收缩时牵拉颏部皮肤向上运动，可使下唇前移，并使下颌部弧线发生改变，因此又称为“颏提肌”。

5）颈阔肌

起点：三角肌和胸大肌表面筋膜组织。

止点：下唇和口周的皮下。

运动神经支配：面神经颈支。

血管分布：主要为颈横动脉的分支和颏动脉。

功能：牵拉口角和下唇向下运动，协助降下颌。

特征：颈阔肌位于下面部皮下，形态宽而薄，自起点向上内走行，越过下颌骨下缘的浅面到达面部。颈阔肌前部的肌纤维向上走行，两侧的肌纤维在颏联合的下方相互交错，止于下颌骨下缘；中部的肌纤维越过下颌骨下缘，走行于面动、静脉的浅面，集中于口角，与笑肌、降下唇肌和降口角肌等相互融合；其后部的肌纤维移行为腮腺咬肌筋膜。颈阔肌收缩时使下唇和口角向下移动，协助降下颌，并参与张口动作和形成“微笑”表情。此外，颈阔肌收缩可使颈部皮肤产生横向的皱纹，称为“颈横纹”，并可形成纵向的颈阔肌带。

5.2 肉毒毒素注射美容

5.2.1 概述

肉毒毒素又称为肉毒杆菌毒素或肉毒杆菌素，是由肉毒梭状芽孢杆菌（简称肉毒杆菌）在繁殖过程中所产生的一种神经毒素。肉毒毒素并不是由肉毒杆菌直接释放的，而是先在细胞内产生前体毒素（无毒），待肉毒杆菌死亡溶解后，其产生的前体毒素游离释放出来，被生物体肠道内的胰蛋白酶或经细菌产生的蛋白酶分解激活后才具有毒性。肉毒杆菌芽孢抗酸性强，摄入人体后，被胃肠道吸收后可使机体的肌肉发生麻痹，最常见的临床症状有眼肌麻痹、复视、吞咽和呼吸困难等，严重者可因呼吸衰竭和心力衰竭而死亡。

根据其免疫学特征，肉毒毒素可分A、B、C1、C2、D、E、F、G共8个分型。其中C2属于细胞毒素，其余均属于神经毒素。可引起人类疾病的毒素有A、B、E和F型，而A型肉毒毒素是目前临床上研究最多，也是毒力最强、应用最广泛的神经毒素。

A型肉毒毒素是由二硫键结合的重（H）链（100 kDa）和轻（L）链（50 kDa）组成的150 kDa多肽链。轻链通过双硫键相连接，是毒性较强的天然物质之一，通过裂解如SNARE复合体、SNAP-25等浆膜受体，阻止乙酰胆碱囊泡与浆膜的ZHI胞内融合；重链在神经毒素分子进入轴突终末的过程中起关键性作用。但肉毒毒素只是抑制了神经递质的释放，并不影响其合成和储存，也不会影响到电信号在神经纤维中的传导，一般在3～6个月后，随着神经肌肉接头恢复连接，肌肉的收缩功能便可重新恢复，这种行为称为“神经再生”。这也是肉毒毒素在临床中的作用一般能维持3～6个月、平均4.5个月的原因。

目前国际上使用最多的A型肉毒毒素产品有产自美国Allergan公司的保妥适（BOTOX）、我国兰州生物技术有限公司（兰州生物）生产的衡力（Botulinum toxin type A，BTX-A）、英国（现在经法国Ipsen公司生产并销售）的丽舒妥（Dysport，中文名又称吉适）、德国Merz Neuroscience公司的思奥美（Xeomin）、韩国Medytox公司（韩国，五松）生产的Neuronox（也称Medytoxin、BotuliftCunox、Siax）、韩国生物制药公司Hugel生产的乐提葆（Letybo，又称韩国白毒）和美国Revance Therapeutics公司生产的达希斐（DAXXIF）等。

早在20世纪70年代，A型肉毒毒素在临床上就被美国食品和药物管理局（The US Food and Drug Administration，FDA）批准用于肌肉痉挛性疾病的治疗。在2002年FDA批准了保妥适注射用于“眉间纹”的治疗。到目前为止，FDA也仅批准了保妥适用于“眉间纹、鱼尾纹、额纹和颈阔肌带（条索）”的治疗，面部其余部位及身体部位均未获得批准，但在FDA正式批准之前，保妥适就已经广泛应用于微整形美容等的注射治疗。FDA在2009年5月批准了丽舒妥用于肌张力障碍和“眉间纹”的治疗，在2011年7月又批准了思奥美用于肌张力障碍和“眉间纹”的治疗。在2016年7月，FDA批准丽舒妥用于治疗两岁及以上儿童的下肢痉挛性疾病；在2019年9月，FDA批准扩大丽舒妥的临床使用范围，即批准其用于治疗两岁及以上儿童的上肢痉挛性疾病（不包含脑瘫）引起的肢体痉挛，这也使得丽舒妥成为首个FDA批准可用于小儿上肢和下肢肢体痉挛的A型肉毒毒素。目前，FDA已经进一步扩大批准了丽舒妥用于治疗脑瘫导致的上肢痉挛，同时，FDA也批准了保妥适用于治疗两岁及以上患儿的上肢和下肢痉挛，其中包括脑瘫导致的肢体痉挛。

早在2020年以前，国内被国家药品监督管理局（National Medical Products Administration，NMPA，原中国食品药品监督管理局，China Food and Drug Administration，CFDA，在2013年3月22日更名）批准的用于美容注射的肉毒毒素只有保妥适（2009年获批）和衡力（2012年获批）两种产品。而在2020年6月和2020年10月，NMPA分别批准了吉适和乐提葆用于注射美容的治疗，形成“四强争霸”的局面，又在2024年3月和2024年9月分别批准上市了思奥美和达希斐两种产品。然而，这些产品大多只被批准用于眉间纹、额纹、鱼尾纹和肌肉痉挛性疾病等的治疗，思奥美仅被批准用于中、重度眉间纹的治疗（表5.1）。

表5.1　常用肉毒毒素型号

	BOTOX （保妥适）	BTX-A （衡力）	Dysport （丽舒妥，吉适）
厂家	美国Allergan公司	兰州生物	法国Ispen公司
毒素类型	A型	A型	A型
菌株	Hall A株	Hall A株	Hall NCTC 2916株
分子量	900 kDa	900 kDa	500/900 kDa
作用靶点	SNAP-25	SNAP-25	SNAP-25
稳定剂	0.5 mg HAS	20 mg明胶（动物来源）	0.125 mg HAS
其他辅药	0.5 mg人血白蛋白 0.9 mg NaCl	25 mg葡萄糖 25 mg蔗糖	0.5 mg人血白蛋白 2.5 mg乳糖
pH值	6.8±0.5	6.0±0.4	最高7.0
生产工艺	真空干燥	低压冻干	低压冻干

续表5.1

	BOTOX（保妥适）	BTX-A（衡力）	Dysport（丽舒妥，吉适）
储存	2～8 ℃	-20～-5 ℃	2～8 ℃
保质期	36个月	36个月	5个月

在临床实践中，BOTOX、BTX-A和Dysport三种产品之间的等效剂量大概换算方式为：1 U BOTOX≈1 U BTX-A≈2～2.5 U Dysport。但是从严格意义上讲，各种产品之间的效力是很难通过以上换算方式计算的。

尽管在之前的报道中显示，BOTOX与Dysport之间的换算比例为1：3～1：4，但是最近的研究发现，1：2～1：2.5才是最合适的换算比例。在用于眉间纹的治疗时，FDA推荐BOTOX的治疗剂量为20 U，Dysport的治疗剂量为50 U；另外，在用于成人上肢痉挛的治疗时，FDA推荐BOTOX的最大治疗剂量为400 U，而Dysport最大治疗剂量为1000 U，均提示其剂量换算比例为1：2.5，而当等效剂量比例超过1：3时，其注射相关不良反应发生率也明显提高。

A型肉毒毒素本身属于免疫源性蛋白，为了增加神经毒素的稳定性，在产品中添加了人血白蛋白，在其注入机体后，便会产生相应的免疫球蛋白G（IgG），即肉毒毒素抗体。机体内一旦产生抗体，当再次注射相同的产品时，就会引发机体产生抗原抗体结合反应，而起不到麻痹肌肉的效果。然而，在临床中进行微整形注射美容时，仅需注射较小剂量的肉毒毒素便可达到治疗效果，因此鲜有机体产生抗原抗体反应的病例报道。通常只有当求美者在短时间（如1个月）内注射数次肉毒毒素或一次注射剂量过大（200～300 U以上）时，机体才容易产生抗体，而不同类型肉毒毒素产品之间基本没有交叉免疫性，因此当机体产生抗体后，可以通过更换不同肉毒毒素产品来达到治疗目的。

另外，BTX-A在制作过程中使用了动物（猪）来源的明胶作为神经毒素的稳定剂，自从BTX-A产品上市之后，美国Allegan公司不断强调其含有的明胶成分可能会导致机体发生过敏反应。然而，在现有的大量文献报道和临床实践中，注射BTX-A出现过敏反应的病例并不多见。

随着各类肉毒毒素产品超范围注射用于医疗美容行业的盛行，业界人士对产品相关安全问题也存在着一定的担忧。总体来说，在规范操作下，肉毒毒素用于注射美容导致的严重并发症极少发生。但确实发生过与肉毒毒素注射相关致死的严重事件，如在2009年，FDA就曾报道了几例关于脑瘫患儿在接受患肢注射过大剂量肉毒毒素以改善肌肉痉挛后死亡的病例，这一严重并发症考虑与注射剂量过大、肉毒毒素扩散有关。在2009年4月，FDA下令所有的肉毒毒素产品都应有一个“黑框”警告，提示注射肉毒毒素之后可能从目标部位扩散到躯体其他非目标注射部位，导致出现肌肉麻痹引起呼吸困难、吞咽困难等严重并发症。然而，在一些私立美容机构和无资质人员的不规范操作下，肉毒毒素注射相关不良反应常有发生，近年来报道了多起在私立医疗机构接受肉毒毒素注射后出现全身中毒症状的案例。另外，在一项关于注射美容治疗的临床研究统计中发现，A型肉毒毒素注射治疗的相关不良反应发生率为眉下垂3.1%、上睑下垂2.5%、眼感觉障碍3%、下面部不平衡和唇部不对称6.9%，但这些注射治疗的不良反应可通过提高注射技术来降低其发生率。

在临床上，肉毒毒素注射主要用于面部眉间纹、额纹、眶下皱纹、鱼尾纹、鼻背纹、唇周和颈纹等动态性皱纹的治疗，同时也是咬肌（瘦脸）、腓肠肌（瘦小腿）、斜方肌（瘦肩）等肌肉塑形的首选治疗，还应用于多汗症、腋臭、面部玫瑰痤疮、雄激素性脱发、肛裂、便秘、慢性偏头痛等的治疗，且均获得良好的治疗效果。

下面将详细地阐述肉毒毒素在面颈部注射美容、肌肉塑形中的应用，以及注射方法、技巧和剂量选择。为了避免各种肉毒毒素产品之间注射剂量的混淆，也为了清楚和统一起见，所有讲述到的肉毒毒素注射方法和剂量选择，均以衡力产品为例。（注：作者与兰州生物技术有限公司之间无任何利益相关）

5.2.2 肉毒毒素注射的基本操作

5.2.2.1 注射前准备

5.2.2.1.1 注射室的配置

微创注射室的配置与传统手术室不一样，其设置需更加人性化。在要求无菌的前提下，提供一个明亮、温馨、便利的环境，可以给求美者更多的愉悦感和舒适感，让求美者有“回家”的感觉。在求美者和操作医师都很放松的环境下，相互沟通，充分缓解求美者的紧张感，同时操作医师能够充分了解求美者的诉求，并制定适合求美者的“个体化”治疗方案。

5.2.2.1.2 术前询问病史、病情告知

注射前需详细询问求美者的病史，排除注射禁忌证。

（1）绝对禁忌证

①严重肝、肾功能异常的患者。

②有严重过敏性疾病如过敏性哮喘，或对多种药物、食物等发生严重过敏反应，或既往注射肉毒毒素、含明胶等复合成分发生过敏反应的求美者。

③注射部位或周围皮肤存在感染。

④注射部位皮肤疾病正处于急性发作期。

（2）相对禁忌证

①备孕、怀孕和哺乳期的女性。尽管目前没有肉毒毒素注射对孕妇和胎儿产生不良影响的实验研究和文献报道，但仍需要谨慎对待。

②患有多发性硬化症和重症肌无力等疾病的求美者。

③正在使用青霉素、氨基糖苷类抗生素、奎宁、钙离子通道阻滞剂等可能影响神经肌肉传导的药物的求美者。

④有心理障碍的求美者和对注射治疗怀有过高期望的求美者，都需谨慎对待。

⑤18岁以下的求美者（除肌肉痉挛性疾病、腋臭、多汗症等的疾病治疗）。

⑥长期使用糖皮质激素（如过敏性疾病、自身免疫性疾病、哮喘等患者）的求美者。

⑦免疫低下和免疫增强（半年内注射过免疫调节剂如胸腺肽、羊胎素等）的求美者。

⑧职业需要依赖面部表情的求美者（如某些戏剧演员等）。

⑨患有高血压的求美者，在血压控制正常、未使用抗凝药物或钙离子通道阻滞剂等的情况下可行肉毒毒素注射。血压过高或口服阿司匹林、钙离子通道阻滞剂等药物的患者，需在心血管科就诊，调整药物、血压控制正常后再行注射。

⑩凝血功能异常的求美者，在纠正凝血功能后可行肉毒毒素注射，但需在注射前及注射后分别口服维生素K三天，减小出血风险。

⑪注射前详细询问求美者的病史，是操作前必不可少的步骤。另外，应将所有问诊过程中发现的异常情况详细记录到病例中，详细向求美者告知可能出现的相关不良反应，并要求求美者签字确认。

5.2.2.1.3 术前拍照

（1）拍照角度及要求

求美者在拍照、注射前需要卸妆，并将头发梳理整齐，男性必要时应剔除胡须。拍照时仪态大方、表情自然。

治疗前、后的照片是临床评估治疗效果最直接有力的证据。标准的注射前、后的对比照片包括正面，左、右45°侧面和左、右90°侧面各5张，特殊部位如鼻小柱等部位还需增加俯仰位的照片。另外，根据注射部位的不同，还需增加该部位的局部照片，如注射眉间纹、鱼尾纹时，应增加眉间区和双侧外侧眼角区域的局部照片，包括静态和动态的特写对比。

（2）拍照室要求

拍照室墙壁及天花板颜色要求应为白色，房间面积应足够大，一般需大于10㎡，保证拍摄者和求美者之间有一定的距离。拍照室内需配置一个三脚架和一把椅子，座椅高度需适中，并调整三脚架的高度和距离。另外，应尽可能配置人工光源，并且是双照明光源，以保证拍摄照片的质量。

5.2.2.1.4 肉毒毒素的配制

（1）溶剂选择

常用的溶剂为0.9%氯化钠溶液（生理盐水）和2%盐酸利多卡因注射液。

生理盐水是最常使用的溶剂，也有部分医师习惯使用2%盐酸利多卡因注射液作为溶剂，认为利多卡因能够缓解注射时的疼痛感。然而，注射肉毒毒素时的疼痛感，主要是针头刺入真皮时的刺痛感和推注药物时的局部胀痛感，退针后疼痛感也随之消失，而利多卡因往往在注射完成后才发挥出麻醉效果，这对于注射点较多且密集的部位，如多汗症、腋臭等的注射才有麻醉意义。因此，在进行面部注射除皱、瘦脸、瘦肩、瘦腿等操作时，选择使用生理盐水或盐酸利多卡因注射液作为溶剂并没有太大的区别。

（2）药物的浓度选择

根据治疗部位和目的的不同，应选择配制不同的药物浓度进行更加精准的治疗。如100 U/瓶的肉毒毒素，可加入1～10 mL的生理盐水或利多卡因注射液，配制成浓度为1～10 U/0.1 mL的溶液进行注射。研究表明，在同等肉毒毒素剂量下，不同稀释浓度注射后的治疗效果并无明显差异，但在低浓度注射时肉毒毒素在局部更易出现弥散（表5.2）。

表5.2 肉毒毒素常用的配制方法

BTX-A	生理盐水	每0.1 mL单位含量	备注
100 U	1 mL	10.0 U	药物浓度高、扩散小，作用点精准，但注射剂量不易掌握，易出误差，临床使用较少
100 U	2 mL	5.0 U	配制方便，常用于咬肌、斜方肌、腓肠肌等的注射，容易计算剂量
100 U	2.5 mL	4.0 U	最常使用的配制方法，常用于面颈部皱纹除皱，多汗症和腋臭等的治疗，容易计算剂量
100 U	5 mL	2.0 U	浓度较低，常用于下睑眼纹的微量表浅注射；因容易发生弥散，也常用于腓肠肌的注射
100 U	10 mL	1.0 U	浓度低，常用于面部玫瑰痤疮、抑制皮脂分泌等的微滴治疗

将2.5 mL生理盐水加入100 U肉毒毒素进行配制，是大部分医师最常采用的配制方法。但有研究发现，这一配制浓度在用于面部动态皱纹的治疗时，容易出现面部表情僵硬、眉毛活动不自如、上睑上抬无力、微笑时不自然等注射相关不良反应。一般在注射后2～4周才能缓解，甚至更久。

近年来，微滴注射在面部除皱治疗中受到越来越多临床医师的青睐。微滴注射是在100 U肉毒毒素中加入5～10 mL生理盐水进行配制稀释，稀释后的浓度为1～2 U/0.1 mL，用30/32 G针头进行网格状注射，每注射点之间的距离为0.5～1 cm。微滴注射的层次为真皮层或皮下组织层，每点注射剂量一般不超过0.2 U，微量浅层注射通过麻痹浅层的肌纤维达到改善皱纹的目的，而深层的肌纤维功能得以保留，可以避免注射后出现面部表情僵硬、不自然等不良反应发生，使面部表情更加自然、平衡。

（3）操作步骤

在进行肉毒毒素的配制稀释时，应避免瓶内产生气泡，以免产品中的蛋白质复合物发生变性。

配制步骤如下：

①采用5 mL一次性无菌注射器抽取适量体积的生理盐水或盐酸利多卡因注射液（下面讲述以生理盐水为例）。

②左手持肉毒毒素药瓶，右手持注射器，将注射器斜行约45°插入肉毒毒素瓶内，使针头斜面贴附在瓶壁上，此时瓶内的真空会将注射器内的生理盐水自动吸入，因此在将针头插入到瓶内时，右手第3、4、5指需辅助用力持住筒芯，使生理盐水或利多卡因注射液顺瓶壁缓慢进入瓶内，避免产生气泡（图5.5）。若针头插入瓶内无负压，则为非真空包装，应弃用！

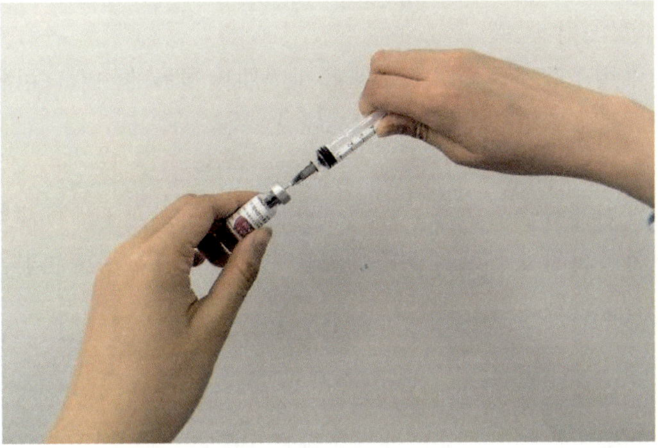

图5.5　肉毒毒素配置

③待生理盐水全部缓慢进入瓶内后，轻轻旋转药瓶，使肉毒毒素充分溶解，这一过程中应避免翻转、大幅度震荡药瓶，以免产生气泡。

④保留插入瓶内的5 mL注射器针头，将针筒更换为1 mL无菌注射器针筒，缓慢抽吸配制好的溶液，操作时动作应轻柔，避免暴力翻转、摇晃药瓶。

⑤用1 mL注射筒连接与注射相适应的30 G或32 G针头进行注射。

（4）配制后的储存

尽管肉毒毒素厂家建议药物在配制后4小时内用完，但大量研究表明，肉毒毒素配制后的溶液置于2～8 ℃的冰箱内冷藏2～4周，其疗效及安全性均无明显影响，也有部分试验表明其安全使用周期可长达7周。但必须注意的是，注射后剩余的肉毒毒素溶液，严禁交于求美者进行保存或处理，必须由注射医师在本医疗机构内进行废弃处理，确保药品全流程追溯。

5.2.2.1.5 求美者准备

①清洁注射部位皮肤，厚厚得涂一层表面麻醉剂（临床上常用的为盐酸利多卡因乳膏），涂抹均匀后贴塑料薄膜以加速药物吸收与渗透，等待30～40分钟。对表面麻醉剂过敏的求美者，可在局部冰敷5～10分钟后再进行注射。

②麻醉生效后卸净表面麻醉剂，标记注射点，嘱求美者平卧于注射床上，碘伏消毒术区。

5.2.2.1.6 操作医师准备

①操作医师标准七步洗手法洗手、手消毒或佩戴无菌手套，现场可由一名助手协助打开产品外包装、传递药物、安装或更换注射针头等，以上操作流程需注意无菌操作。

②注射前排尽注射器和针头内的空气，使药物充盈针头并排出一小滴以确保针头通畅。

5.2.2.2 注射的基本方法

5.2.2.2.1 垂直注射法

垂直注射法常用于咬肌、斜方肌和腓肠肌等肌肉塑形的注射，可将肉毒毒素直接注射到深层的肌肉内，是临床上较常用的注射方法之一。

（1）进针

进针前调整注射器针筒的位置，注意刻度面应朝上，便于计算注射剂量。在标记点处垂直皮肤快速进针，将针头刺入到相应的层次中。进针时右手持注射器，左手辅助绷紧或提捏皮肤，辅助右手进针。

（2）回抽

针头刺入到相应层次后，在推注药物前必须回抽，回抽无血液后方可注射，若回抽有血，应立即退针并按压止血，在临近处另行选择注射点。

（3）注射

推注药物时，需注意控制注射速度与剂量。注射速度过快不利于控制剂量，可能导致注射剂量过大，并加重求美者的疼痛感。

（4）退针

左手将提前准备好的无菌纱布、棉签或棉球放于进针处，快速拔出注射器针头后适当按压几秒钟止血，并擦拭注射点处的血迹，避免用力过猛、来回揉搓。

5.2.2.2.2 成角注射法

右手持注射器，左手辅助提捏或绷紧皮肤，辅助右手进针，进针时需与皮肤呈一定角度（一般为30°～40°，不超过45°），注射层次多为真皮深层、皮下组织或肌肉浅层，常用于眼周、额部等肌肉较薄部位的注射除皱。余注射步骤和注意事项同垂直注射法。

5.2.2.2.3 微滴注射（多点浅表微量注射）

微滴注射是近年来应用非常广泛，也是非常流行的一种新的注射方法，其注射手法类似于成角注射法，但微滴注射的层次更加表浅，一般为真皮层。真皮层注射时推注压力较大，因此注射时多建议采用螺口注射器。

（1）进针

在标记点处斜行进针，针尖斜面朝上，针头与皮肤呈一定角度（一般为10°～15°），针头刺入真皮深层，此时仅可见针头的轮廓，但不能看见针头的颜色。

（2）注射

该层次注射时求美者疼痛感较强烈，需缓慢微量注射，通常以注射部位皮肤出现小“皮丘”为标志。

（3）退针

左手将提前准备好的无菌纱布、棉签或棉球放于进针处，快速拔出注射器针头后适当按压几秒钟止血，并擦拭注射点处的血迹，避免用力过猛、来回揉搓。

该注射方法可显著减少肉毒毒素注射相关不良反应（如微笑时表情不自然、表情肌僵硬、眉毛活动不自如等）的发生率。但需要注意的是，在进行微滴注射时，需要计算好每个部位的注射总剂量和单点注射的剂量，避免出现注射总量过大、过少和两侧不对称等情况的发生。

5.2.2.3 注射后的护理

①注射完成后，由注射医师或助手使用无菌纱布或棉签、棉球等在注射点均匀压迫，严禁按摩、揉搓，严禁让求美者自行按压。按压数秒无出血后轻柔拭去注射点的血液。

③用纱布或棉签蘸取酒精或生理盐水擦去标记点，针眼处涂抹红霉素眼膏，覆盖无菌纱布，冰敷5～10分钟，防止血肿形成、局部青紫、瘀斑等。

③注射后6小时内严禁沾水，72小时内注射部位及周围不得涂抹化妆品和其他刺激性、有害性的物品，也不得随意涂抹医嘱以外的药物。

④注射后2周内避免进食辛辣刺激性食物和容易导致过敏的食物（如海鲜等），避免饮酒。注意防晒，避免强阳光照射或暴露在其他射线下，早期针眼未愈合时需物理防晒，不得涂抹防晒霜和隔离霜等物品。

⑤注射后2周、1月、3月、6月复诊。

⑥若注射后出现任何不适症状或异样情况，需及时到医院就诊，并如实告知注射医师。

5.2.2.4 常见并发症及不良反应

（1）一般不良反应

常见的不良反应有抬眉异常、眉毛下垂、上睑下垂、睑裂闭合不全、视物重叠、畏光、面部表情不自然、口角歪斜等，通常因肉毒毒素注射剂量过大、层次过深，肉毒毒素向周围扩散，非目标肌肉出现麻痹所致。多在注射后2～4周内出现，一般可自行缓解。必要时可通过局部热敷等方式加快肉毒毒素代谢，缓解症状。

（2）过敏反应

过敏反应发生极少。有少部分求美者可能出现过敏性皮疹，通常可自行消退。若皮疹等过敏症状较重或持续时间较长，可使用抗过敏药物或糖皮质激素治疗。

（3）呼吸困难、吞咽困难

常发生于肉毒毒素注射治疗痉挛性斜颈时，注射剂量过大、注射层次不正确，导致呼吸肌、吞咽肌等肌肉发生麻痹，从而出现呼吸困难或吞咽困难症状。

（4）全身中毒症状

随着肉毒毒素产品的正规化管理，全身中毒症状如乏力、头晕、视物模糊、胸闷气短及严重者伴有的吞咽困难、呼吸困难、心力衰竭等已鲜有报道，仅有极少数求美者在非正规医疗机构短时间内接受大剂量肉毒毒素或不明来源的肉毒毒素注射时才可能出现。

（5）抗体产生

多见于短时间内接受多次注射或大剂量注射的求美者。

相较于保妥适来说，衡力在制作时添加了更多的蛋白质复合物，因此诱发抗体产生的可能性更大。当求美者出现抗原抗体反应而治疗效果不佳时，应停止使用同一品牌的肉毒毒素1年甚至更久，改用其他品牌的产品，避免一味地加大肉毒毒素的剂量！

（6）皮肤干燥

肉毒毒素可以抑制皮脂腺的分泌，导致注射部位出现皮肤干燥，尤其多见于较为干燥的北方地区的求美者，冬季多发。通过涂抹保湿霜等护肤品进行保湿即可。利用这一机制在面部进行低浓度、小剂量的肉毒毒素注射，可用于缓解面部出油、治疗面部痤疮。

5.2.3 肉毒毒素注射除皱

5.2.3.1 额纹

5.2.3.1.1 概述

额纹是额肌收缩产生的横向或“V”形的皱纹，又称为抬头纹（图5.6），是导致上面部老化的重要原因之一。额肌长期反复收缩使肌肉的恢复能力下降，而相应部位皮肤弹性也逐渐下降，长此以往便会形成较深的褶皱，即真性皱纹，又称为静态性皱纹。

一旦形成明显的静态性皱纹，单纯注射肉毒毒素并不能得到很好的改善，需联合注射软组织填充剂进行矫正。

5.2.3.1.2 治疗方法

（1）药物配制

2.5 mL生理盐水加入100 U肉毒毒素中进行配制，浓度为4 U/0.1 mL。

（2）标记注射点

安全区域：自眉间正中与两侧瞳孔中线眶上缘2 cm处做“V”字形连线，连线上方即为安全注射区域。

1）双排法

双排法是标准注射法，也是目前最常用的注射方法，适用于大多数求美者（图5.7）。

在安全区域内根据额纹和额肌的收缩（求美者平视前方，努力做抬眉动作）情况，设计两排注射点，每排4～6个点，上排注射点距离发际线至少1.5 cm，每注射点之间的距离至少为1 cm，尽可能全面覆盖额肌范围，上排和下排的注射点应相互交错，以利于肉毒毒素均匀扩散。

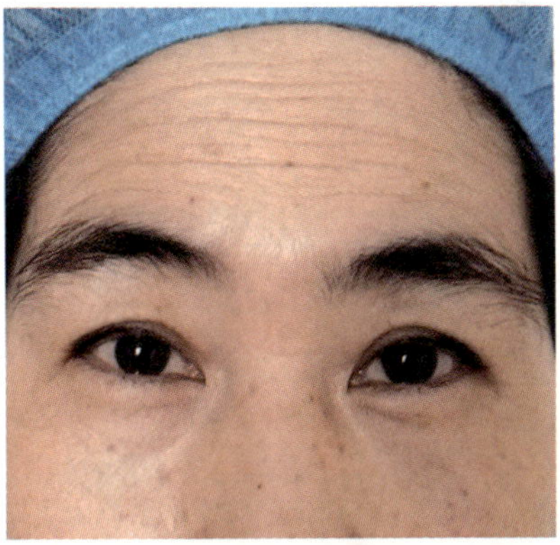

图5.6 额纹

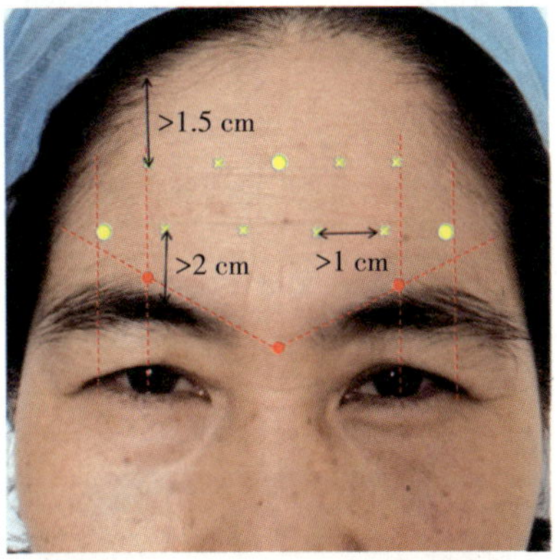

图5.7 双排注射法

2）三排法

三排法适用于额纹严重并分布广泛的求美者，是在双排法的基础上多增加一排注射点，最上面一排注射点距离发际线约0.5 cm（图5.8）。

这种注射法可能导致发际线后移，因此适用于发际线较低的求美者，对于发际线较高的求美者应慎用。

3）单排法

单排法适用于额纹较轻的求美者。定位于额头中间水平线，或额肌的皱纹线上，仍为4～6个注射点，每注射点之间的距离至少为1 cm（图5.9）。

4）"V"字法

在临床上，部分求美者的额纹呈"V"字形，这是因为具有双腹肌的额肌收缩产生的。在标记注射点时，根据额纹的走行调整注射点的位置和方向，其余要领与双排法相同（图5.10）。

（3）注射剂量

单点注射剂量为1～2 U，注射总剂量为10～20 U。

（4）注射层次

皮下组织层或肌肉浅层。

（5）注射手法

成角注射法（图5.11）。

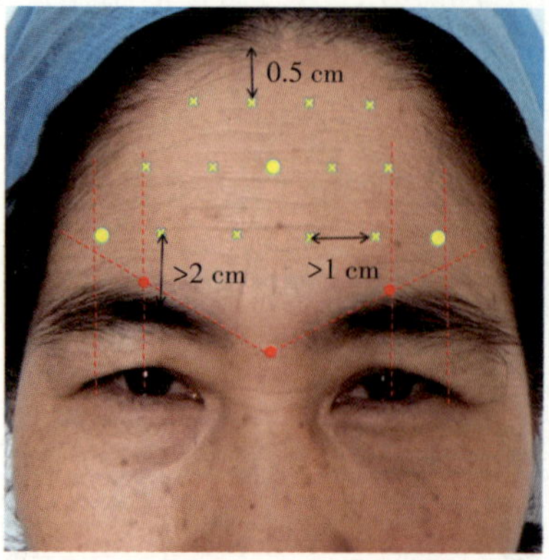

图5.8　三排注射法

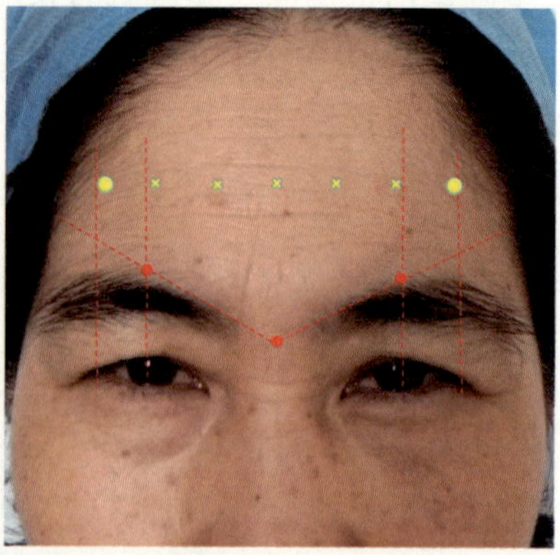

图5.9　单排注射法

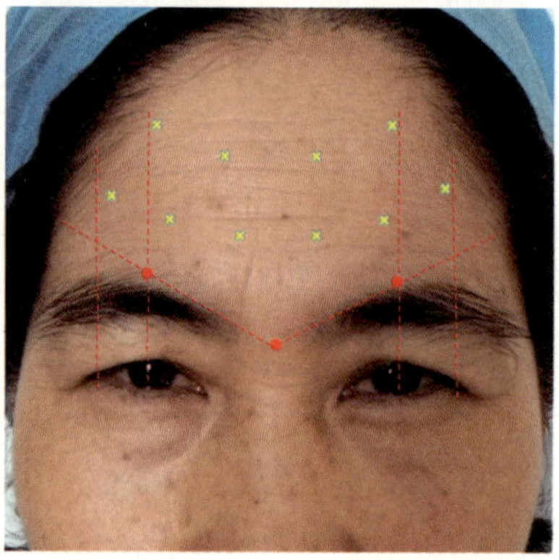

图5.10　“V”字注射法

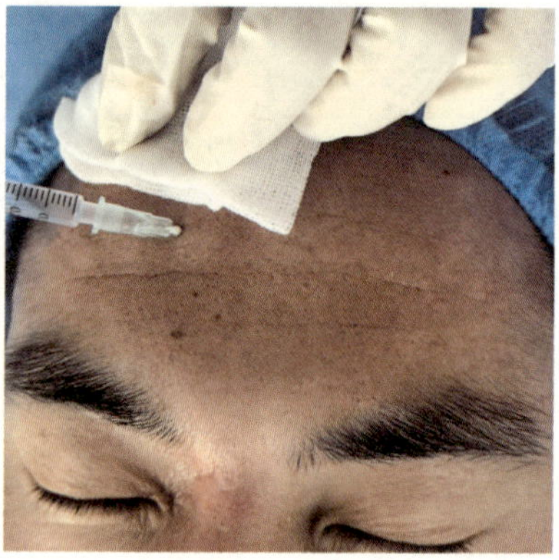

图5.11　额纹注射操作

（6）注意事项

①注射前外敷利多卡因乳膏30～40分钟以减轻疼痛，注射后冰敷。

②注射点应位于眉毛上方2 cm，避免在注射后出现或加重眉毛下垂以及上睑下垂的情况。

③女性求美者最外侧的注射点应位于瞳孔中线内侧，避免外侧额肌麻痹，导致眉尾、眉峰下垂，影响外观。男性求美者最外侧注射点可延伸到外眦的垂直线上。

（7）常见不良反应

1）眉毛下垂

注射点距离眉毛过近可能导致眉毛下垂，切记最下排注射点必须位于眉上方至少2 cm。

2）上睑无力或上睑下垂

注射剂量过大、注射点距离眶上缘过近或注射层次过深，经骨膜上疏松结缔组织间隙扩散至提上睑肌，导致提上睑肌麻痹。切记注射时最下排注射点必须位于眉上方至少2 cm，注射剂量20 U便足够，最大注射剂量不超过30 U。在进行最下排注射时，左手应按压于眶上孔处，注射层次不宜过深，也可在真皮深层进行注射，避免肉毒毒素扩散。

该不良反应通常在注射后1～2个月内缓解，通过局部热敷、理疗等方法可加快肉毒毒素代谢，促进恢复。症状严重的求美者使用新福林滴眼剂或新斯的明，也可起到一定的缓解作用。

3）眉梢上提

额肌外侧未注射或注射剂量过小，而额肌中部注射剂量较大，导致外侧的额肌出现代偿性收缩，从而出现眉外侧过分上提的情况。

在额肌外侧肌力最强的地方补充注射少量肉毒毒素即可矫正。

4）面部表情不对称

多因双侧注射剂量、层次不一致所致。在肌力较强的一侧补充少量注射即可矫正。

5.2.3.2　眉间纹

5.2.3.2.1　概述

眉间纹是由眉间多个肌肉收缩形成的“川”字样皱纹，故又称为“川字纹”（图5.12）。眉间纹主要由眉间复合体（由浅层的降眉间肌、降眉肌和深层的皱眉肌所构成）活动形成，额肌和眼轮匝肌的活动也参与了眉间纹的形成。眼轮匝肌和皱眉肌收缩可使眉毛向下、向内活动，降眉间肌和降眉肌收缩可使眉毛向下活动，并形成眉间的垂直皱纹；另外，在降眉间肌收缩时，眉间区域还会产生横向皱纹。

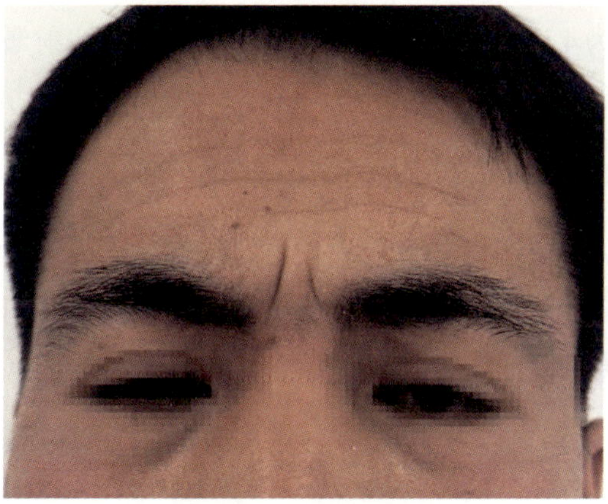

图5.12　眉间纹

眉间纹分为动态性皱纹和静态性皱纹，动态性眉间纹是在做面部表情时才出现的皱纹，在面部放松的情况下无明显可见的皱纹，单纯注射肉毒毒素即可获得显著的治疗效果；而静态眉间纹是在动态眉间纹的基础上，因求美者的年龄增长，皮肤真皮层胶原纤维逐渐减少、弹性变差出现的，是在面部放松、不做表情的情况下也存在的褶皱，配合使用软组织填充剂进行填充治疗效果较好。

5.2.3.2.2 治疗方法

（1）药物配制

常用2.5 mL生理盐水加入100 U肉毒毒素中进行配制，浓度为4 U/0.1 mL。

（2）标记注射点

1）*五点法*

五点法是标准注射法，也是临床上最常使用的方法，适用于大多数求美者（图5.13）。

皱眉肌注射点：两侧瞳孔中线或稍偏内侧、眶骨缘上方至少1 cm处；

降眉肌注射点：两侧内眦的垂线与眉毛上缘的交点；

降眉间肌注射点：鼻根部中央点。

2）*三点法*

三点法适用于眉间纹较轻的女性求美者（图5.14）。

降眉肌注射点：两侧内眦的垂线与眉毛上缘的交点；

降眉间肌注射点：鼻根部中央点。

3）*七点法*

七点法适用于眉间纹较重、较宽的求美者（图5.15、图5.16）。该法是在五点注射法的基础上，在每侧瞳孔中线外侧眉毛上缘处各增加一个点，或在皱眉时眉间最凸起的部位增加两个注射点。

（3）注射剂量

一般单点注射剂量为4 U，总量不超过20 U。在眶上缘注射皱眉肌时，每点注射剂量一般为1～2 U。男性求美者因皱眉肌较厚，可在每侧皱眉肌内酌情增加一个点，注射总剂量不超过40 U。

（4）注射层次

降眉肌或降眉间肌：肌肉中层。

皱眉肌：肌肉深层（内下部分）；肌肉浅层、皮下或皮内（外上部分）。

图5.13—图5.16中黄色标记线为滑车血管神经束走行方向。

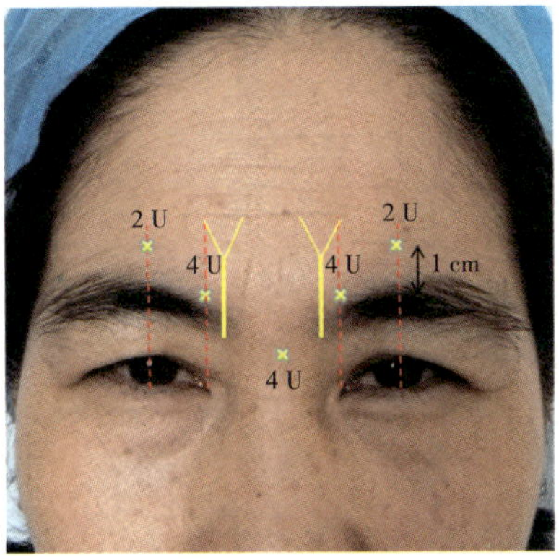

图5.13　五点注射法

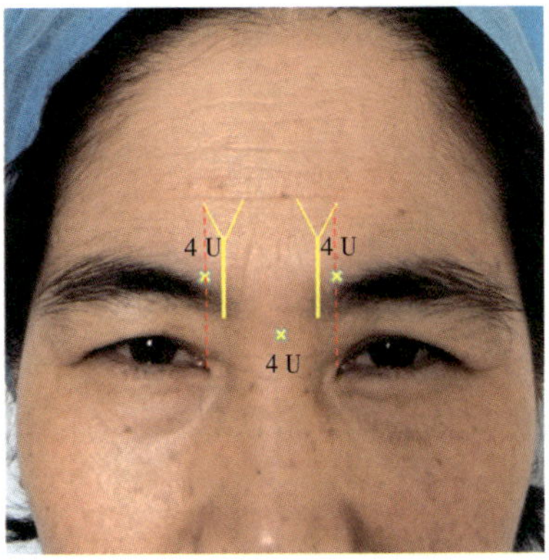

图5.14　三点注射法

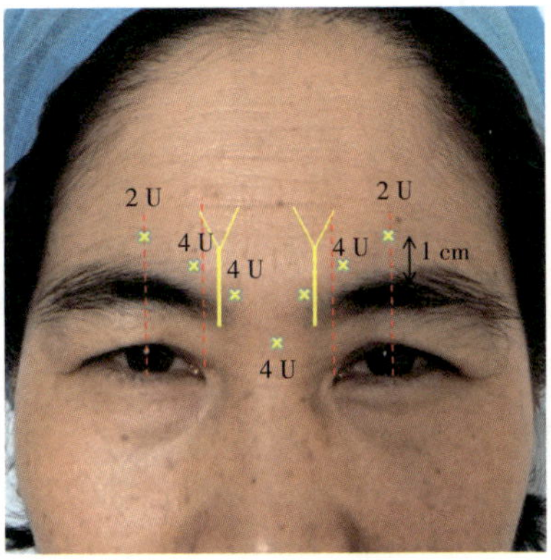

图5.15　七点注射法1

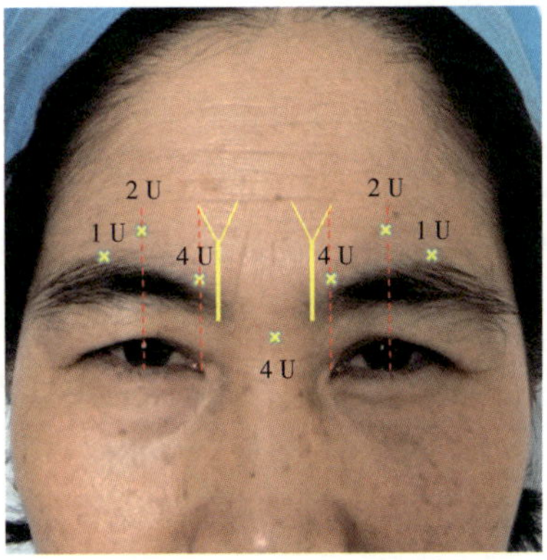

图5.16　七点注射法2

（5）注射手法

降眉肌或降眉间肌：成角注射法。注射时针头自内下斜向外上方进针，进入肌腹内注射。

皱眉肌：垂直注射法、成角注射法。皱眉肌的内下部分注射点建议垂直进针注射在肌肉深层，外上部分（眶缘上方）注射时应进行皮内或皮下微量注射。

（6）注意事项

①注射前外敷利多卡因乳膏30～40分钟以减轻疼痛，注射后冰敷。

②外侧注射点位于瞳孔中线以内，预防眉毛下垂。

③注射点应位于骨性眶缘上方，避免肉毒毒素弥散麻痹提上睑肌和眼外肌等。

④注射点过高影响额肌功能。

（7）常见不良反应

1）*眉毛下垂*

肉毒毒素弥散麻痹外侧额肌，导致额肌肌力减弱，甚至可能出现内侧额肌代偿性收缩牵拉眉头向上，从而出现眉毛畸形。眉毛下垂一般较轻，且为单侧，通常在注射2～3周后便可自行缓解。

2）睁眼无力、上睑下垂

常因注射剂量过大、注射层次过深、注射点距离眶上缘过近，肉毒毒素经骨膜上疏松结缔组织间隙扩散至提上睑肌，使提上睑肌麻痹所致。一般在注射后1～2个月内可逐渐缓解，通过局部热敷、理疗等方可加快肉毒毒素代谢，促进恢复。症状严重的求美者配合使用新福林滴眼剂或新斯的明也可起到一定的缓解作用。

5.2.3.3 眼角纹

5.2.3.3.1 概述

眼角纹是眼轮匝肌收缩牵拉皮肤导致双眼外眦外侧出现放射状的皱纹，形似“爪”状或鱼尾状，又名“鱼尾纹”，在做“大笑”的表情时更加明显（图5.17），是面部老化较常见的皱纹之一。大部分求美者通常伴有眶下的皱纹，注射眼角纹后外侧的眼轮匝肌肌力减弱，可能导致眶下部分眼轮匝肌出现代偿性收缩，从而加重眶下皱纹，因此建议同期治疗眼角纹和眶下皱纹。

眼角纹的治疗目的与眉间纹完全不同。眉间纹是由于眉间肌肉复合体运动产生的，即使这些肌肉完全麻痹，对面部表情也不会产生太大的影响，而眼角纹的治疗目的是减弱眼轮匝肌的肌力，并非完全麻痹，当注射剂量过大导致眼轮匝肌出现麻痹，则会出现眼睑下垂，面部表情僵硬、不自然等不良反应，严重影响求美者的日常生活质量。

5.2.3.3.2 治疗方法

（1）药物配制

2.5 mL生理盐水加入100 U肉毒毒素中进行配制，浓度为4 U/0.1 mL。

（2）标记注射点

1）三点法

三点法适用于皱纹较轻、面积较小的求美者（图5.18）。

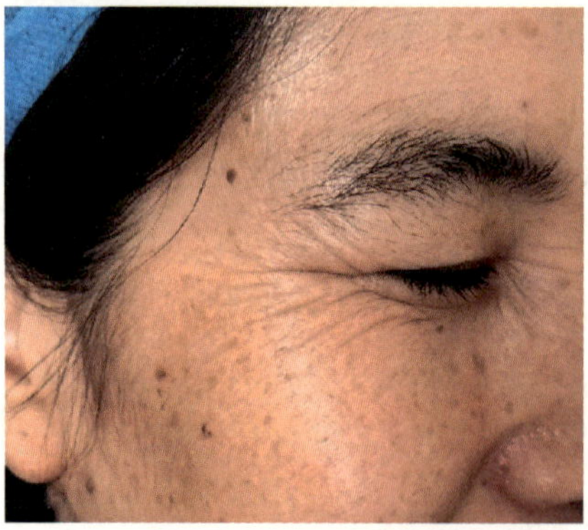

图5.17 眼角纹

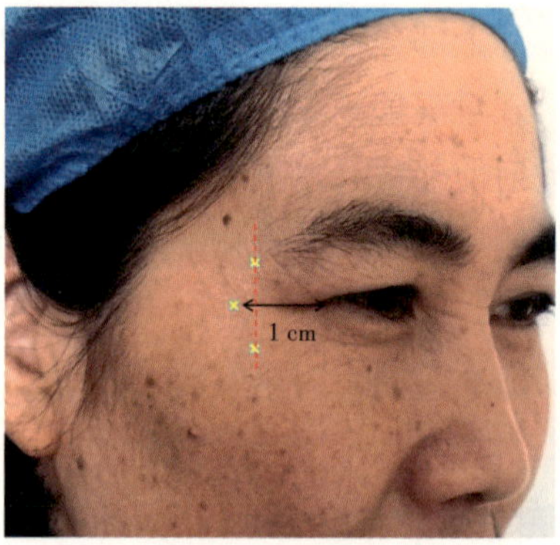

图5.18 三点注射法

让求美者做“大笑”表情或“眯眼”动作，观察“鱼尾纹”的分布情况，在外眦外侧2 cm处标记，在该点内侧0.5 cm、上方和下方1 cm处分别标记第二点和第三点。

2）双排法

双排法适用于皱纹较重、面积较大并向外侧延伸较长，眼轮匝肌肌力较强的求美者（图5.19）。该法是在三点注射法的基础上，在外侧再增加一排（三点）注射点。当最下方的皱纹延伸至颧部时，可在外眦垂直线稍内侧的皱纹处再增加一个注射点。

3）多点微量注射

多点微量注射适用于皱纹明显，并向外侧过度延伸的求美者（图5.20）。

该法是在注射总量一定的前提下，将肉毒毒素平均分配于多个注射点进行注射（通常为5～10个点）。治疗效果满意，且能减少不良反应的发生。

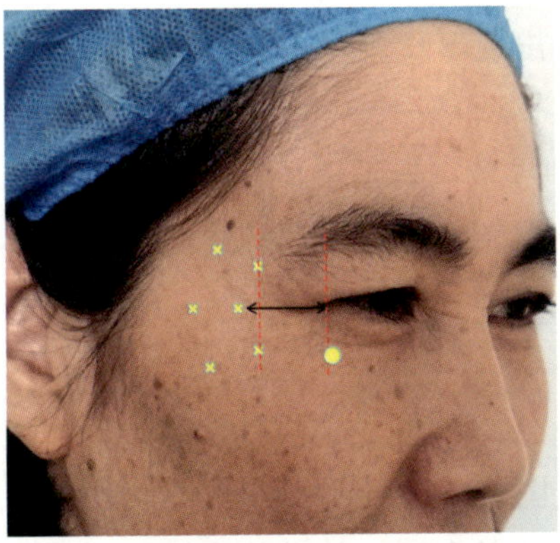

图5.19　双排注射法

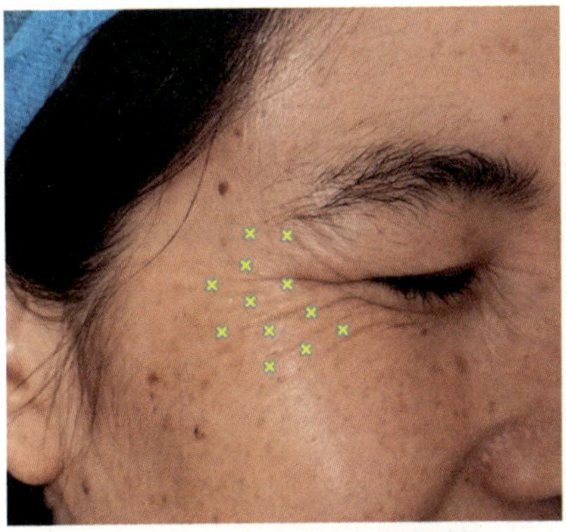

图5.20　多点微量注射法

（3）注射剂量

通常第一排每注射点2 U，第二排每注射点1 U，单侧注射总量为6～12 U，双侧不超过24 U。

（4）注射层次

外眦水平线及以上的注射点可注射于肌肉中层，外眦水平线以下及颧部注射点层次较浅，应采取皮下或肌肉浅层注射。

（5）注射手法

成角注射法。沿着皱纹的方向，自内侧进针向外侧呈放射状注射。因眼周皮肤菲薄，因此在注射时需一手提捏皮肤辅助进针，进针角度宜小，针头与皮肤接近平行，避免注射层次过深。

（6）注意事项

①注射前外敷利多卡因乳膏30～40分钟以减轻疼痛，注射后冰敷。

②各注射点需至少位于骨性眶缘外侧1 cm，注射层次“宁浅勿深”。另外，在颧部注

射时层次应更浅，采取皮内注射，避免肉毒毒素向深层扩散，如累及颧大肌，则会出现中面部表情不自然，两侧不对称等不良反应。

（7）常见不良反应

1）出血、瘀斑

出血、瘀斑是最常见的不良反应。注射前、后冰敷可有效减少该不良反应的发生。通常在注射后1周内自行消退。避免局部热敷，以免引起肉毒毒素向周围弥散。

2）上睑下垂

常因外上侧注射点距离眶缘过近，肉毒毒素弥散麻痹提上睑肌所致，一般在2～4周内可自行缓解。可通过热敷等处理加快肉毒毒素代谢，缓解症状。

3）下睑松弛

常因外下侧注射点越过外眦垂线偏于内侧，导致下睑的眼轮匝肌麻痹、松弛，并使下睑袋凸出或加重原有下睑袋，症状严重的求美者还可出现下睑外翻。

4）眼球运动障碍

注射点靠近眶缘，或注射剂量过大、层次过深，导致肉毒毒素扩散麻痹眼外肌，从而出现眼球运动障碍。通常在注射后2周内可自行缓解。治疗额纹、眉间纹时也可能影响眼外肌导致眼球运动障碍。

5.2.3.4 下睑纹

5.2.3.4.1 概述

睑部的眼轮匝肌反复收缩，可导致下睑纹形成（图5.21）。下睑纹与光老化作用、皮肤软组织的弹性下降也有一定的关系。早期常表现为“微笑”时表浅的细小皱纹，随着年龄增大，皱纹逐渐加深，并发展为明显的静态性皱纹，是面部衰老的主要表现之一，也是影响面部美观的重要因素之一。

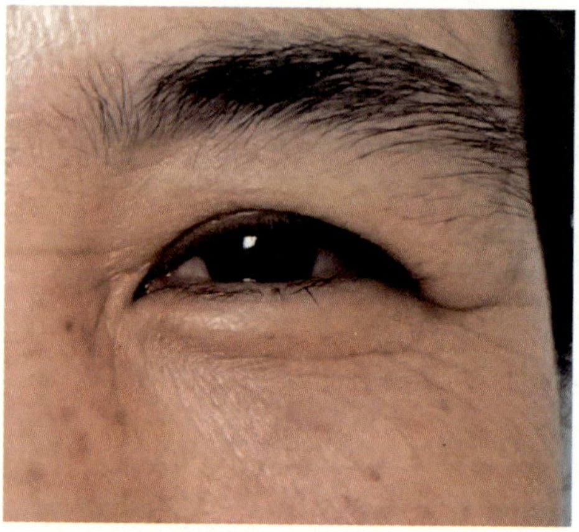

图5.21 下睑纹

5.2.3.4.2 治疗方法

（1）药物配制

2.5 mL生理盐水加入100 U肉毒毒素中进行配制，浓度为4 U/0.1 mL；或5 mL生理盐水加入100 U肉毒毒素中进行配制，浓度为2 U/0.1 mL。

（2）标记注射点

1）单点法

单点法适用于轻度下睑纹的求美者（图5.22）。

瞳孔中线距下睑缘0.8～1 cm处或距下睑缘眼轮匝肌增厚部下缘下方0.5 cm。

2）多点微量注射

多点微量注射适用于皱纹较明显的求美者（图5.23）。

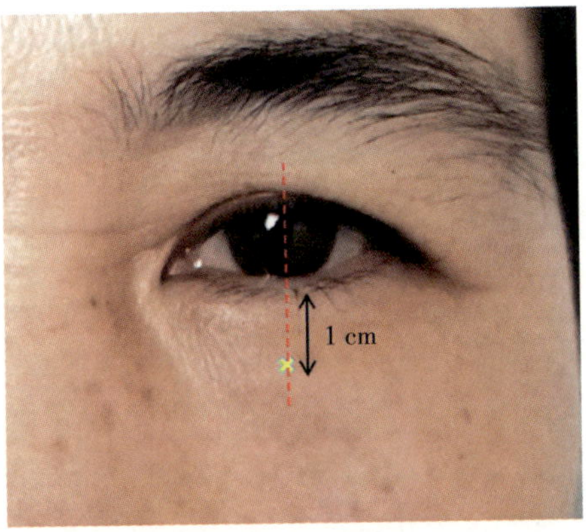

图5.22 单点注射法

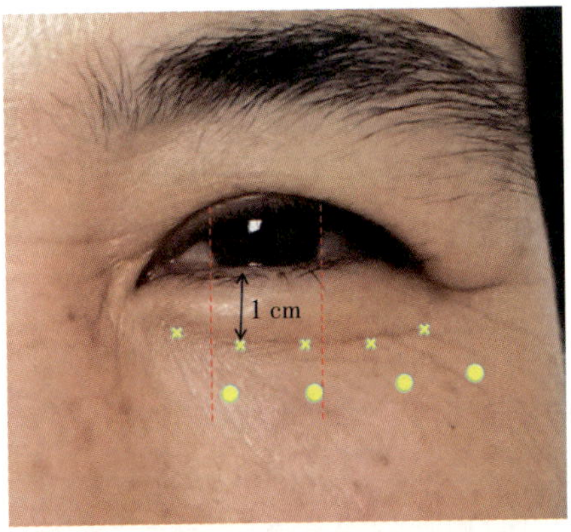

图5.23 多点微量注射

以角膜的两侧垂直线为界，将下睑分为内侧、中部和外侧三部分。根据求美者静态和动态下睑纹的分布情况和严重程度，在内侧定1个点，中部定2～4个点，外侧定2～4点，注意两点之间的距离为0.5～1 cm。中部和外侧根据皱纹分布情况可定1～2排注射点，两排注射点间的距离为0.5～1 cm。注意上排注射点距下睑缘距离为0.8～1 cm或距下睑缘眼轮匝肌增厚部下缘下0.5 cm。

下睑纹严重并伴有下睑皮肤松弛的求美者，注射肉毒毒素后会加重下睑松弛，导致下睑袋凸出。因此不建议通过注射的方式来改善下睑纹，而是直接手术治疗。

（3）注射剂量

单点法：每侧0.5～1 U，注射总量1～2 U。

多点微量注射：每注射点0.1～0.2 U（肉毒毒素稀释浓度2 U/0.1 mL）。

（4）注射层次

皮内注射，一般以注射部位出现小“皮丘”为标志，通过弥散作用使肉毒毒素作用于眼轮匝肌。

（5）注射手法

成角注射法。因眼周皮肤菲薄，因此在注射时需一手提捏皮肤辅助进针，进针角度宜小，针头与皮肤接近平行，避免注射层次过深。

（6）注意事项

①注射前外敷利多卡因乳膏30～40分钟以减轻疼痛，注射后冰敷。

②各注射点需至少位于下睑缘下方0.8～1 cm。

③注射层次不宜过深，推注肉毒毒素时需轻柔，避免推注速度过快、剂量过大。在下睑内侧和中部区域注射层次过深、推注过快可能导致毒素扩散，作用于眼外肌（下直肌和下斜肌），出现眼球运动障碍和视物功能障碍；而在下睑的外下侧，注射层次过深可能导致肉毒毒素向深层弥散，累及颧大肌，从而出现双侧面部表情不对称和颧部表情不自然、诡异的现象。

（7）常见不良反应

1）下睑退缩、松弛，下睑外翻，睑裂闭合不全

肉毒毒素注射过量，使眼轮匝肌麻痹、萎缩，出现下睑退缩、松弛的情况；症状严重者还可能出现下睑外翻，导致睑裂闭合不全。可给予新斯的明或新福林滴眼液对症处理。

2）下睑袋凸出或加重

与下睑眼轮匝肌松弛和局部淋巴液回流障碍有关。注射前就存在下睑袋的求美者，应尽可能避免注射。通过局部热敷、理疗、按摩等改善微循环，可以起到一定的缓解作用。

3）眼球运动障碍、视物异常

注射时层次过深、推注过快、剂量过大导致肉毒毒素扩散，作用于下直肌和下斜肌，出现眼球运动障碍和视物异常，进而出现复视、视物模糊等。

4）角膜外露、角膜干燥

皮肤弹性差的老年人多见。在注射前应先进行回弹试验，若存在延迟反应，应尽可能避免注射，以免导致眼睑闭合不全。

5）面部表情不对称

在靠近颧部注射时层次过深，肉毒毒素向深层弥散，作用于颧大肌，则出现两侧面部表情不对称、表情怪异的现象。一般在注射后2～4周内可自行缓解。

5.2.3.5 鼻背纹

5.2.3.5.1 概述

鼻背纹又称“兔子”纹，是一种复合型皱纹，包括鼻根部的横纹、鼻侧壁的斜纹和鼻背部的竖纹。其中，横纹主要由降眉间肌收缩形成，同时有降眉肌参与形成，表现为鼻根部的水平皱纹；斜纹主要由提上唇鼻翼肌收缩形成，也有眼轮匝肌参与形成，表现为鼻侧壁斜行的皱纹；竖纹主要是由鼻肌横部收缩形成。这三种皱纹可能同时存在，也可单独存在，常在做“皱鼻、皱眉、大笑”等动作时出现（图5.24）。

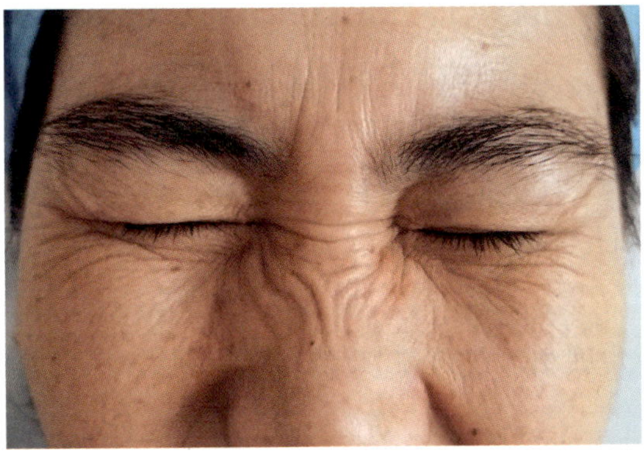

图5.24　鼻背纹

降眉间肌、降眉肌、提上唇鼻翼肌、眼轮匝肌等都是鼻肌的协同肌肉。在鼻肌收缩时，这些协同肌肉都会同时收缩，以形成“皱眉、皱鼻和大笑”的表情。因此，在进行眉间纹和眼角纹等皱纹治疗的同时，也应同期对鼻背纹进行治疗。

5.2.3.5.2　治疗方法

（1）药物配制

2.5 mL生理盐水加入100 U肉毒毒素中进行配制，浓度为4 U/0.1 mL。

（2）标记注射点

嘱求美者做“大笑”表情或皱鼻，在两侧鼻背皱纹最明显处各定1个点，皱纹严重的求美者可在中间增加1个注射点（肌肉交会点）。

鼻背纹以横纹为主的求美者应进行降眉间肌（两侧眉头与对侧内眦连线的交点）注射。以斜纹为主的求美者可在两侧提上唇鼻翼肌各增加1个点（做皱鼻动作时，两侧鼻翼旁软组织隆起最明显的部位）（图5.25）。

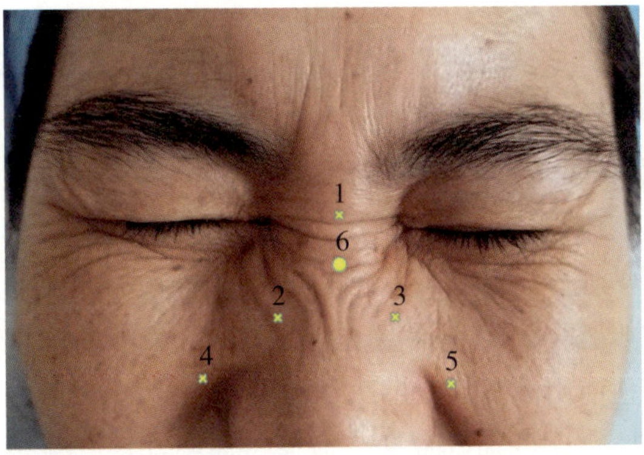

1. 降眉间肌注射点；2. 右侧鼻肌横部注射点；3. 左侧鼻肌横部注射点；4. 右侧提上唇鼻翼肌注射点；5. 左侧提上唇鼻翼肌注射点；6. 肌肉交会点注射点。

图5.25　鼻背纹注射法

(3) 注射剂量

鼻背两侧每注射点2 U，中间注射点（肌肉交汇点）1 U。降眉间肌1～2 U，提上唇鼻翼肌每侧1～2 U，注射总剂量4～10 U。

(4) 注射层次

真皮深层或皮下注射。

(5) 注射手法

成角注射法。进针角度小，注射器与皮肤接近平行，注射时以出现小"皮丘"为标志，注射层次不宜过深。

(6) 注意事项

在进行提上唇鼻翼肌阻断时，应在皮下组织层进行注射，避免注射层次过深损伤角静脉，导致出血、血肿形成，影响治疗效果。

(7) 常见不良反应

1) 出血、血肿形成、瘀青

出血、血肿形成、瘀青是最常见的不良反应。与注射层次过深导致血管损伤有关，一般在注射后1周内消退。注射前、后冰敷可减少血管损伤、出血。

2) 上唇下垂、面部不对称

在进行提上唇鼻翼肌的注射时，两侧注射剂量和注射层次不一致，导致肌肉阻断不对称，因此出现双侧面部不对称的情况。常在2～4周内自行缓解。

3) 复视

注射层次过深、剂量过大，或注射点靠近眶缘，导致肉毒毒素弥散，作用于眼外肌，出现复视等视物异常现象。症状严重的求美者可给予新斯的明或新福林滴眼液进行处理。

5.2.3.6 鼻唇沟（法令纹）

5.2.3.6.1 概述

鼻唇沟，又称法令纹，是从两侧鼻翼边缘向口角周围延伸的两条纹路（图5.26），随着年龄的增长逐渐加深，是面部老化重要的表现之一。

针对鼻唇沟的治疗有手术治疗和非手术治疗。非手术治疗主要是通过肉毒毒素联合软组织填充剂进行矫正。肉毒毒素通过抑制提上唇肌和提上唇鼻翼肌的收缩，可以使鼻唇沟变浅，联合使用软组织填充剂治疗，不仅可以减少填充物的注射剂量，还可以增加填充物的稳定性，减少因肌肉收缩导致填充剂游走、移位等并发症的发生。对于肌肉过度收缩形成的较浅的鼻唇沟，单独使用肉毒毒素即可获得满意的治疗效果。

手术治疗是通过切除多余的面部皮肤，或通过面中部提升除皱，来达到改善法令纹的目的，主要适用于鼻唇沟较重伴有皮肤松垂的老年求美者。

5.2.3.6.2　治疗方法

（1）药物配制

2.5 mL生理盐水加入100 U肉毒毒素中进行配制，浓度为4 U/0.1 mL。

（2）标记注射点

嘱求美者做“咧嘴笑”表情，在两侧鼻唇沟顶部软组织隆起最明显处各定1个注射点（图5.27）。

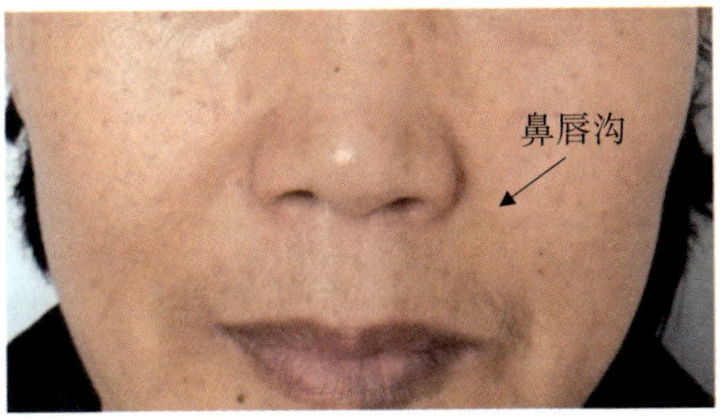

图5.26　鼻唇沟

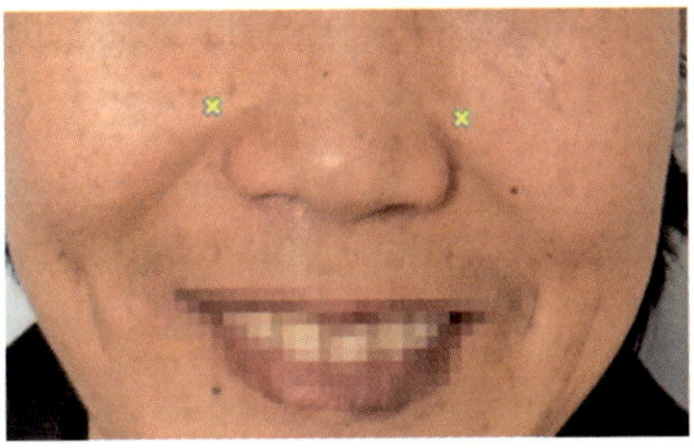

图5.27　鼻唇沟注射点

（3）注射剂量

每点注射1～2 U，总注射剂量2～4 U。

（4）注射层次

肌肉浅层或皮下。

（5）注射手法

成角注射法。注射器针头与皮肤角度约30°进针，在肌肉浅层进行注射，进针时左手辅助提捏皮肤，避免注射过深。

（6）注意事项

①此注射法尤其适用于皮肤无明显松弛、上唇较短、伴有露龈笑的年轻求美者，治疗效果满意；对于皮肤松弛的老年求美者，尤其伴有上唇较长时，应尽可能避免注射。

②口周肌肉数量较多、结构较复杂，因此在治疗鼻唇沟时需更加谨慎，在注射阻断提上唇鼻翼肌时，注射层次应位于皮下或肌肉浅层。

③该部位注射应采取“宁浅勿深、宁少勿多”的治疗原则，初学者层次掌握不清时可采取真皮内注射，以注射部位皮肤出现小“皮丘”为标志，尤其对于上唇较长的求美者，注射层次应在真皮内。

④对于首次接受治疗的求美者，可先小剂量注射，1～2周后观察治疗效果，若效果欠佳再补充注射。

（7）常见不良反应

1）出血、血肿形成、淤青等

与注射层次过深损伤血管有关，注射前、后冰敷可减少血管损伤。

2）双侧不对称

大部分求美者两侧肌力不一致，因此即使是在同等剂量的肉毒毒素作用下，仍可能出现双侧不对称的情况，尤其在做面部表情时明显。在注射后2～4周，可在肌肉过度收缩的一侧补充少量（原始注射剂量的20%～50%）注射进行矫正。

3）上唇下垂

多见于皮肤松垂的老年求美者，在提上唇鼻翼肌阻断后可出现上唇下垂、微笑时表情不自然的情况。常在注射后2～4周内自行缓解。

5.2.3.7 口周皱纹

5.2.3.7.1 概述

口周皱纹是口轮匝肌收缩形成的口周和嘴唇呈放射状的皱纹。口轮匝肌呈环形，分为深层、中层和浅层。深层口轮匝肌较薄，为颊肌的延伸部分，紧贴于口腔黏膜，其肌纤维环绕口周，有括约肌的功能。浅层的肌肉较大，上部分的肌纤维来自提上唇肌、提上唇鼻翼肌、颧大肌、颧小肌和鼻肌横部等；下部分的肌纤维来自降口角肌，在上唇该肌纤维分为长、短两种纤维，短纤维止于同侧的人中嵴，长纤维在中线处相互交叉后止于对侧的人中嵴。中层的肌纤维组成成分则更加广泛，除浅层肌纤维的成分外，还有降下唇肌、提口角肌等共同参与组成。

5.2.3.7.2 治疗方法

（1）药物配制

2.5 mL生理盐水加入100 U肉毒毒素中进行配制，浓度为4 U/0.1 mL。

（2）标记注射点

上唇4个点，下唇2个点。

在上唇唇红缘上距口角1～1.5 cm（外鼻翼垂直线与唇红缘的交点）处定1个点，沿唇红缘在该点内侧1 cm处定第2个点，对侧同法进行定位，注意两侧注射点一定要对称（图5.28）；对于上唇纵行皱纹较长、较明显的求美者，可在两侧人中嵴上各定位一个点，两侧唇红缘再各定第2个点（图5.29）。

下唇唇纹不明显的求美者可不予注射，唇纹较深的求美者可在下唇唇红缘上距两侧口角1.5 cm（外鼻翼垂直线与唇红缘的交点）处各定1个点。

（3）注射剂量

每点注射剂量0.5～1 U，总注射剂量2.0～4.0 U。

（4）注射层次

皮下组织层或口轮匝肌浅层。

（5）注射手法

成角注射法。注射器针头与皮肤接近平行进针，在口轮匝肌浅层或皮下组织层进行注射，避免注射过深。

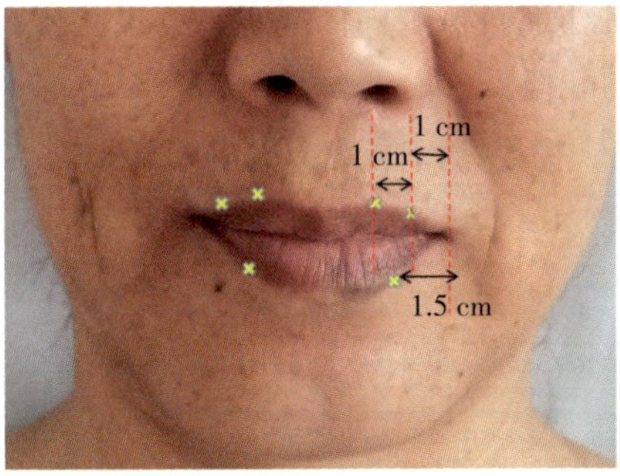

图5.28　口周皱纹注射法1

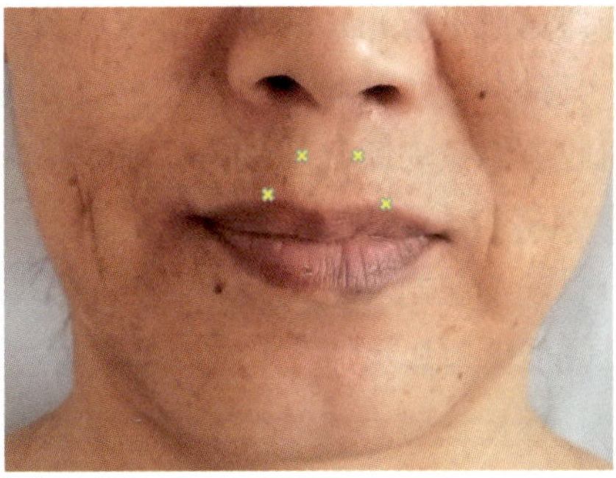

图5.29　口周皱纹注射法2

（6）注意事项

①口角处为多组肌肉的止点，注射点距离口角过近会麻痹其他非目标肌肉，出现口角下垂、两侧口角不对称（尤其在微笑等动态面容下明显）、流口水等不良反应。因此注射时距离口角位置至少1 cm。

②口周部位注射疼痛感较明显，在注射前冰敷5～10分钟或外敷表面麻醉剂，可减轻疼痛，并缓解求美者的紧张情绪。

③口周皱纹的治疗目的是减轻皱纹，而不是完全消除皱纹。在该部位治疗时应小剂量、浅层注射，使肉毒毒素仅作用于口轮匝肌的浅层肌纤维，而保留中、深层的肌肉收缩功能。

④在人中嵴处注射除皱后，会出现人中形态变浅、唇部曲线平缓的上唇外观，使上唇缺乏立体感。口周皱纹严重的求美者应联合使用软组织填充剂进行治疗。

（7）常见不良反应

1）两侧唇形、口角不对称

与两侧注射剂量、注射层次不一致有关，在注射时务必做到两侧对称。在注射2周后，可于肌肉过度收缩的一侧少量（原始剂量的20%～50%）追加注射进行矫正。

2）唇部功能障碍

常因肉毒毒素注射剂量过大所致。应从小剂量开始，逐渐增加剂量，2～4周后观察治疗效果，若治疗效果不满意，可再次少量重复注射，直至达到满意的治疗效果。

5.2.3.8　口角纹

5.2.3.8.1　概述

口角纹又名木偶纹，是自两侧口角向外下方斜行走行的皱纹（图5.30），严重者可表现为口角外侧或下方较深的凹陷或褶皱，形似“（）”，给人一种“衰老、悲伤、愤怒”的感觉，因此又称为括号纹和悲伤纹。口角纹主要是由于降口角肌反复收缩牵拉皮肤和下唇向下活动，以及颊部软组织在重力作用下出现松弛等多种因素形成，与遗传因素也有一定的关系。

降口角肌呈三角形，位于降下唇肌的表面，肌纤维斜行走向内上方，逐渐集中于口角皮下，其部分纤维终止于口角皮肤，部分移行为切牙肌，部分肌纤维移行为口轮匝肌。降口角肌收缩牵拉皮肤及下唇向下活动，产生“悲伤、愤怒”等情绪，影响面部外观。

5.2.3.8.2 治疗方法

（1）药物配制

2.5 mL生理盐水加入100 U肉毒毒素中进行配制，浓度为4 U/0.1 mL。

（2）标记注射点

降口角肌：该注射点位于鼻翼和口角连线的延长线与下颌缘交点上方1 cm处，或鼻翼和口角连线的延长线与角膜外侧缘垂直线的交点（图5.31）。

颈阔肌：该注射点位于外眦垂直线与下颌骨下缘的交点。

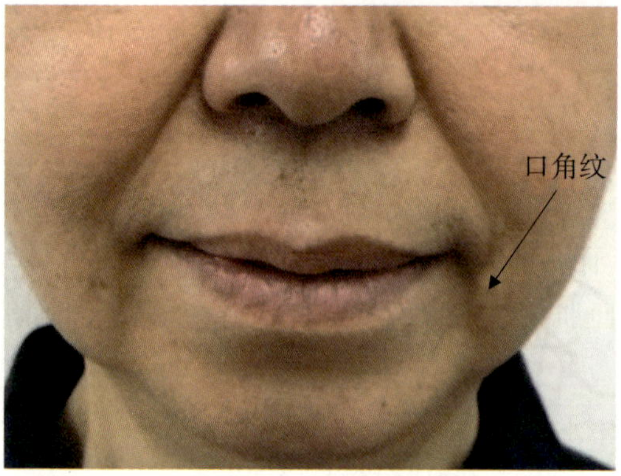

图5.30 口角纹

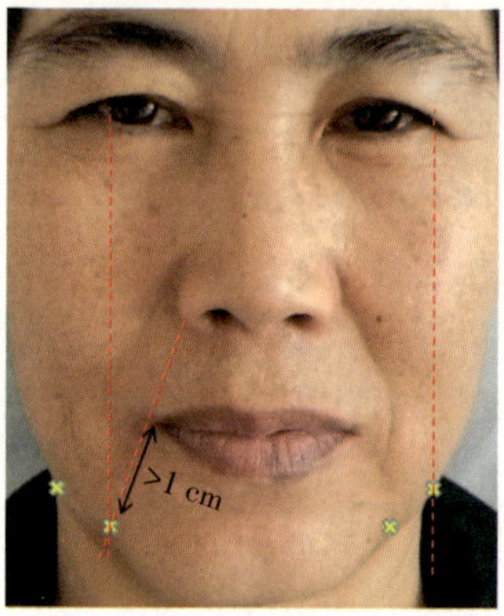

图5.31 开口角纹注射点

（3）注射剂量

每点注射2～4 U，总注射剂量8～16 U。

（4）注射层次

皮下组织层或肌肉浅层。

（5）注射手法

成角注射法。

降口角肌：注射器针头与皮肤平面夹角约30°，顺肌肉走行自上向下进针，左手可辅助提捏皮肤方便进针，在降口角肌浅层或皮下进行注射，避免注射过深。

颈阔肌：嘱求美者咬紧后槽牙，标记咬肌范围，避开咬肌边缘沿下颌缘自外上向内下斜行进针，左手可提捏皮肤辅助进针，在皮下或肌肉浅层进行注射。

（6）注意事项

①降下唇肌位于降口角肌的深面，靠近中线位置。注射时层次不宜过深，并应远离中线位置，避免肉毒毒素麻痹降下唇肌导致两侧口角不对称、微笑时口角歪斜等情况发生。

②注射点需远离口角位置，距离口角至少1 cm。

（7）常见不良反应

1）面部不对称

由两侧注射剂量或注射层次不对称引起，在注射后2～4周观察疗效，必要时在肌力较强的一侧补充少量（原注射剂量的20%～50%）注射进行矫正。

2）唇部功能障碍

肉毒毒素注射剂量过大或注射点距离口角较近，导致口轮匝肌等肌肉出现麻痹，进而影响唇部功能如吸吮、吹口哨等动作，症状严重者甚至连说话、进食水等都会受到影响。

5.2.3.9 面颊部皱纹

5.2.3.9.1 概述

面颊部皱纹的形成与光老化、面部表情肌反复收缩、软组织体积萎缩等多种因素相关，因此常见于频繁“大笑”的求美者。另外，快速减重导致脂肪短时间大量减少的求美者也容易产生该皱纹。

颊部的表情变化受多组肌肉影响，该部位治疗目的在于减轻皱纹，而不是彻底消除皱纹，通过麻痹浅层的皮下肌纤维便可有效改善皱纹。避免肉毒毒素注射过深累及过多肌肉而出现面部表情怪异、双侧不对称等情况。

5.2.3.9.2 治疗方法

（1）药物配制

2.5 mL生理盐水加入100 U肉毒毒素中进行配制，浓度为4 U/0.1 mL。

（2）标记注射点

嘱求美者做“大笑”表情，在皱纹最集中、最明显的区域定位注射点。从耳屏到口角进行连线，在这一连线距离口角约2 cm处，在其上方和下方0.5 cm处分别定位1个注射点，注射点通常距离口角1～2 cm。若求美者肌肉力量发达、皱纹较多，可同上述定位法在第一列注射点旁2 cm处再设一列注射点（即在耳屏与口角连线距离口角4 cm处，在其上方和下方0.5 cm处分别定位1个注射点）（图5.32）。

（3）注射剂量

每点注射0.5～1 U，总注射剂量2～4 U。2周后观察治疗效果和有无不良反应发生，必要时再少量补充注射加以调整。

（4）注射层次

真皮深层或皮下组织层。

（5）注射手法

成角注射法。

注射器针头与皮肤接近平行进针，注射时以注射部位形成小“皮丘”为标志，避免注射过深。

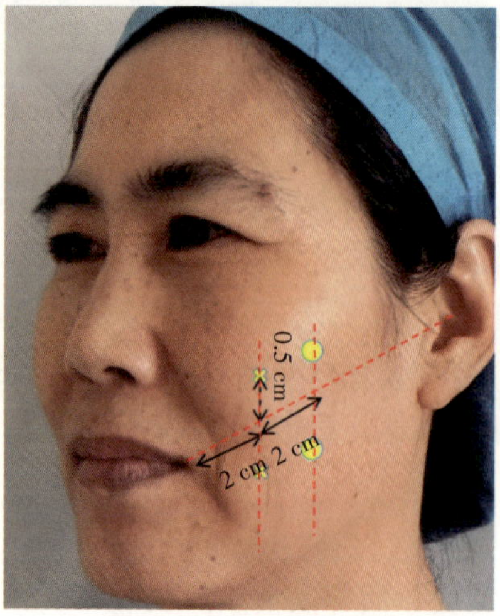

图5.32 颊纹注射点

（6）注意事项

面中部的表情肌丰富，尤其在口角周围，因此注射点应距离两侧口角至少1 cm。注射时应严格掌握注射剂量和层次，采取"宁浅勿深"的注射原则。该部位行微量表浅注射法更加安全可靠。

（7）常见不良反应

1）面部不对称

因两侧注射剂量或注射层次不对称引起，在注射后2～4周内观察疗效，必要时在肌力较强的一侧补充微量注射进行调整。

2）上唇下垂

因注射剂量过大、层次过深，肉毒毒素向深层弥散，麻痹提上唇肌所致。通常在注射后2～4周内可自行缓解。

3）微笑时不自然

注射剂量过大、层次过深，肉毒毒素弥散麻痹笑肌，出现微笑时不自然、两侧不对称的情况。可在注射后2～4周内自行缓解。

5.2.3.10 颏部凹凸不平

5.2.3.10.1 概述

颏肌过度收缩时颏部呈现出凹凸不平的外观，类似"橘皮"或"鹅卵石"样改变。尤其颏部短小的求美者，在颏肌过度收缩时，颏部会表现得更加短小并伴后缩畸形。通过肉毒毒素注射，麻痹过度收缩的肌纤维，使得颏部外观变得平坦。

颏肌起自下颌骨侧切牙和中切牙的牙槽突，垂直向下走形覆盖下颏，止于颏部下颌中线处的皮肤。颏肌位于降下唇肌的深面，其肌纤维向内下方逐渐增宽，是分布于口周的圆锥状肌肉。其收缩时可牵拉皮肤向上活动，使下唇向前移动，改变下颏的曲线。

5.2.3.10.2 治疗方法

（1）药物配制

2.5 mL生理盐水加入100 U肉毒毒素中进行配制，浓度为4 U/0.1 mL；或2 mL生理盐水加入100 U肉毒毒素中进行配制，浓度为5 U/0.1 mL。

（2）标记注射点

1）两点注射法

两点注射法适用于颏肌肌力较强、肌肉过度收缩、颏部假体植入以及填充物注射的求美者。

在面部中线两侧各0.5 cm，距离下颏缘0.5 cm处各定一个注射点（图5.33）。

2）单点注射法

单点注射法适用于症状较轻的求美者。

注射段点位于面部中线上颏肌收缩最明显的部位。该注射点位置较两点注射法略高，距离下颏缘0.5～1 cm，距离下唇不应小于1 cm（图5.34）。

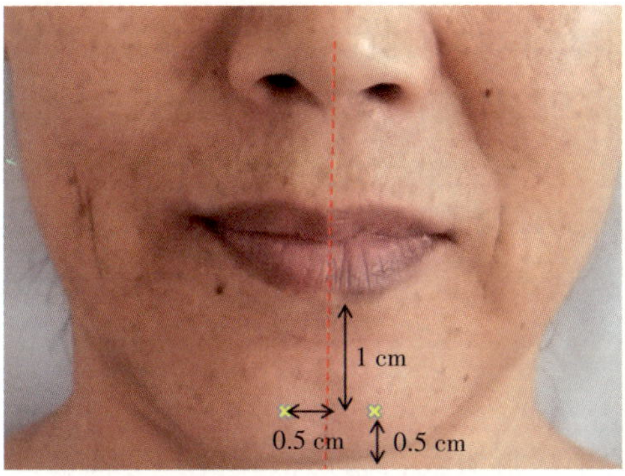

图5.33 两点注射法

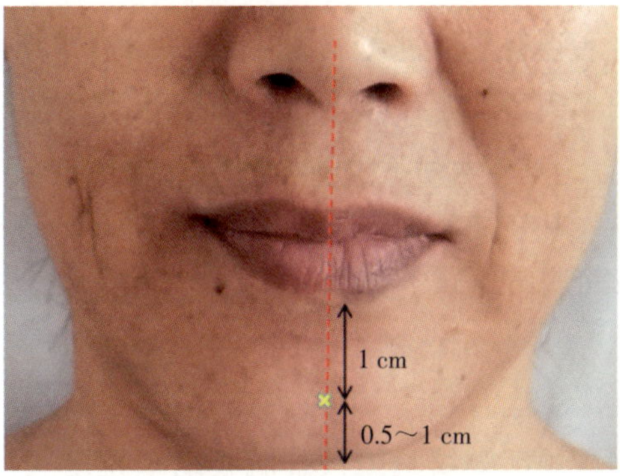

图5.34 单点注射法

（3）注射剂量

单点注射法：注射剂量1～2 U。为加大肉毒毒素的弥散效果，可在注射前再次进行稀释，以1 U/0.1 mL的浓度为宜。

两点注射法：每注射点剂量1～3 U，注射总量2～6 U。

（4）注射层次

单点注射法：真皮深层或皮下组织层。

两点注射法：肌肉深层。

（5）注射手法

成角注射法。

单点注射法：注射器针头与皮肤呈15°（接近平行）进针，针头刺入真皮深层或皮下即可进行注射，注射时以局部出现小“皮丘”为标志。

两点注射法：接近垂直或更大角度自上而下斜行进针，于颏肌肌腹内进行注射。

（6）注意事项

①颏肌下部分表面无肌肉覆盖，因此浅层注射安全性更高，在真皮深层或皮下组织层注入肉毒毒素，通过毒素的弥散作用即可达到满意的治疗效果。

②行颏部硅胶等假体植入或填充剂注射的求美者，建议通过两点注射法进行注射。该法直接将肉毒毒素注入颏肌肌腹内，因此起效更快，可以有效减少假体或填充物的游走、移位，对增加局部稳定性具有非常重要的意义。

③初次治疗应小剂量注射，注射位置不宜过高，且不宜偏离中线过远。

（7）常见不良反应

1）局部出血、瘀斑、血肿形成

注射前冰敷可收缩血管，减少血管损伤，注射完成后按压注射点并冰敷也可减少出血及注射后瘀斑的形成。通常在注射后1周内自行消退。

2）下唇下垂

注射剂量过大、注射位置过高，肉毒毒素作用于降下唇肌，导致下唇下垂，症状严重的求美者可伴有口裂闭合障碍等。常在2～4周内可自行缓解，以心理治疗为主。

3）下面部不对称

常在静态面容下不明显，在做“张口、惊恐”等动作时可表现出明显的两侧不对称，常可自行缓解。

5.2.3.11 颈部横纹

5.2.3.11.1 概述

颈部横纹是因颈阔肌收缩牵拉皮肤形成的半环形皱纹，因形似项链，又称为“项链纹”。颈部横纹是颈部老化最明显的特征。另外，长期低头等生活习惯也会导致并加重颈部的衰老。很多人只注重面部保养抗衰而忽略了颈部的保养，比如部分女明星，面部保养得非常光滑、紧致，而颈部松弛的皮肤和皱纹往往会暴露她们的实际年龄。因此，颈部抗衰与面部抗衰同等重要！

对于较浅的颈部横纹，单独使用肉毒毒素便可得到明显改善。对于较深的颈部横纹，需要联合使用软组织填充剂进行矫正。

5.2.3.11.2 治疗方法

（1）药物配制

2.5 mL生理盐水加入100 U肉毒毒素中进行配制，浓度为4 U/0.1 mL。

（2）标记注射点

通常定两排注射点。沿皱纹每隔1 cm定点，上下两排间距不小于1 cm（图5.35）。

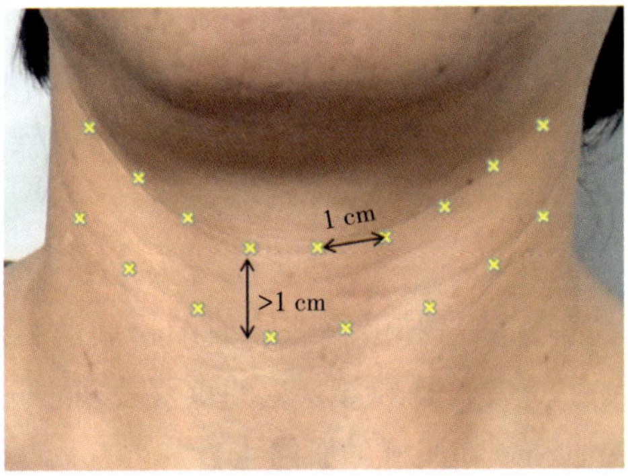

图5.35 颈纹注射示意图

（3）注射剂量

每点注射1～2 U，总注射剂量20～40 U。

（4）注射层次

真皮深层或皮下组织层。

（5）注射手法

成角注射法。

注射器针头与皮肤接近平行进针，左手可辅助提捏皮肤，注射时以局部出现小“皮丘”为标志。

（6）注意事项

①颈部肌群复杂，注射层次过深可能会使肉毒毒素向深层弥散，导致舌骨上下肌群和喉外肌群等麻痹，引起发声和吞咽困难等严重后果。因此，颈部注射时应遵循“宁浅勿深”原则。

②肌力较强、无明显皮肤和肌肉松弛下垂的年轻求美者，单纯注射肉毒毒素即可获得满意效果。较深的褶皱需要联合软组织填充剂进行矫正。

（7）常见不良反应

1）出血、瘀斑

注射前冰敷5～10分钟或外敷表面麻醉剂，可减少血管的损伤。注射后冰敷可减少出血和瘀斑形成。一般在注射后1周内便可消退。

2）口干

因注射层次过深，肉毒毒素弥散作用于唾液腺所致。一般在注射后2～4周内可自行缓解。

3）发声、吞咽困难

因注射剂量过大、过深，舌骨上下肌群和喉外肌群麻痹所致。通常在4～6周内可自行缓解，症状严重无法自主吞咽进食水时需鼻饲。

4）失声、瘫痪、意识模糊等全身中毒症状

该症状为肉毒毒素注射最严重的并发症，极少发生。一旦出现全身中毒症状，需及时就医，早期注射肉毒杆菌抗毒素，并辅助通气、营养支持等对症治疗。

5.2.3.12 颈部条索

5.2.3.12.1 概述

颈部条索是因颈阔肌和颈部肌群持续高张力收缩形成的纵向条索，形似“火鸡颈”，多见于颈部皮肤松垂的老年求美者，是颈部老化的重要表现之一，严重影响颈部外观。通过肉毒毒素注射，降低颈阔肌和颈部肌群的肌肉张力，可有效改善颈部状态。

5.2.3.12.2 治疗方法

（1）药物配制

2.5 mL生理盐水加入100 U肉毒毒素中进行配制，浓度为4 U/0.1 mL。

（2）标记注射点

沿条索每隔1～2 cm进行定点标记，每条索2～6个注射点（根据条索长度决定）（图5.36）。

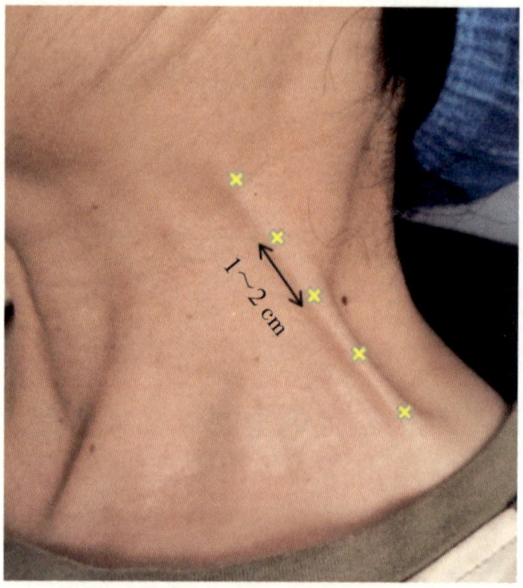

图5.36 颈阔肌条索注射点

（3）注射剂量

每点注射1～2 U，通常颈部注射总剂量不超过60 U（包括颈横纹注射和下颌缘提升）。

（4）注射层次

皮下组织层或肌肉浅层。

（5）注射手法

成角注射法。

注射器针头与皮肤角度呈30°进针，左手辅助提捏皮肤与肌肉，在肌肉内进行注射。

（6）注意事项

①颈部肌群复杂，注射时遵循“宁浅勿深”原则，避免注射过深导致肉毒毒素弥散麻痹喉外肌群、舌骨上下肌群等，引起发声、吞咽困难等严重后果。

②靠近中线处的条索注射层次应更浅，尽可能在真皮内注射。

（7）常见不良反应

1）出血、瘀斑

注射前冰敷5～10分钟或外敷表面麻醉剂，可减少血管的损伤。注射完成后按压注射点止血或冰敷可减少出血和瘀斑的形成。一般在注射后1周内便可消退。

2）口干

因肉毒毒素抑制唾液腺的分泌所致，通常在注射后2～4周内自行缓解。

3）发声、吞咽困难

因肉毒毒素麻痹舌骨上下肌群和喉外肌群所致。

4）失声、瘫痪、意识模糊等全身中毒症状

极少发生，见于全身大剂量超安全范围注射肉毒毒素的求美者。

5.2.4　肌肉塑形

5.2.4.1　咬肌（瘦脸）

5.2.4.1.1　概述

咬肌的形态和大小是决定面部轮廓与外观的重要因素之一。由遗传、饮食以及咀嚼习惯等因素造成的咀嚼肌肥大，为单纯性咬肌肥大。通常而言，咬肌肥大者多伴有下颌角肥大的现象，从而使人的脸型表现为方形或长方形。

在现代社会，女性的主流审美多为上宽下窄的瓜子脸或鹅蛋脸，而方形脸则会影响人的外在形象，使女性缺乏特有的优雅、柔美感。随着生活水平的不断提高，人们对自身形象的追求也在进一步提升，越来越多的咬肌肥大的求美者选择通过医疗美容技术来改善自己的脸型。

通过手术切除部分咬肌及下颌角部分脂肪组织，使咬肌体积缩小，从而缩窄下面部轮廓，也是以前临床上比较常用的手术方式。但手术治疗具有创伤大、切除肌肉的量和深度不易掌控、出血较多、术后血肿形成、治疗费用较高、恢复慢、术后遗留瘢痕等缺点，使许多求美者望而却步，因此近年来该手术方式的临床应用逐渐减少。

肉毒毒素注射可以使咬肌发生废用性萎缩，下面部轮廓也随之缩窄，对单纯性咬肌肥大具有显著的治疗效果。肉毒毒素注射因创伤小、恢复快、操作简便、并发症少等优点，受到越来越多求美者和临床医师的青睐，已成为咬肌肥大的首选治疗。

5.2.4.1.2　治疗方法

（1）药物配制

2.5 mL生理盐水加入100 U肉毒毒素中进行配制，浓度为4 U/0.1 mL；或2 mL生理盐水加入100 U肉毒毒素中进行配制，浓度为5 U/0.1 mL。

（2）标记注射点

1）三点注射法

三点注射法是最常采用的注射方法，适用于大部分求美者。

自耳垂至口角做一连线，注射点应至少位于该连线下1 cm处。嘱求美者咬紧牙关，标记下颌角处咬肌的范围，将咬肌最厚的部位标记为中间注射点，在中间注射点的两侧（平行于下颌缘）分别标记第二、三个注射点，各注射点间的距离为1 cm（图5.37）。

2）四点注射法

四点注射法适用于咬肌较厚、范围较大的求美者。

将三点法中的中间注射点分成上、下两个点进行注射，使四个注射点呈“菱形”，以扩大肉毒毒素的作用范围，同时使其弥散得更加均匀（图5.38）。

3）一点注射法

在咬肌中央进针，沿咬肌的4个方向进行注射（参考四点注射法）（图5.39）。

4）其他

咬肌较薄，或治疗效果欠佳需行少量补充注射的求美者，可嘱求美者紧咬牙关，在咬肌最突出的部位少量注射。

（3）注射剂量

三点注射法：中间点注射剂量12 U，余两个注射点各6 U，单侧咬肌注射剂量24 U，总注射剂量48 U。

四点注射法：每点注射剂量8 U，单侧咬肌注射剂量32 U，总注射剂量64 U。

一点注射法：单侧咬肌注射剂量32 U，总注射剂量64 U。

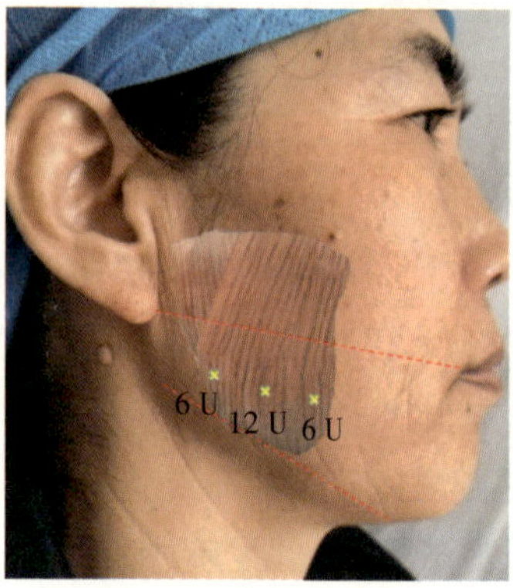

图5.37　三点注射法

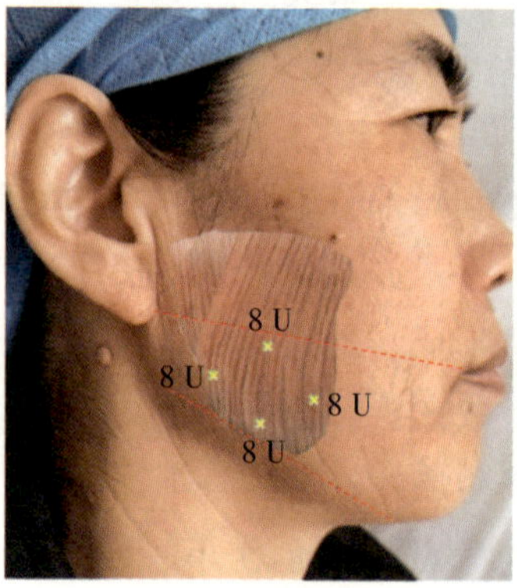

图5.38　四点注射法

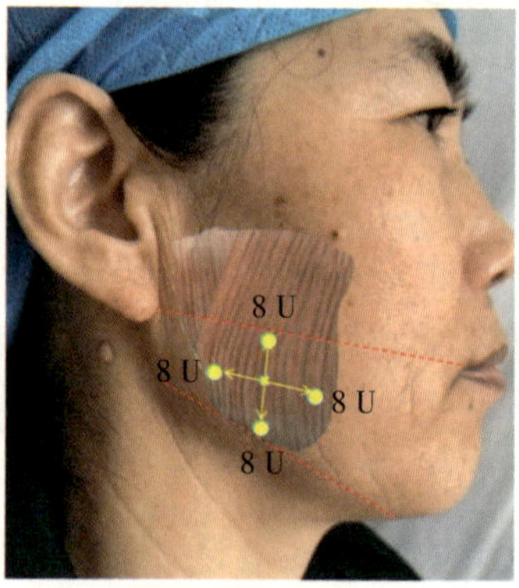

图5.39　一点注射法

（4）注射层次

肌肉内注射。

(5)注射手法

垂直注射法。

嘱求美者咬紧牙关，注射器针头与皮肤垂直进针，一般使用1 mL注射器自带针头，针头完全刺入即可（若针头刺入深度到骨膜，应退针以确保针头位于肌肉内），嘱求美者放松肌肉后进行缓慢注射，注射过程中求美者会有一定程度的酸胀感，注射完成后迅速退针，并持续按压数秒止血。

(6)注意事项

①单纯性咬肌肥大的求美者，行肉毒毒素注射效果显著，可达到“瘦脸”目的。对于下颌角宽大、咬肌较薄的求美者，行咬肌注射治疗效果并不满意，因此不建议行此项目治疗。

②大部分人因咀嚼习惯常年使用一侧进行咀嚼，导致该侧咬肌明显肥大，出现两侧下面部明显不对称的情况，可在肥大的一侧加大肉毒毒素注射剂量（20%～50%）以进行矫正。

③部分求美者为求短期内达到显著的瘦脸效果，常要求行较大剂量肉毒毒素注射，有部分医师单次注射总剂量可达100 U。然而，长期大剂量注射肉毒毒素容易诱导机体产生抗体。因此，现在更推荐使用最小的有效剂量注射，根据注射后的效果，可在4～8周内补充少量注射。

④咬肌注射的目的不是一味地“瘦脸”，而是让下面部轮廓更加清晰、立体，下颌线更为柔美。对于过分追求“瘦脸”效果的求美者应进行劝阻。

(7)常见不良反应

1）酸胀不适、咀嚼和咬合力下降

常在注射后2～4周内出现，甚至更早，在第3周达到高峰，持续1～2个月后随肉毒毒素代谢逐渐缓解。在此期间，求美者应尽可能避免进食、咀嚼坚硬的食物如坚果等。

2）面部表情不自然

注射层次过浅或位置过高，肉毒毒素作用于颊部的表情肌导致肌肉麻痹，进而出现面部表情异常。

3）双侧不对称

因常年惯用一侧咀嚼所致。在注射后2～4周内，在咬肌相对肥大的一侧补充少量（初始剂量的20%～50%）注射进行调整。

4）面部下垂

多见于皮肤松弛的中老年求美者。咬肌萎缩导致下面部软组织的支撑力下降，松弛的皮肤在颈阔肌牵拉和重力作用下出现下垂。因此，对于面部皮肤较松弛的求美者，在注射咬肌的同时，应在下颌缘处注射肉毒毒素（微量表浅注射）以降低颈阔肌的肌力，从而起到下颌缘提升的作用。

5）“蛙腮”畸形

血肿型：注射后即刻出现，因注射时损伤血管，形成血肿所致，多发生于单侧，很少有双侧同时出现的情况，经局部冰敷、按压后症状可明显缓解，一般1周左右便可消失。

水肿型：与抗原抗体反应相关，在注射1周后出现，咀嚼时可见局部隆起，触之质软，一般在3周内可自然消退。

感染型：操作前消毒不到位、注射部位皮肤存在炎症、操作时未遵守无菌原则等，均可能导致注射部位出现感染。除表现为“蛙腮”畸形外，还可能伴有红、肿、热、痛等局部感染征象，但全身反应少见。予以抗感染、热敷等处理后便可缓解。

局部肌张力亢进型：因肉毒毒素分布不均匀导致部分咬肌肌纤维出现代偿性收缩，在咀嚼时局部可见异常突起，触之质地较韧，经热敷、按摩、抗感染等方法改善效果不佳，症状可持续存在3～6个月。可在局部鼓起明显的部位补充少量（10～15 U）注射进行纠正。

5.2.4.2 腓肠肌（瘦小腿）

5.2.4.2.1 概述

“细、长、直”的美腿是性感的标志，拥有一双修长的美腿是大部分女性的梦想，也是众多追求时尚和美感的女性求美者的目标。然而，与西方的女性相比，我们东方女性的小腿大多显得粗而短，而且小腿越粗壮，给人的视觉则越短。另外，也有部分求美者的小腿并非粗壮，而是小腿肌肉轮廓向外侧或内侧凸出，同样影响小腿的美观。小腿美学早已成为众多求美者和医生关注的重点。

小腿后侧的肌肉群主要包括腓肠肌和比目鱼肌。腓肠肌属于浅层肌肉，位于皮肤深面。腓肠肌有内、外侧两头，分别起于股骨内、外侧髁，两头向下移行到腓骨头附近合并成为肌腱。腓肠肌的深面是比目鱼肌，比目鱼肌向下移行为肌腱，比目鱼肌肌腱与腓肠肌肌腱合并成为人体最粗的跟腱。

腓肠肌主要负责踝关节和膝关节的屈曲功能，并固定踝关节加强站立姿势，也参与跳跃、行走、跑步等活动。比目鱼肌的主要功能是踝关节屈曲、保持姿势、站立、行走等。在一定程度上，这两种肌肉可以相互代偿，因此，切除部分腓肠肌在瘦小腿、改善肌肉轮廓的同时不会影响到小腿的正常功能。

小腿粗壮、肌肉轮廓外凸常因肥厚的腓肠肌引起，因此，单纯的抽脂术对于腓肠肌肥厚导致的小腿粗壮、轮廓突出的治疗效果并不理想。早在20世纪末，就有医生通过切除部分腓肠肌来修正小腿外形。该手术经腘窝皮肤褶皱处做一长约2 cm切口，在深筋膜深面进行广泛剥离，暴露腓肠肌，通过肌肉切取器从切口处旋转钻入腓肠肌内，随着切取器的抽出，器械内的肌肉被切割成条随之取出，反复进行以上操作，便可切除部分腓肠肌，达到瘦小腿、改善轮廓、修正腿型的目的。小腿明显粗壮的求美者，当单纯切除部分腓肠肌治疗效果不佳时，需同时切除部分比目鱼肌（中、下1/3），以获得更好的塑形效果。虽有研究表明切除部分腓肠肌及比目鱼肌对膝关节和踝关节的活动无明显影响，但该手术仍存在一定的创伤，术中损伤神经可能性较大，术后肿胀时间长，并可能出现局部凹凸不平等术后不良反应，使整体美容效果大打折扣。

另外，一些医生将胫神经腓肠肌肌支（内侧头和外侧头）离断术用于修正小腿腿形，该术式通过离断支配腓肠肌的神经，使腓肠肌出现瘫痪、废用性萎缩，从而达到瘦小腿的目的。该手术要求术者对局部解剖非常熟悉，以防止术中损伤胫神经其他分支或其他重要神经分支。该手术经腘窝皱襞做横行切口（约2 cm），在深筋膜深面找出胫神经，沿该神经的内、外侧分别找出腓肠肌内、外侧头肌支进行离断，并切除5～10 mm神经，若探查发现存在两支腓肠肌内侧头肌支，需一并离断。需要注意的是，必须通过神经电刺激对这些神经逐一确认后再行离断，避免损伤其他重要分支。术后需屈膝位卧床休息3天，3天后逐渐下床活动，小腿佩戴弹力袜4周，出院后需定期复诊，观察求美者站立、行走、膝关节和踝关节活动有无异常等。

尽管通过腓肠肌部分切除术、胫神经腓肠肌肌支切断可显著改善小腿粗壮、修正肌肉轮廓，但手术创伤较大，神经切断后也无法修复和再生，虽短期内对生活无明显影响，但长期安全性缺乏考证。因此，这两种术式在临床上的应用已逐渐减少。

随着微整形注射美容的兴起，在腓肠肌内侧头内侧缘和外侧头外侧缘注射肉毒毒素，使腓肠肌发生废用性萎缩的同时又不影响小腿的功能，使小腿外观上更加纤细，主观上更加修长。另外，肉毒毒素注射无须住院，仅在门诊注射室即可完成，花费时间较短，注射后观察30分钟无异后即可离院。但有研究表明，肉毒毒素注射后对小腿的周径无明显影响，但对小腿肌肉轮廓外观的改善效果令求美者满意，在视觉上小腿更加修长，小腿线条也变得更加柔和。基于以上优点，肉毒毒素注射瘦小腿受到越来越多求美者和美容医师的青睐，并成为瘦小腿、改善小腿轮廓的首选治疗。

5.2.4.2.2 治疗方法

（1）药物配制

2.5 mL生理盐水加入100 U肉毒毒素中进行配制，浓度为4 U/0.1 mL；或2 mL生理盐水加入100 U肉毒毒素中进行配制，浓度为5 U/0.1 mL。

（2）标记注射点

在站立位时标记注射范围和注射点。嘱求美者踮脚站立，使腓肠肌充分显现，在小腿内侧和外侧肌肉突出的部位进行标记，一般内、外各设计两排注射点，第一排位于凸出的肌肉轮廓边缘，第二排位于第一排内侧约2 cm处，每排6～8个注射点，每注射点间距2 cm，注射点分布需均匀，两排注射点需相互交错排列。注意双小腿的注射点和注射剂量需对称（图5.40）。

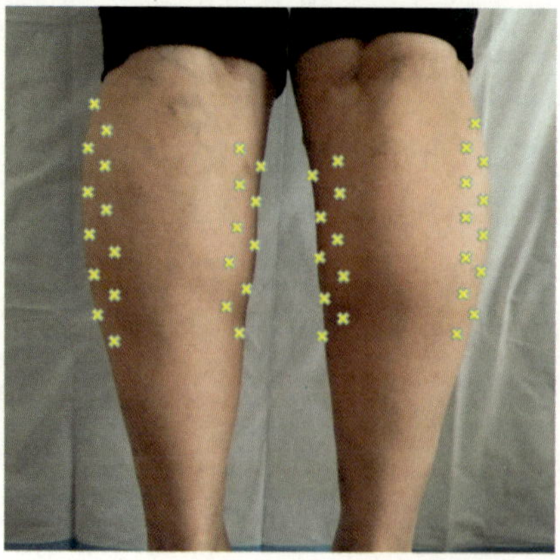

图5.40 腓肠肌注射点

（3）注射剂量

每点注射剂量4～5 U，单侧小腿注射剂量约100 U，总注射剂量约200 U，两侧小腿注射总剂量不超过300 U，结合全身其他部位注射总剂量不超过400 U。近年来报道了多起因不规范注射和超剂量注射导致肉毒毒素中毒的案例，我们认为单次双侧小腿注射总剂量控制在200 U更为安全可靠，应避免过度追求疗效而加大单次注射剂量，若治疗效果不理想，可在注射后2～4周内追加注射100 U。

（4）注射层次

肌肉内注射。

（5）注射手法

垂直注射法。

求美者取俯卧位，放松小腿肌肉，注射器针头与皮肤垂直进针，使用1 mL注射器自带针头即可。因注射点较多，注射时可采取由上而下、由内而外的注射顺序。注射完成后迅速退针，并按压数秒止血。

（6）注意事项

①对疼痛敏感的求美者，可外敷利多卡因乳膏30～40分钟再行注射。注射完毕后嘱求美者观察半小时，无异常后离院。

②单纯性腓肠肌肥大、皮下脂肪菲薄的求美者行肉毒毒素注射效果良好。对于皮下脂肪过多、肥胖的求美者，行腓肠肌内肉毒毒素注射治疗效果并不理想，因此并不建议此类求美者行此项目治疗。对于运动员以及过度要求小腿腿围变细的求美者也不宜进行该项治疗。

③部分求美者因生活或工作习惯，两侧小腿粗壮明显不对称，对于这些求美者可适当增加注射点并加大注射剂量。肥大的一侧可适当加大肉毒毒素注射剂量以进行矫正。

④腓肠肌注射的目的是改善小腿轮廓，而不是减小腿围。

⑤注射后2月内避免剧烈运动（如跑步、跳绳等）。这是因为早期剧烈活动会加快肉毒毒素弥散，降低治疗效果；另外，腓肠肌肌力下降可能影响跑步、跳绳等动作的协调性。

（7）常见不良反应

1）酸胀不适、行走或站立不稳

在注射后2～4周内，部分求美者自觉踮脚站立时肌肉酸困无力，也有少数求美者自觉行走或站立不稳，但经医生检查并无明显异常。这些主观感觉大多在4～6周后可逐渐缓解。

2）多次治疗效果差

因腓肠肌内单次注射肉毒毒素剂量大，短期内多次注射容易诱导机体产生抗体，因此治疗效果大打折扣，可更换其他品牌肉毒毒素进行注射，或暂缓1～2年后再行注射。

5.2.4.3 斜方肌（瘦肩）

5.2.4.3.1 概述

斜方肌起自枕外隆凸、上项线、项韧带、第7颈椎棘突和全部胸椎棘突，肌纤维分为上、中、下三部分，并分别止于锁骨外侧1/3、肩胛冈和肩峰。两侧肌纤维在后侧正中相连呈斜方形，因此得名“斜方肌”。斜方肌收缩带动肩胛骨活动。

斜方肌肥大使颈肩部呈“三角”外观，给人以颈部粗壮的视觉感受，影响人的仪态和气质。尤其是女性求美者，颈肩部的线条美对于整体气质的提升具有重要意义。在斜方肌上部注射肉毒毒素，使肌肉发生废用性萎缩、体积减小，使得“三角肩”变为“直角肩”，同时，颈部外观也呈现得更为修长、性感。另外，因不良习惯导致的颈肩痛、肌肉痉挛的患者，通过斜方肌内注射肉毒毒素降低肌张力，使痉挛的肌肉松弛，从而缓解颈肩部的疼痛。

5.2.4.3.2 治疗方法

（1）药物配制

2.5 mL生理盐水加入100 U肉毒毒素中进行配制，浓度为4 U/0.1 mL；或2 mL生理盐水加入100 U肉毒毒素中进行配制，浓度为5 U/0.1 mL。

（2）标记注射点

体表定位：以C7棘突与肩峰的连线为注射范围的下缘。

以C7棘突为A点，锁骨外侧边缘与斜方肌上边缘的交点为B点，将两点连线平均分为四个区域，中间的两个区域最为突出，为注射区。每侧分别设计6～8个注射点，每点间隔1～2 cm，肌肉突出明显的区域设计2～3排注射点，突出不明显者设计1～2排注射点，各排注射点相互交错排列。双侧肩部注射点及注射剂量需对称（图5.41）。

（3）注射剂量

每点注射剂量5～10 U，平均单侧注射剂量约50 U，总注射剂量约100 U，双侧注射总剂量不超过200 U，结合全身其他部位注射总剂量不超过400 U。避免过度追求疗效而加大单次注射剂量，若治疗效果不理想，可在注射后2～4周内补充注射。

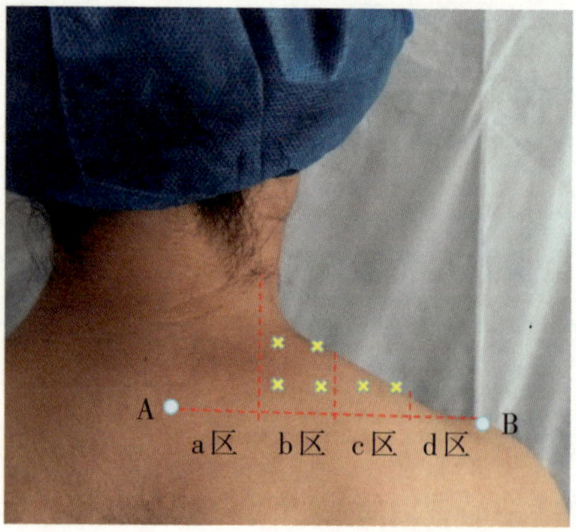

图5.41 斜方肌注射点

（4）注射层次

肌肉内注射。

（5）注射手法

垂直注射法。

求美者取坐位，背对注射医师。嘱求美者放松颈肩部肌肉，左手辅助提捏起斜方肌，右手持注射器垂直进针，通常使用1 mL注射器自带针头，针头完全刺入，回抽确认无血液后进行注射。在距离锁骨内侧段上方2～3 cm处，应避免注射过深刺入肺尖。注射完成后迅速退针，并按压数秒止血。

（6）注意事项

①对疼痛敏感的求美者，可外敷利多卡因乳膏30～40分钟再行注射。注射完毕后嘱求美者观察半小时，无异常后再行离院。

②斜方肌在注射肉毒毒素2周后效果逐渐显现，1个月后效果明显，疗效可维持4～6个月。

③首次注射肉毒毒素进行瘦肩的求美者，需小剂量进行治疗，注射2～4周后复诊，若治疗效果不满意，可补充少量注射。斜方肌注射在于修正颈肩部的轮廓，使颈肩部线条更加柔和，而不是过度追求“瘦肩”。

④对于颈肩痛、肌肉痉挛的求美者，注射2～4周后若症状缓解不明显者，可补充少量注射。

⑤注射后2月内避免过度活动肩关节和肩胛骨，如跳舞、举哑铃等动作。

（7）常见不良反应

1）酸胀不适、提升手臂无力等

在注射后2～4周，部分求美者出现提升手臂时无力、肌肉酸困等症状，但经医生检查双上肢抬举活动并无明显异常，多为求美者的主观感觉。通常在4～6周后便可缓解。

2）多次治疗效果差

因斜方肌内单次注射肉毒毒素剂量大，短期内多次注射容易诱导机体产生抗体，因此，治疗效果大打折扣，可更换其他品牌肉毒毒素进行注射，或暂缓1～2年后再行注射。

5.2.5 面部提升及松解

5.2.5.1 提眉

5.2.5.1.1 概述

眉毛是影响面部美观的重要因素。一般来说，较为突出的眉峰和微微上翘的眉尾，能给人一种美丽、大方的外观形象，而下垂的眉峰和眉尾则会展现出衰老、忧郁的感觉。随着年龄的增长，面部软组织体积减小，在重力作用下眉毛随皮肤出现下垂，尤其以眉毛外侧1/3更加明显，这是上面部老化较明显的表现之一。

在注射肉毒毒素进行提眉时，注射医师只有熟悉掌握上面部的肌肉解剖结构以及肌肉之间的协同、拮抗作用（表5.3），才能对眉毛注射改型及上面部除皱的治疗做到心中有数，并能极大降低注射相关不良反应的发生率。

表5.3 影响眉毛位置的肌肉

肌肉	功能	协同肌	拮抗肌
额肌	抬高眉毛	枕肌	皱眉肌、降眉间肌、降眉肌、眼轮匝肌
皱眉肌	形成眉间的垂直皱纹	眼轮匝肌、降眉肌、降眉间肌	额肌
降眉间肌	降低眉毛内侧	皱眉肌、降眉肌	额肌
降眉肌	形成鼻根部的横向皱纹，加强皱眉肌的作用，并牵拉眉间皮肤向下运动	皱眉肌、降眉间肌、眼轮匝肌	额肌
眼轮匝肌	使眉毛下移、司眼睑闭合	皱眉肌、降眉肌、降眉间肌	额肌（抬高眉毛）、提上睑肌（眼睑闭合）

5.2.5.1.2 治疗方法

（1）药物配制

2.5 mL生理盐水加入100 U肉毒毒素中进行配制，浓度为4 U/0.1 mL。

（2）标记注射点

1）两点注射法

两点注射法是最安全、最简单，也是初学者最常采用的注射方法。肉毒毒素作用于外侧眼轮匝肌的肌纤维，抑制肌纤维收缩起到抬高眉毛外侧的作用。两点注射法适用于抬高眉毛外侧1/3。

外眦垂直线稍外侧与眶部上方约0.5 cm交点处。女性该注射点一般位于眉毛下缘，但男性眉毛一般较女性位置低，因此男性该注射点一般位于眉毛内（图5.42）。

2）四点注射法

在两点注射法的基础上，在两侧内眦垂直线与眉毛上缘的交点处增加一个注射点，该点通过阻断额肌肌纤维的收缩起到降低眉毛内侧的作用，以增加眉外侧提升的视觉效果（图5.43）。

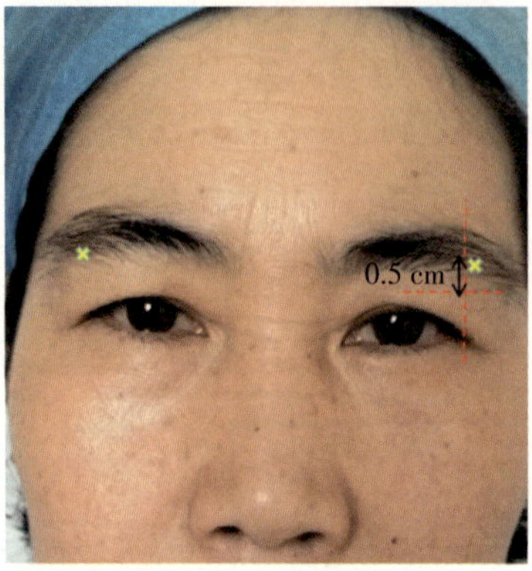

图5.42　两点注射法

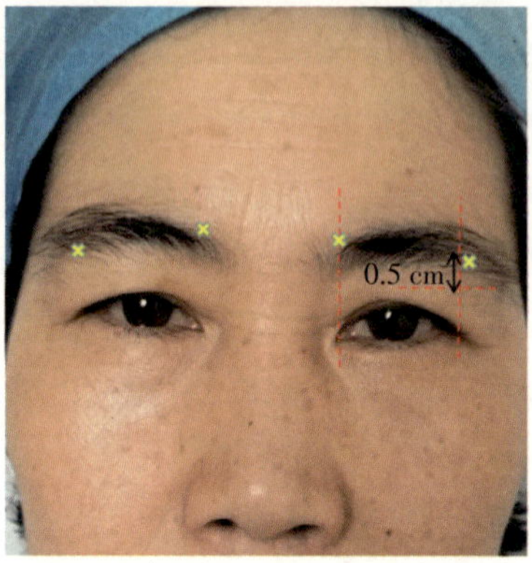

图5.43　四点注射法

3）七点注射法

七点注射法适用于眉间纹较重的求美者（图5.44）。

在治疗眉间纹五点注射法的基础上，于两侧眉头上方较高的位置各标记一个点，通过阻断皱眉肌、降眉间肌等肌纤维的收缩，在纠正眉间纹的同时还可以起到提升眉头的作用。另外，阻断中间部分的额肌，可以使两侧额肌出现代偿性收缩，也可以达到提升眉毛外侧的目的。

4）微量表浅注射法

该注射方法虽简单易行，但对眉毛的提升作用较弱，仅能达到微调的作用。

顺着眉毛的走形，在双侧瞳孔中线外侧各标记三个注射点（位于眉内，各点间距相等），可起到提升眉毛外侧的作用；若同时进行眉毛内侧提升，可在双侧瞳孔中线内侧各增加两个注射点（与外侧注射点间距均相等）（图5.45）。

（3）注射剂量

两点注射法：眼轮匝肌，每点注射剂量1～2 U。

四点注射法：眼轮匝肌，每点注射剂量1～2 U；额肌：每点注射剂量2～5 U。

七点注射法：降眉间肌、降眉肌、皱眉肌，每点注射剂量2～4 U；额肌：每点注射剂量2～5 U。

微量表浅注射法：每点注射剂量1 U。

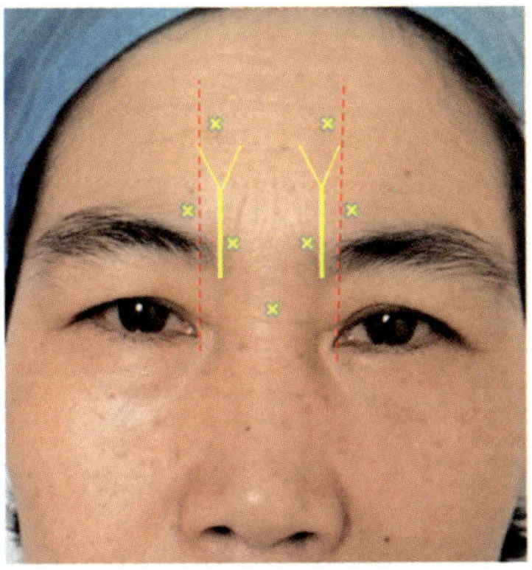

图5.44　七点注射法

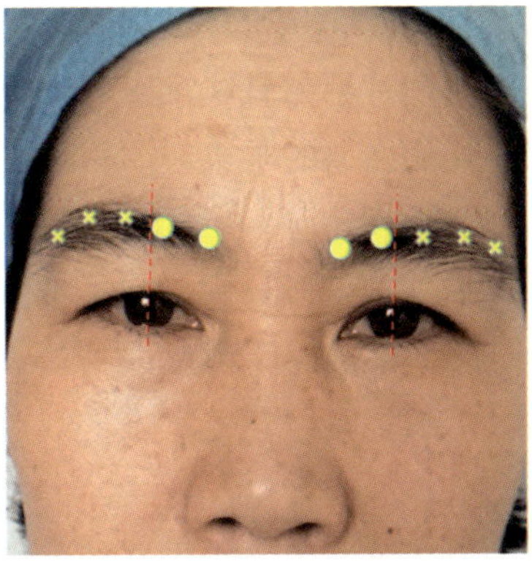

图5.45　多点微量注射法

（4）注射层次

肌肉内注射。

微量表浅注射的层次为真皮深层或皮下组织。

（5）注射手法

成角注射法。

降眉肌或降眉间肌：注射时针头自内下斜向外上方进针，进入肌腹内注射。

皱眉肌：皱眉肌内下部分垂直进针在肌肉深层进行注射，眶缘上方注射点为皮内或皮下微量注射。

额肌：注射时针头刺入骨膜表面，向后稍退针后进行注射。

微量表浅注射：针头刺入真皮深层或皮下组织进行注射，注射时通常以局部出现小“皮丘”为标志。

（6）注意事项

①在注射提眉时，宁可矫正不足、多次少量注射，避免过度追求疗效而加大单次注射剂量。通常在注射1～2周后疗效逐渐显现，1个月后效果最明显，疗效可维持4～6个月，建议4个月后重复注射。

②微量表浅注射法的改善效果有限，通常作为多点注射效果欠佳时的补充注射。一般在注射2～4周后再行补充注射。

③注射时需避开眶上孔。

④患者在注射后3天内严禁局部按摩、热水洗脸，2周内避免桑拿、汗蒸等，否则容易导致肉毒毒素弥散，影响治疗效果。

（7）常见不良反应

1）双侧眉毛不对称

常因双侧注射深度、剂量或位置不一致所致，可于注射后2～4周，在提升效果欠佳的一侧补充少量注射进行调整。

2）睁眼无力、上睑下垂

因在眉毛内侧注射时针尖朝下或注射深度过深，肉毒毒素弥散累及提上睑肌，提上睑肌麻痹所致。使用新斯的明或新福林滴眼液可缓解症状。

3）提升过度

一般于靶肌注射剂量过大，或拮抗肌肌力较强时出现，一般无须处理。必要时可在注射2～4周后对其拮抗肌进行注射加以矫正。

5.2.5.2 降低上唇、改善露龈笑

5.2.5.2.1 概述

微笑作为影响面部吸引力重要的美学特征之一，不仅是人类表达情感的重要方式，更是人际交往中不可或缺的组成部分。

目前，有学者根据微笑时上唇遮挡上颌中切牙的程度，将微笑分为：低位微笑、中位微笑、高位微笑。低位微笑：上唇遮挡上颌切牙牙龈及部分临床牙冠，露出不超过75%的临床牙冠。中位微笑：上唇遮挡牙龈，露出75%～100%的上颌切牙临床牙冠。高位微笑：露出完整的上颌切牙临床牙冠和部分牙龈。一般认为，微笑时牙龈的暴露量在0～2 mm时是可以接受的；当暴露量大于2 mm时称为露龈笑，而当暴露量大于3 mm时，会降低面部的美观度；当暴露量大于4 mm时，过度暴露的牙龈则会在很大程度上降低面部吸引力，并给其带来自卑的心理情绪，影响其日常社交活动。

露龈笑受多种因素影响。过短的上唇、肌肉过度收缩牵拉上唇向上都会引起明显的露龈笑，牙齿和骨组织对露龈笑也有一定的影响。通过注射肉毒毒素抑制口轮匝肌、提上唇肌和提上唇鼻翼肌的收缩，对改善露龈笑有良好的效果。

5.2.5.2.2 治疗方法

（1）药物配制

2.5 mL生理盐水加入100 U肉毒毒素中进行配制，浓度为4 U/0.1 mL。

（2）标记注射点

1）低位注射法

体表定位：双侧口角与鼻翼缘连线的中点（图5.46）。适用于上唇较短、静态时上颌切牙外露以及鼻唇沟较为平坦的求美者。

2）高位注射法

体表定位：位于双侧鼻翼缘稍上方偏外侧，治疗靶肌肉为提上唇鼻翼肌和部分提上唇肌，两侧注射点不应超过口角垂直线内侧（图5.47）。适用于上唇较短、鼻唇沟较深的求美者。

（3）注射剂量

每点注射剂量1～2 U，注射总剂量2～4 U。

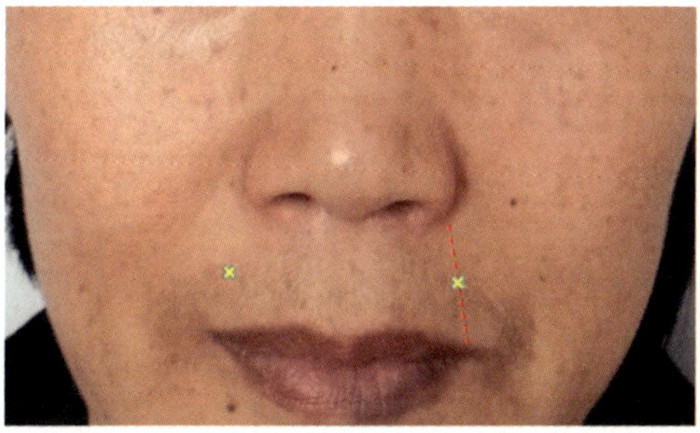

图5.46 低位注射点

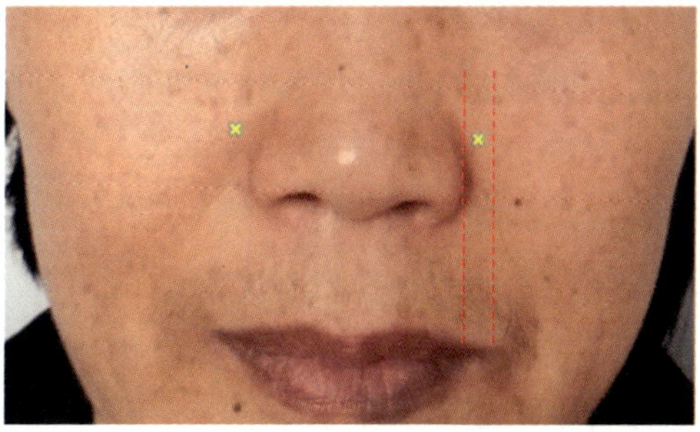

图5.47 高位注射点

（4）注射层次

肌肉深层。

（5）注射手法

成角注射法。

低位注射点：左手绷紧注射部位皮肤辅助进针，针头刺入骨膜后，向后稍退针在口轮匝肌深层进行注射。

高位注射点：左手提捏皮肤辅助进针，以较大的角度进针到肌肉深层后进行注射，需注意深度不能到达骨膜。

（6）注意事项

①肉毒毒素注射效果通常在注射1～2周后逐渐显现，1个月后效果明显，疗效可维持4～6个月。

②绝大部分求美者两侧提上唇鼻翼肌及提上唇肌的肌力并不完全相同，且双侧面部也不是绝对对称，因此即使在两侧注射剂量和注射层次对称的情况下，也可能出现面部表情不对称较注射前加重的情况，该情况尤其在“微笑”时更明显。因此，在注射前需仔细观察求美者静态面容及微笑时两侧肌肉肌力的情况，拍照记录，并详细向求美者告知注射后可能出现双侧面部不对称等情况。

③高位注射点与鼻唇沟注射点位置接近，但应偏向鼻唇沟注射点的外侧，且注射深度应较深。鼻唇沟填充为皮下或肌肉浅层注射，层次较浅，应避免肉毒毒素弥散作用于提上唇肌。

（7）常见不良反应

1）面部不对称

因双侧注射层次、剂量不一致，或注射点位置不对称所致，也与注射前双侧的肌力不对称有关。可注射后2～4周，在肌肉张力大的一侧补充少量（初始剂量的20%～50%）注射进行矫正。

2）上唇下垂

因注射剂量过大、层次过深所致，通常可在2～4周内自行缓解。

5.2.5.3 口角提升（微笑唇）

5.2.5.3.1 概述

双侧口角的水平位置也是影响下面部外观的重要因素之一。口裂曲线自中央向两端微微上翘，双侧上扬的口角呈现出“愉快”的表情，给人一种欣喜、愉悦的面部外观；而口裂曲线自中央向两端呈下降趋势、双侧口角下垂则呈现出忧愁、抑郁的“苦相”面容，该面容缺乏亲和力和吸引力，甚至影响日常社交。

随着年龄的增长，皮肤和皮下软组织体积逐渐减少，在重力作用下软组织出现松弛下垂，双侧口角位置也随之下降，不仅呈现出忧郁的“苦相”面容，也会呈现出更加老态的面部外观。

通过注射肉毒毒素，对降口角肌的肌纤维进行阻滞，减少降口角肌的肌力，可以起到提升口角水平的作用，从而改善面部外观，增加面部的亲和力和吸引力。

5.2.5.3.2 治疗方法

（1）药物配制

2.5 mL生理盐水加入100 U肉毒毒素中进行配制，浓度为4 U/0.1 mL。

（2）标记注射点

体表定位：自双侧鼻翼缘经口角与下颌缘的连线，位于口角与下颌缘连线的中下1/2～2/3处，两侧各一个注射点（图5.48）。

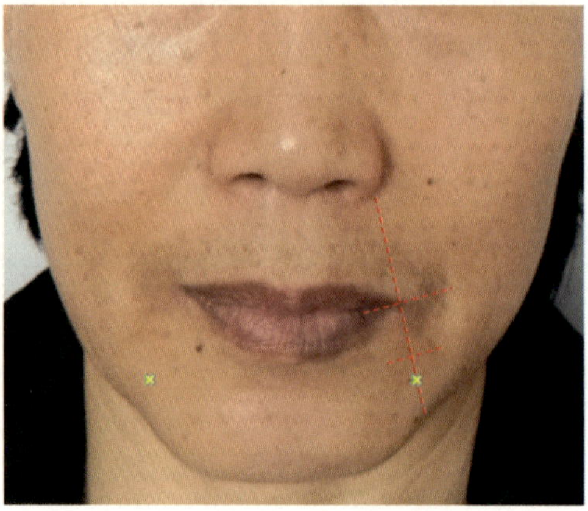

图5.48 降口角肌注射点

（3）注射剂量

每点注射剂量2～4 U，注射总剂量4～8 U。

（4）注射层次

肌肉浅层。

（5）注射手法

成角注射法。

（6）注意事项

①该治疗适用于降口角肌肌力较大，无明显下面部皮肤软组织松垂的求美者。下面部软组织松垂的中老年求美者，在接受该治疗后可能加重下面部松弛下垂，表现出更加衰老的面部外观。

②首次治疗建议小剂量注射，注射后1～2周疗效逐渐显现，1个月后效果明显，疗效可维持4～6个月。可根据口角水平提升的效果及两侧口角的对称性，在注射后2～4周进行补充注射。

③部分求美者的两侧口角水平并不对称，两侧面部也不绝对对称，且两侧肌肉的肌力也并不完全相同。因此即使在两侧注射剂量和注射层次对称的情况下，也可能出现双侧口角不对称的情况较注射前加重，其在微笑时更加明显。因此，在注射前需仔细观察求美者静态和动态时两侧肌肉肌力的情况，拍照记录，并向求美者告知注射后可能出现两侧口角和面部表情不对称的情况。

④注射位置过高、过深、剂量过大，可能麻痹口轮匝肌和（或）降下唇肌，导致下唇下垂、口裂闭合障碍，出现进食水困难、涎液自口内流出等并发症。

（7）常见不良反应

1）双侧口角不对称

因双侧注射层次、剂量不一致，或注射点位置不对称所致，也与注射前双侧降口角肌的肌力不对称有关。可注射后2～4周，在肌肉张力大的一侧补充少量（初始剂量的20%～50%）注射进行矫正。

2）口裂闭合障碍

肉毒毒素作用于口轮匝肌和（或）降下唇肌所致，一般在注射后2～4周可逐渐缓解，以心理治疗为主，必要时局部热敷促进肉毒毒素代谢。

5.2.5.4　下颌缘提升

5.2.5.4.1　概述

随着年龄的增长，面部皮肤和皮下软组织体积减小、支持韧带松弛、骨组织萎缩，这些变化均可导致面部软组织松弛下垂，并在颈阔肌收缩牵拉和重力作用的加持下，面部软组织下垂堆积于下颌缘处，导致下颌缘轮廓线消失、缺乏立体感，呈现出“老态”的形象外观，这是面部老化重要的表现之一。

通过注射肉毒毒素抑制颈阔肌表面肌纤维的收缩，有效降低颈阔肌向下牵引的力量，从而起到下颌缘提升的目的。在进行咬肌注射缩窄下面部轮廓的同时，进行下颌缘提升，可使下面部轮廓更加立体、清晰，从而达到更为满意的治疗效果。

5.2.5.4.2　治疗方法

（1）药物配制

2.5 mL生理盐水加入100 U肉毒毒素中进行配制，浓度为4 U/0.1 mL。

（2）标记注射点

沿下颌缘上、下各定一排注射点，每排定3～4个注射点，每点间隔1～2 cm（图5.49）。

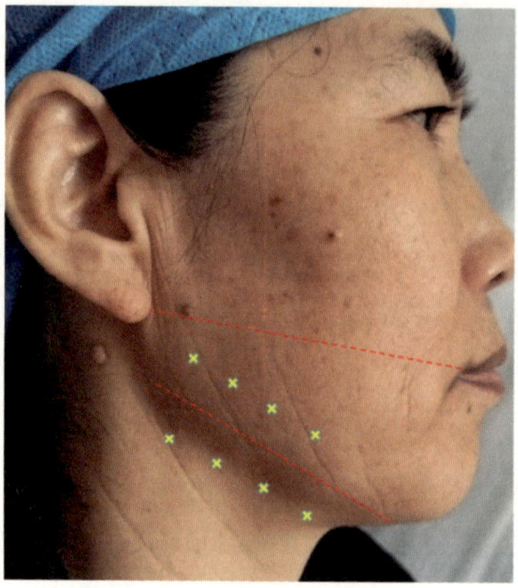

图5.49　下颌缘提升注射点

（3）注射剂量

每点注射1～2 U，总注射剂量12～24 U。

（4）注射层次

真皮深层或皮下组织层。

（5）注射手法

成角注射法。

注射器针头与皮肤接近水平进针，左手辅助提捏皮肤，在真皮深层或皮下进行注射，注射时通常以局部出现小“皮丘”为标志。

（6）注意事项

注射层次“宁浅勿深”。

（7）常见不良反应

1）口干

注射层次过深，肉毒毒素作用于唾液腺可使腺体分泌减少，导致口干症状。一般在注射后2～4周内便可自行缓解。

2）发声困难和吞咽困难

因注射剂量过大、过深，肉毒毒素麻痹颈部肌群所致。一般在注射后4～6周内自行缓解，症状严重无法自主吞咽进食水时需鼻饲。

3）失声、瘫痪、意识模糊

极少发生，一旦发现需及时就医，早期使用抗毒素，并积极对症治疗。

5.2.6 肉毒毒素治疗多汗症

5.2.6.1 腋部多汗症、腋臭

5.2.6.1.1 概述

原发性多汗症（primary hyperhidrosis，PH）是以汗腺过度分泌为显著特征的与自主神经功能障碍相关的一种疾病，常表现为全身性多汗或局部如腋窝、手掌、足底等部位多汗，其发病率受年龄、种族、性别等因素的影响。该疾病可能使患者产生自卑的负面心理，对患者的个人形象、日常生活、社交活动等造成一定的影响。另外，患者巨大的心理压力又会导致多汗症的进一步发展，由此形成恶性循环，严重影响患者的生活质量。

腋臭，又称大汗腺臭汗症，其发病机制与遗传、交感神经兴奋和雄激素受体的过度表达等因素相关，腋窝大汗腺过度分泌汗液，被汗液中的微生物如葡萄球菌、棒状杆菌、丙酸杆菌等作用后产生具有异常刺激性气味（主要为棒状杆菌作用产生）的不饱和脂肪酸，因该气味类似于狐狸尿液的骚臭味，故又称为“狐臭”。明显的“狐臭”味严重影响到患者的心理健康和日常社交，使患者产生自卑、焦虑等巨大的负面情绪，甚至引起严重的心理疾病。随着知识水平的提升和生活质量的提高，腋臭患者对该疾病有了一定的认知，同时也对该疾病的治疗越来越重视。

目前对于原发性腋窝多汗症的治疗方法有外用止汗制剂、射频微针治疗、口服或局部使用抗胆碱能药物、注射肉毒毒素、手术治疗等。外用止汗制剂维持时间较短，其主要有效成分为氯化羟铝，该成分刺激性较强，当作用于皮肤组织可能引起局部瘙痒、疼痛等不适；另外，长时间使用该刺激性药物容易出现局部皮肤增厚和色素沉着等不良反应，现已很少使用。目前常用的手术治疗方案有小切口汗腺搔刮术、抽吸术和切除术，这些手术方式因创伤较小，已取代传统的大切口汗腺切除术，但术后因患者双上肢制动依从性差，双上肢活动易引起术区皮下出血，切口感染可能性大，常导致切口愈合不良，术后瘢痕较明显；另外，患者双上肢制动后日常生活受限，需2～3周恢复期，这使得大部分患者望而却步！近年来，使用黄金微针射频技术和肉毒毒素注射治疗腋臭，取得了良好的治疗效果，而肉毒毒素因简便易行、安全性高、并发症较少、治疗效果显著等特点，已成为腋部多汗症和腋臭患者的首选治疗。

5.2.6.1.2 治疗方法

（1）药物配制

2.0 mL生理盐水加入100 U肉毒毒素中进行配制，浓度为5 U/0.1 mL。

（2）标记注射点

患者取仰卧位，双手上举置于头顶，充分暴露腋下区域，刮除腋毛，腋部的注射范围为腋毛的分布范围，用记号笔进行标记，每侧分别设计15～30个注射点，每点间隔1～2 cm，按腋毛分布区域设计3～4排注射点，各排注射点需相互交错排列（图5.50）。

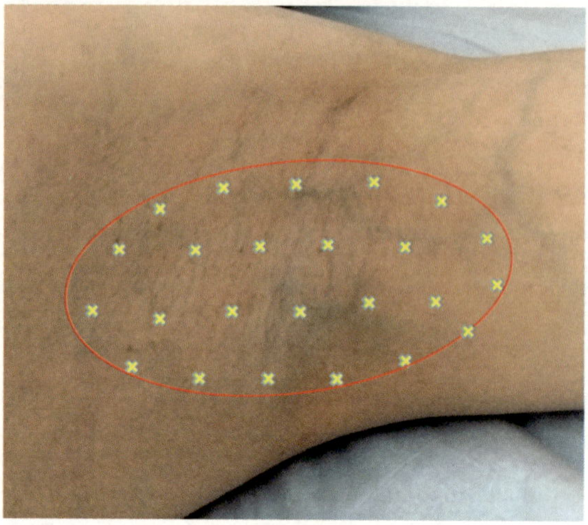

红色区域为腋毛分布范围。

图5.50　腋臭、多汗症注射示意图

（3）注射剂量

每点注射剂量2.5 U，平均每侧注射剂量约50 U，总注射剂量约100 U，腋毛分布范围较大者单侧注射剂量60～100 U，两侧腋部注射总剂量不超过200 U，结合全身其他注射部位总剂量不超过400 U。有研究表明，单次小剂量注射和较大剂量注射对多汗症和腋臭的治疗效果比较并无明显差异。因此，在临床治疗中，应避免过度追求疗效而加大单次注射剂量。

（4）注射层次

皮下注射。

（5）注射手法

成角注射法。

通常采用1 mL注射器自带30 G针头或更换32 G针头，针头与皮肤呈30°进针，至皮下组织浅层回抽确认无血液后进行注射，注射完成按压数秒止血。

（6）注意事项

①对疼痛敏感的患者，注射前可冰敷5～10分钟或外敷利多卡因乳膏30～40分钟，以减轻进针时的疼痛，缓解患者紧张情绪。注射完成后患者需观察30分钟，观察无异常后离院。

②注射后3天内严禁热水洗澡，严禁局部按摩、使用止汗制剂或其他药物；2周内严禁桑拿、汗蒸和剧烈活动，避免因肉毒毒素弥散而降低治疗效果。

③通常在注射后1～2周疗效逐渐显现，1个月后效果明显，疗效可维持6个月或以上。一般建议6个月后重复注射。

（7）常见不良反应

1）疼痛、瘀斑、血肿等

部分患者在接受治疗后局部可出现疼痛、水肿、红斑、瘀斑等，注射后冰敷可减轻以上症状。

2）多次治疗效果差

因腋下单次注射肉毒毒素剂量较大，短期内多次注射容易诱导机体产生抗体。出现这一情况，可更换其他品牌肉毒毒素进行注射。

5.2.6.2 手掌、足底多汗症

5.2.6.2.1 概述

原发性多汗症亦多发于手掌和足底等部位，好发于青壮年人群。手掌、足底多汗症对患者的日常生活造成一定的影响，甚至影响患者的就业选择，症状严重者会使患者产生焦虑和自卑的心理问题。

针对手足多汗症的治疗方法有外用止汗制剂、胸交感神经切断术、肉毒毒素注射等。外用止汗制剂具有一定的疗效，但维持时间短，且其主要有效成分具有较强的刺激性，也容易诱发过敏反应，日常使用受限。在胸腔镜辅助下行胸交感神经切断术虽难度较小、操作较简易，但仍可能发生心跳呼吸骤停、血管神经损伤（如臂丛神经损伤导致Hornor综合征）、肺水肿等严重并发症，现在临床中也很少应用。肉毒毒素注射较手术治疗更加安全、简便，并发症发生率低，且治疗效果理想，已成为手掌、足底多汗症的首选治疗。

5.2.6.2.2 治疗方法

（1）药物配制

2 mL生理盐水加入100 U肉毒毒素中进行配制，浓度为5 U/0.1 mL或2.5 mL生理盐水加入100 U肉毒毒素中进行配制，浓度为4U/0.1 mL。

（2）标记注射点

记号笔进行标记，每侧手掌分别设计5～50个注射点，每点间隔1～2 cm，各排注射点需相互交错排列。每侧足底分别设计15～50个注射点，每点间隔1～2 cm，各排注射点需相互交错排列。

（3）注射剂量

手掌每点注射1～2 U，单侧注射总剂量50～100 U，双侧注射总剂量100～200 U。足底每点注射1～2 U，单侧注射总剂量50～200 U，双侧注射总剂量不超过400 U，结合全身其他注射部位总剂量不超过400 U。

(4)注射层次

手掌部皮内注射，足底部皮下注射。

(5)注射手法

成角注射法。

手掌部注射：注射器针头与皮肤角度呈15～20°进针，一般使用1 mL注射器自带30 G针头或更换为32 G针头，在真皮层进行注射，注射时以局部出现小“皮丘”为标志，注射完成后按压数秒止血、冰敷。

足底部注射：注射器针头与皮肤角度呈30°进针，一般使用1 mL注射器自带30 G针头或更换为32 G针头，针头刺入皮下后进行回抽，确认无血液后进行注射，注射深度4～4.5 mm，注射完成后按压数秒止血、冰敷。

因手掌和足底神经分布密集，对疼痛极其敏感，单纯外敷表面麻醉剂并不能有效缓解注射时的疼痛。因此，可在神经阻滞麻醉下进行注射，如进行手掌部位注射时，可采取臂丛神经阻滞麻醉（经腋窝路径），足底部位则行股神经阻滞麻醉。具体方法如下：

臂丛神经阻滞麻醉（经腋窝路径）：患者取仰卧位，上肢外展90°，在腋窝部位确定腋动脉搏动位置，消毒皮肤，铺无菌巾单，穿刺针刺入腋动脉搏动下方，针尖刺入神经后会有局部感觉异常，回抽无血液后缓慢注射适量利多卡因，向后退针至腋动脉搏动的上方，回抽无血液后再次缓慢注射适量利多卡因，或可在超声引导下行阻滞麻醉。大约在注射5～10分钟后手掌出现麻木症状，等待20分钟后观察患者无明显痛觉后进行肉毒毒素注射。

股神经阻滞麻醉：患者取侧卧位，下肢呈稍屈曲及外旋位。定位骶前上棘与股骨外侧髁之间的中点为股神经阻滞注射部位，标记注射点，消毒皮肤，铺无菌巾单，穿刺针自标记点刺入皮下，深度3～5 cm，回抽无血液后缓慢注射适量利多卡因。通过针刺注射点远端皮肤确认有无感觉消失，确认感觉消失后让患者做膝关节屈伸运动，确认肌肉已失去运动能力便可进行注射。

注射完毕后嘱患者等待观察30分钟，无异常后离院。

(6)注意事项

①通常在注射肉毒毒素1～2周后手掌及足底出汗明显减少，1个月后效果最明显，疗效可维持3～12个月。多建议在6～9个月后再次注射。

②注射后3天内建议患者多卧床休息，避免手掌和足底部位过多活动，1周内尽量避免热水洗手、泡脚等，避免因肉毒毒素弥散而降低治疗效果。

(7)常见不良反应

1）疼痛、水肿、红斑、瘀斑

部分患者在接受治疗后可出现以上症状，注射后立即冰敷以上症状可减轻。上述症状一般在注射后1～2周内便可自行缓解。

2）握力异常、步态不稳

部分患者在接受注射后自觉局部感觉及功能异常，但经医师检查并无明显异常，多为自主感觉。以心理治疗为主，2～4周后可自行缓解。

3）多次治疗效果差

因手掌和足底部位单次注射肉毒毒素剂量较大，短期内大剂量注射容易诱导机体产生抗体。建议更换其他品牌肉毒毒素进行注射，或暂缓1～2年后再行注射。

5.2.7 肉毒毒素微滴治疗

5.2.7.1 面颈部提升及面部轮廓线改善

5.2.7.1.1 概述

随着年龄的增长，皮肤和皮下软组织体积逐渐减少、肌肉和韧带逐渐松弛、骨组织萎缩等多种因素共同使面颈部出现老化，而在颈阔肌向下的牵引力和重力作用的加持下，面颈部老化现象进一步加重，具体表现为面部皮肤松垂、脂肪堆积、颏颈角变钝、面部轮廓线模糊等。

通过肉毒毒素多点、微量注射，使颈阔肌浅层肌肉麻痹、肌力减小，从而减小面部向下牵拉的力量，重建更为清晰、立体的颏颈角，改善下颌缘的轮廓，同时还可以减轻颈部横纹和垂直条索，使颈部更加年轻化。

5.2.7.1.2 治疗方法

（1）药物配制

10 mL生理盐水加入100 U肉毒毒素中进行配制，浓度为1 U/0.1 mL。

（2）标记注射点

按照颈阔肌走形的区域进行标记（图5.51）。

上缘：平行于下颌缘以上三指；

内侧缘：降口角肌后部一指；

外侧缘：胸锁乳突肌前缘；

下缘：锁骨。

每侧标记注射点40～60个，每点间隔1 cm，每排注射点相互交错排列。

（3）注射剂量

每点注射剂量0.5 U。平均每侧注射剂量20～30 U，两侧注射总剂量40～60 U。

（4）注射层次

皮内注射。

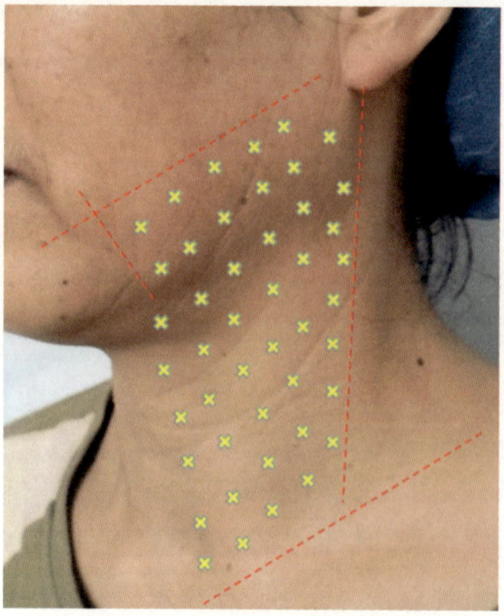

图5.51 颈阔肌微滴注射法

（5）注射手法

成角注射法。

注射时嘱求美者头部上仰，使皮肤处于紧绷状态，注射器针头与皮肤呈15°～20°进针，一般使用1 mL注射器配32 G针头，在真皮层进行注射，注射完成后冰敷。

（6）注意事项

①颈阔肌注射点较多，注射前需外敷利多卡因乳膏，注射后即刻冰敷，以缓解注射时的疼痛，并减少血管损伤，避免术后出血、血肿和瘀斑形成。

②注射层次“宁浅勿深”，避免麻痹舌骨上肌群、喉外肌群等，引起吞咽困难等严重并发症。

③注射后局部禁止按摩，尽可能减少颈部活动，避免肉毒毒素弥散而影响治疗效果。

（7）常见不良反应

1）出血、瘀青、血肿形成

多为注射层次过深损伤血管所致，注射前、后冰敷可减少血管损伤。通常在1周内便可消退。

2）口干、吞咽困难

多为注射层次过深、剂量过大，肉毒毒素作用于唾液腺或深层的吞咽肌群，导致唾液腺分泌减少出现口干症状，肌肉麻痹出现吞咽困难等症状。

5.2.7.2 治疗面部玫瑰痤疮

5.2.7.2.1 概述

玫瑰痤疮是一种慢性炎症性疾病，多表现为面部毛细血管扩张、阵发性潮红、持续性红斑、丘疹、脓疱等，严重者还可出现面部赘生物或累及眼部组织。该疾病严重影响患者的面部外观，导致患者产生自卑的负面情绪，甚至对患者的工作和日常社交等造成严重影响，致使患者产生严重的心理疾病。

目前治疗玫瑰痤疮的方法主要有：外用甲硝唑凝胶和缩血管药物、激光、局部冷敷等，上述方法虽取得一定的疗效，但对于面部持续性红斑和阵发性潮红的治疗效果并不理想。有学者发现，肉毒毒素可抑制皮肤的炎症反应，且对肥大细胞脱颗粒具有抑制作用，可减少局部肥大细胞的浸润，因此对玫瑰痤疮具有一定的治疗潜能。随着肉毒毒素在玫瑰痤疮临床治疗中的疗效日益突显，目前肉毒毒素注射已成为毛细血管扩张型玫瑰痤疮的常规治疗方法。然而，目前该疾病治疗方案的制定仍没有具体的标准，在临床治疗时，医师应根据患者的情况进行综合评估，制定个性化治疗方案。

5.2.7.2.2 治疗方法

（1）药物配制

10 mL生理盐水加入100 U肉毒毒素中进行配制，浓度为1 U/0.1 mL。

（2）标记注射范围

以面部潮红（或可能出现潮红）区域为注射范围，每点间隔0.5～1 cm，每排注射点需相互交错排列，以使肉毒毒素均匀弥散。

（3）注射剂量

每点注射剂量0.1～ 0.2 U，每侧注射剂量15～20 U，单侧一般不超过30 U，两侧注射总剂量30～40 U，双侧注射总剂量不超过60 U。

（4）注射层次

皮内注射。

（5）注射手法

成角注射法。

嘱患者取仰卧位，一般使用1 mL注射器搭配32 G注射针头，针头与皮肤角度呈15°～20°进针，针头刺入真皮后进行注射，注射层次遵守“宁浅勿深”原则，注射后局部冰敷。

（6）注意事项

①注射前冰敷或外敷利多卡因乳膏以减轻进针时的疼痛。注射完成后嘱其冰敷，等待观察半小时，无异常后离院。

②通常在注射1～2周后效果逐渐显现，1个月后效果显著，疗效可维持3～4个月，疗效持续时间可能与注射肉毒毒素浓度、剂量有关。也有部分医师主张每4～6周治疗1次，一般治疗3个疗程（视临床改善情况决定）。

（7）常见不良反应

1）出血、瘀青、血肿形成

因注射层次过深损伤血管所致，注射前冰敷或外敷利多卡因乳膏、注射后即刻冰敷可减少该不良反应的发生。常在1周内可自行消退。

2）肌肉麻痹

因注射层次过深、剂量过大所致。肉毒毒素向深部扩散作用于深部的表情肌导致面部表情异常、不对称。一般在静态面容下不明显，做“微笑”等面部表情时较为明显。

5.2.7.3 减少皮脂分泌

5.2.7.3.1 概述

面部皮脂分泌旺盛、毛孔粗大是困扰众多求美者的问题之一。肉毒毒素的化学去神经作用可以抑制皮脂腺腺体的分泌，使皮脂分泌明显减少，从而达到改善油性皮肤的目的，并缩小毛孔。

5.2.7.3.2 治疗方法

（1）药物配制

10 mL生理盐水加入100 U肉毒毒素中进行配制，浓度为1 U/0.1 mL；或5 mL生理盐水加入100 U肉毒毒素中进行配制，浓度为2 U/0.1 mL。

（2）标记注射点

在面部毛孔粗大、皮脂分泌旺盛的部位或全脸进行注射，每点注射间隔0.5～1 cm。额部标记15～40个注射点，每侧颊部标记20～60个注射点。

（3）注射剂量

每点注射剂量0.5 U，额部注射总剂量10～20 U，每侧颊部注射总剂量10～30 U；或按面积进行划分，按0.25 U/ cm^2 或0.125 U/ cm^2 进行注射。全面部注射总剂量24～32 U。

（4）注射层次

皮内注射。

（5）注射手法

成角注射法。

嘱求美者取仰卧位，注射器针头与皮肤角度呈15°～20°进针，一般使用1 mL注射器、32 G注射针头，针头刺入真皮后进行注射，以注射部位皮肤出现小“丘疹”为标志，注射完成后迅速退针，按压止血、冰敷。

（6）注意事项

①注射前外敷利多卡因乳膏30～40分钟。注射完毕后嘱其冰敷，等待观察30分钟，无异常后再行离院。

②在注射1～2周后皮脂分泌减少，4周后效果最明显，疗效可持续4～6个月，可在4～6个月后重复注射。

③3天内严禁热水洗脸，1周内不得涂抹化妆品和外用医嘱以外的药物。

（7）常见不良反应

1）局部疼痛、出血、瘀青、血肿形成

因注射层次过深损伤血管所致。注射前、后冰敷可降低该不良反应的发生率。一般在注射后1周内便可消退。

2）肌肉麻痹

注射层次过深、注射剂量过大，导致肉毒毒素向深部弥散，作用于深部的表情肌，出现表情肌麻痹的相关症状。一般在做面部表情时较明显，可见两侧轻微不对称，而在静态面容下不可见。通常在注射后2～4周内可自行缓解，以心理治疗为主。

5.2.7.4　治疗雄激素性脱发

5.2.7.4.1　概述

脱发导致的秃发是临床上非常多见的病症，也是皮肤科、整形外科门诊较常见的就诊原因之一。其中雄激素性脱发是最常见的类型，雄激素性脱发又称脂溢性脱发，临床主要表现为头皮特定区域的毛囊进行性微小化以及毛囊生长期的持续时间缩短。

顾名思义，雄激素是雄激素性脱发发病的最关键因素。研究表明，雄激素性脱发患者的头部特定脱发区域毛囊的雄激素受体的基因表达水平升高，使得睾酮更多地转化成为二氢睾酮，雄激素受体与二氢睾酮特异性结合，使雄激素对于易感毛囊的作用增强。肉毒毒素可以通过麻痹、松弛头部的肌肉，改善局部微循环，增加组织的含氧量，从而减少睾酮向二氢睾酮的转化，降低雄激素对易感毛囊的作用，达到治疗脱发的目的。因此，对于雄激素性脱发患者可以考虑局部肉毒毒素微滴注射以减少毛发脱落。

5.2.7.4.2　治疗方法

（1）药物配制

5 mL生理盐水加入100 U肉毒毒素中进行配制，浓度为2 U/0.1 mL。

（2）标记注射点

在额肌、颞肌、耳周肌和枕肌内进行注射，或在头部秃发区域及脱发区域进行注射，每点注射间隔1.5～2 cm，标记注射点20～30个。

（3）注射剂量

每点注射剂量1～5 U，注射总剂量不超过150 U，结合全身其他部位注射总量不超过400 U。

（4）注射层次

肌肉层或皮下组织层。

（5）注射手法

垂直注射法。

嘱患者取仰卧位或坐位，注射器针头垂直头皮进针，一般使用1 mL注射器、32 G注射针头，针头进入皮下组织会出现明显的落空感，或针头到达骨膜后稍向后退针，在肌肉层进行注射，注射完成后迅速退针，并按压止血。

（6）注意事项

①肉毒毒素疗效一般可持续3～6个月，可在3～6个月后再次注射。

②注射后局部禁止按摩，3天内严禁热水洗头，2周内严禁桑拿、汗蒸等，避免肉毒毒素弥散影响治疗效果。

③虽然肉毒毒素注射治疗雄激素性脱发的临床疗效明确，但是仍有相关文献资料报道，患者在使用肉毒毒素治疗额纹、眼周皱纹、眼睑痉挛等时，出现了发际线后移、眉毛和睫毛等毛发脱落的现象。目前，这些现象的发生机制尚不明确，这些现象仍需引起临床医师的重视。

（7）常见不良反应

局部疼痛不适，注射后冰敷可有效缓解疼痛。

5.2.7.5 防治病理性瘢痕

5.2.7.5.1 概述

病理性瘢痕包括增生性瘢痕和瘢痕疙瘩。在创面愈合早期，可以通过一系列手段对病理性瘢痕进行预防，积极、有效的预防措施对创面愈合和抑制瘢痕形成至关重要。早在19世纪末，就报道称在切口周围注射A型肉毒毒素预防瘢痕增生取得了较好的效果。现有大量研究表明，肉毒毒素主要是通过抑制瘢痕周围血管形成、抑制肌肉收缩使切口张力减小、抑制局部炎症因子释放、调节成纤维细胞的增殖和凋亡以及调控瘢痕相关因子等机制抑制病理性瘢痕的形成。

5.2.7.5.2 治疗方法

（1）药物配制

4 mL生理盐水加入100 U肉毒毒素中进行配制，浓度为2.5 U/0.1 mL；或5 mL生理盐水加入100 U肉毒毒素中进行配制，浓度为2 U/0.1 mL。

（2）标记注射点

在切口周围0.5～1 cm处进行注射，每点注射间隔1 cm。

（3）注射剂量

预防用药：每点注射剂量0.5～5 U，单点注射剂量与注射部位有关。注射总剂量由切口部位、长度以及周围肌肉分布情况等多种因素决定，一般注射总剂量不超过100 U，结合全身其他部位总剂量不超过400 U。

治疗用药：肉毒毒素瘢痕内注射治疗病理性瘢痕的剂量为每点2.5～5 U，每点间隔1 cm，建议单次注射剂量不超过100 U。

（4）注射层次

肌肉内或皮下组织层。

（5）注射手法

成角注射法。

一般使用1 mL注射器、32 G注射针头，针头刺入皮下组织进行注射，注射完成后按压数秒止血，严禁局部按摩、揉搓。

（6）注意事项

①目前，在预防瘢痕的治疗中，肉毒毒素注射的时机、剂量和方法等尚没有统一的标准。根据现有的临床文献报道，多建议在术后即刻或2周内进行注射，越早期注射，预防效果越好。

②在面部等表情肌丰富的部位，需小剂量注射，避免肉毒毒素弥散麻痹表情肌，导致面部表情诡异、不自然；在四肢、躯干等部位可酌情加大注射剂量。

③在瘢痕疙瘩的治疗中，肉毒毒素联合糖皮质激素（如曲安奈德）进行瘢痕内注射的疗效优于单纯糖皮质激素注射。

（7）常见不良反应

1）局部疼痛、出血、瘀青

注射前冰敷5～10分钟或使用局部药物可减少血管的损伤，并在注射后即刻冰敷。一般在注射后1周内便可缓解。

2）肌肉麻痹

常见于面部表情肌分布的部位。注射层次过深、剂量过大，导致肉毒毒素弥散，作用于深部的表情肌，出现面部表情不自然、微笑时不对称等情况。通常在2～4周内自行缓解。

5.2.8 肉毒毒素中毒的治疗

5.2.8.1 概述

肉毒毒素中毒多见于食源性肉毒杆菌中毒。但近年来，随着医疗美容的快速发展，部分私立医疗美容机构大肆开展肉毒毒素注射美容，求美者接受通过不正当手段获取的不明效价的肉毒毒素注射后出现全身中毒症状的病例多有报道。

肉毒毒素全身中毒常见症状有全身乏力、复视、斜视、视物模糊、抬头受限、肢体活动障碍，严重者伴呼吸、吞咽、发声困难及排尿排便困难等。

当出现肉毒毒素中毒症状时，早期就诊并接受治疗在很大程度上决定了患者的预后。肉毒杆菌抗毒素是治疗肉毒毒素中毒唯一的特效药物，越早明确诊断、越早使用抗毒素治疗，预后也越好。其他辅助治疗包括预防感染、新斯的明拮抗胆碱酶、激素冲击、营养支持、肌肉功能锻炼等对症支持治疗，必要时可行气管插管或气管切开行机械通气等治疗。

肉毒杆菌抗毒素是使用肉毒毒素或肉毒类毒素使动物（一般为马匹）获得被动免疫，将所获得的动物血浆经过处理、提取、纯化等一系列手段制成的被动免疫制剂。目前国内已成功研制出各种分型肉毒毒素的抗毒素制剂，这些制剂全部由兰州生物制品研究所进行研制，并按照国家储备的应急药物进行管理，以应对肉毒杆菌突发中毒事件。国外目前最常使用的肉毒杆菌抗毒素是由加拿大Cangene公司生产的七价肉毒杆菌抗毒素（HBAT），HBAT可以同时中和A～G型七种肉毒毒素，于2010年3月12日由FDA批准上市，这也是目前为止美国唯一一个用于非婴儿肉毒杆菌毒素中毒的抗毒素血清制剂，由美国疾病预防控制中心集中管理。对1岁以下婴儿的肉毒杆菌毒素中毒，则使用的是A型和B型二价人源性肉毒杆菌免疫球蛋白制剂（Baby-BIG），这一制剂也是唯一一种人源性的肉毒杆菌抗毒素制剂。当然，其他一些国家也陆续研制了各种肉毒杆菌抗毒素制剂。

肉毒杆菌抗毒素作为肉毒毒素中毒的特效药物，其作用机制为中和机体血液中的游离肉毒毒素，使其不能作用于神经肌肉接头，但其对已经阻滞的神经肌肉接头无效，即对已经产生的麻痹症状无效，因此对肉毒杆菌毒素中毒的患者，应尽早给予抗毒素中和游离的肉毒毒素。在肉毒毒素注射后24小时内或出现肌肉麻痹症状前注射抗毒素，治疗效果较好，可明显降低死亡风险。对可疑肉毒毒素中毒的患者，也应尽早使用抗毒素进行预防性治疗。在一般情况下，肉毒杆菌中毒多为A型、B型或E型，在毒素型别尚未明确之前，可同时使用2种甚至3种型别的抗毒素制剂进行治疗。

我国兰州生物制品研究所研制的肉毒杆菌抗毒素为无色或淡黄色澄明液体，久置可出现微量的沉淀物，于2～8 ℃避光保存。其制剂型号规格分别为：A型：10000 IU/4 mL；B型：5000 IU/2 mL；C型：5000 IU/7 mL；D型：5000 IU/2 mL；E型：5000 IU/4 mL；F型：5000 IU/7 mL。

5.2.8.2 抗毒素使用方法

（1）过敏试验

将抗毒素制剂用生理盐水稀释，即抽取0.1 mL抗毒素，加入0.9 mL生理盐水进行稀释，稀释后在前臂掌侧皮内注射0.05 mL，观察30分钟。

皮试阴性的患者，可在皮下注射少量抗毒素，观察30分钟无异常后再肌肉注射剩余的抗毒素，注射后严密观察，备好抢救措施和药品。皮试阳性（皮试部位皮丘增大、有明显红肿、疼痛等不适，或全身出现散在丘疹、刺鼻、打喷嚏等症状）的患者，临床必须使用抗毒素时，可采用脱敏注射法，并备好抢救措施及药品，一旦出现严重过敏反应，需立即抢救。

（2）注射方法

皮下注射或肌肉注射，也可经静脉注射或静脉滴注，但很少使用。

皮下注射：上臂三角肌附着处；

肌肉注射：三角肌内或臀大肌内。

只有在皮下或肌肉注射无异常反应者方可行静脉注射。静脉注射速度不宜过快，开始每分钟不超过1 mL，后面每分钟不超过4 mL，每次静脉注射不超过40 mL，儿童每次静脉注射不超过0.8 mL/kg。也可将抗毒素加入生理盐水或葡萄糖注射液中进行静脉滴注。

脱敏注射法：用生理盐水将抗毒素稀释10倍后小剂量分次进行皮下注射，第一次注射稀释后的抗毒素制剂0.2 mL，注射后观察30分钟，患者无胸闷、气短、呼吸困难，无心跳加速、发绀等症状，监测生命体征平稳时，再行第二次注射，第二次注射0.4 mL，同样观察30分钟，无异常后行第三次注射，第三次注射0.8 mL，观察仍无异常反应后将剩余药品行皮下注射或肌肉注射。对于过敏反应明显的患者，可将注射剂量及递增剂量减半进行注射，并准备好抢救措施，一旦出现严重过敏反应，应立即抢救。

（3）注射剂量

预防用药：皮下注射或肌肉注射，单次注射剂量为1000～20000 U，情况紧急时可酌情增加注射剂量，或采用静脉注射。

治疗用药：肌肉注射或静脉滴注，首次注射剂量为10000～20000 U，密切观察病情变化，必要时间隔12小时重复给药，待病情停止发展或好转后，可减小抗毒素剂量或延长注射间隔时间。症状较轻的患者一般使用不超过3天，症状严重的患者一般不超过10天。

（4）注意事项

①治疗前详细询问患者本人和近亲属既往有无过敏病史，如过敏性哮喘、过敏性鼻炎、湿疹等，并询问患者既往有无注射过马源性生物制剂，需谨慎提防过敏反应的发生。

②详细记录患者既往病史、本次过敏试验结果、本次注射次数及注射后有无不良反应，记录使用的抗毒素制剂的批号、生产日期和有效期等。

③怀疑肉毒毒素中毒的患者，一般需办理住院，在医护人员监测下注射抗毒素治疗，以便及时观察有无不良反应并及时处理。对于特殊患者要求门诊注射抗毒素时，应谨慎提防过敏反应的发生。在注射后需至少观察30分钟，无异常反应后方可离开。

④肉毒毒素中毒的患者，一般在出现明显临床症状后才前往医院就诊，因此错过了治疗的关键期。即便是中毒早期就诊，因抗毒素制剂属于国家管控药品，药物配送也较为耗时，也易耽误治疗时机！因此，预防肉毒毒素中毒才是关键。在进行医美注射时，一定要选择正规的医疗机构，由专业医师进行操作，坚决杜绝一切不明来源的毒素制剂和不正规的操作。

⑤孕妇及哺乳期妇女慎用。

（5）不良反应

1）过敏反应

过敏反应一般在注射时或注射后数分钟出现，局部表现有注射部位红斑、水肿，伴瘙痒不适，全身表现有皮肤潮红或脸色发白、胸闷、气短、呼吸急促、脉搏细数、血压下降、血氧饱和度下降等，严重者出现神志昏迷、心跳呼吸骤停，如不及时抢救可出现死亡。一旦出现以上过敏症状，应立即停止注射，症状较轻的患者注射盐酸肾上腺素后症状即可缓解，伴有全身过敏反应的患者需同时给予补液、抗过敏、糖皮质激素、维持血压、吸氧等对症处理，必要时行气管插管或气管切开辅助通气。

2）血清病

血清病主要表现为发热、淋巴结肿大、全身荨麻疹等症状，部分患者还伴有蛋白尿、关节疼痛等。一般在注射后1～2周内发病，称为延缓型；少数患者在注射2～4天内发病，称为加速型。经使用抗过敏药物或钙剂治疗，数日便可痊愈。

5.3 软组织填充剂注射美容

5.3.1 概述

随着年龄的增长，皮肤和皮下软组织体积减小、骨组织萎缩，面部皮肤出现松弛、下垂等老化表现，此时单独使用肉毒毒素注射治疗反而会加重组织下垂、凹陷，继而表现出更加老态的面部外观。因此，对于皮肤弹性变差、皮下软组织体积减小的中老年求美者，不应单一地治疗动态性皱纹而忽略软组织体积减小的事实。近几十年来，越来越多的学者与求美者意识到这一点，在面部年轻化的治疗中逐渐从减法治疗转变为加法治疗。面部注射填充因其操作简便、恢复快等优点，已成为面部年轻化较常使用的治疗手段之一。

软组织填充剂根据其来源可分为非生物填充材料（如膨体聚四氟乙烯、液体硅胶和多孔聚乙烯等）、生物填充材料（分为自体组织材料和非自体组织材料。自体组织材料主要包括耳软骨、肋软骨、真皮组织和脂肪组织等，非自体组织材料则包括动物来源的胶原蛋白、透明质酸钠凝胶和异体真皮组织即人工皮等）及混合型填充材料（如聚己内酯、纳米羟基磷灰石/羧甲基壳聚糖复合材料和聚左旋乳酸等）；根据其填充效果的维持时间，可分为永久性填充材料（如膨体聚四氟乙烯、液态硅胶、聚甲基丙烯酸甲酯微球、自体耳软骨、肋软骨等）、半永久性填充材料（如大分子透明质酸钠凝胶、纳米羟基磷灰石/羧甲基壳聚糖复合材料等，一般维持时间1～3年）和暂时性填充材料（如胶原蛋白，中、小分子透明质酸钠凝胶，富血小板血浆等，维持时间不超过1年）；根据其注射层次，可分为真皮组织的填充剂（如小分子透明质酸钠凝胶和胶原蛋白等）和皮下组织的填充剂（大分子透明质酸钠凝胶、液体硅胶、膨体聚四氟乙烯、自体耳软骨等大部分填充剂）。其中，透明质酸钠凝胶是临床上应用最广泛的软组织填充剂，也是本节讲解的重点内容。

透明质酸广泛存在于人体结缔组织的细胞外基质成分、关节滑液、房水、玻璃体及其他组织中，是真皮层细胞外基质中分子量最大、数量最多的糖胺多糖，由于其表面呈负电荷，往往吸附有许多水分子。随着年龄的不断增长，真皮组织中透明质酸含量逐渐减少，使皮肤处于缺水及缺乏弹性的状态，导致皱纹进一步加深。

透明质酸在人体中经透明质酸酶进行酶解代谢，人体基因组包含6种透明质酸酶，即HYAL-1、HYAL-2、HYAL-3、HYAL-4、HYAL-P1和PH-20（SPAM1）。其中，体内代谢的两种关键酶分别为HYAL-1和HYAL-2。HYAL-2位于细胞膜上，能够将大于1 MDa的透明质酸裂解为20 kDa的碎片，随后经位于溶酶体中HYAL-1裂解为四糖，进一步在β-葡萄糖醛酸酶、β-N-乙酰葡萄糖胺酶等的作用下转化为单糖，继而在细胞与淋巴结内进一步降解代谢，最终进入循环系统，由肝脏和肾脏进行消除。

纯透明质酸钠在人体中的滞留时间较短，其半衰期不超过24小时，因此纯透明质酸钠并不适用于软组织的填充。目前最常用的生产透明质酸钠的方法为微生物发酵法。同时通过不同化学方法将透明质酸钠分子相互交联可得到不同分子大小的透明质酸钠凝胶，这类凝胶因具有无抗原性、无动物源性、无病原体携带可能性及良好的生物相容性等特点，成为目前美容市场上应用最广泛的软组织填充剂。

透明质酸钠凝胶因分子量大小、交联程度和注射层次的不同，其治疗效果和维持时间也存在较大的差异，一般来说，透明质酸钠的分子量越大、交联程度越高，效果维持的时间也越长。较大分子量的透明质酸钠凝胶注射到皮下组织或更深组织层，可以增加组织的容积，起到支撑作用，同时透明质酸钠吸收周围的水分，会进一步扩大填充物的体积，使松弛、凹陷的皮肤和轮廓重新饱满起来，因此较大分子量的透明质酸钠凝胶主要用于颞部、鼻唇沟、颏部等较大面积或凹陷的填充；而较小分子量的透明质酸钠凝胶主要用于真皮层或皮下组织的填充注射。也可将透明质酸钠复合溶液注入真皮层（水光针注射），让其吸收周围组织中的水分，起到给真皮层补水的作用。

在注射透明质酸钠凝胶后，周围肌肉过度收缩可能使填充物出现游走、移位和变形，导致治疗区域填充效果不理想、维持时间短，从而达不到求美者的期望效果。而联合肉毒毒素注射可以使治疗区域的肌肉收缩力下降，这不仅为填充物提供了稳定的填充环境，也可以使皱纹深度变浅，减少填充物的注射量。同时，透明质酸钠凝胶比较黏稠，也可以抑制肉毒毒素向周围扩散，提高局部治疗效果，降低肉毒毒素扩散引起的上睑下垂、眉下垂等不良反应的发生率。因此，二者联合注射用于面部年轻化的治疗已成为越来越多临床医师的选择。有研究结果表明，透明质酸钠填充剂联合肉毒毒素治疗组与单独使用填充剂治疗组进行比较，肉毒毒素的化学去神经作用使透明质酸钠填充剂的降解率降低了42%，并使填充剂的剩余体积增加了50%。

肉毒毒素和透明质酸钠凝胶联合使用时，可选择顺序疗法或同期疗法两种方式。一般多建议使用顺序疗法，即先行肉毒毒素注射，1～2周后再注射透明质酸钠填充剂，因为注射肉毒毒素一周后目标肌肉开始麻痹，也不会因为局部肿胀影响填充剂量的预估。在二者联合同期治疗时，操作应更加谨慎，建议先行透明质酸钠凝胶注射，待塑形成功后再行肉毒毒素注射。

5.3.2 透明质酸钠凝胶注射基本操作

5.3.2.1 注射前准备

5.3.2.1.1 注射室的配置

注射室的配置、拍照等注射前的一系列准备同肉毒毒素注射前准备。

5.3.2.1.2 术前询问病史、病情告知

注射前需详细询问求美者的病史，排除注射禁忌证。

透明质酸钠凝胶注射禁忌证：

①注射部位及周围临近组织存在感染，或局部有其他活动性皮肤疾病如单纯疱疹、带状疱疹等；

②长时间使用糖皮质激素的求美者；

③正处于孕期、半年内有备孕计划的女性或者正处于哺乳期的女性；

④注射部位近期注射过软组织填充剂，再次注射透明质酸钠凝胶可能影响填充效果或可能存在相互反应的求美者；

⑤凝血功能异常的求美者或目前正在接受抗凝治疗的求美者；

⑥既往有严重过敏反应病史，或对多种物质存在严重过敏反应的求美者；

⑦有自身免疫性疾病或伴有免疫功能缺陷的求美者；

⑧有严重脏器疾病的求美者。

5.3.2.1.3 透明质酸钠凝胶使用方法

正规来源的透明质酸钠凝胶都是无菌包装，储存于自带的注射器内，并根据不同分子量大小、黏稠程度自带不同规格的注射针头。

用于填充的大分子及中分子透明质酸钠凝胶产品一般无须配制，直接注射即可。如用于细小皱纹的填充，可使用生理盐水进行稀释，一般稀释比例不超过1∶1。用于水光针注射的透明质酸钠复合溶液，可根据求美者的情况添加适量氨甲环酸注射液或肉毒毒素等，配比一般不超过1∶1。

5.3.2.1.4 常用透明质酸钠凝胶产品

目前，我国已批准上市的透明质酸钠凝胶产品有注射用透明质酸钠凝胶、注射用交联透明质酸钠凝胶、注射用修饰透明质酸钠凝胶等。根据NMPA网站资料，注射用透明质酸钠凝胶产品现有注册证的共有37个。其中，国产的注册证有16个，进口的注册证有21个。临床上最常使用的透明质酸钠凝胶产品主要有瑞蓝、润百颜、嗨体、逸美、伊维兰等（表5.4）。

表5.4 常见透明质酸钠凝胶产品及规格

产品名称	规格	针头型号	用途
瑞蓝2	0.5 mL、1.0 mL	30 G	面部填充、塑形
润百颜	0.5 mL、1.0 mL、2.5 mL	27 G、30 G	面部填充、塑形、补水、缩小毛孔
嗨体	1.0 mL、1.5 mL、2.5 mL	30 G、32 G	淡化黑眼圈、填充泪沟、改善颈纹、补水、缩小毛孔
逸美	0.5 mL、1.0 mL、1.5 mL、2.0 mL	27 G、25 G	额纹、鼻唇沟等面部皱纹填充
伊维兰	0.5 mL	27 G、30 G	额纹、鼻唇沟等面部皱纹填充

5.3.2.2 注射的基本方法

5.3.2.2.1 注射器的常用握法

注射器的常用握法有标准持针法、执笔式持针法两种（图5.52）。

（1）标准持针法

用右手食指及中指在注射器尾部针托处进行夹持，大拇指轻置于活塞上，进针时右手小指支撑在注射点周围以增加稳定性，左手辅助进针并引导进针的方向。

该持针法便于进针和注射同时操作，但进针方向对于初学者来说不易把握，进针时需在左手辅助或右手小指支撑下来增加稳定性，并引导进针的方向。

（2）执笔式持针法

常用于深层组织的注射，并不适用于皮下、真皮层等浅层组织的注射。进针时容易把握方向，稳定性好。但是，该方法不能同时满足进针与注射操作，在来回切换的过程中，容易出现针头晃动，从而可能导致注射层次和位置发生改变，也可能导致周围血管损伤，并加重求美者的疼痛感。

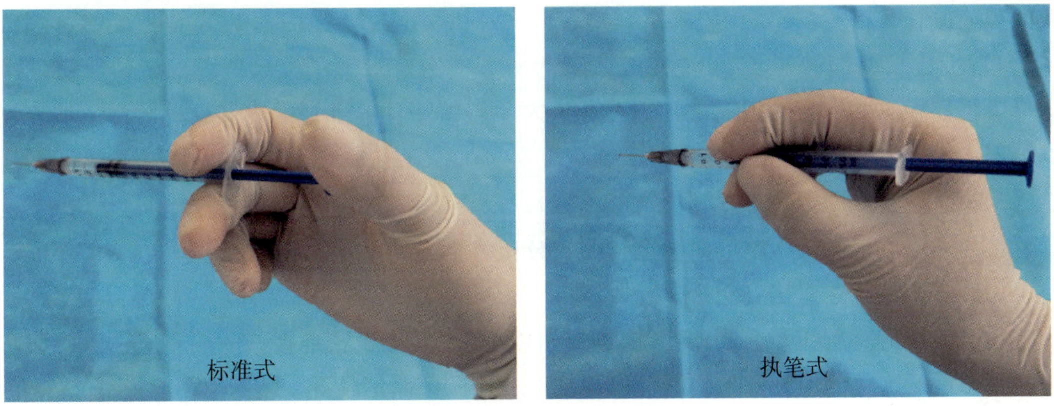

图5.52 注射器的常用握法

5.3.2.2.2 基本注射法

（1）垂直注射法

注射器针尖与注射部位皮肤垂直进针，适用于深层组织的注射，如骨膜表面。

（2）成角注射法

注射器针尖与皮肤呈一定角度（一般为15°～45°）进针，左手辅助进针以增加稳定性，并引导进针的方向，必要时左手也可绷紧或提捏皮肤以方便进针。

（3）表浅注射法

注射器针头与注射部位皮肤接近平行进针，一般进针角度不超过15°，左手辅助紧绷皮肤以方便进针和注射。在临床上，部分医师为方便操作，会将注射器针头远端部分进行弯折，斜面朝上，该方法可以更好地掌握注射层次，值得借鉴。

进行填充剂注射时，需采取多点动态注射，并不断调整针头的位置和方向，注射完成后进行按压塑形，使填充剂均匀分布，以达到预定的填充效果。

5.3.2.3 注射时的基本方法

（1）单点注射法（图5.53）

1）进针

在真皮层或皮下组织层进行填充除皱时，需顺着皱纹的方向，注射器针头与皮肤呈一定角度（一般为15°～45°）进针，针头斜面朝上。在骨膜表面注射时，注射器针头与皮肤垂直进针，针头斜面朝下，干脆利落地刺入骨膜表面。

2）回抽

严禁将透明质酸钠凝胶注入血管内，注射前必须回抽，回抽确认无血液后方可注射，若回抽有血液，应立即退针并按压止血，于注射点周围再另行注射。

3）退针

稍微退针少许，为填充物预留缓冲的空间，避免注射压力过大，填充物进入周围的组织间隙或血管。

4）注射

缓慢注射，并留意注射时的压力变化，左手轻按于注射部位的皮肤，感触注入填充物的情况。

5）按压塑形

注射完成后，需按压塑形使填充物均匀分布，并达到预定的填充效果。

（2）连续点状注射法（图5.54）

沿着皱纹的走行进行多次单点注射，各注射点之间应紧密连接，间隔不宜过大，以形成相对平滑、连续的填充效果，避免出现注射点中间离断的情况。

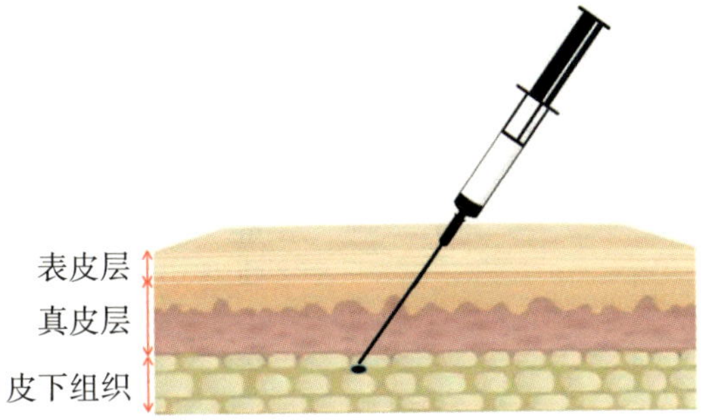

图5.53　单点注射法

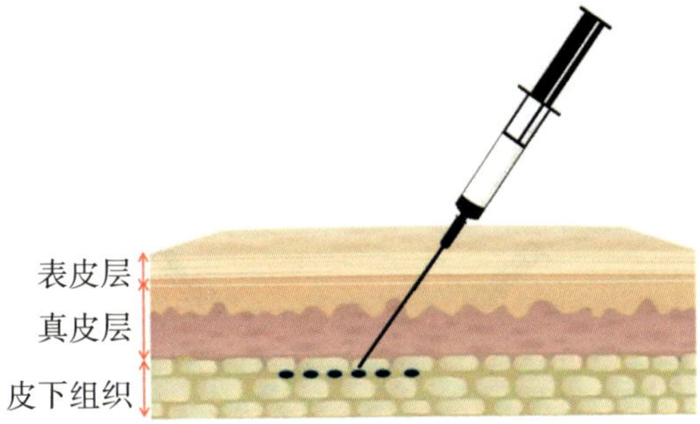

图5.54　连续单点注射法

（3）连续线状注射法（图5.55）

沿着皱纹走形的方向进行注射，注射器针头与注射部位皮肤呈一定角度进针（一般约为15°～45°），针尖朝上，针尖到达相应层次后水平向前，到达皱纹或拟填充部位的末端后，边退针形成隧道边均匀注射，在针尖退出皮肤之前应停止注射，避免注射层次过浅。

该注射法较连续点状注射法的填充效果更加平滑、连续，是注射填充时最常采用的方法。适用于较表浅、较细的皱纹或凹陷的填充。

（4）扇形注射法（图5.56）

由连续线状注射法衍生而来，即在完成一次连续线状注射法后，不退出针头，改变针头方向，在同一水平继续进行注射。一个部位经一个注射点可进行多个方向的连续线状注射，其创伤更小，只有一个注射针眼。但需要注意的是，每一针的连续线状注射剂量不宜过大，一般小于0.1 mL，以0.05 mL为宜。

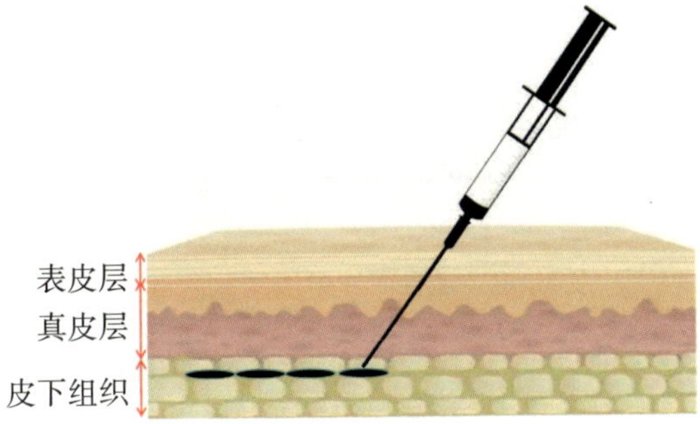

图5.55　连续线状注射法

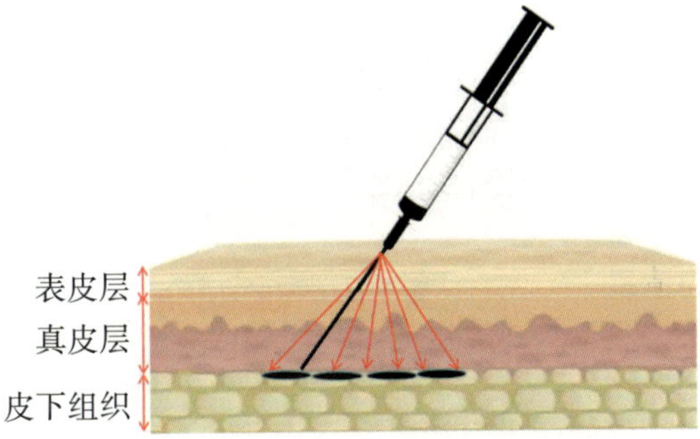

图5.56　扇形注射法

（5）交错注射法（图5.57）

由扇形注射法衍生而来。多组连续线状垂直交叉注射即为交错注射法，适用于大面积凹陷的深部组织填充。每线之间的距离一般为0.5～1 cm。

（6）锥形注射法（图5.58）

经同一注射点在不同层次内进行的扇形注射即为锥形注射法。

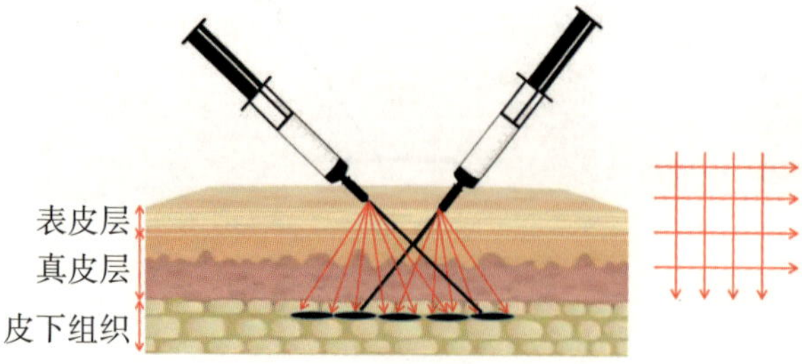

图5.57 交错注射法

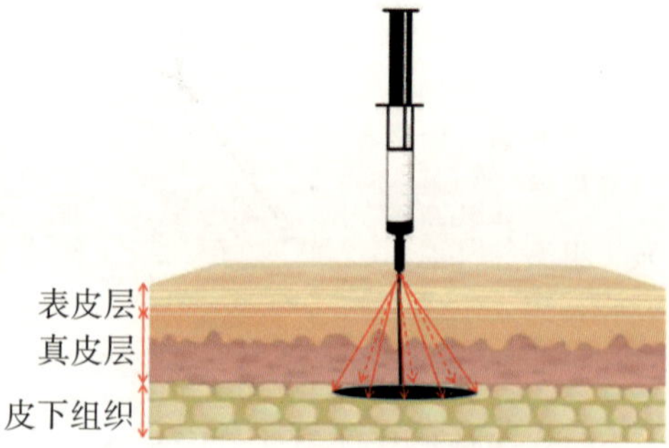

图5.58 锥形注射法

（7）蕨叶注射法（图5.59）

由连续线状注射和扇形注射相互结合而衍生的注射方法。其原理是以填充部位的中央线为主，在两侧辅以注射一定量的填充物，使外观更为自然、和谐。因此适用于较宽的皱纹和凹陷。

（8）多平面注射法（图5.60）

在同一组织层次的不同深度或不同的组织层次内进行多平面注射，如可为同一注射点进行的锥形注射法，也可为多针眼的交错注射法、扇形注射法。

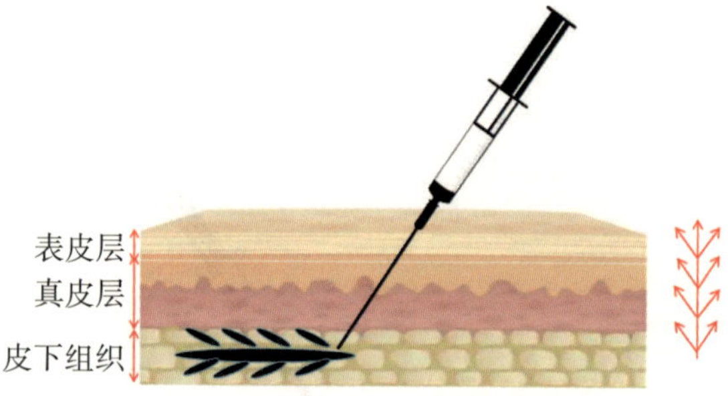

图5.59 蕨叶注射法

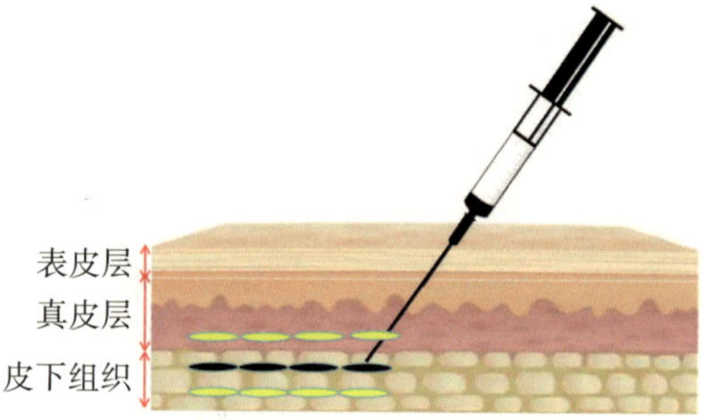

图5.60 多平面注射法

注射填充的方法多式多样，可根据求美者填充部位的情况、选用的填充材料等进行灵活选择。在进行填充时，不能只关注局部的填充效果，需兼顾周围组织的过渡衔接，以及考虑填充后动态面容下的表情是否自然等。

5.3.2.4 注射层次的判断及临床应用

5.3.2.4.1 层次判断

（1）真皮浅层：表浅注射法

注射器针尖与注射部位皮肤接近平行进针，进针后可见针头的形状及颜色，进针时有坚韧感，注射时阻力大，求美者疼痛明显，注射后有明显的"鼓包"，表面皮肤发白。常见于富血小板血浆、透明质酸钠复合溶液如水光针的注射。

（2）真皮中、深层：表浅注射法

注射器针尖与注射部位皮肤接近一定角度（约15°）进针，进针后可见针头的形状，但不见颜色，进针时坚韧有弹性，注射时阻力大，求美者感到疼痛，通常以局部出现小"皮丘"为标志。常见于中、小分子透明质酸钠凝胶填充剂、自体血清等的注射。

（3）皮下组织：成角注射法

注射器针尖与注射部位皮肤呈一定角度（一般为15°～45°）进针，针尖穿透真皮进入皮下组织层时有明显的落空感，向上轻挑起皮肤时有时可见针头的形状，注射时无明显阻力，求美者疼痛不明显，注射后无小"皮丘"样凸起，或局部仅轻微隆起，按压后消失。常见于大、中分子透明质酸钠凝胶和自体脂肪等的填充注射。

（4）肌肉浅、中层：垂直注射法

注射器针头与注射部位皮肤呈垂直进针，针尖到达皮下组织后有明显的落空感，继续深入可有致密感，并伴有一定的阻力，注射时求美者自觉胀痛不适，注射后局部皮肤无明显变化。常见于肉毒毒素的注射。

（5）肌肉深层：垂直注射法

注射器针头与注射部位皮肤呈垂直进针，针尖接触到骨膜后向后稍退针，注射时求美者胀痛感明显，注射后皮肤无变化。常见于肉毒毒素的注射。

（6）骨膜表面：垂直注射法

注射器针头与注射部位皮肤呈垂直进针，针尖接触到骨膜，于骨膜表面进行注射，注射时无明显阻力，注射后皮肤无变化。常见于大分子填充剂和自体脂肪等的注射。

5.3.2.4.2 临床应用

填充物除皱的注射层次一般为真皮层或皮下组织层，填充塑形的注射层次一般为皮下组织层或骨膜表面。

真皮内注射填充物的层次一般为真皮深层，注射层次过深达不到理想的填充除皱效果；当注射层次过浅时，局部皮肤会出现明显鼓包，且表面皮肤发白，此时应立即停止注射，用力按压，使填充物向周围扩散，避免局部出现结节等。

需要注意的是，在不能明确把握注射层次的情况下，应遵循"宁深勿浅"的注射原则（肉毒毒素为"宁浅勿深"原则），尤其对于初学者而言更应遵循此原则。

5.3.2.5 注射后的护理及注意事项

①注射完成后，由注射医师进行按压塑形和止血，求美者不可自行按压，避免填充物变形、移位和游走。

②注射完成后针眼处消毒、涂抹抗生素软膏（如红霉素眼膏），冰敷5～10分钟，预防出血、血肿和瘀斑等不良反应的发生。

③注射后6小时内避免针眼处沾水，3天内禁止涂抹医嘱以外的药物和化妆品等。

④注射后1周内（尤其48小时内）尽可能保持局部静止，应避免夸张的面部表情（如大哭、大笑等），防止肌肉过度收缩导致填充物发生变形、移位。

⑤局部温度过高影响填充剂的稳定性，因此注射后1周内禁止局部热敷、理疗等。

⑥注射后1周内清淡饮食，严禁饮酒。

⑦注射后1周内避免使用抗凝及活血化瘀类药物。

⑧唇部注射后1周内，应减少唇部活动，尽可能流质饮食，避免进食温度过高的食物。

⑨注射后1周、2周、1月、3月、6月需随诊复查。

⑩如出现任何不适或异样情况，需及时就诊，并如实告知注射医师。

5.3.2.6 常见并发症及不良反应

透明质酸钠凝胶注射填充的治疗效果理想，且操作简便、易被求美者接受。但是，随着私立医疗机构的大肆发展，在一些没有资质的美容注射师的不正规操作下，注射并发症常有发生。常见的注射并发症主要有以下几点：

（1）局部不良反应

局部不良反应有局部肿胀、红斑、瘀斑、疼痛等，注射前冰敷或使用利多卡因乳膏进行表面麻醉、注射后即刻冰敷，可以有效减少这些并发症的发生。通常在1周内便可自行消退。

（2）口周疱疹

有部分求美者在接受唇部注射丰唇后，口周出现类似疱疹样的反应。可口服阿昔洛韦或外用阿昔洛韦软膏进行处理。

（3）局部结节、隆起、凹凸不平

与注射层次过浅、剂量过大或填充物分布不均匀有关。在早期（注射后1周内），一般通过按摩便可使填充物向周围扩散，结节在很大程度上可以得到改善；若通过按摩无法缓解，可使用无菌注射器针头在结节隆起处进行穿刺，并向周围建立多个通道，通过按摩使填充物向周围扩散，或按压挤出多余的填充物（这一过程需遵守无菌操作原则）。

（4）过敏反应

发生率极低，多表现为注射部位不同程度的红斑、皮疹，有时也可累及全身。通常在3周内自行消退，必要时口服抗组胺药物或使用糖皮质激素缓解、消除症状。

（5）丁达尔现象

当注射层次过浅、剂量过大或在皮肤较为菲薄的区域注射后，局部皮肤出现紫色或淡蓝色改变。经热敷、射频、理疗等手段可使其缓解、消失，若该现象持续存在，可使用透明质酸酶进行溶解。

（6）填充物移位

因填充部位的肌肉频繁过度收缩导致。嘱求美者在填充后1周内，尤其是48小时内尽量保持局部静止。联合使用肉毒毒素使填充部位的肌肉麻痹，这一方法也可减少填充物的移位。

（7）感染

多见于免疫力低下的求美者，或注射部位存在感染、操作时不注重无菌原则，在操作时细菌等病原体直接进入机体导致感染。若感染严重，局部化脓可触及波动感时，需切开感染灶充分引流，加强清洁换药，必要时静脉使用抗生素行抗感染治疗。

（8）矫正不足或矫枉过正

对初学者来说，在填充剂量和层次把握不清时，采用小剂量深层注射的方法，往往导致填充部位出现矫正不足的情况，可在2周后再少量补充注射进行矫正。注射剂量过大、层次过浅则可能出现局部臃肿、面部不自然的情况，经局部热敷、射频、理疗等手段，可以加速透明质酸钠凝胶的代谢，或直接使用透明质酸酶进行溶解。

（9）血管栓塞

血管栓塞是透明质酸钠凝胶注射最少见，但也是最严重的并发症。多发生在眶周如眉间纹、下眶部和泪沟等部位，其次为鼻尖、鼻翼、鼻唇沟和颞部等部位。

血管栓塞常常是由注射医师操作手法不规范、对局部解剖结构不熟悉以及注射层次不正确所致。注射时将填充物直接注入血管或刺破血管后注射到该血管周围，经静脉回流吸收入血。透明质酸钠凝胶直接注入动脉（如滑车上动脉、眼动脉分支等）后，随血流进入眼底动脉，导致眼底动脉栓塞，进而引起失明；另外，眼底小动脉出血导致视神经压迫，也是引起失明的一个重要原因。填充物随血流进入颅内血管可导致脑梗死，皮肤和皮下组织的小血管栓塞可导致局部皮肤出现坏死。进入静脉的透明质酸钠凝胶随静脉回流入肺部血管，可导致肺栓塞，引起缺氧、呼吸困难等严重症状。

血管栓塞分为动脉栓塞和静脉栓塞两种。动脉栓塞发展迅速，多表现为注射时立即出现的异常疼痛，同时伴有局部皮肤发白、毛细血管再充盈时间大于3秒或花斑样改变。静脉栓塞发展缓慢，多在注射后24小时内出现注射部位皮肤颜色逐渐加深，毛细血管再充盈时间小于1秒。

一旦出现皮肤坏死、视力受损等血管栓塞征象，需立即停止注射，并及时注射透明质酸酶进行溶解，辅以热敷、理疗、扩血管、抗凝、抗感染等处理。需要注意的是，一旦出现血管栓塞便会导致视力受损，即使在注射部位第一时间注射透明质酸酶进行溶解，其治疗效果也并不满意，视力也很难再逆转。然而，近年来有学者通过经皮面动脉或滑车上动脉直接注射大剂量透明质酸酶进行溶栓，也有学者通过超选择性眼动脉介入下注射透明质酸酶进行溶栓，均取得了良好的治疗效果，视力也得到一定改善，甚至恢复了视力。在血管内注射透明质酸酶进行溶栓时，可根据溶栓效果在短时间内多次重复注射。

透明质酸酶的不良反应发生率低，较常见的为过敏反应，注射前应先进行皮试。但是，一旦出现血管栓塞，需争分夺秒地进行处理，以减少损伤、挽救组织器官功能。然而，皮试会耗费较长的时间，可能延误最佳治疗时机，在权衡利弊后通常会选择直接使用透明质酸酶进行治疗。

注射前冰敷或使用含有肾上腺素的药物诱导血管收缩，可有效预防血管栓塞的发生。另外，在眶周区域进行治疗时，不得直接向眶下孔、眶上孔和眶上切迹内注入填充物；在大面积凹陷的部位进行注射填充时，可选择使用钝针进行操作。操作时动作轻柔、缓慢注射，左手辅助感知填充物的注射情况。

（10）远期不良反应

远期不良反应包括：色素沉着、炎性肉芽肿以及增生性瘢痕等。

在注射后3～6个月内严格防晒，避免紫外线照射，可以在很大程度上预防色素沉着的发生。

炎性肉芽肿的发生机制目前尚不明确，可能与不正规来源的产品以及个人特异性体质等多种因素有关。肉芽肿出现时间较迟，常在注射后几周内出现，结节随时间延长逐渐增大，通过按摩、热敷和理疗等手段不能缓解，在皮损内少量多次注射糖皮质激素，治疗效果较为满意，但痊愈后部分求美者会遗留瘢痕。

注射部位的增生性瘢痕与个人体质、局部感染、长期炎症刺激等因素有关，注射前应详细询问求美者的既往病史及瘢痕形成情况，注射部位或周围皮肤存在感染时，应避免注射。当出现增生性瘢痕时，可在瘢痕内早期注射糖皮质激素以软化瘢痕，还可通过激光、放射线等多种手段进行治疗。

5.3.3 透明质酸钠凝胶的注射

5.3.3.1 额部皱纹填充

5.3.3.1.1 概述

额纹是额肌收缩产生的横向或“V”形的皱纹，又称为抬头纹。对于动态性皱纹和表浅的静态性皱纹，一般单纯使用肉毒毒素注射即可获得有效改善。但对于已形成沟壑的静态性额纹，单纯使用肉毒毒素注射并不能得到很好的改善，需联合注射软组织填充剂进行矫正，方可取得较好的治疗效果。目前常用的软组织填充材料有透明质酸钠凝胶、胶原蛋白和自体脂肪等。下面仅介绍透明质酸钠凝胶的注射填充。

5.3.3.1.2　治疗方法

（1）常用注射材料

瑞蓝2、逸美、润百颜等。

（2）注射前麻醉

局部外敷利多卡因乳膏30～40分钟进行表面麻醉，或注射前冰敷5～10分钟；也有部分求美者选择直接接受注射。

（3）标记注射范围

嘱求美者平卧位，行抬眉动作，根据皱纹的走向、凹陷程度和与周围组织的衔接，标记注射范围（图5.61）。

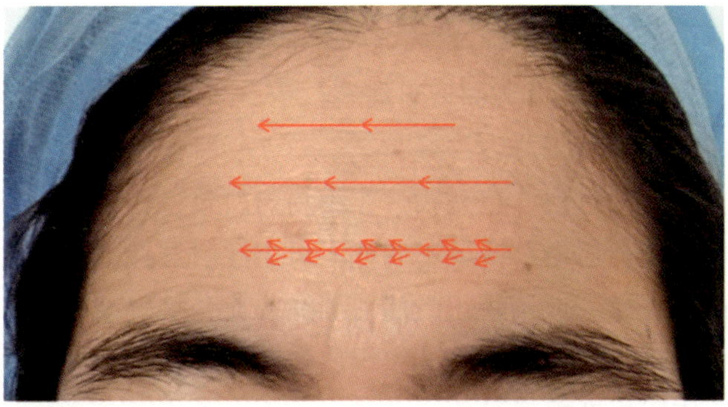

图5.61　额纹使用连续线状注射、蕨叶注射法

（4）注射手法

表浅注射或成角注射法，连续线状注射或蕨叶注射法。注射针头与注射部位皮肤接近平行进针，针尖斜面朝上。

（5）注射层次

真皮深层或皮下注射。

对于较细、较浅的皱纹，多建议在真皮深层进行连续线状注射，边退针形成隧道边均匀注射，以局部皮肤略微隆起为标志，注射完成后局部轻按抚平结节，使填充物均匀分布，较长的皱纹可分2～4个点进行注射。对于较深、较宽的褶皱，通常先在皮下行蕨叶注射以形成底部支撑，然后在真皮深层行连续线状注射，可使填充效果更加理想，与周围组织的过渡也更加自然。

（6）注射剂量

填充物的剂量是由皱纹的深度、长度以及其与周围组织的关系决定的。因此，在注射过程中，应根据皱纹和填充的情况灵活掌握填充物的注射剂量。

参考剂量为1～2 mL。

(7) 注意事项

①注射时遵循“宁深勿浅”的治疗原则，注射层次不宜过浅。

②注射剂量一次不宜过大，应先少量注射，等待注射完成按压塑形后，根据局部平整情况必要时再少量补充注射。

③较深的额纹，需要联合肉毒毒素注射进行矫正。若采取同期疗法，可在透明质酸钠凝胶注射完成，并按压塑形完毕后再行肉毒毒素注射；若采取顺序疗法，可先行肉毒毒素注射，2周后再行填充物注射，如此便可用最小的填充剂量获取最好的治疗效果，因此临床上更推荐使用顺序疗法。

(8) 常见不良反应

1) 局部注射不良反应

如血肿、瘀斑、青紫等。注射前冰敷、外敷利多卡因乳膏、注射后立即冰敷可减少该不良反应的发生。通常在注射后1周内便可缓解。

2) 局部凸起、结节

因注射剂量过大、层次过浅，填充物分布不均匀所致。在早期适当用力按压，使填充物向周围均匀扩散；若按压后结节改善不明显，可用注射器针头刺入结节（无菌操作下），挤出过多的透明质酸钠凝胶，或用较粗的注射器针头充分松解结节下方的皮下组织，再适当用力按压结节，使其内的填充物向皮下组织层扩散，直至局部变得平整。结节凸起明显者也可直接使用透明质酸酶进行溶解。

5.3.3.2 丰额

5.3.3.2.1 概述

自古以来就有“天庭饱满”的说法，丰盈、略向上凸起的额头展示出智慧、健康和富贵的外观形象，而低平、凹陷的额头则使面部外观缺少立体感，影响美观。通过填充技术，可使凹陷、低平的额部变得饱满，有效改善上面部轮廓和外观。目前常用的填充材料有膨体、透明质酸钠凝胶、胶原蛋白和自体脂肪组织等。

5.3.3.2.2 治疗方法

(1) 常用注射材料

瑞蓝2、逸美、润百颜等。

(2) 注射前麻醉

在填充区域内多点注射利多卡因注射液（可加配适量的肾上腺素）进行局部浸润麻醉（图5.62）。

(3) 标记注射范围（图5.63）

在求美者坐立位时标记低平、凹陷的区域，以及向周围组织过渡衔接的范围。

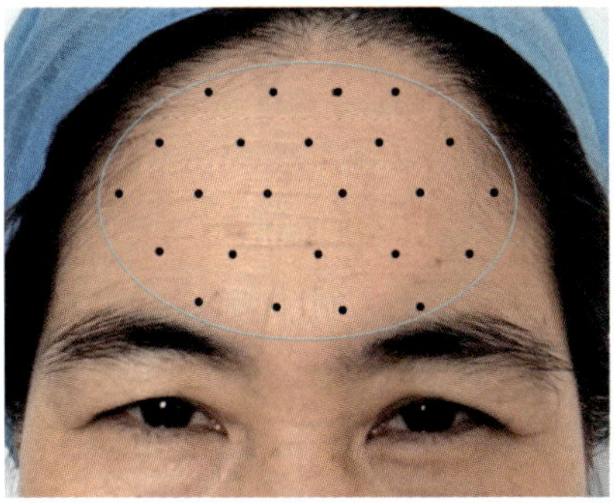

图5.62　额部麻醉示意图

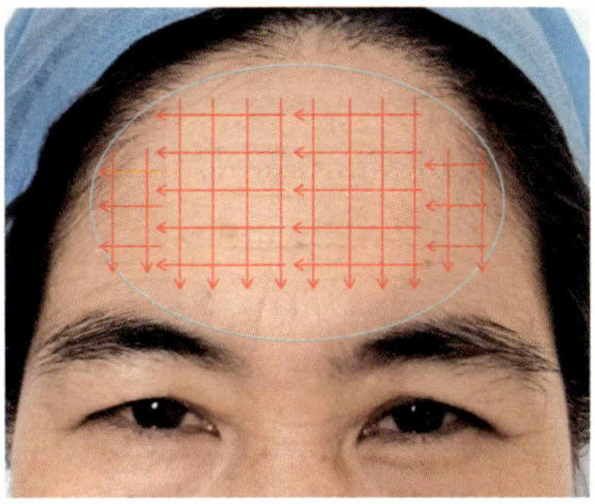

图5.63　丰额使用交错注射法

（4）注射手法

成角注射法、交错注射法或扇形注射法。注射针头与注射部位皮肤呈一定角度（约45°）进针，针尖斜面朝下，到达骨膜表面，回抽无血液后进行注射。

当凹陷面积较大时，应通过增加注射点的密度进行交错注射，避免经一个注射点注入过量的填充剂；当凹陷面部较小时，可采用扇形注射法进行填充。

在使用大分子透明质酸钠凝胶填充时，因其性状较为黏稠，通过自带的针头推注压力过大而不易操作时，可在发际线内做一条长约0.5 cm的切口，使用钝针在骨膜表面通过扇形注射法进行填充。

（5）注射层次

骨膜上或皮下组织层。

（6）注射剂量

根据凹陷和填充的情况灵活掌握填充物的注射剂量。参考剂量为2～5 mL。

（7）注意事项

①注射层次为骨膜上。无论是扇形注射法还是交错注射法，都应在骨膜表面进行，注射后进行按压塑形，若塑形后存在局部不平整或矫正不足的情况，可在皮下少量注射进行调整。

②注射剂量一次不宜过大，应先少量注射，待按压塑形后根据填充后的效果再行补充注射。

③注射丰额所需的填充物剂量较大，填充物注射后可能出现游走、移位等现象，因此多建议采用自体脂肪填充的方法，而在小范围凹陷填充或自体脂肪不够的情况下，再采用透明质酸钠凝胶等非自源性的填充材料。

④通过联合肉毒毒素注射额纹及眉间纹，借助肉毒毒素对肌肉收缩的抑制作用，为填充物构筑更为稳固的空间环境，不仅有助于提升填充效果，还能减少填充物发生游走与移位的风险。在进行联合治疗时，一般采取顺序疗法，即先行肉毒毒素注射，2周后待肌肉出现麻痹症状后再行填充物注射，这有利于增加填充物的稳定性；若求美者因个人原因要

求同期治疗时，应先注射透明质酸钠凝胶，待塑形完毕后再行肉毒毒素注射。

⑤额部的血液供应丰富，血管走形也较为复杂，要求注射医师熟练掌握额部的解剖结构，注射时动作轻柔，规范操作，避免损伤血管，预防血管栓塞等严重并发症的发生。

（8）常见不良反应

1）表面凹凸不平

因注射剂量过大、层次过浅、填充物分布不均匀所致。即使在注射塑形后即刻外观较为平整，但因周围肌肉过度收缩以及重力作用等都可能导致填充物发生移位、游走，从而出现局部凹凸不平的现象。可在2～4周后根据填充效果再行补充注射。

2）局部凸起、结节

在注射后早期，可适当用力按压，使填充物向周围均匀扩散；若按压后改善效果不佳，可使用注射器针头刺入结节，挤出过多的填充物，或用较粗的注射器针头充分松解结节下方的皮下组织，再适当用力按压结节，使填充物向深层扩散，直至局部变得平整。或可直接使用透明质酸酶进行溶解。

3）血管栓塞

透明质酸钠凝胶注入眶上动脉或滑车上动脉内，导致局部皮肤坏死、失明或脑梗死等严重并发症。

5.3.3.3 眉区塑形

5.3.3.3.1 概述

眉区是眉毛所在的区域，由眉毛、眉区的软组织以及眉弓共同构成。眉弓是眶上缘上方略向上凸起的骨性结构，同时也是额部与眶上区的交界处。眉弓作为上面部重要的美学骨性标志，在面部美学中具有重要地位。一般来说，欧洲人群的眉弓较亚洲人的突出，男性的眉弓较女性的更加突出，因此，欧洲人群的面部轮廓显得更为立体，眼神也更加深邃，而亚洲人群多表现为眉弓低平、上睑皮肤松弛的面部外观。

目前，改善眉弓低平的治疗方法有多种，如软组织填充剂注射填充以及假体植入等。然而，因手术植入假体创伤较大、恢复期较长，往往不能被求美者所接受。透明质酸钠凝胶注射填充眉区，具有创伤小、操作简便、安全性高、恢复快等优点，已成为大多数求美者的首要选择。

5.3.3.3.2 治疗方法

（1）常用注射材料

瑞蓝2、逸美、润百颜等。

（2）注射前麻醉

在眶上孔处注射利多卡因注射液进行阻滞麻醉。

（3）标记注射范围

标记眶上孔、眉峰和眉尾的位置。眉峰的体表定位为眉弓与外眦垂直线的交点，眉尾的体表定位为鼻翼与外眦连线的延长线。沿眉弓走形，在眉毛上缘进针注射（图5.64）。

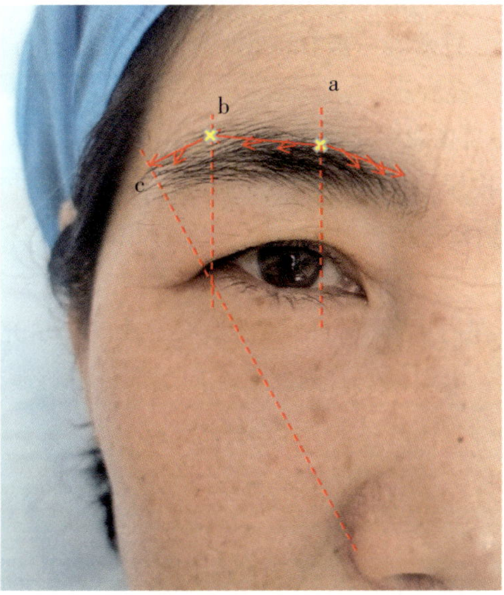

a.眶上孔；b.眉峰；c.眉尾。

图5.64 眉区塑形注射示意图

（4）注射手法

成角注射法、连续线状注射法。注射针头与注射部位皮肤呈一定角度（约45°）进针。以眶上孔为界，内侧自外向内侧进针，外侧自内向外侧进针，进入皮下组织层后连续线状注射，边退针边注射，注射完成后按压塑形，根据塑形后的效果再行调整，若局部填充不到位，可在该区域临近处进针，少量点状注射补充调整即可。

（5）注射层次

皮下组织层。

（6）注射剂量

参考剂量：每侧0.5～1.0 mL。

（7）注意事项

①在进行眉区注射时，应注意求美者的表情变化，并注意与周围组织的过渡衔接情况。

②眉区注射时，宜使用钝针，切口应隐藏于眉毛上缘。

③眉弓处的填充层次为皮下组织，而在向额部、颞部等周围组织填充以衔接过渡时，应在骨膜表面进行。

④注射剂量一次不宜过大，应先少量注射，依据按压塑形后的效果再进行少量补充注射。

(8) 常见不良反应

1) 局部注射不良反应

最常见的为局部肿胀、青紫，一般在注射后1周内能够自行恢复。注射前、后进行冰敷，可以减少血管损伤、减轻肿胀。

2) 局部凹凸不平，与周围组织过渡不自然

在注射完成后需进行按压塑形，根据塑形后的具体情况，针对局部凹陷以及过渡不自然的区域，可进行补充注射以做调整。

3) 血管栓塞引起失明

该并发症极少发生。在眉尾外下方向颞部填充过渡时，填充物进入颞浅动脉交通支，随血流进入眼动脉的分支，出现失明。因此，在向颞部进行过渡衔接时，应在骨膜表面进行，注射前应回抽。

5.3.3.4 眉间纹填充

5.3.3.4.1 概述

动态性皱纹和轻度的静态性皱纹，单独使用肉毒毒素注射即可获得良好的治疗效果；而对于中、重度的静态性皱纹，需要肉毒毒素与透明质酸钠凝胶联合注射，才能够达到理想的治疗效果。

5.3.3.4.2 治疗方法

(1) 常用注射材料

瑞蓝2、逸美、润百颜等。

(2) 注射前麻醉

外敷利多卡因乳膏30～40分钟，或在填充区域内多点注射利多卡因进行局部麻醉。

(3) 标记注射范围

标记滑车上血管走行，根据眉间纹的走向以及其与周边组织的衔接过渡情况来确定填充范围（图5.65）。

(4) 注射手法

成角注射法、连续线状注射法、蕨叶注射法。

进针点定于皱纹远端位置，通常一个注射点即可，若皱纹较长，可选取2～3个注射点。注射器针头与注射部位皮肤呈一定角度进针（约45°），于真皮深层进行注射，以皮肤略微隆起作为标志，注射完成后，轻柔按压塑形，直至局部变得平整。

宽而深的皱纹，可通过蕨叶注射法在真皮深层进行填充，以向周围组织自然过渡。

(5) 注射层次

真皮深层。

(6) 注射剂量

参考剂量为0.5～1.0 mL。

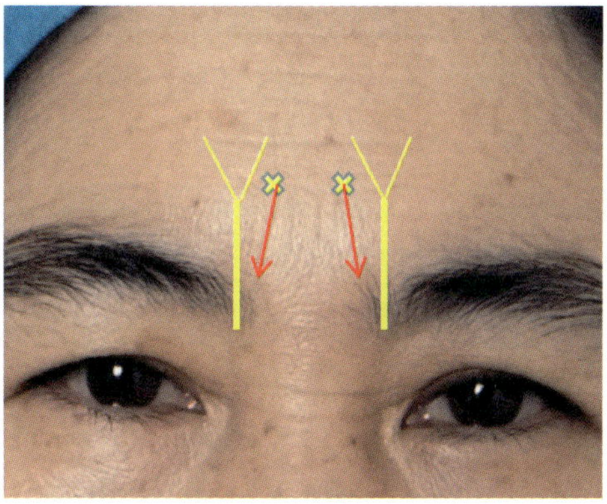

黄色标记为滑车上血管走形。

图5.65　眉间纹填充示意图

（7）注意事项

①中、重度眉间纹常使用肉毒毒素联合填充剂注射的方法进行治疗。推荐先行肉毒毒素注射，2周后待肌肉出现麻痹症状、皱纹变浅后再行填充剂注射。

②在进行填充剂注射时，应少量多次进行，并在注射过程中让求美者重复做皱眉动作，观察填充效果，避免填充物过多导致皱眉时出现异常凸起的条索，影响外观。

③在真皮深层进行填充塑形后，若局部仍存在凹陷，可于真皮浅层少量注射以进行调整。

④眉间区域血管分布密集，因此该区域首选真皮深层注射，注射前先回抽。

（8）常见不良反应

1）局部注射不良反应

如疼痛、血肿、青紫、肿胀等。通常在注射后1周内能够自行恢复。

2）皱眉时局部凹凸不平、异常凸起

因注射层次过浅、剂量过大所致。注射时反复让求美者做皱眉动作，观察填充效果，避免在真皮浅层注射过多的填充物。

3）血管栓塞

血管栓塞导致失明、脑梗死、皮肤坏死等。

5.3.3.5　眶上区填充

5.3.3.5.1　概述

随着年龄的持续增长，真皮层中的胶原蛋白逐渐流失，脂肪等软组织容量不断减少，骨性组织也出现萎缩，进而导致上睑凹陷，部分人群还伴有上睑皮肤松垂的现象。采用自体脂肪或透明质酸钠凝胶等材料对凹陷区域进行填充以恢复软组织的容积，可达到面部年轻化的治疗目的。对于轻度皮肤松弛的求美者而言，软组织填充矫正凹陷的同时还可起到改善上睑皮肤松弛的作用。另外，对于因重睑手术去除过多脂肪组织后出现上睑凹陷的求美者，注射自体脂肪组织或透明质酸钠填充剂，能够有效改善凹陷情况。

5.3.3.5.2 治疗方法

（1）常用注射材料

瑞蓝2、逸美、润百颜等。

（2）注射前麻醉

可注射利多卡因注射液进行局部浸润麻醉。

（3）标记注射范围

上睑凹陷：标记凹陷需要填充的区域（图5.66）；

改善上睑皮肤松弛：沿眉弓的走向，在眶下缘进行注射（图5.67）。

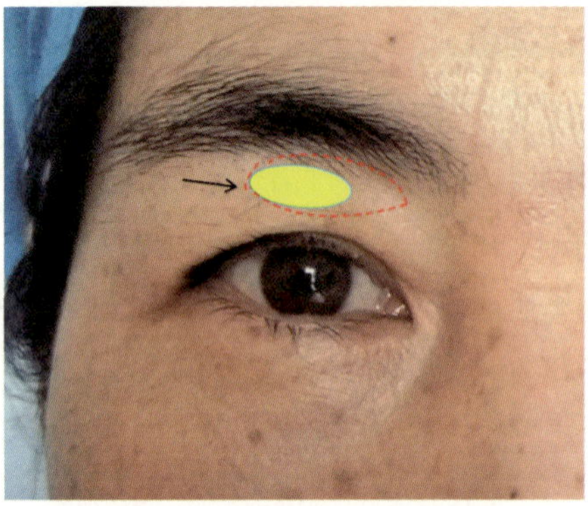

图5.66 眶上区凹陷填充示意图

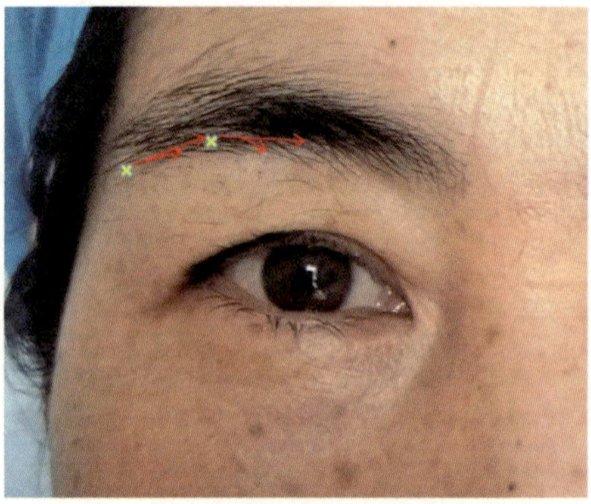

图5.67 改善上睑皮肤松弛注射示意图

（4）注射手法

上睑凹陷：成角注射法、点状注射法。注射针头与注射部位皮肤呈一定角度（约45°）进针。在眶隔脂肪层进行少量点状注射，注射完成后按压塑形，根据塑形后的效果再行调整。若仍存在局部凹陷、填充不到位的情况，可在该区域补充少量注射以进行调整。

眶区注射提眉：成角注射法、连续线状注射法。注射针头与注射部位皮肤呈一定角度（约45°）进针。沿着眉弓的走向，紧贴眶缘下方进针，在皮下组织层进行少量连续线状注射，注射时左手轻放于皮肤表面以感知填充物的层次和剂量，注射完成后按压塑形，根据塑形后的效果再行调整，必要时少量点状注射进行补充调整。

（5）注射层次

上睑凹陷：眶隔脂肪层。

眶区注射提眉：皮下组织层。

（6）注射剂量

参考剂量：每侧0.5～1.0 mL。

(7) 注意事项

①在眶上区域进行注射提眉时，注射层次通常为皮下组织层。这是因为眶上孔有重要的血管神经走行，在该层面操作风险较大；另外，眶上缘有较多的肌肉附着点，因此在骨膜表面不易剥离。

②上睑凹陷区域的填充层次为眶隔脂肪内，而非皮下组织层。注射时应避免刺伤眼球。

③注射剂量一次不宜过大，应先少量注射，依据塑形后的效果再行少量补充注射。

(8) 常见不良反应

1) 局部注射不良反应

如血肿、瘀斑、青紫、肿胀等。

2) 局部凸起明显

因填充剂量过大所致。应单次少量注射，根据塑形后的填充效果，再行少量补充注射进行调整。

3) 血管栓塞

血管栓塞导致失明、脑梗死、皮肤坏死等。

5.3.3.6　眶下区填充

5.3.3.6.1　概述

眶下区域注射包括下睑凹陷的填充和“卧蚕”注射。

随着年龄的增长，软组织体积减小、骨性组织萎缩，导致下睑眼眶区域出现凹陷；或在接受眼袋整形手术时去除了过多的眶隔脂肪组织，导致局部出现凹陷。对于以上情况，可以采用局部填充的方法来改善凹陷，比如使用透明质酸钠凝胶填充、自体脂肪移植等。

下睑缘处由眼轮匝肌增厚所形成的凸起，被称作“卧蚕”，也称为眼苔。受种族、年龄等众多因素的影响，每个人的卧蚕大小和形态各不相同。较为凸起的卧蚕，可以使面部表情更加生动活泼，增添女性的柔美气质和亲和力，在微笑时给人一种“灵动、温婉、甜美”的感觉，是面部吸引力的一种重要表现形式。

目前用于“卧蚕”整形的治疗手段主要有手术治疗、注射填充技术等。通过手术将下睑缘的眼轮匝肌用聚拢的手段再造“卧蚕”，这种方式主要适用于初次接受下眼袋去除并同时行“卧蚕”再造的求美者，对于既往接受过眼袋整形手术的求美者并不适用。另外，还可以通过手术移植真皮组织用于“卧蚕”的再造。

注射填充技术是将透明质酸钠凝胶注入下睑缘皮下组织层，增加下睑缘部位的体积，使其呈现出自然的凸起效果。在操作过程中，需要准确把握注射的层次和剂量，以确保填充效果自然、美观。此外，医生需要根据求美者的面部特征、眼部形态以及个人需求，制定个性化的治疗方案，以达到最佳的整形效果。

5.3.3.6.2 治疗方法

5.3.3.6.2.1 下睑凹陷的填充

（1）常用注射材料

瑞蓝2、润百颜、逸美等。

（2）注射前麻醉

眶下孔处注射利多卡因注射液进行阻滞麻醉。

（3）标记注射范围

标记下眼眶区域凹陷的范围（图5.68）。

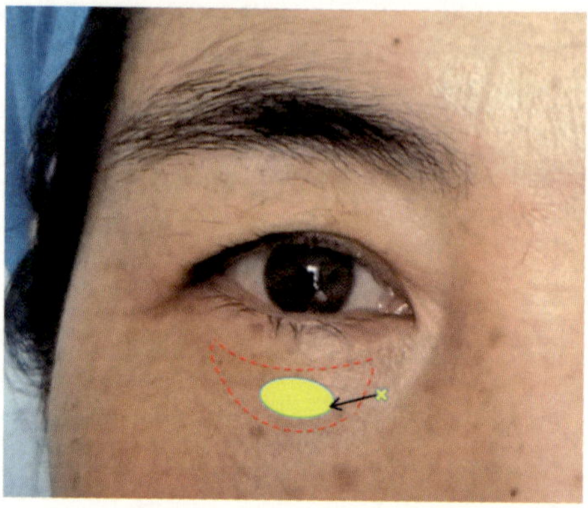

图5.68 下睑凹陷填充示意图

（4）注射手法

成角注射法、连续点状注射法。注射器针头与注射部位皮肤呈一定角度（约45°）进针。在眶隔脂肪层进行少量点状注射至局部皮肤出现略微隆起，注射完成后按压塑形，根据塑形后的效果再行调整。若仍有局部凹陷、填充不到位的情况，可在该区域补充少量注射进行调整。

（5）注射层次

眶隔脂肪层。

（6）注射剂量

参考剂量：每侧0.2～0.5 mL。

（7）注意事项

①下睑凹陷区域的填充层次为眶隔脂肪内，而非皮下组织层，切忌注入皮下组织层。

②注射剂量一次不宜过大，应先少量注射，待按压塑形后根据填充后的效果再行少量补充注射，避免出现下睑臃肿、形似“眼袋”的外观形象。

③在进行下睑凹陷的治疗时，往往会选择与泪沟一并进行处理，避免泪沟进一步加重，以及局部过渡衔接不自然的情况发生。

（8）常见不良反应

1）局部注射不良反应

如血肿、瘀斑、青紫、肿胀等。

2）局部臃肿、假眼袋

因填充剂量过大所致，需单次少量注射，注射完成后按压塑形，根据塑形后的效果，必要时少量补充注射进行调整。

5.3.3.6.2.2 “卧蚕”注射

（1）常用注射材料

瑞蓝2、润百颜等。

（2）注射前麻醉

眶下孔注射利多卡因注射液进行阻滞麻醉。

（3）标记注射范围

标记下睑缘“卧蚕”部位需要填充的范围（图5.69）。

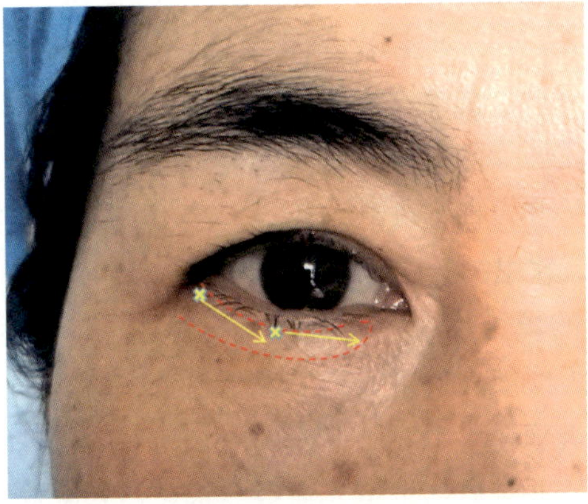

注射点紧邻睫毛下方。

图5.69 “卧蚕”注射示意图

（4）注射手法

成角注射法、连续线状注射法。注射器针头与注射部位皮肤呈一定角度（约45°）进针，左手可辅助提捏皮肤感知填充的层次和剂量，自外眦下方由外向内，在皮下进行少量注射，当注射部位出现略微隆起时应停止注射。

（5）注射层次

皮下组织层。

（6）注射剂量

参考剂量：每侧0.2～0.5 mL。

（7）注意事项

①应小剂量注射，避免注射剂量过大导致局部臃肿、异常凸起，影响外观。

②注射位置不宜过低，针头应紧邻睫毛下方进行注射，避免注射后填充物位置低于"卧蚕"原本应处的位置。

（8）常见不良反应

1）局部注射不良反应

如血肿、瘀斑、青紫、肿胀等。下睑缘处的皮肤较为菲薄，注射后容易出现局部青紫、瘀斑等情况。在注射前及注射后进行冰敷，可以有效减少出血。

2）"卧蚕"过渡凸起、不自然

注射填充物剂量过大导致。若凸起明显，可直接注射透明质酸酶进行溶解。

3）丁达尔现象

一般可持续数月之久，热敷、按摩等方法可起到一定的改善作用。若症状持续存在，可注射透明质酸酶进行溶解。

5.3.3.7 颞部填充

5.3.3.7.1 概述

东方女性喜好上宽下窄、颞部形态饱满的瓜子脸或椭圆形脸，凹陷的颞部严重影响面部外观。过度凹陷的颞部往往导致颧弓、眶部凸显，表现出"衰老、憔悴、尖酸刻薄"的形象外观。饱满的颞部对于改善面部外观与轮廓起着极其重要的作用。通过注射填充剂或植入硅胶等假体可恢复颞部软组织的容积。

目前临床上最常使用的填充物有液态硅胶、自体脂肪、胶原蛋白和透明质酸钠凝胶等。液态硅胶虽可实现永久性填充效果，但手术植入创伤大，术后遗留瘢痕较明显，且存在异物排斥反应以及感染等风险。临床上因异物排斥反应取出硅胶假体的案例常有发生。自体脂肪填充效果良好，是进行该部位填充注射的推荐材料之一，但获得方式较烦琐。透明质酸钠填充剂因注射操作简便、具有良好的生物相容性以及很少发生过敏反应等优点，已成为求美者和临床医师的首选注射材料。

颞部的解剖结构复杂，从浅至深依次为皮肤、皮下脂肪、颞浅筋膜、颞中筋膜、颞间隙、颞深筋膜浅层、颞浅脂肪垫、颞深筋膜深层、颞深脂肪垫、颞肌和骨膜。

颞浅筋膜通过皮下纤维组织束与皮肤、皮下脂肪紧密相连，属于SMAS在颞部的延续部分，多为筋膜成分，因含有少量的肌性成分而呈现出较为致密的结构特性。该层内有颞浅动静脉的主干走行，因此在该层注射填充物时误注入血管内的概率较大，且颞浅动脉的主干较为粗大，是最容易发生栓塞的部位。

颞中筋膜位于颞浅筋膜的深面，结构疏松。该层内血管分布较少，仅有一些细小的血管分支伴随面神经颞支走行。

颞深筋膜属于致密的结缔组织，具备致密且坚韧的特质，是操作时找寻层次的可靠参照依据。

颞间隙是颞中筋膜与颞深筋膜之间的一层疏松结缔组织，血管分布较少，是注射填充较为安全的层次，而深面致密、坚韧的颞深筋膜是找寻该层次的可靠标志。

骨膜表面也是大多数临床医师选择注射填充的层次。但是，在该层次注射的范围仅为上半部分，下半部分该层次内血管、神经走行较多，注射时风险较高，应避免注射。此外，在该层次进行注射时，宜选用锐针，这是因为针头穿透的层次越多，损伤血管的风险也越高，血管栓塞的风险也就越大。因此，在选定此层作为注射平面时，务必谨慎操作，避免发生血管栓塞等严重并发症。

5.3.3.7.2 治疗方法

（1）常用注射材料

瑞蓝2、逸美、润百颜等。

（2）注射前麻醉

在填充区域内多点注射利多卡因注射液（可加配适量的肾上腺素）进行局部浸润麻醉。

（3）标记注射范围

标记凹陷最明显的区域和周围需要填充过渡的范围。

（4）注射手法

成角注射法、扇形注射法。注射针头与注射部位皮肤呈一定角度（约45°）进针。在颞部凹陷最明显的中央处进针，针尖到达致密的颞深筋膜层后向后稍退针，致密、坚韧感消失即为颞间隙。先进行回抽，回抽无血液后，经该注射点进行多方向的扇形注射，最终形成一圆形的注射范围（图5.70）。注射完成后按压塑形，根据塑形后的效果再行调整，若局部填充不到位，可在临近处进针，少量点状注射补充调整即可。

在骨膜表面进行填充时，在发际线前缘进针（图5.71），注射至局部略微隆起后进行按压塑形，根据塑形后的效果，针对局部填充效果欠佳或不平整的区域，可补充少量注射进行调整，而调整时的注射平面应选择颞间隙层。

（5）注射层次

颞间隙或骨膜表面注射。

（6）注射剂量

参考剂量为1～3 mL。

对于颞部凹陷较轻的求美者，每侧注射透明质酸钠凝胶0.5～1.0 mL即可得到很大改善；而凹陷严重的求美者，每侧注射透明质酸凝胶剂量1.0～2 .0 mL，并可多次重复注射。

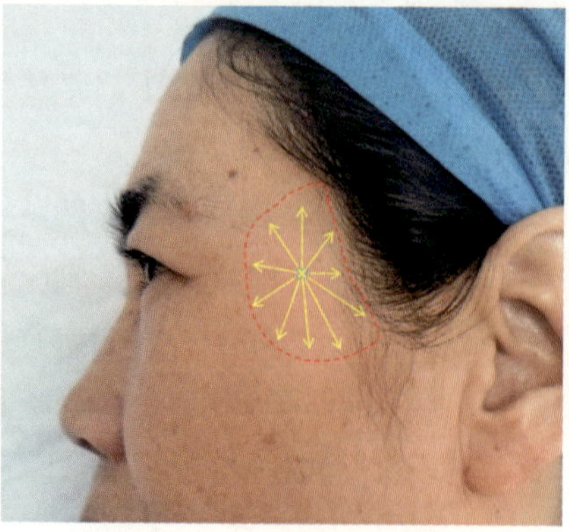

图5.70 颞部填充注射法1

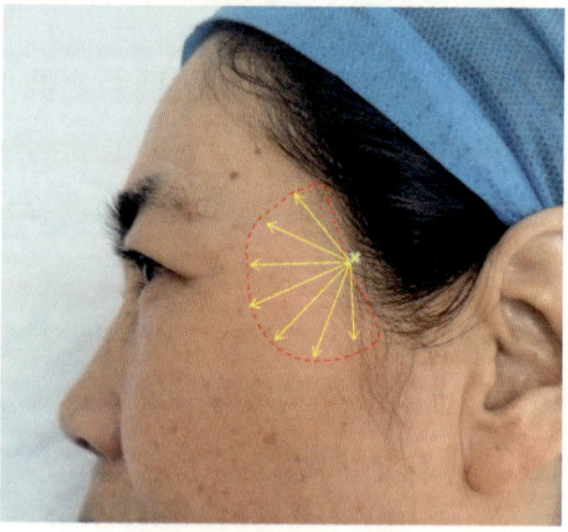

图5.71 颞部填充注射法2

（7）注意事项

①在进行消毒注射前，应标记出体表可见或可触及的颞浅血管的走形，注射时避开该血管，以免损伤血管或误注入血管内。

②注射前务必回抽，确认回抽无血液后方可注射，若回抽有血液，应立即退针，按压止血后于附近处选择新的注射点。

③颞部注射时的层次找寻至关重要，初学者在层次掌握不熟练的情况下可选择骨膜表面进行注射。但骨膜表面因层次较深，在取得同等填充效果的情况下，骨膜表面注射所需的填充物剂量较颞间隙多。因此，注射经验丰富、对解剖层次掌握清楚的医师，应尽可能在颞间隙层注射填充，或在骨膜表面填充注射后再于颞间隙层补充注射，以最小的剂量获取最满意的填充效果。

④注射剂量一次不宜过大，应先少量注射，依据塑形后的效果和平整情况，必要时再少量补充注射。

⑤在颞间隙层进行操作时，可依据医师操作习惯和填充的范围选择使用锐针或钝针。在使用钝针操作时，切口应隐藏于发际线内，或位于眉毛边缘。

（8）常见不良反应

1）局部注射不良反应

如血肿、瘀斑、青紫等。在针头穿刺过程中，当察觉到有血管损伤时，应立即退针并按压止血，直至出血停止，确认无血肿形成后方可继续进行操作。若不慎损伤颞浅血管，短时间内穿刺部位可见明显鼓包，有血肿形成时，必须立即退针，并在耳屏前用力按压止血，直至出血停止。该情况下应停止注射，并在2周后复诊，需等待血肿完全吸收后才可继续注射。

2）局部凹凸不平，与周围组织过渡不自然

在完成注射操作后，需进行按压塑形。依据塑形后的具体情况，针对局部凹陷以及过渡不自然的区域，可进行补充注射以做调整。补充注射的层次为颞间隙层。

3）血管栓塞引起失明

该并发症极少发生，一旦发生后果非常严重。在注射时透明质酸钠凝胶进入颞浅动脉的交通支内，随血流进入眼动脉的分支，导致失明。因此，熟练掌握颞部解剖结构，把握注射层次才是安全注射的前提，也是预防并发症发生的“金钥匙”。

5.3.3.8　颧部填充

5.3.3.8.1　概述

饱满的颧部在微笑时明显凸起，俗称“苹果肌”，给人以“阳光、开朗、朝气蓬勃”的感觉。在婴幼儿时期，颧部最为饱满、圆润；随着年龄的增长，颧脂肪垫逐渐萎缩，颧部逐渐变平；到中老年期，加之皮肤层胶原蛋白流失，颧骨逐渐萎缩，颧部进一步低平，表现出“衰老”的外观形象。

通过使用软组织填充剂对颧部进行填充注射，能够使低平的颧部变得丰满起来，重新恢复具有“幼态”感的面容。另外，对于颧部异常凸起的求美者，在凸起部位的周围注射填充剂，可以使颧部向周围过渡得更为自然，使面部轮廓更加和谐、流畅。

5.3.3.8.2　治疗方法

（1）常用注射材料

瑞蓝2、逸美、润百颜等。

（2）注射前麻醉

在眶下孔处注射利多卡因注射液进行阻滞麻醉。

（3）标记注射范围

多部位仔细观察面部凹陷及阴影的区域，并嘱求美者反复做微笑、放松的表情，标记颧部凹陷及向周围过渡需要填充的范围。注意最高点应位于鼻翼下缘和耳屏上缘连线与口角和外眦连线的交点。

（4）注射手法

成角注射法、扇形注射法或交错注射法。注射针头与注射部位皮肤呈一定角度（约45°）进针，自外眦垂直线内侧自外向内在骨膜表面进行填充注射（图5.72），或在鼻翼外上方自内下向外上在骨膜表面进行填充注射（图5.73），以注射部位出现略微隆起为标志，注射完成后按压塑形，若塑形后局部存在凹陷、填充不到位的情况，可在皮下组织层少量补充注射进行调整。

（5）注射层次

骨膜表面。

（6）注射剂量

参考剂量：每侧1～2 mL。

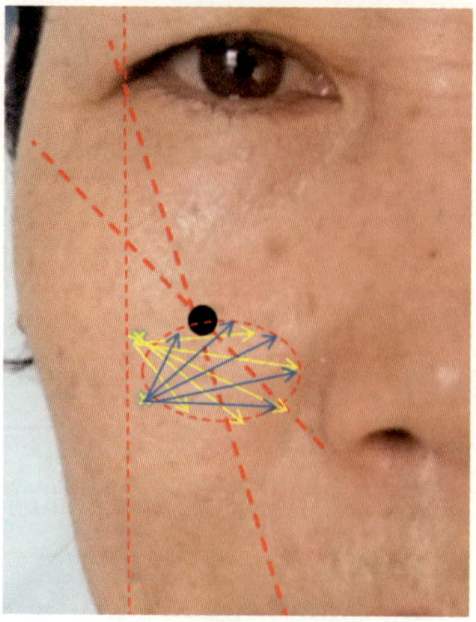

●为颧部填充最高点。

图5.72 颧部填充注射法1

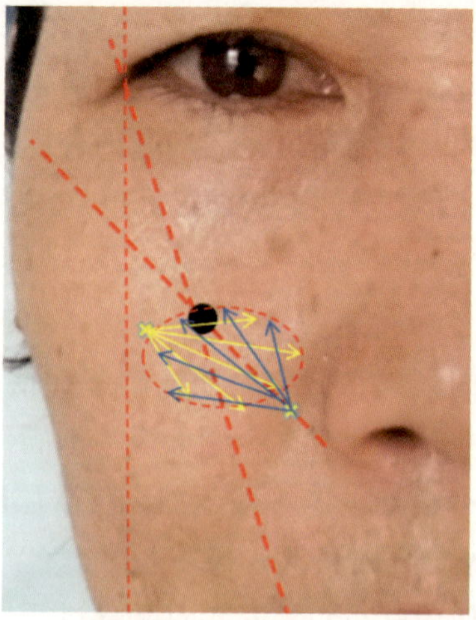

●为颧部填充最高点。

图5.73 颧部填充注射法2

（7）注意事项

①注射剂量需适中。若注射剂量过小，便无法达到预期的填充效果；而注射剂量过大，会导致局部肿胀、臃肿，进而影响面部表情，呈现出“馒化”脸的不良状态。对于初学者而言，在进行操作时应遵循“宁少勿多”的原则。在首次注射后2周，可依据局部填充情况进行少量补充注射。

②颧部填充的范围不宜过大。最高点应位于鼻翼下缘和耳屏上缘连线与口角和外眦连线的交点。填充位置过低，致使颧部外观不够突出，进而影响面部轮廓的立体感。

③颧部明显凹陷的求美者，在骨膜表面注射大分子透明质酸钠凝胶作为底部支撑，并在皮下组织层进行中、小分子透明质酸钠凝胶的补充注射填充，可获得更加满意的治疗效果。

④颧部凹陷伴有明显静态性皱纹的求美者，可同时在真皮层注射少量中、小分子的透明质酸钠凝胶进行改善。

⑤在注射时，左手应按于眶下孔处，避免将填充物注入眶下血管内。

（8）常见不良反应

1）局部注射不良反应

如血肿、瘀斑、青紫、肿胀等。

2）局部臃肿、面部表情不自然、鼻唇沟加深

因填充物注射剂量过大所致。臃肿的颧部外观，可导致面部表情僵硬，甚至表现为“馒化脸”，部分求美者可出现鼻唇沟加重的情况，这些均严重影响面部美观。因此，注射前应谨慎评估，在注射过程中根据填充塑形的效果进行多次调整，避免单次注射剂量过大。

3）局部凹凸不平

因填充物分布不均匀所致。在注射后进行按压塑形，针对局部凹陷和填充剂量不足的区域少量补充注射进行调整，调整时注射的层次可为皮下组织层。

5.3.3.9 颊部填充

5.3.3.9.1 概述

面颊部是中面部极具特征的部位之一。当面颊部出现凹陷时，往往会显得颧部过于凸起，给人一种“尖酸刻薄”的负面印象。面颊部凹陷在体形消瘦的人群中较为多见，此外，也有一部分人因过度去除了颊脂肪垫而局部出现凹陷。另外，还有部分求美者在咬肌接受肉毒毒素注射（瘦脸）后也会出现面颊部凹陷的情况，但一般在2～3个月后随着肉毒毒素的代谢，面颊部凹陷会逐渐好转并恢复至注射前的状态。

通过使用透明质酸钠凝胶或自体脂肪移植对面颊部凹陷区域进行填充，能够有效增加面颊部皮下软组织的容积，如此便可以重新恢复丰满的面部外观，使面部线条变得更加流畅、清晰。

5.3.3.9.2 治疗方法

（1）常用注射材料

瑞蓝2、逸美、润百颜等。

（2）注射前麻醉

在注射区域内点状注射利多卡因注射液进行局部浸润麻醉。

（3）标记注射范围

标记面颊部凹陷以及向周围过渡填充的范围（图5.74、图5.75）。

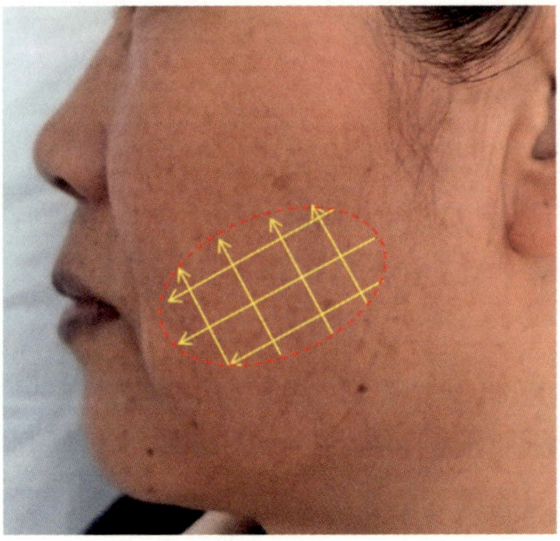

图5.74 颊部填充交错注射法

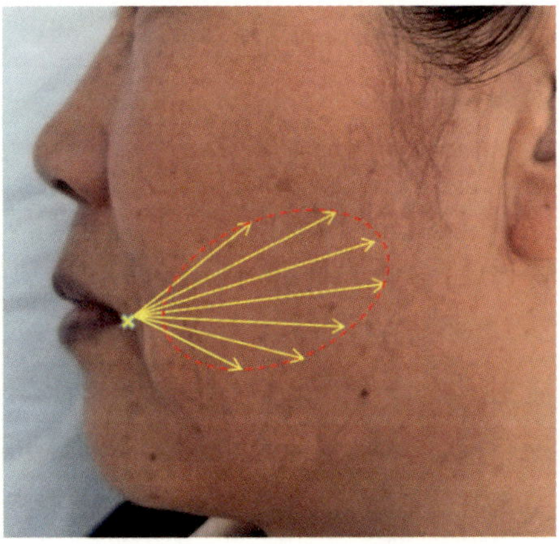

图5.75 颊部填充扇形注射法

（4）注射手法

成角注射法、交错注射法或扇形注射法。注射针头与注射部位皮肤呈一定角度（约

45°）进针，针尖斜面朝上，在皮下组织层进行扇形注射或交错注射，注射至略微隆起后退针，按压塑形，若塑形后存在局部凹陷、填充不到位的情况，可在该区域皮下少量点状注射进行调整。

（5）注射层次

皮下组织层。

（6）注射剂量

参考剂量：每侧1～3 mL。

（7）注意事项

①在该部位进行填充时，根据注射医师的习惯、需要填充的凹陷范围和使用填充物的分子量大小选择钝针或锐针进行注射。在进行大分子量的填充物注射时，一般需采用钝针，所做切口应在口角的隐蔽位置，注射时边退针形成隧道边注射，凹陷明显的求美者可在皮下组织层的不同深度进行多点交错注射。注射后按压塑形，根据填充的效果少量补充注射进行调整。

②面颊部在面部活动中的参与度较高，如参与咀嚼、说话等活动。这些频繁的活动往往会导致填充物发生移位，并加速填充物在组织内的代谢。因此注射短效的小分子凝胶时可适当过量注射，或2周后再行补充注射；注射长效的大分子凝胶时应少量多次注射，避免单次注射剂量过大。

③注射层次为皮下组织层，严禁注入SMAS层，避免损伤血管和压迫面神经分支。

（8）常见不良反应

1）局部不良反应

如血肿、瘀斑、青紫、肿胀等。注射时不慎注入SMAS层，因SMAS层有丰富的血管走行，导致出血、血肿的可能性较大。

2）神经损伤

注射层次过深导致面神经分支损伤（通常为挫伤），或填充物压迫面神经分支，会出现对应神经支配区域的活动异常。一般可自行缓解，也可通过局部热敷、射频、理疗等手段加快透明质酸钠凝胶的代谢，并口服甲钴胺营养神经治疗。

3）局部凸起

注射时操作不当、注射后按压塑形不到位，致使填充物分布不均匀，导致局部凸起。在早期阶段，如果局部凸起较为明显，可适当按压使填充物向周围均匀扩散。若按压效果不佳，可在无菌操作下，用注射器针头在凸起处向周围建立多个隧道，通过按压使填充物向周围扩散，或挤出多余的填充物；也可直接在凸起明显处注射透明质酸酶进行溶解。

4）移位

该区域内面部活动频繁，肌肉频繁收缩挤压使填充物发生移位。另外，该部位的注射层次为皮下组织层，结构较为疏松，因此更容易发生填充物的移位。注射时应尽量在不同深度进行注射，以减少填充物的活动度，并嘱咐求美者在接受注射后1周内，尤其48小时内尽可能保持面部处于静止状态，如减少说话、软食或流质饮食等。对于已发生移位的填充物，可以采用热敷、射频、理疗等手段加快填充物的代谢与吸收，或直接注射透明质酸酶进行溶解。

5）血管栓塞

血管栓塞可导致局部皮肤血运障碍、失明等严重并发症。

5.3.3.10 鼻部塑形

5.3.3.10.1 概述

随着医疗美容技术的发展，鼻部整形已成为面部整形美容领域中至关重要的组成部分，同时也是较为热门的美容手术之一。高挺、立体的鼻部外观能够显著增加面部轮廓的立体感，是面部美学单位中不可或缺的一部分。鼻部整形的手段多种多样，常见的有自体肋软骨或耳软骨移植、硅胶或膨体植入、线雕隆鼻和注射隆鼻等。

注射隆鼻是将透明质酸钠凝胶或其他软组织填充剂注射到鼻部特定的位置及层次，以快速有效地改善鼻部形态，使鼻部更加立体、挺拔的治疗方法，也是目前鼻部整形较常使用的治疗方法之一。

注射相关解剖：外鼻可分为鼻头、鼻背和鼻根三部分（图5.76）。鼻头作为外鼻的末端结构，其主要构成成分是双侧的鼻翼软骨。每侧的鼻翼软骨各有一个鼻翼软骨内侧脚、中间角和外侧角。其中，双侧鼻翼软骨的内侧脚在鼻尖下方相互融合连接，由此构建起鼻小柱以及鼻尖的部分支撑框架，对维持鼻尖的形态与稳定性起着关键作用；而外侧角在鼻尖两侧分开，向外延伸形成两侧鼻翼，赋予外鼻独特的外观轮廓。鼻背由两侧的鼻背软骨构成，位于鼻头和鼻根的中央区域。鼻根部为骨性结构，由两块鼻骨和上颌骨鼻突构成。

从皮肤软组织的角度看，外鼻具有明显的分区特征。鼻部上2/3的皮肤富有弹性，且相对松弛，这种皮肤特性使得在该区域进行一些微创操作或整形美容治疗时具有一定的便利性与可塑性。然而，鼻部下1/3的皮肤组织较厚，与皮下组织粘连紧密，且皮脂腺分布极为丰富，这一特性对手术操作的难度、术后恢复过程以及最终的治疗效果有着一定的制约作用。

5.3.3.10.2 治疗方法

（1）常用注射材料

瑞蓝2、逸美、润百颜等。

（2）注射前麻醉

在注射区域内点状注射利多卡因进行局部浸润麻醉。

（3）标记注射范围（图5.77）

鼻根注射点：眉间与内眦水平的中点。

鼻背注射点：鼻根注射点下方2～3 cm处。

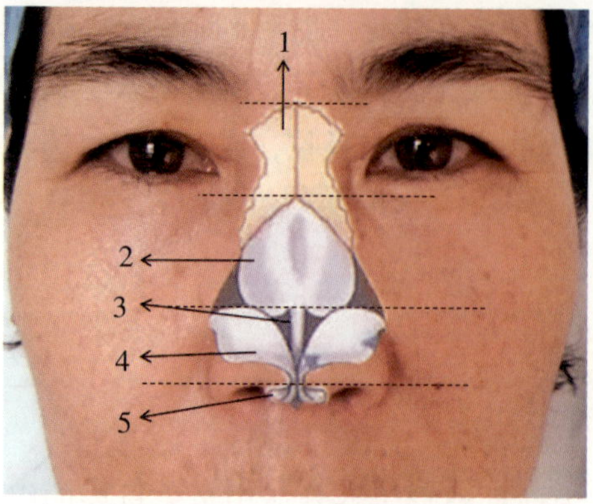

1. 鼻骨；2. 鼻背软骨；3. 鼻中隔软骨；
4. 鼻翼软骨外侧角；5. 鼻翼软骨内侧角。

图5.76 鼻部分区图

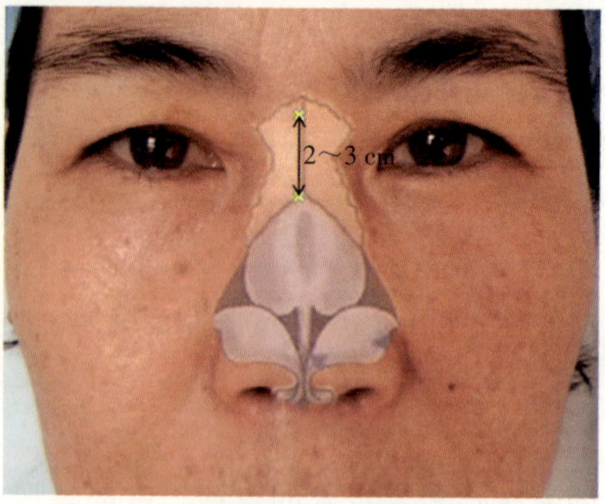

5.77 鼻根、鼻背注射点

（4）注射手法

成角注射法、点状注射法或连续线状注射法。注射针头与注射部位皮肤呈一定角度（约30°～45°）进针，针尖斜面朝上，在皮下组织层进行扇形注射或交错注射，注射至略微凸起后退针，按压塑形，若塑形后局部有凹陷、填充不到位的区域，可在皮下少量点状注射进行调整。

（5）注射层次

骨膜或软骨膜表面。

（6）注射剂量

全鼻注射参考剂量1～3 mL。

（7）注意事项

①无论行点状注射还是连续线状注射，都应关注填充效果的连贯性与整体性，避免中间出现离断。

②对于鼻背和鼻根部明显低平的求美者，骨膜和软骨膜表面填充效果欠佳时，可将皮下组织层作为补充注射层面进行填充矫正。

③注射时需注意与周围组织的过渡衔接。为避免注射后出现明显的条索状凸起，可在两侧适当少量注射进行过渡，以增加鼻部外观的和谐度以及线条的流畅度。

④注射层次一般在骨膜和软骨膜表面，也可在该层次注射填充后预留一部分填充物在皮下组织层进行注射，以获得更好的填充效果。

⑤注射透明质酸钠凝胶隆鼻具有一定的局限性，主要适用于鼻部基础条件相对较好的求美者，仅限于对鼻部轮廓和线条的精细化调整。对于鼻部条件相对较差的求美者，单纯进行注射隆鼻的治疗效果并不理想。一味地追求填充效果而盲目追加填充物的剂量，不但无法达到理想的鼻部整形效果，反而可能引发填充物移位、鼻部外观不自然等一系列不良反应。

⑥操作时应遵循“宁少勿多”的注射原则，可在注射后2周根据鼻部塑形的情况，决定是否补充注射。

（8）常见不良反应

1）局部注射不良反应

如血肿、肿胀、瘀斑、青紫、黑眼圈等。鼻根部皮下组织层较为疏松，注射后容易出现水肿、渗出，导致局部肿胀、黑眼圈的情况发生。注射前冰敷、使用局麻药物以及注射后冰敷可减少血管损伤，同时可减少渗出、减轻肿胀。

2）局部结节

注射层次过浅、填充物分布不均匀可能导致局部出现结节。较小的结节可自行吸收，较大的结节可通过局部热敷、理疗等方式加快代谢，或直接注射透明质酸酶进行溶解。

3）血管栓塞

血管栓塞是透明质酸钠凝胶注射最严重的并发症，多表现为局部皮肤血运障碍。一旦出现注射部位皮肤发白、花斑样改变，并伴有剧烈疼痛时，须立即注射透明质酸酶进行溶解，并辅以热敷、理疗、抗感染、扩血管、抗凝、改善微循环等对症治疗，经以上积极处理后大多预后尚可，也有鼻部注射透明质酸钠凝胶后出现血管栓塞导致失明的临床报道。

5.3.3.10.3 大、小分子透明质酸钠凝胶注射

（1）大分子透明质酸钠凝胶注射

在鼻根部和鼻头的位置各选一个注射点（图5.78）。

局部消毒后注射器针头与注射部位皮肤呈30°～45°进针，针尖斜面朝上，在软骨膜表面边退针形成隧道边注射，左手可辅助提捏皮肤感知注射层次及剂量，注射完成后按压塑形，若注射剂量过大须及时挤出多余的填充物，塑形后若局部存在凹陷或填充不到位的区域，可补充少量点状注射进行调整。根据塑形后鼻部的整体情况，必要时可在鼻头和鼻小柱部位少量点状注射，使鼻部形态更加和谐、自然。

待塑形完毕后，针眼处涂抹红霉素眼膏，立即冰敷以减轻肿胀。

（2）小分子透明质酸钠凝胶注射

1）鼻根部注射

在鼻根部（眉间与内眦水平的中点）斜行进针，在软骨膜表面进行注射，注射至预填充高度后退针，按压塑形（图5.79）。

2）鼻背部注射

在鼻背部（鼻根注射点下方2～3 cm）斜行进针，在软骨膜表面进行潜行分离，边退针形成隧道边注射，左手提捏皮肤感知注射层次及剂量，同时辅助按压塑形，注射完成后按压塑形。同上述方法再行2～3针注射，直至到达鼻头部位（图5.80）。

3）鼻头部注射

从鼻背部向鼻头方向在鼻翼软骨上方进行点状注射或小扇形注射，或从鼻尖处进针向鼻头及两侧夹角处进行少量点状注射或小扇形注射（图5.81）。

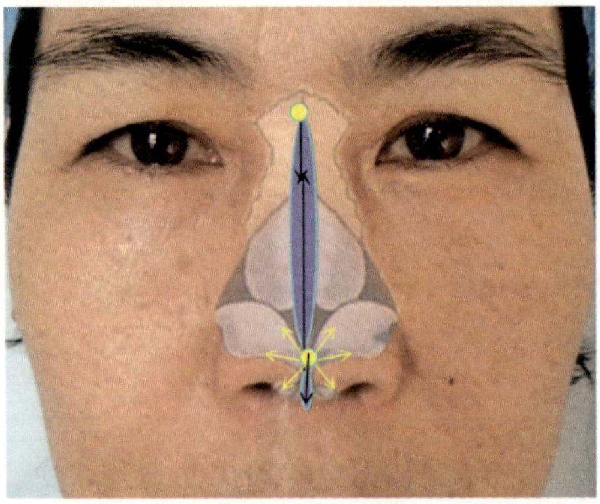

图5.78　大分子透明质酸钠凝胶填充示意图

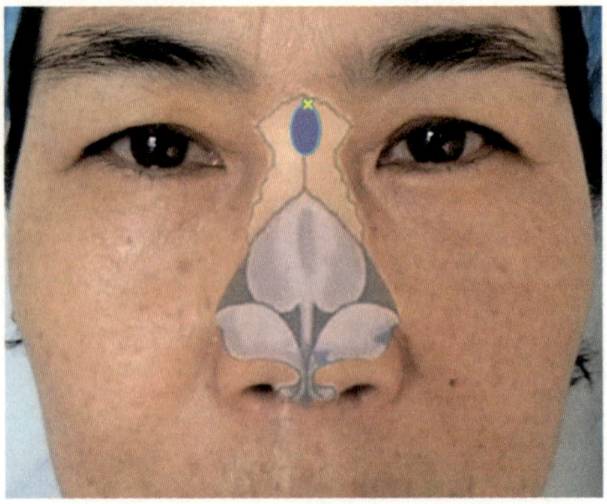

图5.79　小分子透明质酸钠凝胶鼻根部填充示意图

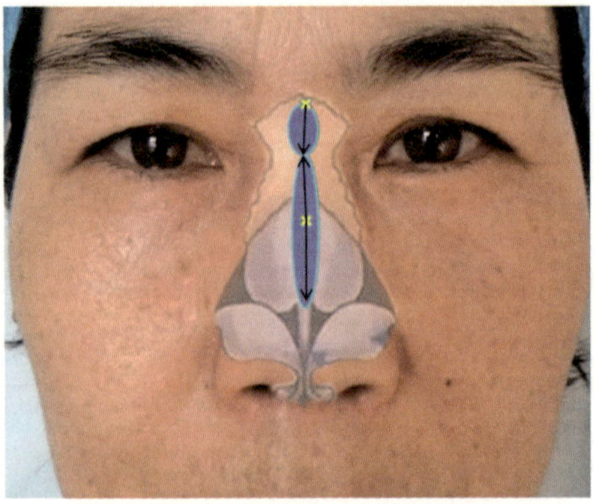

图5.80　鼻背部填充示意图

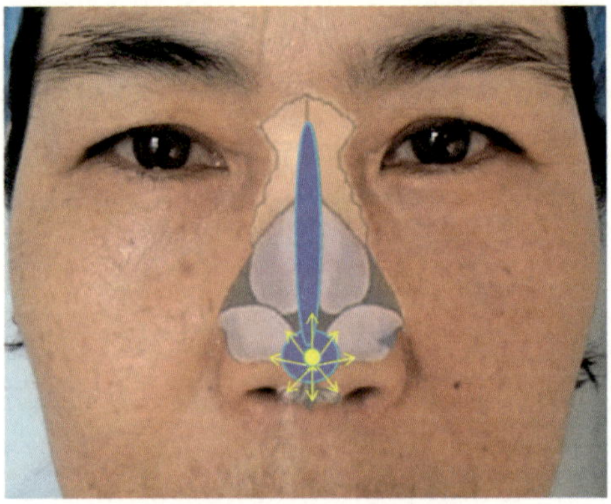

图5.81　鼻头填充示意图

4）鼻翼注射

部分求美者鼻翼部皮肤较薄、鼻翼沟较深，可在软骨膜表面少量注射填充，从而使鼻头与鼻翼之间的过渡更加自然、线条更加流畅（图5.82）。

5）过渡区域的填充

如鼻根与眉弓部位的过渡，可在凹陷区域进行少量注射使衔接过渡更加自然，线条轮廓更加立体、流畅。但需要注意的是，注射剂量过大可能导致鼻根部变宽，反而影响整个鼻部的美观（图5.83）。

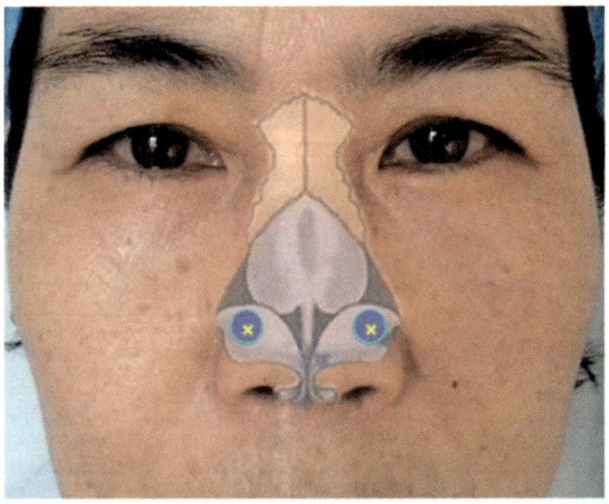

图5.82 鼻翼注射点

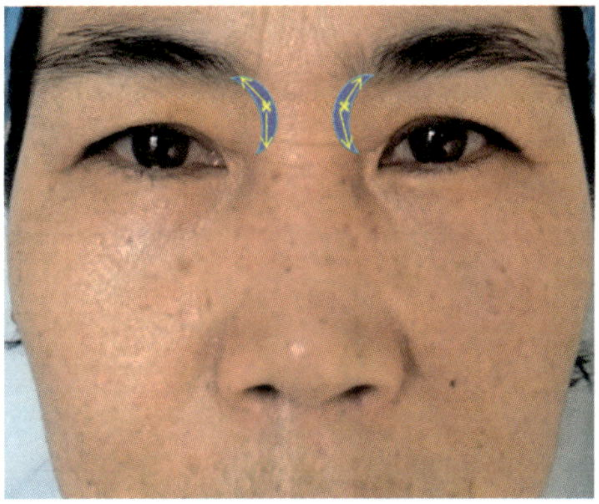

图5.83 过渡区域注射示意图

6）鼻小柱注射

在鼻尖处进针向下走行，少量注射填充可促使鼻小柱呈轻微外凸状态。此外，在鼻小柱基底部注射少量填充物，能够增加鼻小柱的高度，起到抬高鼻头的作用，从而增大鼻唇角，使鼻部外观更加立体、有型（图5.84）。

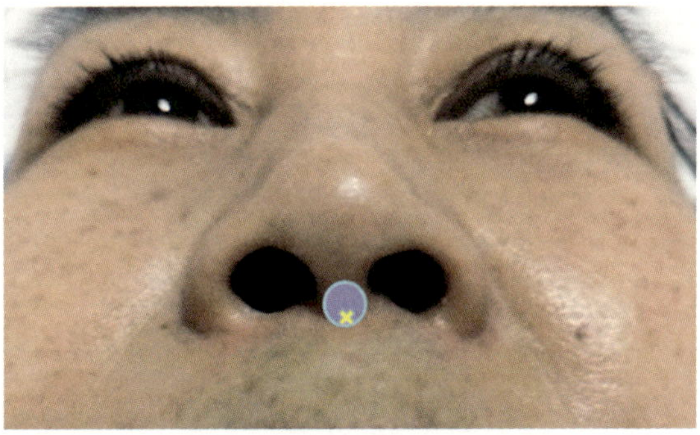

图5.84 鼻小柱抬高注射点

5.3.3.11 鼻唇沟填充

5.3.3.11.1 概述

鼻唇沟起于两侧鼻翼外侧、向下延伸止于两侧口角，是影响面部美学的重要结构之一。随着年龄的增长，皮肤和皮下组织容积减少、骨组织出现萎缩，导致鼻唇沟出现凹陷；另外，鼻唇沟周围肌肉如提上唇肌、提上唇鼻翼肌等肌肉的收缩牵拉，也会导致鼻唇沟进一步加深。鼻唇沟凹陷是面部衰老较明显的标志之一，也是面部年轻化治疗中必不可少的部位。

鼻唇沟凹陷程度可分为5级（表5.5）。

目前对鼻唇沟凹陷的常用治疗方法有射频、微聚焦超声、局部注射软组织填充剂如透明质酸钠凝胶、胶原蛋白、自体脂肪、筋膜组织等，透明质酸钠凝胶注射是最常采用的治疗方法。

表5.5 鼻唇沟的分级

分级	描述
0级	没有明显的皱纹,可见连续的皮肤纹理
1级	可察觉到皱纹,有较浅的沟
2级	较浅的皱纹
3级	中等深度的皱纹,皱纹向两侧口角方向延伸
4级	深度皱纹,有明显的折痕边缘
5级	非常深的皱纹,折痕边缘伴有褶皱

5.3.3.11.2 治疗方法

(1) 常用注射材料

瑞蓝2、逸美、润百颜等。

(2) 注射前麻醉

在眶下孔注射盐酸利多卡因进行阻滞麻醉。

(3) 标记注射范围

根据鼻唇沟的走向和周围需要过渡填充的范围进行标记(图5.85)。

(4) 注射手法

成角注射法、点状注射、连续线状注射法、蕨叶注射法或多平面扇形注射法。注射器针头与注射部位皮肤呈一定角度(约30°～45°)进针,针尖斜面朝下,沿鼻唇沟走形自下而上,根据凹陷程度在骨膜表面、皮下组织层或真皮深层进行连续线状注射、蕨叶注射或多平面扇形注射。注射至略微凸起后退针,按压塑形,并嘱求美者反复做微笑表情,观察鼻唇沟填充情况,若局部有凹陷、填充不到位的区域,可在皮下组织层或真皮深层少量点状注射加以调整。

对于较深的鼻唇沟,应采用多平面扇形注射法。在两侧鼻翼外侧基底凹陷最明显处,应先在骨膜表面行点状注射,以形成强有力的底部支撑,使鼻唇沟明显变浅;而对于鼻翼外侧与口角外侧区域的凹陷,应在皮下组织层行连续线状注射,使鼻唇沟进一步变浅(图5.86)。经按压塑形后根据填充效果可在真皮深层补充注射进行调整,直至外形满意。

(5) 注射层次

骨膜表面、皮下组织层、真皮深层。

（6）注射剂量

每侧注射参考剂量0.5～1.5 mL。

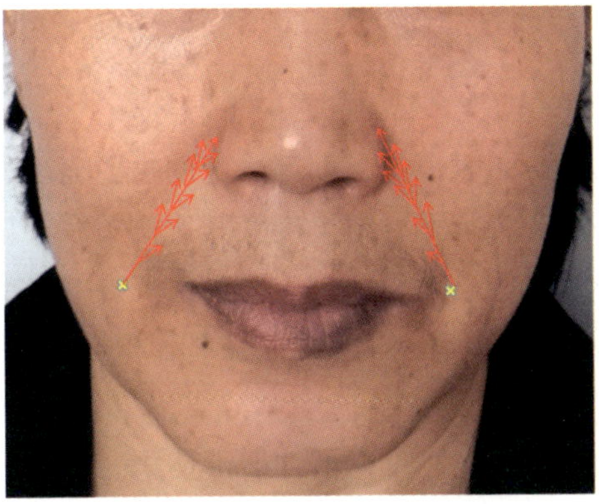

图5.85 鼻唇沟填充示意图

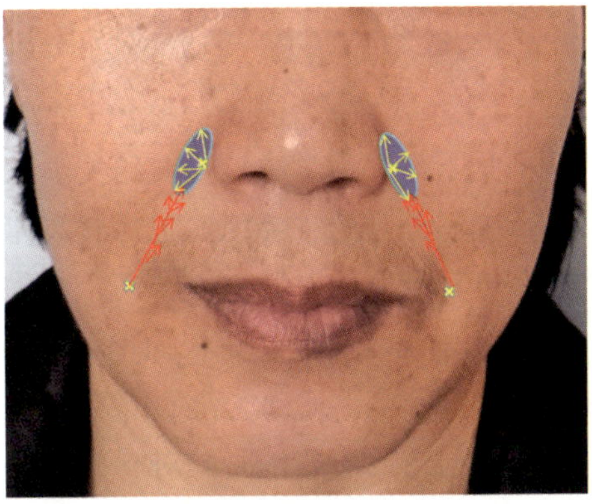

图5.86 较深的鼻唇沟填充示意图

（7）注意事项

①对于肌肉过度牵拉为主要原因导致的鼻唇沟凹陷的求美者，配合使用肉毒毒素麻痹目标肌肉的肌纤维，可获得更加满意的治疗效果，并可明显降低填充物移位、游走等不良反应的发生率。一般建议肉毒毒素注射2周后再行透明质酸钠凝胶填充。

②鼻唇沟处肌群较为丰富，无论注射肉毒毒素还是透明质酸钠凝胶，均需谨慎操作，避免出现两侧不对称，肌肉收缩时局部臃肿、结节等不良反应。

③注射时采取“宁少勿多”原则，少量多次进行注射，且每次注射后均需按压塑形，并反复观察求美者在静态和动态面容下的外观，根据情况再行补充注射，并在注射后2周复诊，必要时补充注射。

④鼻唇沟的填充旨在矫正较深、明显的褶皱，而非完全消除鼻唇沟。

（8）常见不良反应

1）局部注射不良反应

如血肿、瘀斑、青紫、肿胀等。

2）局部凹凸不平、矫正不足或矫枉过正

注射剂量过大、层次过浅、注射后按压塑形不到位，导致填充物分布不均匀，出现局部凹凸不平。早期若凸起明显或微笑时局部凸起，可适当按压使填充物向周围均匀扩散，效果不佳时可直接注射透明质酸酶进行溶解。注射剂量过大导致外观明显臃肿、不自然的求美者，可通过热敷、射频理疗等方法加速透明质酸钠凝胶的代谢，或注射透明质酸酶进行溶解。当填充剂量过少、矫正不足时，可在注射2周后再补充少量注射。

3）血管栓塞

鼻唇沟处血管较为丰富，血管栓塞导致皮肤坏死、视力受损的发生率较高。因此在该部位注射填充剂时一定要谨慎，避免暴力操作，注射前应先回抽。

5.3.3.12 唇部塑形

5.3.3.12.1 概述

唇部是下面部美学中较重要的美学亚单位之一，同时也是下面部衰老的主要表现位点之一。影响唇外观的主要因素包括唇的体积大小、上唇与下唇的厚度及其比例关系、口角的上扬程度以及唇的对称性。丰满、对称、上下唇比例适当和两侧口角轻微上扬的唇部给人“阳光、乐观、温暖、积极向上”的面部形象。随着年龄的增长，唇部容积逐渐减少，皱纹不断加深，是下面部老化的重要表现。

通过注射透明质酸钠凝胶对唇部或特定部位进行填充，可以增加唇部体积，起到丰唇的效果，并达到下面部年轻化的治疗目的。

唇的解剖层次依次为皮肤、皮下组织、肌层、黏膜下层和黏膜层。根据其美学特点可分为8个亚单位，即上唇唇珠、丘比特弓、上唇唇红体、上唇唇红缘、下唇唇珠、下唇唇红体、下唇唇红缘、口角联合部（图5.87）。

唇部美学是一个复杂的话题。就现阶段来看，欧美人群的唇形总体上呈现出较为厚实的特点，而亚洲人群的唇型与之相比则相对偏薄，尤其在女性人群中更为显著。以下是当前较为公认的唇部美学标准。

（1）上唇的高度

上唇的高度指鼻基底到上唇唇峰的距离。我国成年人的上唇高度为13～22 cm（见图5.88）。

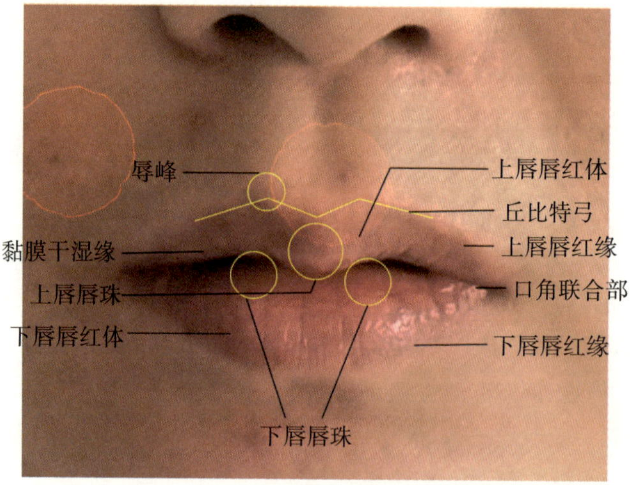

图5.87 唇的分区亚单位

低上唇：上唇高度小于12 cm。

中等唇：上唇高度范围12～19 cm。

高上唇：上唇高度大于19 cm。

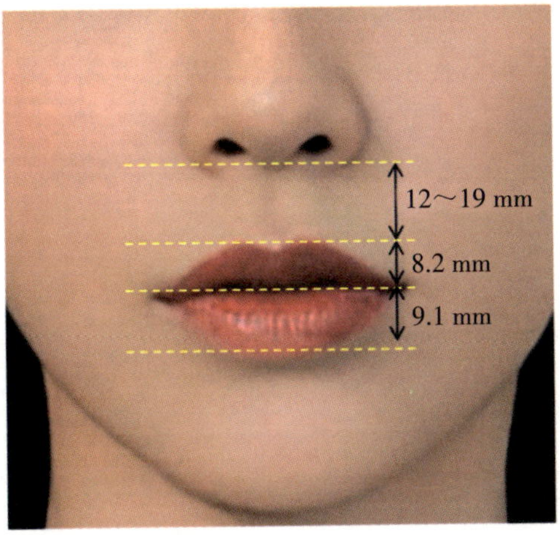

图5.88　唇部美学标准

（2）唇的厚度

唇的厚度指上、下唇放松状态下闭合时，上、下红唇的厚度。一般来说，上、下唇的厚度并不相同，通常下唇较上唇厚，上、下唇厚度比例为2∶3。亚洲女性上唇平均厚度为8.2 mm，下唇平均厚度为9.1 mm，而男性一般比女性厚2～3 mm（图5.89）。

薄唇：厚度小于4 mm。

中等唇：厚度为5～8 mm。

厚唇：厚度为9～12 mm。

厚凸唇：厚度大于12 mm。

（3）口裂宽度

在双眼平视时，口裂宽度一般位于双侧瞳孔垂线上。

窄型：口裂宽度小于35 mm，即“樱桃小嘴”，是较为优美的口裂宽度。

中等型：口裂宽度为36～45 mm，大多数人群的口裂宽度在此范围。

宽型：口裂宽度为46～55 mm，可到达甚至超过双侧外眦的垂线，影响美观。

5.3.3.12.2　治疗方法

（1）常用注射材料

瑞蓝2、润百颜等。

（2）注射前麻醉

可在眶下孔和颏孔处注射利多卡因注射液行阻滞麻醉。

(3) 标记注射范围

唇红缘：在唇红缘处设计注射点（图5.89）。

唇珠：在唇红缘处或干、湿唇交界处设计注射点（图5.90）。

唇红体：口角联合处或干、湿唇交界处设计注射点（图5.91）。

口角联合处：在双侧口角联合稍下方处设计注射点（图5.92）。

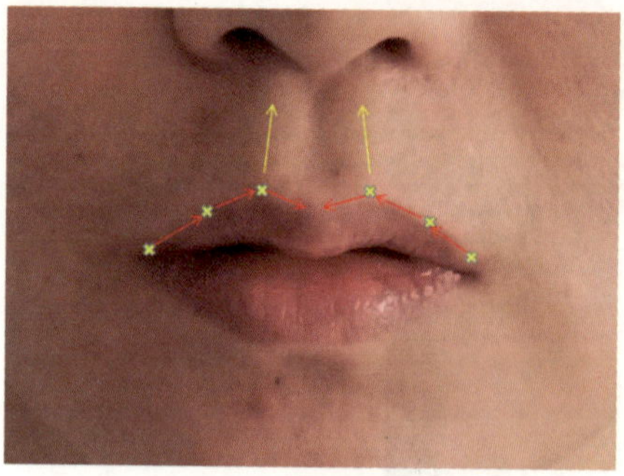

图5.89　唇红缘注射示意图

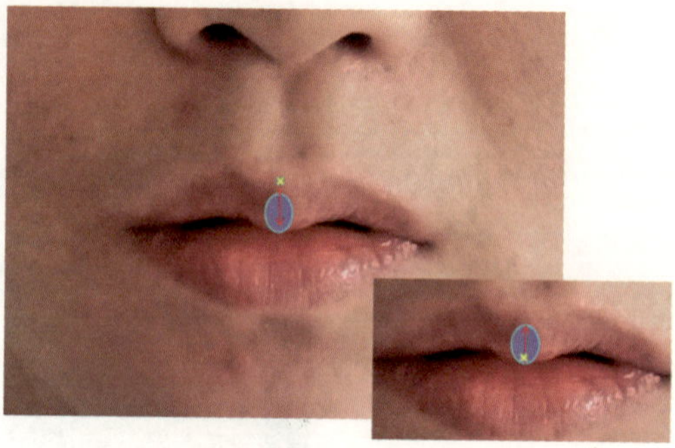

图5.90　唇珠注射示意图(两种注射法)

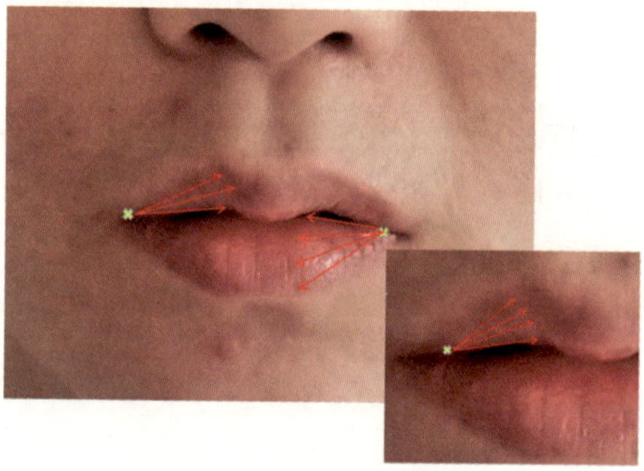

图5.91　唇红体注射示意图

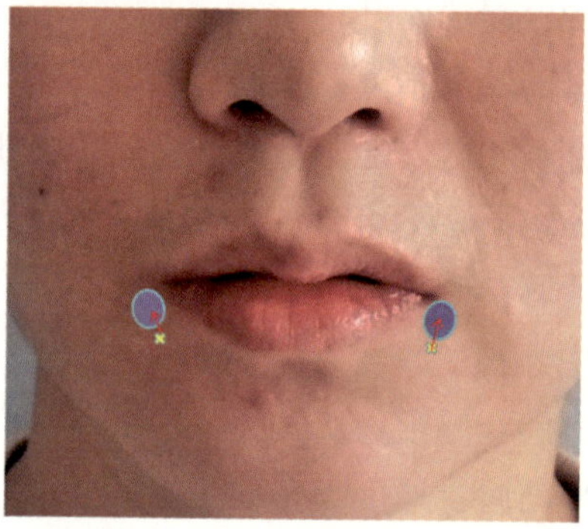

图5.92　口角联合注射示意图

(4) 注射手法

成角注射法、点状注射、连续线状注射、扇形注射法。注射针头与注射部位皮肤呈一定角度（约30°～45°）进针。

(5) 注射层次

唇红缘：皮肤与黏膜交接处的真皮深层。斜行进针到达真皮深层行连续线状注射，边退针形成隧道边注射，极少量注射即可获得明显的填充效果。该方法也适用于人中嵴的填充。

唇珠：黏膜下层。斜行进针到达黏膜下层后进行点状注射或小扇形注射，注射至局部微凸起后退针，进行提捏塑形。

唇红体：黏膜下层。斜行进针到达黏膜下层后进行扇形注射，注射至局部微凸起后退针，进行提捏按压塑形。

口角联合处：皮下组织层。斜行进针到达皮下组织层后行点状注射，注射至局部微凸起后退针，按压塑形。该部位注射后可起到微提升口角（微笑唇）的作用。

（6）注射剂量

全唇注射参考剂量1～2 mL。

（7）注意事项

①唇部注射时，需注意填充的注射剂量与分布情况，应遵守“中间多、两边少”的填充原则。

②在干、湿唇交界处进针行填充物注射，可导致红唇黏膜出现外翻，红唇的暴露面积增加，从而达到丰唇的治疗目的。该方法尤其适用于薄唇的求美者。

③注射丰唇时要求填充物分布均匀，避免局部出现结节、凹凸不平等现象。

④唇部注射后1周内，应减少说话，减少唇部活动，尽可能流质饮食，避免吃温度过高的食物。

（8）常见不良反应

1）局部注射不良反应

如血肿、瘀斑、青紫、肿胀等。

2）单纯疱疹

口周有单纯疱疹的求美者应避免注射，既往有单纯疱疹病史的求美者，在注射前、后使用抗病毒药物，防止病毒再次感染或复发。

3）血管栓塞

多表现为局部皮肤或黏膜血运障碍，如发白、花斑样改变等，并伴有剧烈疼痛，须立即注射透明质酸酶进行溶解，并辅以热敷、理疗、抗凝、改善微循环等对症治疗，及时处理后大多预后良好，期间严禁再次注射填充物。

5.3.3.13 颏部塑形

5.3.3.13.1 概述

颏部稍尖、略微向前凸起的“瓜子脸”，是大多数爱美女性的追求。颏部是构成面部轮廓的重要组成部分，也是影响面部美学的重要亚单位之一。颏部短小、后缩畸形严重影响面部轮廓和美观。通过硅胶等假体植入、软组织填充剂注射等方式可增加颏部的容积，并改变颏部形态，这也是面部整形操作的点睛之笔。

5.3.3.13.2 治疗方法

（1）常用注射材料

瑞蓝2、逸美、润百颜等。

（2）注射前麻醉

颏孔处注射利多卡因行阻滞麻醉。

（3）标记注射范围

与求美者积极沟通，根据求美者的要求（颏部加长、凸起或加尖）标记注射范围，并标记需要重点注射的区域和需要延伸的范围。

（4）注射手法

垂直注射法、多点多平面注射法、锥形注射法。

1）颏部基底注射

在标记的注射范围边缘进针，在骨膜表面进行扇形注射（图5.93）。

2）颏尖部注射塑形

在颏尖部周围进针，在皮下组织层行点状注射，根据求美者的要求，边注射边提捏塑形，尽可能达到求美者的期望效果；也可先在骨膜表面进行小扇形注射，形成底部支撑后退针到皮下组织层再少量补充注射，注射完成后提捏塑形（图5.94）。

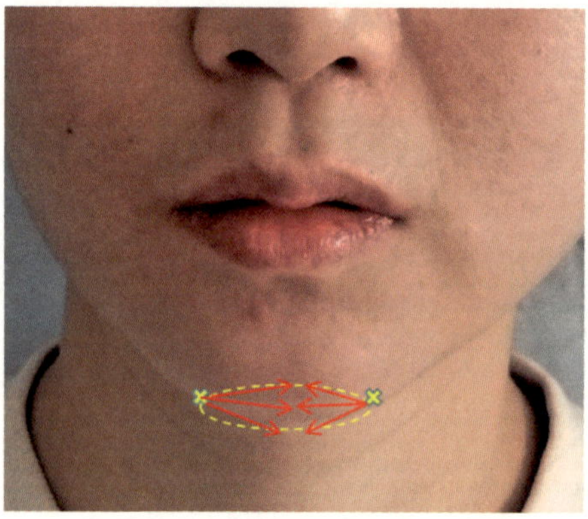

图5.93　颏部基底填充示意图

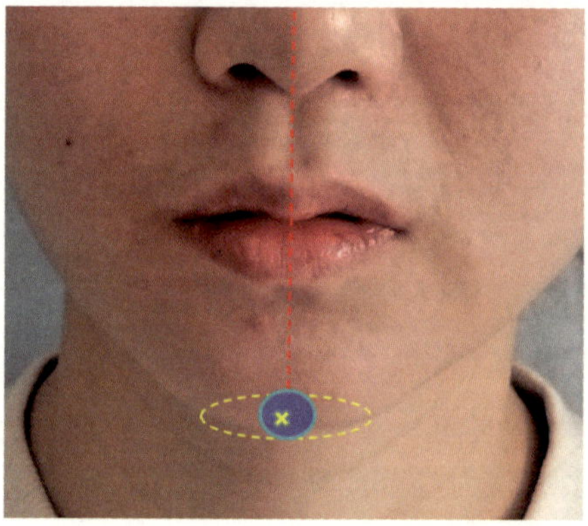

图5.94　颏尖部注射示意图

3）过渡区域的注射

重点区域注射完成塑形后，可在与周围组织过渡不自然或出现不连贯的部位进行少量皮下注射加以调整，直至颏部外形达到满意（图5.95）。

（5）注射层次

骨膜表面、皮下组织层。

（6）注射剂量

全唇注射参考剂量1～3 mL。

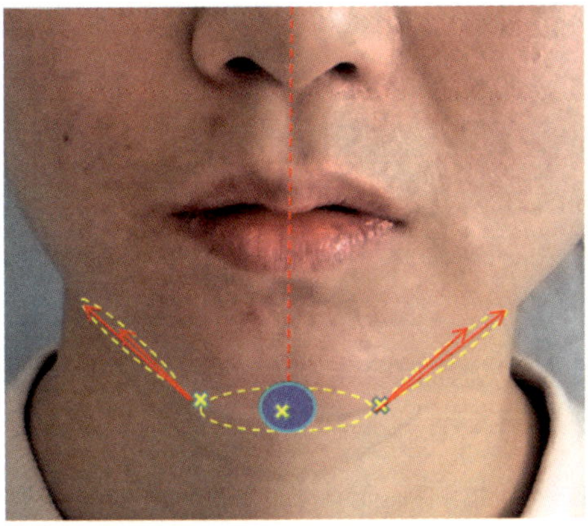

图5.95 过渡区域填充示意图

(7) 注意事项

①注射后使用弹力胶带或“V”形瘦脸神器对颏部进行加压固定，可起到更好的塑形效果，并可有效预防填充物变形、移位。

②对于严重的颏部短小、后缩畸形的求美者，不建议使用大剂量的透明质酸钠凝胶进行改善，而应通过假体植入的方式进行矫正。

③注射前2周对颏肌进行肉毒毒素注射，可有效降低填充物游走、移位的发生率，也有助于颏部的塑形。

④联合肉毒毒素注射抑制颏肌收缩，以增加填充物的稳定性。

(8) 常见不良反应

1) 局部注射不良反应

如血肿、瘀斑、青紫、肿胀等。

2) 局部异常凸起、结节

多为皮下注射较大剂量的填充物所致。注射早期可稍用力按压使填充物向周围均匀扩散，或挤出过多的填充物；若以上效果不佳，则直接注射透明质酸酶进行溶解。

在所需填充物剂量较大时，应先在骨膜表面进行填充形成底部支撑，然后在浅层少量注射进行调整塑形。

3) 形态不佳或左右不对称

注射后与周围组织过渡不自然、局部线条不流畅，可在凹陷部位的皮下组织层少量注射进行调整。两侧形态不对称，与两侧注射剂量、注射层次掌握不佳或填充物游走、移位有关，可在注射早期通过提捏塑形、适当加压固定等方式进行矫正，2周后可在局部少量注射进行调整。

4) 血管栓塞

多表现为局部皮肤血运障碍，需及时注射透明质酸酶进行溶解。

5.3.3.14 耳廓塑形

5.3.3.14.1 概述

近年来，耳廓整形逐渐成为面部整形的重点部位之一。“精灵耳”作为各大“网红”不可或缺的整形项目，也是大家讨论颇多的一个话题。正面观时，两侧突出的耳廓可显得面部更加娇小、可爱，这也是“精灵耳”（图5.96）受到越来越多女性求美者追捧的原因。“精灵耳”在医学上称为“招风耳”（图5.97），属于耳廓常见的一种先天性畸形。令人意想不到的是，招风耳有朝一日会成为风靡一时的面部美学标志。

除“精灵耳”外，对于耳垂、耳轮进行整形的求美者也较为多见。常见的治疗方法有自体肋软骨雕刻移植、软组织填充剂注射填充，现就透明质酸钠凝胶注射填充进行讲述。

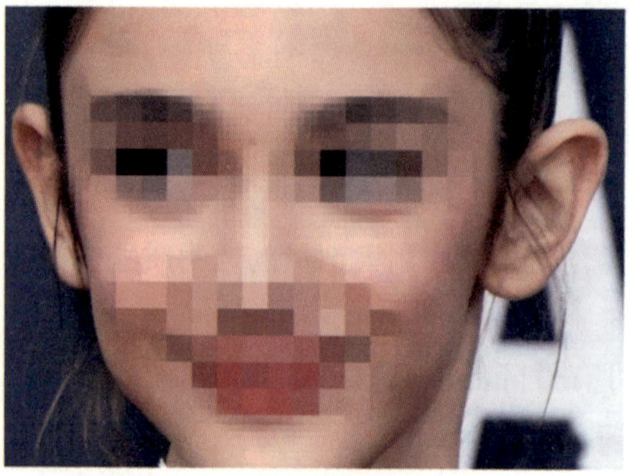

图5.96 “精灵耳”

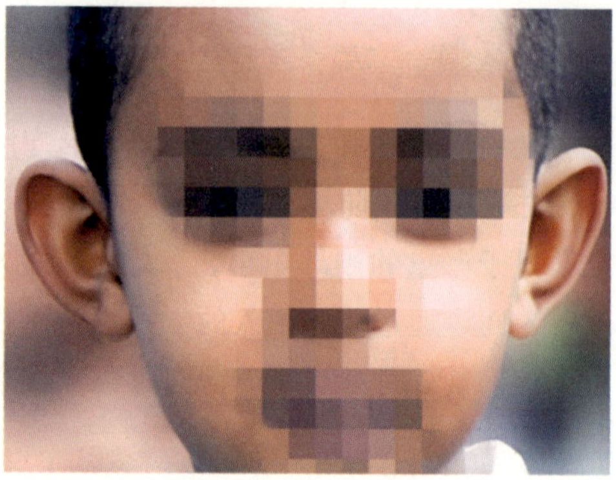

图5.97 招风耳

5.3.3.14.2 治疗方法

（1）常用注射材料

瑞蓝2、逸美、润百颜等。

（2）注射前麻醉

在填充区域多点注射利多卡因注射液进行局部麻醉。

（3）标记注射范围

与求美者积极沟通，根据求美者的要求（耳垂、耳轮或“精灵耳”）标记注射范围，并标记需要重点注射的区域和需要延伸的范围。

（4）注射手法

成角注射法、连续线形注射法、扇形注射法。

①耳垂注射：在耳垂与面部交界处进针，在皮下组织层进行扇形注射（图5.98）。

②耳轮注射：耳轮缘进针，在皮下组织层行扇形注射，边注射边塑形，避免填充物离断、不连续（图5.99）。

③过渡区域注射：在耳垂或耳轮缘完成注射后，观察与周围组织的过渡衔接情况，若

局部线条不流畅，可在皮下组织层行少量注射进行调整（图5.100）。

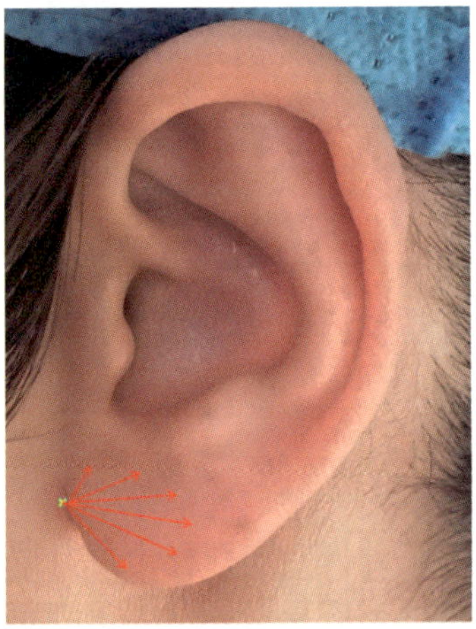

图5.98 耳垂注射

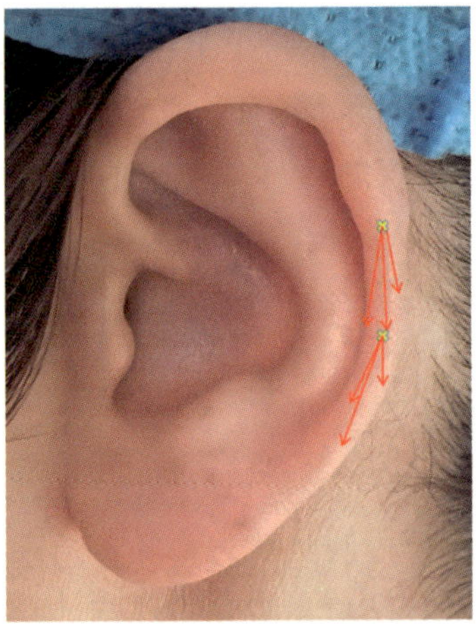

图5.99 耳轮缘注射

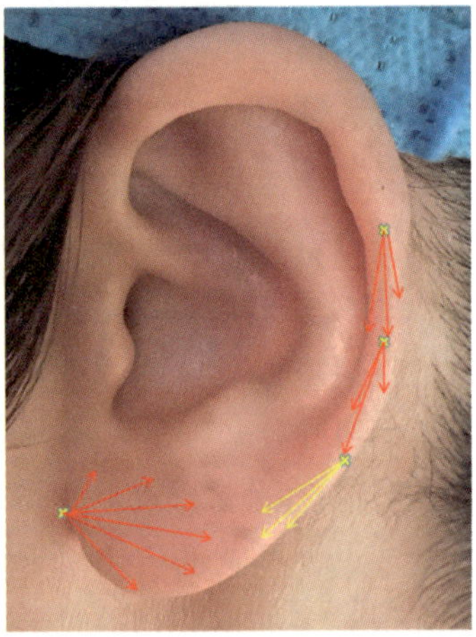

图5.100 过渡区域注射

④“精灵耳”注射：通常在耳甲艇和颅耳沟的位置在软骨膜表面进行少量注射，边注射边观察耳廓形态，也可辅助在耳轮缘、耳垂、耳甲腔、三角窝、耳背等处进行注射以增加塑形效果。注射过程中需与求美者反复沟通，直至达到预期的治疗效果（图5.101）。

（5）注射层次

软骨膜表面、皮下组织层。

（6）注射剂量

注射参考剂量：每侧0.5～10 mL。

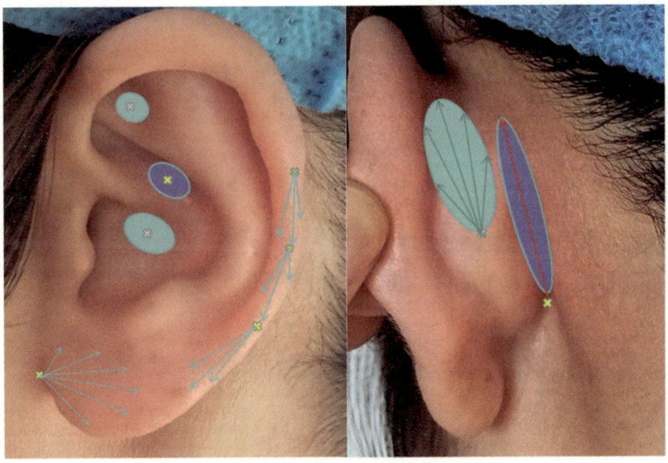

图5.101 “精灵耳”注射

（7）注意事项

①耳垂部位血运较差，注射剂量不宜过大，否则可能导致局部出现血运障碍。注射过程中若出现局部皮肤发白、皮温降低，可挤出多余的透明质酸钠凝胶或注射透明质酸酶进行溶解，并通过揉搓、热敷等方式改善微循环，直至皮肤颜色恢复正常。

②“精灵耳”是一个尚存在争议的话题，注射时应谨慎，对于过分追求耳廓突出的求美者应进行劝诫，避免单次注射过大剂量的填充物。

（8）常见不良反应

1）局部注射不良反应

如血肿、瘀斑、青紫、肿胀等。

2）局部异常凸起、形态欠佳

多见于耳背部位，由于该部位皮肤较薄，一味地追求耳廓“外展”而在皮下或骨膜上注射过多的填充物，可导致耳背部位出现异常凸起，导致耳廓形态异常。注射早期可稍用力按压使填充物向周围扩散，或挤出过多的填充物，也可直接注射透明质酸酶进行溶解。

3）形态不佳或左右不对称

与注射层次和剂量不一致有关，2周后针对填充不到位、形态欠佳的部位补充少量注射进行调整。

5.3.3.15 颈部横纹填充

5.3.3.15.1 概述

对于已经形成沟壑的颈部横纹，单纯注射肉毒毒素改善效果并不理想，需要通过注射软组织填充剂如透明质酸钠凝胶、胶原蛋白、自体脂肪等恢复颈部软组织的容积，从而达到理想的治疗效果。目前最常采用的治疗方法是局部填充透明质酸钠复合溶液，这也是最简便、最易被求美者接受的治疗方式。

5.3.3.15.2 治疗方法

（1）常用注射材料

嗨体。

（2）注射前麻醉

外敷利多卡因乳膏30～40分钟进行表面麻醉。

（3）标记注射范围

沿皱纹走向进行注射（图5.102）。

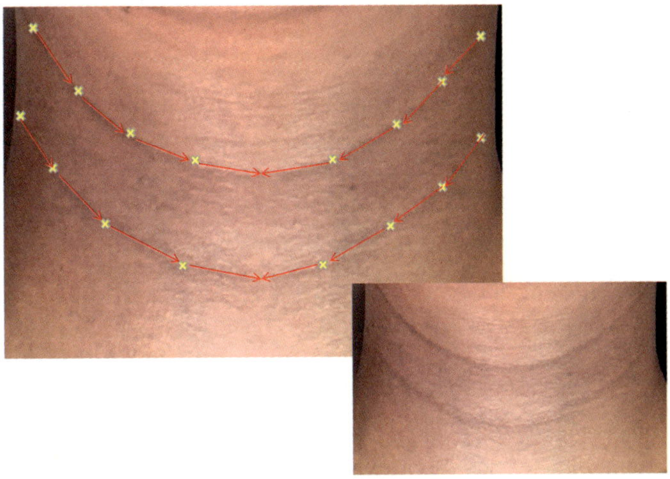

图5.102　颈纹填充示意图

(4) 注射手法

成角注射法、连续线形注射法。

注射器针头与注射部位皮肤成一定角度（15°～30°）进针，针头斜面朝上，在真皮深层或皮下组织层进行连续线形注射，注射至略微凸起即可，注射完成后按压抚平，嘱求美者活动颈部，观察填充不到位的地方进行补充注射。

(5) 注射层次

真皮深层、皮下组织层。

(6) 注射剂量

注射参考剂量1～2 mL。

(7) 注意事项

①颈部活动非常频繁，因此颈纹的治疗目的在于改善明显的静态性皱纹，而不是完全矫正。当填充物剂量过大、注射层次过浅、分布不均匀时，可在颈部活动的时候出现结节或条索。

②注射后1周内嘱求美者避免大幅度的颈部活动。

③与肉毒毒素联合注射可获得更好的治疗效果。

(8) 常见不良反应

1）局部注射不良反应

如血肿、瘀斑、青紫、肿胀等。

2）局部异常凸起

注射层次过浅、注射剂量过大引起。

5.3.3.16 面部水光注射

5.3.3.16.1 概述

面部皮肤干燥、毛孔粗大、各种色斑是困扰众多求美者的问题，通过光电治疗色斑、毛孔粗大往往会导致面部皮肤屏障受损，还可能导致面部皮肤变得更加干燥。水光注射是通过将透明质酸钠等复合溶液直接注入真皮浅层，通过水合作用起到补水、缩小毛孔、修复皮肤屏障、改善细纹的作用。另外，配合使用肉毒毒素可明显改善面部细纹、抑制皮脂腺的分泌，配合使用氨甲环酸可用于改善黄褐斑等面部色斑。水光注射治疗效果显著，已成为临床上应用较广泛的美容手段之一。

水光注射常见的仪器有德玛莎、普瑞斯和颜层®水光仪。下面就德玛莎二代水光仪（图5.103）的注射方法进行讲述。

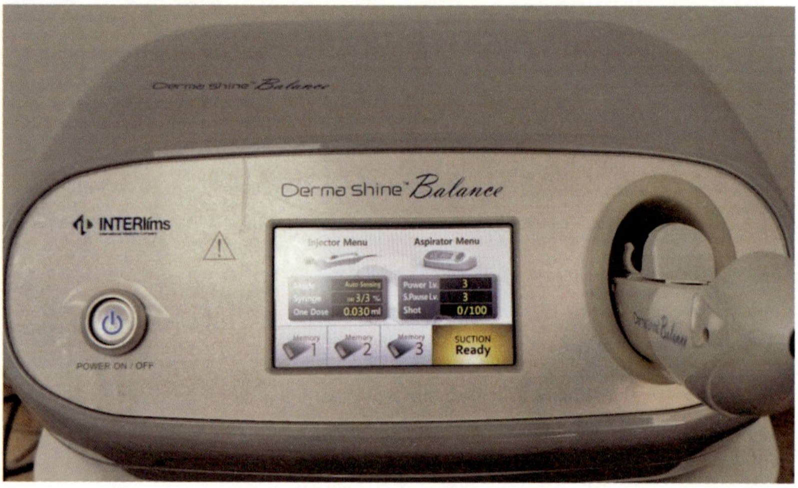

图5.103 德玛莎水光注射仪

5.3.3.16.2 治疗方法

（1）常用注射材料

嗨体、润百颜、润致娃娃针等。

（2）注射前麻醉

外敷利多卡因乳膏30～40分钟进行表面麻醉。

（3）药物配制

根据求美者的面部情况和要求，进行水光溶液配制，或不配制直接注射。搭配使用肉毒毒素的总剂量一般为24～32 U；搭配氨甲环酸使用时，氨甲环酸与透明质酸钠复合溶液配比不超过1∶1，水光溶液过度稀释会导致注射时漏药。

（4）标记注射范围

全面部注射，可在色斑部位、毛孔粗大处或双侧面颊部着重注射。

（5）注射方法

①消毒：卸除表面麻醉剂，用碘伏进行全面部消毒后用生理盐水擦拭干净。

②操作：将配制好的水光溶液注入原注射器内，接德玛莎水光机专用的九孔针头，置于水光机接口上，更换无菌负压吸引管，排空注射器针头内的空气，将针头轻置于面部，待水光溶液注入真皮、负压消失后转移至下一个治疗部位，直至治疗结束。有出血点的部位按压止血，注射完毕后用生理盐水擦拭面部血迹（图5.104）。

③外敷创面修复敷料：注射完成后立即予外敷创面修复敷料15分钟。

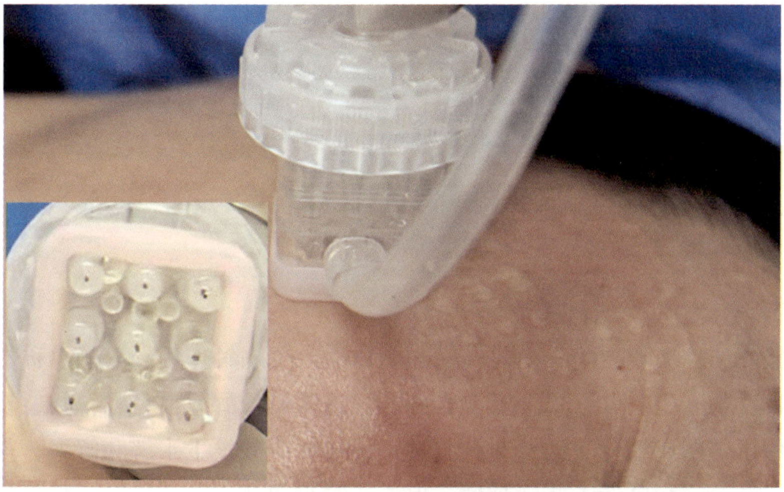

图5.104　水光注射操作

（6）注射层次

真皮浅层。

（7）注射剂量

注射参考剂量为2.5～5 mL。

（8）注意事项

①水光注射后24小时内不能沾水，1周内使用创面修复敷料或胶原蛋白修复敷料等，1天2次。3天后可使用补水、保湿类护肤品。

②水光注射后局部会有微小的皮丘，应提前告知求美者。

（9）常见不良反应

1）早期不良反应

如感染、过敏反应、肿块、结节、血管栓塞等。感染最为常见，多见于注射部位存在感染、免疫功能低下的求美者，或注射医师在操作中消毒不到位的情况，其中细菌感染最为多见。若感染严重，局部出现化脓，可触及波动感时，需切开感染灶充分引流，加强局部清洁换药，必要时静脉使用抗生素抗感染治疗。

过敏反应发生率较低，表现为注射部位或全身皮肤出现不同程度的红斑、皮疹和瘙痒等，且多在3周内自行消退，必要时给予口服抗组胺药物、糖皮质激素等消除症状。

2）晚期不良反应

以异物肉芽肿多见。肉芽肿出现时间较迟，可能在注射后几周内出现，并可能同时出现在注射部位及临近部位，可随时间延长逐渐增大。通过热敷、理疗、按摩等无法缓解，可在皮损内少量多次注射糖皮质激素，其治疗效果较为满意。

5.3.3.17 乳房填充

目前最常使用的有硅胶假体植入、自体脂肪移植等。以往有通过使用macrolane超大颗粒分子的透明质酸钠凝胶注射隆乳的案例，但该产品一直未得到FDA和NMPA的批准，且因注射后出现填充物移位、填充效果欠佳、安全性尚未得到验证等多种原因，已被禁止用于乳房填充，因此不再详细讲述该部分内容。

5.4 透明质酸酶的使用

5.4.1 概述

透明质酸酶又称玻璃酸酶，是能够使透明质酸产生水解作用的酶的总称，是通过微生物发酵法或自动物（牛、羊）睾丸提取得到的。透明质酸酶呈白色颗粒状，易溶于水。透明质酸酶作用于透明质酸分子的葡萄糖胺键，使透明质酸发生水解和解聚，得到以丁糖为主的寡偶糖。这一过程降低了体液黏度，促进了细胞间液流动、扩散，从而加速了药物的吸收、代谢。

使用透明质酸酶紧急治疗血管栓塞的方法在前面已叙述，不再赘述。下面就填充后存在局部凸起、结节以及填充效果不理想的区域，使用透明质酸酶进行溶解的方法展开讲述。

5.4.2 使用方法

（1）药物配制

透明质酸酶的规格为1500 U/支，加入1 mL生理盐水混匀，抽取0.1 mL的混匀溶液再加入0.9 mL生理盐水进行稀释，稀释后的浓度为150 U/ mL。

（2）皮试

将配制好的溶液在前臂内侧皮内注射0.02 mL，观察局部反应20～30分钟，若注射部位出现持续存在的、明显凸起的红疹，伴疼痛、瘙痒，则为皮试阳性。

（3）注射

皮试阴性后，将透明质酸酶溶液均匀注射到多余的透明质酸钠凝胶中，若结节位置表浅，则应注射到透明质酸的深面。

若透明质酸酶皮试阳性，但又必须使用该药物时，可更换不同品牌或剂型的产品，或使用脱敏疗法。

脱敏疗法具体操作如下：

第一次，取药物0.1 mL，加0.9%氯化钠注射液0.9 mL注射；

第二次，取药物0.2 mL，加0.9%氯化钠注射液0.8 mL注射；

第三次，取药物0.3 mL，加0.9%氯化钠注射液0.7 mL注射；

第四次，取药物剩余量，用0.9%氯化钠注射液稀释至1 mL注射。

（4）注射剂量

针对局部凸起、填充效果不满意的部位进行溶解时，每点注射透明质酸酶溶液0.05～0.1 mL（7.5～15 U）即可见效，推荐以多点、小剂量方式进行注射，全面部单次注射剂量不超过300 U。

5.4.3 注意事项

①透明质酸酶溶液应现配现用。

②对于局部有炎症反应或局部注射肉毒毒素的求美者，不宜使用透明质酸酶进行溶解，防止炎症和肉毒毒素进一步扩散，应在肉毒毒素注射2周后或抗感染治疗待炎症控制后再行透明质酸酶注射。

③透明质酸酶注射后几小时即可起效，明显凸起的结节在溶解后48小时内即可看到明显改善。对于炎性或其他原因导致的结节，局部注射透明质酸酶也有一定的治疗效果，但恢复时间较长，一般需随访观察2周。

第二部分

皮肤肿瘤

skin tumor

第 6 章　常见皮肤肿瘤

6.1　皮肤肿瘤基础概览

6.1.1　皮肤结构与功能

皮肤，作为人体最外层且面积最大的器官，不仅是人体与外界环境交互的首要界面，更承载着保护机体、调节生理功能、感知外界刺激等多重关键职责。其结构与功能的复杂性和重要性，在皮肤肿瘤的发生、发展及防治策略中均占据着举足轻重的地位。

6.1.1.1　皮肤结构精密解析

皮肤由三层主要结构精密堆叠而成，从外向内依次为表皮、真皮及皮下组织，每一层均承担着独特的生理功能，共同维系着皮肤的完整与健康。

6.1.1.1.1　表皮

表皮是皮肤的最外层防御体系，由复层扁平上皮构成，并进一步细分为五个精细的层次，每一层均发挥着不可或缺的作用：

角质层：作为表皮的最外层，由已经死亡的、紧密排列的角质细胞构成。这一层具有极强的屏障功能，能够有效防止体内水分蒸发和外界有害物质的侵入。其坚韧的质地赋予了皮肤抗摩擦、抗损伤的能力，是皮肤保护机制的核心组成部分。

透明层（仅见于手掌、足底等特定部位）：由透明且紧密排列的角质细胞构成，进一步增强了这些区域的耐磨性。

颗粒层：含有颗粒状角蛋白的细胞层，这些角蛋白颗粒有助于保持皮肤的水分平衡，防止水分过度蒸发，从而维持皮肤的湿润状态。

棘层：由多边形、含有大量棘状突起的细胞构成，细胞间连接紧密，形成了表皮的主要结构支撑。棘层细胞通过不断地分裂增殖，为表皮的更新提供源源不断的细胞来源。

基底层（又称生发层）：位于表皮的最深层，紧邻真皮乳头层。此层的细胞具有高度的分裂增殖能力，能够不断向上迁移并分化为其他各层的细胞，以维持表皮的持续更新和修复。此外，基底层中还分布着黑色素细胞，它们产生的黑色素能够吸收紫外线，从而保护内部组织免受光损伤，降低皮肤癌的发生风险。

6.1.1.1.2 真皮

真皮位于表皮之下，由致密结缔组织构成，并进一步分为乳头层和网状层，两者在结构和功能上相互协同，共同维系着皮肤的弹性和韧性。

乳头层：紧邻表皮基底层，富含毛细血管、神经末梢以及淋巴管等结构。乳头层为表皮提供丰富的营养和感觉支持，使得皮肤能够保持红润、有光泽，并具备敏锐的感觉能力。其丰富的血管网络在皮肤色泽、温度调节等方面发挥着重要作用，同时也为皮肤的修复和再生提供了必要的营养支持。

网状层：由粗大的胶原纤维、弹力纤维和网状纤维交织而成，这些纤维结构赋予了皮肤强大的弹性和韧性。在皮肤受到外力作用时，这些纤维能够发生形变并恢复原状，从而有效保护内部组织免受损伤。网状层还分布着毛囊、皮脂腺、汗腺等皮肤附属器，它们在维持皮肤正常生理功能、参与免疫反应等方面发挥着重要作用。

6.1.1.1.3 皮下组织

皮下组织位于真皮之下，主要由脂肪小叶和疏松结缔组织构成。这一层组织不仅为皮肤提供了额外的支撑和缓冲作用，还起到了保温、储存能量以及调节体温的重要作用。皮下组织的脂肪细胞能够储存大量的能量，为人体在需要时提供能量来源；同时，其疏松的结缔组织结构也有助于维持皮肤的柔软度和弹性。

6.1.1.2 皮肤功能全面阐述

皮肤，作为人体最大的器官，覆盖于身体表面，不仅是一道保护屏障，还承担着多种复杂而精细的生理功能。这些功能共同协作，确保人体处于健康稳定的状态。

(1) 屏障功能：人体的第一道防线

皮肤的屏障功能是其最基本也是最重要的功能之一。坚韧的角质层、丰富的脂质屏障以及紧密连接的细胞间结构，共同构成了一道坚不可摧的防线，有效阻挡了外界有害物质的侵入，如细菌、病毒、化学物质、紫外线等。角质层的不透水性确保了皮肤内部的水分不会过度流失，而抗摩擦性则保护皮肤免受物理性损伤，如划伤、磨损等。这种屏障功能不仅维持了皮肤的完整性和健康状态，还为人体的内部环境提供了一个稳定而安全的空间。

(2) 调节体温功能：适应外界环境的温度变化

皮肤通过一系列复杂的生理机制来调节体温，以适应外界环境的变化。在炎热环境下，皮肤通过排汗散热来降低体温，汗液蒸发时会带走大量的热量，从而保持体温的恒定。在寒冷环境下，皮肤则通过减少散热（如血管收缩）和增加产热（如寒战）来维持体温的稳定。这种调节功能不仅有助于维持人体的正常生理功能和新陈代谢，还能在极端环境下保护人体免受温度波动的伤害。

（3）感觉功能：感知外界环境的变化

皮肤内含有丰富的神经末梢和感受器，能够感知触觉、痛觉、温度觉、压力觉等多种感觉信息。这些感觉信息通过神经纤维传递到大脑皮层进行加工处理，从而让我们能够感知到外界环境的变化，如触摸物体的质地、感受温度的高低、判断压力的大小等。这种感知功能不仅有助于我们与周围环境进行互动，还能使我们在危险情况下迅速做出反应，保护自身安全。

（4）分泌与排泄功能：维持皮肤的湿润与清洁

皮肤通过汗腺和皮脂腺的分泌活动来维持皮肤的湿润和清洁。汗腺分泌的汗液不仅可以调节体温，还能排泄部分废物，如尿素、乳酸等。皮脂腺分泌的皮脂则具有润滑皮肤、防止水分蒸发和抗菌等作用。皮脂与汗液混合后形成一层薄薄的皮脂膜，覆盖在皮肤表面，保护皮肤免受外界环境的侵害。同时，皮肤还具有一定的排泄功能，能够排出部分代谢废物和毒素，从而维持皮肤的健康状态。

（5）吸收功能：重要的给药途径

皮肤具有一定的吸收能力，能够吸收部分水分、药物和营养成分等。这种吸收特性使得皮肤成为一种重要的给药途径。例如，透皮贴剂等药物可以通过皮肤吸收进入体内发挥作用，避免了口服给药可能带来的胃肠道不适和药物相互作用等问题。然而，需要注意的是，皮肤的吸收能力是有限的，且受到多种因素的影响，如皮肤类型（干性、油性、混合性等）、药物性质（溶解度、分子量、极性等）、给药方式（贴敷时间、贴敷面积等）等。因此，在利用皮肤吸收功能进行给药时，需要充分考虑这些因素，以确保药物的有效性和安全性。

（6）代谢功能：参与多种物质的代谢过程

皮肤不仅是一个保护屏障，还参与糖类、蛋白质、脂肪等多种物质的代谢过程。皮肤细胞能够合成一些重要的生物活性物质，如维生素D，并通过血液运输到全身各处发挥作用。维生素D对于骨骼健康、免疫系统功能等方面都具有重要作用。此外，皮肤还具有一定的排泄功能，能够排出部分代谢废物和毒素，从而维持身体的代谢平衡和健康状态。这种代谢功能不仅有助于维持人体的正常生理功能，还能在一定程度上反映人体的健康状况。

（7）免疫功能：维护机体的免疫平衡和防御能力

皮肤是免疫系统的重要组成部分之一。皮肤中的免疫细胞能够识别和清除外来病原体和异常细胞，如细菌、病毒、癌细胞等，从而维护机体的免疫平衡和防御能力。这些免疫细胞包括朗格汉斯细胞、巨噬细胞等，它们通过吞噬、杀伤或释放细胞因子等方式来清除病原体和异常细胞。同时，皮肤表面的微生态环境也参与了免疫调节过程，对维持皮肤健康具有重要作用。微生态环境中的有益菌群能够抑制有害菌群的生长和繁殖，从而维持皮肤表面的菌群平衡和免疫功能。当皮肤受到损伤或感染时，免疫系统会迅速启动并产生相应的免疫反应，如炎症反应、细胞免疫应答等，以清除病原体和促进皮肤的修复和再生。这种免疫功能不仅有助于保护皮肤免受外界环境的侵害，还能在一定程度上反映人体的整体免疫状况。

6.1.2 皮肤肿瘤的定义、分类与命名

6.1.2.1 皮肤肿瘤的定义

皮肤肿瘤，这一专业术语，具体指的是在皮肤这一人体最大的器官组织内部，发生的异常细胞增殖现象。这种异常增殖的细胞可能源自多种复杂的因素，包括但不限于遗传物质的突变、外界环境的强烈刺激以及免疫系统功能的异常等。皮肤肿瘤的形成是一个极为复杂且涉及多个阶段的生物学过程，它深刻地揭示了细胞增殖、分化、凋亡等基本生物学机制在调控上的紊乱与失衡。

首先，从遗传角度来看，皮肤肿瘤的发生往往与遗传物质的突变密切相关。这些突变可能源自基因序列的改变，如碱基替换、插入或缺失等，也可能涉及染色体的结构或数目的异常。这些遗传突变可能导致细胞增殖信号的异常激活，或者凋亡机制的抑制，进而引发细胞的异常增殖。

其次，外界环境的刺激也是皮肤肿瘤形成的重要因素之一。长期暴露于强烈的紫外线辐射下，或者频繁接触有害化学物质，都可能对皮肤细胞造成损伤，进而诱发肿瘤的形成。紫外线辐射能够直接作用于DNA分子，引发DNA损伤和突变，而有害化学物质则可能通过干扰细胞内的信号传导途径，影响细胞的正常增殖和分化。

再次，免疫系统功能的异常也在皮肤肿瘤的发生中扮演着重要角色。免疫系统作为人体抵抗外界病原体和异常细胞的第一道防线，其功能异常可能导致对异常细胞的识别和清除能力下降，从而增加了肿瘤发生的风险。例如，某些免疫缺陷疾病或免疫抑制剂的使用，都可能削弱免疫系统的功能，进而促进皮肤肿瘤的形成。

皮肤肿瘤的形成过程还涉及细胞增殖、分化、凋亡等生物学机制的紊乱。在正常情况下，这些机制受到严格的调控，以确保细胞的正常生长和更新。然而，在皮肤肿瘤的形成过程中，这些机制的调控可能受到干扰或破坏，导致细胞增殖信号的异常激活和凋亡机制的抑制。这种调控的紊乱可能导致皮肤细胞的异常生长和累积，进而形成肿瘤。

综上所述，皮肤肿瘤的形成是一个复杂且多阶段的生物学过程，它涉及遗传物质的突变、外界环境的刺激以及免疫系统功能的异常等多种因素。这些因素相互作用，共同导致了细胞增殖、分化、凋亡等生物学机制的紊乱，进而引发了皮肤肿瘤的发生。因此，对于皮肤肿瘤的研究和治疗，需要综合考虑这些因素的作用和影响，以制定更为精准和有效的治疗方案。

6.1.2.2 皮肤肿瘤的分类

皮肤肿瘤的分类主要依据其生物学特性（良性或恶性）及组织起源进行划分，这种细致的分类方法对于医生准确评估病情、制定科学合理的治疗方案具有至关重要的意义。

(1) 良性肿瘤

良性肿瘤，又称为非恶性肿瘤，是皮肤肿瘤中较为常见的一种类型。这类肿瘤通常生长缓慢，边界清晰，形态规则，且不具备侵犯周围组织或发生远处转移的能力。尽管良性肿瘤对机体的直接危害相对较小，但它们仍可能对患者的日常生活产生一定影响，如压迫周围组织引发疼痛、瘙痒等症状，或影响美观。因此，对于良性肿瘤，仍需密切关注其生长变化，以防其发生恶变或引发并发症。

常见的皮肤良性肿瘤包括但不限于以下几种：

1) 表皮痣（色素痣）

这是一种由表皮内黑色素细胞增多引起的皮肤良性肿瘤。表现为皮肤上的色素斑块或结节，大小不一，颜色深浅不一。色素痣多为良性，但极少数情况下可能发展为恶性黑色素瘤，因此定期进行皮肤检查，监测色素痣的变化至关重要。对于疑似恶变的色素痣，应及时进行活检以明确诊断。

2) 脂溢性角化病（老年疣）

这是一种常见于老年人的皮肤良性肿瘤，由表皮角质形成细胞的良性增生引起。表现为皮肤上的黄褐色或黑色斑块，表面粗糙，有时伴有瘙痒或疼痛。脂溢性角化病虽无须特殊治疗，但应警惕其潜在的恶变风险，定期进行皮肤检查以监测病情变化。

3) 血管瘤

血管瘤是由皮肤或皮下组织血管异常增生形成的良性肿瘤，包括毛细血管瘤、海绵状血管瘤等多种类型。表现为皮肤上的红色或紫色斑块，有时伴有疼痛、肿胀等症状。部分血管瘤可自行消退，但部分则需进行激光治疗、冷冻治疗或手术切除等。

4) 皮脂腺囊肿

皮脂腺囊肿是因皮脂腺排泄管阻塞而形成的滞留性囊肿。好发于头面、颈项和胸背部等部位，表现为圆形或椭圆形肿块，质地柔软，表面光滑，有时伴有疼痛或瘙痒等症状。皮脂腺囊肿通常需要手术切除以避免感染或进一步增大，引发并发症。

5) 瘢痕疙瘩

瘢痕疙瘩是由皮肤结缔组织过度增生所致的一种良性肿瘤。多见于瘢痕体质者，表现为增生性瘢痕，高出皮肤表面，质地坚硬，颜色发红或发紫，有时伴有疼痛或瘙痒等症状。瘢痕疙瘩的治疗难度较大，常需综合运用手术切除、激光治疗、放射治疗等多种方法进行治疗。

此外，毛囊瘤、汗管瘤、表皮囊肿、皮样囊肿等良性肿瘤亦需定期观察，以防恶变或并发症的发生。这些良性肿瘤虽然生长缓慢，但仍需密切关注其生长变化，定期进行皮肤检查，以便及时发现并处理异常情况。

(2) 恶性肿瘤

恶性肿瘤，又称为癌，是皮肤肿瘤中最严重的一种类型。这类肿瘤具有生长迅速、侵袭性强、易于转移等特点，对机体构成严重威胁，甚至危及生命。因此，对于皮肤恶性肿瘤的早期发现、准确诊断与有效治疗至关重要。

常见的皮肤恶性肿瘤包括以下几种：

1）基底细胞癌

这是一种源于表皮基底层的恶性肿瘤，多见于老年人，尤其是长期接受阳光照射的人群。虽然其生长速度相对较慢，但基底细胞癌具有逐渐侵蚀周围组织的能力，表面常形成溃疡。幸运的是，基底细胞癌对放疗敏感，治疗效果通常良好。然而，早期发现和治疗仍然是提高治愈率、减少并发症的关键。对于疑似基底细胞癌的患者，应进行皮肤活检以明确诊断，并根据病情选择合适的治疗方法，如手术切除、放疗等。

2）鳞状细胞癌

鳞状细胞癌来源于表皮角质形成细胞，恶性程度较高，易发生转移。表现为皮肤上的红色斑块或结节，这些病灶会迅速增大并破溃，形成溃疡。鳞状细胞癌的治疗需尽早进行，通常需手术切除病灶，并辅以放疗或化疗以杀灭潜在的癌细胞。对于晚期或转移性的鳞状细胞癌，治疗难度较大，预后不佳，因此早期发现和治疗至关重要。

3）恶性黑色素瘤

恶性黑色素瘤是由黑色素细胞恶变而来的一种高度恶性肿瘤。它发展迅速，易于转移，预后极差。表现为皮肤上的黑色或蓝黑色斑块，这些斑块会迅速增大并出现溃疡。恶性黑色素瘤治疗困难，预后不佳，但早期发现和治疗是提高生存率的关键。对于疑似恶性黑色素瘤的患者，应立即进行皮肤活检以明确诊断，并根据病情选择手术切除、放疗、化疗等综合治疗手段。

4）湿疹样癌（Paget病）

这是一种特殊类型的皮肤恶性肿瘤，表现为湿疹样皮肤损害，实质为皮肤原位癌或浸润性癌。由于湿疹样癌的临床表现与湿疹相似，因此容易被误诊。对于疑似湿疹样癌的患者，应进行病理检查以明确诊断。治疗需结合放疗、化疗及手术等多种手段，以提高治疗效果，延长患者生存期。

5）纤维肉瘤、隆突性皮肤纤维肉瘤

这两种肿瘤源于皮肤纤维组织，虽然较少见但恶性程度高。它们对放疗和化疗的敏感性较低，常需手术切除结合放疗进行综合治疗。对于疑似纤维肉瘤或隆突性皮肤纤维肉瘤的患者，应进行详细的病史询问和体格检查，必要时进行影像学检查和组织病理学检查以明确诊断。

此外，默克尔细胞癌、蕈样肉芽肿（皮肤T细胞淋巴瘤的一种）等恶性肿瘤亦需及时诊断和治疗。这些肿瘤的临床表现各异，但都具有高度的恶性潜能和转移能力。因此，对于疑似这些肿瘤的患者，应进行全面的检查和评估，以确定最佳的治疗方案，以延长患者生存期并提高生活质量。

6.1.2.3 皮肤肿瘤的科学命名

皮肤肿瘤的命名是一个既严谨又富有信息量的过程，它基于一系列科学规则和原则，旨在全面、精确地描述肿瘤的组织起源、生物学行为（良性或恶性）以及其在显微镜下的形态学特征。这一命名体系对于皮肤科医生、病理学家以及癌症治疗团队而言至关重要，因为它直接关系到对肿瘤性质的快速识别、准确诊断以及后续治疗策略的制定。

（1）组织来源的标识

皮肤肿瘤的命名通常会明确指出其组织来源。皮肤作为一个复杂的器官系统，包含多种细胞类型，如表皮细胞（包括角质形成细胞、黑素细胞等）、真皮细胞（如成纤维细胞、肥大细胞等）以及皮肤附属器（如毛发、皮脂腺、汗腺）的细胞。例如，“基底细胞癌”即指出肿瘤起源于表皮基底层中的基底细胞，这是一种常见的皮肤恶性肿瘤。同样，“鳞状细胞癌”则表明肿瘤来源于表皮的鳞状细胞层，这些细胞通常位于基底层之上。

（2）良恶性的区分

在命名中，良性与恶性的区分同样至关重要。一般而言，以“瘤”（tumor）结尾的名称多指向良性肿瘤，如“脂肪瘤”（lipoma）或“血管瘤”（hemangioma），这些肿瘤通常生长缓慢，不具有侵袭性，且很少转移。相反，以“癌”（carcinoma）或“肉瘤”（sarcoma）结尾的名称则提示恶性肿瘤。其中，“癌”指的是来源于上皮组织的恶性肿瘤，如前述的基底细胞癌和鳞状细胞癌；而“肉瘤”则指源于间叶组织（如肌肉、脂肪、结缔组织）的恶性肿瘤，虽然皮肤肉瘤相对少见，但如“皮肤纤维肉瘤”（dermatofibrosarcoma protuberans，DFSP）便是一例。

（3）形态学特征的描述

此外，皮肤肿瘤的命名还可能包含对其形态学特征的描述，这有助于进一步细化肿瘤的分类和诊断。例如，“乳头状基底细胞癌”（papillary basal cell carcinoma）和“结节型基底细胞癌”（nodular basal cell carcinoma）虽然都属于基底细胞癌的范畴，但前者在显微镜下呈现出乳头状结构，后者则以结节状生长为特征。这些形态学上的差异可能影响着肿瘤的生物学行为和治疗反应。

（4）命名体系的临床意义

科学的命名体系不仅为皮肤科医生和病理学家提供了标准化的术语，促进了专业交流和信息共享，更重要的是，它有助于医生快速而准确地评估肿瘤的性质，从而制定个性化的治疗方案。对于患者而言，了解自己所患肿瘤的准确名称及其背后的含义，可以增强他们对疾病的认知，减轻恐惧和焦虑，提高治疗过程的配合度和信心。

6.1.3 皮肤肿瘤的发病机制

皮肤肿瘤的发生是一个高度复杂且多因素交织的生物学过程，其发病机制涉及遗传背景、环境因素、免疫系统状态、长期的慢性刺激与炎症，以及生活习惯等多个层面的相互作用。以下是对这些关键发病机制的深入探讨。

6.1.3.1 遗传因素在皮肤肿瘤形成中的核心作用

遗传因素在皮肤肿瘤的发生和发展过程中扮演着举足轻重的角色，其影响深远且复杂。特定的基因变异，尤其是那些涉及DNA修复机制、细胞周期调控以及凋亡途径的基因突变，能够显著增加个体罹患皮肤肿瘤的风险。这些基因变异不仅直接关联到皮肤细胞的正常生理功能，而且深刻影响着细胞对外界环境因素的响应，从而成为皮肤肿瘤发生的重要生物学基础。

（1）关键基因的突变与皮肤肿瘤风险

BRCA1（breast cancer susceptibility gene 1）和BRCA2（breast cancer susceptibility gene 2）是两个广为人知的肿瘤抑制基因，它们的突变不仅与乳腺癌和卵巢癌的风险增加有关，同时也被广泛证实与恶性黑色素瘤（melanoma）的发生存在密切联系。BRCA1和BRCA2在DNA双链断裂修复过程中发挥关键作用，它们通过参与同源重组修复机制，维护基因组的稳定性。当这些基因发生突变时，DNA修复能力受损，细胞对紫外线、化学致癌物等外界刺激的敏感性显著增强，导致DNA损伤积累，进而增加皮肤细胞恶性转化的风险。

（2）遗传性皮肤病与皮肤肿瘤的高发

除了BRCA1和BRCA2等特定基因的突变外，一系列遗传性皮肤病也是皮肤肿瘤高发的关键因素。着色性干皮病（xeroderma pigmentosum，XP）是一种罕见的常染色体隐性遗传病，患者一系列基因的突变（如XPA、XPB、XPC等），导致DNA修复能力严重缺陷，皮肤对紫外线极为敏感，即使在低剂量照射下也容易发生DNA损伤，进而引发鳞状细胞癌和恶性黑色素瘤等多种皮肤肿瘤。

白化病（albinism）则是一种酪氨酸酶缺乏或功能障碍导致的遗传性皮肤病，患者皮肤、毛发和眼睛缺乏色素，对紫外线的防护能力减弱。虽然白化病本身并不直接导致皮肤肿瘤，但患者因皮肤色素缺乏而更容易受到紫外线的伤害，长期暴露于阳光下会增加鳞状细胞癌和基底细胞癌的风险。

（3）遗传因素与环境因素的相互作用

值得注意的是，遗传因素对皮肤肿瘤的影响并非孤立存在，而是与环境因素（如紫外线暴露、化学物质接触等）紧密相关。环境因素作为外部刺激，能够加剧遗传缺陷导致的细胞损伤，促进肿瘤的形成和发展。例如，着色性干皮病患者即使避免阳光直射，患皮肤肿瘤的风险仍然高于普通人群，但紫外线暴露无疑会加速这一过程。

6.1.3.2 环境因素对皮肤肿瘤的诱发作用

环境因素作为皮肤肿瘤发生的重要外部诱因，其影响广泛且深远。在众多环境因素中，紫外线辐射、化学致癌物暴露以及电离辐射尤为突出，它们通过不同的机制对皮肤细胞造成损伤，进而诱发肿瘤的形成。

紫外线辐射，特别是中波紫外线和长波紫外线，对皮肤细胞的损伤尤为显著。长期暴露于强烈阳光下，皮肤细胞内的DNA会遭受严重损伤，包括碱基突变、DNA链断裂等。这些损伤若未得到及时有效的修复，将引发细胞周期的异常调控，促进变异DNA的复制，最终导致肿瘤克隆的形成。值得注意的是，紫外线辐射不仅直接损伤DNA，还可能通过诱导活性氧自由基的产生，进一步加剧细胞的氧化应激状态，促进炎症反应和免疫逃避，为肿瘤细胞的生长和扩散提供有利条件。

化学致癌物对皮肤肿瘤的诱发作用同样不容忽视。长期接触某些具有致癌性的化学物质，如砷、多环芳香族碳氢化合物、煤焦油及其衍生物等，可能显著增加患皮肤肿瘤的风险。这些化学物质能够直接穿透皮肤屏障，损伤皮肤细胞的DNA结构，诱发基因突变和染色体异常。此外，它们还可能通过干扰细胞的正常代谢和信号传导途径，如激活致癌信号通路、抑制凋亡程序等，促进肿瘤细胞的生长和侵袭。在日常生活中，这些化学致癌物可能存在于工业排放、汽车尾气、烟草烟雾以及某些化妆品和染发剂中，因此，减少接触和暴露是预防皮肤肿瘤的重要措施。

电离辐射，如大剂量X射线照射，也是导致皮肤肿瘤发生的潜在因素。电离辐射能够直接破坏皮肤细胞的DNA结构，引发DNA双链断裂和碱基损伤，导致细胞周期阻滞和凋亡程序的失败。在极端情况下，电离辐射还可能诱发染色体不稳定性和遗传信息的丢失，进一步促进肿瘤细胞的产生和扩散。虽然医疗检查中使用的X射线剂量通常较低，不足以直接引发肿瘤，但频繁或不当的辐射暴露仍可能增加皮肤肿瘤的风险。此外，核事故和核废料处理等环境因素也可能导致电离辐射的暴露，对皮肤健康构成潜在威胁。

6.1.3.3 免疫系统功能异常对皮肤肿瘤的影响

免疫系统作为人体的重要防御体系，其功能异常对皮肤肿瘤的发生具有深远的影响。免疫系统的核心职责在于识别并清除体内的异常细胞，包括那些可能发生恶性转化的细胞，从而维护机体的健康稳定。然而，当免疫系统功能出现异常时，这一平衡被打破，皮肤肿瘤的风险随之增加。

免疫抑制状态是皮肤肿瘤发生的一个重要风险因素。这类状态常见于器官移植患者和长期使用免疫抑制剂的患者。为了抑制排斥反应，器官移植患者需要长期服用免疫抑制剂，如环孢菌素、他克莫司等。这些药物虽然有效降低了排斥反应的发生率，但同时也削弱了免疫系统的功能，使其无法有效识别和清除潜在的异常细胞。长期处于这种免疫抑制状态，患者患皮肤肿瘤的风险显著增加，特别是鳞状细胞癌和基底细胞癌等皮肤恶性肿瘤。

（1）自身免疫性疾病与皮肤肿瘤的关联

自身免疫性疾病是另一类与皮肤肿瘤发生密切相关的免疫系统疾病。这类疾病通常伴随着免疫系统的过度活跃或异常反应，导致免疫系统错误地攻击自身组织，造成组织损伤和炎症反应。在皮肤方面，自身免疫性疾病如红斑狼疮、硬皮病、银屑病等，不仅影响皮肤的美观和功能，还可能增加患皮肤肿瘤的风险。这些疾病导致的皮肤细胞损伤和炎症反应可能为肿瘤细胞的生长和扩散提供有利条件，促进肿瘤的形成。

(2) 免疫逃逸机制在皮肤肿瘤中的作用

值得注意的是，皮肤肿瘤细胞在发展过程中往往能够利用免疫逃逸机制来逃避免疫系统的识别和清除。这种机制包括下调免疫原性分子的表达、分泌免疫抑制因子、诱导免疫细胞凋亡等多种策略。当免疫系统功能异常时，这些免疫逃逸机制可能更加活跃，使得肿瘤细胞能够逃脱免疫系统的监视，从而在体内持续生长和扩散。

(3) 免疫调节治疗在皮肤肿瘤中的应用

鉴于免疫系统在皮肤肿瘤发生中的重要作用，免疫调节治疗已成为一种新兴且有效的治疗手段。通过恢复或增强免疫系统的功能，使其能够更有效地识别和清除异常细胞，从而达到抑制肿瘤生长和扩散的目的。例如，利用细胞因子、疫苗或免疫检查点抑制剂等药物来激活免疫系统，提高其对肿瘤细胞的识别和攻击能力。这些治疗方法在黑色素瘤、鳞状细胞癌等皮肤肿瘤的临床治疗中已显示出显著的疗效。

6.1.3.4 慢性刺激与炎症对皮肤肿瘤的促进作用

慢性刺激与炎症作为皮肤肿瘤发病的重要外部因素，其影响机制复杂且深远。长期的皮肤损伤、感染或持续性的物理、化学刺激，不仅会导致皮肤细胞发生异常增殖和变异，还可能通过一系列生物学过程，如细胞增殖失控、凋亡抑制、基因突变等，为皮肤肿瘤的发生提供肥沃的土壤。

(1) 皮肤损伤与异常增殖的恶性循环

皮肤作为人体最大的器官，直接暴露于外部环境中，因此容易受到各种形式的损伤。这些损伤可能源于物理因素（如摩擦、挤压、紫外线辐射）、化学因素（如酸碱腐蚀、化学物质接触）或生物因素（如细菌、病毒感染）。当皮肤受到损伤时，机体会启动修复机制，以恢复皮肤的完整性和功能。然而，如果这种修复过程异常或持续存在，就可能导致皮肤细胞的异常增殖，形成瘢痕疙瘩、肉芽肿等良性病变。在某些情况下，这些良性病变可能进一步发展为恶性肿瘤，特别是当异常增殖的细胞失去控制，开始侵袭周围组织时。

(2) 炎症过程的致癌潜力

炎症是机体对损伤或感染的一种防御反应，旨在清除病原体、修复受损组织并恢复稳态。然而，持续的炎症过程也可能成为皮肤肿瘤发生的危险因素。炎症过程中释放的细胞因子、趋化因子和生长因子等生物活性物质，能够刺激皮肤细胞的增殖和迁移，同时抑制细胞凋亡，从而增加细胞恶性转化的风险。此外，炎症还可能通过诱导基因突变、促进血管生成和免疫逃逸等机制，为肿瘤细胞的生长和扩散提供有利条件。

(3) 不良生活习惯与皮肤肿瘤的风险

一些不良的生活习惯也可能导致皮肤肿瘤的发生。例如，在一些亚洲人群中普遍存在的咀嚼烟草、槟榔等习惯，就可能导致口腔或口唇部位发生鳞状细胞癌。这些物质中的有害物质（如尼古丁、槟榔碱等）能够直接损伤皮肤细胞，引发DNA损伤和基因突变，进而诱发肿瘤的形成。此外，长期接触某些化学物质（如煤焦油、石棉等）或暴露于某些物理因素（如电离辐射）也可能增加患皮肤肿瘤的风险。

（4）慢性刺激与炎症的致癌机制

慢性刺激与炎症对皮肤肿瘤的促进作用可能涉及多个生物学过程。首先，持续的刺激和炎症过程能够刺激皮肤细胞的增殖，增加细胞分裂的频率，从而增加DNA复制错误和基因突变的概率。其次，炎症过程中释放的细胞因子和生长因子等能够抑制细胞凋亡，使异常增殖的细胞得以存活并继续增殖。再次，炎症还可能通过诱导血管生成和免疫逃逸等机制，为肿瘤细胞的生长和扩散提供支持和保护。

6.1.4 皮肤肿瘤的流行病学概述

对皮肤肿瘤流行病学特征的深入了解，为我们制定有效的预防和治疗策略提供了重要依据。一方面，我们可以通过分析皮肤肿瘤的发病趋势和影响因素，识别出高风险人群和地区，从而有针对性地开展预防工作。例如，加强环境保护、减少紫外线暴露、改善生活习惯等措施，都可以有效降低皮肤肿瘤的发病率。另一方面，流行病学特征还可以为皮肤肿瘤的治疗提供指导。通过分析不同类型皮肤肿瘤的生物学特性、转移规律和治疗效果，我们可以为患者制定个性化的治疗方案，提高治疗效果和生存率。此外，流行病学研究还可以为新药研发、临床试验等提供重要数据支持，推动皮肤肿瘤治疗领域的不断进步。

6.1.4.1 发病率概览与全球趋势

皮肤肿瘤在肿瘤学领域占据着举足轻重的地位。近年来，随着全球范围内环境污染的加剧、生活习惯的改变、紫外线辐射的增强以及人口老龄化的加速，皮肤肿瘤的发病率呈现出显著的上升趋势。国家癌症中心及国际癌症研究机构发布的最新数据显示，中国恶性皮肤肿瘤的发病率已达到一定水平，并且每年新增病例数仍在不断攀升。这一趋势不仅反映了当前人类生活环境的变化对皮肤健康的潜在威胁，也提醒我们必须加强对皮肤肿瘤的预防和治疗工作。

在各类皮肤肿瘤中，恶性黑色素瘤以其高度恶性、快速发展、广泛转移及预后不良等特点，近年来在全球范围内均呈现出发病率显著增长的趋势。恶性黑色素瘤主要起源于皮肤中的黑色素细胞，这些细胞在受到损伤或刺激后可能发生恶性转化，形成肿瘤。由于恶性黑色素瘤的恶性程度高，且易于发生转移，因此其治疗难度和死亡率均较高，已成为皮肤肿瘤领域中的“重点关注对象”。

此外，值得注意的是，皮肤肿瘤的发病率在不同地区、不同人群间存在显著差异。例如，在阳光充足的地区，由于紫外线辐射强，皮肤肿瘤的发病率通常较高。在一些具有特殊生活习惯或职业暴露的人群中，如长期接触化学物质或从事户外工作的人员，皮肤肿瘤的风险也可能显著增加。

6.1.4.2 死亡率分析及其影响因素

皮肤肿瘤的死亡率是一个复杂且多维度的议题，它不仅受到肿瘤类型这一基础因素的影响，还与患者的个体差异、治疗时机、医疗资源分配以及社会支持体系等多方面因素密切相关。以下是对皮肤肿瘤死亡率及其影响因素的详细探讨。

（1）肿瘤类型与恶性程度：决定死亡率的基石

皮肤肿瘤的类型和恶性程度是决定其死亡率的关键因素。恶性黑色素瘤以其高度恶性、快速发展、广泛转移及预后不良等特征，成为皮肤肿瘤中死亡率较高的类型。这种肿瘤起源于皮肤中的黑色素细胞，在受到损伤或刺激后可能发生恶性转化，形成快速生长的肿瘤，并可能迅速转移至其他器官，导致治疗难度增加和死亡率上升。

相比之下，皮肤基底细胞癌和鳞状细胞癌等类型的皮肤肿瘤，由于恶性程度相对较低、病灶局限且不易转移，其死亡率则相对较低。这些肿瘤通常生长缓慢，且较少发生转移，因此治疗难度相对较小，患者生存率较高。

（2）患者个体差异：影响死亡率的内在因素

患者个体差异对皮肤肿瘤死亡率的影响同样不容忽视。年龄、身体状况、遗传因素、免疫功能等个体差异都可能影响肿瘤的发展和治疗效果。例如，老年患者由于身体机能下降、免疫功能减弱，对治疗的耐受性和效果可能较差，从而死亡率增加。同时，遗传因素也可能影响肿瘤的发生和发展，某些基因变异可能增加患者患皮肤肿瘤的风险和死亡率。

（3）治疗时机与医疗资源：决定生存机会的关键

治疗时机和医疗资源的分配对皮肤肿瘤死亡率具有重要影响。早期发现、早期诊断和早期治疗是提高皮肤肿瘤生存率的关键。随着医疗技术的不断进步和治疗方法的多样化，如早期筛查、手术切除、免疫治疗及靶向治疗等，恶性黑色素瘤等皮肤肿瘤的死亡率在一定程度上得到了有效控制。然而，医疗资源的分配不均和地区差异也可能导致治疗效果的差异，从而影响死亡率。在一些医疗资源匮乏的地区，患者可能无法获得及时有效的治疗，导致死亡率上升。

（4）社会支持体系与心理状态：影响治疗效果的重要因素

社会支持体系和患者的心理状态也是影响皮肤肿瘤死亡率的重要因素。良好的社会支持体系可以为患者提供情感支持、经济援助和医疗资源等方面的帮助，从而提高患者的治疗积极性和生活质量。同时，患者的心理状态也可能影响治疗效果和死亡率。积极乐观的心态可能有助于患者更好地应对治疗过程中的挑战和困难，从而提高治疗效果和生存率。

6.1.4.3 地区分布特征与环境因素

皮肤肿瘤的地区分布特征呈现出显著的差异性，这一现象的背后隐藏着复杂的环境因素与人体生理机制的相互作用。不同地区的气候条件、紫外线辐射强度、生活习惯、遗传因素及环境污染状况，共同构成了影响皮肤肿瘤发病率的复杂网络。

（1）紫外线辐射：皮肤肿瘤的主要环境因素

紫外线辐射是皮肤肿瘤发生的主要环境因素之一。在紫外线辐射强烈的地区，皮肤细胞长时间暴露于高强度的紫外线下，容易受到损伤，进而引发DNA突变和细胞异常增殖，增加了皮肤肿瘤的发生风险。这种风险不仅存在于阳光直射的户外环境中，还可能通过反射和散射作用，在室内环境中对皮肤造成潜在威胁。因此，加强个人防护，如佩戴遮阳帽、涂抹防晒霜等措施，对于降低皮肤肿瘤的发病风险具有重要意义。

（2）化学物质与电离辐射：特定环境下的高风险因素

在一些地区，特定的环境因素或职业暴露风险也可能对皮肤肿瘤的高发起到推动作用。例如，长期接触的某些化学物质，如砷、多环芳香族碳氢化合物等具有潜在的致癌性，可能通过皮肤吸收或吸入等方式进入人体，对皮肤细胞造成损伤，进而诱发肿瘤。此外，电离辐射也是皮肤肿瘤的重要诱因之一，如从事核工业、放射治疗等高风险职业的人群，其皮肤肿瘤的发病率可能相对较高。因此，对于从事这些高风险职业的人群，应加强职业健康监测和防护措施，以降低皮肤肿瘤的发病风险。

（3）生活习惯与遗传因素：不可忽视的内在因素

除了环境因素外，生活习惯和遗传因素也在一定程度上影响着皮肤肿瘤的发病率。例如，长期吸烟、饮酒等不良生活习惯可能增加皮肤肿瘤的发病风险。同时，遗传因素也可能对皮肤肿瘤的发生起到重要作用。某些基因变异可能增加个体对紫外线辐射或其他环境因素的敏感性，从而增加皮肤肿瘤的发病风险。因此，在预防皮肤肿瘤的过程中，除了关注环境因素外，还应重视改善生活习惯和进行遗传咨询等措施。

（4）环境污染与地区性差异：综合作用的结果

环境污染也是影响皮肤肿瘤地区分布的重要因素之一。不同地区的环境污染状况存在显著差异，如工业污染、交通污染等，这些污染物可能通过空气、水源等途径进入人体，对皮肤细胞造成损伤。此外，地区性差异还可能包括气候、土壤等因素对皮肤肿瘤发病率的影响。例如，某些地区的土壤和水源中可能含有较高的重金属或其他有害物质，这些物质可能通过食物链进入人体，对皮肤健康造成潜在威胁。

6.1.4.4 人群分布特点与遗传因素

皮肤肿瘤在人群中的分布呈现出显著的特点，这些特点不仅反映了不同人群在遗传背景、皮肤类型、生活习惯等方面的差异，也为我们制定预防和治疗策略提供了重要的依据。

（1）人群分布特点：种族与地域的印记

恶性黑色素瘤在不同种族和地域的人群中发病率存在显著差异。在白种人群中，由于其皮肤属较为浅色类型，对紫外线的敏感性较高，加之生活习惯中可能存在的过度暴露于阳光下等因素，使得恶性黑色素瘤的发病率相对较高。在亚洲和非洲等地区的人群中，由于其皮肤属较为深色类型，含有较多的黑色素，对紫外线的防护能力较强，因此恶性黑色素瘤的发病率相对较低。然而，这并不意味着这些地区的人群可以完全忽视皮肤肿瘤的风险。随着生活方式的改变和环境因素的变迁，皮肤肿瘤在这些地区的发生率也在逐渐上升。

（2）年龄因素：细胞衰老与修复能力的挑战

随着年龄的增长，人体皮肤细胞的增殖和修复能力逐渐减弱，容易受到外界因素的损伤和刺激而发生变异和增殖。老年人由于皮肤细胞的衰老和免疫功能的下降，对皮肤肿瘤的抵抗力减弱，因此患皮肤肿瘤的风险相对较高。这一特点提示我们在预防皮肤肿瘤的过程中，需要特别关注老年人群的健康状况，定期进行皮肤检查，及时发现并处理潜在的皮肤病变。

（3）遗传因素：基因变异与发病风险的关联

遗传因素在皮肤肿瘤的发生中起着不可忽视的作用。某些基因变异可能增加个体对紫外线辐射或其他环境因素的敏感性，从而增加皮肤肿瘤的风险。例如，某些家族性皮肤肿瘤病例中，存在特定的基因突变，这些突变可能通过遗传方式传递给后代，增加其患病风险。因此，在预防皮肤肿瘤的过程中，遗传咨询和基因检测等手段具有重要意义。通过识别具有高风险的人群，并采取相应的预防措施，如加强个人防护、减少紫外线暴露等，可以降低其发病风险。

（4）生活方式与环境因素的交互作用

除了遗传因素外，生活方式和环境因素也在一定程度上影响着皮肤肿瘤的发病率。例如，长期吸烟、饮酒等不良生活习惯可能增加皮肤肿瘤的发病风险。同时，环境污染、职业暴露等环境因素也可能对皮肤细胞造成损伤，进而诱发肿瘤。因此，在预防皮肤肿瘤的过程中，除了关注遗传因素外，还需要重视改善生活习惯和减少环境污染。

6.1.4.5 影响因素的复杂性与相互作用机制

皮肤肿瘤的发生是一个多因素、多步骤、多阶段的复杂过程，涉及遗传、环境、免疫及慢性刺激与炎症等多个方面的相互作用。这些影响因素并非孤立存在，而是相互交织、共同作用于皮肤细胞，最终导致肿瘤的发生。

（1）遗传因素：基础与个体差异的根源

遗传因素在皮肤肿瘤的发生中扮演着基础性和决定性的角色。个体的遗传背景决定了其对环境因素的敏感性和易感性。例如，某些基因变异可能增加个体对紫外线辐射的敏感性，从而增加皮肤肿瘤的风险。这些基因变异可能涉及DNA修复机制、细胞周期调控、凋亡途径等多个方面，任何一环的异常都可能导致细胞增殖失控和肿瘤的发生。此外，家族遗传史也是皮肤肿瘤发病风险的重要参考因素，具有家族聚集性的皮肤肿瘤病例往往与特定的基因突变密切相关。

（2）环境因素：外部刺激的多样性

环境因素对皮肤肿瘤的发生同样具有重要影响。紫外线辐射、化学物质暴露、电离辐射等环境因素都可能对皮肤细胞造成损伤，进而诱发肿瘤。紫外线辐射是诱发皮肤肿瘤的主要环境因素之一，长期、高强度的紫外线暴露会破坏皮肤细胞的DNA结构，引发突变和异常增殖。化学物质如砷、多环芳香烃等也具有潜在的致癌性，它们可能通过皮肤吸收或吸入等方式进入人体，对皮肤细胞造成损伤。电离辐射则主要存在于某些高风险职业中，如核工业、放射治疗等，长期接触电离辐射的人群皮肤肿瘤发病率较高。

（3）免疫系统：监视与清除功能的失衡

免疫系统的功能异常也是皮肤肿瘤发生的重要因素之一。免疫系统作为人体的重要防御机制，具有监视和清除异常细胞的功能。然而，当免疫系统功能异常时，如免疫抑制、免疫逃逸等现象发生时，异常细胞可能逃脱免疫系统的监视和清除，从而持续增殖并形成肿瘤。此外，免疫系统的炎症反应也可能对皮肤肿瘤的发生产生影响。慢性炎症环境可能促进肿瘤细胞的生长和扩散，而免疫细胞的浸润和活化则可能抑制肿瘤的发展。

（4）慢性刺激与炎症：持续损伤与修复的循环

慢性刺激与炎症也是皮肤肿瘤发生的重要诱因之一。皮肤长期受到物理、化学或生物性因素的刺激，如摩擦、挤压、感染等，可能导致皮肤细胞的持续损伤和修复循环。这种循环过程中，细胞可能因修复不当而发生突变，进而形成肿瘤。此外，炎症环境还可能促进肿瘤细胞的生长和血管生成，为肿瘤的发展提供必要的营养和氧气支持。

（5）相互作用机制的复杂性

上述影响因素之间的相互作用关系可能更加复杂且难以预测。遗传因素可能增加个体对特定环境因素的敏感性或易感性，环境因素可能通过影响基因表达或诱导基因突变来促进肿瘤的发生，而免疫系统的功能异常则可能加速肿瘤细胞的生长和扩散。这些因素之间的相互作用可能涉及多个层面和多个通路，如信号传导、基因调控、细胞代谢等，任何一环的异常都可能导致肿瘤的发生。

因此，在预防和治疗皮肤肿瘤的过程中，我们需要综合考虑多种因素的影响及其相互作用关系，以制定更为全面和有效的策略。通过深入研究遗传因素、环境因素、免疫系统及慢性刺激与炎症等多个层面的相互作用机制，我们可以更好地理解皮肤肿瘤的发生和发展过程，为制定个性化的预防和治疗方案提供科学依据。

6.2 皮肤良性肿瘤

6.2.1 表皮痣与色素痣

6.2.1.1 临床表现、诊断与鉴别诊断

（1）表皮痣（epidermal nevus）

表皮痣，一种源于表皮细胞异常增殖的皮肤良性肿瘤，其临床表现颇具特色。患者皮肤可出现淡黄色至棕黑色的疣状损害，这些损害起始时为微小的角化性丘疹，随着时间推

移，它们会逐步扩大并密集排列，形成角化过度的丘疹，质地坚硬粗糙。在皮肤皱褶处，如腋下、腹股沟等，这些损害可能因长期摩擦和湿润而变得较软。表皮痣的分布形态多样，可以是单侧连续或断续的束状、带状或斑片状，泛发型病例则可能双侧分布，甚至全身多发或泛发，形成独特的涡纹状或弧线形条纹。此外，表皮痣不仅影响皮肤，还可能侵犯口腔、生殖器等部位的黏膜，表现为乳头状隆起，影响患者的生理功能及生活质量。

表皮痣的诊断依赖于详细的临床观察和病理检查。视诊可直观看到皮肤损害的形态、颜色及分布特点，触诊则能感受皮损的质地和硬度。皮肤镜检查作为一种无创检查手段，能够放大皮肤损害的细节，观察其表面纹理、角化程度和乳头瘤样增生等特征，为诊断提供重要线索。然而，确诊仍需依赖皮肤病理活检，通过显微镜观察表皮细胞的增殖情况、角化程度、黑素细胞的数量及分布、乳头瘤样增生等病理变化，从而确定诊断。

在鉴别诊断方面，表皮痣需与线状苔藓、线状扁平苔藓及线状银屑病等皮肤病相区分。线状苔藓虽也呈线状分布，但具有自限性，可自行消退，且病理上无疣状及乳头瘤样增生；线状扁平苔藓和线状银屑病在病理上也有其特异性表现，如苔藓样变、角化不全等，结合临床表现，可与表皮痣相鉴别。

（2）色素痣（pigmented nevus）

色素痣是由痣细胞组成的良性皮肤新生物，是皮肤较常见的良性肿瘤之一。色素痣的形态多样，可表现为斑疹、丘疹、乳头瘤状、疣状、结节及有蒂损害等。它们可发生于全身任何部位，大小从几毫米至几厘米不等，颜色多样，通常为黄褐色或黑色，但也可呈现蓝色、紫色或无色素沉着。色素痣根据其在皮肤中的位置，可分为交界痣、混合痣和皮内痣三种类型。交界痣位于表皮与真皮交界处，颜色较浅，一般平滑无毛；混合痣则同时含有交界痣和皮内痣的成分，外观类似交界痣，但可能更高起；皮内痣则完全位于真皮内，是成年人最常见的色素痣，多见于头颈部，边缘规则，颜色深浅不一，表面可有毛发。

色素痣的诊断依赖于详细的病史询问、体格检查、皮肤镜及皮肤组织病理检查。通过询问病史，了解色素痣的生长速度、颜色变化、是否伴有疼痛或瘙痒等症状；体格检查则观察色素痣的形态、颜色、大小及边界是否清晰；皮肤镜检查能够更深入地观察色素痣的微观结构，如色素分布、血管模式等，有助于判断其良恶性质。然而，确诊仍需依靠皮肤组织病理检查，通过显微镜观察痣细胞的形态、排列、核分裂象及黑素细胞的数量和分布等，以明确病变性质及发展趋势。

在鉴别诊断方面，色素痣需与恶性色素痣（如黑色素瘤）、平滑色素痣、颗粒性色素痣及神经纤维瘤色素痣等相区分。恶性色素痣通常形态不规则，颜色不均，边缘模糊，可能伴有疼痛、瘙痒、出血或溃疡等症状；平滑色素痣的肿瘤表面光滑，颜色一般为淡褐色或浅黄色，与恶性色素痣相比，其恶性转化的风险较低；颗粒性色素痣通常是亚平面的肉眼可见的黑点，多见于面部和手臂等暴露部位，一般无恶变倾向；神经纤维瘤色素痣则是神经组织在皮肤中增生而形成的，外观呈灰褐色的圆形隆起，常伴有神经系统症状，如疼痛、麻木或感觉异常等，需结合临床及影像学检查进行综合判断。

6.2.1.2 治疗方法、预后与护理

(1) 表皮痣

表皮痣，作为一种常见的皮肤良性肿瘤，其治疗策略的选择需依据痣的大小、深度、位置以及患者的个人偏好和健康状况综合考量。

1）治疗方法

手术切除：作为最直接的治疗方式，手术切除适用于面积较大、深度较深或有潜在恶变风险的表皮痣。手术通常在局部麻醉下进行，通过精细的切口完整切除痣体及其周围少量正常组织，以减少复发风险。术后需进行缝合，并密切关注伤口愈合情况，必要时进行拆线处理。

激光治疗：利用选择性光热作用原理，特定波长的激光能精准靶向痣细胞，使其吸收能量后迅速升温、破裂，最终被身体吸收或排出。激光治疗适用于小而浅的表皮痣，具有创伤小、恢复快、疤痕形成风险低的优势。治疗次数可能因痣的具体情况而异，需多次治疗以达到最佳效果。

冷冻治疗：采用液氮直接接触或喷雾于痣表面，利用其极低温度迅速冷冻痣细胞，导致细胞内外冰晶形成，细胞脱水、破裂，最终坏死脱落。此方法适用于表浅且较小的表皮痣，但可能留下暂时性色素沉着或色素减退。

电灼治疗：通过高频电流产生的热效应，直接作用于痣体，使其迅速升温、碳化，最终达到去除目的。电灼治疗操作简便，适用于快速去除小型、孤立的表皮痣，但需注意控制深度和范围，以防留下疤痕。

药物治疗：主要包括使用含有腐蚀性成分的外用药物，如三氯醋酸等，通过化学作用破坏痣细胞。该方法操作简便，但可能引起疼痛、红肿、色素沉着或脱失等不良反应，且需多次应用才能见效。

2）预后评估

表皮痣多为良性病变，随着年龄增长，其自然生长速度逐渐减缓，多数在成年后趋于稳定。然而，极少数情况下，表皮痣可能发生恶变，转化为基底细胞癌或鳞状细胞癌，尤其是当痣出现快速增大、颜色改变、形状不规则、出血或溃疡等症状时，应高度警惕并及时就医进行活检。因此，定期随访观察，利用皮肤镜检查等技术监测痣的变化，对于早期发现并预防恶变至关重要。

3）专业护理策略

术后护理：无论采取何种治疗方法，术后均需保持伤口清洁干燥，避免沾水，以减少感染风险。使用抗生素软膏或消毒剂定期消毒伤口，并按医嘱服用抗生素预防感染。

皮肤保护：对于激光治疗、冷冻治疗及电灼治疗后的皮肤，应避免直接日晒，使用防晒霜保护，以减少色素沉着。同时，避免搔抓、摩擦等物理刺激，让痂皮自然脱落，防止

继发感染或疤痕形成。

药物使用注意事项：治疗期间，应严格按照医嘱使用药物，避免过量或不当使用导致皮肤损伤。注意观察药物反应，如有过敏、红肿加重等情况，应立即停药并就医。

心理支持：对于因表皮痣而产生自卑、焦虑等心理问题的患者，提供必要的心理支持和干预，增强其自信心，促进其身心健康。

（2）色素痣

色素痣作为一种常见的皮肤色素沉着病变，其治疗方法、预后评估及护理策略同样需要细致考虑，以确保患者的安全与康复。

1）治疗方法

色素痣的治疗方法主要依据痣的大小、深度、位置以及是否存在恶变风险来选择。

激光治疗：对于较小、较浅的色素痣，激光治疗是一种安全有效的选择。通过选用特定波长的激光，能够精准地作用于痣细胞，使其吸收能量后发生破坏和分解。激光治疗具有操作简便、恢复快、疤痕形成风险低等优点，尤其适用于面部等敏感区域的色素痣处理。

手术切除：对于较大、较深或疑有恶变的色素痣，手术切除是更为稳妥的治疗方法。手术通常在局部麻醉下进行，通过精细的切口将病变组织完整切除，并进行缝合。手术切除能够确保病变组织的彻底清除，降低恶变风险，但术后需要较长的恢复期，并可能留下一定程度的疤痕。

2）预后评估

色素痣的病变大部分为良性病变，预后通常较好。然而，也有少数色素痣可能恶变为黑色素瘤，这是一种高度恶性的皮肤肿瘤。因此，对于色素痣的预后评估至关重要。患者应定期随访观察，注意色素痣的颜色、大小、形状等变化。如出现颜色加深、增大、周围发红、溃疡、出血等异常表现，应及时就医进行活检和病理检查，以排除恶变的可能性。

3）护理策略

无论是激光治疗还是手术切除，色素痣治疗后的护理都至关重要。

伤口护理：激光治疗和手术切除后，患者应注意伤口的护理。激光治疗后，局部皮肤可能会出现红肿、结痂等现象，应避免搔抓和摩擦，让痂皮自然脱落。手术切除后，伤口应保持清洁干燥，避免沾水，以防感染。必要时，可使用抗生素软膏或消毒液进行局部消毒。

防晒措施：阳光直射可能导致色素沉着和疤痕形成，因此色素痣治疗后的患者应特别注意防晒。在户外活动时，应涂抹防晒霜、佩戴帽子或使用遮阳伞，以减少阳光对皮肤的直接照射。

饮食与休息：色素痣治疗后的患者应保持均衡的饮食和充足的休息。多食用富含维生素和蛋白质的食物，有助于皮肤的修复和恢复。同时，保持充足的睡眠和规律的作息，也有助于提高身体的免疫力和抵抗力。

6.2.2 脂溢性角化病与老年疣

6.2.2.1 病因病理分析

（1）脂溢性角化病（seborrheic keratosis）

脂溢性角化病，一种被广泛认知为老年斑的良性皮肤病变，常见于中老年人群，表现为皮肤表面的褐色或黑色斑块，其病理机制复杂且尚未完全明晰，但可归结为以下几个关键方面：

代谢速度异常：随着人体步入中老年阶段，细胞分裂、修复及整体代谢速率逐渐放缓。这种生理性的代谢减退可能导致表皮细胞更新周期延长，废旧细胞及代谢产物的清除效率下降，尤其是脂溢物质（如皮脂、角蛋白碎片等）在表皮层内的异常积聚，为脂溢性角化病的发生提供了物质基础。

皮脂分泌过剩：皮肤表面的皮脂腺功能异常活跃，尤其是在头皮、面部及躯干等皮脂腺分布密集区域，过多的皮脂分泌不仅加剧了皮肤表面的油腻感，还可能导致毛囊口堵塞，影响皮脂的正常排泄，进一步促进了脂溢性角化物的形成和堆积。

细菌感染：特别是丙酸杆菌属（*Propionibacterium*）等皮肤常驻菌群的失衡，可能在脂溢性角化病的病理过程中扮演重要角色。这些细菌通过分解皮脂产生脂肪酸和炎性介质，刺激皮肤产生免疫反应，促进角质细胞的异常增生和角化不全，形成肉眼可见的角化斑块。

遗传因素：家族研究表明，脂溢性角化病具有一定的遗传倾向，部分患者的发病与家族中相似病史相关，提示遗传信息（如基因突变、表观遗传修饰等）在疾病发生中可能起到了关键作用。

其他因素：免疫功能异常，如T细胞介导的免疫反应失衡；长期紫外线暴露，加速皮肤老化过程；以及慢性炎症刺激，如持续存在的皮肤炎症或损伤，均可作为脂溢性角化病的潜在促发因素。

（2）老年疣（senile wart）/寻常疣

老年疣，又称寻常疣，是一种由人乳头瘤病毒（human papilloma virus，HPV）引起的皮肤赘生物，其病因相对明确，主要与HPV感染直接相关。HPV通过以下途径感染并导致老年疣的形成：

HPV感染：HPV是一种DNA病毒，主要通过直接接触（如握手、共用毛巾等）或间接接触（如接触受污染的物品）传播。当HPV病毒颗粒通过皮肤微小破损处侵入表皮基底层时，开始复制并诱导周围细胞异常增生，形成乳头瘤样结构，即疣体。

皮肤老化与免疫低下：随着年龄增长，皮肤屏障功能减弱，加之免疫系统功能下降，使得中老年人更易受到HPV的感染和侵袭，从而增加老年疣的发病风险。

遗传因素：虽然遗传因素在老年疣发病中的具体作用尚不完全清楚，但有研究表明，个体对HPV的易感性可能受到遗传因素的影响，如特定基因多态性与HPV感染后的疾病进展相关。

慢性炎症或皮肤损伤：皮肤上的微小伤口、湿疹、皮炎等慢性炎症状态，为HPV提供了入侵的门户，增加了感染的机会，促进了老年疣的形成。

6.2.2.2 临床表现、诊断与治疗策略

（1）脂溢性角化病

1）临床表现

脂溢性角化病，作为一种常见于中老年人群的良性皮肤病变，其临床表现具有多样性和特征性。初起时，患者皮肤上通常会出现一个或多个淡黄色或浅褐色的扁平损害。这些损害的形状可以是圆形、卵圆形或不规则形，且边界清晰，易于辨认。损害的表面质地如天鹅绒般细腻，有时也可呈现出轻度的疣状改变，即表面有微小的乳头状突起。

随着病程的延长，这些损害会逐渐增大、增厚，直径通常不会超过3 cm。同时，颜色也会逐渐加深，从褐色逐渐转变为黑色，形成疣状丘疹或斑块。这些病变的表面常覆盖有一层油腻性鳞屑，这是脂溢性角化病的一个典型特征。

脂溢性角化病好发于颜面、手背、胸背等皮脂腺分布丰富的部位，除掌跖外，四肢等其他部位也可能受累。这些病变通常不会自行消退，且呈良性经过，恶变的情况极为罕见。然而，若病变出现突然增大、颜色变深、表面破溃等异常情况时，应高度警惕恶变的可能性，并及时就医进行进一步检查和治疗。

2）诊断

脂溢性角化病的诊断主要依据临床表现，同时结合皮肤镜检查和病理检查。皮肤镜检查是一种无创性检查方法，可以观察皮损的微观特征，如色素分布、血管形态等，有助于鉴别诊断。在脂溢性角化病的皮肤镜下表现中，可见到典型的脑回样结构、粉刺样开口以及毛囊角栓等特征性改变。

病理检查则是通过取病变组织进行显微镜下的观察和诊断，是确诊脂溢性角化病的金标准。在病理切片中，可以观察到表皮角化过度、棘层肥厚以及乳头瘤样增生等特征性病理改变。

此外，患者的年龄、家族史、皮损特点、发病部位等信息也是诊断的重要参考。中老年人群是脂溢性角化病的高发人群，且该病具有一定的家族遗传性。因此，在诊断过程中应充分考虑这些因素，以提高诊断的准确性和可靠性。

3）治疗策略

a. 一般治疗

脂溢性角化病的一般治疗主要包括生活方式的调整。患者应避免摄入高脂肪及光敏性食物，如苋菜、荠菜、油菜等，以减少皮脂分泌和光敏反应的发生。同时，建议多吃富含维生素E的食物，如芝麻、核桃仁、瘦肉、乳类食物等，这些食物富含抗氧化成分，有助

于抗氧化和皮肤修复。此外，注意防晒也是预防脂溢性角化病加重的重要措施之一。患者应尽量避免长时间暴晒于阳光下，以减少紫外线对皮肤的损伤。

b. 药物治疗

药物治疗是脂溢性角化病的一种常用治疗方法。患者可遵医嘱应用维A酸乳膏、他扎罗汀乳膏、阿达帕林凝胶等药物。这些药物具有调节皮肤油脂分泌和角质生成的作用，能够减少症状的发生。然而，在使用这些药物时，患者需注意药物的副作用和个体差异。部分患者在使用后可能会出现皮肤干燥、瘙痒、红肿等不良反应。因此，在使用这些药物时，患者应遵循医嘱，避免过度使用或不当使用导致皮肤损伤。

c. 物理治疗

物理治疗是脂溢性角化病的另一种有效治疗方法。如激光治疗、冷冻治疗、电灼疗法等，这些治疗方法可以直接作用于皮肤病变部位，通过破坏病变组织的细胞结构，改善油脂分泌和角质的过度堆积，从而减轻症状。这些治疗方法具有疗效确切、恢复快等优点。然而，在选择这些治疗方法时，患者需要根据自身的具体情况和医生的建议进行选择。不同的治疗方法适用于不同的病变类型和严重程度。因此，在选择治疗方法时，患者应充分了解各种治疗方法的优缺点和适用范围，以确保治疗的有效性和安全性。

d. 手术治疗

若保守治疗后效果不佳或病情较严重，患者可在医生指导下进行手术治疗。如莫氏显微手术，这是一种精细的手术治疗方法。通过显微镜下的精确操作，医生可以尽可能去除皮肤病变组织，并最大程度保留正常组织。这种手术方法具有创伤小、恢复快、并发症少等优点。然而，手术治疗也存在一定的风险，如术后感染、色素沉着等并发症的发生。因此，在进行手术治疗前，患者应充分了解手术的风险和并发症，并在医生的指导下进行充分准备和术后护理。

（2）老年疣

1）临床表现

老年疣，作为一种由HPV感染引发的皮肤病变，其临床表现具有鲜明的特征。通常，老年疣以淡褐色或黑色的扁平丘疹或斑块形式出现，这些病变的表面往往粗糙不平，触感类似于砂纸，并可能覆盖有一层油腻性的鳞屑。这种皮肤病变好发于面部、手背、胸部、背部等经常暴露于外界环境的部位，这些区域由于频繁受到物理性刺激（如摩擦、搔抓）或紫外线照射，皮肤屏障功能相对较弱，易于受到外伤和病毒感染。值得注意的是，尽管老年疣一般无自觉症状，即患者通常不会感到疼痛或不适，但在某些情况下，患者可能会偶尔有瘙痒感，这可能与病变部位的神经末梢受到刺激有关。

2）诊断

老年疣的诊断是一个综合考量的过程，主要依据临床表现、HPV检测和病理检查。医生在接诊时，会首先根据患者的年龄、皮损特点（如颜色、形状、大小、表面质地等）、发病部位等信息进行初步判断。对于疑似老年疣的病例，医生可能会进一步推荐进行HPV检测，这是一种通过取病变组织或分泌物进行病毒核酸检测的方法，旨在确认HPV感染的存在及其类型。此外，病理检查作为确诊老年疣的金标准，通过取病变组织进行显微镜下的观察和诊断，能够揭示病变组织的细胞结构、排列方式以及是否存在异常增生等关键信息，为准确诊断提供有力依据。

3）治疗策略

a. 药物治疗

针对HPV感染，药物治疗是老年疣治疗的重要组成部分。外用药物如氟尿嘧啶软膏、维A酸乳膏等，通过抑制HPV的复制和增殖，促进细胞修复和代谢，从而减轻症状，促进病变的消退。氟尿嘧啶软膏作为一种抗代谢药物，能够干扰病毒DNA的合成，从而达到抗病毒的效果。维A酸乳膏则通过调节皮肤细胞的分化和增殖，改善皮肤屏障功能，减少病毒感染的机会。然而，在使用这些药物时，患者需特别注意药物的副作用和个体差异，避免过度使用或不当使用导致皮肤损伤，如红肿、脱皮、瘙痒等不良反应。

b. 物理治疗

物理治疗是老年疣治疗的另一种有效手段，包括激光治疗、冷冻治疗等。激光治疗通过激光束的精确照射，直接作用于皮损部位，破坏疣体组织，同时刺激周围皮肤细胞的再生和修复，达到去除病变的目的。冷冻治疗则是利用液氮的低温作用，使疣体组织迅速冷冻并坏死脱落，适用于较小且表浅的病变。这些物理治疗方法具有疗效确切、恢复快、副作用小等优点，但需要根据患者的具体情况（如病变大小、位置、深度等）选择合适的治疗方案，并遵循医生的指导进行规范治疗。

c. 手术治疗

对于较大、顽固或影响美观的老年疣，手术治疗是一种有效的解决方案。手术方法包括刮除法、切除术等。刮除法是通过刮除病变组织表面的角质层，暴露并去除疣体组织，适用于病变较浅、面积较小的病例。切除术则是通过切除病变组织及其周围的部分正常组织，以达到彻底去除病变的目的，适用于病变较深、面积较大或疑似恶变的病例。手术后，患者需注意伤口的护理和预防感染，遵循医生的指导进行定期换药、消毒和复查，以确保伤口的顺利愈合和病变的彻底治愈。

6.2.3 毛囊瘤与皮脂腺囊肿

6.2.3.1 临床表现与鉴别诊断

（1）毛囊瘤（trichofolliculoma）

1）临床表现

毛囊瘤是一种源自毛囊组织的良性肿瘤，其发病部位多集中于头面部区域，尤其是鼻区两侧，这一区域因毛囊密集且活跃而成为毛囊瘤的高发地带。此外，头皮及颈部偶尔也会成为毛囊瘤的栖息地。这些皮损通常以略高出皮面的丘疹形式展现，顶部则呈现出圆形结节状，中央部位往往伴有一个小凹陷，这一特征在毛囊瘤的诊断中具有重要意义。结节的颜色多为正常肤色或淡红色，直径大致维持在4 mm，尽管个体间存在差异，但这一尺寸范围对于初步识别毛囊瘤具有一定的参考价值。

最为引人注目的特征是，通过显微镜观察，这些小凹陷中的小孔内可见纤细的未成熟毛干胚芽。这些毛干胚芽可能是黑色的，也可能是白色的，它们的存在为毛囊瘤的诊断提供了进一步的依据。此外，当对结节进行轻柔的挤压时，能够排出一种类似皮脂的物质，这种物质实际上是皮脂腺分泌的，它带有一种特有的油脂味，这是毛囊瘤的另一个重要临床标志。值得注意的是，这种物质的排出不应被视作一种治疗手段，因为过度的挤压可能导致感染或其他并发症的发生。

2）鉴别诊断

毛囊瘤的诊断并非仅凭临床表现即可确定，还需要结合组织病理检查来进行综合判断。由于毛囊瘤的临床表现并不具有高度的特异性，即其症状与其他一些皮肤病变存在相似之处，因此，组织病理学检查成为确诊毛囊瘤不可或缺的一环。

在组织病理学的视角下，毛囊瘤的特征性表现是中央存在一个充满角质的毛囊囊肿。这一囊肿的周围环绕着不同程度分化的毛结构，这些结构在显微镜下清晰可见，为毛囊瘤的诊断提供了确凿的证据。此外，这些特征性的病理改变还有助于将毛囊瘤与其他类似的皮肤肿瘤进行鉴别。

例如，毛发上皮瘤，特别是单发毛发上皮瘤，虽然也可能表现为丘疹或结节，但其病理特征与毛囊瘤存在显著差异。毛发上皮瘤的病理改变中，通常不会出现充满角质的毛囊囊肿，而是呈现出多发性的丘疹或结节，且缺乏毛囊瘤中那种发育不全但可识别的毛结构。

另一类需要鉴别的皮肤肿瘤是基底细胞瘤，虽然基底细胞瘤也可能包含角质囊肿，但其病理特征中同样缺乏毛囊瘤所特有的发育不全的毛囊结构。因此，在进行鉴别诊断时，医生需要仔细分析病理切片，观察是否存在这些关键性的病理特征，以确保诊断的准确性。

（2）皮脂腺囊肿（sebaceous cyst）

1）临床表现

皮脂腺囊肿，医学上又称为潴留性囊肿，是一种由于皮脂腺排泄管阻塞而形成的滞留性囊肿。这类囊肿好发于皮脂腺分布密集的区域，如头面部、背部及臀部，尤其常见于青春发育期的年轻人，这一年龄段的人群由于皮脂腺活动旺盛，更易发生堵塞现象。小的皮脂腺囊肿往往无明显自觉症状，患者可能仅在触摸时发现皮肤下存在一个或多个小结节。然而，当囊肿体积增大时，可能会压迫周围组织，引发局部不适或疼痛，特别是在活动或受压时更为明显。此外，颜面部的囊肿还可能对患者的外貌造成不良影响，引起心理上的困扰。

皮脂腺囊肿通常位于皮内，与皮肤紧密粘连，不易推动。囊肿的表面皮肤颜色正常或略呈淡蓝色，质地中等硬度或有弹性，触之无波动感，边界清晰，形态多为圆形或椭圆形。值得注意的是，囊肿的中心部位常可见到一个黑色针尖大小的凹陷，这是堵塞的皮脂腺导管开口，也是皮脂腺囊肿的一个典型特征。当囊肿继发细菌感染时，局部会出现红肿、热痛及波动感，严重时可形成脓肿，需及时切开引流。

在按压囊肿周边时，可挤出白色粉膏状的皮脂腺分泌物和破碎的皮脂腺细胞，这些物质因含有大量细菌和皮脂，常带有恶臭味。这一现象虽然有助于皮脂腺囊肿的诊断，但应避免自行挤压，以免加重感染或留下疤痕。

2）鉴别诊断

皮脂腺囊肿的鉴别诊断是一个复杂而细致的过程，主要需要与以下几种疾病进行区分：

表皮囊肿（epidermoid cyst）：表皮囊肿又称角质囊肿，是一种真皮内含有角质的囊肿。其临床表现为圆顶形隆起的皮肤肿物，表面皮肤可推动，但基底粘连固定，质硬或有弹性，内容物为角质。与皮脂腺囊肿相比，表皮囊肿的囊壁更厚，内容物为角化细胞而非皮脂腺分泌物，且通常无恶臭味。

皮样囊肿（dermoid cyst）：皮样囊肿是一种先天性发育异常所致的囊肿，常位于皮下，偶见于黏膜下或体内，体积较大，直径可达数厘米不等。其囊壁由皮肤及皮下组织构成，囊腔内含有皮脂腺、汗腺、毛发等皮肤附属器，有时还有牙齿或软骨等结构。皮样囊肿与皮脂腺囊肿在临床表现和病理特征上有显著差异，易于鉴别。

寻常痤疮（acne vulgaris）：寻常痤疮是一种毛囊皮脂腺的慢性炎症性疾病，主要表现为粉刺、丘疹、脓疱、结节等，通常伴有皮脂溢出和炎症反应。虽然痤疮也可能形成囊肿性损害，但这类囊肿通常与毛囊相连，且内容物为脓液而非皮脂腺分泌物，同时伴有明显的炎症反应和疼痛。

其他罕见疾病：如多发性平滑肌瘤、早期神经纤维瘤或多发囊性腺样上皮瘤等，这些疾病在临床表现和病理特征上与皮脂腺囊肿有所不同，但也可能出现类似的症状。因此，在进行鉴别诊断时，需要仔细询问患者的病史，进行全面的体格检查，并借助必要的辅助检查（如超声、CT、MRI等）来明确诊断。

6.2.3.2 治疗方法与效果评估

（1）毛囊瘤

1）治疗方法

毛囊瘤作为一种起源于毛囊组织的良性肿瘤，其治疗主要依赖于手术切除。对于位于头面部，特别是鼻区两侧的毛囊瘤，采用美容皮肤外科的手术方法显得尤为重要，旨在在有效去除病变的同时，最大限度地保护周围正常组织，减少术后疤痕的形成，从而获得满意的美容效果。手术过程中，医生需仔细评估病变的范围和深度，确保切除范围足够广泛，以彻底清除所有病变组织，并降低复发的风险。切除后的组织应送病理检查，以验证诊断并确认切除的完整性。

除了传统的手术切除，毛囊瘤的治疗还可以考虑电凝或激光治疗等现代技术。电凝治疗利用高频电流产生的热量，精准地作用于病变组织，通过热凝固作用破坏并清除毛囊瘤细胞。激光治疗则运用特定波长的激光束，聚焦于毛囊瘤病灶，利用光热效应破坏病变细胞，同时促进周围正常组织的修复和再生。这两种方法均具有创伤小、恢复快、疤痕轻微等优势，但选择时需要根据毛囊瘤的大小、位置、患者的皮肤类型以及医生的经验和技术水平进行综合考量。

2）效果评估

手术切除毛囊瘤的效果评估，首先基于病变组织是否被完整切除，以及术后病理报告是否确认无残留病变。一般而言，手术切除的毛囊瘤复发率较低，但患者仍需遵循医嘱，定期随访和复查，通过体格检查、影像学检查等手段监测病变部位的情况，及时发现并处理任何可能的复发迹象。

对于激光或电凝治疗，效果评估则更多依赖于治疗后的临床表现和患者的反馈。治疗初期，患者可能会经历轻度的红肿、结痂等反应，这是正常的治疗反应，通常会在数周内自行消退。随着治疗的进行，毛囊瘤应逐渐缩小、变淡，直至最终消失。皮肤表面的平整度、光滑度以及色素分布的均匀性也是评估治疗效果的重要指标。

此外，治疗后患者的自我护理同样重要。保持伤口清洁干燥，避免感染；避免过度摩擦或挤压病变部位，减少复发的风险；遵循医嘱使用抗生素软膏、防晒霜等护肤品，促进皮肤修复和减少色素沉着。对于治疗效果的评估，通常需要持续观察数月甚至更长时间，以确保病变完全治愈且未复发。

（2）皮脂腺囊肿

1）治疗方法

皮脂腺囊肿，作为一种常见的皮肤良性病变，其治疗方式主要依赖于手术切除。手术过程中，医生需仔细评估囊肿的大小、位置以及与周围组织的粘连情况，确保在切除囊肿的同时，也一并切除其周围的病变组织和可能的囊壁残留，以预防复发。手术切口的设计需兼顾治疗彻底性和术后美观性，尤其是对于面部等显眼部位的皮脂腺囊肿，更应谨慎操作。

在手术之前，若囊肿出现感染或炎症表现，如局部红肿、疼痛、波动感等，应先采取药物抗感染治疗，通常选用广谱抗生素，并辅以局部消毒和外用药物，待炎症完全消退后再择期进行手术治疗。对于较大的囊肿或生长迅速的病例，更应尽早手术切除，以防囊肿破裂、继发感染或发生其他并发症，如皮肤坏死、瘢痕形成等。

除了传统的手术切除，近年来，二氧化碳激光切除及焊接皮肤切口技术也被广泛应用于面部皮脂腺囊肿的治疗中。该方法利用二氧化碳激光的高能量密度，精准地作用于囊肿组织，实现快速切割和止血，同时利用激光的热效应促进伤口愈合，减少疤痕形成。二氧化碳激光治疗具有创伤小、恢复快、疤痕小、操作简便等优点，尤其适合面部等敏感部位的皮脂腺囊肿治疗。

2）效果评估

手术切除皮脂腺囊肿的效果通常较为显著，预后一般良好。手术后，患者应定期随访和复查，通过体格检查、影像学检查等手段，观察手术部位是否出现复发、感染或其他并发症。对于二氧化碳激光治疗的效果评估，则需综合考虑多个方面。

首先，通过观察囊肿是否完全消失，判断治疗是否彻底。其次，观察皮肤是否恢复平整光滑，以及是否有疤痕形成，评估治疗对皮肤外观的影响。此外，还需关注患者的主观感受，如疼痛、瘙痒等不适症状是否得到缓解。

治疗后，患者需严格遵守医嘱，保持伤口清洁干燥，避免感染。同时，避免过度摩擦或挤压病变部位，以减少复发的风险。对于面部等显眼部位的皮脂腺囊肿，患者还需注意防晒，避免紫外线照射导致色素沉着或疤痕加深。

如果治疗后出现任何异常症状，如局部红肿、疼痛加剧、分泌物增多等，或病变复发，患者应及时就医并接受进一步的治疗。医生会根据患者的具体情况，制定个性化的治疗方案，以确保治疗效果的持久性和稳定性。

6.2.4 皮脂腺痣与汗管瘤

6.2.4.1 病因探讨与发病机制

（1）皮脂腺痣

皮脂腺痣，作为一种较为常见的皮肤良性肿瘤，其形成与发展涉及多个复杂因素，这些因素相互作用，共同影响着皮脂腺的正常发育与功能。以下是对皮脂腺痣病因及发病机制的详细探讨。

1）病因探讨

遗传因素：遗传因素在皮脂腺痣的发病中占据核心地位。遗传学研究显示，皮脂腺痣的发生与特定基因的变异密切相关。这些基因可能直接参与皮脂腺的发育调控，当其发生突变时，会导致皮脂腺的异常增生与分化，进而形成皮脂腺痣。此外，家族聚集性现象也提示了遗传因素在皮脂腺痣发病中的重要性。如果家族中有成员患有皮脂腺痣，其他成员患病的风险会显著增加。

环境因素：环境因素同样对皮脂腺痣的发病具有重要影响。长期暴露于辐射、化学物质等有害环境中，可能会干扰皮脂腺的正常发育过程，导致其异常增生。此外，环境污染也可能通过影响内分泌系统或免疫系统，间接促进皮脂腺痣的形成。

内分泌失调：内分泌系统的稳定对于维持人体各项生理功能至关重要。当内分泌系统出现紊乱时，如雄激素分泌过多，会刺激皮脂腺过度活跃，导致皮脂分泌过多，进而增加皮脂腺痣的发病风险。此外，雌激素、孕激素等性激素的波动也可能对皮脂腺的发育产生影响。

免疫系统异常：免疫系统在维持机体稳态、抵御外来病原体方面发挥着关键作用。然而，当免疫系统出现异常时，它可能会错误地将自身组织视为外来异物进行攻击，导致皮肤结构的破坏和皮脂腺的异常增生。这种自身免疫反应可能是皮脂腺痣发病的一个重要因素。

病毒感染：某些病毒，如HPV，已被证实与皮脂腺痣的发病有关。这些病毒可能通过感染皮肤细胞，影响其正常分裂与分化过程，从而诱发皮脂腺的异常增生。此外，病毒感染还可能激活机体的免疫反应，进一步加剧皮脂腺痣的形成与发展。

2）发病机制

皮脂腺痣的发病机制涉及多个层面的异常。在胚胎发育过程中，皮脂腺的发育受到多种因素的精确调控。当这些调控机制受到干扰时，如基因突变、信号通路异常或细胞增殖分化失衡等，都可能导致皮脂腺的异常发育和皮脂腺痣的形成。

此外，激素水平的波动对皮脂腺的发育和分泌具有重要影响。特别是雄激素水平的升高，会显著刺激皮脂腺的增生和皮脂的分泌。这种激素水平的异常波动可能是皮脂腺痣发病或加重的一个重要原因。

（2）汗管瘤

汗管瘤作为一种常见的皮肤良性肿瘤，主要发生在眼睑及眼周区域，也可见于额部、两颊等部位，其形成和发展涉及多种复杂因素。以下是对汗管瘤病因及发病机制的详细探讨。

1）病因探讨

遗传因素：遗传因素在汗管瘤的发病中起着重要作用。研究表明，汗管瘤患者往往存在家族聚集现象，即家族中有其他成员也患有汗管瘤。这揭示了遗传基因在汗管瘤发病中的潜在影响。特定基因的变异可能导致汗腺导管的发育异常，从而增加汗管瘤的发病风险。

内分泌失调：内分泌失调，特别是雌激素水平过高，是汗管瘤形成的另一个重要因素。雌激素在女性体内起着重要的生理作用，但当其水平失衡时，可能会刺激汗腺导管的异常增生，进而形成汗管瘤。此外，孕激素、雄激素等性激素的波动也可能对汗管瘤的发病产生影响。

皮肤损伤：局部皮肤受到外伤、摩擦或炎症刺激时，可能会破坏汗腺导管的正常结构，导致其异常增生和分化，从而增加汗管瘤的发病风险。这种损伤可能包括物理性损伤（如摩擦、挤压）和化学性损伤（如化学物质刺激）。

病毒感染：某些病毒感染也被认为与汗管瘤的发生有关。病毒可能通过感染汗腺细胞，影响其正常分裂和分化过程，从而诱发汗管瘤的形成。然而，具体哪些病毒与汗管瘤的发病密切相关，目前尚不完全清楚。

生活习惯：长期睡眠不足、压力过大、饮食不均衡等不良生活习惯，可能影响身体的新陈代谢和免疫功能，从而间接诱发汗管瘤。这些不良习惯可能导致内分泌失调、免疫系统功能下降等问题，进而增加汗管瘤的发病风险。

2）发病机制

汗管瘤的发病机制尚不完全清楚，但一般认为与汗腺导管的异常分化有关。在正常情况下，汗腺导管负责将汗液从汗腺腺体输送到皮肤表面。然而，在汗管瘤患者中，汗腺导管的分化过程出现异常，导致导管细胞异常增生和堆积，形成肉眼可见的肿瘤。

这种异常分化可能与内分泌失调、遗传因素以及局部皮肤的刺激或损伤有关。内分泌失调可能导致汗腺细胞对激素刺激的敏感性增加，从而促使其异常增生。遗传因素则可能通过影响汗腺细胞的基因表达，导致导管发育的异常。局部皮肤的刺激或损伤则可能破坏汗腺导管的正常结构，为其异常增生提供条件。

此外，精神异常也可能与汗管瘤的发生有关。长期的精神压力、焦虑等负面情绪可能影响身体的内分泌和免疫系统功能，从而间接促进汗管瘤的形成。然而，这一观点尚需进一步的研究和验证。

6.2.4.2 治疗方案与预后

（1）皮脂腺痣

1）治疗方案

皮脂腺痣的治疗方法多种多样，具体选择哪种方法应根据皮脂腺痣的大小、位置、患者的年龄以及个人需求等因素综合考虑。常用的治疗方法包括手术切除、激光治疗、冷冻疗法、电灼疗法以及医用化妆品和药物局部外用治疗等。

a.手术切除

手术切除是治疗皮脂腺痣较为传统且有效的方法之一。该方法通过切除痣体及其周围的正常皮肤组织，确保完全去除病灶，同时降低复发和恶变的风险。手术切除适用于各种大小、位置和类型的皮脂腺痣，特别是对于较大、快速生长或有恶变倾向的痣体，手术切除是首选的治疗方法。在手术过程中，医生会根据痣体的具体情况选择合适的切除范围和深度，以确保治疗效果。

b.激光治疗

激光治疗是一种非侵入性或微创的治疗方法，适用于表浅且范围较小的皮脂腺痣。该方法利用特定波长的激光光束，精确作用于痣体组织，通过光热效应破坏过度生长的皮脂腺细胞，促进痣体的自然脱落。激光治疗具有创伤小、恢复快、疤痕轻微等优点，但需要注意的是，激光治疗的效果可能因痣体的深度、位置和个体差异而有所不同。

c.冷冻疗法

冷冻疗法是通过液氮等冷冻剂将痣体组织迅速冷冻至低温状态，使其发生凝固性坏死并剥落。该方法适用于较小、表浅的皮脂腺痣。然而，冷冻疗法可能会对正常皮肤组织造成一定的损伤，增加感染风险，且治疗效果可能不如手术切除和激光治疗显著。因此，在选择冷冻疗法时，需要权衡利弊并谨慎考虑。

d. 电灼疗法

电灼疗法是利用高频电流产生的热效应，破坏皮脂腺痣组织的治疗方法。该方法适用于较小的皮脂腺痣，通过多次治疗可以达到一定的效果。然而，电灼疗法的治疗过程较为缓慢，且需要多次治疗才能达到满意的效果。此外，电灼疗法可能会对正常皮肤组织造成一定的损伤，增加感染风险。

e. 医用化妆品及药物局部外用治疗

医用化妆品和药物局部外用治疗主要用于减轻皮脂腺痣的症状和不适感，如红肿、瘙痒等。含有水杨酸、果酸等成分的医用化妆品可以促进皮肤细胞的更新和代谢，有助于减轻痣体的颜色和缩小痣体的体积。药物局部外用治疗通常包括使用含有苯佐卡因、氢化可的松等成分的药膏来减轻炎症和瘙痒等症状。然而，这些方法并不能直接去除痣体本身，仅作为辅助治疗手段使用。

2）预后分析

皮脂腺痣的预后通常较好。经过适当的治疗，大多数皮脂腺痣可以完全去除，并且不会复发。然而，如果治疗不彻底或经常复发，皮脂腺痣有可能会发生恶变，转变为恶性肿瘤，如基底细胞癌等。因此，在治疗过程中需要密切关注病情变化，并定期进行复查和随访。

对于接受手术治疗的患者，术后应注意保持伤口清洁干燥，避免感染。对于接受激光治疗、冷冻疗法和电灼疗法的患者，治疗后应注意防晒和保湿，避免色素沉着和疤痕形成。对于使用医用化妆品和药物局部外用治疗的患者，应严格按照医嘱使用，并注意观察治疗效果和不良反应。

（2）汗管瘤

汗管瘤作为一种常见的皮肤良性肿瘤，多数情况下并不需要特殊治疗，尤其是当它们未引起明显不适或对外貌影响较小时。然而，对于那些影响美观或产生明显症状的汗管瘤，采取适当的治疗措施是必要的。以下是对汗管瘤治疗方案及预后的详细探讨。

1）治疗方案

a. 光电治疗

光电治疗是汗管瘤治疗中的一种常用方法，它利用激光或强光脉冲的能量作用于汗管瘤组织。激光能够精确地穿透皮肤表层，达到汗管瘤的根部，通过热效应使其逐渐萎缩并脱落。这种方法具有创伤小、恢复快的优点，通常不会留下明显的疤痕。然而，由于汗管瘤的数量较多，其分布可能较为广泛，因此需要多次治疗才能达到理想的效果。此外，光电治疗后的皮肤可能会暂时出现红肿、结痂等现象，需要患者注意保护创面，避免感染。

b. 微波治疗

微波治疗是另一种有效的汗管瘤治疗方法。它利用微波产生的热能破坏汗管瘤组织，使其逐渐坏死并脱落。微波治疗适用于较大的汗管瘤，以及那些对光电治疗不敏感或复发的病例。微波治疗具有操作简便、恢复快的特点，但需要注意的是，治疗后可能会出现轻微的色素沉着或疤痕，这通常需要一段时间才能逐渐消退。

c. 冷冻治疗

冷冻治疗是利用液氮等冷冻剂对汗管瘤进行冷冻治疗的方法。液氮的极低温度能够使汗管瘤组织迅速冷冻并发生凝固性坏死，最终脱落。这种方法适用于数量较少、分布较散的汗管瘤。然而，冷冻治疗可能会导致色素沉着、疤痕等副作用，且对于较大的汗管瘤治疗效果可能不佳。因此，在选择冷冻治疗前，患者需要充分了解其优缺点，并在医生的指导下进行决策。

2）预后分析

汗管瘤的预后通常较好。经过适当的治疗，大多数汗管瘤可以完全去除或得到显著改善。然而，由于汗管瘤的成因较为复杂，包括遗传因素、内分泌失调、皮肤损伤等多种因素可能共同作用，因此治疗后仍有可能复发。

为了降低复发风险，患者需要保持良好的生活习惯和饮食习惯。这包括保证充足的睡眠时间、避免过度劳累、保持心情愉悦等。此外，患者还应定期进行复查和随访，以便及时发现并处理任何可能的复发情况。同时，避免过度摩擦或挤压病变部位也是预防复发的重要措施。这些措施有助于减少汗管瘤的复发风险，提高治疗效果和患者的生活质量。

6.2.5 表皮囊肿与皮样囊肿

6.2.5.1 临床表现与诊断

（1）表皮囊肿

1）临床表现

表皮囊肿，作为皮肤科领域一种常见的良性病变，其发病率在青年人群体中尤为显著，且女性患者的比例略高于男性。这些囊肿的外观通常呈现出圆形或椭圆形的突起，显著地高于皮肤表面，形成肉眼可见的隆起。囊肿的表面质地光滑，触感较为坚实，但与周围正常的皮肤组织并无粘连现象，这使得囊肿能够在皮下组织中相对自由地滑动或推动。

囊肿的内部结构复杂多变，其内部通常填充有灰白色的凝乳状角质物，这种物质是由皮肤表皮细胞脱落并角化后所形成的。在某些情况下，囊肿内部也可能填充有脂性液体或是脂性肉芽肿样物质，这些成分的存在可能与囊肿的形成机制及病程发展有关。值得注意的是，当囊肿受到外部因素的刺激，如摩擦、挤压等，或并发感染时，可能会出现明显的炎症反应。这些炎症反应包括囊肿周围皮肤的红肿、疼痛，甚至可能出现化脓、破溃等严重症状。

2）诊断

表皮囊肿的诊断是一个综合性的过程，主要依赖于其典型的临床表现以及必要的医学检查手段。通过细致的触诊，医生可以感知到囊肿的质地、边界以及其与周围组织的关系。触诊时，医生可以注意到囊肿的边界清晰，与周围组织分界明显，且可推动。这些信息对于初步判断囊肿的性质具有重要意义。

然而，为了进一步明确囊肿的性质和成分，病理检查是不可或缺的一环。病理检查通过对囊肿组织的显微镜观察，可以准确判断其是否为表皮囊肿，并排除其他皮肤病变的可能性。在病理切片中，医生可以观察到囊肿壁由复层鳞状上皮构成，内部填充有角化物质或脂性物质，这些特征性表现是表皮囊肿的病理诊断依据。

此外，随着医学影像学技术的飞速发展，B超、CT等影像学检查技术也被广泛应用于表皮囊肿的诊断中。这些技术能够清晰地显示囊肿的大小、位置以及其与周围重要结构的关系，为医生制定治疗方案提供重要依据。B超检查可以观察到囊肿的形态、边界以及内部回声情况，而CT检查则可以更清晰地显示囊肿与周围骨骼、血管等结构的关系，有助于医生判断囊肿的侵袭范围及手术风险。

（2）皮样囊肿

1）临床表现

皮样囊肿，这一专业术语亦被称作囊性畸胎瘤，是一种具有特定好发部位的皮肤囊肿。它常见于眉梢外侧或颅骨骨缝处，这些位置的选择可能与胚胎发育过程中的异常分化有关。与表皮囊肿不同，皮样囊肿往往在患者出生时即已存在，但因其体积较小且缺乏明显的临床症状，常被家长忽视。然而，随着患者年龄的增长，这些囊肿会逐渐增大，尽管大多数囊肿的增长速度缓慢，且可能长时间保持静止状态，但仍需密切关注其变化。

皮样囊肿位于皮下深层，与皮肤组织无粘连，这使得囊肿表面的皮肤在大多数情况下能够保持正常状态。然而，由于囊肿的长期存在及其对周围组织的压迫，囊肿表面的皮肤有时可能因受压而变薄，甚至出现凹陷，这为患者提供了自我感知囊肿存在的线索。当囊肿体积增大到一定程度，压迫周围组织时，患者可能会出现一系列压迫症状，包括但不限于疼痛、麻木和功能障碍。这些症状的出现提示囊肿可能已经对周围组织造成了显著的影响，需要及时就医进行诊断和治疗。

2）诊断

皮样囊肿的诊断过程同样依赖于其典型的临床表现以及一系列医学检查手段。通过细致的触诊，医生可以感知到囊肿的质地、边界以及其与周围组织的关系。然而，由于皮样囊肿与周围组织紧密相连，触诊时可能无法完全确定其性质，因此需要进一步的检查以明确诊断。

X射线检查是皮样囊肿诊断中的重要辅助手段之一。它能够清晰地显示囊肿对周围组织的压迫情况，以及囊肿与骨骼的关系。通过X射线检查，医生可以观察到囊肿的形态、大小以及其对周围骨结构的可能影响，为制定治疗方案提供重要依据。

然而，为了确诊皮样囊肿，病理检查仍然是不可或缺的金标准。通过对囊肿组织的显微镜观察，医生可以明确囊肿的囊壁结构、囊内成分以及是否存在其他异常组织成分。这些诊断信息对于制定个性化的治疗方案、评估预后以及预防并发症具有重要意义。在病理检查中，医生可能会发现囊肿内含有皮肤附件如毛发、皮脂腺等结构，这是皮样囊肿的典型特征之一。

6.2.5.2 手术处理原则与术后护理

（1）手术处理原则

1）表皮囊肿

在进行表皮囊肿的手术切除时，医生需遵循一系列精细的操作步骤以确保手术的成功与安全。切口的设计至关重要。为了最小化术后疤痕并促进皮肤的自然愈合，医生应沿皮纹方向设计一个梭形皮肤切口。这一设计不仅有助于减少术后疤痕的可见度，还能使切口与自然皮肤纹理相融合，达到更好的美学效果。

切开皮肤及皮下组织后，医生需采用钝性分离技术来仔细分离囊肿与其周围的正常组织。这一过程中，医生需保持高度的专注与耐心，以避免损伤周围的血管、神经等重要结构。通过钝性分离，医生可以确保囊肿被完整摘除，同时减少手术创伤和术后并发症的风险。

完成囊肿摘除后，医生需对手术区域进行彻底的止血处理，以防止术后出血和血肿的形成。随后，使用精细的缝合技术将切口缝合，并施加适当的压力进行包扎，以促进伤口的愈合并减少感染的风险。

2）皮样囊肿

皮样囊肿的手术处理相对复杂，因为囊肿往往与周围组织紧密相连。为了确保囊肿的完整摘除，医生在手术时需将囊肿连同其粘连的周围组织一并切除。这一过程中，医生须具备丰富的解剖知识和精湛的手术技巧，以准确识别并切除囊肿及其周围的异常组织。

与表皮囊肿手术类似，皮样囊肿切除后也需进行彻底的止血和精细的缝合。对于较大的囊肿，切除后可能留下较大的皮肤缺损。为了修复这些缺损，医生可能需要采用植皮技术来覆盖伤口，以促进伤口的愈合并减少疤痕的形成。

（2）术后护理

1）保持伤口清洁

术后，保持手术部位的清洁和干燥是预防感染的关键。患者应避免用手触摸伤口，以减少细菌的传播。在伤口愈合期间，可以使用无菌生理盐水轻轻擦拭伤口周围皮肤，以去除附着在伤口上的污物和渗出物。如有渗出物或血迹，应及时更换敷料，并使用无菌纱布或绷带进行包扎，以防止细菌滋生和感染的发生。

2）合理饮食

术后营养的摄入对于伤口的愈合和身体的恢复至关重要。患者应多吃富含蛋白质、维生素和矿物质的食物，如瘦肉、鸡蛋、牛奶、豆制品、新鲜水果和蔬菜等。这些食物不仅有助于提供身体所需的营养和能量，还能促进伤口的愈合和组织的修复。同时，患者应避免食用辛辣、油腻、刺激性食物，以免加重身体负担和影响伤口的恢复。

3）避免剧烈运动

术后短期内，患者应避免进行剧烈运动，以免牵拉伤口、增加出血和感染的风险。在恢复期间，患者可以选择适当的锻炼方式，如散步、瑜伽等。这些锻炼方式不仅有助于促进血液循环和提高身体免疫力，还能促进伤口的愈合和身体的恢复。但需要注意的是，锻炼时应避免过度劳累和剧烈运动，以免影响伤口的愈合。

4）定期换药和复查

术后，患者需要根据医生的建议定期到医院换药和复查。换药时，医生会对伤口进行清洁、消毒和包扎处理，以观察伤口的愈合情况并预防感染的发生。如有异常情况，如伤口红肿、疼痛、渗出物增多等，患者应及时就诊并告知医生。复查时，医生会根据患者的恢复情况调整治疗方案，以确保病情的稳定和康复的顺利进行。

5）注意休息

术后，患者应保证充足的休息和睡眠，避免过度劳累和熬夜。良好的休息有助于身体恢复和提高免疫力，从而加速伤口的愈合和身体的康复。在恢复期间，患者应保持积极乐观的心态，避免过度焦虑和担忧，以促进身体的全面恢复。

6.2.6　血管瘤与血管畸形

6.2.6.1　分类、临床表现与诊断

（1）血管瘤

1）分类

血管瘤是一种由血管内皮细胞异常增生形成的良性肿瘤，其分类方式多样，以下是根据形态和生物学行为进行的详细分类。

婴幼儿血管瘤：最常见于婴幼儿，约60%的病例在出生后1个月内出现，女婴发病率高于男婴。这种血管瘤通常在出生后数周至数月内快速生长，然后逐渐稳定并开始消退。部分血管瘤在消退后可能留下皮肤松弛、色素沉着或毛细血管扩张等后遗症。

草莓状血管瘤：婴幼儿血管瘤的一种常见类型，因其外观类似于草莓而得名。这种血管瘤通常出现在头部、颈部和面部，表现为鲜红色或紫红色的斑块或结节，质地柔软，边界清晰。草莓状血管瘤在生长过程中可能会增大、增厚，但大多数在幼儿期会自然消退。

海绵状血管瘤：由充满血液的血窦和薄壁静脉构成，多生长在皮下组织内，也可在肌肉、骨骼等部位。这种血管瘤通常表现为蓝色或紫红色的柔软肿块，可压缩，生长速度较慢，但损害较大。海绵状血管瘤可能会压迫周围组织，导致疼痛、麻木等症状。

蔓状血管瘤：由较粗的迂曲血管构成，常见于头皮、面颈部及四肢。这种血管瘤外观可见蜿蜒的血管，有明显的压缩性和膨胀性，听诊可闻及血管杂音。蔓状血管瘤可因外伤或感染而破溃出血，甚至危及生命。

葡萄酒色斑（鲜红斑痣）：一种微静脉畸形，表现为小的红斑到大的红色斑片，颜色淡红、暗红或淡蓝色，形状不规则，不高出皮面，压之部分或完全褪色。葡萄酒色斑通常不会自行消退，且可能随着年龄的增长而逐渐加深、增厚。

2）临床表现

血管瘤，作为一种常见的血管增生性疾病，其发病部位广泛，几乎可以发生于人体的任何部位，但尤以头、面、颈区域最为常见，这些区域因皮肤较薄且血流量丰富，更容易观察到血管瘤的变化。血管瘤的初期表现通常较为直观，以鲜红色或紫红色的斑块形式出现，这些斑块可能与皮肤表面平齐，也可能轻微隆起，其边界清晰，形状往往不规则，大小则因人而异，从小如针尖到大如拳头不等。

随着病情的逐渐发展，血管瘤的生长速度可能加快，其体积迅速增大，甚至形成明显的肿块。此时，血管瘤的表面可能呈现出结节状，质地相对柔软，触感类似于触摸装满水的气球。当施加外部压力时，血管瘤可能会因血液被暂时挤出而褪色或体积缩小，但一旦压力解除，又会迅速恢复原状。

值得注意的是，部分血管瘤在生长过程中会伴随一系列不适症状。患者可能会感到疼痛，尤其是当血管瘤位于身体敏感部位或受到压迫时；瘙痒感也是常见的症状之一，这种瘙痒可能难以忍受，导致患者频繁抓挠，进而增加感染的风险。此外，血管瘤表面皮肤可能因长期受到压力或摩擦而破损，形成溃疡，严重时甚至发生出血，需要紧急处理以防止感染扩散。

3）诊断

血管瘤的诊断是一个综合评估的过程，主要依赖于临床表现、体格检查以及影像学检查的结果。医生会详细询问患者的病史，包括血管瘤出现的时间、发展速度、伴随症状等，同时观察血管瘤的外观特征，如颜色、形状、大小等。

体格检查是诊断血管瘤不可或缺的一环，医生会通过触诊感受血管瘤的质地、硬度、边界是否清晰等，同时评估其对周围组织的影响。

影像学检查在血管瘤的诊断中起着至关重要的作用。彩色多普勒超声因其无创、便捷、成本低廉等优点，成为首选的影像学检查方法。通过彩色多普勒超声，医生可以清晰地观察到血管瘤的位置、大小、形态以及内部的血流情况，为诊断提供有力的证据。

对于复杂或疑难病例，当彩色多普勒超声无法提供足够的信息时，医生可能会进一步推荐MRI或CT等高级影像学检查方法。MRI能够提供更详细的血管结构信息，有助于识别血管瘤与周围组织的关系；而CT则擅长显示血管瘤的钙化、骨化等特征，对于判断血管瘤的性质和分期具有重要意义。

（2）血管畸形

1）分类

血管畸形是一种先天性的血管结构异常，其分类方式同样多样，以下是根据国际疾病分类进行的详细分类：

动脉瘤：指动脉壁上的异常扩张或突出，通常由动脉壁薄弱或损伤所致。动脉瘤可能发生在身体的任何部位，但最常见于主动脉、颈动脉、脑动脉等。动脉瘤可能导致血管破裂、出血等严重后果。

动静脉畸形：一种由异常扩张的动脉和静脉直接吻合而成的血管团块。动静脉畸形通常发生在脑、脊髓、肝脏、肾脏等器官。这种畸形可能导致血液分流、血流动力学异常，进而引发出血、疼痛、癫痫等症状。

静脉畸形：指静脉的异常扩张或扭曲，通常由静脉壁薄弱或静脉瓣功能不全所致。静脉畸形可能发生在身体的任何部位，但最常见于头面部、四肢等。静脉畸形可能导致疼痛、肿胀、出血等症状。

毛细血管畸形：也称为鲜红斑痣或微静脉畸形，表现为小的红斑到大的红色斑片，颜色淡红、暗红或淡蓝色，形状不规则，不高出皮面，压之部分或完全褪色。毛细血管畸形通常不会自行消退，且可能随着年龄的增长而逐渐加深、增厚。

淋巴管畸形：指淋巴管的异常扩张或扭曲，通常由淋巴管发育异常或损伤所致。淋巴管畸形可能发生在身体的任何部位，但最常见于头颈部、四肢等。淋巴管畸形可能导致疼痛、肿胀、皮肤增厚等症状。

2）临床表现

血管畸形的临床表现复杂多样，主要取决于畸形的类型（如静脉畸形、动脉畸形、毛细血管畸形、淋巴管畸形）、大小以及所在的位置。不同类型的血管畸形展现出各具特色的症状，使得诊断过程需要细致入微的观察和评估。

静脉畸形通常表现为皮肤或黏膜表面出现的蓝色或紫色肿块，这些肿块往往质地柔软，能够被压缩，类似于触摸一个装满水的软袋。在某些情况下，静脉畸形可能会伴有疼痛或瘙痒感，特别是在受到压迫或温度变化时，症状可能更加明显。这种疼痛可能表现为钝痛或刺痛，而瘙痒则可能使患者不自觉地抓挠，进而增加感染的风险。

动脉畸形则呈现出截然不同的症状。由于动脉内血流速度快、压力大，动脉畸形可能表现为搏动性的肿块，患者可以在触摸时感受到明显的跳动。此外，动脉畸形还可能伴随杂音，这是血流在畸形血管内形成涡流或湍流所产生的。疼痛是动脉畸形的常见症状，特别是在畸形血管对周围组织造成压迫时。出血也是动脉畸形的一个潜在风险，因为动脉壁较薄，容易受到损伤。

毛细血管畸形和淋巴管畸形则可能表现为红色或紫色的斑块，这些斑块可能平坦或略微隆起于皮肤表面。毛细血管畸形通常不会引起明显的疼痛或不适，但可能会影响患者的外貌和心理状态。淋巴管畸形则可能导致水肿，因为淋巴液无法正常回流到血液循环中。在某些情况下，淋巴管畸形还可能伴随疼痛，尤其是在感染或炎症发生时。

3）诊断

血管畸形的诊断是一个综合评估的过程，需要综合考虑临床表现、体格检查和影像学检查的结果。

临床表现和体格检查是诊断血管畸形的第一步。医生会详细询问患者的病史，包括症状出现的时间、发展速度、伴随症状等。同时，医生还会进行体格检查，观察畸形的外观特征，如颜色、形状、大小、质地等，并评估其对周围组织的影响。

影像学检查在血管畸形的诊断中起着至关重要的作用。彩色多普勒超声是一种无创、便捷、成本较低的影像学检查方法，能够显示畸形的血管结构、血流速度和方向等信息。然而，对于复杂或疑难病例，可能需要进一步采用更高级的影像学检查方法，如MRI、CT和DSA。

MRI能够提供高分辨率的血管图像，有助于识别畸形的血管与周围组织的关系，以及评估潜在的并发症。CT则擅长显示血管畸形的钙化、骨化等特征，对于判断畸形的性质和分期具有重要意义。DSA则是诊断血管畸形的金标准，它能够清晰地显示畸形的血管结构、血流情况以及与周围组织的关系，为制订治疗计划提供精确的信息。

6.2.6.2 治疗策略、效果与随访

（1）血管瘤

1）治疗策略

a. 观察等待

对于无症状、不影响美观或功能的血管瘤，医生可能会建议患者采取观察等待的策略。这是因为部分血管瘤，特别是婴幼儿血管瘤，具有自然消退的倾向。婴幼儿血管瘤通常在出生后数周内出现，并在接下来的几个月到几年内逐渐增大，然后可能开始消退。在观察期间，医生会定期评估血管瘤的生长速度和消退情况，通过体格检查、影像学检查等手段，确保患者的健康状况不受影响。同时，医生会向患者及家长详细解释血管瘤的自然病程，减轻他们的焦虑。

b. 药物治疗

药物治疗是婴幼儿血管瘤的常用方法之一。口服普萘洛尔、局部使用β受体阻滞剂（如噻吗洛尔）或咪喹莫特等药物，可通过抑制血管瘤的生长和促进其消退来达到治疗效果。这些药物的作用机制主要是抑制血管生成和减少血流量。然而，这些药物的使用需在医生指导下进行，以确保用药的安全性和有效性。医生会根据患者的年龄、体重、血管瘤的大小和位置等因素，制定个性化的用药方案，并密切监测患者的病情变化，及时调整治疗方案。

c. 激光治疗

激光治疗适用于浅表血管瘤，特别是葡萄酒色斑等色素性血管瘤。激光治疗利用激光的光热效应，通过激光的照射，可以破坏血管瘤内的血管结构，使其逐渐消退，从而改善外观。激光治疗具有操作简便、创伤小、恢复快等优点。然而，激光治疗可能需要多次进行，且疗效因个体差异而异。此外，激光治疗还可能引起色素沉着、瘢痕等副作用。因此，在治疗前，医生会进行充分的风险评估，与患者充分沟通，制定合适的治疗方案。

d. 介入治疗

对于深在或复杂的血管瘤，介入治疗是一种有效的治疗方法。通过血管造影等技术，医生可以准确找到血管瘤的供血血管，并采用栓塞治疗、硬化剂注射等方法来阻断血管瘤的血液供应，使其逐渐萎缩。介入治疗具有创伤小、恢复快、疗效确切等优点。然而，介入治疗也可能引起出血、感染等并发症。因此，在治疗前，医生会进行详细的病情评估，制定个性化的治疗方案，并密切监测患者的病情变化，及时处理可能出现的并发症。

e. 手术治疗

对于较大、影响美观或功能的血管瘤，手术切除是一种常用的治疗方法。通过手术，医生可以彻底切除血管瘤，并修复受损的组织。手术治疗具有疗效确切、复发率低等优点。然而，手术治疗也具有一定的风险，如出血、感染、瘢痕等。此外，术后恢复时间较长，需要患者积极配合医生的康复指导。因此，在选择手术治疗时，医生会权衡利弊，确保治疗的安全性和有效性。同时，医生会向患者详细解释手术的风险和注意事项，减轻患者的焦虑。

2）*治疗效果*

血管瘤的治疗效果是一个复杂而多变的话题，它受到血管瘤的类型、大小、位置以及所采用的治疗方法等多种因素的影响。对于某些血管瘤，特别是婴幼儿血管瘤，它们具有自然消退的倾向，这意味着这些血管瘤可能会随着时间的推移而逐渐减小并最终消失，无须进行特殊的治疗干预。然而，也有许多血管瘤需要通过积极的治疗才能控制病情，防止其进一步发展和恶化。

在血管瘤的治疗中，激光治疗、介入治疗和手术治疗等方法都具有一定的疗效。激光治疗适用于浅表血管瘤，特别是那些对美观有较大影响的血管瘤，如葡萄酒色斑等。通过激光的照射，可以破坏血管瘤内的血管结构，使其逐渐消退，从而改善患者的外观。介入治疗则适用于深在或复杂的血管瘤，通过血管造影等技术找到血管瘤的供血血管，并采用栓塞治疗、硬化剂注射等方法来阻断其血液供应，使其逐渐萎缩。手术治疗则是针对较大、影响美观或功能的血管瘤，通过手术切除的方式彻底去除血管瘤，并修复受损的组织。

然而，需要注意的是，这些治疗方法并非万无一失，它们也可能存在一定的风险和并发症。例如，激光治疗可能导致色素沉着、瘢痕等副作用；介入治疗可能引起出血、感染等并发症；手术治疗则可能面临出血、感染、疤痕、复发等风险。因此，在治疗过程中，医生需要密切关注患者的病情变化，根据患者的具体情况及时调整治疗方案，以确保治疗效果和患者的安全。

3）随访

为了确保血管瘤的治疗效果并监测其变化情况，患者需要定期进行随访和复查。对于婴幼儿血管瘤，由于其具有自然消退的倾向，医生应定期评估其生长速度和消退情况，以便及时调整治疗方案。这通常包括体格检查、影像学检查等手段，以全面评估血管瘤的变化情况。

对于需要治疗的患者，随访和复查同样重要。他们应根据医生的建议进行定期的体格检查和影像学检查，以监测血管瘤的治疗效果和病情稳定情况。在随访过程中，医生还需要关注患者的心理状态，提供必要的心理支持和指导。血管瘤的治疗过程可能会给患者带来一定的心理压力和焦虑情绪，因此，医生需要与患者建立良好的沟通关系，了解他们的心理需求，并提供专业的心理支持和指导，帮助他们树立战胜疾病的信心。

（2）血管畸形

1）治疗策略

a. 药物治疗

药物治疗在血管畸形的治疗中扮演着重要角色，尤其是对于症状较轻、病变范围较小的血管畸形。硬化剂注射是药物治疗中的一种常用方法，其原理是通过将硬化剂直接注入畸形血管内，利用硬化剂对血管内皮细胞的破坏作用，使管腔逐渐闭塞，从而达到治疗目的。硬化剂的选择至关重要，常用的硬化剂包括乙醇、鱼肝油酸钠、聚桂醇等，不同硬化剂的作用机制和适用范围有所不同，需在专业医生的指导下进行选择。

硬化剂注射的技巧同样对治疗效果具有重要影响。医生需要根据血管畸形的具体情况，选择合适的注射点、注射量和注射速度，以确保硬化剂能够均匀分布在畸形血管内，达到最佳的治疗效果。同时，硬化剂注射后，患者需要密切关注病情变化，定期进行复查，以评估治疗效果和及时调整治疗方案。

b. 介入治疗

介入治疗是血管畸形治疗的主要手段之一，适用于大多数血管畸形。介入治疗具有创伤小、恢复快、并发症少等优点，是现代血管畸形治疗的重要进展。

栓塞治疗是介入治疗中的一种常用方法，其原理是通过向畸形血管内注入栓塞材料，如明胶海绵、弹簧圈等，阻断血流，使畸形血管逐渐萎缩。栓塞材料的选择和注射技巧对治疗效果至关重要，医生需要根据血管畸形的具体情况，选择合适的栓塞材料和注射方式，以确保栓塞效果达到最佳。

c. 激光治疗

激光治疗则利用激光的能量破坏畸形血管的内皮细胞，促进其闭塞。激光治疗具有精度高、创伤小等优点，适用于浅表或较小的血管畸形。然而，激光治疗也可能引起色素沉着、疤痕等副作用，需在治疗前进行充分的风险评估。

射频消融则通过高频电流产生的热能破坏血管壁，达到治疗目的。射频消融具有操作简便、疗效确切等优点，适用于部分特定类型的血管畸形。然而，射频消融也可能引起疼痛、出血等并发症，需在治疗过程中密切监测患者的病情变化。

d. 手术治疗

手术治疗在血管畸形的治疗中占据重要地位，尤其是对于复杂或严重的血管畸形。手术治疗可能涉及切除畸形血管、重建血管等复杂操作，旨在恢复正常的血流动力学，减轻或消除临床症状。

手术治疗的风险和并发症相对较高，需在专业医生的指导下进行，并充分考虑患者的身体状况和手术耐受性。手术前，医生需要对患者进行全面的病情评估，包括体格检查、影像学检查等，以确定手术方案和评估手术风险。手术后，患者需要密切关注病情变化，定期进行复查，以评估手术效果和及时发现并处理可能出现的并发症。

2）治疗效果

根治性治疗：对于部分血管畸形，如小型毛细血管扩张或简单的动静脉瘘，通过介入治疗或手术治疗，往往可以取得根治性的治疗效果。这些治疗方法能够精确地定位并处理病变血管，使其闭塞或切除，从而恢复正常的血流动力学，减轻或消除临床症状。

姑息性治疗：然而，对于部分复杂或严重的血管畸形，如广泛分布的动静脉畸形或伴有重要结构侵犯的血管畸形，完全治愈可能较为困难。这些情况下，治疗的主要目标是减轻症状、控制病情进展，并尽可能提高患者的生活质量。此时，可能需要采用多种治疗方法的组合，如介入治疗联合药物治疗，或手术治疗后辅以长期的随访和监测。

个性化治疗计划：治疗效果的评估需结合影像学检查和临床症状进行综合判断。医生会根据患者的具体情况，如血管畸形的类型、大小、位置以及患者的身体状况和手术耐受性等，制订个性化的治疗计划。同时，治疗效果的评估也需要考虑患者的心理和社会因素，以确保治疗方案的全面性和有效性。

3）随访

定期复查：患者应定期复查，以监测血管畸形的变化情况。随访的内容包括体格检查、影像学检查（如超声、CT、MRI等）以及必要的实验室检查。这些检查有助于及时发现并处理可能的并发症或病情进展，确保治疗效果的稳定性和持久性。

治疗效果评估：对于介入治疗或手术治疗后的患者，应定期评估治疗效果和并发症情况。例如，通过影像学检查观察栓塞材料的稳定性、血管重建的通畅性等，以及通过实验室检查监测药物治疗的副作用和疗效。这些评估有助于及时调整治疗方案，确保治疗效果的最大化。

病情监测与调整：对于复杂或严重的血管畸形，应密切监测病情变化，及时调整治疗方案。例如，如果血管畸形出现复发或进展，可能需要增加药物治疗的剂量或种类，或再次进行介入治疗或手术治疗。同时，医生还需要关注患者的心理状态，提供必要的心理支持和指导，帮助患者树立战胜疾病的信心。

6.2.7 瘢痕疙瘩与皮肤纤维瘤

6.2.7.1 病因、病理与分类

（1）瘢痕疙瘩

1）病因

瘢痕疙瘩的形成是一个复杂的过程，涉及多种因素的相互作用。其中，皮肤损伤是最主要的诱因，包括创伤、烧伤、手术切口、皮肤感染、蚊虫叮咬等。这些损伤会触发皮肤组织的修复机制，但在某些个体中，这一修复过程可能会过度活跃，导致胶原纤维的异常增生和沉积，进而形成瘢痕疙瘩。此外，遗传因素、免疫因素、激素水平等也可能对瘢痕疙瘩的形成产生影响。遗传因素方面，瘢痕疙瘩在某些家族中具有明显的遗传倾向；免疫因素则可能通过影响炎症反应和细胞增殖来参与瘢痕疙瘩的形成；而激素水平的变化，如青春期、妊娠期等，也可能增加瘢痕疙瘩的发病风险。

2）病理

瘢痕疙瘩，作为一种皮肤病理现象，其病理特点主要体现在真皮层内成纤维细胞的异常活跃与胶原纤维的过度沉积上。这一病理过程导致了皮肤局部形成坚硬的肿块，这些肿块不仅突出于皮肤表面，而且其颜色往往因内部充血而呈现出红色或暗红色调。触摸时，瘢痕疙瘩的质地显得硬韧，给患者带来不适，常伴有瘙痒或疼痛的感觉，严重影响了患者的生活质量。

在显微镜下深入观察，瘢痕疙瘩的胶原纤维排列呈现出一种紊乱的状态，这些纤维相互交错，形成大量密集的束状结构。这种独特的纤维排列方式，赋予了瘢痕疙瘩在触诊时特有的硬度和韧性，使得其与其他皮肤病变在手感上有着明显的区别。

3）分类

瘢痕疙瘩的分类方式多样，可以根据其发生原因、形态特征以及位置等多个维度进行划分。

a. 按发生原因分类

原发型瘢痕疙瘩：这类瘢痕疙瘩的发生往往没有明显的外部诱因，它们可能自发地在某些特定部位，如胸前、肩背等处形成。这种类型的瘢痕疙瘩可能与个体的遗传背景或特殊体质有关，使得皮肤在受到轻微刺激或无明显刺激时，即产生过度的修复反应。

继发型瘢痕疙瘩：与原发型不同，继发型瘢痕疙瘩通常是在皮肤受到损伤后，如烧伤、手术切口、皮肤感染等情况下，修复过程中成纤维细胞和胶原纤维的过度增殖所致。这类瘢痕疙瘩的形成与皮肤损伤后的修复机制密切相关。

b. 按形态特征分类

结节型瘢痕疙瘩：这类瘢痕疙瘩的形状通常较为规则，呈圆形或椭圆形，边界清晰，易于识别。

条索型瘢痕疙瘩：它们呈条带状分布，沿着皮肤纹理或损伤方向延伸，形态较为细长。

不规则型瘢痕疙瘩：这类瘢痕疙瘩的形态各异，没有固定的形状，可能因损伤部位、修复过程及个体差异等多种因素而呈现不同的外观。

c. 按位置分类

浅表型瘢痕疙瘩：这类瘢痕疙瘩主要位于皮肤表层，对美观影响较大，但通常不会造成严重的功能障碍。

深部型瘢痕疙瘩：它们位于皮下组织，可能压迫周围的神经或血管，导致疼痛、麻木或功能障碍等严重症状。

混合型瘢痕疙瘩：这类瘢痕疙瘩同时包含浅表型和深部型的特点，既影响美观，又可能引发疼痛或功能障碍等严重问题。

（2）皮肤纤维瘤

1）病因

皮肤纤维瘤作为一种皮肤良性肿瘤，其确切的病因至今尚未被完全揭示。然而，通过大量的临床观察和实验研究，科学家们已经发现了一些可能的致病因素。

首先，皮肤局部轻微损伤被认为是导致皮肤纤维瘤形成的主要原因之一。这些损伤可能源自日常生活中的各种因素，如蚊虫叮咬、钝器划伤以及皮肤炎症等。当皮肤受到这些损伤时，可能会触发一系列的修复反应，其中包括成纤维细胞的异常增殖和胶原纤维的沉积。这些细胞和组织在修复过程中过度活跃，最终导致皮肤纤维瘤的形成。

其次，病毒感染也被认为与皮肤纤维瘤的发病有关。某些病毒可能通过影响细胞的增殖和免疫反应来参与皮肤纤维瘤的形成过程。这些病毒可能通过直接感染皮肤细胞，或者通过影响免疫系统对受损细胞的识别和清除，从而间接促进皮肤纤维瘤的发生。

再次，遗传因素也是影响皮肤纤维瘤发病的一个重要因素。研究表明，某些个体由于遗传背景的差异，可能对皮肤纤维瘤的易感性较高。这些个体在受到相同程度的皮肤损伤时，可能更容易形成皮肤纤维瘤。

此外，内分泌因素同样对皮肤纤维瘤的形成产生着重要影响。激素水平的变化可能通过影响细胞的增殖和代谢过程，从而调节皮肤纤维瘤的发生和发展。例如，在青春期或孕期等激素水平波动较大的时期，个体可能更容易患上皮肤纤维瘤。

2）病理

皮肤纤维瘤的病理特点主要表现为真皮内成纤维细胞的灶性增生和胶原纤维的沉积。这些异常增生的组织在皮肤内形成圆形的丘疹或结节，这些病变通常颜色发黄或发红，质地较硬，且通常不会引起患者的自觉症状。

在显微镜下观察，皮肤纤维瘤的胶原纤维排列相对规则，但成纤维细胞的增殖和胶原纤维的沉积均较正常皮肤明显增多。此外，皮肤纤维瘤还可能伴有少量淋巴细胞和浆细胞的浸润，这表明其可能存在一定的炎症反应。这种炎症反应可能是皮肤纤维瘤形成过程中，细胞和组织的损伤和修复所引发的。

3）分类

皮肤纤维瘤的分类方式多样，可以根据其组织病理特点、形态特征以及位置等多个维度进行划分。

按细胞类型分类，皮肤纤维瘤可分为纤维型和细胞型。纤维型皮肤纤维瘤以胶原纤维的沉积为主，成纤维细胞的增殖相对较少；而细胞型皮肤纤维瘤则以成纤维细胞的增殖为主，胶原纤维的沉积相对较少。这种分类方式有助于我们更好地理解皮肤纤维瘤的病理机制，并为其治疗提供指导。

按形态特征分类，皮肤纤维瘤可分为丘疹型、结节型和斑块型。丘疹型皮肤纤维瘤呈圆形或椭圆形的小丘疹，边界清晰；结节型皮肤纤维瘤则呈较大的结节状，质地较硬；斑块型皮肤纤维瘤则表现为较大的斑块状病变，边界可能不清晰。这种分类方式有助于我们根据皮肤纤维瘤的外观特征进行初步的诊断和鉴别诊断。

按位置分类，皮肤纤维瘤可分为浅表型和深部型。浅表型皮肤纤维瘤位于皮肤表层，易于观察和诊断；而深部型皮肤纤维瘤则位于皮下组织，可能需通过影像学检查才能确诊。这种分类方式有助于我们根据皮肤纤维瘤的位置选择合适的治疗方法和手段。

6.2.7.2 治疗进展与康复指导

（1）瘢痕疙瘩

1）治疗进展

放射治疗：放射治疗是利用X射线或电子束等放射线对瘢痕疙瘩进行照射，以抑制成纤维细胞的增殖和胶原纤维的沉积。放射治疗通常适用于较小的瘢痕疙瘩，且治疗效果较好。但放射治疗也可能引起皮肤色素沉着、干燥、瘙痒等副作用。

药物治疗：药物治疗包括局部用药和全身用药。局部用药如复方肝素钠尿囊素凝胶、积雪苷霜软膏等，可通过抑制炎症反应和促进皮肤修复来减轻瘢痕疙瘩的症状。全身用药如螺内酯、积雪苷片等，则可通过调节激素水平来抑制瘢痕疙瘩的形成和发展。但药物治疗通常需要较长时间才能见效，且部分药物可能存在一定的副作用。

手术治疗：手术治疗是通过切除瘢痕疙瘩来达到治疗效果的方法。对于较大的瘢痕疙瘩或严重影响美观和功能的瘢痕疙瘩，手术治疗通常是首选方法。但手术治疗后可能会留下新的瘢痕，且存在一定的复发风险。因此，在手术前应充分评估患者的病情和手术风险，并制定合理的手术方案。

物理治疗：物理治疗包括激光治疗、压力疗法、冷冻疗法等。激光治疗可通过激光的光热作用来破坏瘢痕疙瘩内的血管和纤维组织，从而促进瘢痕的消退。压力疗法则是通过持续对瘢痕施加压力来减少血液供应和营养供给，从而抑制瘢痕的增生。冷冻疗法则是利用低温来破坏瘢痕疙瘩内的细胞和组织结构，从而达到治疗效果。物理治疗通常适用于较小的瘢痕疙瘩或辅助治疗。

2）康复指导

生活习惯调整：瘢痕疙瘩患者应保持良好的生活习惯，避免过度摩擦和挤压瘢痕部位，以免加重瘢痕的增生和疼痛。同时，保持充足的睡眠和均衡的饮食也有助于促进皮肤的修复和康复。

皮肤护理：瘢痕疙瘩患者应注重皮肤护理，保持皮肤清洁和湿润。可使用温和的洁面产品和保湿霜来保持皮肤的屏障功能。同时，避免使用刺激性强的化妆品和护肤品，以免加重皮肤负担。

心理调适：瘢痕疙瘩可能对患者的心理造成一定影响，如使其变得自卑、焦虑等。因此，患者需要进行心理调适，保持积极乐观的心态。可通过与朋友交流、参加社交活动等方式来缓解心理压力。如有需要，可寻求专业心理咨询师的帮助。

（2）皮肤纤维瘤

1）治疗进展

一般治疗：对于无症状或症状轻微的皮肤纤维瘤，无须特殊治疗。患者可通过观察等待来了解病情的变化情况。同时，保持良好的生活习惯和进行皮肤护理也有助于减轻症状和促进康复。

药物治疗：在出现疼痛或瘙痒等症状时，患者可在医生指导下使用外用药物如糖皮质激素软膏、维A酸软膏等进行对症治疗。这些药物可通过抑制炎症反应和促进皮肤修复来减轻症状。但长期使用激素类药物可能存在一定的副作用，如皮肤萎缩、色素沉着等。因此，在使用前应充分了解药物的副作用和使用方法。

手术治疗：对于病情严重或频繁出现疼痛等症状的皮肤纤维瘤，可考虑手术切除治疗。手术切除治疗通常适用于较大的皮肤纤维瘤或影响美观和功能的皮肤纤维瘤。手术前应充分评估患者的病情和手术风险，并制定合理的手术方案。手术后需遵医嘱进行抗炎治疗和伤口护理，以防感染。

2）康复指导

个人卫生：皮肤纤维瘤患者应保持局部区域的干爽和清洁，避免用手反复触摸或挤压病变部位，以防感染。同时，避免使用刺激性强的清洁产品和护肤品，以免加重皮肤负担。

避免过敏：皮肤纤维瘤患者应避免接触易过敏的物质，如花粉、动物皮毛等。如有过敏史，应尽量避免接触相关过敏原。同时，保持室内空气清新和通风也有助于减少过敏症状的发生。

定期复查：皮肤纤维瘤患者应定期复查，监测病变的变化情况。如有异常，应及时就医并遵医嘱进行治疗。同时，保持与医生的良好沟通也有助于及时了解病情和治疗进展。

6.3 皮肤恶性肿瘤

6.3.1 鲍恩病与原位鳞状细胞癌

原位鳞状细胞癌，作为癌症发展的最早期阶段，是皮肤科及肿瘤学领域需要高度重视的一种病变。这一阶段的癌细胞严格局限于鳞状上皮黏膜内，尚未突破基底膜，因此未向间质发生浸润，也未展现出淋巴结转移或远处组织器官浸润等晚期癌症的特征。原位鳞状细胞癌的发病机制复杂，涉及多种内外因素的共同作用。长期暴露于紫外线辐射下，尤其是紫外线B成分，被公认为是导致其发生的主要环境因素之一。此外，频繁接触某些有害化学物质，如某些工业原料、农药等，以及遗传因素，如家族史中存在皮肤癌患者，均可能增加个体罹患原位鳞状细胞癌的风险。

在发病机制层面，原位鳞状细胞癌主要表现为表皮层内鳞状细胞的异常增殖和分化。正常情况下，表皮细胞会经历一系列有序的增殖、分化和凋亡过程，以维持皮肤的正常结构和功能。然而，在原位鳞状细胞癌中，这一精细的调控机制被打乱，导致细胞增殖失控，分化异常，形成癌前病变。尽管此时癌细胞尚未突破基底膜，但已表现出明显的恶性生物学特征，如细胞形态异常、核分裂象增多等。

鲍恩病，作为原位鳞状细胞癌在皮肤上的特殊表现，是一种非常早期的恶性皮肤癌。其临床表现通常为皮肤上的慢性、无症状的鳞屑性斑块，这些斑块可能出现在身体的任何部位，但多见于曝光部位，如头面部、颈部和手背等。鲍恩病的病因同样复杂多样，除了长期紫外线暴露这一重要因素外，免疫抑制状态（如器官移植后使用免疫抑制剂、HIV感染等）、砷剂摄入（如饮用含砷量高的水源）、HPV感染等也被认为是其发病的重要诱因。

在发病机制上，鲍恩病表现为表皮全层细胞的不典型增生，即细胞排列紊乱，大小不一，核大深染，并可见病理性核分裂象等典型的恶性病变特征。这些异常增生的细胞虽然尚未突破基底膜，但已具备潜在的恶性转化能力，若不及时干预，可能进一步发展为浸润性鳞状细胞癌，威胁患者的生命健康。

值得注意的是，鲍恩病本质上属于原位鳞状细胞癌的一种特殊类型。因此，在治疗策略上，两者均应遵循早期发现、早期治疗的原则。对于疑似鲍恩病或原位鳞状细胞癌的患者，应尽早进行皮肤活检以明确诊断，并根据病情选择合适的治疗方法，如手术切除、光动力疗法、激光治疗等，以有效控制病情进展，提高治愈率。同时，加强健康教育，提高公众对皮肤恶性肿瘤的认识和警惕性，也是预防鲍恩病和原位鳞状细胞癌的重要措施。

6.3.1.1 临床表现、诊断与分期

鲍恩病，医学上亦称原位鳞状细胞癌，是一种特殊类型的皮肤恶性肿瘤，其特点在于肿瘤细胞局限于表皮层内，未穿透基底膜向深层组织浸润。尽管其发病率相对较低，但鲍恩病展现出一系列独特的临床特征，对于皮肤科医生而言，准确识别这些特征对于早期诊断和治疗至关重要。

（1）流行病学特征

鲍恩病多见于中老年人，尤其是45岁及以上的年龄段，这一年龄段的人群由于长期暴露于环境因素（如紫外线）下，皮肤累积性损伤的风险增加。此外，男性患者的发病率略高于女性，这可能与性别间皮肤护理习惯、职业暴露差异或激素水平等因素有关。

（2）皮损分布与形态

皮损是鲍恩病最直观的临床表现，好发于阳光直接照射的部位，如头面部、手背和前臂，这些区域因长期接受紫外线辐射而更容易发生皮肤癌变。然而，鲍恩病也可发生于身体任何部位的皮肤或黏膜，包括相对隐蔽的区域如耳部、颈部、下腹、背部、臀部及下肢伸侧等，显示了其广泛的发病范围。黏膜部位如口腔、眼结膜、女阴、龟头及肛门等处同样可受累，提示鲍恩病不仅限于皮肤表层，还可能影响黏膜组织。

（3）皮损的演变与特征

鲍恩病的皮损通常表现为慢性、无症状的鳞屑性斑块，这是其典型特征之一。初始阶段，皮损可能呈现为淡红或暗红色的丘疹和小斑片，表面光滑或伴有少量鳞屑或结痂，这些症状往往不易引起患者注意。随着病情的发展，这些病变逐渐扩大并融合，形成形状不规则、大小不一的斑块，直径可从数厘米扩展至十余厘米不等。皮损边缘清晰，略隆起于周围正常皮肤，触诊时边缘和底部质地较硬，边界分明，这是鲍恩病与其他皮肤病变相鉴别的重要体征。

在皮损的表面形态上，鲍恩病可呈现扁平状、不规则高起或结节状，底部少有浸润，这反映了其局限于表皮层的病理特点。对于黏膜部位的病变，鲍恩病可能表现为点状、线状或不规则形的白色、红色或棕色斑片，表面粗糙不平，有时伴有糜烂或溃疡，这些症状不仅影响患者的生活质量，还可能因继发感染而加重病情。

（4）诊断

鲍恩病的诊断是一个复杂且精细的过程，它依赖于临床表现的详细观察、病史的深入询问以及组织病理学检查的精确分析，同时还需要与其他皮肤疾病进行鉴别诊断，以确保诊断的准确性和可靠性。

（5）临床表现的详细观察

对于疑似鲍恩病的病例，皮肤科医生先会进行详细的皮肤检查。这包括对皮损的全面评估，观察其形态、颜色、大小、边缘特征以及表面状态。鲍恩病的皮损通常呈现为圆形或椭圆形的斑块，颜色可能为暗红色或褐色，大小适中，边缘清晰且稍隆起，表面可能覆

盖有鳞屑或结痂。这些临床表现是初步判断鲍恩病的重要依据，但并非绝对，因为其他皮肤疾病也可能表现出类似的症状。

（6）病史的深入询问

除了皮肤检查外，医生还会对患者进行详细的病史询问。这包括了解患者的既往皮肤病史，询问是否曾经出现过类似的症状或患有其他皮肤疾病；了解家族遗传史也是重要的一环，询问患者家族中是否有成员患有皮肤癌或相关疾病；同时，还会询问患者的长期阳光暴露史，因为鲍恩病的发生与紫外线照射密切相关。通过病史询问，医生可以进一步了解患者的疾病背景，为诊断提供有价值的线索，并帮助评估患者的风险因素。

（7）组织病理学检查的精确分析

然而，要确诊鲍恩病，还需要进行组织病理学检查。这是通过皮肤活检获取病变组织样本，然后在显微镜下进行仔细观察和分析的过程。在显微镜下，医生可以清晰地看到表皮层内存在大量异型性的鳞状细胞。这些细胞形态不规则，核大深染，核分裂象增多，但基底膜保持完整，未突破至真皮层。这是鲍恩病典型的组织病理学特征，也是确诊该病的关键依据。

此外，还可以进行免疫组化检测，以进一步确认肿瘤细胞的来源和性质。免疫组化检测利用特定的抗体与肿瘤细胞中的抗原结合，形成可见的复合物，从而帮助医生确定肿瘤细胞的类型和分化程度。这为确诊鲍恩病提供了更加确凿的证据，并有助于制定个性化的治疗方案。

（8）鉴别诊断的细致考量

在诊断过程中，还需要注意与其他皮肤疾病进行鉴别诊断。

银屑病虽然也有鳞屑和结痂等症状，但其组织病理学特征与鲍恩病存在显著差异。银屑病主要表现为表皮角化过度、角化不全和棘层肥厚，而鲍恩病则主要表现为表皮层内异型性鳞状细胞的增生。

扁平苔藓也是一种需要与鲍恩病进行鉴别的皮肤疾病。扁平苔藓表现为紫红色多角形扁平丘疹，表面可能有蜡样光泽，并可见网状白色条纹（Wickham纹）。其组织病理学特征为表皮角化不全、棘层肥厚和基底细胞液化变性，与鲍恩病明显不同。

湿疹样癌（Paget病）也可能出现糜烂、渗液和结痂等症状，但其组织病理学特征也与鲍恩病有所区别。湿疹样癌主要表现为表皮内大量异型性细胞浸润，伴有真皮层内炎症细胞浸润和血管增生。

因此，在进行诊断时，医生需要仔细辨别和区分这些疾病，以确保诊断的准确性。这要求医生具备丰富的临床经验和专业知识，能够综合运用临床表现、病史询问和组织病理学检查等多种手段，进行综合分析和判断。

（9）分期

鲍恩病的分期是一个综合评估病变状态、预测疾病进展及制定治疗策略的关键过程。

这一分期体系主要依据病变的形态学特征、组织病理学改变、病变累及范围以及是否伴有周围组织或器官的侵犯来进行划分。下面将详细阐述鲍恩病的分期标准及其临床意义。

1）早期鲍恩病

早期鲍恩病，也被称为原位期或局限性鲍恩病，其病变主要局限于表皮层内，未突破基底膜向真皮层浸润。这一阶段，病变通常以扁平或轻度隆起的斑块形式出现，颜色可能呈现为暗红色或褐色，边缘清晰且稍隆起，与周围正常皮肤形成鲜明对比。此时，病变部位往往无明显炎症反应，患者也可能无自觉症状，如疼痛、瘙痒等。组织病理学检查可见表皮层内存在大量异型性鳞状细胞，但基底膜保持完整，未发生破坏。

早期鲍恩病的诊断对于及时干预、防止病情进展具有重要意义。由于病变局限于表皮层，治疗相对简单，且预后良好。常用的治疗方法包括局部药物治疗（如外用免疫调节剂、化疗药物等）、物理治疗（如激光治疗、光动力疗法等）以及手术切除等。

2）晚期鲍恩病

晚期鲍恩病，也称为进展期或浸润性鲍恩病，其病变已经突破基底膜，向真皮层浸润。此时，病变部位可能出现毛细血管扩张、色素沉着等现象，并伴随不同程度的炎症细胞浸润。晚期病变还可能向周围扩散，形成卫星灶，即病变周围出现多个小病灶，或发生远处转移，即病变细胞通过淋巴或血液系统传播至其他部位。

晚期鲍恩病的治疗相对复杂，且预后较差。由于病变已经累及真皮层甚至更深的组织，可能需要采用更为激进的治疗手段，如广泛手术切除、放疗、化疗等。此外，晚期鲍恩病还可能伴有其他并发症，如感染、出血等，需要综合治疗以控制病情。

3）恶变潜能与监测

鲍恩病虽然是一种原位癌，但具有一定的恶变潜能。这意味着部分鲍恩病患者可能发展为浸润性鳞状细胞癌，进而威胁患者的生命健康。因此，对于疑似鲍恩病的患者，应尽早进行诊断和治疗，以避免病情恶化。

定期的随访和监测是评估鲍恩病患者病情进展和变化的重要手段。通过定期的体格检查、皮肤镜检查、组织病理学复查等手段，可以及时发现和处理病变的进展和变化。对于高风险患者，如长期紫外线暴露者、有家族遗传史者等，还应加强监测和干预，以降低恶变风险。

6.3.1.2 治疗方法、预后与生存分析

（1）治疗方法

鲍恩病的治疗方法选择是一个复杂且精细的过程，它依赖于病变的具体特征、患者的整体健康状况以及专业医生的评估与建议。以下是对几种常用治疗方法的详细阐述，旨在为患者和医疗专业人士提供更深入的理解。

1）手术切除

手术切除是鲍恩病治疗的金标准之一，尤其适用于肿瘤体积小、位置表浅、边界清晰

且易于完整切除的病例。手术过程中，医生需确保在肉眼和显微镜下彻底清除肿瘤及其周围可能受累的正常组织，即实施所谓的“安全边缘切除”。这一策略旨在最大限度地降低肿瘤复发的风险。切除后的组织标本应立即送往病理实验室进行详细的组织学检查，以验证肿瘤是否被完全清除，并评估切缘是否存在肿瘤残留。

2）冷冻治疗（液氮冷冻疗法）

冷冻治疗利用液氮等低温冷冻剂对鲍恩病病灶进行快速冷冻和缓慢复温，诱导病变组织细胞脱水、结晶、坏死，并最终脱落。这种方法尤其适用于表浅、较小的病灶，以及那些位于敏感区域、不宜进行手术切除的病例。冷冻治疗的优势在于操作简单、创伤小、恢复快，且通常不需要麻醉。然而，由于鲍恩病细胞的异型性和增殖能力，可能需要多次治疗才能达到满意的疗效，且存在一定的复发风险。

3）激光治疗

激光治疗利用特定波长的激光束对鲍恩病病灶进行精准照射，通过光热效应破坏病变组织，促进其坏死和脱落。这种方法同样适用于表浅、较小的病灶，具有操作简便、创伤小、恢复快的特点。激光治疗的选择性光热作用可以最大限度地减少对周围正常组织的损伤。然而，激光治疗的效果可能受到多种因素的影响，如病灶的深度、大小、位置以及激光参数的设定等。因此，治疗后需密切随访，以监测疗效和复发情况。

4）电灼术（电干燥法）

电灼术利用高频电流产生的热能对鲍恩病病灶进行烧灼，使病变组织迅速坏死并脱落。这种方法适用于小型原位鳞状细胞癌的治疗，尤其是那些位于皮肤较厚、不易冷冻或激光治疗的区域。电灼术具有操作简单、创伤小、成本低廉等优点。然而，由于高温对周围组织的热损伤，治疗后可能留下疤痕、色素沉着或色素减退等后遗症。因此，在选择电灼术时，需权衡其疗效与潜在的不良反应。

5）放射治疗

放射治疗利用高能放射线（如X射线、电子束等）对鲍恩病病灶进行照射，通过破坏肿瘤细胞的DNA结构来抑制其增殖和扩散。这种方法适用于不宜手术或手术切除困难的病例，如病灶广泛、位置深在或患者全身状况较差的情况。放射治疗可以单独使用，也可以作为手术前后的辅助治疗手段。然而，放射治疗可能引发一系列皮肤反应，如色素沉着、干燥、瘙痒、红斑、水肿等，且存在一定的复发和长期副作用风险。因此，在决定采用放射治疗时，需综合考虑患者的具体情况和预期疗效。

6）药物治疗

药物治疗在鲍恩病的治疗中通常作为辅助治疗手段，旨在抑制肿瘤细胞的增殖和扩散，减轻症状，或提高手术和放射治疗的效果。常用的外用药物包括5-氟尿嘧啶、咪喹莫特等，它们可以通过干扰肿瘤细胞的DNA合成和修复过程来发挥抗肿瘤作用。口服免疫抑制剂如环孢素等也可能对部分患者有效，但需注意其潜在的免疫抑制副作用和长期用药的安全性。药物治疗的效果因人而异，且可能存在一定的复发和耐药风险。因此，在使用药物治疗时，需要根据患者的具体情况制定个性化的治疗方案，并密切监测疗效和不良反应。

（2）预后

鲍恩病的预后与病变的分期、治疗方法以及患者的全身状况密切相关。早期发现并及时治疗的鲍恩病患者，其治愈率可达90%以上。这些患者经过手术切除、冷冻治疗或激光治疗等有效治疗后，病情通常可以得到有效控制，且复发率较低。然而，对于晚期病变或治疗不及时的患者，预后可能较差。晚期病变可能侵犯周围组织或器官，治疗难度加大，且存在一定的复发和转移风险。

此外，患者的全身状况也对预后产生重要影响。年龄较大、身体状况较差或伴有其他慢性疾病的患者，其治疗效果和预后可能相对较差。因此，对于鲍恩病患者而言，早期发现、及时治疗以及保持良好的生活习惯和心态是提高预后和生活质量的关键。

（3）生存分析

对于鲍恩病患者的生存分析，主要关注其五年生存率、复发率以及生活质量等指标。早期鲍恩病患者经过有效治疗后，五年生存率可达90%以上，且复发率较低。这些患者通常能够保持较好的生活质量，正常参与日常生活和工作。然而，对于晚期病变或治疗不及时的患者，五年生存率可能有所降低，且复发率较高。这些患者可能需要接受更频繁的治疗和随访，以控制病情并提高生活质量。

6.3.2 基底细胞癌

6.3.2.1 临床表现、诊断与分期

（1）临床表现

基底细胞癌，作为皮肤科领域中较为常见的恶性肿瘤类型之一，其临床表现复杂多变，但多数患者会表现出一些特征性的皮肤改变。具体而言，基底细胞癌通常以无痛性或仅有轻微触痛的肿块或结节形式出现在皮肤表面。这些病变的外观和颜色各异，可能呈现为皮肤本色、红色或珍珠白色，这主要取决于病变内部的血管分布、色素含量以及细胞的增殖状态。

在病变的进展过程中，部分基底细胞癌病灶可能会出现溃疡，这是癌细胞侵犯并破坏皮肤表层组织的结果。溃疡表面通常覆盖有结痂，这些结痂可能由坏死组织、渗出液以及细菌等混合物构成。溃疡边缘则可能呈现出一种特殊的珍珠状向内卷曲形态，这是基底细胞癌的一个典型病理特征，有助于临床上的初步诊断。

此外，基底细胞癌病变周围还可能出现色素沉着或脱失的现象。色素沉着可能是癌细胞产生的黑色素或其他色素物质在周围组织中沉积所致，而色素脱失则可能是癌细胞对周围正常皮肤的破坏，导致色素细胞功能受损或丧失。

从发病部位看，基底细胞癌好发于老年人的曝光部位，特别是颜面部，如鼻部、颊部

和额部等区域。这些部位由于长期接受阳光中的紫外线辐射，皮肤细胞容易受到损伤并发生癌变。然而，基底细胞癌也可发生在躯干和四肢等非曝光部位，这可能与个体的遗传因素、免疫状态以及环境因素等多种因素有关。

值得注意的是，基底细胞癌的生长速度相对较慢，且很少发生远处转移。这使得基底细胞癌在恶性肿瘤中相对“温和”，但仍然需要对其给予足够的重视。如果未得到及时治疗，基底细胞癌可能会逐渐侵犯周围的组织和器官，如眼眶、耳朵、鼻子和嘴唇等敏感区域。这些部位的基底细胞癌不仅会导致严重的功能障碍，如视力下降、听力受损、呼吸和进食困难等，还会对患者的外观造成极大的损害，严重影响其生活质量。

作为较常见的皮肤恶性肿瘤之一，其症状多样，但通常可以在皮肤病变上观察到一些特征性的改变。以下是基底细胞癌常见的症状：

皮肤结节或肿块：基底细胞癌通常表现为皮肤上无痛或仅有轻微触痛的结节或肿块。这些病变可能大小不一，从几毫米到几厘米不等，形状也可能不规则。

颜色变化：基底细胞癌病变的颜色可能多样，包括皮肤本色、红色、珍珠白色或蜡状白色。颜色变化可能是病变内部血管分布、色素含量以及细胞增殖状态不同引起的。

溃疡形成：随着病变的发展，基底细胞癌可能会出现溃疡，表现为皮肤表面的破损或凹陷。溃疡表面可能覆盖有结痂，边缘可能呈现珍珠状向内卷曲，这是基底细胞癌的一个典型特征。

边缘不规则：基底细胞癌病变的边缘通常不规则，可能呈现锯齿状、浸润性或星状。这种不规则的边缘是基底细胞癌与良性皮肤病变（如痣或皮肤囊肿）相区别的一个重要标志。

色素沉着或脱失：基底细胞癌病变周围可能出现色素沉着或脱失的现象。色素沉着可能是癌细胞产生的黑色素或其他色素物质在周围组织中的沉积所致，而色素脱失则可能是癌细胞对周围正常皮肤的破坏，导致色素细胞功能受损或丧失。

感觉异常：在某些情况下，基底细胞癌病变周围可能会出现感觉异常，如瘙痒、刺痛或麻木等。这些症状通常不是基底细胞癌的特异性表现，但可能提示病变的存在或进展。

生长速度：虽然基底细胞癌的生长速度相对较慢，但随着时间的推移，病变可能会逐渐增大并侵犯周围组织。因此，对于疑似基底细胞癌的病变，应密切关注其生长情况，以便及时诊断和治疗。

（2）诊断

基底细胞癌的诊断是一个综合多方面信息的过程，涉及临床表现的评估、组织病理学检查的确认以及影像学检查的辅助，旨在全面了解病变的性质、范围及其对周围组织的影响。

1）临床表现评估

基底细胞癌的临床表现是诊断过程的起点。医生会通过仔细观察患者的皮肤病变，注意其形态、颜色、大小、质地以及是否存在溃疡或结痂等特征。基底细胞癌通常表现为无痛性或仅有轻微触痛的肿块或结节，颜色可能多样，包括皮肤本色、红色或珍珠白色。溃疡形成是基底细胞癌的一个典型表现，溃疡表面可能覆盖有结痂，边缘可能呈现珍珠状向内卷曲。此外，病变周围可能出现的色素沉着或脱失也是重要的诊断线索。

2）组织病理学检查

组织病理学检查是确诊基底细胞癌的关键步骤。通常涉及皮肤活检，即取一小块病变组织进行显微镜观察。在显微镜下，病理学家会仔细分析病变组织的形态和结构，寻找基底细胞癌的典型特征。这些特征包括基底样细胞（通常比正常细胞更大、更不规则）的异常增殖、核分裂象的增多以及细胞间桥（即细胞间连接结构）的消失。此外，还可能出现坏死、炎症细胞浸润等病理改变。组织病理学检查不仅能确诊基底细胞癌，还能提供关于病变分级（如低级别、中级别或高级别）的信息，这对于制定治疗方案和评估预后至关重要。

3）影像学检查

影像学检查在基底细胞癌的诊断中起着辅助作用，有助于了解病变的范围、深度以及是否侵犯周围组织或器官。常用的影像学检查方法包括超声波、CT和MRI等。

超声波：超声波检查利用高频声波成像，可以评估病变的深度和与周围组织的界限。对于浅表基底细胞癌，超声波检查通常足够清晰，能够显示病变的轮廓和内部结构。

CT扫描：CT扫描使用X射线和计算机技术生成详细的横截面图像，可以显示病变的三维结构和与周围重要结构的关系。对于深层或复杂的基底细胞癌，CT扫描有助于确定病变是否侵犯骨骼、肌肉或其他器官。

MRI：MRI利用强磁场和射频波成像，对软组织具有较高的分辨率。它可以显示基底细胞癌的精确位置和范围，以及是否侵犯神经、血管等结构。MRI在评估基底细胞癌对周围组织的侵犯程度方面特别有用。

4）综合诊断

综合临床表现、组织病理学检查和影像学检查的结果，医生可以做出准确的诊断，并据此制定个性化的治疗方案。对于基底细胞癌患者，早期发现、早期治疗是降低复发率和提高生存率的关键。因此，对于疑似基底细胞癌的病例，应尽早进行全面的诊断评估，以确保及时有效的治疗。

（3）分期

基底细胞癌的分期是评估其病情严重程度、制订治疗计划及预测预后的重要工具。分期主要依据肿瘤的大小、侵犯深度、是否累及周围组织或器官，以及是否存在淋巴结转移或远处转移等多个维度进行综合考量。虽然国际抗癌联盟和美国癌症联合委员会通常采用TNM分期系统来标准化恶性肿瘤的分期，以便于快速而有效地指导治疗决策，但在基底细胞癌的实际临床实践中，基于肿瘤大小和侵犯深度的简单分类也常被采用。

1）早期（局限性）基底细胞癌

早期基底细胞癌，也称为局限性基底细胞癌，这一阶段的肿瘤体积较小，通常小于2 cm，且局限于皮肤表层（表皮）或浅层真皮内，未突破真皮-表皮交界，也未侵犯周围组织或器官。此阶段的基底细胞癌通常表现为皮肤上的无痛性结节或斑块，颜色可能多样，边缘清晰或略呈珍珠状。由于肿瘤尚未广泛扩散，早期基底细胞癌的治疗选择相对较多，包括手术切除、激光治疗、冷冻治疗等，且预后通常较好。

2）中期（局部浸润性）基底细胞癌

中期基底细胞癌，或称为局部浸润性基底细胞癌，这一阶段的肿瘤已经侵犯到深层真皮或邻近的皮下组织，甚至可能累及周围的结构，如肌肉、软骨或骨骼，但尚未发生淋巴结转移或远处转移。此阶段的基底细胞癌可能表现为较大的肿块，伴有溃疡形成，边缘不规则，有时可见到明显的浸润性生长模式。中期基底细胞癌的治疗可能需要更广泛的手术切除，包括周围正常组织的安全边缘切除，以确保肿瘤被完全清除。在某些情况下，辅助治疗如放射治疗或药物治疗也可能被考虑，以降低复发风险。

3）晚期（转移性）基底细胞癌

晚期基底细胞癌，即转移性基底细胞癌，这一时期的基底细胞癌处于最为严重的阶段，表现为肿瘤不仅侵犯了重要的周围组织或器官，如眼睛、耳朵、鼻子、嘴唇等，还可能通过淋巴系统或血液循环转移到身体的其他部位，如肺、肝、骨等。这一阶段的患者可能出现严重的功能障碍、疼痛和生活质量下降。晚期基底细胞癌的治疗通常更具挑战性，可能涉及多学科团队的协作，包括手术、放疗、化疗、免疫治疗等综合治疗手段的使用。然而，由于肿瘤已经广泛扩散，晚期基底细胞癌的预后通常较差，治疗目标主要是缓解症状、延长生存期和提高生活质量。

4）分期的动态变化

值得注意的是，基底细胞癌的分期并不是静态的，它会随着病情的进展和治疗的实施而发生变化。因此，对于基底细胞癌患者而言，定期的随访和监测至关重要，以便及时调整治疗方案，应对病情的变化。同时，对于疑似基底细胞癌的病例，应尽早进行全面的评估，包括组织病理学检查和必要的影像学检查，以准确判断分期，为后续的治疗提供有力的依据。

6.3.2.2 治疗策略、效果与复发管理

（1）治疗策略

基底细胞癌的治疗策略是多元化的，旨在根据患者的具体病情和身体状况，选择最合适的治疗方案，以达到最佳疗效。以下是对各种治疗方法的详细阐述：

1）手术切除

手术切除是基底细胞癌治疗中较常用且较有效的方法之一。其基本原则是彻底切除病变组织及其周围的安全边缘，以防止病情复发。根据基底细胞癌的大小、位置和侵犯深

度，手术方法可分为多种：

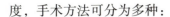

刮除术：适用于浅表、小面积的基底细胞癌。通过刮除病变组织并进行适当的烧灼或冷冻处理，以减少复发风险。

切除术：对于较大或侵犯较深的基底细胞癌，切除术是首选。通过切除病变组织及其周围足够的正常皮肤，以确保肿瘤被完全清除。

莫氏显微外科手术：一种精细的手术方法，通过逐层切除并即时检查组织切片，以确定病变的边界和切除范围。这种方法可以最大限度地减少对正常组织的损伤，同时确保肿瘤的完全切除。

2）放射治疗

放射治疗适用于无法手术或手术后有残留病灶的基底细胞癌患者。通过高能射线（如X射线或电子束）照射病变区域，杀死癌细胞并控制病情进展。放射治疗需要在专业医生的指导下进行，以确保剂量和照射范围的准确性。放射治疗可能包括外照射和内照射两种方式。

外照射：利用外部放射源（如直线加速器）对病变区域进行照射。

内照射：将放射性物质直接植入病变组织内，以达到更高的局部照射剂量。

3）冷冻疗法和光动力疗法

这两种方法适用于小面积、浅表病灶的基底细胞癌治疗，具有创伤小、恢复快的优点。

冷冻疗法：利用液氮等冷冻剂使病变组织迅速降温并坏死。冷冻过程可以破坏癌细胞的细胞膜和细胞器，导致细胞死亡。治疗后，病变组织会逐渐脱落并愈合。

光动力疗法：利用光敏剂和特定波长的光线破坏癌细胞。光敏剂在注入体内后会选择性地聚集在癌细胞内，当受到特定波长的光线照射时，光敏剂会发生化学反应并产生毒性物质，从而杀死癌细胞。光动力疗法通常需要多次治疗才能达到理想效果。

4）药物治疗

药物治疗包括局部用药和全身用药两种方式，适用于不同阶段的基底细胞癌治疗。

局部用药：如咪喹莫特霜等免疫调节剂，可以刺激免疫系统攻击癌细胞。这些药物通常用于浅表、小面积的基底细胞癌治疗，可以减少手术或放射治疗的必要性。

全身用药：如维莫德吉（Hedgehog通路抑制剂）等靶向药物，对晚期或转移性基底细胞癌有效。这些药物通过抑制癌细胞内的特定信号通路来抑制肿瘤的生长和扩散。全身用药需要在专业医生的指导下进行，并需要密切监测药物的副作用和疗效。

（2）治疗效果

基底细胞癌的治疗效果在很大程度上取决于疾病的早期发现、病变的严重程度以及所采用的治疗策略。总体而言，基底细胞癌是一种相对预后良好的皮肤恶性肿瘤，尤其是当病变处于早期阶段时，治疗效果尤为显著。

早期治疗的高治愈率：对于早期发现、病变局限且未侵犯周围组织的基底细胞癌，手术切除通常是首选且最有效的治疗方法。在这种情况下，治愈率可高达90%以上，且复发率相对较低。手术切除的成功率在很大程度上取决于手术技巧、病变切除程度以及术后护理质量。

非手术治疗的效果：对于无法手术或不愿接受手术的患者，放射治疗、冷冻疗法和光动力疗法等也是有效的治疗选择。这些治疗方法能够破坏或杀死癌细胞，从而控制病情进展。尽管这些方法的治愈率可能略低于手术切除，但在适当的情况下，它们仍能提供满意的治疗效果。

晚期或转移性基底细胞癌的治疗挑战：对于晚期或转移性基底细胞癌，治疗效果可能较差。这是因为晚期病变已经广泛扩散至周围组织或器官，甚至可能发生远处转移。在这种情况下，需要采取综合治疗策略，包括手术、放疗、化疗和靶向治疗等，以提高疗效和降低复发风险。然而，即使采用综合治疗，晚期基底细胞癌的预后仍然相对较差。

（3）复发管理

定期皮肤检查的重要性：为了降低基底细胞癌的复发风险，患者应定期进行皮肤检查。这有助于早期发现复发迹象，从而及时采取治疗措施。通常建议每3～6个月进行一次皮肤检查，但对于高风险患者，可能需要更频繁的检查。

生活方式调整：除了定期皮肤检查外，患者还应避免长时间暴露在阳光下，以减少紫外线对皮肤的损伤。使用防晒霜、遮阳帽、遮阳伞等防晒工具是有效的预防措施。此外，保持健康的生活方式，如均衡饮食、适度运动和避免吸烟等，也有助于降低皮肤癌的复发风险。

复发后的综合治疗策略：对于复发的基底细胞癌，应采取综合治疗策略，包括重新评估病情、制定个性化的治疗方案以及密切监测治疗效果。治疗方案可能包括手术、放疗、化疗和药物治疗等，具体取决于患者的具体情况和复发灶的特点。在综合治疗过程中，需要密切关注患者的病情变化，及时调整治疗方案，以确保最佳的治疗效果。

6.3.3 鳞状细胞癌

6.3.3.1 临床表现、诊断与分期

（1）临床表现

鳞状细胞癌作为起源于表皮或黏膜鳞状上皮层的一种恶性肿瘤，其临床表现因其发病部位的不同而展现出多样化的特征，这些特征对于早期诊断和治疗至关重要。

1）皮肤鳞状细胞癌

在皮肤，尤其是头颈区域，鳞状细胞癌的临床表现尤为显著。初期，患者可能会注意到皮肤上出现坚硬、不规则的红色或紫色结节。这些结节的边缘往往不整齐，形状各异，与周围的正常皮肤形成鲜明的对比。随着疾病的进一步发展，结节的表面可能会覆盖上一层鳞屑，这些鳞屑可能为白色、灰色或黄色，质地粗糙，易于脱落。在某些情况下，结节

可能会逐渐增大，进而形成溃疡。溃疡的表面通常不规则，边缘可能呈锯齿状，伴有出血、疼痛和恶臭等症状。这些症状的出现往往预示着疾病已经进入晚期，需要立即进行医疗干预。

2）黏膜鳞状细胞癌

在口腔、咽喉等黏膜部位，鳞状细胞癌的临床表现有所不同。患者可能会经历持续的口腔溃疡，这些溃疡通常难以愈合，且伴有疼痛和不适感。随着病情的恶化，患者可能会出现吞咽困难，这是因为肿瘤的生长可能阻塞了食道或咽喉部位。此外，声音嘶哑或呼吸困难也是黏膜鳞状细胞癌的常见症状，这些症状的出现往往提示肿瘤已经侵犯了声带或呼吸道。

（2）诊断

诊断鳞状细胞癌是一个综合、多步骤的过程，旨在准确识别病变、评估病情严重程度，并为后续治疗方案的制定提供可靠依据。以下是该诊断流程的详细扩写：

1）病史询问与体格检查

病史询问：诊断过程的起点，医生将详细询问患者的个人及家族史，特别关注既往有无皮肤癌病史、长期日光暴露史、吸烟习惯、职业性化学物质或放射性物质接触史等，这些信息对于评估患者的风险等级和制定后续检查计划至关重要。

体格检查：病史询问结束后，医生会对患者进行全面的体格检查，特别是对皮肤、口腔、咽喉、肺部等鳞状细胞癌常见发病部位进行仔细检查。医生会观察皮肤是否有异常颜色和质地改变、是否有溃疡形成或结节状突起；在口腔和咽喉，会检查黏膜是否有白斑、红斑、溃疡或肿块；对于疑似肺部鳞状细胞癌的患者，则会注意有无咳嗽、咯血、胸痛及呼吸困难等症状。

2）组织病理学检查

活检技术：组织病理学检查是确诊鳞状细胞癌的金标准。根据病变部位的不同，活检方式也有所差异，包括但不限于：

皮肤活检：对于皮肤上的疑似病变，可采用刮取、切割或打孔活检等方式获取组织样本。

内窥镜活检：对于口腔、咽喉、食道、肺等内部黏膜病变，可在内窥镜直视下钳取组织样本。

细针穿刺活检：对于深部肿瘤或淋巴结转移，可在超声或CT引导下细针穿刺获取细胞或组织样本。

显微镜分析：获取的样本将被送至病理实验室，由经验丰富的病理学家进行显微镜下的形态学分析。病理学家会仔细观察细胞的形态、大小、排列方式、核分裂象等特征，以将鳞状细胞癌与基底细胞癌、腺癌等其他类型的癌症相区分。此外，还可能进行免疫组化染色等辅助检测，进一步确认诊断。

3）影像学检查

超声波：常用于浅表组织或器官（如皮肤、乳腺、甲状腺）的初步评估，能够显示肿瘤的大小、形态及与周围组织的界限。

CT：高分辨率的CT扫描能清晰显示肿瘤的内部结构、周围血管及淋巴结情况，有助于评估肿瘤分期和制订手术计划。

MRI：对于软组织分辨率更高，能更准确地评估肿瘤对周围组织的侵犯程度，特别适用于头颈、盆腔等复杂解剖部位。

PET-CT：通过检测体内代谢活跃的细胞（如肿瘤细胞）来发现转移病灶，对评估全身病情及制定治疗策略具有重要意义。

（3）分期

鳞状细胞癌的分期是依据肿瘤（T）、淋巴结（N）和远处转移（M）的情况，采用国际公认的TNM分期系统来进行详细划分的。这一分期系统不仅有助于评估病情的严重程度，还为治疗方案的制定和预后判断提供了重要依据。以下是鳞状细胞癌分期的详细扩写：

1）TNM分期系统

T（Tumor，肿瘤）

Tx：原发肿瘤无法评估。

T0：无原发肿瘤证据。

Tis：原位癌，即肿瘤局限于上皮层内，未突破基底膜。

T1：肿瘤侵犯至真皮浅层，通常小于2 cm，且未侵犯深层组织或重要结构。

T2：肿瘤侵犯至真皮深层，通常大于或等于2 cm，但未侵犯骨骼、肌肉、神经等重要结构。

T3：肿瘤侵犯至皮下脂肪层，或侵犯至邻近的重要结构（如肌肉、骨骼、神经等），但未突破这些结构的包膜。

T4：肿瘤侵犯至邻近结构并突破其包膜，或侵犯至更深层的组织，如骨骼、肌肉等。

N（Node，淋巴结）

Nx：区域淋巴结无法评估。

N0：无区域淋巴结转移。

N1：存在一个或多个区域淋巴结转移，但转移淋巴结的最大直径小于或等于3 cm。

N2：存在一个或多个区域淋巴结转移，且转移淋巴结的最大直径大于3 cm，但不超过6 cm；或存在多个淋巴结转移，但均小于或等于6 cm，且相互融合或粘连。

N3：存在转移至同侧或对侧淋巴结的情况，或转移淋巴结的最大直径超过6 cm。

M（Metastasis，远处转移）

M0：无远处转移。

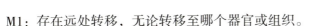

M1：存在远处转移，无论转移至哪个器官或组织。

2）分期划分

a. 早期（Ⅰ期）

通常包括T1N0M0或T2N0M0的情况，即肿瘤局限于原发部位，未侵犯深层组织或淋巴结，且无远处转移。

b. 局部进展期（Ⅱ－Ⅲ期）

Ⅱ期：可能包括T3N0M0或T1-2N1M0的情况，即肿瘤已侵犯周围组织但未侵犯重要结构，或存在淋巴结转移但数量有限且大小适中。

Ⅲ期：通常包括T4N0-1M0或任何T分期伴有N2-3M0的情况，即肿瘤已侵犯深层组织或重要结构，或存在多个或较大的淋巴结转移，但仍无远处转移。

晚期（Ⅳ期）：包括任何T分期伴有M1的情况，即肿瘤已转移至肺部、肝脏、骨骼等远处器官。

通过TNM分期系统，医生可以更加精确地了解鳞状细胞癌患者的病情，从而制定出更加个性化的治疗方案，提高治疗效果和患者的生活质量。同时，分期也是评估预后和监测病情变化的重要指标。

3）病因与病理

作为一种多因素致病的恶性肿瘤，其确切病因虽尚未完全明确，但近年来的研究已揭示了多种可能的致病因素，这些因素在个体间的交互作用下，共同促进了SCC的发生与发展。

a. 紫外线照射

长期、过度的紫外线照射是鳞状细胞癌的主要环境危险因素之一，特别是在日光浴爱好者、户外工作者及居住在紫外线辐射较强地区的人群中更为显著。中波紫外线和长波紫外线是紫外线中两种主要的致癌成分，它们通过损伤DNA、诱导基因突变和抑制DNA修复机制等方式，促进皮肤细胞的恶性转化。此外，紫外线照射还能引发免疫抑制和炎症反应，进一步加剧癌变过程。

b. 化学物质暴露

长期接触某些化学物质也是鳞状细胞癌发病的重要诱因。这些化学物质包括但不限于砷、多环芳香碳氢化合物（如苯并芘）、煤焦油及其衍生物（如木馏油、石蜡）、蒽、烟草焦油以及铬酸盐等。这些物质具有高度的致癌性，可通过皮肤接触、吸入或摄入等途径进入人体，引发DNA损伤、细胞增殖异常和基因表达改变，最终导致鳞状上皮细胞的恶性转化。

c. 电离辐射

电离辐射，如X射线、γ射线和粒子束等，对细胞的DNA具有直接损伤作用。长期接触放射线的工作人员，如医疗放射科人员、核工业工人等，若缺乏有效的保护措施，其皮肤暴露部位可能因辐射损伤而诱发鳞状细胞癌。电离辐射引起的DNA损伤若未能及时修复，将引发细胞增殖失控和恶性转化。

d. 病毒感染

某些病毒在鳞状细胞癌的发病过程中扮演了重要角色。HPV，特别是高危型HPV（如16、18、30和33型），已被证实与多种鳞状细胞癌的发生密切相关。HPV通过感染鳞状上皮细胞，引起细胞增殖异常、基因表达改变和免疫逃避等，促进癌变的发生。

e. 遗传因素

遗传因素在鳞状细胞癌的发病中占据重要地位。具有家族遗传史的人群，其患鳞状细胞癌的风险显著增加。这可能与遗传易感基因的存在有关，这些基因在特定环境因素的刺激下，可能引发细胞增殖失控和恶性转化。此外，遗传变异还可能影响个体的DNA修复能力、免疫应答和代谢途径等，从而增加鳞状细胞癌的发病风险。

4）慢性炎症与皮肤病变

某些慢性皮肤病，如寻常狼疮、红斑狼疮、黏膜白斑、慢性溃疡或窦道、烧伤瘢痕以及射线皮炎等，可诱发或继发鳞状细胞癌。这些皮肤病变在长期的慢性炎症刺激下，可能导致鳞状上皮细胞的异常增殖和恶性转化。此外，皮肤损伤后的修复过程也可能引发细胞增殖异常和癌变。

5）病理学特点

鳞状细胞癌的病理学特点主要体现在其组织结构、细胞形态以及病变特性等方面。

a. 组织结构

鳞状细胞癌的发病部位主要由鳞状上皮细胞构成，如皮肤、口腔、食道、肺和宫颈等。这些部位的鳞状上皮细胞在受到长期刺激或损伤后，可能发生癌变。在显微镜下观察，鳞状细胞癌的组织结构通常表现为肿瘤组织向周围正常组织的浸润性生长，伴有不同程度的角化、异型增生和坏死。

b. 细胞形态

鳞状细胞癌的细胞形态多变，但通常具有一些共同的病理学特征。这些特征包括细胞核增大、核仁增多、染色质增粗以及核分裂象增多等。此外，癌细胞还可能形成角化珠或角化鳞片，这是鳞状细胞癌的一个重要病理学标志。角化珠是由癌细胞围绕中心坏死区形成的圆形或椭圆形结构，其表面覆盖有角化层。角化鳞片则是由癌细胞排列成的层状结构，并伴有角化现象。

c. 病变特性

鳞状细胞癌的病变特性主要表现为局部浸润性生长和远处转移。在原发部位，鳞状细胞癌通常形成结节状或溃疡状的肿瘤，通过直接浸润的方式侵犯周围组织。随着病情的进展，鳞状细胞癌可能通过淋巴管或血管途径转移到其他部位，如淋巴结、肺、肝和骨等。远处转移是鳞状细胞癌预后不良的重要因素之一，也是治疗失败的主要原因。因此，鳞状细胞癌的早期诊断和治疗至关重要。

6.3.3.2　综合治疗策略与生存质量

（1）综合治疗策略

针对鳞状细胞癌的治疗，采取个体化、多学科综合治疗策略是至关重要的，以确保最佳的治疗效果并尽可能减少副作用。这一策略融合了多种治疗手段，包括手术、放疗、化疗、免疫治疗、靶向治疗以及其他新兴疗法，旨在根据患者的具体病情和身体状况，制定最适合的治疗方案。

1）手术治疗

手术治疗是早期、局限性鳞状细胞癌的首选治疗方法。手术的具体方式取决于肿瘤的位置、大小以及浸润深度。对于皮肤鳞状细胞癌，局部切除或广泛切除是常见的手术方式，旨在彻底清除肿瘤组织并保留尽可能多的正常组织。对于口腔、食道等部位的鳞状细胞癌，可能需要采用根治性手术，包括切除肿瘤及其周围正常组织，并进行必要的重建手术以恢复功能。手术的成功与否不仅取决于手术技巧，还依赖于准确的术前评估和精确的术中定位。

2）放射治疗

放射治疗在鳞状细胞癌的治疗中扮演着重要角色，适用于无法手术或手术后需要辅助治疗的患者，以及晚期患者的姑息治疗。放疗通过高能射线或粒子束破坏癌细胞的DNA，从而抑制其生长和分裂。放疗可以单独使用，也可以与手术或化疗联合应用，以提高治疗效果并降低复发率。在放疗过程中，需要精确计算放疗剂量和照射范围，以最大程度地保护正常组织免受损伤。

3）化学治疗

化学治疗通常作为辅助治疗手段，用于杀死手术无法完全清除的微小癌细胞，或用于晚期患者的姑息治疗。化疗药物的选择依据肿瘤的生物学特性（如增殖速度、分化程度、基因表达等）和患者的身体状况（如年龄、肝肾功能、骨髓储备等）而定。化疗方案可能包括单一药物化疗或联合化疗，旨在通过不同的作用机制协同杀死癌细胞。然而，化疗也可能带来一系列副作用，如恶心、呕吐、脱发、骨髓抑制等，因此需要密切监测患者的身体状况并及时调整治疗方案。

4）免疫治疗

近年来，免疫疗法在鳞状细胞癌的治疗中展现出巨大的潜力。通过激活患者的免疫系统，特别是T细胞，来识别和攻击癌细胞。免疫检查点抑制剂，如PD-1/PD-L1抑制剂，已成为治疗晚期鳞状细胞癌的重要选择。这些药物通过阻断癌细胞表面的PD-L1配体与T细胞表面的PD-1受体结合，从而解除癌细胞的免疫逃逸机制，使T细胞能够重新识别并杀死癌细胞。免疫治疗的疗效通常与患者的肿瘤负荷、免疫状态以及PD-L1表达水平等因素密切相关。

5）靶向治疗

针对特定基因突变的靶向药物在鳞状细胞癌的治疗中也取得了显著进展。例如，针对EGFR（表皮生长因子受体）突变的靶向药物在某些肺鳞癌患者中表现出显著疗效。这些药物通过抑制EGFR的活性，从而阻断癌细胞的生长和分裂信号通路。然而，靶向治疗的有效性通常依赖于特定的基因突变状态，且可能产生耐药性。因此，在进行靶向治疗之前，需要对患者进行基因检测和肿瘤组织分析，以确定最适合的治疗方案。

6）其他治疗方法

除了上述主要治疗方法外，还有一些其他治疗方法适用于特定情况下的鳞状细胞癌治疗。例如，冷冻治疗适用于表浅且局限的肿瘤，通过低温冷冻破坏癌细胞；激光治疗适用于小而浅表的病灶，通过激光能量精确破坏癌细胞；光动力疗法则利用光敏剂和特定波长的光线激活癌细胞内的光敏剂，从而引发细胞死亡。这些方法具有创伤小、恢复快等优点，但适用范围有限，且疗效可能因个体差异而异。

7）中医药治疗

中医药治疗在鳞状细胞癌的综合治疗中占据一定地位。通过调理身体、改善免疫功能、减轻化疗和放疗的副作用等方法，中医药可以辅助治疗鳞状细胞癌，提高患者的生活质量。中医药治疗强调个体化、整体调理和辨证施治，旨在恢复机体的阴阳平衡和气血调和。然而，中医药治疗的效果可能因个体差异而异，且需要与其他治疗方法相结合才能发挥最佳效果。因此，在进行中医药治疗时，需要在专业中医师的指导下进行，并密切监测患者的病情变化。

（2）生存质量

在治疗鳞状细胞癌的过程中，提高患者的生存质量是一个至关重要的目标。这不仅关乎患者的身体健康，更涉及他们的心理状态、社会功能和整体幸福感。以下是一些详细且专业的策略，旨在全面提升鳞状细胞癌患者的生存质量。

1）身体功能的恢复与提升

手术治疗后的康复训练：针对接受手术治疗的患者，制订个性化的康复训练计划是至关重要的。这包括物理治疗、职业治疗以及必要的日常生活技能训练，旨在帮助患者恢复肌肉力量、关节灵活性和身体协调性。通过定期评估和调整训练计划，确保患者能够逐步回归正常生活和工作。

放疗和化疗期间的营养支持：放疗和化疗可能导致患者出现食欲不振、恶心、呕吐等不良反应，进而影响营养摄入和身体功能。因此，提供个性化的营养支持方案至关重要。这包括制订高蛋白、高热量、易消化的饮食计划，以及必要时使用肠内或肠外营养补充剂。同时，使患者和家属了解营养摄入的重要性，鼓励他们积极参与营养管理。

2）疼痛管理

疼痛是鳞状细胞癌患者常见的症状之一，严重影响其生活质量。有效的疼痛管理策略包括：

药物治疗：根据疼痛的性质和程度，合理使用镇痛药物，包括非甾体抗炎药、阿片类药物以及局部麻醉药物等。通过定期评估疼痛程度和药物效果，及时调整药物剂量和种类，确保疼痛得到有效控制。

物理治疗：如按摩、针灸、热敷或冷敷等物理治疗方法，有助于缓解肌肉紧张、改善局部血液循环和减轻疼痛感。物理治疗师会根据患者的具体情况制定个性化的治疗方案。

心理治疗：疼痛往往伴随着焦虑、抑郁等情绪问题。通过心理咨询或心理治疗，帮助患者建立积极的应对机制，减轻心理压力，从而提高疼痛管理的效果。

3）心理支持

癌症的诊断和治疗过程可能给患者带来极大的心理压力和情绪困扰。因此，提供全面的心理支持至关重要。

专业心理咨询：为患者提供专业的心理咨询服务，帮助他们应对焦虑、抑郁等情绪问题。心理咨询师会运用认知行为疗法、放松训练等技巧，帮助患者调整心态，增强应对能力。

家庭和社会支持：鼓励患者与家人、朋友和社区建立联系，获得情感支持和实际帮助。同时，医疗团队应定期与患者及其家属沟通，了解他们的需求和困难，提供必要的支持。

心理教育：向患者及其家属提供关于癌症及其治疗的心理知识，帮助他们理解情绪反应的正常性，并学会有效的应对策略。

4）社会适应能力的提升

提高患者的社会适应能力是确保其长期生存质量的关键。

职业康复：针对因癌症治疗而失去工作或工作能力下降的患者，提供职业康复服务，包括职业评估、职业培训以及就业指导等，帮助患者重新融入职场。

社交活动：鼓励患者参加社交活动，如癌症患者支持小组、社区活动等，以建立新的社交关系并提升自我价值感。

生活方式的调整：指导患者采取健康的生活方式，如合理膳食、适量运动、充足睡眠等，以改善身体状况和提高生活质量。

6.3.4 湿疹样癌（Paget病）

6.3.4.1 临床表现、诊断流程及鉴别诊断

（1）临床表现

湿疹样癌，即Paget病，是一种具有独特临床特征的恶性肿瘤，其病变外观酷似湿疹，但实则隐藏着更为复杂的病理过程。依据发病部位的不同，湿疹样癌可分为乳房Paget病和乳房外Paget病两大类。

乳房Paget病：主要侵袭女性乳房及乳晕区域，偶见于男性。皮损初始表现为鳞屑性红

斑或斑块，边缘模糊，表面覆盖有湿疹样改变，如糜烂、渗出及结痂。随着病程进展，皮损逐渐扩大，并向周围正常皮肤浸润，可形成溃疡，伴随乳头内陷或消失。值得注意的是，乳房Paget病常伴发乳腺癌，且淋巴结转移风险较高。

乳房外Paget病：多见于女性，偶见男性，平均发病年龄高于乳房Paget病。乳房外Paget病可发生于大汗腺分布区域，如女阴、阴囊、会阴及肛周，亦可累及非大汗腺区域。皮损特征与乳房Paget病相似，但面积更大，常伴痛痒感。乳房外Paget病可分为原发性和继发性两类，前者起源于顶泌汗腺导管开口部细胞或表皮内具有向顶泌汗腺分化潜能的多潜能细胞，后者则由其他部位的恶性肿瘤（如直肠癌、子宫内膜癌等）转移而来。

（2）诊断流程

湿疹样癌的诊断需结合临床表现、组织病理学检查及影像学检查，以形成全面的诊断依据。

临床表现分析：医生通过细致的视诊和触诊，观察皮损的形态、颜色、质地及边界，评估是否存在湿疹样改变、糜烂、渗出及结痂等症状。同时，询问患者病史，包括既往皮肤病、乳腺疾病及恶性肿瘤家族史等，以辅助诊断。

组织病理学检查：通过皮肤活检获取病变组织样本，进行显微镜下的形态学分析。湿疹样癌的病理特征为表皮内存在大而淡染的异常细胞（Paget细胞），这些细胞具有异型性，核分裂象增多，且可浸润至真皮层。组织病理学检查是确诊湿疹样癌的金标准。

影像学检查：采用超声波、CT扫描、MRI等影像学检查手段，评估病变的范围、深度及是否侵犯周围组织或器官。影像学检查有助于制定个性化的治疗方案，并监测治疗效果。

（3）鉴别诊断

湿疹样癌的鉴别诊断需与以下疾病相区分：

湿疹：湿疹是一种皮肤炎症性疾病，表现为皮肤红斑、丘疹、水疱及糜烂等症状。然而，湿疹无Paget细胞的存在，且病变范围相对局限，不会形成溃疡或浸润性生长。

Bowen病：Bowen病是一种原位皮肤鳞状细胞癌，表现为红斑、角化过度及疣状增生。虽然Bowen病与湿疹样癌在外观上有一定相似性，但Bowen病无Paget细胞的浸润，且病变范围较小，不会形成溃疡。

浅表型恶性黑色素瘤：浅表型恶性黑色素瘤是一种皮肤黑色素瘤，表现为皮肤色素改变、结节形成及溃疡等症状。然而，浅表型恶性黑色素瘤的病理特征与湿疹样癌截然不同，可通过组织病理学检查进行鉴别。

6.3.4.2 特殊治疗路径与预后评估

（1）特殊治疗路径的精心规划

湿疹样癌的治疗需结合患者的年龄、性别、病变部位、病理分期及身体状况等因素，制定个性化的治疗方案。

手术治疗：手术治疗是湿疹样癌的首选治疗方法。对于乳房Paget病，应行乳房切除手术，如伴发乳腺癌，则需行乳房根治术。对于乳房外Paget病，应行广泛深切除，以确保病变组织被彻底清除。手术治疗后，需定期随访，监测病变复发及转移情况。

放射治疗：放射治疗在湿疹样癌的治疗中具有重要的辅助作用。通过高能量X射线或其他形式的辐射，杀死手术切缘周围的残留癌细胞，减少复发的风险。放射治疗通常用于术后辅助治疗，也可用于无法手术或拒绝手术患者的姑息治疗。

化学治疗：化学治疗使用抗癌药物杀死癌细胞，抑制其生长和扩散。化学治疗可作为辅助治疗手段，用于杀死手术或放射治疗后残留的癌细胞；也可作为晚期患者的姑息治疗手段，缓解肿瘤相关症状，延长生存期。

新型治疗手段的探索：近年来，随着生物技术的飞速发展，靶向治疗和免疫治疗等新型治疗手段在湿疹样癌的治疗中展现出良好的应用前景。靶向治疗通过抑制肿瘤细胞的特定信号通路，阻断其生长和扩散；免疫治疗则通过激活患者的免疫系统，增强其对肿瘤细胞的识别和攻击能力。这些新型治疗手段为湿疹样癌患者提供了新的治疗选择。

（2）预后评估的全面考量

湿疹样癌的预后受多种因素影响，包括病变部位、病理分期、治疗方法及患者身体状况等。

早期发现与治疗：早期发现、早期诊断和早期治疗是湿疹样癌预后良好的关键。对于单纯病变且早期发现的患者，通过手术切除治疗，预后通常较好，五年生存率较高。

病理分期的影响：湿疹样癌的病理分期是影响预后的重要因素。早期病变（如原位癌）的预后较好，而晚期病变（如浸润性癌）的预后较差。晚期病变常伴随淋巴结转移和远处转移，治疗难度增加，五年生存率降低。

治疗方法的优化：采用综合治疗手段，如手术、放疗、化疗及新型治疗手段等，可提高湿疹样癌的治疗效果，延长生存期。然而，治疗方法的选择需要根据患者的具体情况进行个性化调整，以确保治疗效果最大化。

患者身体状况的评估：患者的身体状况对预后具有重要影响。身体状况良好的患者更能耐受手术、放疗及化疗等，治疗效果更佳。因此，在治疗前应对患者的身体状况进行全面评估，制定个性化的治疗方案。

6.3.5　纤维肉瘤与隆突性皮肤纤维肉瘤

6.3.5.1　定义、临床表现、诊断方法及病理特征

（1）纤维肉瘤

1）定义

纤维肉瘤，作为一类起源于纤维结缔组织的恶性肿瘤，隶属于软组织肉瘤的范畴，其特点在于主要由形态各异的梭形成纤维细胞构成。这些细胞在显微镜下呈现出明显的异型性，核分裂象频繁，显示出其恶性转化的特征。纤维肉瘤在软组织肉瘤中占有一定比例，

且因其显著的局部侵袭性和潜在的远处转移能力而备受关注。

2）临床表现与发病特点

纤维肉瘤多发于30～50岁的成人群体，且男性患者的发病率高于女性。其生长部位多集中于四肢的深部软组织，如大腿、小腿、上臂及臀部，但亦可见于躯干等其他部位。患者通常可触及边界模糊的硬质肿块，这些肿块的大小、形态及生长速度可能因个体差异而异。值得注意的是，纤维肉瘤具有显著的局部侵袭性，其生长可能导致周围组织的受压和破坏，进而引发疼痛、肿胀等症状。在极端情况下，肿瘤的生长还可能侵犯骨骼，导致病理骨折的发生，对患者的日常活动造成严重影响。

3）诊断手段与依据

纤维肉瘤的确诊主要依赖于病理学检查。通过组织活检获取病变组织，并在显微镜下观察其形态学特征，是诊断纤维肉瘤的金标准。在显微镜下，纤维肉瘤的肿瘤细胞呈现出梭形排列，且排列无序，细胞异型性显著，核分裂象频繁出现。这些特征为纤维肉瘤的病理学诊断提供了重要依据。

同时，结合X射线、CT及MRI等影像学技术，可以更为准确地描绘出纤维肉瘤的大小、形态、位置及其与周围组织的关系。这些影像学技术不仅能够为医生提供直观的肿瘤图像，还能帮助医生评估肿瘤的浸润范围、与周围血管和神经的关系以及是否存在远处转移等关键信息，从而为制定治疗方案提供重要依据。

4）病理特征与生物学行为

在显微镜下观察，纤维肉瘤的肿瘤细胞呈现出梭形排列，且排列无序，细胞异型性显著，核分裂象频繁出现。这些特征反映了纤维肉瘤细胞的恶性转化和增殖能力。此外，肿瘤组织内富含胶原纤维和网状纤维，这些纤维成分与肿瘤细胞相互交织，形成了纤维肉瘤特有的组织结构。

值得注意的是，纤维肉瘤的肿瘤细胞具有显著的局部侵袭性，能够浸润周围组织和器官。部分区域可见肿瘤细胞浸润血管和神经，进一步证实了其恶性本质。此外，纤维肉瘤还具有潜在的远处转移能力，虽然其转移率相对较低，但仍需引起足够的重视。一旦发生远处转移，患者的预后将显著恶化。

（2）隆突性皮肤纤维肉瘤

1）定义

隆突性皮肤纤维肉瘤是一种起源于皮肤及浅筋膜层的低度恶性肿瘤，归类于纤维组织细胞源性肿瘤。它以其独特的生长方式和生物学特性在软组织肉瘤中占有一定地位。隆突性皮肤纤维肉瘤的生长速度相对缓慢，但具有一定的局部侵袭性，且易于复发。尽管其转移率相对较低，但一旦发生转移，通常预后较差，因此对该疾病的早期发现和彻底治疗至关重要。

2）临床表现与发病特点

隆突性皮肤纤维肉瘤多见于中年男性，尤其在躯干和四肢的皮肤及浅筋膜层更为常见。患者通常可触及一个或多个隆起性暗红色肿块，这些肿块质地坚硬，形态分叶状，与皮肤紧密相连，边界不清晰。由于隆突性皮肤纤维肉瘤的生长速度相对较慢，患者可能在较长时间内未察觉明显变化，但一旦肿瘤增大或侵犯周围组织，即可引起疼痛、肿胀等症状。值得注意的是，隆突性皮肤纤维肉瘤的切除不彻底极易导致复发，因此手术时应尽可能确保切除范围的充分性。

在晚期，隆突性皮肤纤维肉瘤虽然转移不常见，但一旦发生转移，通常会转移至肺、腹、脑、骨质或附近淋巴结等。这些转移灶可能对患者的生活质量产生严重影响，甚至威胁生命。因此，对于疑似隆突性皮肤纤维肉瘤的患者，应尽早进行详细的临床检查和影像学检查，以排除转移的可能性。

3）诊断方法与依据

隆突性皮肤纤维肉瘤的诊断依赖于病理组织学检查。通过肉眼观察，肿瘤呈局限性分叶状硬固结节，切面呈黄褐色或灰白色，质地较韧。显微镜下，肿瘤细胞呈长梭形排列，编织状分布，细胞异型性较轻，核分裂象较少。这些特征共同构成了隆突性皮肤纤维肉瘤的病理基础，有助于与其他类型的软组织肉瘤进行鉴别。

此外，免疫组织化学染色和分子遗传学检测等先进技术也为隆突性皮肤纤维肉瘤的诊断提供了有力支持。例如，隆突性皮肤纤维肉瘤的肿瘤细胞常表达CD34等特异性抗原，而分子遗传学检测则可发现特定的染色体异常，如COL1A1-PDGFB融合基因等。这些检测手段不仅提高了隆突性皮肤纤维肉瘤的诊断准确性，还为后续的治疗提供了重要依据。

4）病理特征分析

隆突性皮肤纤维肉瘤的病理特征主要体现在其肿瘤细胞能够产生网状纤维，且胶原纤维排列成旋涡状或车轮状。这些纤维成分与肿瘤细胞相互交织，形成了隆突性皮肤纤维肉瘤特有的组织结构。此外，肿瘤组织内亦富含胶原纤维和网状纤维，这些纤维成分不仅为肿瘤细胞提供了生长基质，还参与了肿瘤细胞的侵袭和转移过程。

部分区域可见肿瘤细胞浸润血管和神经，进一步体现了隆突性皮肤纤维肉瘤的低度恶性但具有侵袭性的生物学特性。这种侵袭性使得隆突性皮肤纤维肉瘤在切除后易于复发，并可能侵犯周围组织和器官。因此，在手术治疗时，应尽可能确保切除范围的充分性，并密切关注患者的术后恢复情况，以便及时发现并处理复发灶。

6.3.5.2 治疗难点、挑战及应对策略

（1）纤维肉瘤

1）治疗难点、挑战

纤维肉瘤，作为一种源于纤维结缔组织的恶性肿瘤，其治疗面临着多方面的挑战。

首先，纤维肉瘤对放疗的敏感性相对较低。尽管放疗作为一种常用的肿瘤治疗手段，

能够通过高能射线杀灭或抑制肿瘤细胞的生长，但纤维肉瘤的细胞特性使其对放疗的反应不够理想，导致放疗效果有限。

其次，化疗在纤维肉瘤的治疗中同样面临挑战。化疗药物通常通过干扰肿瘤细胞的DNA复制或细胞分裂等关键过程来发挥治疗作用，但纤维肉瘤的细胞增殖速率和代谢特性可能使得其对化疗药物的敏感性降低，从而限制了化疗的效果。

再次，纤维肉瘤的复发问题也是治疗中的一大难点。由于纤维肉瘤具有显著的局部侵袭性，且肿瘤细胞易于在周围组织中扩散，因此即使经过手术切除，肿瘤仍有可能在原发部位或周围组织中复发。尤其是对于高级别或侵袭性强的纤维肉瘤，其复发风险更高，给治疗带来了极大的挑战。

更为严重的是，部分纤维肉瘤病例还可能发生远处转移。当肿瘤细胞通过血液或淋巴系统扩散到身体其他部位时，不仅增加了治疗的难度，还显著提高了患者的死亡风险。

2）应对策略

针对纤维肉瘤的治疗难点，我们需要综合考虑肿瘤的分级、部位、大小以及患者的年龄、身体状况和病史等因素，制定个性化的治疗方案。

手术切除是治疗纤维肉瘤的首选方法。在手术过程中，应尽可能确保切除范围的广泛性，以减少复发风险。然而，过大的切除范围可能导致周围组织的损伤和功能障碍，因此需要在保证疗效的同时，尽可能保留患者的生理功能。这要求外科医生具备高超的手术技巧和精准的判断力，以便在切除肿瘤的同时，最大程度地保护患者的正常组织。

除了手术切除外，化疗和放疗等辅助治疗手段也是治疗纤维肉瘤的重要组成部分。然而，由于纤维肉瘤对化疗和放疗的敏感性有限，因此在选择和应用这些治疗手段时，需要精确控制剂量和疗程，以减少副作用并提高疗效。

对于晚期或复发患者，可考虑采用免疫治疗、靶向治疗等新型治疗手段。免疫治疗通过激活患者自身的免疫系统来杀灭肿瘤细胞，而靶向治疗则针对肿瘤细胞的特定分子标志物进行干预，从而实现对肿瘤细胞的精准打击。这些新型治疗手段在提高生存率和生活质量方面展现出了一定的潜力，为纤维肉瘤的治疗提供了新的选择。

（2）隆突性皮肤纤维肉瘤

1）治疗难点、挑战

隆突性皮肤纤维肉瘤作为一种起源于皮肤及浅筋膜层的低度恶性肿瘤，其治疗难点主要体现在以下几个方面：

高复发率：隆突性皮肤纤维肉瘤切除后的局部复发率较高，尤其是早期诊断和治疗后未能彻底切除的病例。隆突性皮肤纤维肉瘤的生长方式具有隐匿性和侵袭性，肿瘤边界不清晰，使得手术过程中难以准确判断切除范围，导致肿瘤组织残留，进而增加复发的风险。

侵袭性生长：隆突性皮肤纤维肉瘤的肿瘤细胞能够侵犯周围健康组织，这使得切除范围难以确定。为了确保肿瘤的完全切除，外科医生需要在保证疗效的同时，尽可能保留患者的皮肤功能和美观，这无疑增加了手术的难度。

晚期转移风险：虽然隆突性皮肤纤维肉瘤的转移率相对较低，但晚期病例仍可能出现远处转移，如肺、腹、脑、骨质或附近淋巴结等。一旦发生转移，患者的预后通常较差，治疗难度显著增加，患者死亡风险也随之提高。

2）应对策略

针对隆突性皮肤纤维肉瘤的治疗难点，我们需要制定个性化的治疗方案，综合考虑患者的年龄、身体状况、肿瘤大小、部位及分级等因素，以期获得最佳的治疗效果。

手术切除：手术切除是治疗隆突性皮肤纤维肉瘤的首选方法。在手术过程中，应确保切除范围的广泛性，以尽可能减少复发的风险。同时，外科医生需要运用高超的手术技巧和精准的判断力，在切除肿瘤的同时，尽可能保留患者的皮肤功能并兼顾美观需求。对于较大的肿瘤或深部侵犯的病变，可能需要采用更为复杂的手术技术，如扩大切除、皮瓣转移等。

辅助治疗：对于手术切除后可能存在复发风险的病例，或肿瘤较大、深部侵犯的病例，可考虑采用放疗等辅助治疗手段。放疗能够通过高能射线杀灭或抑制肿瘤细胞的生长，从而降低复发的风险。然而，放疗也可能导致皮肤损伤等副作用，因此需要在选择放疗时权衡利弊，精确控制放疗的剂量和范围。

密切监测：隆突性皮肤纤维肉瘤患者应定期进行临床检查和影像学检查，以及时发现并处理复发或转移病例。一旦发现复发或转移，应立即制定新的治疗方案，并采取有效的治疗措施，以延长患者的生存期和提高生活质量。

新型治疗手段：对于复发或难治性隆突性皮肤纤维肉瘤病例，可考虑采用免疫治疗、靶向治疗等新型治疗手段。这些治疗手段通过激活患者自身的免疫系统或针对肿瘤细胞的特定分子标志物进行干预，从而实现对肿瘤细胞的精准打击。尽管这些治疗手段目前仍处于研究和探索阶段，但已初步展现出在治疗隆突性皮肤纤维肉瘤方面的潜力和优势。

6.3.6 恶性黑色素瘤

恶性黑色素瘤是一种高度恶性的皮肤肿瘤，源自黑色素细胞，通常源于痣或色素斑点的异常增长，并具有快速扩散和转移至其他器官的风险。

6.3.6.1 临床表现、诊断与风险评估

（1）临床表现

恶性黑色素瘤，这一源自皮肤及其他器官黑素细胞的恶性肿瘤，其临床表现呈现出高度的多样性。在皮肤层面，恶性黑色素瘤往往以色素性皮损的显著变化为标志，这些变化可能包括颜色的加深、边缘的不规则扩展、直径的逐渐增大等。值得注意的是，这些皮损的变化并非一蹴而就，而是在数月乃至数年的时间内逐渐显现。此外，患者还可能遭遇局部皮肤出血、难以忍受的瘙痒感、压痛以及溃疡形成等症状，这些症状的出现往往预示着

病情的进展。

年龄因素在恶性黑色素瘤的临床表现中扮演着重要角色。年轻患者通常表现为皮损的瘙痒感、颜色的明显变化以及边界的模糊扩大，这些症状往往较为轻微，但不容忽视。相比之下，老年患者则更可能出现皮损的溃疡形成，这一症状往往预示着病情的恶化及预后不良。

（2）诊断

恶性黑色素瘤的精准诊断依赖于一系列先进的诊断技术。首先，临床症状的细致观察是诊断的第一步，医生需通过肉眼观察皮损的颜色、形状、大小、边界以及表面特征，以初步判断其是否为恶性黑色素瘤。其次，皮肤镜作为一种无创检查手段，能够放大皮损的细微结构，帮助医生更准确地判断皮损的性质。再次，病理活检是恶性黑色素瘤诊断的金标准，通过取可疑组织进行病理分析，医生能够明确皮损是否为恶性黑色素瘤，并确定其分级和分期。此外，影像学检查如超声、CT、MRI等，能够评估肿瘤的浸润深度、淋巴结转移情况以及是否存在远处转移，为制定治疗方案提供重要依据。实验室检查如乳酸脱氢酶等指标，则有助于评估患者的整体健康状况和预后。

（3）风险评估

恶性黑色素瘤的风险评估是一个复杂而全面的过程，涉及多个方面的考量。

首先，肿瘤的分级是风险评估的关键一环，它主要依据肿瘤的厚度、溃疡状态以及细胞增殖情况来评估。肿瘤的分级越高，意味着其恶性程度越高，预后也越差。

其次，肿瘤的分期也是风险评估的重要组成部分。它根据肿瘤的大小、浸润深度、淋巴结转移情况以及远处转移情况来确定。分期越高，意味着肿瘤已经扩散到更广泛的区域，治疗难度相应增加，预后也越差。

此外，患者的年龄、性别、病灶部位以及是否伴有其他并发症等因素也会影响风险评估。例如，年轻患者通常具有较好的身体素质和恢复能力，预后相对较好；而老年患者则可能因身体机能下降而面临更大的治疗挑战。

恶性黑色素瘤的早期识别对于提高治愈率和降低复发风险至关重要。以下是恶性黑色素瘤的一些早期识别特征，即ABCDE法则：

A（Asymmetry）：不对称性。普通痣一般是对称的，而黑色素瘤普遍为不对称。

B（Border）：边缘不规则。普通黑痣边缘清晰，与周围皮肤明显分离，恶性黑色素瘤边缘多为锯齿状，表面粗糙，可能伴有鳞状或片状脱屑，有时还会出现渗出分泌物或出血。

C（Color）：颜色多样化。普通痣通常是黑色或褐色，而黑色素瘤可有多种颜色，其中蓝色可能意味着疾病已经发展到了较为严重的地步。

D（Diameter）：直径较大。小于5 mm的一般为普通黑痣，而大于5 mm的可能是黑色素瘤。

E（Evolving）：不断演进。黑痣扩大或变色，或出现疼痛、瘙痒、溃疡等症状，应及时就医。

6.3.6.2 手术治疗的精细性、辅助治疗的多样性与治疗前沿的探索

（1）手术治疗的精细性

手术治疗是恶性黑色素瘤的主要治疗手段之一，其精细性体现在手术方法的多样性和个性化上。根据肿瘤的大小、位置以及分期，医生会选择最适合的手术方法。

莫氏手术是一种精细的手术治疗方法，它适用于病灶较小的早期患者。通过在显微镜下逐层切除肿瘤组织，并在显微镜下观察切除边缘是否仍有肿瘤细胞残留，以确保彻底切除肿瘤组织。这种方法能够最大限度地保留患者的正常组织，减少手术创伤和并发症。

病灶及周围组织扩大切除术则适用于病灶较大的患者。通过手术彻底切除肿瘤组织及周围部分正常组织，以确保肿瘤组织被完全清除。这种方法虽然切除范围较大，但能够有效降低复发风险。

截肢术是一种极端的手术治疗方法，适用于发生于肢体末端的恶性黑色素瘤患者，当肿瘤侵犯程度较深且无法保留肢体功能时，需进行截肢术以阻止恶性肿瘤细胞进一步扩散。然而，这种方法创伤大，对患者的生活质量影响显著，因此应尽量避免。

姑息性肿瘤切除术则适用于晚期全身转移、肿瘤压迫坏死严重影响正常生理功能的患者。通过手术切除肿瘤，可以缓解相应部位的压迫和疼痛，提高患者的生活质量。虽然这种方法无法根治肿瘤，但可以作为姑息性治疗手段，为患者提供一定程度的疼痛缓解。

（2）辅助治疗的多样性

恶性黑色素瘤术后辅助治疗包括中医药疗法、免疫治疗、靶向治疗、化疗和放疗等多种手段。这些辅助治疗手段的选择应根据患者的具体情况和手术效果来确定。

中医药疗法通过中药调理身体平衡，增强机体免疫力，预防肿瘤复发。它适用于手术后恢复期患者，可以作为辅助治疗手段，帮助患者恢复身体机能，提高生活质量。

免疫治疗旨在激活患者自身的抗肿瘤免疫反应，通过注射免疫药物如PD-1/PD-L1抑制剂等，来增强机体对肿瘤细胞的识别和清除能力。这种方法适用于晚期、无法手术切除的恶性黑色素瘤患者，可以显著提高患者的生存率。

靶向治疗则针对特定癌细胞表面蛋白进行精准打击，通过抑制肿瘤细胞的生长和分裂来控制病情。例如，BRAF抑制剂和KIT抑制剂等靶向治疗药物，适用于携带特定基因突变的恶性黑色素瘤患者。这些药物能够显著降低肿瘤的复发和转移风险。

化疗和放疗作为传统的辅助治疗手段，在恶性黑色素瘤的治疗中仍具有一定的地位。化疗通过杀死快速增殖的癌细胞来控制病情，而放疗则利用高能量射线杀灭癌细胞。这两种方法通常用于晚期或术后高危因素患者的辅助治疗，以减少微小残留病灶并降低复发风险。

（3）治疗前沿的探索

近年来，恶性黑色素瘤的治疗领域取得了令人瞩目的突破性进展，特别是在免疫靶向治疗和靶向治疗方面，这些新型治疗策略不仅拓宽了治疗路径，还显著提升了患者的治疗效果与生存质量。这些进步不仅体现在临床试验数据的积极反馈上，更在权威指南的更新中得到了体现，如2024年中国临床肿瘤学会（CSCO）黑色素瘤指南（简称CSCO指南），就对此类进展进行了详尽的归纳与推荐。

在新辅助治疗领域，一项重大更新是将“帕博利珠单抗”纳入皮肤黑色素瘤新辅助治疗的Ⅲ级推荐。这一推荐级别的提升，主要基于SWOG S1801研究的积极结果。SWOG S1801是一项针对可切除ⅢB至Ⅳ期黑色素瘤患者的Ⅱ期随机研究，旨在评估帕博利珠单抗在新辅助和辅助治疗中的应用效果。研究结果显示，帕博利珠单抗在新辅助治疗阶段能够显著改善患者的无事件生存期和客观缓解率，并且在不同亚组分析中均表现出一致的疗效。这一发现首次证明了，对于可切除的Ⅲ期和Ⅳ期黑色素瘤，将免疫治疗前移至术前，相较于当前的标准治疗模式，能够进一步改善患者的预后，为黑色素瘤的新辅助治疗开辟了全新的方向。

在辅助治疗方面，CSCO指南也进行了相应的调整。具体而言，对于ⅢA-D期的患者，删除了伊匹木单抗的Ⅲ级推荐；对于Ⅳ期的患者，则删除了纳武利尤单抗的Ⅲ级推荐。这些调整反映了当前治疗策略的持续优化与更新，旨在为患者提供更加精准、有效的治疗方案。

在晚期治疗领域，CSCO指南同样进行了重要更新。其中，纳武利尤单抗在皮肤黑色素瘤晚期一线治疗中的推荐被删除，而针对BRAF V600突变患者的达拉非尼+曲美替尼+PD-1单抗（如帕博利珠单抗）的联合治疗方案，被新增为皮肤黑色素瘤晚期二线治疗的Ⅲ级推荐。这一推荐的依据来自一项针对BRAF V600突变患者的免疫联合靶向治疗的Meta分析，该分析综合了KEYNOTE-022（D+T+Pembro）、IMspire150（V+C+PD-L1）和COMBI-I（D+T+Spart）三大国际大型随机对照研究的数据。结果显示，与单纯靶向治疗相比，免疫治疗的加入在无进展生存期和总生存期方面均表现出显著优势，疾病进展或死亡风险降低了23%（SHR=0.77），死亡风险降低了21%（SHR=0.79）。这一发现不仅证实了免疫联合靶向治疗在BRAF V600突变黑色素瘤患者中的疗效，也为晚期黑色素瘤的治疗提供了新的思路与策略。

2024年4月，美国国立综合癌症网络（NCCN）发布了其皮肤黑色素瘤指南（简称NCCN指南）的第二版更新，这一更新标志着黑色素瘤治疗领域又迈出了重要的一步。尤为引人注目的是，2024年2月在美国刚刚获得批准上市的肿瘤浸润淋巴细胞疗法Lifileucel（商品名AMTAGVI），被正式纳入该版指南，作为晚期或转移性黑色素瘤二线及以上全身系统性治疗方案的一部分，并且被置于优先治疗的位置，这体现了该疗法在临床实践中的重要价值。

在该版指南中，新辅助治疗方案的增加是一个显著的变化。与以往仅“考虑新辅助治疗临床”的模糊表述不同，该版指南明确列出了多个新辅助治疗方案，并为此新增了一页专门的文献参考，以便临床医生和研究人员查阅。特别是对于Ⅲ期黑色素瘤患者，新辅助治疗方案被正式纳入一线系统治疗方案，这标志着新辅助治疗在黑色素瘤治疗中的地位得到了显著提升。

针对Braf突变人群的系统治疗方案，该版指南也进行了相应的调整。其中，K药（帕博利珠单抗）联合仑伐替尼的治疗方案在位置上进行了调整。在Braf靶向治疗出现耐药后，原治疗方案中的“可乐组合”（即K药联合仑伐替尼，PD-1抑制剂联合抗血管生成药物）被重新定位，成为双靶向耐药后的子方案之一。这一调整反映了临床实践中对不同治疗方案疗效和安全性认识的深化。

同时，在Braf靶向治疗耐药后的双免疫治疗方案中，该版指南增加了O药（纳武利尤单抗）联合Relatlimab的治疗方案，即OR双免疫（PD-1抑制剂+LAG-3抑制剂）方案。这一方案的加入，为患者提供了更多的治疗选择，并有望进一步提高治疗效果。

此外，针对PD-1治疗和靶向治疗均出现肿瘤进展的患者，该版指南新增了肿瘤浸润淋巴细胞治疗Lifileucel方案。这一方案的纳入，标志着肿瘤浸润淋巴细胞疗法在黑色素瘤治疗中的潜力得到了广泛认可，并为那些对传统治疗无效的患者提供了新的希望。

对于非Braf突变人群的系统治疗方案，该版指南同样进行了调整。对于PD-1治疗进展的非Braf突变患者，在考虑双免疫（含OY、OR）或Y药（维布妥昔单抗）单药之后，该版指南修订了溶瘤病毒单药治疗的位置，并新增了肿瘤浸润淋巴细胞治疗Lifileucel方案。这一变化体现了黑色素瘤治疗策略的多样性和个性化。

除了免疫靶向治疗和靶向治疗外，还有一些新型治疗手段正在研究中，如基于基因编辑技术的CAR-T细胞疗法和基于纳米技术的药物递送系统等。这些新型治疗手段在恶性黑色素瘤的治疗中展现出巨大的潜力，有望为患者提供更多的治疗选择和更好的治疗效果。随着研究的不断深入和技术的不断进步，相信未来会有更多创新、有效的治疗方案涌现，为黑色素瘤患者带来更大的福音。

6.4 特殊类型皮肤肿瘤

6.4.1 默克尔细胞癌

6.4.1.1 疾病特征、诊断与治疗挑战

默克尔细胞癌，作为皮肤肿瘤领域的一种独特且极具挑战性的疾病，其罕见性、高度侵袭性和快速转移的特性，为皮肤科医生和肿瘤学家带来了诸多难题。这种恶性肿瘤起源于表皮的Merkel细胞，这些细胞通常负责触觉感受，但在某些情况下，它们会发生恶性转化，形成致命的肿瘤。

默克尔细胞癌偏好侵袭70岁以上的老年人，尤其是皮肤白皙的老年女性。男女患者的比例约为31：49，显示出女性患者具有更高的发病风险。该肿瘤更常见于日光暴露较多的区域，如头颈部（占比高达44%）、腿部（28%）、臂部（16%）及臀部（9%）。然而，它也可能出现在身体的任何部位，包括那些通常不直接暴露于阳光下的区域，这进一步增加了其诊断的复杂性。

（1）疾病特征

1）临床表现的多样性

默克尔细胞癌的临床表现多样，这使得早期诊断变得尤为困难。患者可能先注意到的是无痛性、质地坚硬的结节或肿块，这些结节或肿块可能迅速增大，并呈现红色、紫色或蓝色的病灶。此外，患者还可能伴有局部瘙痒、疼痛或感觉异常等非特异性症状。这些症状往往与其他皮肤疾病相似，因此可能导致误诊或延误诊断。

2）病理特征的独特性

在电镜下观察，默克尔细胞癌的肿瘤细胞内富含神经分泌颗粒，这是其区别于其他皮肤肿瘤的关键特征之一。这些颗粒的存在表明，该肿瘤具有神经内分泌的特性。在组织学上，默克尔细胞癌由小、圆、蓝色的细胞构成，这些细胞的细胞核大且分叶状，胞浆稀少。此外，肿瘤组织内还伴有丰富的有丝分裂和凋亡小体，这些特征进一步支持了其恶性肿瘤的诊断。

3）免疫组化特征

免疫组织化学染色在默克尔细胞癌的鉴别诊断中具有重要意义。通过检测特定的神经内分泌标记物，如CK20（细胞角蛋白20）、NSE（神经元特异性烯醇化酶）、Syn（突触素）和CgA（嗜铬粒蛋白A），可以确定肿瘤细胞是否对这些标记物呈阳性反应。这些标记物的阳性反应有助于将默克尔细胞癌与其他皮肤肿瘤区分开来，从而提高诊断的准确性。

（2）诊断与治疗挑战

由于默克尔细胞癌的罕见性、高度侵袭性和快速转移的特性，其诊断和治疗都面临着巨大的挑战。早期诊断的困难在于其临床表现的多样性以及与其他皮肤疾病的相似性。此外，由于该肿瘤通常发生在老年人群体中，这些患者可能患有其他慢性疾病，这进一步增加了诊断的复杂性。

在治疗方面，默克尔细胞癌的恶性程度较高，且容易复发和转移。因此，制定治疗策略时需要综合考虑患者的年龄、健康状况、肿瘤的大小和位置以及是否存在转移等因素。手术切除是常用的治疗方法之一，但对于已经发生转移的患者，可能需要采用放疗、化疗或免疫治疗等综合治疗手段。然而，即使经过积极治疗，患者的预后仍然较差，因此，对于默克尔细胞癌的研究和治疗方法的创新仍然具有迫切的需求。

诊断默克尔细胞癌是一个复杂且多步骤的过程，涉及临床评估、组织活检、影像学评估、淋巴结活检以及实验室检测等多个环节。同时，由于该疾病的独特性和复杂性，诊断和治疗都面临着诸多挑战。

1）诊断步骤

a. 临床评估

临床评估是诊断的第一步，医生会对患者的皮肤进行全面的检查，特别注意任何不规则或异常的皮肤病变。默克尔细胞癌通常表现为无痛性、质地坚硬的结节或肿块，可能伴有红色、紫色或蓝色的病灶。医生会询问患者的病史，包括既往皮肤病变、家族遗传史以及阳光暴露史等，以辅助诊断。

b. 组织活检

组织活检是确诊默克尔细胞癌的关键步骤。医生会切除可疑皮肤病变的一部分或全部，并在显微镜下进行病理学分析。通过观察肿瘤细胞的形态、结构和排列方式，以及是否存在神经分泌颗粒等特征，可以确定是否存在癌细胞。此外，免疫组织化学染色也是辅助诊断的重要手段，可以检测特定的神经内分泌标记物，如CK20、NSE、Syn和CgA等。

c. 影像学评估

影像学评估对于了解癌症的扩散情况至关重要。超声波可以用于评估淋巴结的状态，观察是否有肿大或异常的淋巴结。CT或MRI扫描则可以帮助确定癌症是否已扩散到其他部位，如淋巴结、肺部、肝脏或骨骼等。

d. 淋巴结活检

对于疑似淋巴结受累的患者，通常会进行前哨淋巴结活检。这种技术可以判断癌细胞是否已扩散到附近的淋巴系统，从而指导后续的治疗。

e. 实验室检测

实验室检测可能包括血液检测，用来评估患者的整体健康状况和特定生物标志物的水平。这些生物标志物可能有助于预测疾病的进展和治疗效果。

2）诊断挑战

a. 形态与症状的混淆

默克尔细胞癌的外观和症状易与其他皮肤病变混淆，如皮脂腺囊肿、皮肤纤维瘤等。这些病变可能具有相似的临床表现，导致诊断变得困难。因此，医生需要仔细辨别和区分这些疾病，以避免误诊。

b. 快速转移的风险

默克尔细胞癌具有极高的转移潜力，可在确诊后的数月内迅速发生局部及区域淋巴结转移，甚至远处转移。这种快速的转移速度增加了治疗的难度，也降低了患者的生存率。

c. 诊断技术的局限性

尽管皮肤活检和组织学检查是确诊的金标准，但免疫组织化学染色的复杂性以及部分病例中免疫标记物的阴性表达都给准确诊断带来了挑战。此外，由于默克尔细胞癌的罕见性，许多医生可能缺乏对该疾病的了解和治疗经验，这也可能影响诊断的准确性。

3）治疗挑战

a. 手术切除的局限性

手术切除是默克尔细胞癌的首选治疗方式，但由于该疾病的局部复发率高，且许多患者在确诊时已属晚期，手术切除往往难以彻底清除病灶。此外，手术切除还可能带来一定的并发症和风险，如感染、出血和伤口愈合不良等。

b. 放射治疗的双刃剑

放射治疗为无法手术或术后复发的患者提供了有效的治疗选择。然而，放射治疗也可能引起皮肤损伤、放射性皮炎等副作用，影响患者的生活质量。此外，放射治疗的效果也受到肿瘤大小、位置和分期等因素的影响。

c. 化疗药物的耐药性

化疗药物如顺铂、卡铂、依托泊苷等，虽然对多数默克尔细胞癌患者有效，但易产生耐药性。长期化疗还可能导致骨髓抑制、肝肾功能损害等不良反应。因此，化疗药物的选择和使用需要谨慎考虑患者的具体情况和治疗效果。

4）免疫治疗的希望与挑战

近年来，免疫治疗特别是PD-1/PD-L1抑制剂的应用为默克尔细胞癌患者提供了新的治疗希望。这些药物通过调节免疫系统的功能来抑制肿瘤的生长和扩散。然而，免疫治疗同样伴随着一系列不良反应，如免疫相关性炎症、过敏反应等。因此，在使用免疫治疗时，需要密切监测患者的反应并及时处理不良反应。

6.4.1.2 预后与随访

默克尔细胞癌的预后是一个复杂且多维度的议题，它不仅受到生物学特性的影响，还与患者的个体差异、治疗策略的有效性以及后续随访的周密性紧密相关。以下是对默克尔细胞癌预后因素及随访策略的详细探讨。

（1）预后因素

1）性别差异

在默克尔细胞癌的预后中，性别是一个不可忽视的重要因素。女性患者相较于男性患者，通常展现出更高的生存率。这一性别差异可能归因于多种因素，包括但不限于女性体内激素水平的影响、免疫系统状态的差异以及对治疗的响应性不同。具体而言，雌激素等性激素可能在一定程度上对默克尔细胞癌的生长具有抑制作用，而女性较强的免疫系统也可能有助于抵抗肿瘤的发展。

2）肿瘤分期与组织学类型

肿瘤的分期和组织学类型是决定默克尔细胞癌预后的关键要素。早期发现的肿瘤，尤其是那些局限于皮肤表层、未侵犯深层组织或淋巴结的病例，通常预后较好。这是因为早期肿瘤尚未形成广泛的侵袭性生长和转移，因此治疗起来相对容易。然而，对于晚期或已发生转移的肿瘤，以及具有不良组织学特征的肿瘤（如弥漫型、高增殖活性等），其预后往往较差。这些肿瘤往往具有更强的侵袭性和耐药性，治疗起来更加困难。

（2）随访策略的科学规划

1）定期随访与监测

对于默克尔细胞癌患者而言，定期随访与监测是确保病情稳定、及时发现复发或转移迹象的重要措施。随访内容包括但不限于体格检查、影像学检查（如CT、MRI）以及必要的实验室检查。这些检查能够全面评估患者的身体状况，监测肿瘤的生长情况和转移风险。随访频率应根据肿瘤分期、治疗方式及患者个体情况而定，以确保既能及时发现异常情况，又能避免不必要的检查负担。

2）早期干预

一旦发现肿瘤复发或转移的迹象，应立即采取干预治疗措施（包括再次手术、放疗、化疗或免疫治疗等），以控制病情进展、延长生存期和提高生活质量。早期干预的重要性在于，它能够在肿瘤尚未形成广泛侵袭或转移之前，通过有效的治疗手段将其消灭或抑制在萌芽状态。因此，患者应保持高度警惕，密切关注身体状况的变化，并积极配合医生的治疗建议。

3）心理关怀与支持

默克尔细胞癌的治疗过程往往漫长且充满挑战，患者及其家属可能面临巨大的心理压力和负面情绪。因此，心理关怀与支持是随访策略中不可或缺的一部分。通过提供心理支持和咨询服务，可以帮助患者减轻焦虑、恐惧等负面情绪，提高治疗依从性和生活质量。同时，也有助于增强患者及其家属对疾病的认知和理解，从而促使他们更好地应对治疗过程中的各种挑战。

6.4.2 原发性皮肤淋巴瘤

原发性皮肤淋巴瘤，作为淋巴瘤这一复杂疾病谱系中一个独特且异质性极高的分支，以其特定的临床表现、病理特征及分子生物学特性，在淋巴瘤的分类体系中独树一帜。这类淋巴瘤的独特性不仅体现在其局限于皮肤的生长模式上，更在于其复杂的病理生理机制和多样的临床亚型，这些特征共同构成了原发性皮肤淋巴瘤复杂而迷人的研究背景。

依据肿瘤细胞的来源差异，原发性皮肤淋巴瘤被精准地划分为两大类：原发性皮肤T细胞淋巴瘤和原发性皮肤B细胞淋巴瘤。这两大类淋巴瘤在发病机制、临床表现、治疗策略及预后等方面均存在显著差异，因此需要采取不同的诊疗路径。

在原发性皮肤T细胞淋巴瘤中，蕈样肉芽肿、Sézary综合征以及原发性皮肤CD30+T细胞淋巴增殖性疾病占据了主导地位，这三种亚型的合计占比高达90%，是原发性皮肤T细胞淋巴瘤中最常见且最具代表性的类型。蕈样肉芽肿以其独特的皮肤浸润、红斑、斑块及肿瘤期表现为特征，是原发性皮肤T细胞淋巴瘤中最常见的亚型；而Sézary综合征则是一种更为罕见的、以全身性红皮病、瘙痒及外周血Sézary细胞增多为特征的疾病，其预后往往较差；原发性皮肤CD30+T细胞淋巴增殖性疾病则包括一系列以CD30抗原表达为特征的

T细胞淋巴瘤，这些疾病在临床表现、病理特征及预后方面也存在显著差异。

原发性皮肤B细胞淋巴瘤涵盖了原发性皮肤边缘区淋巴瘤、原发性皮肤滤泡中心淋巴瘤以及原发性皮肤弥漫性大B细胞淋巴瘤（腿型）三种亚型。这些亚型在临床表现、病理形态及分子特征上各具特色，且预后差异显著。例如，原发性皮肤边缘区淋巴瘤通常表现为皮肤局限性或弥漫性浸润，预后相对较好；而原发性皮肤弥漫性大B细胞淋巴瘤（腿型）则以其侵袭性生长、快速进展及较差预后为特征，是原发性皮肤B细胞淋巴瘤中较为凶险的亚型之一。

鉴于原发性皮肤淋巴瘤的复杂性和多样性，制定科学、合理的诊疗策略显得尤为重要。2023年12月，美国国立综合癌症网络，一个由全球33家顶尖癌症中心组成的权威学术机构，发布了其最新的《NCCN指南：原发性皮肤淋巴瘤（2024年第1版）》。该指南基于最新的科学研究成果和循证医学证据，对原发性皮肤淋巴瘤的主要亚型进行了详尽的诊断、评估、辅助检查、分期及治疗建议。这些建议不仅涵盖了传统的病理学、影像学及实验室检查手段，还融入了最新的分子诊断、免疫组化及基因测序等先进技术，为临床医生提供了全面、准确且实用的诊疗指导。此外，该指南还强调了多学科协作在原发性皮肤淋巴瘤诊疗中的重要性，鼓励皮肤科、血液科、放疗科及病理科等多学科专家共同参与，为患者制定个性化的治疗策略，以期实现最佳的治疗效果。

6.4.2.1 原发性皮肤T细胞淋巴瘤

原发性皮肤T细胞淋巴瘤是一种源于皮肤T淋巴细胞的恶性肿瘤，其临床表现极为复杂且多变，涵盖了从轻微至严重不等的一系列皮肤病变。这类疾病通常先以皮肤症状的形式呈现，对患者的日常生活和心理健康造成严重影响。

在原发性皮肤T细胞淋巴瘤的早期阶段，患者常可见到多种形态的皮肤病变。这些病变可能表现为红斑、丘疹、斑块及结节等，形态各异，大小不一。红斑通常颜色鲜艳，可能伴有水肿，位于受累皮肤区域，是原发性皮肤T细胞淋巴瘤的典型表现之一。丘疹则比红斑更小，高出皮肤表面，常见于躯干和四肢，其形态和颜色也可能因个体差异而异。斑块状病变则可能呈现为平坦或稍微隆起的区域，颜色从淡红到暗红不等，表面可能伴有细碎鳞屑。

随着疾病的不断进展，这些皮肤病变可能逐渐扩大，形成溃疡或坏死，甚至累及皮下组织和内脏器官。溃疡的形成通常意味着病变已经侵犯到皮肤深层，可能导致疼痛、出血和感染等并发症。坏死则是指病变区域的细胞死亡，可能导致皮肤失去正常功能，形成坏死性溃疡。

除了皮肤病变外，原发性皮肤T细胞淋巴瘤患者还可能伴随全身症状的出现。这些症状包括发热、盗汗、体重下降等，通常预示着疾病的恶化。发热可能由于肿瘤细胞的增殖和炎症反应引起，盗汗则可能与自主神经功能紊乱有关。体重下降则可能是肿瘤细胞的消耗和食欲不振等原因导致的。

此外，原发性皮肤T细胞淋巴瘤患者的皮肤病变还可能伴随其他症状，如瘙痒、疼痛等。瘙痒是原发性皮肤T细胞淋巴瘤患者常见的症状之一，可能由于皮肤神经末梢受到刺激或炎症反应引起。疼痛则可能是病变侵犯到皮肤深层或神经组织导致的。随着疾病的进展，患者还可能出现糜烂、结痂等症状，这些症状的出现进一步加重了患者的痛苦和不适。

6.4.2.1.1　蕈样肉芽肿/Sézary综合征

蕈样肉芽肿，作为原发性皮肤T细胞淋巴瘤中最常见的类型，其病程通常呈现出一种慢性且渐进性的发展态势。从最初的局限性红斑、斑块阶段，逐步过渡到广泛的皮肤浸润，即所谓的红皮病阶段，再到后期可能出现的皮肤肿物、淋巴结受累、血液系统侵犯乃至其他脏器的广泛播散阶段。蕈样肉芽肿的进展路径复杂多变，个体差异显著。

而Sézary综合征，则是一种特殊类型的白血病型皮肤T细胞淋巴瘤，其显著特征在于广泛的皮肤红皮病样改变以及外周血中异常增生的Sézary细胞。这些Sézary细胞具有独特的免疫表型和生物学特性，是Sézary综合征诊断的关键依据。

在诊断蕈样肉芽肿/Sézary综合征时，临床医生的决策需要建立在全面而细致的临床评估、组织病理检查、免疫组化染色以及TCR基因重排检测等多维度信息的基础之上。

组织病理检查是蕈样肉芽肿/Sézary综合征诊断流程中的核心环节。通过对皮肤病变区域的活检，病理学家能够观察到肿瘤细胞的形态学特征，如核异型性、核分裂象增多以及表皮内浸润等，这些都是蕈样肉芽肿/Sézary综合征的重要诊断线索。然而，值得注意的是，为了避免治疗干预对病理诊断准确性的影响，NCCN指南（2024年第1版）推荐在进行皮肤活检前应至少暂停局部治疗2～3周，以确保活检样本的准确性和代表性。若初次活检结果未能明确诊断，或与患者的临床表现存在显著差异，则有必要考虑进行重复活检，以获取更全面的病理信息。

免疫组化染色在蕈样肉芽肿/Sézary综合征的诊断中同样扮演着至关重要的角色。除了常规的T细胞标记物如CD2、CD3、CD4等外，对于诊断较为困难的患者，还可以考虑增加CD25、CD56等标记物的检测，以进一步提高诊断的敏感性和特异性。蕈样肉芽肿/Sézary综合征肿瘤细胞的典型免疫表型为CD2+、CD3+、CD4+、CD5+、CD7-、CD8-，但值得注意的是，少数情况下也可能出现CD8+的变异型，这增加了诊断的复杂性。此外，若蕈样肉芽肿/Sézary综合征在进展过程中发生大细胞转化，即超过25%的肿瘤细胞呈现为大细胞形态，则可见CD30+的表达，这是疾病进展的重要标志之一。

TCR基因重排检测则是蕈样肉芽肿/Sézary综合征诊断中的另一项重要辅助手段。TCR基因是T细胞受体基因的简称，其克隆性重排是蕈样肉芽肿/Sézary综合征肿瘤细胞的重要遗传学特征之一。通过TCR基因重排检测，能够检测到T细胞受体基因的异常扩增或重排，从而有助于明确蕈样肉芽肿/Sézary综合征的诊断，并辅助鉴别蕈样肉芽肿/Sézary综合征与其他炎症性疾病或肿瘤性疾病。

当蕈样肉芽肿/Sézary综合征患者的皮损广泛且病理表现不具有明确的诊断意义时，外周血流式细胞分析成为一种重要的检测手段。通过对外周血样本的流式细胞分析，能够检测到Sézary细胞的存在和数量变化，这对于Sézary综合征的诊断以及病情监测具有重要意义。Sézary细胞是一种异常增生的T细胞，具有独特的免疫表型和生物学特性，如CD4+、CD7−、CD26−等，这些特征使其成为Sézary综合征诊断的关键依据之一。

6.4.2.1.2 辅助检查

在原发性皮肤T细胞淋巴瘤的辅助检查中，查体作为初步评估的重要手段，其准确性和全面性对于后续的诊断和治疗决策至关重要。NCCN指南（2024年第1版）明确要求对患者进行全面的皮肤检查，详细记录皮损的类型（如斑片、斑块、肿瘤或红皮病等）以及皮损所占的体表面积，这些信息对于评估疾病的严重程度和分期具有重要意义。同时，通过浅表淋巴结和腹部的触诊，可以初步判断是否存在淋巴结肿大或肝脾肿大等可能的皮肤外受累征象，为后续的检查和治疗提供线索。

在实验室检查方面，除了常规的血常规和生化检查外，针对原发性皮肤T细胞淋巴瘤的特异性检查同样不可或缺。TCR基因重排检测作为原发性皮肤T细胞淋巴瘤的重要遗传学特征之一，其检测结果对于明确诊断和鉴别诊断具有重要意义。通过检测TCR基因的克隆性重排，可以进一步确认患者是否患有原发性皮肤T细胞淋巴瘤，并辅助判断疾病的进展和预后。此外，流式细胞分析作为一种先进的免疫学检测技术，能够精确检测异常表型的T细胞亚群，这对于评估疾病的免疫状态、监测病情变化以及指导治疗策略具有重要的参考价值。特别是对于T2～T4期或怀疑皮肤外受累的患者，流式细胞分析能够提供更为准确和全面的免疫表型信息，有助于制定个性化的治疗方案。

在影像学检查方面，胸腹盆增强CT或PET/CT检查作为评估内脏受累的重要手段，在原发性皮肤T细胞淋巴瘤的诊断和分期中发挥着至关重要的作用。这些检查能够清晰地显示肿瘤在体内的分布和转移情况，有助于确定疾病的分期和治疗策略。特别是对于分期≥T2b、亲毛囊性蕈样肉芽肿、存在大细胞转化、可触及淋巴结肿大或实验室检查结果异常的患者，PET/CT检查因其高敏感性和高特异性，能够更早地发现潜在的肿瘤转移和复发，为及时调整治疗方案提供有力支持。

此外，对于可疑的皮肤外受累部位，如淋巴结、骨骼、肺部等，应进行手术活检或穿刺活检以明确诊断。这些活检样本可以提供更为直接和准确的病理信息，有助于确定肿瘤的类型和分期，为后续的治疗提供科学依据。

6.4.2.1.3 分期

常用的分期体系涵盖了TNMB分期与TNM分期系统，但针对最常见的亚型——蕈样肉芽肿，存在专门定制的TNMB分期系统。在TNMB分期系统中，T代表皮肤受累的范围与程度，N用于描述淋巴结是否受累，M则指内脏器官是否受到侵犯，而B特指是否存在血液学方面的异常表现。相比之下，TNM分期系统更多地聚焦于肿瘤的大小、淋巴结状态以及是否存在远处转移。

在蕈样肉芽肿/Sézary综合征的分期评估中，NCCN指南（2024年第1版）采纳了TNMB分期方法（见表6.1）。与之前的NCCN指南版本相较，该版指南在淋巴结状态、血液及内脏受累情况的评估上做出了更为详尽且细致的划分与阐释。特别值得注意的是，在皮肤（T）分期层面，该版指南清晰地指出，若患者在初次评估时即被判定为T4期，那么即便在治疗过程中皮损面积有所缩减，其分期等级亦不会发生改变。这一规定确保了分期评估的一致性和准确性。

表6.1 蕈样肉芽肿/Sézary综合征的TNMB分期

分期	定义
	皮肤(T)
TO	无临床可疑皮损
TI	局限斑片、丘疹和/或斑块，累及<10%体表面积，可进一步分为Tla(仅有斑片)和TIb(斑块+斑片)
T2	斑片、丘疹和/或斑块，累及≥10%体表面积，可进一步分为T2a(仅有斑片)和T2b(斑块+斑片)
T3	1个及以上肿瘤(直径≥1 cm)
T4	红斑融合，累及≥80%体表面积
	淋巴结(N)
NO	无临床异常的外周淋巴结，无须活检
NI	临床异常的外周淋巴结，组织病理Dutch分级1或NCILNO-2
Nla	克隆阴性或不明确
NIb	克隆阳性且与皮肤一致
N2	临床异常的外周淋巴结，组织病理Dutch分级2或NCILN3
N2a	克隆阴性或不明确
N2b	克隆阳性且与皮肤一致
N3	临床异常的外周淋巴结，组织病理Dutch分级3～4或NCILN4
N3a	克隆阴性或不明确
N3b	克隆阳性且与皮肤一致
Nx	临床异常外周或中央淋巴结，无典型病理学证据
	内脏(M)

续表6.1

分期	定义
MO	无内脏受累
MI	内脏受累
Mla	仅骨髓受累，克隆阳性或阴性
M1b	除骨髓外的其他脏器受累，克隆阳性或阴性
Mx	根据病理学和影像学检查结果，既不能证实也不能排除内脏受累
	血液（B）
B0	无明显血液受累：CD4+/CD26-或CD4+/CD7-细胞数目<250/μL
B0a	克隆阴性或不明确
BOb	克隆阳性且与皮肤一致
B1	低血液肿瘤负荷：不满足B0或B2的标准
Bla	克隆阴性或不明确
BIb	克隆阳性且与皮肤一致
B2	高血液肿瘤负荷：CD4+/CD26-或CD4+/CD7-细胞或流式细胞术鉴定的其他异常淋巴细胞数目≥1000/μL
B2a	克隆阴性或不明确
B2b	克隆阳性且与皮肤一致
Bx	无法量化血液受累情况
Bxa	克隆阴性或不明确
Bxb	克隆阳性且与皮肤一致

此外，在评估血液受累情况时，该版指南也给出了更为具体的建议：对于淋巴细胞减少症（淋巴细胞数目＜1000/μL）的患者，应通过异常淋巴细胞数目和异常淋巴细胞百分比进行综合评估，以避免低估其异常淋巴细胞负荷。

蕈样肉芽肿/Sézary综合征的临床分期是由TNMB分期决定的，并且与治疗方案的选择密切相关（见表6.2）。值得注意的是，大细胞转化作为一种重要的组织学特征，在各分期均可能出现。由于发生大细胞转化的患者通常需要更为积极的治疗措施，因此该版指南在临床分期系统中将其作为独立分类并单独给出了治疗建议。

表6.2　蕈样肉芽肿/Sézary综合征临床分期系统

临床分期	T	N	M	B
Ⅰ A(局限性皮肤受累)	T1	N0	M0	B0或B1
Ⅰ B(仅皮肤受累)	T2	N0	M0	B0或B1
Ⅱ A	T1-2	N1-2	M0	B0或B1
Ⅰ B(肿瘤期)	T3	N0-2	M0	B0或B1
Ⅲ A(红皮病)	T4	N0-2	M0	B0
Ⅲ B(红皮病)	T4	N0-2	M0	B1
Ⅳ A2(Sézary综合征)	T1-4	N0-2	M0	B2
Ⅳ A2(Sézary综合征或非Sézary综合征)	T1-4	N3	M0	B0或B1或B2
Ⅳ B(内脏受累)	T1-4	N0-3	M1a或M1b	B0或B1或B2
大细胞转化	—	—	—	—

6.4.2.1.4　治疗策略、效果与生活质量

(1) 治疗策略

蕈样肉芽肿/Sézary综合征的治疗策略旨在有效缓解症状、控制疾病进展并尽可能延缓其恶化趋势。遗憾的是，目前除了异基因造血干细胞移植这一极端手段外，大多数治疗方法均无法实现疾病的彻底治愈，而仅能达到疾病控制或症状缓解的目的。因此，治疗方案（见图6.1）的制定需紧密结合患者的具体病情、身体状况、年龄、预期寿命以及个人意愿等多方面因素，进行高度个体化的选择。

对于处于疾病早期、皮损局限的患者，局部治疗往往作为首选方案。这类治疗主要包括外用药物和光疗两大类。外用药物方面，氮芥乙醇溶液、蒽林软膏等是常用的选择，它们能够通过抑制异常增生的T淋巴细胞活性，减轻皮肤症状，提高患者的生活质量。然而，这些药物的使用需严格控制剂量和频率，避免大面积或长期使用，以减少潜在的副作用。光疗则利用特定波长的紫外线照射病变区域，以破坏异常增生的T细胞，达到治疗目的。窄谱中波紫外线、补骨脂素长波紫外线等是常用的光疗方法，适用于局限性轻度至中度皮损的患者。但光疗过程中需密切监测患者的日晒反应，并采取必要的保护措施，以防眼睛及皮肤受到长期紫外线损伤。

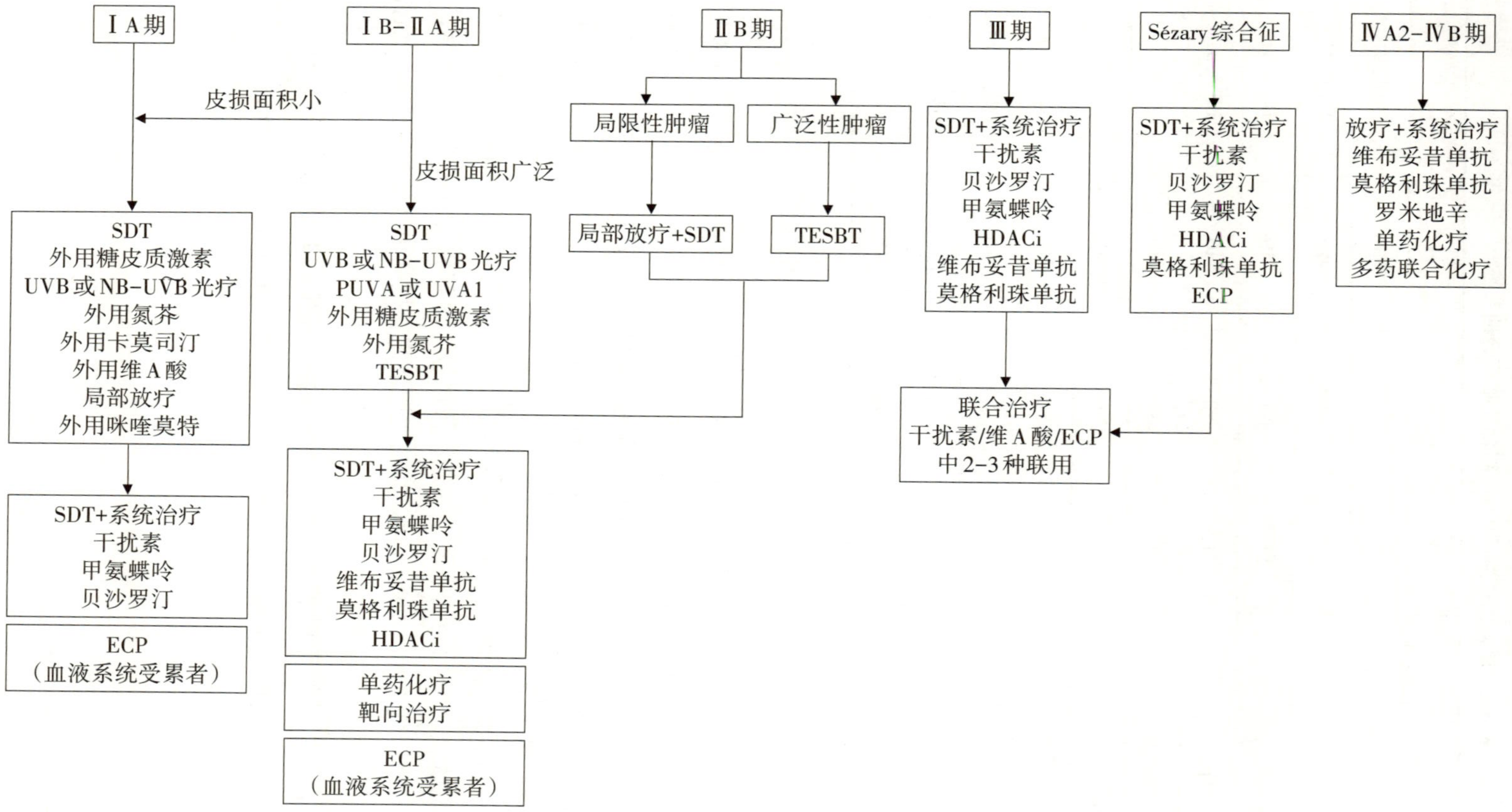

SDT（ skin-directed therapy）：皮肤定向治疗；UVB（ultraviolet B）：中波紫外线；NB-UVB（narrow bound ultraviolet B）：窄谱中波紫外线；ECP（extracorporeal photopheresis）：体外光化学疗法；PUVA（psoralen plus ultraviolet A）：补骨脂素长波紫外线；UVA1（ultraviolet A1）：长波紫外线；TSEBT（total skin electron beam therapy）：全身皮肤电子束疗法；HDACi（histone deacetylase inhibitors）：组蛋白去乙酰化酶抑制剂。

图6.1 蕈样肉芽肿/Sézary综合征治疗方案

对于皮损广泛、病情进展的患者，系统治疗是必要的选择。系统性化疗是其中的重要组成部分，它采用阿霉素、泼尼松、CHOP方案（环磷酰胺、阿霉素、长春新碱、泼尼松）以及甲氨蝶呤等药物，通过血液循环清除体内的肿瘤细胞，对于广泛性病变尤为有效。然而，化疗药物在发挥治疗作用的同时，也可能对正常细胞造成损伤，因此需在治疗前全面评估患者的心脏功能和其他可能受影响的器官，确保治疗的安全性。

除了化疗，生物治疗和免疫治疗也是蕈样肉芽肿/Sézary综合征系统治疗的重要组成部分。生物治疗如抗CD30单抗、抗CCR4单抗等，通过特异性地识别并清除异常增生的T细胞，达到治疗目的。免疫治疗则通过调节患者的免疫功能，增强其对肿瘤细胞的识别和清除能力，如干扰素、IL-2等免疫调节剂的使用。这些治疗方法的选择和组合应根据患者的具体情况而定，以达到最佳的治疗效果。

此外，口服免疫调节剂（如甲氨蝶呤、环孢素等）也是蕈样肉芽肿/Sézary综合征治疗中的常用手段。它们能够调节患者的免疫功能，减轻症状并控制疾病进展。然而，这些药物的使用同样需严格掌握剂量和疗程，以避免潜在的副作用和并发症。

（2）治疗效果

原发性皮肤T细胞淋巴瘤的治疗效果是一个复杂且多变的问题，受到多种因素的共同影响。疾病类型、分期、治疗方法的选择以及患者的身体状况等，都是决定治疗效果的关键因素。

对于早期、局限性病变的患者而言，及时有效的治疗至关重要。通过局部治疗（如外用药物、光疗等）与系统治疗（如化疗、生物治疗、免疫治疗等）的结合，可以控制病情进展，延长生存期，甚至在某些情况下实现临床治愈。这些治疗方法能够针对性地清除异常增生的T细胞，减轻皮肤症状，提高患者的生活质量。

然而，对于晚期、广泛性病变的患者来说，治疗效果往往较为有限。由于疾病已经广泛扩散至全身多个部位，治疗难度显著增加。此时，尽管可以采取更为激进的治疗手段，但疗效往往不尽如人意，且易复发和转移。因此，在治疗过程中，需要密切监测患者的病情变化，及时调整治疗方案，以提高治疗效果。

值得注意的是，治疗效果的评估不仅依赖于病情的缓解程度，还包括患者的生存质量、治疗副作用等多个方面。医生需要在治疗过程中综合考虑这些因素，制定个性化的治疗方案，以最大化患者的治疗效果。

（3）生活质量

原发性皮肤T细胞淋巴瘤对患者的生活质量产生了显著而深远的影响。疾病的进展和治疗的副作用可能导致患者出现一系列的皮肤问题，如瘙痒、疼痛、破损等。这些问题不仅影响患者的外观和社交活动，还可能对其日常生活和工作造成困扰。

此外，原发性皮肤T细胞淋巴瘤患者还可能面临严重的心理问题。由于疾病的长期折磨和治疗的副作用，患者可能产生焦虑、抑郁等情绪障碍。这些问题不仅影响患者的心理健康，还可能进一步加剧其生理症状，形成恶性循环。

长期的治疗和随访也给患者带来了沉重的经济负担和心理压力。治疗费用、药物费用、检查费用等不断累积，使得患者及其家庭在经济上承受巨大压力。同时，频繁的随访和检查也可能给患者带来心理上的不安和焦虑。

因此，在治疗过程中，医生需要关注患者的心理状态和生活质量，提供必要的心理支持和经济援助。通过心理疏导、心理干预等方式，帮助患者缓解焦虑、抑郁等情绪，提高其心理韧性。同时，鼓励患者积极参与治疗过程，提高治疗依从性，以改善预后和生活质量。

对于晚期患者而言，治疗目标已经转变为缓解症状、提高生活质量。通过姑息治疗、疼痛管理等方式，减轻患者的痛苦，提高其生存质量。医生需要与患者及其家属充分沟通，共同制定个性化的治疗方案，以最大化提高患者的舒适度和满意度。

6.4.2.2 原发性皮肤B细胞淋巴瘤

原发性皮肤B细胞淋巴瘤作为淋巴瘤的一种特殊类型，具有多种亚型，每种亚型都具备其独特的临床表现、病理特征以及预后情况。

6.4.2.2.1 主要亚型的特征

原发性皮肤B细胞淋巴瘤主要亚型包括：原发性皮肤滤泡中心细胞淋巴瘤、原发性皮肤黏膜相关淋巴组织淋巴瘤（根据2022版国际共识分类ICC，此亚型曾被称为原发性皮肤边缘区淋巴增殖性疾病）、原发性皮肤弥漫性大B细胞淋巴瘤（腿型）。

（1）原发性皮肤滤泡中心细胞淋巴瘤的特征

原发性皮肤滤泡中心细胞淋巴瘤是原发性皮肤B细胞淋巴瘤中最常见的亚型，其发病率相对较高。该亚型主要侵袭头皮、面部和躯干等部位的皮肤，给患者的外貌和日常生活带来严重影响。在临床表现上，原发性皮肤滤泡中心细胞淋巴瘤通常表现为孤立的粉色至紫红色斑块、结节或肿物，这些皮损往往边界清晰，质地较硬。病程进展相对缓慢，且很少发生皮肤外播散，这使得原发性皮肤滤泡中心细胞淋巴瘤的预后相对较好。

在病理层面，原发性皮肤滤泡中心细胞淋巴瘤的肿瘤细胞具有一系列特征性的免疫表型。这些肿瘤细胞常表达B细胞标志物CD20和CD79a，以及滤泡中心细胞淋巴瘤相关的标记物BCL-6。部分病例还会表达CD10，但这一标记物的表达并非必需。值得注意的是，BCL-2在原发性皮肤滤泡中心细胞淋巴瘤中通常为阴性，这一特点有助于将其与其他B细胞淋巴瘤亚型进行鉴别。

（2）原发性皮肤黏膜相关淋巴组织淋巴瘤的特征

原发性皮肤黏膜相关淋巴组织淋巴瘤（根据2022版ICC分类）是原发性皮肤B细胞淋巴瘤中的第二大常见类型，其发病率仅次于原发性皮肤滤泡中心细胞淋巴瘤。该亚型的皮损多见于头部、上肢和躯干等部位，表现为单发或多发的红色至紫红色丘疹、结节、斑块或肿物。这些皮损往往具有瘙痒或疼痛感，给患者带来不适。尽管原发性皮肤黏膜相关淋巴组织淋巴瘤的整体病程进展相对缓慢，五年生存率高达99%，但约有一半的患者会出现复发，这增加了治疗的复杂性和挑战性。

在病理特征上，原发性皮肤黏膜相关淋巴组织淋巴瘤的肿瘤细胞特征性地表达BCL-2、CD20和CD79a等B细胞标志物。与原发性皮肤滤泡中心细胞淋巴瘤不同，原发性皮肤黏膜相关淋巴组织淋巴瘤的肿瘤细胞通常不表达CD10和BCL-6，这一特点有助于与滤泡中心细胞淋巴瘤进行鉴别。此外，原发性皮肤黏膜相关淋巴组织淋巴瘤的肿瘤细胞还可能表现出一定的克隆性增殖，这是淋巴瘤细胞恶性转化的重要标志。

(3) 原发性皮肤弥漫性大B细胞淋巴瘤（腿型）的特征

原发性皮肤弥漫性大B细胞淋巴瘤（腿型）是原发性皮肤B细胞淋巴瘤中最罕见的亚型，其发病率相对较低。该亚型主要侵袭腿部皮肤，表现为红色至蓝色的斑块或肿物，有时可形成溃疡。这些皮损往往具有侵袭性，生长迅速，且易于复发和转移。因此，原发性皮肤弥漫性大B细胞淋巴瘤（腿型）的预后通常不佳，需要积极治疗以延长患者的生存期。

在病理特征上，原发性皮肤弥漫性大B细胞淋巴瘤（腿型）的肿瘤细胞多为活化B细胞（ABC）亚型，这一特点使得该亚型在免疫表型上与原发性皮肤滤泡中心细胞淋巴瘤和原发性皮肤黏膜相关淋巴组织淋巴瘤存在显著差异。原发性皮肤弥漫性大B细胞淋巴瘤（腿型）的肿瘤细胞表达BCL-2、CD20、CD79a等B细胞标志物，同时表达IRF-MUM1、FOXP1和MYC等活化B细胞相关的标记物。而CD10在原发性皮肤弥漫性大B细胞淋巴瘤（腿型）中通常为阴性，这一特点有助于与其他B细胞淋巴瘤亚型进行鉴别。此外，原位荧光杂交技术可检测到MYC、BCL6和IGH基因的易位，这些基因异常与原发性皮肤弥漫性大B细胞淋巴瘤（腿型）的恶性转化和预后不良密切相关。

6.4.2.2.2 诊断与辅助检查的详细解析

在诊断方面，组织病理检查是不可或缺的一环。推荐采用环钻活检、切除活检或切取活检等方式获取组织样本，若初次病理结果无法明确诊断或与临床表现不符，则应重复进行活检。

免疫组化检查是辅助诊断的重要手段，常规检测项目包括CD3、CD10、CD20、BCL2、BCL6和IRF4/MUM1。若诊断遇到困难，还可增加Ki-67、CD5、CD21、CD23、CD43、cyclin D1以及κ/λ等标记物的检测。

对于鉴别诊断存在困难的患者，可进一步完善分子遗传学检查，包括EBER原位杂交以检测EB病毒感染、荧光原位杂交检测t（14;18）染色体易位以与系统性滤泡性淋巴瘤相鉴别，以及IGH基因重排检测以确定B细胞的克隆性。

在系统检查方面，NCCN指南（2024年第1版）建议常规进行血常规、生化检查（包括LDH）、感染四项筛查以及胸腹盆CT或PET/CT检查。若血常规提示淋巴细胞增多，则建议进行外周血流式细胞分析。对于原发性皮肤黏膜相关淋巴组织淋巴瘤患者，还应完善血清蛋白电泳或免疫球蛋白定量检测。对于出现不明原因血细胞减少或疑诊为其他亚型淋巴瘤的患者，则建议进行骨髓活检以明确诊断。

6.4.2.2.3 分期

原发性皮肤B细胞淋巴瘤的分期采用非蕈样肉芽肿/Sézary综合征皮肤淋巴瘤的TNM分期方法，具体分期标准见表6.3。

表6.3 非蕈样肉芽肿/Sézary综合征皮肤淋巴瘤的TNM分期

分期	定义
T(肿瘤)	
T0	无临床可疑皮损
T1	孤立性皮损
T1A	直径<5 cm
T1B	直径≥5 cm
T2	局限于1个部位或2个相邻部位的多发皮损
T2A	所有皮损局限于直径<15 cm的圆形区域
T2B	所有皮损局限于直径>15 cm且<30 cm的圆形区域
T2C	所有皮损局限于直径≥30 cm的圆形区域
T3	泛发性皮损
T3A	累及2个不相邻部位的多发皮损
T3B	累及≥3个部位的多发皮损
N(淋巴结)	
N0	无临床或病理提示淋巴结受累
N1	累及1个当前或既往皮肤受累区域引流部位的外周淋巴结，且活检提示淋巴瘤累及
N2	累及2个及以上外周淋巴结或存在非皮损引流部位的淋巴结受累，且活检提示淋巴瘤累及
N3	累及中央淋巴结，且活检提示淋巴瘤累及
NX	临床上存在异常外周或中央淋巴结，但无病理诊断证据
M(转移)	
M0	无内脏受累
M1	存在内脏受累
MX	现有的病理或影像学评估既不能证实也不能排除内脏受累

6.4.2.2.4 治疗策略

原发性皮肤B细胞淋巴瘤是一组异质性很强的疾病，其不同亚型在治疗策略上存在显著差异。以下是对原发性皮肤黏膜相关淋巴组织淋巴瘤与原发性皮肤滤泡中心细胞淋巴瘤、原发性皮肤弥漫性大B细胞淋巴瘤（腿型）等主要亚型治疗策略的介绍。

（1）原发性皮肤黏膜相关淋巴组织淋巴瘤与原发性皮肤滤泡中心细胞淋巴瘤的治疗

1）局限性病灶（T1～T2期）

对于原发性皮肤黏膜相关淋巴组织淋巴瘤与原发性皮肤滤泡中心细胞淋巴瘤的局限性病灶患者，局部放疗、手术切除或两者联合是首选的治疗方案。局部放疗通过高能射线破坏肿瘤细胞的DNA，从而达到治疗目的，其疗效已被多项研究证实。手术切除则适用于肿瘤较小、位置表浅且易于切除的病例。一项涉及34例接受放疗的原发性皮肤B细胞淋巴瘤患者的临床研究表明，原发性皮肤黏膜相关淋巴组织淋巴瘤和原发性皮肤滤泡中心细胞淋巴瘤患者的5年无复发生存率介于62%～73%之间，这进一步证明了局部放疗的有效性。

值得注意的是，近年来，低剂量放疗方案逐渐受到重视。研究显示，4Gy的放疗剂量对初治及复发性患者均显示出良好疗效，且副作用相对较小。此外，皮损内注射糖皮质激素或SDT（一种特定治疗方法，如光动力疗法或局部免疫治疗等）也是可选的治疗方案。外用糖皮质激素、咪喹莫特、氮芥和贝沙罗汀等药物也可用于局部治疗，以减轻症状、控制病情进展。

若病情复发，患者可考虑用上述其他治疗方案进行再次治疗。然而，由于复发后病情可能更加复杂，治疗难度也会相应增加，因此需要在专业医生的指导下制定个性化的治疗方案。

2）皮损广泛（T3期）

对于皮损广泛（T3期）的原发性皮肤黏膜相关淋巴组织淋巴瘤与原发性皮肤滤泡中心细胞淋巴瘤患者，初始治疗建议涵盖SDT、局部放疗、皮损内注射糖皮质激素和利妥昔单抗等多种治疗手段。利妥昔单抗是一种针对B细胞表面CD20抗原的单克隆抗体，能够特异性地杀伤B细胞淋巴瘤细胞。多项研究表明，利妥昔单抗联合化疗或放疗能够显著提高患者的治疗效果和生存率。

对于难治性疾病，可尝试其他化学免疫联合疗法以寻求更好的疗效。这些疗法可能包括更强烈的化疗方案、新型靶向药物或免疫治疗等。然而，这些疗法需要在专业医生的指导下进行，并密切监测患者的病情变化和治疗反应。

3）皮肤外受累

若患者出现皮肤外受累，治疗策略将更为复杂。NCCN指南（2024年第1版）建议原发性皮肤黏膜相关淋巴组织淋巴瘤患者参照结内边缘区淋巴瘤的管理策略进行治疗，通常包括化疗、放疗和免疫治疗等综合治疗手段。而原发性皮肤滤泡中心细胞淋巴瘤患者则应按照滤泡性淋巴瘤的管理策略进行治疗，可能涉及更强烈的化疗方案、放疗以及后续的维持治疗等。

(2) 原发性皮肤弥漫性大B细胞淋巴瘤（腿型）的治疗

原发性皮肤弥漫性大B细胞淋巴瘤（腿型）患者的预后相对较差，因此通常需要按照系统性弥漫性大B细胞淋巴瘤的治疗方案进行系统化疗。常用的治疗方案是含蒽环类药物的多药化疗联合利妥昔单抗。这种联合治疗方案能够显著提高患者的治疗效果和生存率。

一项纳入115例患者的临床研究显示，采用这种联合治疗方案，原发性皮肤弥漫性大B细胞淋巴瘤（腿型）患者的3年生存率为80%，5年生存率为74%。这表明，尽管该亚型预后不佳，但利用合理的治疗方案进行治疗，患者仍有可能获得较长的生存期。

然而，需要注意的是，原发性皮肤弥漫性大B细胞淋巴瘤（腿型）患者的治疗反应和预后存在个体差异。因此，在制定治疗方案时，需要综合考虑患者的年龄、身体状况、病情严重程度以及治疗前的检查结果等。同时，在治疗过程中，需要密切监测患者的病情变化和治疗反应，及时调整治疗方案以确保最佳的治疗效果。

综上所述，原发性皮肤B细胞淋巴瘤不同亚型的治疗策略存在显著差异。在制定治疗方案时，需要综合考虑患者的具体情况和病情严重程度，选择最适合的治疗手段以提高患者的生存质量和改善预后。

6.5 皮肤肿瘤的诊断技术

皮肤肿瘤的诊断是一个复杂且精细的过程，涉及多种技术手段。本节将详细介绍皮肤镜检查与活检技术、影像学检查在皮肤肿瘤中的应用，以及分子诊断与基因检测等先进的诊断方法，并对这些技术进行深入的探讨和扩展。

6.5.1 皮肤镜检查与活检技术

在皮肤肿瘤的早期发现与精确诊断中，皮肤镜检查与活检技术扮演着举足轻重的角色。这两项技术的不断革新，不仅提高了诊断的精准度，还显著优化了患者的诊疗体验。

6.5.1.1 皮肤镜检查

(1) 定义与原理深化

皮肤镜，又称皮肤表面透光式显微镜或表皮透光式显微镜，是一种无创性的显微图像分析技术。它利用光学放大原理，通过特制的镜头和光源对皮肤表面进行高倍放大（一般可放大20～200倍），并借助偏振或浸润的方法消除皮肤表面的光线反射，从而观察表皮内、真表皮交界处和真皮浅层的色素性结构及真皮浅层血管的形态。

皮肤肿瘤诊断：皮肤镜在皮肤肿瘤的诊断中发挥着重要作用，尤其是色素痣、恶性黑色素瘤、基底细胞癌、鳞状细胞癌等。通过观察色素网、点状血管、不规则结构等特征，皮肤镜有助于区分良恶性病变。

非色素性皮肤病诊断：皮肤镜还可用于银屑病、湿疹、扁平苔藓等非色素性皮肤病的诊断。通过观察皮损表面的特征性结构，如点状血管、白色鳞屑、红色背景等，皮肤镜有助于这些疾病的鉴别诊断。

美容领域应用：皮肤镜在美容领域也有广泛应用，如评估皱纹和松弛皮肤、分析色素沉着和血管异常等。这些应用有助于制定个性化的护肤方案和监测治疗效果。

（2）最新应用前沿

智能辅助诊断：近年来，皮肤镜与人工智能技术的结合成为热点。人工智能算法能自动识别并分析皮肤镜图像中的特征性结构，如血管模式、色素网分布等，也能辅助医生进行快速准确的诊断。这种智能辅助不仅提高了诊断效率，还减少了人为误差。

动态监测与疗效评估：皮肤镜还可应用于皮肤肿瘤的动态监测，如恶性黑色素瘤的随访观察，以及时发现病情变化。同时，在治疗过程中，皮肤镜也可用于评估治疗效果，如激光治疗、药物治疗后的皮肤变化，为调整治疗方案提供依据。

个性化美容咨询：除了医学诊断，皮肤镜在美容领域的应用也日益广泛。通过分析皮肤纹理、血管分布等，皮肤镜为患者提供个性化的护肤建议，指导其选择合适的美容产品和治疗方案。

（3）显著优势

无创安全：检查无须取样，避免了活检带来的疼痛和感染风险。

即时反馈：检查过程快速，结果即时可见，有助于医生迅速制订诊疗计划。

高敏感性：对皮肤细微变化的捕捉能力强，有助于早期发现潜在病变。

成本效益：相较于其他高端影像技术，皮肤镜检查成本较低，易于普及。

6.5.1.2　活检技术：精准诊断的金标准

（1）技术革新

活检技术，包括刮取活检、切取活检、穿刺活检等，通过获取皮肤组织样本进行病理分析，是确诊皮肤肿瘤的金标准。近年来，活检技术也在不断进步，如：

微创活检技术：如激光辅助活检，通过激光束精确切割组织，可减少创伤和出血，加速伤口愈合。

分子诊断技术：结合活检样本进行基因测序、蛋白质分析等，从分子层面揭示肿瘤特性，为个性化治疗提供基础。

（2）最新应用

精准医疗：基于活检结果的分子诊断，能够为患者提供更加精准的个体化治疗方案，如针对特定基因突变的靶向药物选择。

早期预警：对于高风险人群，定期活检监测可及时发现早期癌变，提高生存率。

科研与临床结合：活检样本也是科研的重要资源，科研与临床结合有助于深入了解皮肤肿瘤的发病机制，推动治疗方法的创新。

（3）显著优势

明确诊断：活检可提供组织学和细胞学证据，是皮肤肿瘤诊断的最终依据。

指导治疗：根据活检结果，医生能够制定更加科学、有效的治疗方案。

科研价值：活检样本为皮肤肿瘤的研究提供了宝贵的材料，通过分析活检样本，医生和研究人员能够深入了解皮肤肿瘤的生物学特性、病理机制以及治疗反应，从而推动医学进步。

6.5.2 影像学检查在皮肤肿瘤诊断中的应用

影像学检查作为现代医学诊断体系中的重要一环，对于皮肤肿瘤的诊断具有不可替代的作用。它不仅能够帮助医生直观地观察到皮肤及皮下组织的结构变化，还能提供关于肿瘤性质、位置和扩散情况的宝贵信息。以下是对影像学检查技术选择与解读的深入剖析与实际应用。

6.5.2.1 技术选择的多样化与针对性

（1）超声波检查

超声波检查以其无创、便捷、经济的特点，成为皮肤肿瘤初步筛查的首选方法。通过高频声波在皮肤组织中的传播和反射，超声波检查能够清晰地显示皮肤及皮下组织的层次结构，包括表皮、真皮、皮下脂肪层等。对于皮肤肿块、囊肿、脂肪瘤等病变，超声波检查能够提供准确的定位和测量信息，有助于医生判断病变的性质和大小，为后续治疗方案的制定提供依据。

（2）磁共振成像（MRI）

MRI以其高分辨率、多平面和多序列成像的优势，在皮肤肿瘤诊断中发挥着重要作用。特别是对于深部皮肤病变、恶性肿瘤和骨髓病变，MRI能够提供更为详尽的信息。通过MRI检查，医生可以观察到病变的形态、密度、边界特点以及与周围结构的关系，从而判断病变的良恶性及浸润深度。此外，MRI还可用于评估病变的血供情况，为制定个性化的治疗方案提供重要参考。

（3）计算机断层扫描（CT）

CT检查以其快速、准确的特点，在皮肤肿瘤诊断中同样具有重要地位。特别是对于骨骼结构和淋巴结转移的评估，CT检查具有显著优势。通过CT检查，医生可以清晰地观察到病变的形态、密度和边界特点，从而判断病变的性质和扩散情况。此外，CT还可以用于引导穿刺活检，提高活检的准确性和安全性。

（4）正电子发射计算机断层显像术（PET-CT）

PET-CT作为一种先进的影像学检查方法，将PET和CT两种技术结合在一起，能够同时提供代谢信息和结构信息。在皮肤肿瘤诊断中，PET-CT有助于发现隐匿的转移病灶，评估治疗效果，以及制定个性化的治疗方案。通过PET-CT检查，医生可以观察到病变区域的代谢活动情况，从而判断病变的活跃性和恶性程度。

（5）光学相干断层扫描（OCT）

OCT作为一种非侵入性的影像学检查技术，在皮肤肿瘤诊断中具有潜在价值。通过OCT检查，医生可以直接观察到皮肤表面和病变的细微结构，如皮肤层的厚度、血管分布等。这对于非黑色素瘤皮肤癌的诊断具有重要意义，有助于医生进行准确的诊断和早期干预。

6.5.2.2　影像学解读

（1）图像分析

在解读影像学检查图像时，医生需要仔细观察病变的形态、大小、边界和内部结构等特征。这些特征对于判断病变的性质和良恶性至关重要。例如，边界清晰、形态规则的病变多为良性，而边界模糊、形态不规则的病变则可能为恶性。此外，医生还需要关注病变的密度、信号强度等参数，以进一步了解病变的生物学特性。

（2）血管评估

影像学检查还能够评估病变区域的血管情况。通过观察病变区域的血管分布、血流速度等参数，医生可以判断病变区域的血供情况，从而进一步了解病变的生物学特性和恶性程度。血管丰富、血流速度快的病变可能为恶性，而血管稀少、血流速度慢的病变则多为良性。

（3）周围结构评估

影像学检查还能够显示病变与周围结构的关系。这有助于医生判断病变是否侵犯周围组织或器官，以及是否需要进行扩大切除。同时，了解周围结构的情况还有助于制定个性化的手术方案，降低手术风险。在评估周围结构时，医生需要仔细观察病变与周围组织的分界情况，以及是否存在浸润或压迫现象。

（4）动态监测

影像学检查还可以用于动态监测病变的变化情况。通过对比不同时间点的检查图像，医生可以了解病变的生长速度、形态变化等特征，从而判断治疗效果和预后情况。这有助于及时调整治疗方案，提高治疗效果。在动态监测过程中，医生需要密切关注病变的变化趋势，以及是否出现新的病变或转移灶。

6.5.3　分子诊断与基因检测

6.5.3.1　分子诊断

分子诊断是指应用分子生物学方法检测患者体内遗传物质（DNA、RNA或蛋白质）的结构或表达水平的变化而做出诊断的技术。它是当代医学发展的重要前沿领域之一，以其特异性强、灵敏度高、早期诊断性等优点，在疾病的预防、预测、诊断、治疗和预后等方面发挥着重要作用。

分子诊断的常规技术涵盖了多种基于分子生物学原理的检测方法，包括但不限于：

（1）聚合酶链式反应

这是一种常用的核酸扩增技术，可以通过特定的引物将目标核酸序列扩增到足够的数量，从而便于检测和分析。聚合酶链式反应具有高度的特异性和灵敏度，可以检测极低浓度的目标序列。

（2）基因测序

通过分析特定DNA片段的碱基序列（腺嘌呤A、胸腺嘧啶T、鸟嘌呤C与胞嘧啶G的排列方式），获取样本中的核酸序列信息，从而进行基因突变、基因重组等分析。

（3）荧光原位杂交

基于碱基互补配对的原则，利用荧光标记的单链DNA或RNA探针与待测样本中的核酸序列进行特异性结合，形成稳定的双链杂交体。通过荧光显微镜观察，可以直接在细胞内或组织切片中定位和分析目标序列。

（4）基因芯片

这是一种高通量的分子诊断技术，可以同时检测多个目标序列。通过将大量的探针固定在芯片上，使其与样本中的目标序列进行杂交，可以一次性检测多个基因的表达水平或突变情况。

6.5.3.2 基因检测

通过血液、体液等生物样本，检查基因及DNA序列，进而检查染色体或基因的具体情况，并根据这一情况分析或者预测疾病、评估个人的健康状况和代谢情况或者选择药物。它是分子诊断技术的重要组成部分，也是目前应用较广泛的分子诊断技术之一。

基因检测的种类多种多样，包括但不限于：

（1）遗传性疾病的检查

遗传性疾病的检查属于基因检测的最主要应用，比如遗传性耳聋、唐氏综合征等基因疾病筛查，都为了检查基因或者染色体有无异常，从而明确具体情况。

（2）肿瘤早筛与个体化治疗

通过基因检测可以筛查出肿瘤相关基因的突变情况，为肿瘤的早期诊断和治疗提供依据。同时，还可以根据患者的基因状态选择适合的靶向药物进行个体化治疗。

（3）药物代谢基因检测

某些药物的代谢和效果与个体的基因状态密切相关。通过基因检测可以评估特定患者是否适合服用某种药物，并精确提示具体使用剂量，从而降低不良反应的风险。

6.5.3.3 革新与前沿应用

随着科学技术的飞速发展，分子诊断与基因检测技术正经历着前所未有的革新。这些革新不仅体现在技术的精度、速度和通量上，还体现在其应用场景的拓展和深化上。

（1）技术革新

1）新一代测序技术

新一代测序技术以其高通量、高精度和低成本等优势，正在逐步取代传统的测序方法。它能够同时检测多个基因或整个基因组，为疾病的精准诊断提供了强大的支持。

2）液体活检

液体活检是一种无创或微创的检测方法。通过分析血液中的循环肿瘤DNA、循环肿瘤细胞或外泌体等生物标志物，可以实时监测肿瘤的进展和转移情况，这为肿瘤的早期发现和治疗提供了新的途径。

3）单细胞测序

单细胞测序技术能够揭示单个细胞内的基因表达模式和基因变异情况，有助于深入理解疾病的发病机制和个体差异。

（2）前沿应用

1）肿瘤精准医疗

通过分子诊断和基因检测，可以实现对肿瘤的精准分型、分期和预后评估，为制定个性化的治疗方案提供重要依据。同时，还可以监测肿瘤的复发和耐药情况，及时调整治疗方案。

2）遗传病预防与筛查

利用先进的基因检测技术，可以在遗传病发生之前进行有效的预防和筛查。通过对个体或家族的遗传信息进行深入分析，可以识别出携带遗传病风险基因的人群，从而为他们提供针对性的干预和治疗建议。

3）基因检测技术

利用基因检测技术，可以在孕前、产前或新生儿期对遗传病进行筛查和诊断，从而便于及时采取措施预防或干预遗传病的发生和发展。

4）药物研发与个性化用药

分子诊断和基因检测技术可以揭示药物的作用机制和个体差异，为药物研发提供新的靶点和思路。同时，医生还可以根据患者的基因状态选择适合的药物和剂量，实现个性化用药。

6.6　皮肤肿瘤的治疗原则与方法

6.6.1　手术治疗原则与方法

皮肤肿瘤作为一类常见的体表肿瘤，其治疗策略的选择对于患者的预后至关重要。手术治疗作为皮肤肿瘤治疗的基石，不仅要求精准切除肿瘤组织，还需兼顾美容效果和术后功能恢复。本节将深入探讨皮肤肿瘤的手术治疗原则与方法，从适应证与禁忌证的精准判断，到手术技巧的精细操作，再到术后护理的全面管理，旨在为读者提供一份详尽而专业的治疗指南。

6.6.1.1 适应证与禁忌证

（1）适应证

1）良性肿瘤

脂肪瘤：虽然脂肪瘤多为良性，但当其体积增大，影响患者外观、日常生活功能或压迫周围组织时，手术切除成为必要手段。特别是那些生长迅速、质地变硬、边界不清的脂肪瘤，需警惕其恶变倾向，及时采取手术治疗。

皮脂腺囊肿：此类囊肿易继发感染，形成脓肿，故一旦发现，尤其是当囊肿增大、伴有疼痛或影响美观时，应考虑手术切除，以防并发症的发生。

色素痣：对于生长在面部、颈部等显眼部位，影响美观的色素痣，当痣体迅速增大、颜色加深、表面破溃出血、伴有疼痛瘙痒等症状时，应高度怀疑其恶变可能，及时手术，完整切除并进行病理检查。

2）恶性肿瘤

基底细胞癌：作为较常见的皮肤恶性肿瘤之一，基底细胞癌早期表现为皮肤上的无痛性结节或斑块，手术切除是其首选治疗方法，需确保切除范围足够广泛，以预防复发。

鳞状细胞癌：对于鳞状细胞癌，早期发现并迅速进行根治性手术切除至关重要，尤其是当肿瘤侵犯深层组织或在淋巴结转移时，需扩大切除范围，并考虑淋巴结清扫。

恶性黑色素瘤：这是一种高度恶性的皮肤肿瘤，早期手术切除是提高生存率的关键。手术不仅要彻底切除肿瘤本身，还需对周围正常皮肤进行适当扩展切除，并进行详细的病理检查以评估预后。

3）复发或转移的肿瘤

对于经过初次治疗后出现复发或远处转移的肿瘤，手术治疗仍可考虑，尤其是当肿瘤负荷较小、患者身体状况允许时。通过精准的手术操作，切除可见的复发或转移病灶，可减轻症状，延长生存期。

（2）禁忌证

1）患者身体状况

心血管疾病：如不稳定型心绞痛、重度高血压、心力衰竭等，这些疾病可能增加手术风险和并发症的发生率，需充分评估手术耐受性，必要时先控制病情后再考虑手术。

呼吸系统疾病：如慢性阻塞性肺疾病、严重哮喘等，这些疾病可能影响术后呼吸功能的恢复，增加肺部感染风险，需谨慎评估手术风险。

肝肾功能不全：肝肾功能异常可能影响药物代谢和麻醉药物的排泄，增加手术风险，需在术前进行充分评估和调整。

2）肿瘤位置

位于面部重要器官（如眼、鼻、口）附近、血管神经密集区域或功能关键区域（如手部、足部）的肿瘤，手术操作难度大，易损伤周围结构，导致功能障碍或美观受损，需权衡手术利弊，谨慎选择治疗方案。

3）患者意愿与心理

对于拒绝手术治疗的患者，应尊重其选择，并详细解释手术的必要性、风险和可能的替代治疗方案。同时，关注患者的心理状态，必要时提供心理咨询或心理治疗，帮助患者克服恐惧、焦虑等情绪，做出最适合自己的决定。对于存在严重心理障碍的患者，可考虑先改善其心理状态后再评估手术可行性。

6.6.1.2 手术技巧的精细操作与美学考量

（1）手术技巧

1）术前评估

病史采集：了解患者的既往病史、药物过敏史、家族遗传史等，为手术风险评估提供依据。

体格检查：仔细检查肿瘤部位、大小、形状、质地、活动度以及是否伴有压痛或神经症状，初步判断肿瘤性质。

影像学评估：利用高分辨率超声、CT、MRI等影像学技术，精确测量肿瘤的三维尺寸，明确其与周围血管、神经、肌肉等结构的关系，为手术路径的选择提供精准指导。

个性化手术方案设计：基于上述信息，制订包括手术切口位置、切除范围、重建方式等在内的个性化手术计划。

2）麻醉选择

局部麻醉：适用于小范围、浅表肿瘤，可减少全身反应，便于术中患者清醒配合。

区域阻滞麻醉：针对中等大小肿瘤，可提供更广泛的麻醉区域，减少疼痛刺激。

全身麻醉：适用于复杂、大范围手术或患者紧张情绪严重时，确保手术安全，便于操作。

3）无创操作

微创技术应用：如激光切除术、高频电刀切割等，通过减少组织损伤、降低出血量和炎症反应，促进术后恢复。

能量器械辅助：利用超声刀、射频消融等设备，实现更精准、快速切割，同时保护邻近组织。

4）精准切除

肿瘤边缘界定：使用术中冰冻切片或快速病理检查，确保切除范围既充分又不过度。

淋巴结清扫：对恶性肿瘤，特别是已侵犯淋巴系统的病例，实施淋巴结清扫术，评估肿瘤分期，指导后续治疗。

5）美容缝合

小针细线技术：采用微细针线和吸收性缝线，减少针眼痕迹，促进伤口愈合。

皮内缝合：将缝线置于皮肤内部，减少皮肤表面张力，减少疤痕形成。

皮肤张力调节：通过皮瓣转移、皮肤扩张等技术，优化伤口闭合，减少疤痕拉伸。

（2）美学考量

1）术前设计

皮肤纹理匹配：根据肿瘤位置，选择与自然皮肤纹理一致的切口方向，减少术后疤痕的视觉影响。

隐蔽性切口：如耳后、发际线、皮肤皱褶处等，利用自然轮廓隐藏切口，保持外观完整。

个性化美学规划：结合患者面部特征、年龄、性别等因素，设计最符合其美学需求的手术方案。

2）术后护理

伤口管理：定期清洁、消毒伤口，预防感染，促进愈合。

疤痕管理：使用硅酮凝胶、抗疤痕贴等外用药物，结合物理治疗，如激光治疗，减少疤痕增生，加速疤痕淡化。

心理辅导：针对术后可能出现的焦虑、抑郁情绪，提供心理支持，增强患者信心，促进身心全面康复。

6.6.1.3 术后护理的全面管理

（1）伤口观察与护理

细致观察：术后需对伤口进行连续、细致的观察，记录伤口愈合的进展，包括伤口边缘是否平整、颜色是否红润、有无渗出物或异味等，这些都是判断伤口愈合情况的重要指标。

预防感染：严格遵守无菌操作原则，保持伤口清洁干燥，避免沾水或污染，使用抗生素软膏或敷料预防感染。一旦发现伤口红肿、疼痛加剧、渗出物增多等感染迹象，应立即处理，必要时使用抗生素。

定期换药：根据伤口情况，定期更换敷料，观察并记录伤口颜色、温度、湿度等变化，以及是否有出血、渗出、感染等异常情况。每次换药前，应彻底清洁伤口，去除旧敷料和坏死组织。

（2）疼痛管理

药物镇痛：根据患者的疼痛程度和耐受性，选择合适的镇痛药物，如非甾体抗炎药、阿片类药物等，进行疼痛管理。应严格控制药物剂量和给药频率，避免药物成瘾和不良反应。

非药物镇痛：鼓励患者采用深呼吸、放松训练、冥想等非药物手段缓解疼痛。这些方法有助于降低患者的焦虑情绪，提高疼痛阈值，减轻疼痛感受。

疼痛评估：定期进行疼痛评估，了解患者的疼痛程度和变化趋势，及时调整镇痛方案，确保镇痛效果。

（3）饮食与休息

合理饮食：术后患者应保持充足的睡眠和合理的饮食，避免过度劳累和食用刺激性食物。建议增加蛋白质、维生素和矿物质的摄入，如瘦肉、鱼类、豆类、新鲜蔬菜和水果等，以促进伤口的愈合和身体的恢复。

均衡营养：根据患者的营养状况和手术需求，制订个性化的饮食计划，确保营养均衡，满足身体的代谢需求。

充足休息：保证充足的睡眠时间，避免过度劳累，有助于身体机能的恢复和免疫力的提高。

（4）心理支持

心理评估：关注患者的心理状态，定期进行心理评估，了解患者的情绪变化和心理需求。

心理疏导：提供必要的心理支持和心理疏导，帮助患者树立战胜疾病的信心，减轻焦虑、抑郁等负面情绪。

家庭支持：鼓励家属积极参与患者的康复过程，提供情感支持和陪伴，增强患者的社会支持感。

（5）随访复查

定期随访：术后应定期进行随访复查，包括体格检查、影像学检查（如超声、CT、MRI等），以监测肿瘤的复发和转移情况。随访时间应根据手术类型和肿瘤性质进行个性化安排。

及时调整：根据复查结果，及时调整治疗方案。如发现肿瘤复发或转移，应立即制定新的治疗方案，包括再次手术、放疗、化疗等。

健康教育：向患者提供与疾病相关的健康教育，包括术后注意事项、饮食指导、康复锻炼等，提高患者的自我管理能力。

皮肤肿瘤的手术治疗是一个复杂而精细的过程，需要手术医生、护理人员、患者及其家属的共同努力。通过精准判断适应证与禁忌证、精细操作手术技巧与美学考量以及全面管理术后护理，医生可以为患者提供最优化的治疗方案，提高手术疗效和患者的生活质量。同时，加强患者教育，提高患者自我管理能力，也是术后护理中不可或缺的一环。

6.6.2 放射治疗与激光治疗

放射治疗与激光治疗作为皮肤肿瘤治疗领域的重要非手术治疗手段，各自具有独特的原理、应用范围、限制以及疗效评估与副作用管理策略。以下将对这些方面进行深入探讨，以期为皮肤肿瘤的治疗提供更加全面和专业的指导。

6.6.2.1 原理、应用与限制

(1) 放射治疗

1) 原理

放射治疗的核心在于利用高能放射线（如X射线、电子束、质子束等）对肿瘤细胞进行精确照射，通过破坏肿瘤细胞的DNA结构，抑制其增殖能力，从而达到治疗的目的。放射线的作用机制主要包括直接作用和间接作用，前者是放射线直接作用于DNA分子，后者则是放射线先作用于水分子产生自由基，再由自由基间接损伤DNA。

2) 应用

放射治疗在皮肤肿瘤的治疗中扮演着重要角色，尤其适用于一些无法手术或手术风险较高的患者，如头颈部、躯干等部位的皮肤癌。此外，对于已经发生局部转移或复发的皮肤肿瘤，放射治疗也可以作为姑息性治疗手段，减轻患者症状，提高患者生活质量。放射治疗的应用还包括术前或术后的辅助治疗，以缩小肿瘤体积，降低手术风险，或预防肿瘤复发。

3) 限制

尽管放射治疗在皮肤肿瘤治疗中具有显著疗效，但其应用也受到一定限制。首先，放射治疗可能对周围正常组织造成损伤，导致皮肤红肿、溃疡、色素沉着等副作用。其次，放射治疗需要多次照射才能达到治疗效果，治疗周期较长，且部分患者可能因无法耐受副作用而中断治疗。最后，放射治疗并非对所有类型的皮肤肿瘤都有效，具体疗效需要根据肿瘤类型、分期、位置以及患者身体状况等因素综合考量。

(2) 激光治疗

1) 原理

激光治疗则是利用高能量激光束对肿瘤组织进行精确照射，通过光热效应、光化学效应或光生物效应等机制，破坏肿瘤细胞的细胞膜、细胞质或细胞核，从而达到治疗的目的。激光治疗的选择性破坏作用主要基于肿瘤细胞与正常细胞在光吸收、光热效应等方面的差异。

2) 应用

激光治疗在皮肤肿瘤治疗中主要用于治疗一些表浅、局限性的肿瘤，如基底细胞癌、鳞状细胞癌的早期病变，以及色素痣、血管瘤等良性皮肤病变。激光治疗具有创伤小、恢复快、美容效果好等优点，尤其适用于对美观要求较高的患者。

3) 限制

激光治疗的应用也受到一定限制。首先，激光治疗对肿瘤的大小、深度以及位置有一定要求，对于较大的或深层的肿瘤，激光治疗可能无法达到理想的治疗效果。其次，激光治疗需要多次进行，每次治疗间隔数周至数月不等，治疗周期较长。最后，激光治疗后的皮肤护理十分重要，若护理不当可能导致色素沉着、疤痕形成等副作用。

6.6.2.2 疗效评估与副作用管理

（1）疗效评估

对于放射治疗与激光治疗，疗效评估是确保治疗效果的关键环节。疗效评估主要通过观察肿瘤的大小、形态、颜色等变化，以及患者的症状改善情况来进行。同时，还可借助影像学检查（如超声、CT、MRI等）来评估肿瘤的生长情况。在疗效评估过程中，医生需密切关注患者的病情变化，及时调整治疗方案。对于放射治疗，还需关注正常组织的损伤情况，以及可能出现的放射性皮炎、放射性溃疡等并发症。对于激光治疗，则需关注治疗后的皮肤恢复情况，以及可能出现的色素沉着、疤痕形成等副作用。

（2）副作用管理

1）放射治疗

放射治疗的副作用管理主要包括皮肤护理、营养支持、心理支持等方面。皮肤护理方面，患者需保持治疗部位的皮肤清洁干燥，避免摩擦和暴晒，使用温和的护肤产品。营养支持方面，患者需保持均衡的饮食，增加蛋白质、维生素和矿物质的摄入，促进皮肤修复。心理支持方面，医生需关注患者的心理状态，提供必要的心理支持和心理疏导，帮助患者树立战胜疾病的信心。对于出现严重副作用的患者，医生需及时给予相应的治疗和处理，如使用抗生素、生长因子等药物促进伤口愈合，或进行皮肤移植等手术治疗。

2）激光治疗

激光治疗的副作用管理同样包括皮肤护理、营养支持等方面。皮肤护理方面，患者需避免治疗部位沾水、摩擦和暴晒，使用温和的护肤产品，并遵循医生的建议进行皮肤护理。营养支持方面，患者也需保持均衡的饮食，促进皮肤恢复。对于出现色素沉着、疤痕形成等副作用的患者，医生可给予相应的药物治疗或激光治疗，以减轻或消除副作用。同时，医生还需关注患者的心理状态，提供必要的心理支持和心理疏导，帮助患者顺利度过治疗期。

放射治疗与激光治疗作为皮肤肿瘤治疗的重要非手术治疗手段，各自具有独特的原理、应用范围、限制以及疗效评估与副作用管理策略。在治疗过程中，医生需要根据患者的具体情况选择合适的治疗方法，并密切关注患者的病情变化，及时调整治疗方案。同时，患者也需积极配合医生的治疗和建议，注意保护治疗部位的皮肤并保持良好的生活习惯，以促进治疗效果和减少副作用的发生。

6.6.3 化学治疗与免疫治疗

6.6.3.1 策略、效果与副作用的深入探讨

（1）化学治疗

1）策略

化学治疗作为皮肤肿瘤治疗的重要手段之一，其策略的制定需基于详尽的肿瘤病理分析、分期评估及患者全身状况考量。化疗药物的选择需依据肿瘤细胞的生物学特性，如增

殖速度、药物敏感性及是否存在特定的药物靶点。例如，对于快速增殖的基底细胞癌或鳞状细胞癌，可选择具有抗增殖作用的化疗药物，如5-氟尿嘧啶、顺铂等；而对于某些具有特定分子标志物的皮肤肿瘤，如携带EGFR突变的肿瘤，可考虑使用靶向EGFR的化疗药物。

2）效果评估

化疗的效果评估通常通过影像学检查（如CT、MRI）、病理组织学检查及肿瘤标志物检测等手段进行。在化疗初期，需密切监测肿瘤体积的变化，以及患者症状的改善情况。若肿瘤体积明显缩小，症状减轻，则表明化疗有效。然而，化疗的效果并非一成不变，随着治疗时间的延长，肿瘤可能对化疗药物产生耐药性，导致治疗效果下降。因此，需定期评估化疗效果，及时调整治疗方案。

3）副作用

化疗的副作用种类繁多，且个体差异显著。除了上述提到的皮肤毒性、脱发等常见副作用外，还可能引起骨髓抑制、肝肾功能损害、心脏毒性等严重副作用。骨髓抑制可导致白细胞减少、贫血及血小板减少，增加感染及出血风险。肝肾功能损害则可能导致药物代谢障碍，加重药物毒性。心脏毒性则可能导致心律失常、心力衰竭等严重后果。因此，在化疗过程中，需定期监测血常规、肝肾功能及心电图等指标，及时发现并处理副作用。

（2）免疫治疗

1）策略

免疫治疗作为近年来兴起的皮肤肿瘤治疗手段，其策略的制定需基于对患者免疫状态的全面评估。免疫治疗药物的选择需依据肿瘤细胞的免疫逃逸机制及患者的免疫应答能力。例如，对于携带PD-1/PD-L1高表达的肿瘤，可选择使用PD-1/PD-L1抑制剂，如帕博利珠单抗、纳武利尤单抗等；而对于某些免疫应答能力低下的患者，可考虑使用免疫增强剂，如胸腺肽、干扰素等。

2）效果评估

免疫治疗的效果评估通常通过影像学检查、肿瘤标志物检测及免疫学检测等手段进行。与化疗相比，免疫治疗的效果评估更为复杂，因为免疫治疗的作用机制涉及免疫系统的多个环节，且疗效的显现往往较为缓慢。因此，在免疫治疗过程中，需耐心观察患者的病情变化，定期评估治疗效果。若肿瘤体积稳定或缩小，肿瘤标志物水平下降，且免疫学检测指标显示免疫应答能力增强，则表明免疫治疗有效。

3）副作用

免疫治疗的副作用主要包括免疫相关性不良反应及超敏反应。免疫相关性不良反应涉及多个器官系统，如皮肤、肺、肝、肾、肠道、内分泌系统等。这些不良反应可能表现为皮疹、肺炎、肝炎、肾炎、肠炎、甲状腺功能减退等。超敏反应则可能表现为过敏性休克、呼吸困难、喉头水肿等。因此，在免疫治疗过程中，需密切监测患者的病情变化，及时发现并处理副作用。对于出现严重副作用的患者，需立即停药并给予相应的对症治疗。

6.6.3.2 个体化治疗方案的制定与优化

在制定个体化治疗方案时，需充分考虑患者的个体差异、肿瘤特点、治疗目标及治疗方案的安全性、有效性及经济性等因素。

（1）患者个体差异的考量

患者的年龄、性别、身体状况、免疫功能及既往治疗史等因素均可影响治疗方案的制定。例如，对于老年患者，需考虑其肝肾功能减退、药物代谢能力下降等因素，选择药物时需谨慎，避免使用具有严重肝肾毒性的药物。对于免疫功能低下的患者，需考虑使用免疫增强剂以提高治疗效果。

（2）肿瘤特点的考量

肿瘤的类型、分期、位置、大小及生长速度等因素均可影响治疗方案的制定。例如，对于早期、局限性的皮肤肿瘤，可选择手术切除或激光治疗等局部治疗手段；而对于晚期、广泛分布的皮肤肿瘤，则需考虑化疗、免疫治疗等全身治疗手段。此外，还需考虑肿瘤是否存在特定的分子标志物或基因突变，以选择合适的靶向治疗药物。

（3）治疗目标的设定

治疗目标的设定需基于患者的实际情况及肿瘤特点。对于早期、局限性的皮肤肿瘤，治疗目标通常为根治性切除或消除肿瘤；而对于晚期、广泛分布的皮肤肿瘤，治疗目标则可能为控制肿瘤生长、减轻症状、提高生活质量及延长生存期等。

（4）治疗方案的安全性、有效性及经济性的评估

在制定治疗方案时，需对药物的安全性、有效性及经济性进行全面评估。安全性评估需考虑药物的副作用及潜在风险；有效性评估需考虑药物的疗效及患者的耐受性；经济性评估则需考虑药物的价格及患者的经济承受能力。通过综合评估，选择最符合患者实际情况的治疗方案。

此外，在制定个体化治疗方案时，还需加强与患者的沟通与交流，了解其需求及期望，提高治疗方案的依从性及满意度。同时，还需关注治疗方案的动态调整与优化，根据患者的病情变化及治疗效果及时调整治疗方案，以达到最佳的治疗效果。

化学治疗与免疫治疗在皮肤肿瘤治疗中发挥着重要作用，但存在一定的副作用及风险。在制定个体化治疗方案时，需充分考虑患者的个体差异、肿瘤特点、治疗目标及治疗方案的安全性、有效性及经济性等因素，以实现最佳的治疗效果。

6.6.4 靶向治疗与生物治疗

6.6.4.1 前沿进展与潜力

（1）靶向治疗

靶向治疗作为精准医疗的典范，其核心理念在于针对肿瘤细胞的特定分子靶点进行干

预，从而实现对肿瘤的有效控制。在皮肤肿瘤领域，尤其是恶性黑色素瘤、基底细胞癌和鳞状细胞癌等，靶向治疗的进展尤为显著。

近年来，随着基因测序技术的飞速发展，越来越多的肿瘤相关基因及其突变被鉴定出来，为靶向治疗提供了丰富的靶点。例如，在恶性黑色素瘤中，BRAF V600E突变是较常见的基因突变之一，针对该突变的BRAF抑制剂如威罗菲尼和达拉菲尼等，已在全球范围内被批准用于具有该突变的黑色素瘤患者的治疗。此外，针对其他关键信号传导通路如MEK、PI3K/AKT/mTOR、NF-κB等的抑制剂也在研发中，并展现出良好的治疗效果。

除了针对单一靶点的药物外，多靶点抑制剂和联合疗法也在不断探索中。多靶点抑制剂可以同时作用于多个信号传导通路，从而更全面地抑制肿瘤细胞的生长和扩散。联合疗法则通过将多种靶向药物或靶向药物与其他治疗手段（如化疗、放疗、免疫治疗等）相结合，来提高疗效并降低耐药性。

（2）生物治疗

生物治疗作为另一种重要的治疗手段，其优势在于能够调动机体自身的免疫系统来清除肿瘤细胞。在皮肤肿瘤中，生物治疗主要包括细胞因子治疗、免疫细胞治疗、单克隆抗体治疗和疫苗治疗等。

细胞因子治疗通过注射细胞因子（如干扰素、白细胞介素等），可以激活机体的免疫系统，提高其对肿瘤细胞的杀伤能力。然而，由于细胞因子具有广泛的生物学效应，其副作用也较为明显，因此需要严格控制剂量和给药方式。

免疫细胞治疗则利用患者自身的免疫细胞进行扩增和修饰，然后回输到患者体内，实现对肿瘤细胞的识别和清除。其中，CAR-T细胞治疗和TCR-T细胞治疗是近年来备受关注的两种免疫细胞治疗方法。这两种方法通过基因工程技术将特定的肿瘤相关抗原受体导入到T细胞中，使其能够更准确地识别和攻击肿瘤细胞。

单克隆抗体治疗则通过注射针对特定肿瘤标志物的单克隆抗体，来阻断肿瘤细胞的生长和扩散。与细胞因子治疗和免疫细胞治疗相比，单克隆抗体治疗具有更高的特异性和更低的副作用。然而，由于肿瘤细胞的异质性和免疫逃逸机制的存在，单克隆抗体治疗也面临着耐药性和复发等问题。

疫苗治疗则是一种通过激活机体的特异性免疫反应来清除肿瘤细胞的方法。与传统的疫苗不同，肿瘤疫苗通常包含肿瘤相关抗原或肿瘤细胞裂解物等，旨在刺激机体产生针对肿瘤细胞的特异性免疫反应。然而，由于肿瘤细胞的复杂性和多样性，肿瘤疫苗的研发和应用仍面临诸多挑战。

6.6.4.2 疗效监测与耐药管理

（1）疗效监测

在靶向治疗和生物治疗过程中，疗效监测是确保治疗效果和及时调整治疗方案的关键。传统的疗效监测方法包括影像学检查和病理组织检查等，但这些方法往往存在滞后性和主观性等问题。

近年来，随着分子生物学技术的不断发展，循环肿瘤DNA监测、循环肿瘤细胞监测和肿瘤衍生外泌体监测等新型监测方法逐渐应用于临床实践中。这些新型监测方法具有更高的敏感性和特异性，能够实时监测肿瘤细胞的动态变化，为疗效评估和耐药管理提供有力的支持。

其中，循环肿瘤DNA监测通过检测血液中来自肿瘤细胞的游离DNA，可以反映肿瘤的遗传景观和突变情况；循环肿瘤细胞监测则是通过检测血液中循环的肿瘤细胞，可以帮助医生了解肿瘤细胞的生物学特性和转移潜能；肿瘤衍生外泌体监测则通过检测肿瘤细胞释放的外泌体，可以帮助医生了解肿瘤细胞的微环境和信号传导通路等信息。

这些新型监测方法的应用，不仅提高了疗效监测的准确性和及时性，还为制定个性化的治疗方案和调整治疗策略提供了有力的依据。

（2）耐药管理

耐药性是靶向治疗和生物治疗面临的重要挑战之一。为了克服耐药性，需要采取一系列的策略和实践。

首先，定期进行疗效监测和基因检测是发现耐药性的关键。实时监测肿瘤细胞的动态变化和基因突变情况，可以及时发现耐药性的迹象并采取相应的措施。

其次，针对耐药性的发生机制进行深入研究是制定有效应对策略的基础。例如，对于BRAF抑制剂耐药性的黑色素瘤患者，可以通过检测其他信号传导通路的激活情况来制定联合治疗方案；对于免疫细胞治疗耐药性的患者，可以通过分析肿瘤细胞的免疫逃逸机制来优化治疗策略。

再次，开发新的靶向药物和生物治疗方法也是克服耐药性的重要途径。例如，针对新的肿瘤相关靶点或信号传导通路的抑制剂正在不断研发中，并有望在未来应用于临床实践中。同时，基于人工智能和机器学习等技术的精准医疗平台也在不断发展中，有望为耐药性的预测和管理提供更加精准和个性化的支持。

靶向治疗与生物治疗在皮肤肿瘤的治疗中展现出了巨大的潜力和前景。不断优化治疗方案、加强疗效监测和耐药管理，可以为患者提供更加精准和有效的治疗指导，提高患者的生活质量和生存率。未来，随着科学技术的不断进步和临床实践的不断深入，我们有理由相信，靶向治疗与生物治疗将在皮肤肿瘤的治疗中发挥更加重要的作用。

6.6.5　综合治疗方案的制定与优化

皮肤肿瘤的治疗是一个复杂且多维度的过程，医生不仅要具备深厚的医学知识，还需要对患者病情进行全面了解和精准判断。因此，制定和优化一个有效的综合治疗方案，对于提高皮肤肿瘤的治疗效果至关重要。

6.6.5.1 原则与策略

在制定皮肤肿瘤的综合治疗方案时，应遵循以下核心原则与策略：

（1）个性化与精准化治疗

基因组学与分子诊断：利用高通量测序等现代基因组学技术，对患者肿瘤组织进行分子诊断，明确肿瘤的基因型、分子亚型及潜在的驱动基因，为制定个性化治疗方案提供科学依据。

生物标志物监测：通过检测患者体液中的肿瘤相关生物标志物，如循环肿瘤细胞、循环肿瘤DNA等，实时监测肿瘤的动态变化，为疗效评估和调整治疗方案提供依据。

（2）多学科协作与综合治疗

跨学科团队：组建包括皮肤科、外科、放疗科、化疗科、病理科、影像科、遗传咨询等多学科在内的综合治疗团队，由其共同制定治疗方案，以确保治疗的全面性和专业性。

综合治疗策略：根据肿瘤的分期、病理类型、患者身体状况等因素，综合运用手术、放疗、化疗、免疫治疗、靶向治疗等多种治疗手段，彼此形成优势互补，提高治疗效果。

（3）安全性与生活质量并重

风险评估与预防：在治疗前对患者进行全面的风险评估，包括治疗副作用、并发症等，制定预防措施，确保治疗的安全性。

生活质量评估：通过问卷调查、访谈等方式，定期评估患者的生活质量，包括疼痛、心理状态、社交功能等，及时调整治疗方案，减轻治疗对患者生活的影响。

（4）持续监测与动态调整

疗效评估体系：建立科学的疗效评估体系，包括临床观察、生物学指标、影像学评估等，定期评估治疗效果，及时发现治疗不足或过度治疗的情况。

治疗方案调整：根据疗效评估结果，及时调整治疗方案，包括更换药物、调整剂量、增加或减少治疗手段等，确保治疗的有效性和安全性。

6.6.5.2 疗效评估与调整

在综合治疗方案的实施过程中，疗效评估与调整是确保治疗效果的关键环节。

（1）疗效评估

临床观察：通过直接观察患者的皮肤病变情况，如肿瘤大小、颜色、形态、边界等变化，评估治疗效果。

生物学指标：检测患者体液中的肿瘤相关生物标志物，如肿瘤标志物、炎症因子等，评估肿瘤的生长速度和活性。

影像学评估：利用超声、CT、MRI等影像学技术，观察肿瘤的内部结构、血供情况、与周围组织的关系等，评估治疗效果。

生活质量评估：通过问卷调查等方式，评估患者的生活质量，包括疼痛程度、心理状态、社交功能等，了解治疗对患者生活的影响。

（2）调整治疗方案

基于疗效评估：根据疗效评估结果，及时调整治疗方案。如肿瘤缩小、生物学指标下降、影像学评估好转等，表明治疗有效，可继续当前治疗方案；如肿瘤增大、生物学指标上升、影像学评估恶化等，表明治疗无效或出现耐药，需及时调整治疗方案。

考虑个体差异：在调整治疗方案时，应充分考虑患者的个体差异，包括年龄、性别、身体状况、遗传背景等，制定个性化的治疗方案。

探索新疗法：对于难治性或复发性皮肤肿瘤，应积极探索新的治疗方法，如免疫治疗、基因治疗、细胞治疗等，为患者提供更多的治疗选择。

综上所述，制定和优化皮肤肿瘤的综合治疗方案是一个复杂而精细的过程，需要遵循个性化与精准化治疗、多学科协作与综合治疗、安全性与生活质量并重以及持续监测与动态调整的原则与策略。同时，在综合治疗方案的实施过程中，应进行细致的疗效评估与科学的调整决策，以确保治疗效果并减少不必要的副作用。未来，随着医学技术的不断进步和临床实践的深入探索，皮肤肿瘤的综合治疗方案将更加完善和优化，也将为患者带来更好的治疗效果和生活质量。

6.7 皮肤肿瘤的预防与护理实践

6.7.1 皮肤肿瘤的预防措施

（1）健康饮食与营养补充

1）均衡膳食

构建合理的膳食结构是维护皮肤健康的基础。确保日常饮食中蛋白质、脂肪（特别是健康脂肪，如不饱和脂肪酸）、碳水化合物、维生素和矿物质的比例均衡。增加富含抗氧化剂的食物摄入，如色彩丰富的新鲜水果（如蓝莓、猕猴桃等）、蔬菜（如菠菜、胡萝卜等）、坚果（如杏仁、核桃等）和种子（如南瓜子、亚麻籽等）。这些食物能够减少细胞损伤，抑制炎症反应，从而保护皮肤免受损害。

2）特定营养素的补充

适量摄入维生素D（可通过日晒和富含维生素D的食物，如鱼类、强化食品获取）、维生素E（坚果、种子、绿叶蔬菜中富含）和硒（巴西坚果、全麦食品、海鲜中含量较高）等营养素，对皮肤健康具有积极作用。然而，需注意避免过量摄入，因为某些营养素（如维生素A、D、E和K）在体内积累过多可能导致中毒。

3）避免摄入刺激性食物

减少高糖、高脂肪、高盐食物及加工食品的摄入，这些食品可能加剧炎症反应，增加氧化应激，对皮肤健康构成威胁。选择全谷物、瘦肉、低脂乳制品和健康脂肪（如橄榄油、鱼油等）作为替代，有助于维持健康的皮肤状态。

（2）防晒与紫外线防护

1）科学防晒

遵循防晒ABC原则至关重要。A代表Avoid（避免），即在紫外线辐射最强的时段（通常为上午10点至下午4点）避免直接暴露于阳光下。B代表Block（遮挡），即利用衣物、帽子、太阳镜等物理屏障遮挡阳光。C代表Cream（涂抹防晒霜），选用SPF值至少30、同时提供长波紫外线和中波紫外线防护的防晒霜，并根据活动情况定时补涂，特别是在游泳、出汗或户外活动时。

2）选择合适的防晒产品

除了SPF值，还应关注防晒霜的PA等级（表示对长波紫外线的防护能力），选择PA+++或更高等级的产品。此外，防水型防晒霜在游泳或出汗时更为有效，但需注意即使防水产品也需定时补涂。

3）物理防晒措施

穿戴长袖衣物、宽边帽和防紫外线太阳镜，使用遮阳伞或寻找阴凉处，进一步减少紫外线对皮肤的直接伤害。

（3）皮肤清洁与保湿

1）温和清洁

使用温和、无刺激性的洁面产品，避免使用碱性过强的肥皂或含有刺激性成分的洗面奶，以免破坏皮肤的自然屏障功能。含有氨基酸等温和表面活性剂的洁面乳或洁面啫喱，更适合敏感肌肤。

2）保湿护理

保持皮肤水润是预防皮肤问题的关键。选择含有保湿成分（如甘油、透明质酸、海藻糖等）的护肤品，特别是在干燥季节或地区。对于干性皮肤，可考虑使用含有天然油脂（如角鲨烷、乳木果油等）的保湿霜，以增强皮肤屏障功能。

3）避免过度清洁与摩擦

过度清洁和使用粗糙的毛巾擦拭皮肤会破坏皮肤屏障，增加感染风险。应使用柔软的毛巾轻轻按压吸干水分，避免过度搓揉。

（4）避免有害物质接触

1）减少化学物质暴露

在工作和生活中尽量避免接触有害化学物质，如工业溶剂、农药、重金属等。对于从事相关行业的人员，应穿戴适当的防护装备，如防护服、手套、口罩和护目镜，以减少皮肤吸收和被吸入的风险。

2）避免电离辐射

电离辐射（如X射线、CT扫描等）对皮肤细胞具有潜在的损伤作用，应尽量减少不必要的医疗检查。对于儿童和青少年，由于其皮肤细胞更新速度快，对辐射更为敏感，更应谨慎对待。

（5）心理健康与压力管理

1）保持心理健康

长期的心理压力和焦虑状态可能通过影响免疫系统而增加皮肤肿瘤的风险。可通过冥想、瑜伽、深呼吸、散步等放松身心的方式，缓解压力，提升情绪状态。保持积极的心态，培养乐观的生活态度，有助于维护整体健康。

2）充足睡眠

高质量的睡眠对于恢复身体机能、维持免疫系统健康至关重要。建议成年人每晚保证7～9小时的睡眠时间，并尽量保持规律的睡眠习惯。创造一个安静、舒适、暗淡的睡眠环境，避免睡前使用电子设备，有助于改善睡眠质量。

6.7.2 高危人群筛查与监测

（1）高危人群识别

1）遗传因素

皮肤肿瘤的发生与遗传因素密切相关。有皮肤肿瘤家族史的人群，特别是家族中存在早发（即发病年龄小于平均年龄）或多发皮肤肿瘤的情况，应被视为高危人群。这类人群可能携带了增加皮肤肿瘤风险的特定基因变异。

2）环境因素

长期暴露于某些环境因素也是皮肤肿瘤发病的重要诱因。这些因素包括但不限于：

强烈日光：长期接受高强度的紫外线辐射，特别是在日光浴或未采取有效防晒措施的情况下，会增加皮肤肿瘤的风险。

电离辐射：职业性暴露于电离辐射（如X射线、放射性同位素等）的人群，其皮肤肿瘤的发生率显著增加。

化学致癌物：长期接触某些化学物质，如苯、砷、氯乙烯等已知的致癌物质，也会增加皮肤肿瘤的风险。

3）个人因素

个体自身的某些特征也是皮肤肿瘤发病的重要影响因素，包括：

皮肤类型：浅色皮肤、不易晒黑而容易晒伤的人群，其皮肤对紫外线的敏感性较高，因此更容易发生皮肤肿瘤。

免疫系统异常：患有免疫系统疾病或免疫系统功能低下的人群，其皮肤肿瘤的发病率也相对较高。

慢性疾病：某些慢性疾病，如红斑狼疮、硬皮病等自身免疫性疾病，以及长期接受免疫抑制剂治疗的患者，其患皮肤肿瘤的风险也会增加。

（2）筛查与监测策略

1）定期皮肤检查

对于高危人群，定期的皮肤检查是预防皮肤肿瘤的重要手段。建议每年至少进行一次全面的皮肤检查，由经验丰富的皮肤科医生进行。检查时应仔细观察皮肤的每一处，特别是那些容易被忽视的部位，如头皮、耳后、背部等。

2）皮肤镜检查

皮肤镜是一种无创的检查工具，能够放大皮肤表面的细节，帮助医生更准确地判断病变的性质。对于可疑的病变，皮肤镜检查可以提供额外的诊断信息，提高诊断的准确性。

3）基因检测

对于有家族遗传倾向的人群，基因检测可以提供有关皮肤肿瘤易感基因的信息。通过检测特定的基因变异，可以评估个体患皮肤肿瘤的风险，并制定相应的预防措施。然而，基因检测并非适用于所有人群，且结果解读需要专业知识，因此应在医生指导下进行。

4）自我监测与教育

高危人群应学会自我监测皮肤状况，了解皮肤肿瘤的早期症状，如皮肤出现新的、持续不退的色斑、斑块或结节等。一旦发现有异常表现，应及时就医进行进一步检查。同时，接受专业的健康教育也是预防皮肤肿瘤的重要一环，可以帮助高危人群了解预防措施、筛查策略和治疗方法。

（3）预防措施

1）预防性手术

对于某些高风险人群，如家族性恶性黑色素瘤患者，预防性手术切除易感部位的皮肤病变可能是一种有效的预防措施。然而，这种手术需要在医生的指导下进行，并在术前权衡利弊。

2）化学预防

在某些情况下，医生可能会建议使用某些药物来减少皮肤肿瘤的发生风险。这些药物通常具有抗氧化、抗炎或免疫调节等作用，如维A酸、抗氧化剂等。然而，这些药物的使用应在医生指导下进行，并严格遵循用药说明和剂量要求。需要注意的是，化学预防并非适用于所有人群，且其效果也因人而异。

综上所述，皮肤肿瘤的预防措施涉及多个方面，包括生活习惯的调整、环境保护措施的实施以及高危人群的筛查与监测。通过采取这些综合性的预防措施，可以有效地降低皮肤肿瘤的发生风险，保护皮肤健康。同时，对于已经确诊的皮肤肿瘤患者，应积极配合医生的治疗方案，进行定期复查和随访，以提高治疗效果和生活质量。

6.7.3 术后护理与康复指导

皮肤肿瘤切除术后，精细的护理与康复计划是确保患者顺利恢复的关键。以下将深入探讨术后护理的注意事项与支持、功能恢复与生活质量提升的专业策略，旨在为患者提供全面、细致的指导。

6.7.3.1 注意事项与支持：细致入微的护理

（1）伤口护理的专业性

清洁与消毒：术后，使用温和、无刺激的消毒液（如生理盐水或稀释的碘伏）轻轻清洁伤口，避免使用酒精等刺激性强的液体，以防伤口受刺激而延缓愈合。清洁后，使用无菌纱布轻轻覆盖，保持伤口干燥。

防水与保护：术后初期，伤口应避免直接与水接触，尤其是洗澡和游泳时。使用医用防水贴或透明敷料覆盖伤口，确保洗澡时水不会渗入。洗澡后，用干净的毛巾轻轻拍干伤口周围区域，避免摩擦。

观察与记录：密切观察伤口的颜色、形状、大小、渗出物以及疼痛程度的变化。记录每日的伤口情况，如有红肿、渗液、化脓、出血不止或疼痛加剧等异常表现，应立即就医，以免发生感染或并发症。

（2）生活细节的全面考量

休息与活动：术后，患者需要充足的休息来恢复体力。避免剧烈运动和过度劳累，以免伤口开裂或加重身体负担。然而，适度的活动也是必要的，如散步、简单的肢体活动等，可以促进血液循环，加速伤口愈合。活动时，注意避免患肢过度用力或碰撞。

衣物与床上用品：穿着宽松、透气、柔软的衣物，避免摩擦伤口；选用棉质或丝绸等材质的床上用品，以减少对皮肤的刺激。

饮食与营养：术后，患者需要均衡的饮食来支持身体的恢复。多吃富含蛋白质的食物，如瘦肉、鱼类、蛋类、豆制品等，有助于伤口愈合和肌肉修复。同时，摄入足够的蔬菜、水果和坚果，补充维生素、矿物质和抗氧化剂，增强免疫力。避免辛辣、油腻、海鲜等刺激性食物，以免加重身体负担。

（3）心理支持的必要性

情绪管理：术后，患者可能会面临焦虑、恐惧、担忧等负面情绪。通过冥想、深呼吸、听音乐等方式，放松心情，减轻焦虑情绪。与家人、朋友或医护人员保持沟通，分享自己的感受和困惑，寻求他们的支持和帮助。

心理干预：如有必要，患者可以寻求专业心理咨询师的帮助，进行心理评估和治疗。医生也可通过认知行为疗法、放松训练等方法，帮助患者调整心态，使其积极面对术后恢复过程。

6.7.3.2 功能恢复与生活质量提升：全面康复的策略

（1）功能恢复的专业指导

康复训练：根据医生的建议，制订个性化的康复训练计划。康复训练包括肌肉锻炼、关节活动、平衡训练等，旨在促进患肢的功能恢复。训练时，注意适度、循序渐进，避免过度用力或疲劳。

物理治疗：如有必要，可以使用物理治疗方法，如超声波、红外线、电刺激等，促进伤口愈合和肌肉恢复。物理治疗需要在专业人员的指导下进行，以确保安全和效果。

（2）生活质量提升的全面策略

定期复查与随访：术后，根据医生的建议，定期进行复查和随访。复查可以及时了解伤口愈合情况和功能恢复情况，便于调整后续护理计划。随访可以及时发现和处理潜在的并发症或复发情况。

社交活动与心理支持：在身体允许的情况下，积极参与社交活动，与他人交流互动。通过参加兴趣小组、社区活动等，结交新朋友，拓展社交圈子。同时，与医护人员保持联系，获取专业的心理支持和指导。

健康生活方式的培养：戒烟限酒，保持合理的饮食结构和作息习惯。适当进行有氧运动，如散步、慢跑、瑜伽等，有助于提升整体健康水平和生活质量。避免长时间暴露在阳光下，使用防晒霜和遮阳伞等防护措施，保护皮肤免受紫外线伤害。

皮肤肿瘤切除术后，细致的护理与康复计划对于患者的恢复至关重要。注意伤口护理、生活细节、饮食调理以及心理支持等，可以促进伤口愈合和功能恢复。同时，个性化的康复训练、定期复查与随访、社交活动与心理支持以及健康生活方式等，可以提升患者的生活质量。在康复过程中，患者应保持积极的心态，与医护人员密切合作，共同面对挑战，迎接康复的曙光。

6.7.4 心理支持与生活质量提升

皮肤肿瘤患者在经历手术、放疗、化疗等一系列治疗过程后，往往面临身体和心理的双重压力。这些压力不仅影响患者的生理健康，更对其心理健康和生活质量产生深远影响。因此，提供全面、细致的心理支持，促进患者心理健康，提升其生活质量，是皮肤肿瘤术后康复不可或缺的一部分。以下将深入探讨心理支持的应对策略与资源，以及家庭与社会支持的重要性，旨在为皮肤肿瘤患者提供更为详尽、专业的指导。

6.7.4.1 应对策略与资源

（1）心理疏导与心理干预

心理咨询：皮肤肿瘤患者往往存在焦虑、恐惧、抑郁等负面情绪，这些情绪会影响患者的康复进程。因此，寻求专业心理咨询师的帮助至关重要。心理咨询师可以通过心理评估，了解患者的心理状态，制定个性化的心理疏导方案。通过认知行为疗法、放松训练、冥想等方法，帮助患者调整心态，缓解负面情绪，提升心理韧性。

心理干预：对于存在严重心理问题的患者，如焦虑障碍、抑郁症等，需要进行专业的心理干预。心理干预包括药物治疗、心理治疗等，旨在帮助患者恢复正常的心理状态，提高生活质量。

（2）心理教育与自我调适

心理教育：向患者提供关于皮肤肿瘤及其治疗的全面信息，包括手术过程、放疗和化疗的副作用、康复过程中的注意事项等。这有助于患者更好地了解自己的病情，减轻不必要的恐惧和焦虑。同时，教育患者如何正确面对疾病，树立积极的治疗态度，增强战胜疾病的信心和斗志。

自我调适：鼓励患者学习自我调适技巧，如正念冥想、情绪日记、深呼吸等。这些技巧可以帮助患者更好地管理自己的情绪，提升自我认知和自我调节能力，从而减轻心理压力，提高生活质量。

（3）社交活动与心理支持小组

社交活动：鼓励患者积极参与社交活动，如参加康复组织、加入病友群等。这些活动不仅可以帮助患者结交新朋友，拓展社交圈子，还可以让患者获得归属感和支持感，减轻孤独感和焦虑情绪。

心理支持小组：心理支持小组是患者之间分享经验、交流心得的重要平台。通过加入心理支持小组，患者可以了解其他患者的康复经历，学习他们的应对策略，从而增强自己战胜疾病的信心和勇气。同时，小组成员之间的支持和鼓励也可以为患者提供重要的心理支持。

（4）睡眠管理与情绪调节

睡眠管理：良好的睡眠是保持心理健康的重要因素。皮肤肿瘤患者往往存在睡眠障碍，如失眠、早醒等。因此，需要采取积极的睡眠管理措施，如改善睡眠环境、建立规律的作息时间、采用放松技巧等。这些措施有助于改善患者的睡眠质量，从而缓解其焦虑情绪，提高其生活质量。

情绪调节：情绪调节技巧对于皮肤肿瘤患者来说同样重要。通过教授患者有效的情绪调节方法，如正念冥想、情绪日记、深呼吸等，可以帮助患者更好地管理自己的情绪，减轻心理压力，提高生活质量。

（5）资源获取与利用

医疗资源：鼓励患者充分利用医疗资源，如咨询专业心理医生、参加医院或社区组织的心理康复活动等。这些资源可以为患者提供专业的心理支持和帮助，促进其心理健康和康复进程。

社会资源：利用社会资源，如加入肿瘤康复组织、参与公益活动、享受政府或社会机构的福利政策等。这些资源可以为患者提供更多的心理支持和帮助，减轻其经济和心理负担，提高其生活质量。

6.7.4.2　家庭与社会支持的重要性

（1）家庭支持

情感支持：家庭是患者康复过程中最重要的情感支持来源。家人的陪伴、理解和鼓励可以帮助患者树立战胜疾病的信心，减轻心理负担。家庭成员应给予患者充分的关爱和支持，帮助其渡过难关。

生活照顾：家庭成员可以为患者提供日常生活上的照顾，如烹饪、清洁、陪伴就医等。这些照顾可以减轻患者的身体负担，使其能够更专注于康复过程。同时，家庭成员的关心和陪伴也可以让患者感受到温暖和关爱，有利于促进其心理健康和康复进程。

（2）社会支持

社区资源：社区资源可以为患者提供更多的心理支持和帮助。社区可以组织健康讲座、康复活动等，让患者更好地了解疾病和掌握康复知识，同时结交新朋友，拓展社交圈子。这些活动有助于患者更好地融入社会，提高生活质量。

社会关怀：社会的关怀和支持对于患者的康复同样至关重要。政府和社会机构可以制定相关政策，为患者提供更多的福利和支持。同时，社会各界也可以积极参与公益活动，为患者提供更多的关爱和帮助。这些关怀和支持可以让患者感受到社会的温暖和关爱，有助于增强其自信心和幸福感。

（3）综合支持网络

建立一个由家人、朋友、医护人员、心理咨询师、社会工作者等组成的综合支持网络。这个网络可以为患者提供全方位、多层次的支持和帮助。在这个网络中，患者可以获得来自不同领域的专业知识和经验支持，从而更好地应对疾病和康复过程中遇到的各种挑战。同时，这个网络也可以为患者提供情感上的支持和安慰，帮助其渡过难关。

综上所述，心理支持与生活质量提升是皮肤肿瘤术后康复的重要组成部分。通过提供心理疏导、心理干预、心理教育与自我调适、社交活动与心理支持小组、睡眠管理与情绪调节等应对策略和资源，以及加强家庭与社会支持，可以显著提升患者的心理健康水平和生活质量。在康复过程中，患者应积极寻求和利用这些资源，与家人、医护人员和社会各界共同努力，共同面对挑战，迎接更美好的明天。同时，社会各界也应加强对皮肤肿瘤患者的关注和支持，为其提供更多的心理和社会资源支持，促进其全面康复和生活质量的提升。

6.8 皮肤肿瘤的最新研究进展

6.8.1 病因学研究的最新发现

皮肤肿瘤作为一类复杂的疾病，其发病机制的揭示一直是皮肤科、肿瘤学及相关领域研究的热点。近年来，随着遗传学、分子生物学、表观遗传学、免疫学以及环境科学的飞速发展，皮肤肿瘤的病因学研究取得了诸多突破性进展，为我们深入理解其发病机理及制定有效防治策略提供了坚实的理论基础。

6.8.1.1　遗传因素与环境因素

6.8.1.1.1　遗传因素

遗传因素在皮肤肿瘤，尤其是恶性黑色素瘤和非黑色素瘤皮肤癌中的贡献日益受到重视。通过全基因组关联研究、家族遗传学研究以及高通量测序技术，研究人员已经鉴定出多个与皮肤肿瘤风险相关的遗传变异位点。这些变异涉及DNA修复基因（如BRCA1/2、XPC等）、色素代谢基因（如MC1R、OCA2等）、免疫调节基因（如HLA、CTLA-4等）以及细胞周期调控基因（如CDKN2A等）。这些发现不仅揭示了遗传因素在皮肤肿瘤发生中的重要作用，也为精准医疗和个体化治疗提供了可能。

（1）基因变异与突变

BRAF突变：在黑色素瘤中，BRAF基因的突变尤为常见，特别是在某些特定的亚型中。这些突变会导致BRAF蛋白的异常活化，进而促进肿瘤细胞的增殖和侵袭。

CDKN2A基因：该基因的缺失或突变与多种皮肤肿瘤的发生有关，包括黑色素瘤、基底细胞癌和鳞状细胞癌等。CDKN2A编码的蛋白是细胞周期的关键调节因子，其异常表达或缺失可能导致细胞增殖失控。

其他相关基因：如TERT、TP53、PTEN等基因的突变也在皮肤肿瘤中被发现，这些基因的异常表达与肿瘤的发生和发展密切相关。

（2）基因组不稳定性和拷贝数变异

皮肤肿瘤细胞中常存在基因组不稳定性，包括染色体结构异常、数目变异等。这些变化可能导致肿瘤细胞的遗传多样性增加，从而促使其逃避免疫系统的监视和清除。

拷贝数变异也是皮肤肿瘤中常见的遗传变异类型，涉及多个基因的扩增或缺失。这些变化可能影响肿瘤细胞的生长、代谢和侵袭能力。

6.8.1.1.2　环境因素

环境因素对皮肤肿瘤的影响同样复杂且多样。紫外线辐射是最主要的外部致癌因素，它不仅能直接导致DNA损伤，还能通过激活一系列信号通路（如MAPK、PI3K/Akt等）促进皮肤细胞的异常增殖和恶性转化。此外，化学物质暴露（如多环芳烃、砷化物）、电离辐射、病毒感染（如HPV）以及某些职业暴露（如沥青、煤焦油工人）也被证实与特定类型的皮肤肿瘤发病密切相关。值得注意的是，环境因素与遗传因素之间并非孤立存在，它们之间存在复杂的相互作用，共同影响着皮肤肿瘤的发生风险。

（1）紫外线辐射

长期暴露于强烈阳光下的人群患皮肤肿瘤的风险较高。紫外线辐射可直接作用于DNA，导致DNA损伤和突变。紫外线辐射还可引起表观遗传改变，如DNA甲基化模式的改变，这些变化可能影响基因的表达和肿瘤的发生。

（2）化学物质接触

某些化学物质，如多环芳烃、芳香胺等，具有致癌性。这些化学物质可通过皮肤吸收进入体内，与DNA结合形成加合物，导致DNA损伤和突变。化学物质接触还可引起表观遗传改变，如组蛋白修饰的异常，这些变化可能影响基因表达和细胞分化。

（3）电离辐射

电离辐射可导致DNA双链断裂和碱基损伤等严重的DNA损伤。这些损伤如未得到及时修复，可能导致基因突变和染色体结构异常。电离辐射还可引起表观遗传改变，如DNA甲基化模式的改变和微小RNA表达的异常，这些变化可能影响肿瘤细胞的生长和侵袭能力。

6.8.1.2 发病机制的新认识与前沿进展

6.8.1.2.1 免疫微环境与肿瘤免疫逃逸

近年来，肿瘤免疫学的快速发展极大地促进了我们对皮肤肿瘤发病机制的理解。皮肤作为人体最大的器官，拥有丰富的免疫细胞网络，包括朗格汉斯细胞、T细胞、树突状细胞等。然而，肿瘤细胞通过多种机制（如表达免疫抑制分子、下调MHC分子表达、诱导免疫细胞凋亡等）逃避免疫系统的监视和清除，形成所谓的“肿瘤免疫逃逸”。深入理解这些机制不仅有助于开发新的免疫治疗策略，也为预测肿瘤预后提供了重要依据。

（1）免疫细胞的异常活化

在皮肤肿瘤中，免疫细胞如T细胞、B细胞和巨噬细胞等可能因肿瘤细胞的刺激而异常活化。这些异常活化的免疫细胞可能分泌促炎因子和趋化因子等，促进肿瘤细胞的增殖和侵袭。

（2）免疫抑制

皮肤肿瘤细胞可通过多种机制逃避免疫系统的监视和清除。例如，肿瘤细胞可降低MHC分子的表达，阻碍免疫细胞对肿瘤细胞的识别；或分泌免疫抑制因子（如IL-10、TGF-β等），抑制免疫细胞的活化和增殖。

（3）免疫检查点抑制剂

针对免疫检查点（如PD-1/PD-L1）的抑制剂在皮肤肿瘤治疗中取得了显著疗效。这些抑制剂可阻断肿瘤细胞与免疫细胞之间的相互作用，恢复免疫系统的抗肿瘤功能。

6.8.1.2.2 新型生物标志物与分子靶标

随着高通量测序、蛋白质组学和代谢组学技术的应用，越来越多的新型生物标志物和分子靶标被鉴定出来。这些标志物包括基因突变（如BRAF V600E突变在NMSC中的高频率出现）、蛋白质异常表达（如EGFR、VEGF在皮肤鳞状细胞癌中的过表达）、microRNA和lncRNA的表达谱变化等。这些发现不仅有助于皮肤肿瘤的早期诊断和鉴别诊断，也为分子靶向治疗提供了潜在的靶点。

6.8.1.2.3 表观遗传调控与肿瘤发生

表观遗传学是研究在不改变DNA序列的前提下，基因表达发生可遗传变化的科学。近年来，越来越多的证据表明，DNA甲基化、组蛋白修饰、非编码RNA调控等表观遗传机制在皮肤肿瘤的发生和发展中扮演着重要角色。例如，特定基因的异常甲基化模式与皮肤肿瘤的恶性程度、预后以及治疗反应密切相关。这些发现为开发新的表观遗传治疗药物提供了理论依据。

6.8.1.2.4　营养与代谢因素

营养与代谢因素对皮肤肿瘤的影响也日益受到关注。研究表明，某些营养素（如抗氧化剂、维生素D、ω-3脂肪酸）的缺乏或过量摄入可能与患皮肤肿瘤的风险增加有关。此外，代谢紊乱（如胰岛素抵抗、肥胖）也被认为是皮肤肿瘤发病的潜在危险因素。这些发现提示我们，调整饮食习惯和营养干预可能有助于降低患皮肤肿瘤的风险。

综上所述，皮肤肿瘤的病因学研究在遗传因素、环境因素以及发病机制等方面取得了显著进展。这些进展不仅加深了我们对皮肤肿瘤发病机理的理解，也为开发新的预防、诊断和治疗策略提供了广阔的空间和可能。未来，随着多组学技术的不断发展、大数据与人工智能的广泛应用以及跨学科合作的深入推进，我们有望对皮肤肿瘤的病因和发病机制有更为全面和深入的认识，进而为皮肤肿瘤的防治贡献更多智慧和力量。

6.8.2　新型治疗方法的探索

6.8.2.1　免疫治疗

免疫治疗，又称为生物治疗，旨在利用患者自身的免疫系统来对抗癌症。这种方法的核心在于通过不同的机制激活、增强或重定向免疫系统，使其更有效地识别并摧毁癌细胞。

免疫检查点抑制剂：这类药物通过阻断癌细胞表面的PD-1/PD-L1或CTLA-4等免疫检查点分子，解除癌细胞对免疫细胞的抑制作用，从而恢复T细胞的抗肿瘤活性。在皮肤癌，尤其是黑色素瘤中，PD-1抑制剂如帕博利珠单抗（pembrolizumab）和纳武利尤单抗（nivolumab）已展现出显著的疗效，显著延长了患者的生存期。

（1）CAR-T细胞疗法

嵌合抗原受体T细胞（CAR-T）疗法是一种革命性的细胞疗法，通过基因工程技术将识别特定肿瘤抗原的CAR结构域引入T细胞，使其能够直接靶向并杀死癌细胞。尽管CAR-T疗法在血液肿瘤中取得了巨大成功，但在实体瘤包括皮肤癌中的应用仍处于探索阶段，面临着肿瘤微环境复杂、CAR-T细胞难以渗透等挑战。

（2）肿瘤疫苗

肿瘤疫苗通过注射含有肿瘤相关抗原的疫苗来激活免疫系统，诱导特异性免疫反应，从而预防肿瘤复发或转移。在皮肤癌领域，基于自身肿瘤组织制备的个性化疫苗在临床试验中显示出一定的疗效和安全性。

（3）肿瘤浸润淋巴细胞疗法

肿瘤浸润淋巴细胞（TIL）是从患者肿瘤组织中分离并扩增的T细胞，具有强大的抗肿瘤活性。与CAR-T疗法类似，TIL疗法也涉及将体外扩增的TIL重新注入患者体内，但TIL

疗法通常不需要进行基因修饰。在黑色素瘤等实体瘤中，TIL疗法已显示出令人鼓舞的临床效果。

6.8.2.2 基因治疗

基因治疗是一种直接针对疾病相关基因缺陷进行治疗的方法。在癌症治疗中，基因治疗主要包括基因修正、基因沉默和基因增强等策略。

（1）基因修正

直接纠正导致癌症发生的基因突变。然而，由于癌症的复杂性和异质性，以及基因修正技术的局限性，这一策略在癌症治疗中的应用仍面临巨大挑战。

（2）基因沉默

利用基因沉默技术，如CRISPR/Cas9基因编辑系统或RNA干扰（RNAi），来抑制肿瘤相关基因的表达。这种方法可以降低癌细胞的增殖能力、侵袭性和耐药性，从而达到治疗目的。在皮肤癌中，针对特定基因（如BRAF、NRAS等）的沉默疗法正在研究中。

（3）基因增强

通过导入具有抗肿瘤活性的基因，如自杀基因（HSV-tk）、免疫调节基因（IL-2、IL-12等）或肿瘤抑制基因（p53等），来增强患者的抗肿瘤能力。这种方法在癌症治疗中仍处于探索阶段，但已显示出一定的前景。

6.8.2.3 靶向治疗

靶向疗法通过抑制肿瘤细胞生长和扩散的关键信号通路，实现精准治疗。这一策略不仅提高了治疗效果，还显著减少了传统化疗的副作用。

（1）小分子抑制剂

如BRAF抑制剂、MEK抑制剂等，针对黑色素瘤等特定类型的皮肤肿瘤，通过抑制MAPK信号通路来抑制肿瘤生长。未来，随着更多肿瘤相关信号通路的研究深入和新型小分子抑制剂的研发，靶向疗法的应用范围将进一步扩大。

（2）抗体药物

如针对VEGF、EGFR等生长因子的单克隆抗体，通过抑制血管生成和细胞增殖来抑制肿瘤生长。这些抗体药物不仅为皮肤肿瘤治疗提供了更多选择，也为其他类型肿瘤的治疗提供了借鉴。未来，随着抗体药物制备技术的不断革新和个性化医疗的深入发展，抗体药物有望成为皮肤肿瘤治疗的重要辅助手段。

6.8.2.4 精准医疗与个体化治疗

（1）精准医疗

精准医疗是一种基于患者个体差异制定个性化治疗方案的新型医疗模式。它利用先进的基因测序技术、生物信息学分析、大数据分析等手段，对患者进行精确的分子诊断和预后评估，从而制定更加精准、有效的治疗方案。

1）分子诊断

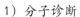

通过基因检测、蛋白质组学、代谢组学等技术手段，对患者进行精确的分子诊断，确定癌症的类型、分期、分子亚型以及是否存在特定的基因突变等。这些信息为制定个性化治疗方案提供了重要依据。

2）药物筛选

基于患者的基因型和肿瘤特征，利用药物基因组学、药效学等知识进行药物筛选，选择最适合患者的药物和剂量。这种方法可以显著提高治疗效果，减少不必要的药物副作用和耐药性。

3）预后评估

通过分析患者的基因型和肿瘤特征，结合临床数据，对患者的预后进行评估。这有助于为患者提供更加个性化的随访和康复指导，提高患者的生活质量。

（2）个体化治疗

个体化治疗是根据患者的具体情况制定个性化的治疗方案。在癌症治疗中，个体化治疗主要体现在以下几个方面：

1）综合治疗

根据患者的癌症类型、分期、分子亚型以及身体状况等因素，制定包括手术、放疗、化疗、免疫治疗、基因治疗等多种治疗手段在内的综合治疗方案。这种综合治疗方案可以充分发挥各种治疗手段的优势，提高治疗效果，减少并发症和副作用。

2）动态调整治疗方案

在治疗过程中，根据患者的病情变化和治疗反应，动态调整治疗方案，包括调整药物剂量、更换治疗方案或增加辅助治疗等。这种动态调整可以确保治疗的有效性和安全性，提高患者的生存率和生活质量。

3）心理支持

癌症患者常常面临巨大的心理压力和焦虑情绪。因此，在治疗过程中为患者提供心理支持和心理咨询也是个体化治疗的重要组成部分。心理支持有助于患者保持积极的心态和乐观的情绪，有助于提高治疗效果和生活质量。同时，心理支持还可以帮助患者更好地应对治疗过程中的挑战和困难。

6.8.2.5 研究技术和方法的进步

近年来，随着生物技术的飞速发展，高通量测序、单细胞测序、蛋白质组学和代谢组学等先进技术的广泛应用，为皮肤肿瘤的病因学研究、早期诊断、治疗策略的制定以及预后评估提供了更为精确和全面的数据支持，极大地推动了皮肤肿瘤研究的深入发展。

（1）高通量测序技术

高通量测序技术，又称为下一代测序（next-generation sequencing，NGS）技术，是一种能够同时检测大量DNA或RNA序列的测序方法。与传统的Sanger测序相比，高通量测序技术具有测序速度快、测序成本低、测序通量高等显著优势。

在皮肤肿瘤研究中，高通量测序技术被广泛应用于基因突变筛查、基因表达谱分析、融合基因检测以及表观遗传学研究等方面。通过高通量测序技术，研究人员能够全面揭示皮肤肿瘤的遗传变异情况，包括单核苷酸多态性、插入或缺失突变、基因重排等，为揭示皮肤肿瘤的发病机制和寻找潜在的治疗靶点提供了有力工具。同时，高通量测序技术还能够检测皮肤肿瘤组织中的基因表达谱，揭示不同基因在肿瘤发生和发展过程中的作用及其相互关系，为制定个性化的治疗方案提供重要依据。

（2）单细胞测序技术

单细胞测序技术是一种能够检测单个细胞内基因表达情况的技术。由于肿瘤组织中存在大量的异质性细胞，传统的基于组织块的测序方法往往无法准确反映肿瘤微环境中不同细胞类型的基因表达情况和相互作用关系。单细胞测序技术则能够克服这一局限，通过检测单个细胞的基因表达谱，揭示肿瘤微环境中不同细胞类型的基因表达差异和相互作用关系，为深入理解皮肤肿瘤的发生和发展机制提供了新视角。

在皮肤肿瘤研究中，单细胞测序技术被广泛应用于肿瘤干细胞、免疫细胞以及肿瘤相关成纤维细胞等细胞类型的基因表达谱分析。通过单细胞测序技术，研究人员能够揭示这些细胞在肿瘤发生和发展过程中的作用及其相互关系，为寻找新的治疗靶点和制定个性化的治疗方案提供重要依据。

（3）蛋白质组学和代谢组学技术

蛋白质组学和代谢组学技术分别用于检测生物体内所有蛋白质的种类、数量、结构和功能以及生物体内代谢产物的种类、数量和变化。这两种技术能够从不同的角度揭示生物体的生理和病理状态，为皮肤肿瘤的研究提供了更为全面和深入的数据支持。

在皮肤肿瘤研究中，蛋白质组学和代谢组学技术被广泛应用于肿瘤组织和细胞中的蛋白质和代谢产物水平及其变化的检测。通过这两种技术，研究人员能够揭示皮肤肿瘤在蛋白质表达和代谢方面的异常变化，包括蛋白质表达量的增减、蛋白质翻译后修饰的变化以及代谢产物的积累或消耗等。这些异常变化不仅有助于揭示皮肤肿瘤的发病机制和寻找潜在的治疗靶点，还能够为制定个性化的治疗方案和预后评估提供重要依据。

6.8.3 皮肤肿瘤研究的前沿动态

6.8.3.1 国际合作与跨学科研究的深化探索：重塑皮肤肿瘤研究版图

在全球科研合作日益紧密的背景下，皮肤肿瘤研究领域正经历着一场前所未有的深刻变革。这一变革的核心动力来自国际合作与跨学科研究的深化探索，它们正携手推动皮肤肿瘤研究进入一个全新的发展阶段。

国际科研合作不是仅限于数据和样本的共享，而是涵盖了从基础研究到临床应用的全方位合作。这种合作模式的出现，得益于全球科研网络的日益完善和通信技术的飞速发展。例如，国际癌症基因组协作组等国际组织，通过整合全球顶尖科研机构的力量，对皮肤肿瘤进行了大规模的基因组测序和分析。这些研究不仅揭示了皮肤肿瘤复杂的遗传基础，还发现了多个与肿瘤发生、发展密切相关的基因变异和信号通路异常。这些发现为精准医疗提供了坚实的科学依据，也为后续的药物研发和治疗策略的制定奠定了坚实的基础。

跨学科研究方面，皮肤肿瘤研究正逐步打破传统学科界限，与物理学、化学、计算机科学、材料科学等多个领域实现了深度融合。这种跨学科的融合不仅拓宽了研究视野，还为皮肤肿瘤的研究带来了全新的思路和方法。

在物理学领域，光学成像、超声诊断等先进技术为皮肤肿瘤的早期无创检测提供了新手段。这些技术能够实现对肿瘤组织的精确定位和实时监测，为医生提供了更加直观、准确的诊断依据。同时，这些技术还具有操作简便、安全性高等优点，为患者带来了更加舒适的治疗体验。

在化学领域，药物设计与合成技术的快速发展促进了新型抗肿瘤药物的研发。科学家们通过分子模拟、结构预测等手段，设计出了具有高效、低毒、特异性强等特点的新型药物。这些药物不仅能够有效抑制肿瘤细胞的生长和扩散，还能够减少对正常细胞的损伤，从而提高治疗效果和患者的生存质量。

在计算机科学和人工智能领域，大数据处理和机器学习技术的广泛应用使得海量皮肤肿瘤数据的处理和分析成为可能。科学家们利用这些技术对皮肤肿瘤患者的临床数据、基因组数据、影像数据等多维度信息进行了深入挖掘和分析，构建了多个预测模型。这些模型能够实现对疾病的早期预警、风险评估、疗效预测等功能，为医生提供了更加精准、个性化的治疗方案。同时，人工智能技术在皮肤镜图像分析、病理诊断等方面的应用也取得了显著进展，极大地提高了诊断的准确性和效率。

此外，跨学科研究还促进了新型治疗技术的诞生和发展。例如，光动力疗法利用光敏物质在特定波长光照下产生的毒性作用实现了对肿瘤细胞的精准杀伤；免疫疗法则通过激活机体自身的免疫系统来识别和清除肿瘤细胞。这些新型治疗技术不仅提高了治疗效果和患者的生存质量，还减少了传统治疗方法的副作用和并发症。

国际合作与跨学科研究的深化探索正在重塑皮肤肿瘤研究的版图。它们不仅推动了皮肤肿瘤研究的深入发展，还为患者带来了更加精准、高效、个性化的治疗方案。未来，随着这些合作的不断深入和跨学科研究的不断拓展，相信我们能够更加全面地理解皮肤肿瘤的发病机制和寻找更有效的治疗策略，为患者带来更好的治疗效果和生活质量。

6.8.3.2　未来研究方向与趋势：皮肤肿瘤研究的革新与展望

未来，皮肤肿瘤研究将在多个维度上迎来突破性的进展，这些进展将深刻影响我们对皮肤肿瘤的理解、诊断、治疗以及预防。以下是几个关键的研究方向和趋势，它们共同勾勒出皮肤肿瘤研究的未来蓝图。

（1）精准医疗与个体化治疗的深化探索

随着高通量测序、单细胞测序以及多组学技术的飞速发展，皮肤肿瘤的精准医疗和个体化治疗正逐步成为现实。这些技术能够全面解析皮肤肿瘤的遗传变异、基因表达模式以及蛋白质组学特征，从而揭示肿瘤内部的异质性，为制定个性化的治疗方案提供科学依据。

未来，精准医疗将更加注重制定基于遗传信息的个体化治疗策略。例如，通过识别特定的驱动基因或信号通路异常，可以针对性地选择靶向药物或免疫疗法，实现对肿瘤细胞的精准打击。此外，基于单细胞测序的研究将进一步揭示肿瘤内部的异质性，为制定更加精细的治疗策略提供指导。这些个体化治疗策略不仅能够提高治疗效果，还能减少不必要的药物副作用，提高患者的生活质量。

（2）新型治疗方法的探索与革新

除了传统的手术、放疗和化疗外，新型治疗方法如免疫治疗、基因治疗、光动力疗法等正在不断发展，为皮肤肿瘤的治疗带来新的希望。

免疫治疗方面，随着对肿瘤免疫逃逸机制的深入理解，科学家们正在开发更加有效的免疫疗法，如CAR-T细胞疗法、肿瘤疫苗等。这些疗法通过激活或增强患者的免疫系统，使其能够更有效地识别和清除肿瘤细胞。基因治疗方面，基因编辑技术如CRISPR-Cas9的应用为治疗遗传性皮肤肿瘤或修正肿瘤相关基因突变提供了新的途径。光动力疗法则利用光敏物质在特定波长光照下产生的毒性作用，实现对肿瘤细胞的精准杀伤，具有创伤小、恢复快等优点。

未来，这些新型治疗方法将在皮肤肿瘤的治疗中发挥越来越重要的作用。通过联合应用多种治疗手段，可以实现对肿瘤细胞的全面打击，提高治疗效果和患者的生存率。

（3）肿瘤微环境与免疫系统的深入研究

肿瘤微环境是一个复杂而动态的系统，包括肿瘤细胞、免疫细胞、血管、纤维基质等多种成分。深入研究肿瘤微环境的组成、结构及其与肿瘤发生、发展的相互作用机制，对于理解肿瘤进展、预测治疗反应及开发新疗法至关重要。

未来，科学家们将更加注重对肿瘤微环境中各种细胞类型及其相互作用的深入研究。例如，通过解析免疫细胞在肿瘤微环境中的分布和功能状态，可以揭示免疫逃逸机制的关键环节，为开发更有效的免疫疗法提供指导。同时，对肿瘤血管生成和纤维基质重塑的研究也将为开发抗血管生成疗法和纤维基质调节疗法提供新的思路。

（4）大数据与人工智能的广泛应用

随着大数据和人工智能技术的不断发展，其在皮肤肿瘤研究中的应用也将越来越广泛。通过挖掘和分析皮肤肿瘤的大数据，可以发现新的治疗靶点和预后评估指标；利用人工智能技术，可以实现对皮肤肿瘤的智能诊断和个性化治疗方案的制定。

未来，大数据和人工智能技术将在皮肤肿瘤研究中发挥更加重要的作用。例如，通过构建基于大数据的预测模型，可以实现对皮肤肿瘤的早期预警、风险评估和疗效预测等。这些模型将为医生提供更加精准、个性化的治疗方案选择依据。同时，人工智能技术在皮肤镜图像分析、病理诊断等方面的应用也将进一步提高诊断的准确性和效率，为患者带来更好的治疗体验。

综上所述，未来皮肤肿瘤研究将在精准医疗与个体化治疗、新型治疗方法、肿瘤微环境与免疫系统以及大数据与人工智能等多个方向上迎来突破性的进展。这些进展将深刻影响我们对皮肤肿瘤的理解、诊断、治疗以及预防，也将为患者带来更加精准、高效、个性化的治疗方案和更好的治疗效果。

6.9 未来展望与挑战应对策略

6.9.1 皮肤肿瘤研究的未来方向

6.9.1.1 潜力领域与技术创新

（1）精准医疗与个体化治疗

随着基因组学、蛋白组学和代谢组学的深入研究，皮肤肿瘤治疗的精准化和个体化已成为大势所趋。通过高通量测序、单细胞测序等先进技术，我们可以更全面地解析患者的遗传信息、肿瘤标志物和分子特征，为每位患者量身定制最适合的治疗方案。这种精准化的治疗方案不仅能显著提高治疗效果，还能最大限度地减少不必要的药物副作用，提升患者的生活质量。

未来，这一领域的研究将更加注重对肿瘤内部异质性的深入理解。肿瘤内部存在着高度的异质性，不同区域、不同阶段的肿瘤细胞可能具有不同的遗传和分子特征。因此，基于单细胞测序的个体化治疗策略的制定将成为研究重点。通过单细胞测序技术，我们可以更精确地描绘出肿瘤内部的遗传和分子图谱，从而制定出更加精准、有效的个体化治疗方案。

（2）新型免疫疗法

免疫疗法在皮肤肿瘤治疗中已经取得了显著的成效，特别是检查点阻断免疫疗法（CBI）在黑色素瘤等恶性肿瘤中的成功应用，更是为皮肤肿瘤治疗带来了新的曙光。未来，随着人们对免疫机制更深入的理解，新型免疫疗法将不断涌现，患者将有更多、更有效的治疗选择。

其中，CAR-T细胞疗法作为一种极具潜力的免疫疗法，已经在多种血液肿瘤中取得了显著疗效。未来，随着技术的不断成熟和完善，CAR-T细胞疗法有望在皮肤肿瘤治疗中发挥更大的作用。此外，肿瘤疫苗也是一种备受关注的新型免疫疗法，通过激活患者的免疫系统，使其能够更有效地识别和清除肿瘤细胞。

然而，免疫疗法也面临着一些挑战，如免疫相关不良反应等。因此，对免疫疗法相关不良反应的监测和管理也将成为研究重点。通过建立完善的监测和管理体系，我们可以更好地评估免疫疗法的安全性和有效性，确保患者的安全。

（3）基因治疗与细胞治疗

基因治疗作为一种直接针对致病基因进行治疗的方法，在皮肤肿瘤的治疗中展现出巨大的潜力。未来，随着基因编辑技术如CRISPR-Cas9的不断完善，基因治疗将在皮肤肿瘤治疗中发挥更大的作用。通过精确地修正或替换致病基因，我们可以从根本上解决肿瘤的发生和发展问题。

细胞治疗则通过利用患者自身的免疫细胞或干细胞来治疗疾病。未来，这一领域的研究将更加注重对细胞分化、增殖和迁移机制的深入理解。通过深入研究这些机制，我们可以更好地掌握细胞治疗的原理和规律，从而开发出更加有效、安全的细胞治疗策略。

（4）光动力疗法与光热疗法

光动力疗法和光热疗法是利用光敏物质在特定波长光照下产生的毒性作用或热效应来杀死肿瘤细胞的方法。这些方法具有创伤小、恢复快等优点，在皮肤肿瘤治疗中具有广阔的应用前景。

未来，随着新型光敏物质的开发和光照技术的改进，光动力疗法和光热疗法的疗效将得到进一步提升。同时，通过与其他治疗方法的联合应用，如与免疫疗法、基因治疗等相结合，我们可以探索出更加有效、综合的治疗策略，为患者提供更好的治疗效果。

（5）大数据与人工智能

随着大数据和人工智能技术的不断发展，其在皮肤肿瘤研究中的应用也将越来越广泛。通过挖掘和分析皮肤肿瘤的大数据，我们可以发现新的治疗靶点和预后评估指标，为制定更加精准、有效的治疗方案提供科学依据。

同时，利用人工智能技术，我们可以实现对皮肤肿瘤的智能诊断。通过构建基于深度学习的智能诊断模型，我们可以对皮肤肿瘤进行快速、准确的诊断，提高诊断的效率和准确性。此外，人工智能技术还可以帮助我们制定个性化的治疗方案。通过分析患者的遗传信息、肿瘤标志物和分子特征等数据，我们可以为患者量身定制最适合的治疗方案，实现真正的个体化治疗。

6.9.1.2 跨学科合作与资源整合

（1）跨学科合作

皮肤肿瘤研究是一个高度复杂且涉及多个学科领域的课题，它不仅涵盖了肿瘤学、皮肤病学这两个核心领域，还深深植根于免疫学、遗传学、分子生物学、生物信息学、药理学等多个学科之中。这种跨学科的性质要求我们必须打破传统学科界限，促进不同领域之间的深度交流与合作。

未来，跨学科合作将成为推动皮肤肿瘤研究取得突破性进展的关键力量。通过整合不同学科的知识和技术，我们可以更全面地理解皮肤肿瘤的发生、发展和转移机制，从而发现新的治疗靶点和药物。例如，结合肿瘤学和免疫学的知识，我们可以深入研究肿瘤微环境对免疫细胞的影响，以及如何通过调节免疫应答来增强抗肿瘤效果。同时，利用遗传学和生物信息学的技术，我们可以更精确地解析肿瘤的遗传特征，为个体化治疗提供科学依据。

为了加强跨学科合作，我们需要建立更加紧密的学术交流和合作机制，包括组织定期的跨学科研讨会、工作坊和学术会议，以及邀请不同领域的专家共同探讨皮肤肿瘤研究的最新进展和未来方向。此外，还可以通过建立跨学科研究团队或联合实验室，促进不同学科之间的深度合作和资源共享。

（2）资源整合

资源整合是提高皮肤肿瘤研究效率和质量的重要保障。随着研究的不断深入和技术的不断发展，皮肤肿瘤研究所需的资源也在不断增加。这些资源包括临床数据、生物样本、研究设备、计算资源等多个方面。未来，我们需要加强对这些资源的整合和优化配置。

首先，要建立完善的临床数据管理系统和生物样本库，确保临床数据的准确性和完整性，以及生物样本的质量和可用性。这些数据和样本是开展皮肤肿瘤研究的基础，对于发现新的治疗方法和评估治疗效果具有重要意义。

其次，要加强研究设备的投入和管理。随着高通量测序、质谱分析、成像技术等先进技术的不断发展，我们需要不断更新和完善研究设备，以满足日益增长的科研需求。同时，要建立设备共享机制，促进不同研究机构之间的设备共享和合作使用，提高设备的利用效率。

再次，还要加强对计算资源的整合和利用。随着大数据和人工智能技术的广泛应用，皮肤肿瘤研究需要处理和分析大量的数据。因此，我们需要建立高效的计算平台和数据库系统，为科研人员提供便捷的数据处理和分析工具。

（3）国际合作与交流

国际合作与交流是推动国内皮肤肿瘤研究达到国际领先水平的重要途径。通过与国际先进研究机构和专家的合作与交流，我们可以了解国际最新研究动态和技术进展，学习借鉴国际先进的研究方法和经验，推动国内皮肤肿瘤研究水平的提升。

未来，我们需要进一步加强与国际合作机构的联系和沟通，具体包括：积极参与国际学术会议和研讨会，与国际同行共同探讨皮肤肿瘤研究的最新进展和未来方向；开展国际合作项目，共同申请国际科研基金和奖项；建立国际联合实验室或研究中心，促进跨国界的科研合作和人才培养。

同时，我们还要加强对国际科研资源的利用和整合，具体包括：利用国际先进的科研设施和技术平台开展合作研究；参与国际科研数据共享和生物样本库建设；引进国际优秀的科研人才和团队，推动国内皮肤肿瘤研究团队的国际化发展。

综上所述，跨学科合作、资源整合和国际合作与交流是推动皮肤肿瘤研究取得突破性进展的重要保障。未来，我们需要不断加强这些方面的工作，促进不同学科之间的深度交流与合作，提高研究资源的利用效率，加强与国际先进研究机构的联系和沟通，共同推动皮肤肿瘤研究的发展。

6.9.2 面临的挑战与应对策略

6.9.2.1 诊疗技术的瓶颈与突破

（1）面临的挑战

早期诊断的精准度与普及性：皮肤肿瘤的早期诊断依赖于准确的病理分析和临床表现识别。然而，皮肤肿瘤种类繁多，从良性到恶性的病理变化复杂，加之基层医疗机构诊断能力的限制，导致早期诊断的精准度和普及性不足。特别是对于那些外观上与良性病变相似的恶性肿瘤，如基底细胞癌和鳞状细胞癌的早期识别尤为困难。

治疗方法的个性化与精准性：传统治疗方法如手术、放疗和化疗在皮肤肿瘤治疗中虽有一定疗效，但往往缺乏针对个体肿瘤的精准性。例如，手术切除可能导致功能丧失或外观改变，而放疗和化疗则可能引发全身性副作用，影响患者的生活质量。此外，随着肿瘤生物学研究的深入，越来越多的证据表明，皮肤肿瘤的异质性要求治疗方法的个性化，即根据肿瘤的分子特征、遗传背景及患者的身体状况制定治疗方案。

新型治疗技术的研发与应用：尽管近年来新型治疗技术如光动力疗法、光热疗法、免疫疗法、基因治疗和细胞治疗等在临床研究中展现出巨大潜力，但这些技术的研发和应用仍面临诸多挑战，包括技术成熟度、成本效益、安全性评估、伦理审查以及临床应用的可行性等。

（2）应对策略

推动早期诊断技术的创新：利用人工智能、机器学习等先进技术，开发基于图像识别和数据分析的早期诊断工具，提高诊断的精准度和效率。同时，加强基层医疗机构的专业培训，提升其对皮肤肿瘤早期识别的能力。

探索个性化治疗策略：基于肿瘤分子特征和患者个体差异，开发个性化治疗方案。利用高通量测序、单细胞测序等先进技术，解析肿瘤的遗传信息和分子特征，为精准治疗提供科学依据。同时，加强跨学科合作，整合肿瘤学、免疫学、遗传学等多学科资源，共同推动个性化治疗策略的研发和应用。

加速新型治疗技术的研发与应用：加大对新型治疗技术的研发投入，包括资金支持、人才引进和知识产权保护等。同时，建立科学的临床试验体系，加快新技术的安全性和有效性评估，使其尽快进入临床应用阶段。此外，加强与国际先进研究机构和专家的合作与交流，共同推动新型治疗技术的研发和应用。

6.9.2.2 政策与法规的支持与引导

（1）面临的挑战

政策环境的差异性与不确定性：不同国家和地区对皮肤肿瘤研究的政策支持和引导力

度存在差异，导致研究资源的分配和利用效率不均。此外，政策环境的不确定性也可能影响研究机构的长期规划和投资决策。

法规监管的复杂性与滞后性：随着医疗技术的快速发展及新型治疗方法和诊断技术的不断涌现，法规监管的复杂性和滞后性日益凸显。如何在保障患者安全的前提下，加快新型治疗方法和诊断技术的审批和上市速度，是当前面临的重要挑战。

（2）应对策略

加强政策协调与整合：政府应加强对皮肤肿瘤研究政策的协调与整合，确保政策的一致性和连贯性。同时，建立跨部门协作机制，加强政策制定、执行和评估的协同性，提高政策的有效性和针对性。

完善法规监管体系：建立科学、合理的法规监管体系，加强对新型治疗方法和诊断技术的安全性和有效性评估。同时，简化审批流程，提高审批效率，加快新型治疗方法和诊断技术的上市速度。此外，加强对医疗机构和科研机构的监管力度，确保其合规性和科学性。

推动国际合作与交流：加强与国际先进研究机构和专家的合作与交流，共同推动皮肤肿瘤研究的政策制定和法规监管。通过参加国际学术会议、参与合作项目等渠道，了解国际最新政策动态和法规变化，为制定更加科学合理的政策提供支持。同时，加强与国际组织的合作与交流，共同推动全球皮肤肿瘤研究的进步和发展。

综上所述，皮肤肿瘤研究面临着诸多挑战，但通过加强诊疗技术的研发和应用、完善政策与法规的支持与引导等措施，我们可以逐步解决这些问题，推动皮肤肿瘤研究的进步和发展。未来，随着科技的不断进步和政策的不断完善，我们有理由相信，皮肤肿瘤的诊断和治疗将更加精准、有效和人性化。

第7章 软组织缺损修复

7.1 组织病理方面

肿瘤的类型、生长速度和浸润方式可能对肿瘤切除的彻底程度有一定影响，而手术切除的彻底程度是选择皮片移植或皮瓣转移修复组织缺损的重要依据。两种手术方案对切口边缘复发病灶早期诊断的对比研究发现，皮片与皮瓣间组织厚度的差异并不是很重要，因为边缘部位肿瘤的复发在两种手术方案中可能有相同的进展速度。病灶底部切除得干净与否，是选择不同厚度组织修复的决定因素，因为相对于菲薄的移植皮片，组织厚度较大的皮瓣必然对深部病灶的观察有一定的遮挡作用，不利于底部病灶复发的早期识别。

评估病灶底部切除的彻底程度时，是否存在可用的“肿瘤屏障”，也是决定能否使用皮瓣修复的重要依据。软骨及小范围内的骨骼，都是阻止肿瘤扩散的有效屏障，作为病灶整体切除的组成部分，切除软骨或骨骼，意味着将可能切除干净转化为肯定切除干净。从美学角度考虑首选皮瓣，若病理检测恶性程度不高，就可以使用皮瓣修复。

肿瘤周围的皮肤状态非常重要。肿瘤既可以发生在外观正常的皮肤，也可以在肿瘤易发的弥漫性发育不良的皮肤发生，最常见于日光损伤部位。接受器官移植的患者发生皮肤肿瘤的概率越来越高，这类皮肤不太适合制作成局部皮瓣修复创面。因为，其基本处于恶变前期，从病理角度看不宜选择。已经萎缩的皮肤，从技术角度说，也不是理想的皮瓣供区。

肿瘤的浸润特征（向周围浅表部位扩大或向深部浸润）对创面重建术式的选择有一定影响。局部基底细胞癌向四周浅表部位扩散，而鳞状细胞癌除了向四周扩散外，还向深部扩散。日光损伤部位产生的肿瘤通常生长缓慢，除了病程较长的病例，大多都局限于皮肤浅层。

临床层面判断肿瘤切除是否彻底时，手术医生的临床经验非常重要，尤其是判断不同类型肿瘤切除是否彻底，以及对肿瘤屏障的使用等。另外，如果肿瘤局部复发，是否会对患者造成更加致命的威胁？这取决于病变所在的解剖部位，以及前期放疗是否改变了肿瘤的生长和浸润模式。

7.2 肿瘤切除对外观的影响

除了个别区域来源的皮片，在修复与其组织结构匹配部位的缺损时可取得比较满意的效果外，局部皮瓣修复软组织缺损的外观效果更为理想。尽管如此，选择局部皮瓣修复创面时，必须考虑肿瘤的病理类型，将两者适度平衡后做出选择，这是检验临床经验的试金石。经验不足的手术医生更趋向于皮片移植，但随着临床经验的增加和判断水平的提高，大多数医生越来越多地倾向于选择皮瓣进行组织修复。

当肿瘤的病理检测结果与患者对术后的外观要求相矛盾时（例如怀疑病灶底部切除不彻底，但病变位于颜面等暴露部位，对术后外观要求较高时），可采用相对折中的办法，即与患者充分沟通后，先行皮片移植作为临时性措施修复创面，观察12～18个月，若创面局部没有复发，确定切除干净后再行皮瓣转移，替换之前的移植皮片。

某些特殊部位的缺损，在组织缺损重建之前可先使用假体作为临时替代。此外，对患者年龄和缺损重建的复杂性进行综合考虑，并将其可能的最终效果与佩戴假体的外观进行比较，就有可能选择后者作为永久的“重建”方案。耳廓缺损时前述方法的使用频率最高(图7.1)；其次是外鼻缺损，临床亦有应用。

从便利性和美学角度看，局部皮瓣优于远位皮瓣。远位皮瓣的肤色和肤质与缺损区都存在一定的差距，随着时间的推移可能会有一定程度的改善，但亦无法与局部皮瓣媲美。若缺损面积过大，局部皮瓣不能满足修复的需求时选择远位皮瓣进行重建。

远位皮瓣可以带蒂或游离转移，而具体选择哪一种转移方式，取决于手术医生的临床经验和可用的手术设备。对于只能使用带蒂皮瓣的外科医生来说，华尔兹式转移的胸三角皮瓣最为适用，但它最远只能转移至颧弓水平，这在一定程度上限制了它的使用。如果手术医生能够开展游离皮瓣手术，且其适合胸三角皮瓣覆盖的区域，仍然推荐使用其进行缺损重建。

有些偶发情况可能会导致手术方案偏离一般的治疗原则，例如:

①如果病灶切除后出现腮瘘，最好选择合适的皮瓣同期完成修复。患者，特别是老年患者通常无法耐受这种长期的腮瘘。面颊或嘴唇全层切除后，只需要观察切口边缘有无复发即可。

②在肿瘤底部无法彻底切除的部位，使用皮瓣重建创面后再行放射治疗就相对简单、有效。

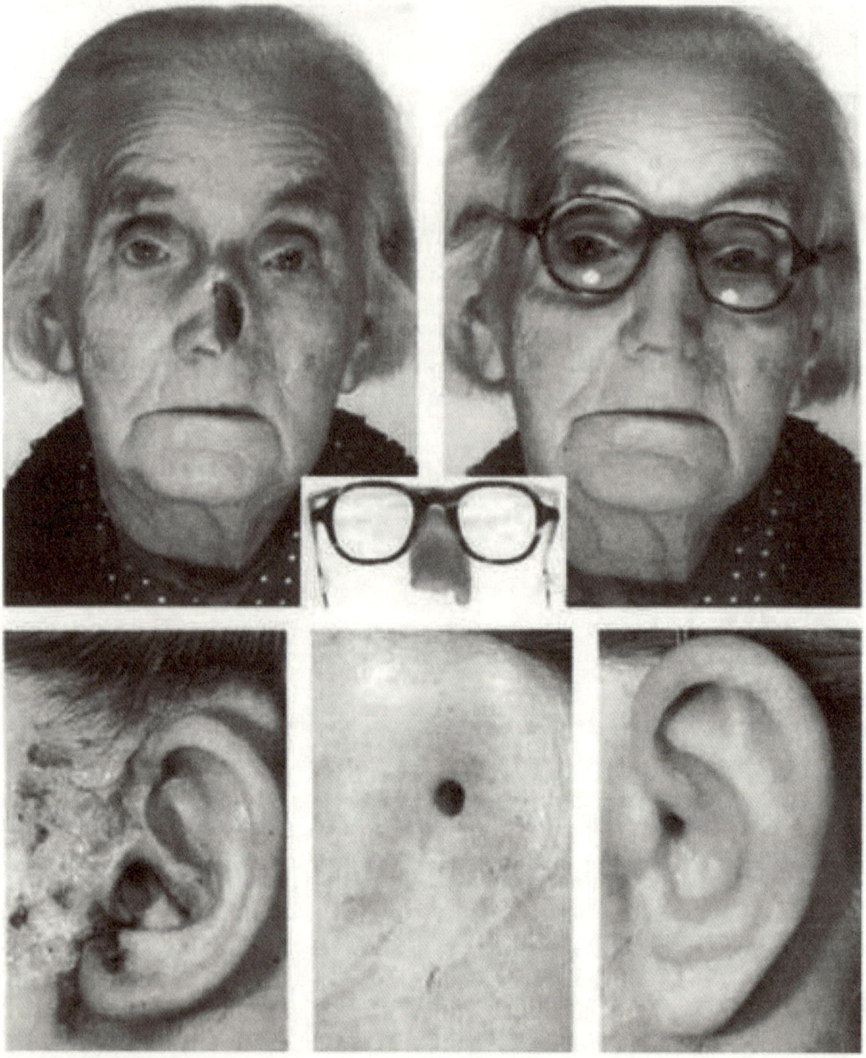

以上两种情况下，可将假体作为永久的“重建”措施进行使用。根据患者年龄和一般情况，排除了使用患者自身组织进行外鼻重建的可能。耳前基底细胞癌切除后导致耳廓及外耳道部分缺损，外耳道皮肤缺损用断层皮片移植覆盖。

图7.1 外鼻、耳廓切除后相应假体的使用

7.3 重建技术

能否通过直接拉拢缝合闭合肿瘤术后的继发缺损，取决于局部皮肤的松弛程度。这和皱纹的出现相似，随着年龄的增大，越来越明显。皱纹的走行方向与其深面表情肌纤维垂直，以口周、眼周和前额部最为明显；唇部形成垂直方向的条纹（木偶纹）、鼻唇沟、眉间纹、外眦外侧放射状的鱼尾纹和额纹。皱纹出现的先后顺序及其明显程度，因个体喜好的表情动作不同而存在差异。有些成年人可能没有皱纹或皱纹相对较浅，这可能是面部较为圆润所致。这样的患者，其皮肤相对紧致，可用于创面修复的供区面积不大。

皱纹走行方向两侧的皮肤相对松弛，梭形切口线应沿着或平行于皱纹方向设计，以获得最佳的外观效果（图7.2）。

额部切口方向的选择有所不同。额部皱纹大多水平走行，额部切开、缝合时，首先考虑的问题是保持眉毛的对称性。额肌-帽状腱膜复合体的解剖结构，决定了额部上方固定，而下方可动。这意味着水平方向的梭形切口直接拉拢缝合后，极易抬高患侧眉毛，造成双侧眉毛不对称。因此，如果切除范围不是很窄，建议将切口设计为垂直方向更为妥当。临床观察发现，如果额部两侧的皱纹相似，最终瘢痕通常不是很明显。

局部皮瓣设计时要对成年人面部皮肤的松弛区域有充分的了解，方可对其有效利用。其他部分供瓣区形成的继发缺损多以断层皮片移植覆盖，但面部皮瓣设计，须将继发缺损留在皮肤松弛部位，以便直接拉拢缝合。

面部相对松弛的区域为：下颌缘区、鼻唇沟区、颞部和眉间区等（图7.3）。不同个体的皮肤松弛程度不同，但皮肤松弛方向均与皱纹走向一致。面部没有皱纹的患者，其皮肤相对紧致，可供皮瓣转移使用的皮量很少，不适合行局部皮瓣转移。

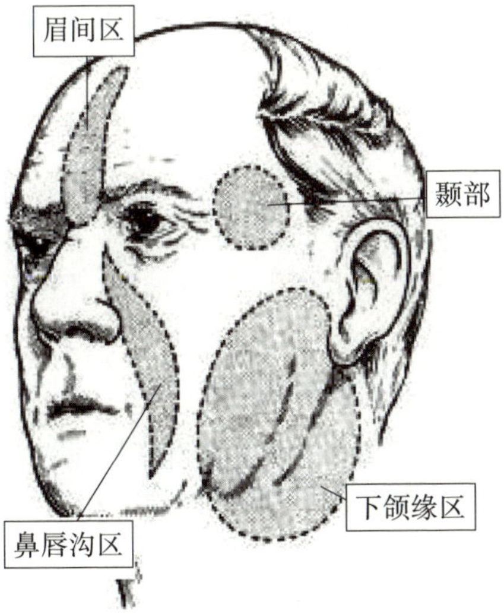

切口设计时须沿面部皱纹走行方向。

图7.2　面部不同部位的切口设计

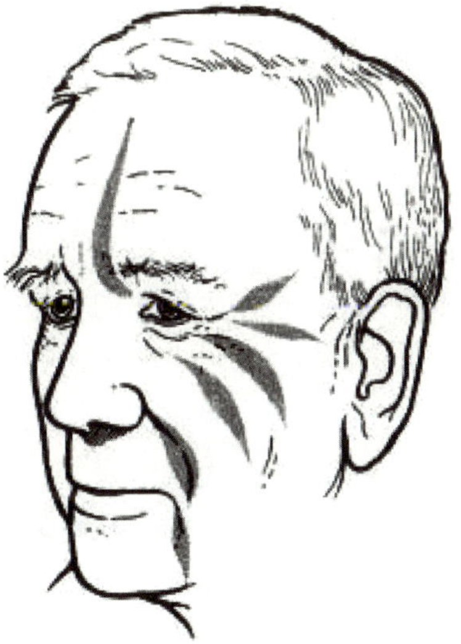

图示眉间区、鼻唇沟区、颞部和下颌缘区的供瓣区域。

图7.3　局部皮瓣常用的供瓣区

前面已经讲了很多局部皮瓣的相关内容，具体使用中，每个外科医生都有自己的偏好，但最有用和最常用的是那些能够满足常规治疗需求、能有效利用面部松弛区域的皮瓣。作为皮瓣转移可行性评估和皮瓣设计的组成部分，确定利用哪部分松弛区域作为供瓣区，以及该部分区域是否可用是至关重要的。如果没有这样的区域，皮瓣的使用就不一定是最佳方案。

头、颈部皮瓣有其自身的特点：血液供应充裕，一定程度上不受局部皮瓣设计总体理念的约束（如皮瓣长宽比例限制等）。然而，这在其他部位是绝对不可能的。颧弓以下部位的血液供应多来自丰富的真皮和真皮下血管网；颧弓以上皮肤的血液供应，源自皮肤和SMAS之间水平走行的毛细血管网，该血管网与深部血管没有直接关联，由周围血管到达该区域的分支组成。因此，当头部皮瓣延迟时，底部不需要剥离；头皮和前额部无明显轴向血管供血的局部皮瓣，似乎与轴型皮瓣的设计、转移过程相同。面部皮瓣掀起的标准平面是真皮下、面部肌肉的表面；颈部，深至颈阔肌，并尽可能多地包含浅表静脉系统；前额部，深达额肌；头皮部深及帽状腱膜。

较小的面部皮瓣，要尽可能将其厚度制作成与拟修复区厚度相当的同时，也要保证有充足的血液供应。当然，最理想的情况是增加皮瓣的厚度，使其整体平面与蒂部相同，且位于上述面部皮瓣的标准制作平面。

7.3.1 颊部和下颌下区域

此处的皮肤缺损，一般是皮肤自身的肿瘤或深层组织（如腮腺）来源的肿瘤累及皮肤行手术切除的继发创面，缺损的部位和面积变化较大。颊部全层缺损（多由颊黏膜肿瘤术后形成）重建，不在本书讨论的范围之内。

鼻唇沟颊侧的组织缺损，当面积较大、无法直接缝合时，可使用旋转皮瓣进行修复。如果缺损的位置和形状符合皮瓣修复要求，通常以远端为蒂进行旋转（图7.4），方可取得较好的修复效果。如果缺损位置偏高，也可将皮瓣蒂部设计在近端（图7.5）。此法虽然使用频率不高，但也能产生同样的修复效果。游离皮瓣或胸三角皮瓣可有效重建腮腺区和下颌下区的组织缺损，后者有时可达颧弓水平。皮瓣转移早期，表面肤色相对较白，与面部皮肤色差较大，随着时间的推移，皮肤略显皱缩后色泽逐渐改善。

面部和头皮皮瓣的血供丰富，要将皮瓣桥段做成皮管，在技术上存在困难，可以将其暴露而不用担心感染的风险。从皮瓣转移至断蒂的2周内，皮瓣桥段通过表面的纤维组织收缩和边缘上皮化，将裸露部分自行闭合，形成类似于皮管的结构。如果皮瓣桥段在断蒂后去除，就不必特殊处理；但如果要将其归位，则需完全切除表面的纤维组织和边缘的上皮化部分。即便如此，此时的皮瓣通常要比当初制作时略窄，供区边缘可能需要潜行剥离方可缝合。

皮瓣蒂部离断后，直接转移覆盖拟修复区，一般不会发生缺血、坏死，这和普通皮瓣类似；如果必要，可将其边缘略做修薄，平整地插入缺损区。

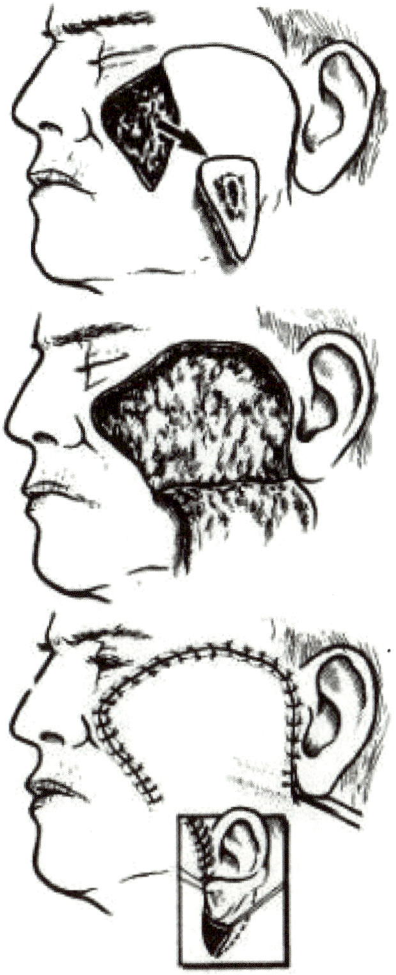

皮瓣转移后在耳垂附近形成的多余皮肤用上图所示的方法进行处理，瘢痕隐藏在耳后皱褶中。皮瓣设计时，其前缘要比缺损区略长，且经过缺损区时皮瓣曲线要向上走行。这两点都是为了避免皮瓣转移后形成下睑外翻。

图7.4　下蒂旋转皮瓣修复颊部基底细胞癌切除后的继发缺损

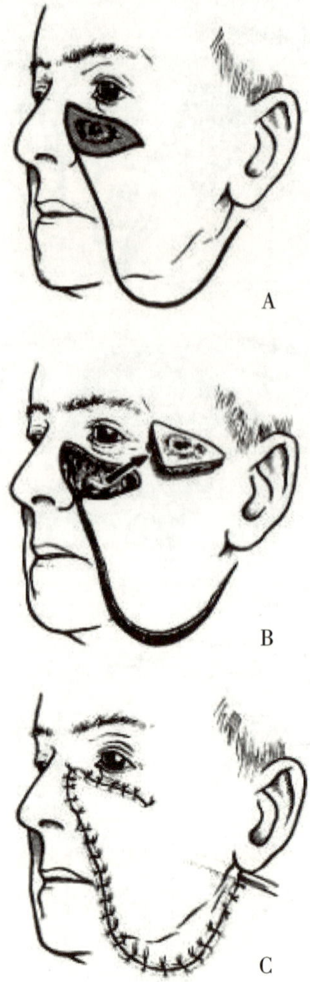

由于面部皮肤普遍松弛，皮瓣无须逆切即可完成转移。切口设计：沿鼻唇沟向下走行，经口角外侧和下颌缘，向后止于下颌咬肌区，形成相对模糊的旋转点。皮瓣边缘顺皮肤皱褶走行，可使瘢痕更为隐蔽。鼻和颊部之间的连线作为切口的组成部分，切口向上越过内眦连线水平，并将鼻部皮肤固定于骨膜表面，以对抗重力，防止皮瓣下垂引起睑外翻。

图7.5　上蒂旋转皮瓣重建基底细胞癌切除后的颊部缺损

7.3.2　前额、颞部和头皮

前额、颞部和头皮的皮肤软组织，在解剖结构上有一定的差异，因此，以上部位的病灶切除和缺损重建有所不同。头皮的皮肤、浅筋膜和帽状腱膜连接紧密，通常将其视作一个单独的组织结构。在切除和重建时，帽状腱膜和骨膜间的疏松组织是病灶切除、缺损重建的手术平面，帽状腱膜层以上的皮肤肿瘤，不论深浅均在该手术平面进行切除，头部皮瓣也是沿着这一层次掀起制作的。

颞部，颞肌位于帽状腱膜和颅骨之间，表面有颞筋膜覆盖，帽状腱膜在此处相对较薄，手术平面位于帽状腱膜和颞筋膜之间。

前额，此处帽状腱膜逐渐变薄并最终消失，额肌位于此处；额肌浅、深两层均可作为额部皮瓣制作的外科平面。额肌浅层没有自然存在的外科平面，须用手术刀锐性剥离创建一个手术平面；这一方法仅适用于较小的局部皮瓣。皮瓣在手术平面掀起后，供瓣区形成的继发缺损不论是颅骨膜还是筋膜，都可通过皮片移植将其覆盖。制定这些部位的重建方案时，需要考虑的一个重要因素：不要将毛发生长区和无毛发生长区混合利用，要将两者都置于合适的位置。更重要的是，要充分考虑到秃发的类型，不论是已经存在的，还是将来可能形成的。

前额缺损可能是局部肿瘤切除后形成的原发缺损，也可能是皮瓣转移后产生的继发缺损。两者的处理方案的制定取决于缺损区的宽度。如果能够直接拉拢缝合，最好将切口长轴垂直放置，并对齐两侧皱纹线。当缺损面积较大，不能直接拉拢缝合时，通常进行断层皮片移植修复创面；若患者对局部外观要求较高，可使用皮肤软组织扩张技术，替换前期的移植皮片。

颞部是皮肤肿瘤的多发部位，此处创面的重建需维持发际线和眉毛的位置以及两者间的距离不变，而菱形皮瓣（图7.6）转移较为有效地解决了上述问题。于病灶周围皮肤表面设计一菱形图案，其短对角线长度与各边的长度相等，如同两个等边三角形共用一边且并排放置；将短对角线延长相等的距离，并以该延长线末端为起点，画出与菱形图案的其中一边平行的逆切线。切除包含病灶在内的菱形皮肤组织，掀起由对角线的延长线和逆切线组成的菱形皮瓣，转移覆盖缺损区。供瓣区的继发缺损直接拉拢缝合。

虽然缺损和皮瓣的大小、形状都是已知的，但在具体设计中可能会有不同程度的调整，即四个潜在皮瓣中应该选择哪一个，以及病灶周边菱形图案的长轴方向怎么确定等。根据外眦外侧皱纹形态，充分动员颞部松弛区的皮肤组织，使供瓣区继发缺损直接拉拢缝合；菱形皮瓣转移覆盖缺损区后，眉毛、发际线的相对距离和位置即可保持不变。

头皮缺损的重建主要取决于其物理特性，即柔韧性和不可伸展性。缺损较小时多可直接拉拢缝合。另有观点认为，帽状腱膜层的减张切口，可有效降低切口张力，但实际操作中其减张作用几乎为零。与其他组织相比，头皮缝合时切口能够承受更大程度的张力。帽状腱膜缺乏弹性和伸展性，可有效防止切口张力向其血管系统传递。

多数情况下，因缺损面积较大不能直接拉拢缝合，须采取断层皮片移植的方法覆盖创面。如果患者对术区外观要求较高，后期可用皮肤软组织扩张技术将无毛发生长的移植皮片替换。

当肿瘤浸润骨膜，术后颅骨外露时，须用皮瓣转移重建缺损。缺损周围的毛发分布区域在解剖结构上没有差别，因此，易位皮瓣和旋转皮瓣都可用于创面重建。由于头皮血液供应充裕，将其设计为易位皮瓣修复创面时，皮瓣长宽比例可适当增大，也不会发生缺血性坏死。使用旋转皮瓣时，由于头皮缺乏弹性和伸展性，这对皮瓣设计有很大的限制。应将皮瓣尽可能地做大，以有效减少旋转幅度；头皮部位的旋转皮瓣，多数情况下需要逆切；供瓣区形成的继发缺损，通常需要断层皮片移植进行修复。

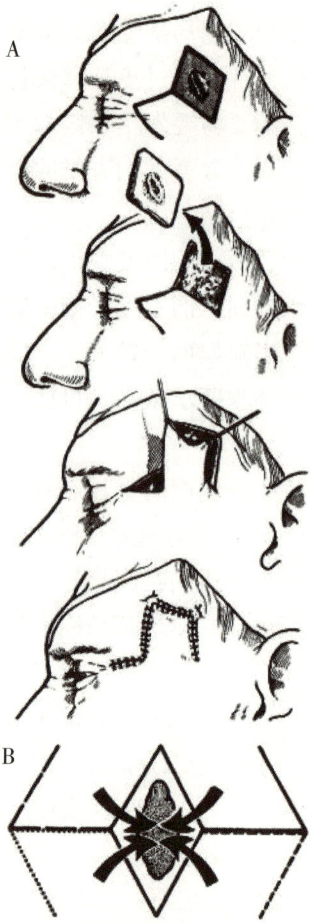

这一方案可保持眉毛和发际线的相对位置固定不变，供瓣区继发缺损缝合后，瘢痕位于切口选择线上，较为隐蔽。皮瓣转移步骤如图A所示。理论上，可用于重建菱形缺损的潜在皮瓣有4个，如图B所示。实际操作中选择哪个皮瓣，取决于切口的隐蔽性和局部皮肤的松弛程度，后者决定了供瓣区继发缺损能否直接拉拢缝合。

图7.6 菱形皮瓣重建颞部缺损

由于缺损的大小或位置原因，局部皮瓣无法使用时，可选择游离皮瓣重建创面。

7.3.3 唇部

口轮匝肌为括约肌，在正常活动中与扩张肌群协同工作。唇部重建的目的是恢复唇部的连续性和维持括约肌功能。唇动脉是唇部的主要供血血管，上、下唇部各有一条，沿唇红缘（唇红与皮肤交界处）方向走行于黏膜与肌肉之间。唇动脉是利用唇部组织重建唇部缺损的血管基础。

唇部最常见的肿瘤是光化诱导产生的鳞状细胞癌，好发于唇红部。它可以是孤立病灶，也可能是弥漫性的癌前病灶；后者也可能为孤立病灶。此类肿瘤一般进展比较缓慢。

唇红的弥漫性癌前病变通常使用唇红剔除术（图7.7），将病变区唇红自肌肉表面切除。手术时，设计从一侧口角至对侧的长梭形切口，切除后将唇部内侧黏膜向前推进，闭合缺损，重建唇红缘。

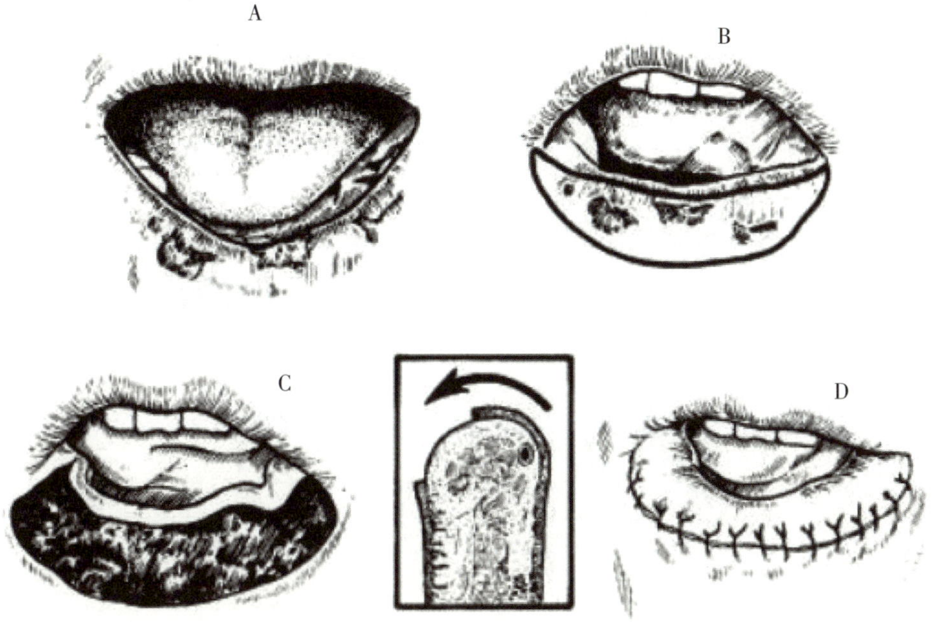

A.唇红部多发的癌前病灶，可采用唇黏膜推进、修复缺损。B.需要切除的唇红范围，为两侧口角之间的长梭形区域。C.病灶切除后的缺损情况。方框中的图显示唇红切除的面积和深度。D.动员口唇内侧黏膜，修复唇红缺损。不要做以方便推进为目的的黏膜下游离，这样会导致其缺血性坏死。

图7.7　唇红剔除，唇黏膜推进

局部有较大结节状病灶出现时，提示病变向深部浸润，这时切除深度和广度都要增加。

唇红的圆滑状外观可以利用舌瓣（图7.8）重建。沿舌背前缘制作肌肉黏膜瓣，转移覆盖唇部缺损区。皮瓣与受区建立血供后断蒂，通常需要10天左右的时间。这一术式也可用于其他原因导致的唇红缺损重建，具体操作步骤如下。

浸润性鳞状细胞癌需要切除一定范围的全厚唇部组织。切除范围取决于肿瘤的大小，但实际操作中，需要将缺损区制作成特定的几何形状，以便于重建。因此，除了彻底切除病灶外，还需切除一定数量的正常组织，以便形成重建所需的缺损形态。这一原则也适用于本章述及的其他性质的病灶切除和缺损重建。

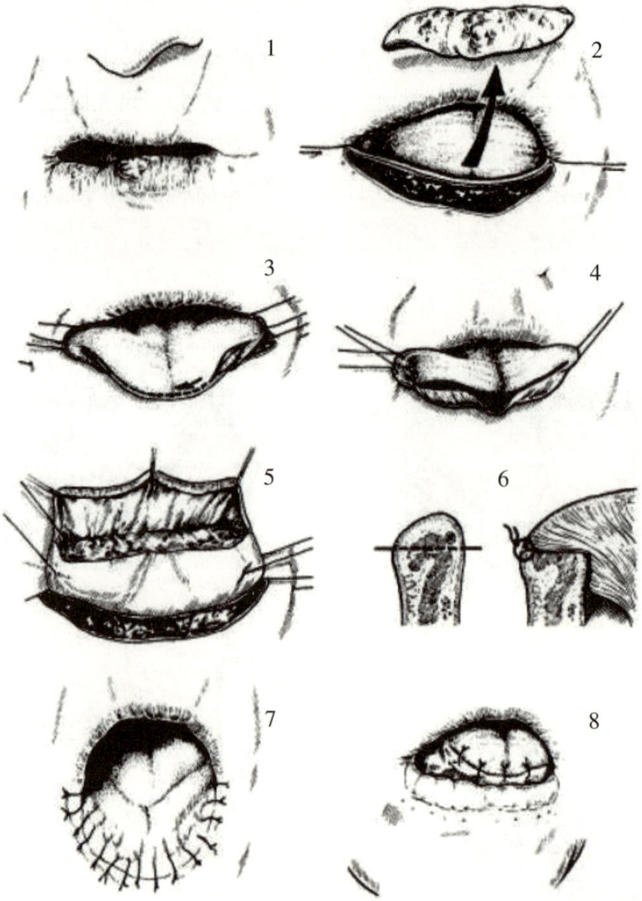

1.早期浸润性唇部鳞状细胞癌，伴唇红弥漫性癌前病变；2.病灶切除后的继发缺损；3.沿舌前缘走行的切口设计线，一侧已经切开；4.切口完全切开；5.掀起舌瓣；6.唇部病灶切除层次，以及舌瓣覆盖缺损的方法；7.皮瓣转移至缺损区，并与创缘缝合固定；8.皮瓣转移后2周断蒂，最终的修复效果。

图7.8 包含深层肌肉在内的唇红剔除后缺损，可用舌瓣进行重建

当浸润性肿瘤灶与唇部弥漫性癌前病变同时存在时，需要联合使用对应的手术方案：局部全层切除以彻底去除鳞状细胞癌，唇红其余部位的癌前病变行唇红剔除术。

当缺损范围小于唇部全长的1/3时，病灶可行楔形切除，直接拉拢缝合（图7.9），这是“V”形切除、直接拉拢缝合后，不使口唇过度缩小的最大宽度。缺损区分两层进行缝合：皮下潜行剥离2～3 mm，在“V”形缺损两侧各形成一个肌肉黏膜瓣。用可吸收线褥式缝合两侧的肌肉黏膜瓣，使切口张力主要集中在这一层次，而皮肤层无张力缝合或避免张力的产生。下面讨论的唇部缺损重建，同样适用于这一缝合方法。

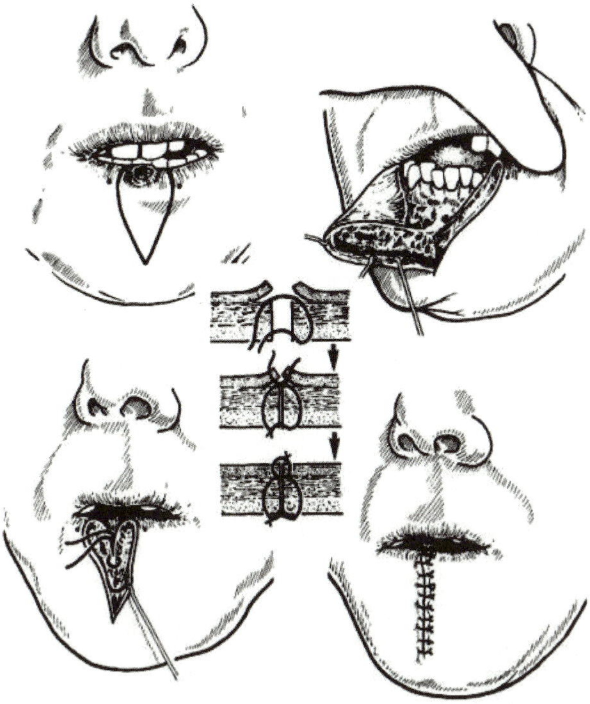

将切缘皮肤自肌肉表面潜行剥离2～3 mm，使下唇分为两层，肌肉和黏膜层用可吸收线间断褥式缝合，以承受切口张力，然后缝合皮肤层。术前用亚甲蓝标记两侧唇红缘，以便后期缝合时将其准确对位。这一方法在需要准确对合唇红缘的唇部重建时非常实用。

图7.9　下唇楔形切除，直接拉拢缝合

唇裂修复重建时，一般联合使用唇红“Z”成形术，以使唇红形态圆滑，避免瘢痕性凹陷的形成；但在肿瘤切除时，最好按原切口方向直线缝合，便于对肿瘤复发的观察。

当肿瘤切除后缺损超过唇部全长1/3时，需采用正规的修复方案进行重建。因此，通常采用矩形切口切除唇部肿瘤。当缺损宽度达到下唇全长的1/2并位于口角一侧时，可以采用扇形皮瓣进行重建（图7.10A）：以口角为中心，在其外侧设计并掀起一近似圆形的皮瓣，向唇红方向逆切，达口角水平，保留含上唇动脉的狭窄蒂部；旋转皮瓣，插入下唇缺损区，并与创缘缝合固定。此术式的优点是能够维持口角位置、口唇宽度不变。鼻唇沟区为面部皮肤松弛区之一，皮瓣转移后的继发缺损可直接拉拢缝合。依此法重建的唇部区域缺乏唇红，可联合使用舌瓣进行再造。当唇红其他部位的癌前病变需要联合使用病灶切除+唇红剥除手术时，可用舌瓣再造整个下唇唇红。

临床上偶然会遇到下唇整体缺损的情况，这时可以采用双侧扇形皮瓣进行重建。一侧皮瓣旋转后与对侧皮瓣对位缝合（图7.10B），可联合使用舌瓣，对唇红进行重建。不论是单侧还是双侧扇形皮瓣，都没有神经支配，但其感觉会逐渐恢复；再造唇部的运动功能也会有一定程度的恢复，但速度较慢。

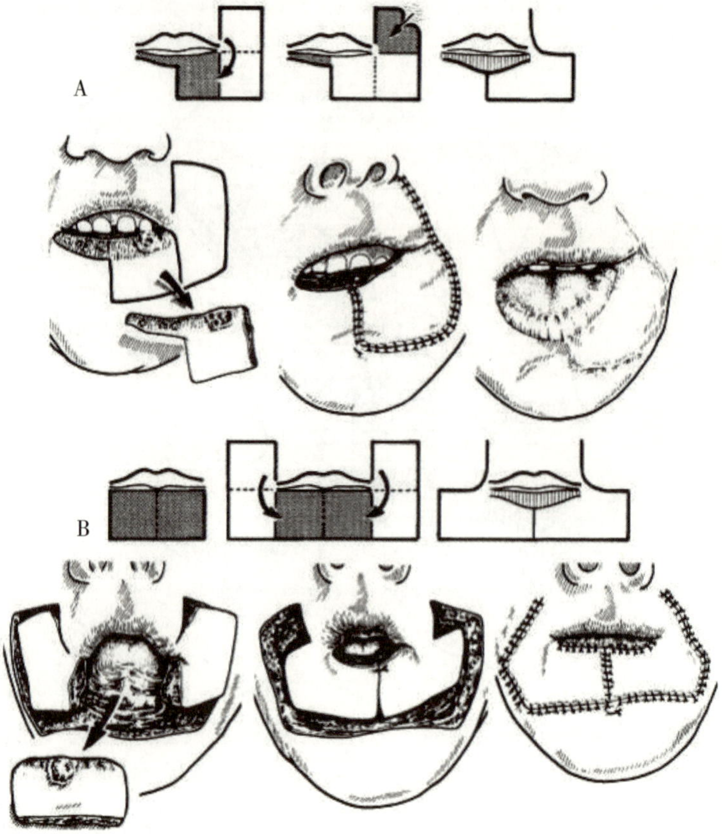

A. 缺损达下唇全长1/2时的重建方法。标记病变（鳞状细胞癌伴邻近唇红的弥漫性癌前病变）的切除范围，并设计拟采用的皮瓣。将颊部全层复合组织瓣旋转、覆盖下唇缺损区；鼻唇沟区缺损直接拉拢缝合。参考图7.8所示的方法，以舌瓣重建唇红。

B. 双侧扇形皮瓣联合舌瓣，重建完全性下唇缺损。手术步骤与图A所示相似，但每侧颊部各设计一个扇形皮瓣，且旋转后形成再造唇的一半。

图7.10　扇形皮瓣联合舌瓣重建下唇全层缺损

当缺损宽度超过唇部全长的2/3，且双侧口角无明显异常时，效果最佳的修复方案是带神经血管的扇形皮瓣（Karapandzic）（图7.11）。以口角为中心，在矩形缺损两侧的皮肤表面，标记出半径等于缺损垂直高度的弧形切口线，近端止于鼻翼基底。沿切口线切开，深至黏膜深面，注意勿切透黏膜；葡萄样成簇出现的唇腺腺体为邻近黏膜的标志。皮瓣制作过程中需切断构成轮匝肌复合体的扩张肌，但运动神经、感觉神经以及切口部位的血管都要妥善保护，防止损伤。将缺损两侧黏膜横向切开1 cm，使两侧切缘能够相互靠拢并垂直缝合；同时，旋转双侧皮肤和肌肉组成的复合组织瓣，将两侧切缘在新的、适当的位置相互缝合，注意调整切缘的高度、长度等，使切口缝合平整。

由于保留了皮瓣的神经支配，重建唇部的运动和感觉功能无明显异常。

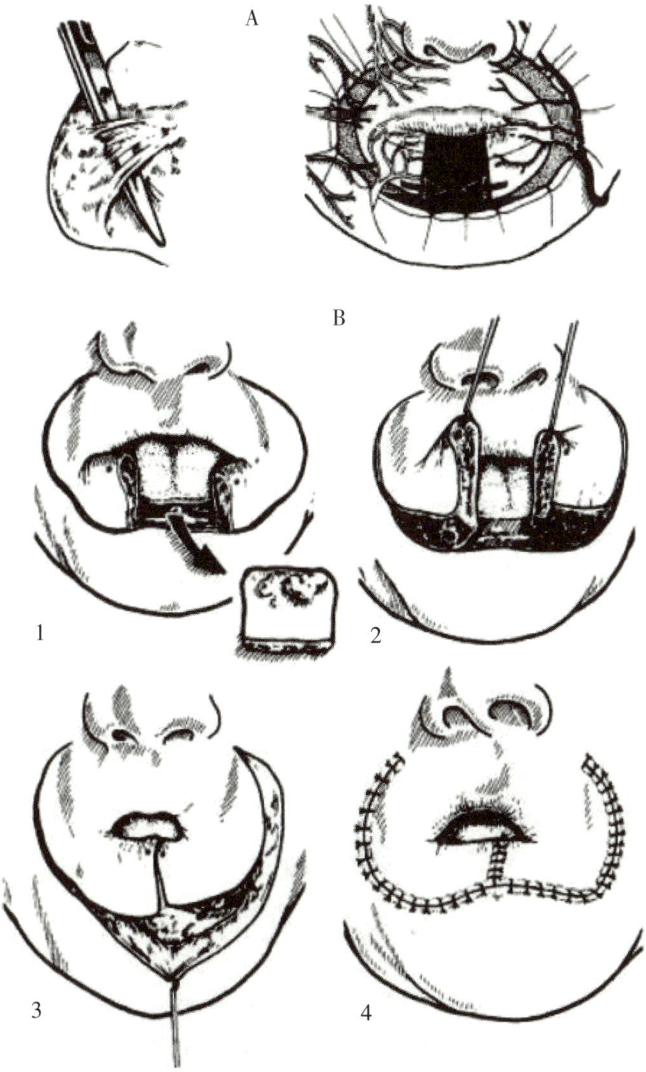

A.该术式的原理是，在保留皮瓣的神经支配和血供的前提下重建下唇缺损。B.手术步骤。唇部病灶全层切除；以两侧口角为中心，自下唇缺损区远端向外上，经口角外侧，沿鼻唇沟上行，达鼻翼基底，设计半圆形切口线（1）。除了切口起始处，切口深至全层外，其他部位只切开皮肤和肌肉（2），妥善保护穿过切口的神经、血管。将两侧皮瓣向缺损区旋转、推进（3），覆盖创面，并间断缝合、固定（4）。这一术式的显著优点是，保存了再造唇的感觉和运动功能。

图7.11 带神经血管的扇形皮瓣，重建下唇中央2/3全层缺损

局限于唇红的皮瓣蒂部，可使皮瓣在初期转移阶段匹配各种皮肤-唇红边缘，蒂部离断后无须进一步调整。

上唇部肿瘤的发生概率不大，切除后形成的全层缺损多以交叉组织瓣（Abbe）进行重建（图7.12）。该瓣是源自下唇全层的组织瓣，“V”形设计，蒂部较窄但包含下唇动脉。

皮瓣掀起后旋转、插入上唇缺损区，下唇供瓣区直接拉拢缝合；上、下唇因皮瓣蒂部相连而固定不动，2周后蒂部离断，上、下唇相互分离，口唇启闭功能恢复。下唇全长的1/3可用以制作交叉组织瓣，修复上唇任何部位等面积、同形状的全层缺损。当缺损位于口角时，可以使用相似的方法进行修复，此时的皮瓣为Abbe-Estlander瓣，蒂部为新的口角位置（图7.13）。

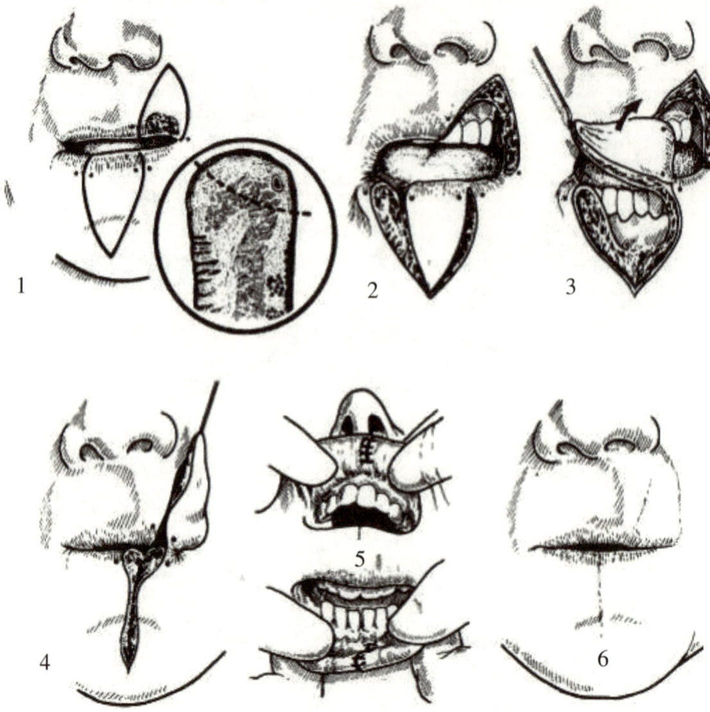

在下唇表面设计楔形皮瓣，用以修复上唇部肿瘤切除后形成的全层缺损（1）。插图，包含下唇动脉的皮瓣蒂。随着上唇缺损的形成和Abbe皮瓣的掀起（2），仅保留唇红及内部的下唇动脉作为蒂部，如插图所示。以蒂部为旋转点，向上旋转皮瓣（3），覆盖上唇部缺损；采用图7.9所示的分层缝合方法，将皮瓣缝合固定（4），下唇缺损以同样的方法进行缝合。两周后离断皮瓣蒂部（5），缝合切口，上唇修复完成（6）。

图7.12 交叉组织瓣（Abbe）重建上唇全层、楔形缺损

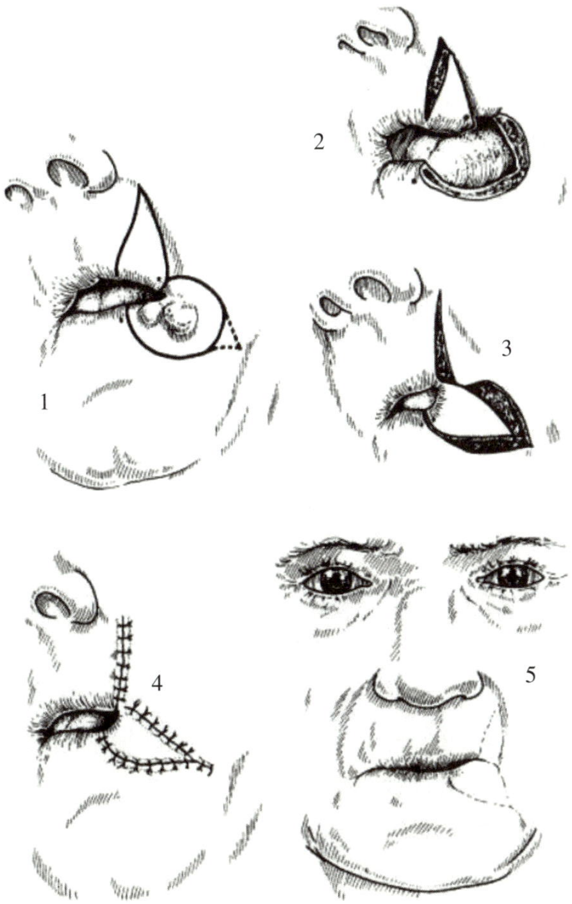

该瓣适用于修复口角处的唇部缺损，皮瓣蒂部为新口角的位置，毗邻口角的下唇病损及标记的切除范围（1）。根据缺损形态，在上唇部设计适宜大小和形态的复合组织瓣。沿切口线切开（2），掀起皮瓣，蒂部与图7.12所示相似。皮瓣旋转、插入缺损区（3），依图7.9所示的方法缝合固定，皮肤缝合后（4）完成重建，得到最终的重建效果（5）。

图7.13　改良的交叉组织瓣（Abbe-Estlander）

7.3.4　眼睑

睑板是上、下眼睑的支撑结构，附着于眶缘的内、外眦韧带连接睑板两端，使其与眼球紧密相贴。内、外眦韧带的张力不是很大，尤其下睑更是如此，很容易受到皮肤张力的变化而外翻。

上睑皮肤松弛多出现于肿瘤的高发年龄段。下睑皮肤松弛程度一般较轻，由于重力的作用，术中对皮肤张力的判断会有不同程度的影响。因此，病灶切除后直接拉拢缝合很容易出现下睑外翻。

一般来讲，用于修复眼睑缺损的移植皮片最好能像正常眼睑皮肤一样薄，且富有弹性；但在实际操作中，眼睑不同部位对皮肤弹性的需求不同，上睑皮肤皱褶处最大，下睑板以下处较小，上、下睑板表面最小。病灶切除产生的继发缺损，最好选择耳后全厚皮片移植。临床经验表明，此处来源的移植皮片活动度高，完全符合眼睑部位的功能需求。同时，其颜色和质地与正常眼睑皮肤相似，后期挛缩较小或不发生挛缩。

上睑皮肤可制作成Tripier瓣，用于下睑缺损的重建（图7.14）。该瓣与其深部的眼轮匝肌一起形成肌皮瓣，其长度可达眼睑全长，以两端连接处为蒂，呈“桶柄”状向下移动，重建下睑缺损。供瓣区的继发缺损直接拉拢缝合，因此，上睑皮肤的松弛程度决定了瓣的宽度。尽管Tripier瓣的长宽比例很大，但很少发生缺血性坏死。其原因可能在于，在适合该瓣使用的年龄阶段，皮瓣虽然包含了眼轮匝肌，但依然相对较薄，能以移植皮片类似的方式成活。该瓣在掀起和转移的过程中经常出现肤色变深的现象，无须过分担心。在创面修复中，该瓣具有上睑皮肤游离移植所有的优点。

耳后全厚皮片和Tripier瓣都可用于下睑缺损的重建，而且都能取得良好的外观、功能效果。那么，具体工作中两者该如何选择？耳后皮片可获取的面积较大，能够覆盖不同大小的眼睑缺损，适用范围较广。Tripier瓣必须以供瓣区能够直接拉拢缝合为其宽度的最大范围，因此，不适合上睑皮肤紧致及下睑缺损较大的患者。

肿瘤切除后形成的水平方向为主的全层缺损，可用Tripier瓣重建皮肤部分的缺损，也就是该瓣在这一方面的有效使用，确立了它在下睑部分缺损重建中的地位。在皮瓣宽度能够满足缺损重建的前提下（皮瓣设计阶段即可确定），可用于水平方向生长为主的肿瘤术后缺损重建，最大长度可达内、外眦之间的区域。

由于眼睑缺损的部位不同，皮瓣可能会有桥段的形成，而其极易自行形成管状结构，就连插入缺损的皮瓣部分也有明显的卷曲倾向。可以通过打包加压进行预防；此法提供的轻柔压力，亦有助于皮瓣与深层组织的贴合和两者间有效血液循环的建立。皮瓣桥段的存在，需要进行蒂部离断，方可完成创面重建；但有时桥段对外观影响不大，且无其他不适，部分患者不愿进行前述手术。

缺损区靠近一侧眼角，且只波及全长的一半时，可对皮瓣进行相应调整，采用单蒂转移，长度为上述双蒂皮瓣的一半左右（以能覆盖缺损为度）。

多数下睑肿瘤较小，适合采用Tripier瓣进行重建；特别是当缺损靠近一侧眼角时，应首选该瓣，且皮瓣较薄不会掩盖对复发肿瘤的观察。

基底细胞癌是眼周较常见的肿瘤之一，通常发生在内眦和下睑部，上睑睑板前皮肤也偶有发生。

内眦部肿瘤，因需要增加切除的范围，切口通常扩大到上和（或）下眼睑，造成鼻根和眼睑的组织缺损，可通过游离皮片移植覆盖。只有当肿瘤向深部浸润累及眼睑全层时，才需切除全层眼睑，而这种晚期肿瘤的处理超出了本书的讲解范围。

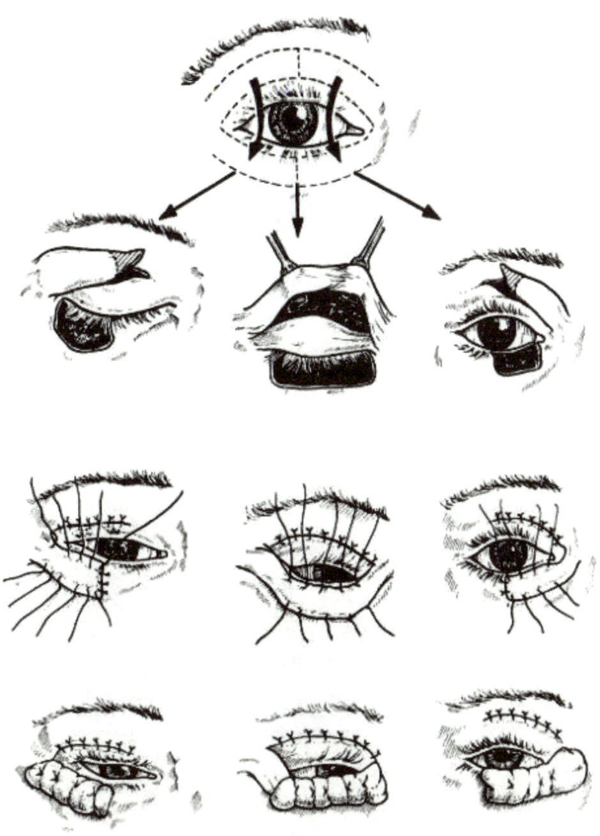

老年患者上睑皮肤相对松弛，以含眼轮匝肌的Tripier瓣重建下睑缺损效果较好。缺损靠近内、外眦部时，可设计成单蒂皮瓣转移，而眼睑中间区域缺损，选择“桶柄”状双蒂皮瓣进行重建更为安全。

Tripier瓣极易自行卷曲，形成皮管，通过打包加压维持皮瓣在非卷曲状态，可有效预防其发生卷曲。

图7.14　Tripier瓣修复下睑皮肤缺损

原发于下睑的肿瘤，其切除后造成的缺损范围和深度差异较大，从皮肤至眼睑全层不等。肿瘤在眼轮匝肌和睑板表面的活动度是判断眼睑部分切除抑或全层切除的最佳指标。临床就诊的肿瘤大多较为浅表，只需要切除皮肤和部分眼轮匝肌。病灶越接近睑缘，需全层切除的可能性越大。肿瘤导致的眼睑形态异常，是需要眼睑全层切除的另一指标。

上睑肿瘤的处理取决于肿瘤的位置和范围。该年龄组人群的皮肤松弛，以上睑褶皱处最为明显，此区域能够直接缝合的缺损面积通常要比预期的大出很多。也可将松弛的皮肤向下推进，修复睑板前缺损。睑板前浅表肿瘤切除后，采用耳后全层皮片移植，也可获得良好的效果（图7.15）。当肿瘤累及睑缘时，通常需要进行眼睑全层切除，此类缺损的重建不在本书的介绍范围之内。

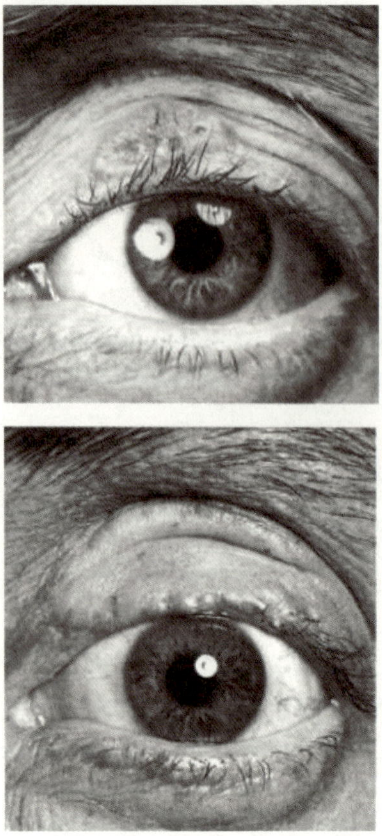

全厚皮片移植，修复上睑睑板前基底细胞癌切除后的皮肤缺损。

图7.15　游离皮片移植修复上睑皮肤缺损

下睑肿瘤的范围和形状允许采用“V”形切除时，可将缺损两边拉拢缝合，以闭合创面。全层切除时，睑板和皮肤切口位于同一平面，最好使用尖头剪刀将其剪开。操作时用拉钩牵拉眼睑切口，对眼睑略加辅助支撑，便于术中操作（图7.16）。皮肤在睑板表面的移动度较大，使用手术刀很难整齐切除。

当“V”形切口较窄时，可将病灶“V”形切除并直接拉拢缝合（图7.17）。缝合时，以睫毛、结膜与皮肤连接处的灰线作为睑缘的定位标志，将“V”形切口的两边准确对合。此处使用的缝合方法，可避免结膜囊内残留缝线，刺激与其接触的角膜。睑板与结膜结合紧密，类似于一个独立的完整结构，将切口两侧睑板准确对合后，其表面的结膜边缘也同时相互贴近，并快速愈合。缺损区的缝合，分两层进行：睑板-结膜层和皮肤-肌肉层。首先用6～0可吸收线间断缝合睑板边缘，并将线结置于皮肤一侧；然后将皮肤和轮匝肌作为一层进行缝合。这样缝合时，缺损区睑板边缘所需承受的张力要小，这就要求“V”形切口的宽度不能过大，一般认为，小于眼睑宽度的1/4时能够直接拉拢缝合。

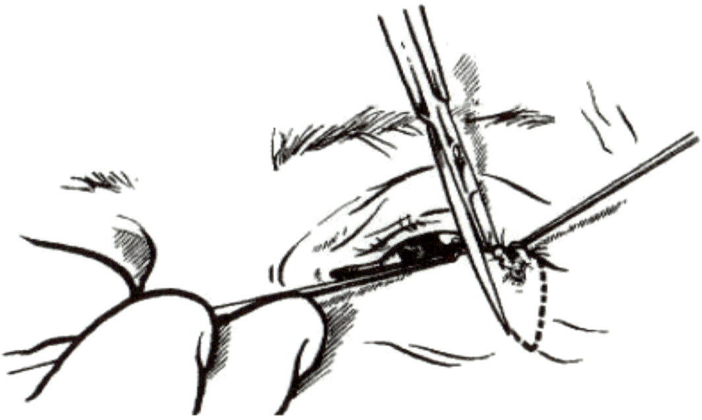

操作时用拉钩牵拉切口处皮 肤，对眼睑进行辅助支撑。

图7.16　用锐利的剪刀剪开切口

若切口直接拉拢缝合时张力过大，可从外眦结膜侧做切口，离断外眦韧带下脚，即“V”形切除+外眦切开术（图7.17）。

依上法处理后，若切口张力仍然较大，就需采取更加正式的重建方案修复缺损；以易位皮瓣的形式，将缺损外侧的眼睑皮肤和外眦外侧皮肤向内推进，即“V”形切除+易位皮瓣（图7.17）。设计从下睑睑缘向颞部发际线走行的、凹面向上的弧形切口，切口远端逆切，逆切长度与“V”形切口的外侧边等长且两者平行。皮瓣掀起后，离断外眦韧带下脚，并试行将皮瓣向内侧旋转推进。若有必要，可将眶隔和其他深部结构与皮肤分离，减少其对皮瓣转移的限制。皮瓣向内移动时，外侧穹窿部堆积松弛的结膜，可作皮瓣衬里重建眼睑缺损。将“V”形缺损的两边拉拢缝合，重建睑缘的游离缘与结膜缝合。皮瓣向内移动后，在颞部产生与眼睑“V”形缺损相似的三角形缺损，可在皮瓣对侧缘设计一小的三角形皮瓣，与原缺损形成类似“Z”成形术样外观，将该瓣向下旋转，修复颞部三角形缺损，完成重建。

皮瓣宽度一般与眉间距相等，这决定了继发性缺损的宽度，及其闭合的难易程度。

较窄的“V”形缺损可直接拉拢缝合；图7.17显示的是双层缝合方法，即以可吸收线缝合睑板层，并避免线结暴露于结膜囊，刺激角膜。较宽的“V”形缺损闭合时，若切口张力过大，可用切除+外眦切开术进行修复，即离断与下睑相连的外眦韧带下脚，使切口无张力闭合。当“V”形缺损更大，且外眦切开术不能有效减少张力时，可用易位皮瓣进行重建，即将颊部和颞部皮肤向内旋转推进，用“Z”成形术闭合继发缺损。

当缺损不累及内、外眦，且缺损两侧有睑板残存便于缝合固定时，这一术式的效果最好。缺损略大于下睑全长的1/2时，也可应用该瓣修复；因此，该术式适用于大部分可“V”形切除的下睑肿瘤。

“V”形切除、直接拉拢缝合

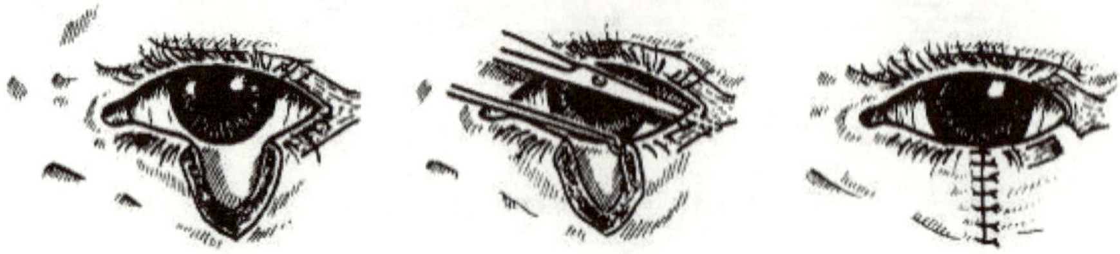

“V”形切除+外眦切开

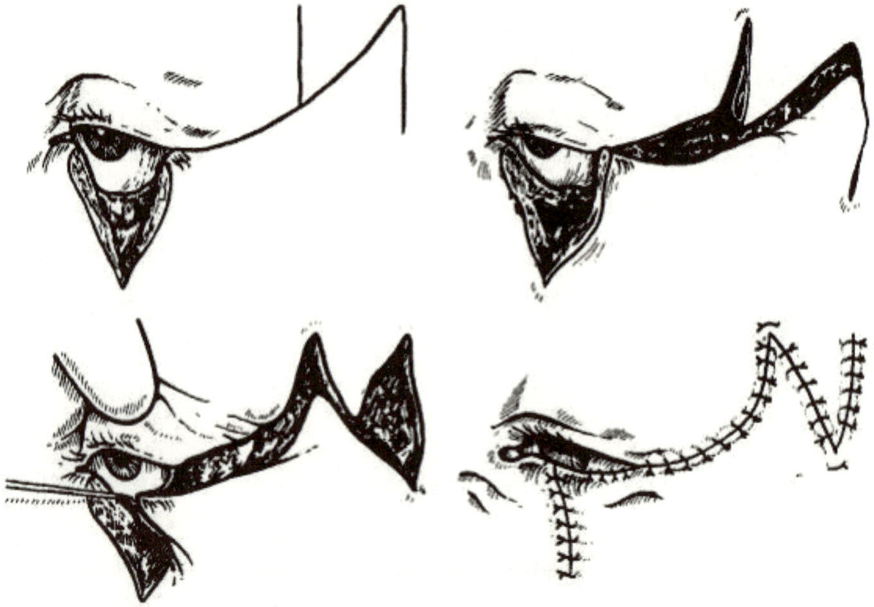

眼睑“V”形全层缺损的重建

随着“V”形缺损宽度的增加，在切口无张力缝合时，所采用的术式亦相应发生变化。

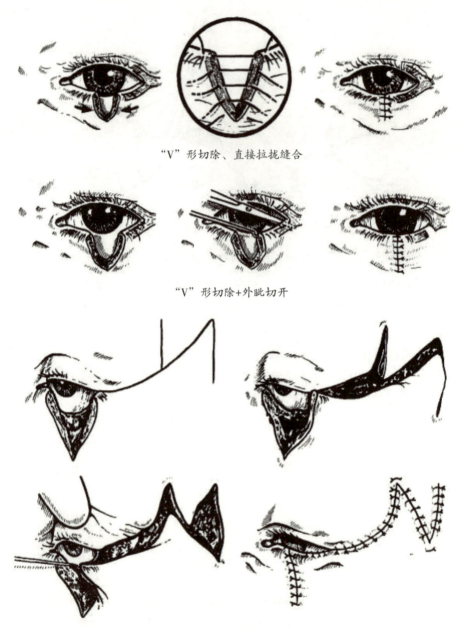

图7.17 “V”形切除+易位皮瓣转移

皮瓣尽可能设计在前额的垂直位置，这样产生的瘢痕比斜行瘢痕要隐蔽得多。前额的继发缺损均须直接拉拢缝合，所以中线处皮肤的松弛程度决定着皮瓣的最大宽度。

7.3.5 鼻部

从肿瘤切除和重建的角度考虑，鼻部（外鼻侧面和鼻翼）由外层的皮肤和内层的黏膜衬里，以及位于两者间的鼻骨和软骨组成。鼻骨和鼻外侧软骨表面的皮肤活动度较大，可用于肿瘤浸润深度的检测。鼻翼皮肤与深部固定，前述方法不可用。

皮脂腺功能的活跃程度会对不同缺损的重建产生影响。通常情况下，从鼻梁到鼻尖的过渡过程中，其活跃程度逐渐增加。该处皮肤较厚、缺乏弹性、容易感染和形成瘢痕，不适合用于组织缺损重建。

直接拉拢缝合仅适用于面积较小的组织缺损，而且离鼻尖越近越难使用。鼻翼软骨与其表面的皮肤连接紧密，该处缺损直接缝合后，多会导致鼻孔变形，双侧不对称，加之皮脂腺功能相对活跃，不推荐直接拉拢缝合。

缺损位置决定了皮瓣的长度。当皮瓣相对较短时，掀起平面稍浅亦不影响其血液供应，还能使其厚度与缺损深度更加接近。

缺损区与皮瓣邻近时，一期手术即可完成皮瓣转移，但会出现鼻唇沟变浅，因此推荐使用两阶段手术方案。为了确保皮瓣成活，减薄后的皮瓣仍然比缺损区所需的厚度大，导致皮瓣与受区间过渡不流畅。切除缺损区下方的侧鼻软骨或鼻翼软骨，使缺损深度与皮瓣厚度相等。

7.3.5.1 游离皮片移植

游离皮片移植的应用虽有其局限性，但其在缺损重建中发挥着重要作用，特别是在鼻骨和外侧软骨部位更是如此。因为，去除骨性或软骨结构，不仅有利于病灶更为彻底地切除，亦能创造适合皮片移植的创面条件。骨膜或软骨膜浅表的组织缺损行皮片移植后，虽因皮片较薄会形成中空状外观，但其总体效果仍然比较理想。

7.3.5.2 局部皮瓣

局部皮瓣相对较厚，缺损重建后外观臃肿；亦因如此，影响对肿瘤复发的早期诊断。将作为“肿瘤屏障”的骨或软骨切除，不但能够增加缺损深度，使其与皮瓣厚度匹配，有效改善缺损重建的局部外观，还能更加彻底地切除肿瘤。

鼻唇沟或眉间区是局部皮瓣的常见供区。眉间区的常见皮瓣为：眉间皮瓣、额部皮瓣、眉间推进皮瓣；鼻唇沟区的常皮瓣为：鼻唇沟瓣。更大范围的缺损重建，以及鼻部全层缺损的修复超出了本书的讲述范围。

7.3.5.2.1 眉间皮瓣

眉间皮瓣（图7.18）用于修复眉间区的鼻侧缺损，虽转移后能够覆盖的距离有限，但该区域是基底细胞癌的多发部位，通常采用该瓣修复。

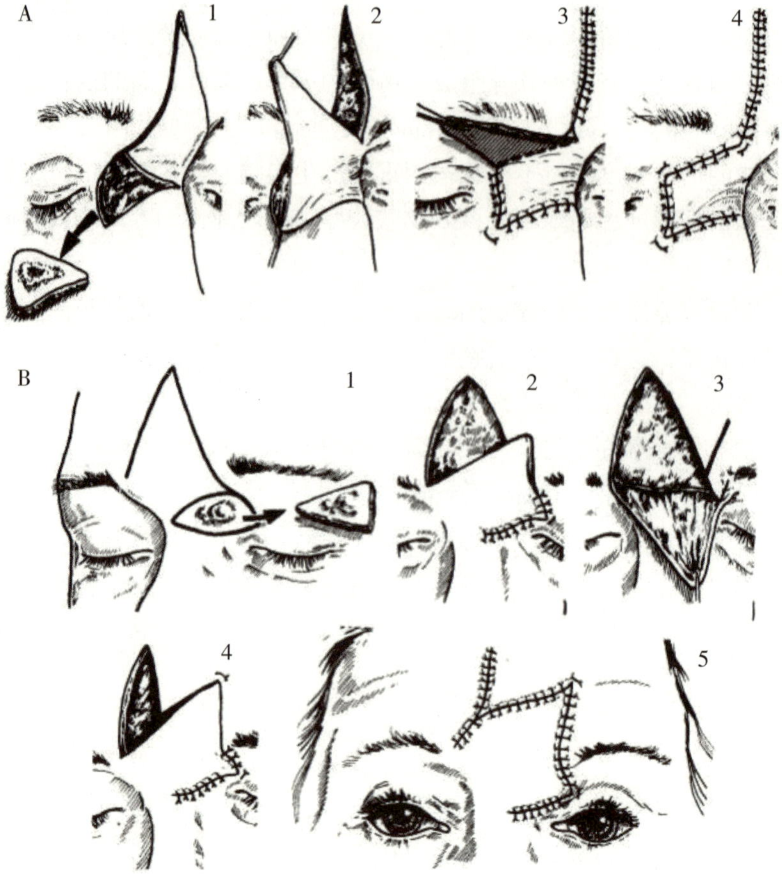

实际操作中选择的设计方案，通常是由皮瓣供区继发缺损的闭合难度决定的。继发缺损不大时，使用A所示的方法；较大的继发缺损，则需按B所示方案操作。

A.组织缺损和皮瓣设计（1），皮瓣掀起并转移至缺损区（2），闭合继发缺损（3），缝合皮瓣，标记出多余的三角形皮肤组织，并将其切除，缝合完成（4）。

B.病灶、切口标记和皮瓣设计（1），（2）皮瓣掀起，并转移至缺损区，缝合固定。此时，可见眉间的继发缺损无法直接拉拢缝合。根据（3）中所示，切开皮肤，将形成的三角形皮瓣向内侧移动（4），减少眉间缺损闭合的张力，缝合切口（5）。

图7.18 以眉间皮瓣修复鼻根和内眦间组织缺损时的两种设计方案

7.3.5.2.2 额部皮瓣

缺损超出眉间皮瓣的覆盖范围时，可根据缺损形态，将额部皮瓣（图7.19）进行改良，仍以眉间皮肤为供区，垂直向上走行延伸至前额。受前额高度的限制，增加皮瓣长度可修复更远部位的组织缺损。多数患者的额部皮瓣，可覆盖其鼻尖部位，除了重建鼻部缺损外，也可用于皮瓣覆盖区域的颊部缺损重建（图7.20）。皮瓣宽度以继发缺损区能够直接拉拢缝合为度。采用该皮瓣进行创面重建时，一般需两期手术方可完成。一期手术仅完成缺损区的大部分重建，确保皮瓣与供区建立可靠的血液循环；二期手术时离断皮瓣蒂部，将皮瓣完全插入，对合整齐，后将桥段去除即可。

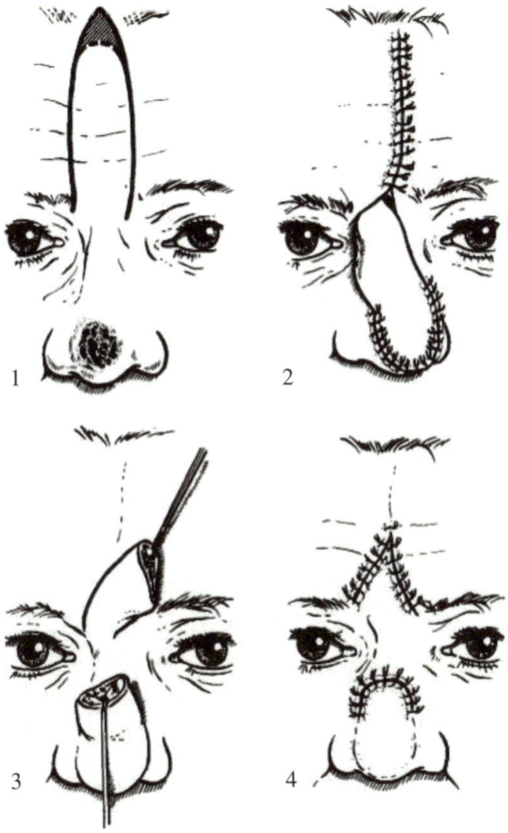

虽然皮瓣位于前额正中，但其蒂部（1）可略向任意一侧倾斜，以便于旋转和增加皮瓣转移的距离。其目的是依赖一侧的眶上-滑车上血管系统供血，且不影响皮瓣转移的安全性。

皮瓣远端若要到达鼻尖部，其长度至少为前额总高度。皮瓣掀起平面为额肌深面，远端拟插入缺损区的部分相对较薄，与鼻部缺损的深度相同，向下旋转（2），缝合固定至缺损边缘，供瓣区缺损直接拉拢缝合。术后第3周，二期手术断蒂（3）；弃去部分皮瓣桥段，一部分保留，并将其归位（4），防止眉间距过短，影响外观，皮瓣修整后平整缝合。

图7.19　额部皮瓣重建鼻尖缺损

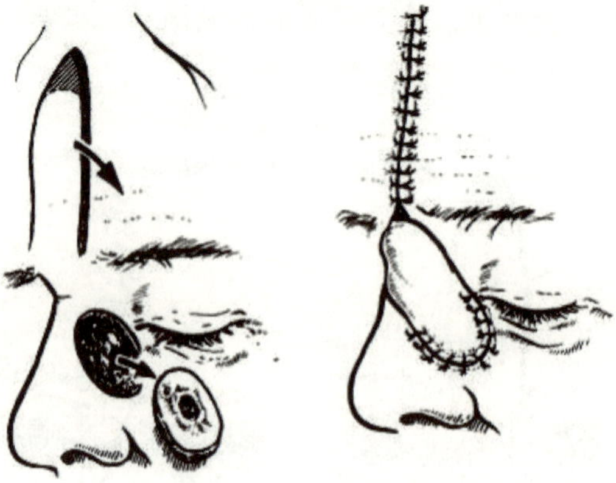

此处缺损超出了标准的眉间皮瓣所能修复的距离，皮瓣设计时长轴要适当延长。

图7.20 额部皮瓣重建内眦区缺损

7.3.5.2.3 眉间推进皮瓣

眉间推进皮瓣（图7.21）是修复鼻背上1/2缺损的理想选择。该部位缺损并不常见，但也没有其他有效的替代方案。

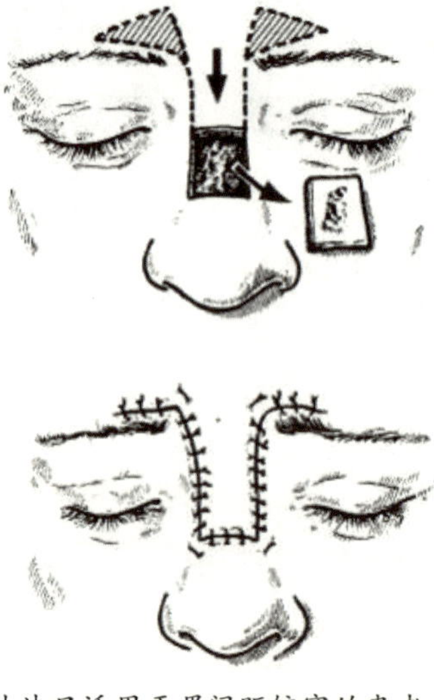

此法只适用于眉间距较宽的患者。

图7.21 眉间推进皮瓣可用于重建鼻部上1/2缺损

7.3.5.2.4 鼻唇沟瓣

鼻唇沟瓣（图7.22）是利用该部位皮肤松弛区制作的皮瓣。可通过多种转移方式重建鼻部缺损，鼻部侧面下1/3缺损的修复效果最为理想。皮瓣通常以上方为蒂，偶尔亦将蒂部设计在下方。除非皮瓣与缺损相邻，否则需要二期手术断蒂，方可完成缺损重建。

皮瓣设计时，计划从某个特定的方向覆盖鼻部缺损，并以此设定皮瓣宽度；但皮瓣转移时，方向可能与设计的有一定出入，而在这个方向上，若皮瓣宽度不足以覆盖鼻部缺损，则其结果将是灾难性的。避免这类情况出现的方法是尽可能将病灶切口线设计成圆形。这样，不论皮瓣从哪个方向覆盖缺损，都无关紧要；唯一关键的是皮瓣的大小，除了有足够长度外，宽度也要满足创面修复的需求。鼻唇沟瓣设计时，需考虑患者性别、缺损区有无毛发生长等因素。对于女性患者，皮瓣通常置于鼻唇沟区；而男性患者，缺损区无毛发生长时，皮瓣必须放置在胡须区域的外侧，即皱襞线之外。鼻唇沟瓣的蒂部朝上时，可用以修复上唇的部分缺损；当患者为男性时，可将皮瓣设计在胡须区域内。皮瓣转移的最大优点是可以保持嘴唇的对称性。

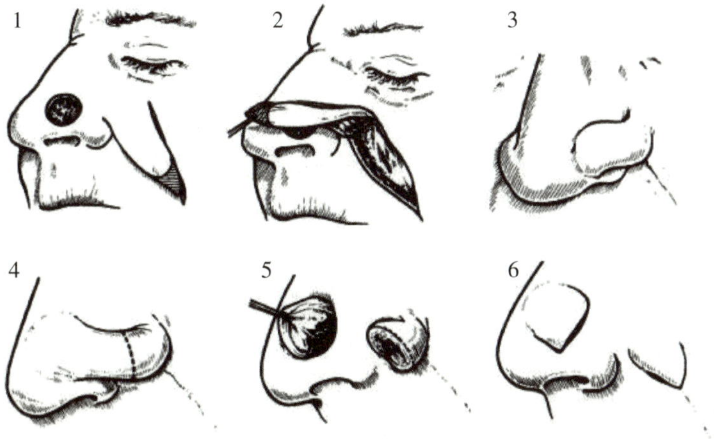

实际操作中，当缺损与皮瓣之间存在一定的距离时，该术式分为两步进行。鼻翼缺损和皮瓣设计（1），掀起并转移至缺损区（2）；（3）术后第2周的局部外观，皮瓣已修复缺损，但蒂部相连，供瓣区线性瘢痕形成，蒂部离断切口设计（4）；离断（5）；皮瓣转移完成（6），蒂部修整后归位。

图7.22　鼻唇沟瓣重建鼻侧缺损

7.3.6　耳廓

耳廓的软骨和皮肤彼此贴附，结合较为紧密，尤其是耳廓外侧的皮肤与软骨尤为明显，越靠近外耳道结合越紧密。在耳后区域，越靠近颅耳沟结合越疏松。

耳廓皮肤是肿瘤的高发部位，尤其是光化诱导产生的鳞状细胞癌更为多见。皮肤和软骨之间的黏附强度对病灶切除和缺损重建都有很大影响。缺损可否直接拉拢缝合，取决于缺损所在的耳廓部位。耳廓外侧皮肤较为固定且存在多个凹凸结构，使得凹陷区域的直接缝合几乎不可能完成。耳后皮肤的活动度相对较大，加上耳廓可向后方的乳突区倾斜靠近，极大增加了直接拉拢缝合的可能性。

耳轮缘处肿瘤（图7.23）的处理方法相对简单、有效。病灶切除后，再切除一条狭长的裸露软骨，使缺损能够无张力拉拢缝合。切除裸露软骨时，要确保二次形成的软骨切缘与上、下正常区域平滑过渡；任何较小的软骨性凸起，均极易发展成明显的结节状增生，除了疼痛不适外，与肿瘤复发难以鉴别。这样处理可能会对耳轮缘的形态产生一定的影响，但此类患者年龄较大，一般都可接受这一术式。

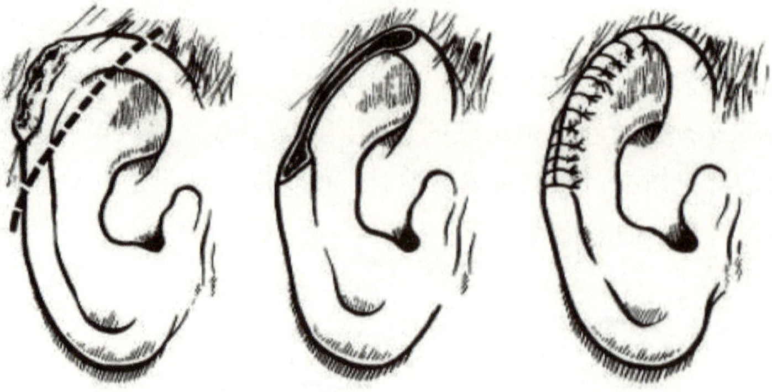

这一术式会对耳轮缘的形态产生一定的影响，但达不到不可接受的程度。

图7.23　耳轮缘肿瘤切除后创面直接拉拢缝合

断层皮片移植是耳廓皮肤肿瘤的标准治疗方案，“肿瘤软骨屏障”在此处有非常大的作用。耳廓皮肤与软骨结合紧密，肿瘤切除时很难将软骨膜完整保留且确保肿瘤基底切除干净（图7.24）。病灶切除时一并去除软骨，可使肿瘤底部切除更为彻底，为皮片移植创造适宜的条件。只要缺损周围有足够的软骨支撑，即可维持近乎正常的耳廓形态和良好的美学效果；即便缺损邻近耳轮缘，且耳廓形态有一定缺失，其外观仍然在可接受的范围之内（图7.25）。

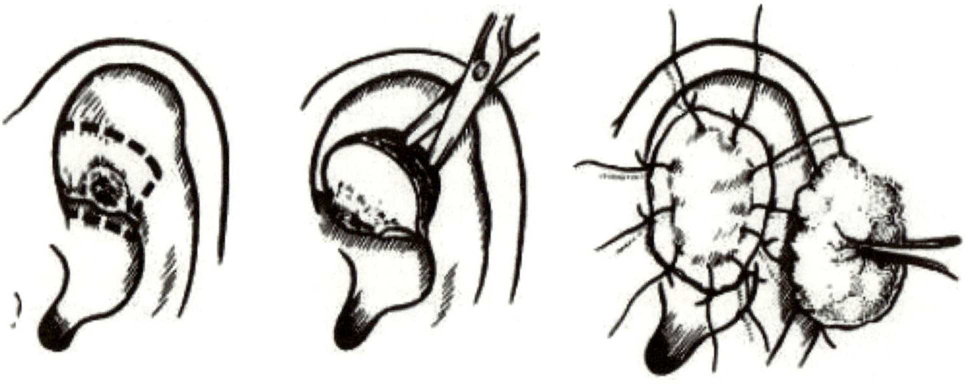

A　　B　　C

肿瘤切除的同时，去除其深部耳廓软骨，确保肿瘤底部切除干净，也为皮片移植创造条件。

图7.24　耳廓鳞状细胞癌+“肿瘤软骨屏障”切除

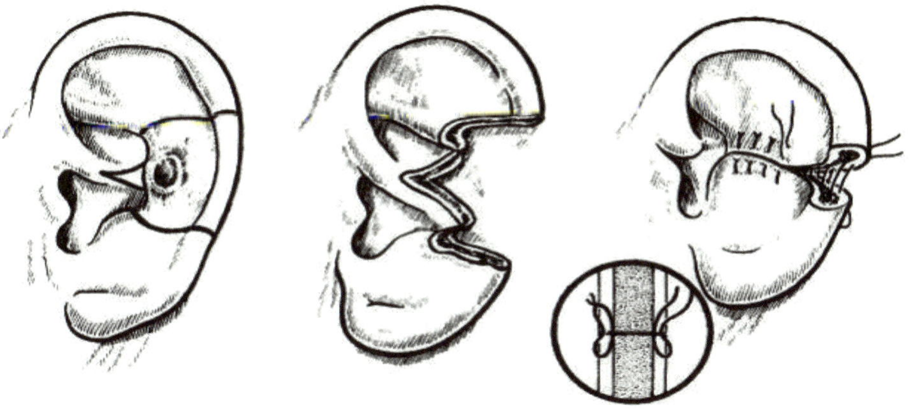

当肿瘤较小，且可“V”形全层切除时，缺损区可直接拉拢缝合；虽然有可能出现一定程度的耳廓畸形，但患者多能勉强接受。

图7.25　耳廓全层“V”形切除+直接拉拢缝合

如果病灶切除后耳廓仅有少部分残留，失去正常或接近正常的耳廓形态，最好的处理方案是将其完整切除；后期可佩戴耳廓假体，其具有操作简单、美学效果好的优势（图7.1）。全耳切除时尽可能保留耳屏，这有利于耳廓体的安装和获得更加理想的美学效果。

21世纪管理类核心课程教材

经济法

原理与实务

(第二版)

主　编　焦克源

兰州大学出版社
LANZHOU UNIVERSITY PRESS

内容简介

本书以我国最新颁布的法律、法规为依据，结合典型的案例，兼顾不同层次读者学习和研究经济法律的需要，较为全面地阐述了在社会主义市场经济建设中最需要了解和掌握的经济法律知识。全书共十一章，按照市场主体发展的过程，重点介绍了经济法的基本内容。主要包括：经济法的基本原理、企业法律制度、公司法律制度、企业破产法律制度、合同法律制度、知识产权法律制度、市场管理法律制度、金融法律制度、税收法律制度、劳动与社会保障法律制度以及经济仲裁和经济法的实施等内容。在每章当中，根据本章的重点和实际运用的需要，精选和设计了若干复习思考题和案例，以增强读者对相关经济法律、法规的理解，提高他们运用法律知识解决实际问题的能力。

本书是兰州大学管理学院本科生学习经济法和MBA学员学习企业法律实务的专用教材，也是兰州大学网络学院行政管理专业的指定教材。因此，它适合作为高等学校管理类本科生和MBA学员学习经济法的理想教材，还可作为成人继续教育和网络远程教育的经济法教材，此外，也可供法律、经济和管理部门的工作人员自学经济法之用。

图书在版编目(CIP)数据

经济法原理与实务/焦克源主编. —2版. —兰州：兰州大学出版社，2010.11(2018.3重印)
ISBN 978-7-311-02702-5

Ⅰ.①经… Ⅱ.①焦… Ⅲ.①经济法—中国—高等学校—教材 Ⅳ.①D922.29

中国版本图书馆CIP数据核字(2010)第215863号

策划编辑 陈红升
责任编辑 郝可伟 陈红升
封面设计 张友乾

书　　名 经济法原理与实务(第二版)
作　　者 焦克源 主编
出版发行 兰州大学出版社 (地址：兰州市天水南路222号 730000)
电　　话 0931-8912613(总编办公室) 0931-8617156(营销中心)
　　　　 0931-8914298(读者服务部)
网　　址 http://press.lzu.edu.cn
电子信箱 press@lzu.edu.cn
印　　刷 兰州人民印刷厂
开　　本 787 mm×1092 mm 1/16
印　　张 21.25
字　　数 485千
版　　次 2011年1月第2版
印　　次 2018年3月第13次印刷
书　　号 ISBN 978-7-311-02702-5
定　　价 42.00元

第二版修订说明

《经济法原理与实务》一书自2006年出版以来,承蒙广大读者的厚爱,先后重印多次,发行量已逾一万册。这是读者对作者的最大鼓励。在此,让我对亲爱的读者道一声:谢谢!

与此同时,我也深感自身责任的艰巨和重大。因为过去的五年,正是我国国民经济和社会发展第十一个五年规划成功实施的五年,也是我国经济社会发展取得辉煌成就的五年——国民收入不断增加,国际地位不断提升,人们生活水平不断提高,企业的竞争更加规范,税收收入大幅度增加,社会保障体系框架基本建立。我们在深刻感受和分享这些发展成就的同时,充分认识到教材在体系和内容方面需要尽快修订和完善,以便更好地为经济社会建设服务。因此,在主编的主持下,经过一年多时间,对全书进行了全面、认真的修订。一方面继续保持了教材作为管理类各专业学生了解和掌握经济法律知识窗口的特色;另一方面,增删了第一版当中的一些内容,修订了企业破产法律制度和税收法律制度的内容,使得该教材更加贴近国家经济社会发展的步伐。

在修订本书第二版的过程中,兰州大学管理学院2009级行政管理专业硕士研究生张彦雄同学在搜集和整理资料、撰写和校对教材等方面做了大量的基础性工作,使得本书能够及时出版。在此,对张彦雄同学辛勤的劳动表示衷心的感谢。

本书第二版由焦克源和张彦雄共同修订,其中对第4章和第9章做了全面修订,删去了第一版中第10章《会计和审计法律制度》,增加《劳动与社会保障法律制度》作为第10章。这样第二版的写作分工是:第1、6、7章(焦克源),第4、9、10章(焦克源、张彦雄),第2、3章和第8章第2、3、4节(史正保),第5、11章和第8章第1节(郑天锋)。最后由主编对全书统一定稿。

本书第二版同样也期待着继续接受读者的检验。主编也希望能够多听取读者的意见和建议,以使本书能够日臻完善。

焦克源

2010年10月于兰州

前言

21世纪是以知识经济为主导的时代,全球化、知识化、信息化是这一时代的典型特征。21世纪也是以法律学习和运用为特征的法制时代,市场法制化、行为规范化、竞争秩序化是法制社会的基本要求。因为在激烈的市场竞争中,法律已经渗透到市场经济发展的全过程,每一个人的日常生活离不开法律,公司、企业等重要的市场主体迫切需要法律的支持和帮助。因此,市场经济条件下,学习和掌握一定的经济法律知识是很有必要的。本书就是基于这一理念而编写的,其目的就是为高等学校在培养既掌握扎实的专业基础,又了解一定法律知识,尤其是经济法知识的复合型人才方面,做一些有益的尝试和探索。

本书的主编多年来从事高等学校管理类本科生和MBA的经济法教学和研究,积累了丰富的教学经验,收集了大量的典型案例,形成了相对完整和成熟的经济法理论和实务的教学体系。其他两位作者也都长期从事经济法的教学研究,具有各自系统的、有特色的教学内容。本书就是在总结和完善编者们从事经济法律教学研究成果的基础上,所完成的一本适合高等学校非法学专业,尤其是管理类学生使用的经济法专业教材。

全书由主编焦克源同志(兰州大学管理学院副教授)拟定写作大纲,在尊重其他两位作者(史正保,兰州商学院副教授;郑天锋,西北民族大学法学院副院长、讲师)原稿的基础上,对全书进行了修改和整理,最后由主编统一定稿。

编者的具体分工如下:

焦克源　第一、六、七、九章

史正保　第二、三、四章和第八章第二、三、四节

郑天锋　第五、十、十一章和第八章第一节

在本书付梓之际,我们还要感谢兰州大学管理学院、兰州大学出版社和兰州大学网络学院以及兰州大学继续教育学院的热情支持和大力帮助。特别值得一提的是本书的责任编辑陈洪升同志,他为了本书的顺利出版付出了辛勤的劳动,我们编者表示衷心的感谢!另外,兰州大学管理学院2005级硕士研究生马桂强同学在本书的校对过程中作了大量的工作,在此一并表示谢意!

由于编者水平所限,加之时间比较仓促,书中疏漏和错误在所难免,恳请同行和读者批评指正,我们将不吝赐教!

主　编

2005年12月

目　录

第一章
经济法的基本原理

【内容提要】任何一个国家经济的发展和市场的运行都离不开法制的支持。经济法作为国家干预经济活动的重要手段，它在实现国家对经济的宏观调控，规范市场主体的行为，建立和维护公平的市场竞争秩序，保护消费者的合法权益，促进对外经济技术的合作与交流，起着重要的作用。因此，在现代市场经济条件下，学习和掌握基本的经济法知识是十分必要的。本章主要围绕经济法的一些基本理论问题进行阐述，如经济法的概念、特征和调整对象，经济法的基本原则，经济法的体系和渊源，经济法律关系的主体、客体和内容，经济法律关系的产生、变更和消灭以及经济法律关系的保护等。通过对这些问题的分析和理解，可以为进一步学习经济法奠定扎实的理论基础。

第一节　经济法概述

一、经济法的概念与特征

(一)经济法的概念

经济法作为一个概念，最早见于法国空想社会主义者摩莱里1755年出版的《自然法典》一书。但是，摩莱里在这里所指的经济法调整的对象，只限于分配领域。法国另一个空想社会主义者德萨米在1842年出版的《公有法典》一书中也曾使用"经济法"一词。他在"分配法和经济法"这一章专章论述了经济法。在这里德萨米不仅继承了摩莱里的经济法律思想，而且在许多方面还提出了自己的见解。但他们当时使用"经济法"的含义与现在所用"经济法"的含义相差甚远。

1865年法国著名的经济学家和政治家蒲鲁东在其所著的《论工人阶级的政治能力》一书中提出，法律应当通过普遍和解来解决社会生活矛盾，为此需要改组社会，由"经济法"来构成新社会组织的基础。因为公法会造成政府过多地限制经济自由，私法则无法影响经济活动的整个结构，必须将社会组织建立在"作为政治法和民法之补充和必然结果的经济法"之上。

这是历史上最早提出的经济法理念和学说,而且也更接近现代经济法。

1906年德国学者怀特在创刊的《世界经济年鉴》中也使用了“经济法”这一概念,用来说明与世界经济有关的各种法规。这里怀特所指的经济法与现代经济法意义上的经济法的含义有些接近,但却并不具有严格的学术意义。在经济法的发展过程中具有划时代意义的一件事,则是第一次世界大战结束后,由于德国战败,国内外各种矛盾十分尖锐,经济面临崩溃,当时建立起来的魏玛共和国,为了振兴战后的国家经济,第一次直接以经济法命名颁布了《煤炭经济法》和《钾盐经济法》。以后,在许多国家的法学著作和颁布的法律当中,“经济法”的概念被广泛使用,也越来越被人们所接受和承认,经济法成为真正意义上的独立概念。

我国自1979年以来,在全国人民代表大会和中共中央、国务院发布的文件中,以及我国的法学教科书、文献中,也都广泛地使用了“经济法”这一概念。而且也正是从这个时候起,经济法才从国外逐渐地引进和移植到了我国,成为我国法学领域内一个年轻而又有发展前途的法律部门。

但是,国内外学者在“经济法”概念的理解上,却存在着较大的分歧。我国学者对经济法的解释也未能形成统一的观点,尤其在经济法是否可以作为一个独立的法律部门还存在一些比较大的争议。目前比较有代表性的观点主要包括:一是纵横说,它认为经济法是调整纵向经济关系和横向经济关系的一个法律部门;二是综合说,它认为经济法是以多种不同方法对各种经济关系进行综合调整的不同性质的法律规范的总称;三是纵向说,它认为经济法是调整纵向经济关系的法律规范,亦即经济法是调整国家管理经济过程中所产生的经济关系的法律规范;四是经营管理说,它认为经济法是调整经营管理关系和国家的管理关系的法律规范。此外,还包括诸如社会层次说、需要国家干预说等。这些学说和观点各自从不同的角度或者层面阐述了经济法的内涵和调整对象,反映了我国在经济法领域的研究水平。

我们认为经济法作为一个法学概念,有它特定的内涵;作为一个法律部门,有它特定的调整对象。经济法以“社会本位”为基本特征,以追求社会经济利益的均衡协调发展为根本宗旨,以克服市场自身调控的不足、实现国家对社会经济生活进行必要的干预为主要手段。因此,我们认为,经济法是调整国家在干预社会经济活动中所发生的经济关系的法律规范的总称。关于经济法的这一定义,可以从以下几个方面来理解:

第一,经济法调整的经济关系发生在国家干预经济活动的整个过程中,即存在于国家对市场主体的建立、存续和活动进行组织、管理和监督之间。

第二,经济法调整的经济关系是在国家运用宏观调控手段对市场关系进行干预过程中产生的。

第三,经济法在调整上述经济关系的过程中形成的所有法律法规有机地结合为一个整体,形成了经济法特定的调整对象,使得经济法成为一个独立的法律部门。

(二)经济法的调整对象

凡是一个法律部门都有自己特定的调整对象,使它与其他法律部门相区别。经济法之所以是一个独立的法律部门,就是因为有其特定的调整对象。在经济领域中,经济法与民法和商法都是调整社会经济生活的重要法律部门。民法调整的是平等主体的自然人、法人和其他社会组织之间的财产关系和人身关系;商法调整的是平等商事主体和商事组织之间的商事行为关系；经济法则主要调整国家在干预社会经济活动的过程中所产生的社会经济关系。经济法从维护社会整体利益的角度和高度，既要规范企业等市场主体的行为，同时也要规范国家和政府的经济调控行为和经济管理行为。经济法调整的经济关系主要有以下几类：

1.市场主体关系。是指国家在对市场主体的设立和活动进行管理以及市场主体在自身运行过程中所发生的社会关系。市场主体主要是指在市场上从事直接和间接交易活动的经济组织，如企业（公司、合伙企业、独资企业等）和非企业性组织或个人，如个体工商户、农村承包经营户、公民个人等。

2.市场管理关系。是指国家为了建立有序的市场经济秩序，维护国家、生产经营者和消费者的合法权益而干预市场所发生的经济关系。如关于反不正当竞争、反垄断、产品质量、消费者权益保护、价格管理等方面所涉及的社会关系。

3.宏观经济调控关系。是指国家为了实现经济总量的基本平衡，从长远利益和社会公共利益出发，对关系国计民生的重大经济因素，在实行全局性的管理过程中，与各类社会组织所发生的具有隶属性或指导性的社会经济关系。这种隶属性或指导性关系既包括上下级组织之间的命令与服从、指导与被指导的关系，又包括同一级别组织之间在业务上的管理与执行的关系，主要指产业调节、计划、土地利用、金融证券监管、贸易管制、国有资产管理等方面的社会关系。

4.社会分配调控关系。是指国家在对国民收入进行初次分配和再分配过程中所发生的社会经济关系，如关于财政税收等方面的社会关系等。

（三）经济法的特征

经济法除了具有一般法律的基本特征之外，如国家意志性、特殊的规范性和应有的强制性，同时还具有自己的一些本质特征，使它与其他法律部门相区别。经济法的这些特征主要表现在以下几个方面：

1.整体调节性。经济法的调整着眼于社会经济整体，而不是着眼于社会经济个别领域与个别层次。所谓整体调整，是指微观上的立场是建立统一的大市场，而宏观上的立场是实现总供给与总需求的平衡。社会整体调节的存在和发展是以社会公共利益的独立存在为基础的。在市场经济体制下，社会公共利益独立于国家利益而存在。同时，它也是独立于公民个人利益和法人利益而存在的。当要建立自由、公平的市场竞争秩序和宏观经济秩序之时，必须突破只保护公民个人利益、法人利益和国家利益的限制，应将社会公共利益放在首位，以体现各种利益归属主体的共同要求。

经济法的社会整体调节是多种类、多层次的调节系统和调节功能作用的统一。经济法有别于其他法的一个重要之处，是它的多种类、多层次的调节功能。既有建立市场竞争秩序的引导功能，也有经济运行中的强行组织功能；既有限制某些经济领域发展的功能，也有促进某些经济领域发展的功能。这多种调节功能的相互结合，表现了经济法调节系统的内在协调和统一。而这种社会整体调节，不仅带来国民经济整体的效益，也为法人、公民个别效益的实现创造了一般性条件。

2.经济性。经济法的经济性具有两层涵义。一是财产性。经济法规范的内容总是直接或间接地与财产（包括无形财产）相联系，适用于经济领域。这是经济法与适用于非财产领域、不具有经济内容的行政法的重要区别。二是与商品生产、分配、交换、消费的联系性。由于经济法所调整的是国家在干预社会经济活动中所发生的社会关系,因此,经济法规范总是与商品生产、分配、交换、消费这些经济活动的某个环节有着这样或那样不同程度的联系,体现出经济法的经济性特征。

3.综合性。经济法的综合性是经济综合性的反映,主要包含着四个方面的内容:第一,是指它的调整范围是综合的,既包括宏观经济领域的管理和调控关系,也包括微观经济领域的管理和协作关系,具体包括工业、农业、商贸、财政、税收、金融、统计、审计、会计、海关、物价、环保、土地等范畴;第二,是指它的调整手段是综合的,经济法将各种法律调整手段有机地结合起来对经济关系进行综合的调整,这主要表现在经济法往往运用民事的、行政的、刑事的、程序的、专业及技术的手段等作用于某一经济领域,以达到维护社会经济秩序的目的;第三,是指它的规范是综合的,有民事、行政和刑事规范,有实体法规范和程序法规范;第四,是指它所涉及的法律规范的表现形式上是综合的,有法律、行政法规、地方性法规等三个不同的规范表现形式,在法规的称谓上也是多种多样,有法律、法令、条例、细则、规定和办法等等。

4.经济政策性。法与政策是不同的范畴,经济法与经济政策也是不同的范畴。经济法是国家经济政策的法定化、规范化。经济政策是国家着眼于现实的经济状态,以引导经济向一定方向发展的有意识的行为。由于经济形势总是处在不断的发展和变化之中,国家的经济政策也要不断地进行必要的调整,作为体现国家经济政策的经济法也必然随之进行相应的修改和完善。因此,经济法的政策性突出地反映在它的灵活性和效益性上。首先,经济法总是随着经济政策的变化而变化,灵活地适应着变化了的经济形势的客观需要,根据国家意志对复杂多变的经济生活进行调整;其次,经济法总是从国民经济的总体出发,对于多种可能性进行全面科学的分析,选择其最佳方案见之于法律,以促进经济发展,取得最好的社会经济效益。

二、经济法的产生与发展

在经济法产生的时间问题上目前学术界还存在着一些分歧,如有的学者认为经济法产生于古代社会,有的学者认为产生于资本主义进入垄断阶段以后,还有的学者认为经济法随着国家的产生而产生,只是到了垄断资本主义阶段它才成为一个独立的法律部门。那么经济法产生的时间究竟如何来确定?我们认为,法的产生与社会产品的生产、分配、交换以及私有制和阶级的出现是分不开的。在原始社会末期,随着社会两次大的分工的出现,劳动生产率有了显著提高,生产力有了很大的发展,每个人的劳动产品除了维持个人的生存以外还有剩余。又由于社会分工和交换的发展产生出对新规则的需要,这进一步促进了社会财富向少数人的积累,当一个集团占有另一个集团的劳动的时候,阶级就产生了,国家也随之产生,用以规范社会组织和社会成员的法也就出现了。但这时的法还只是法的雏形,主要表现为法对行为的调整只是针对个别行为,法的形式主要以习惯法为主,法律、道德和宗教对社会和个人的影响还难以明确分辨。

社会生产力水平的逐步提高,促进了奴隶社会经济的不断发展,奴隶制国家的逐步产生和国家机器的不断完善,以体现奴隶主阶级的意志、维护阶级统治为主要内容的法律制度便逐渐地建立和完善起来,其中也不乏包含一些反映国家调整经济关系方面的内容。例如在

《汉穆拉比法典》中关于土地的国家所有权和土地的法律保护方面的规定;《诗·小雅·北山》中反映西周奴隶制国家的土地属国家所有的“溥天之下,莫非王土;率土之滨,莫非王臣”的描写,以至于在反映我国封建社会最高立法水平的《唐律》中,都不同程度地存在一些国家干预社会经济的规定。由于这些规定都是存在于“诸法合一”的法律体系之中,缺乏特定的调整对象,没有成为一个独立的法律部门,所以,还不能认为是法律意义上的经济法的产生。一般认为,现代意义上的经济法产生于资本主义由自由竞争向垄断过渡的时期。

(一)现代经济法的产生和发展

随着资本主义市场经济的日益发展,到了19世纪初,资本主义进入了自由竞争阶段,西方各国开始盛行经济自由放任政策。以亚当·斯密为主要代表的古典政治经济学家及其倡导的自由放任主义的经济学说得以出现并且被资产阶级政府所接受和采纳, 成为制定经济政策和经济立法的指导思想和原则,由此也建立了以民法为主的经济关系的法律调整模式,有关行政权力直接规范经济关系的一些法规纷纷被废止,国家行政权力退出经济活动领域,经济生活成为仅由私法调整的私人事务。

19世纪末期,在自由竞争条件下,随着生产力和科技的进一步发展和生产社会化程度的不断提高,引起生产和资本的不断集中,因而导致垄断。一方面,垄断是市场经济自由竞争的必然结果;另一方面垄断又成为限制市场机制发挥作用的强大势力。而作为充分反映、确认和维护市场经济基本条件的民法,在垄断势力面前就显得力量不足了,这就要求国家行政权力对经济活动的直接渗入,以抑制由于竞争无序所导致的“市场失灵”等市场机制的副作用。尤其是在1900年和1929—1933年的资本主义社会的两次世界性的经济危机中, 资本主义政府为摆脱经济危机采取了一些特殊政策, 颁布了一些法律, 取得了积极的效果。如美国在1933年罗斯福就任总统以后,就推行了由国家对社会生活进行全面干预和调节的施政纲领,即所谓“新政”,美国国会同时还制定了《银行法》、《产业复兴法》、《农业调整法》等法律,以促进“新政”的推行。由于这些法规都是在经济危机或战争等特殊情况下,行政权力极度膨胀的结果,其间西方各国所发布的一系列名目繁多的法令和规章,都带有很大的被动性和很强的应急性,并没有形成为统一协调的建立和维持正常经济秩序的法律体系。为了适应现代经济发展的新情况,自觉运用国家行政权力干预经济的法律手段,主要是反垄断法和和维持竞争秩序法,以及与此有关的稳定和促进经济发展、规范经济组织及其管理等方面的法律。作为国家行政权力干预经济关系的法律依据,上述法律的产生和迅速发展,成为现代西方国家的新的法律现象。由于这类法律完全不同于传统的民法,它主要贯彻“权力——服从”的行政原则;同时它又具有明确的经济性质,与传统的行政法也具有很大的差异,所以一些西方学者称之为经济法。

(二)前苏联和东欧国家的经济法

经济法作为国家干预经济的一种法律手段, 不仅为资本主义国家同时也为社会主义国家所广泛采用。同样,以前苏联和东欧社会主义国家也都根据自己的需要制定了经济法,这样可以更多地借助国家强制力来迅速地建立并巩固自己赖以存在的公有制, 实现政府对社会经济生活进行全方位的管理和干预,确保社会主义国家国民经济计划的完成。

前苏联和东欧国家的经济法就其性质来说是相同的,但它们各自的经济发展水平、民族文化传统不同,反映在经济立法上,又各具特色。归纳起来,基本上有这样三种类型:一是立法不承认经济法是一个独立的法律部门,而是运用以行政法和民法为主的多种手段,对社会生活进行综合调整。但事实上国家在国民经济的各个领域颁布了一系列经济法律、法规,如前苏联。二是单独颁布经济法典,对国家在国民经济实行计划领导和对社会主义公有财产进行管理过程中发生的关系,以及国家在确立社会主义经济组织的地位和社会组织在经济活动中所发生的关系和其他一些关系统一加以调整,前捷克斯洛伐克就是惟一采取上述做法的国家,它于1964年颁布了世界上第一部经济法典,即《捷克斯洛伐克社会主义共和国经济法典》。三是把经济法作为一个独立的法律部门,经济法以一系列单行经济法律和法规的形式存在,如前东德等。

(三)我国经济法的产生与发展

从新中国成立到改革开放以前的相当长的时间内,我国实行高度集中的计划经济。在这一体制中,生产的目的是完成计划,计划的制订者是政府,各类企业实际上都是各级政府的附属或"加工车间",国家(或政府)的经济职能被认为主要是直接组织和领导国民经济。在这里,政府是基本的、直接的资源配置者,资源的配置主要通过行政手段。同时,由于其生产目的或计划指标,在理论上就是满足各种社会需要,因而这种经济体制就具有浓厚的自然经济色彩。在全部的社会关系(包括经济关系)中,行政关系成为基础和核心,任何其他社会关系均带有深刻的行政性。因此,一方面,单纯的财产关系不可能从行政关系中分化出来获得独立的意义,从而不可能产生传统的民法;另一方面,全社会的一切经济关系和经济活动均由政府直接支配,现代意义上的经济法产生也就不可能。从而调整包括经济关系在内的全部社会关系的手段,主要是行政手段和部门行政法规。

从1978年开始的经济体制改革以来,我国的经济发展取得了举世瞩目的成就,市场经济的意识和观念逐步被社会和人们所接受,政府用行政手段配置资源的一统天下的局面开始改变,资源配置的法律化进程得到了长足发展。一方面,由于市场机制的作用日益增强,作为市场机制发挥作用的基础,平等主体之间的财产关系获得了独立的意义,与之相应的立法也大量产生,1986年我国《民法通则》的颁布,标志着我国民法基本法的诞生;另一方面,政府的直接行政支配从经济活动中大量退出,政府与市场的关系主要表现为政府通过立法对微观单位及其活动的组织和引导,以及对整个市场关系的宏观调控,从而出现了调整这类经济关系的经济法。而且随着反不正当竞争法、银行法、证券法和消费者权益保护法等一系列经济法律的陆续出台,我国经济法的发展进入到一个新的时期。

当然,我国经济关系的法律调整模式,有赖于经济体制改革的目标模式。1978年我国提出建立"计划经济与市场调节相结合"的经济体制,1984年进一步提出社会主义经济是"有计划的商品经济",1992年党的十四大正式提出建立社会主义市场经济体制,并载入宪法。至此,社会主义市场经济体制作为经济改革的目标被正式确定下来,其实质就在于以市场机制为基础的资源配置方式,取代传统的资源配置方式。在这一体制中,政府以社会主义原则为指导,以社会主义经济关系为调整对象,对市场领域微观单位及其活动进行组织和引导,对整个市场关系进行宏观调控,促进社会主义市场经济的持续、健康和快速的发展。

三、经济法的基本原则

任何一个独立的法律部门,都有自己的基本原则。因为法律原则是法律的基本准则,它体现了法律的灵魂和理念。经济法的原则是贯穿于整个经济立法和经济执法全过程的基本准则。它体现了经济法的基本价值,集中反映了经济立法的目的和方针,对各项经济法律制度和经济法律规范起着统帅和指导作用,是经济立法、执法、守法及研究经济法的总的指导思想。我国经济法的原则主要包括以下几个方面:

(一)国家干预与市场自由相统一的原则

自由交易和自由竞争是市场经济的本质要求。由于市场自身存在诸如“价格失灵”等难以克服的缺陷,现代市场经济又需要国家从社会整体利益出发对社会经济生活进行必要的干预,以促进市场经济的健康发展。因此,在现代经济生活中,国家权力介入社会经济生活是一种必然,但国家的介入,不能代替市场的作用,更不能有碍于市场的本质要求,否则会窒息市场经济的发展。从根本意义上说,国家权力介入社会经济生活,目的是为了保证大多数市场主体的自由交易和竞争。因此,国家干预与市场自由相统一的原则成为经济法的一项基本原则。

(二)社会利益优先原则

以“社会本位”是经济法的根本宗旨,这就决定了经济法就不可能是单纯维护单一利益主体的法律。当社会利益与少数市场主体的利益发生冲突时,经济法必须以社会整体利益优先为原则,这样才能体现出经济法的目标和宗旨。当然社会利益优先并不意味着经济法忽视对市场主体利益的保护。因为社会利益的满足程度又与国家的宏观调控、少数市场主体的行为以及市场的运行紧密相关的。因此,经济法既要保护国家和社会公共利益,同时也要保护企业等一切市场主体的权益,这正表现了它所追求的全社会利益协调的目标价值。事实证明,利益向任何一个方面过度倾斜,都不利于社会经济的协调发展。

(三)权力制衡原则

法律的直接目的是承认、设定和规范人们的权利(力),为人们的行为提供规范模式。国家、政府和一切国家经济管理机关在组织、管理社会经济活动中,以及企业和企业内部机构在组织生产和经营中,都需要有一定的权利(力)为依据。但权利(力)的享有和行使并非是绝对的、无限制的。无论是国家在对经济进行必要的干预过程中,还是市场主体在进行生产经营过程中,无论在宏观方面,还是在微观方面,权利(力)主体都必须是在法律所规定的一定范围和限度之内,享有权利(力)和行使权利(力),并有一定的力量和机制予以制约。惟有如此才能体现法律上的公正和正义,建立起正常稳定的社会经济秩序,保障和促进社会经济的协调发展。

(四)责、权、利统一原则

经济法调整社会经济关系要坚持责、权、利相统一的原则。在经济法律关系中,任何一方当事人在依法享有和行使权利、实现利益的同时,必须承担相应的责任,以实现经济法主体的经济职权与经济职责的统一。尤其对国家经济管理机关这一重要的经济法主体来说,经济法赋予其管理经济的权力,以维护和实现国家利益和社会公共利益。同时,权力又是一种职责,国家经济管理机关在其所参与的经济法律关系中必须依法履行自己的管理职责,在法律规定的职责范围内,必须为一定的行为(包括作为和不作为),并且其行为不能超过法律规定的限度。对其他经济法律关系的主体来说,其享有和行使法律赋予的权利,以实现自己的经济利益。同时,在权利当中也包含着责任,行使权利必须在法律规定的范围内,在追求和实现自己利益的同时,不得损害国家利益、社会公共利益和他人的合法权益。经济法律关系的主体违反经济法,应当受到法律的制裁,承担对自己不利的法律后果。

四、经济法的体系和渊源

(一)经济法的体系

体系泛指由若干事物构成的一个和谐的整体。法律体系一般是指由国家的全部现行法律规范分类组合为不同的法律部门而形成的有机联系的统一整体。由于经济法概念的多义性和经济法调整对象的特定性,对于经济法体系的解释存在不同的观点。基于本书对经济法的理解,我们认为,经济法的体系是指由体现国家干预社会经济活动的法律法规组成的有机联系的统一整体。

经济法的体系主要由以下几个方面构成:

1.市场主体法。市场主体法是调整市场主体的设立、变更、终止过程中发生的经济关系的法律规范的总称。主要包括全民所有制企业法、集体企业法、合伙企业法和公司法等。

2.市场管理法。市场管理法是调整在市场管理过程中发生的经济关系的法律规范的总称。主要包括反不正当竞争法、产品质量法、消费者权益保护法、知识产权法和合同法等。

3.宏观调控法。宏观调控法是调整在宏观调整控过程中发生的经济关系的法律规范的总称。主要包括银行法、证券法、计划法等。

4.社会分配法。社会分配法是指调整国家在对国民收入进行初次分配和再分配过程中所发生的社会经济关系的法律规范的总称。主要包括税法、劳动法、社会保障法等。

(二)经济法的渊源

法律的渊源,又称之为法律的表现形式。经济法的渊源是指经济法具体的表现形式,即经济法是由何种国家机关、依照什么方式或程序创制出来的,并表现为何种形式的法律文件。经济法的渊源主要有以下几种:

1.宪法。是指由全国人民代表大会制定和修改,规定国家的基本制度和根本任务的根本大法。它具有最高的法律效力,其他法不得与之相抵触。

2.法律。是指由全国人民代表大会及其常务委员会,经过一定立法程序制定的规范性文件。其法律效力和地位仅次于宪法。法律是经济法渊源的主体部分。

3.行政法规。是指由国家最高行政机关——国务院制定、发布的规范性文件,其地位次于宪法和法律。它通常被冠以条例、办法、规定等名称。经济法大量以行政法规的形式存在,这是由经济的社会化和政府对经济的全方位管理和参与的客观条件所决定的。

4.地方性法规。是指省、自治区、直辖市的人民代表大会及其常务委员会以及省、自治区人民政府所在地的市和经国务院批准的较大的市以及某些经济特区市的人民代表大会及其常务委员会,在宪法、法律和行政法规允许的范围内,在与宪法、法律和行政法规不相抵触的前提下,根据本地区情况制定、发布的规范性文件。这也是经济法常见的表现形式。地方性法规仅在该法规发布机关所管辖的区域范围内发生效力。

5.部门规章和地方性规章。是指国务院各部委，省、自治区、直辖市人民政府，省、自治区人民政府所在地的市和国务院批准的较大的市以及某些经济特区市的人民政府在其职权范围内依法制定、发布的规范性文件。部门规章的效力低于宪法、法律和行政法规，在人民法院审理案件时仅起参照作用。

6.民族自治条例。是指我国民族自治地方(民族自治区、民族自治州)人民代表大会制定的有关具有本民族特点的法规。它报全国人大常委会批准后生效，它仅在该民族自治地方的辖区内具有法律效力。

7.国际条约。是指我国与外国或地区缔结的双边、多边协议和其他具有条约性质的文件。国际条约不属于国内法的范畴，但我国签订和加入的国际条约对于国内的国家机关、社会团体、企事业单位和公民也有约束力。因此，这些条约就其具有与国内法同样的拘束力而言，也是我国经济法的渊源。如WTO的有关文件，我国与有关国家签订的双边投资保护协定等。

第二节 经济法律关系

一、经济法律关系的概念

法律关系是指由法律规范所确认的当事人之间的具有权利义务内容的社会关系。或者说，是指社会关系被法律规范调整之后所形成的权利和义务关系。社会关系是多种多样的，因而调整它的法律规范也是多种多样的。比如调整平等主体之间的财产关系和人身关系而形成的法律关系，称为民事法律关系或民商法律关系；调整行政管理关系而形成的法律关系，称为行政法律关系。那么，经济法律关系则是指经济法所确认的，在国家对社会经济活动进行干预的过程中所形成的经济权利和经济义务关系。

二、经济法律关系构成的要素

任何法律关系都是由法律关系的主体、法律关系的内容和法律关系的客体这三个要素构成的。同样，经济法律关系也是由主体、内容和客体三个要素构成的，这三个要素缺一不可，任何一个要素发生改变，都可能引起经济法律关系的变更。

(一)经济法律关系的主体

1.经济法律关系主体的定义。是指参加经济法律关系，依法享有经济权利和承担经济义务的当事人。经济法律关系的主体是经济法律关系的参加者。在经济法律关系中，至少有两方当事人参加，享有权利的一方称为权利主体，承担义务的一方称为义务主体。

2.经济法律关系的主体资格。是指当事人参加经济法律关系，享受权利和承担义务的资格和能力。经济法律关系的主体必须具备一定的主体资格。

经济法律关系主体资格的取得，主要通过法定取得和授权取得两种方式取得。

法定取得是指依据法律的规定而取得。主要包括:依照宪法和法律由国家各级权力机关批准取得;依照法律和法规由国家各级行政机关批准成立取得;依照法律、法规或章程由经济组织自身批准取得。

授权取得是指依据有授权资格的机关授权，而取得的可以对社会经济生活进行某种干预的资格。主要包括:依照法律、法规由主体自己向有关国家机关申请并经核准登记而成立;由法律和法规直接赋予一定身份而成立等各种情形。

未取得经济法律关系主体资格的组织不能以经济法律关系主体的身份参与经济活动,否则,其行为不受法律保护。依法成立的经济法律关系的主体应当在法律规定或认可的范围内参加经济活动,超越法律规定或认可的范围参加经济活动的,其行为也不受法律保护。

3.经济法律关系主体的范围。经济法律关系主体的范围是由经济法调整对象决定的。由于经济法调整对象的广泛性,经济法律关系主体的范围也很广泛。经济法律关系的主体可以分为经济管理主体和经济活动主体两大类。

(1)经济管理主体。主要是指依据宪法和行政法及其他有关法律、法规设立,由宪法和行政法及其他有关法律、法规规定其性质、职能、任务、隶属关系等,承担组织、管理、监督和协调经济职能的组织或者机构。主要为国务院及其承担经济管理、监督职能的部、委、局、办、会、行和地方政府及其相应机构,也包括各级权力机关,以及由国家机关授权而承担某种经济管理、监督职能的其他组织等。

(2)经济活动的主体。指依据法律、法规设立或确认的,从事经济活动的组织和个人。这类主体主要包括以下几种:

①企业。是指有独立财产,以营利为目的,具备一定的组织机构,从事生产经营活动的经济实体。包括各类法人企业和非法人企业。企业是经济法律关系的最重要的主体。

②事业单位。是指不以营利为目的的科技、教育、文化、卫生等社会组织。

③社会团体。是指以某种公益事业为目的的群众团体、文化团体、学术研究团体、协会等社会组织。

④个体工商户、农村承包经营户。他们是公民参与营利性经济活动的特殊主体形式,他们在参与经济法调整的经济关系时,也是经济法律关系的主体。

⑤公民。我国公民是指具有中华人民共和国国籍的自然人。在一般情况下,公民作为自然人只是民事法律关系的主体,但在一定范围内,如税收关系、投资关系中,公民也是经济法律关系的主体。

此外,还有一些学者认为,企业内部的管理机构,也是经济法律关系的主体。

(二)经济法律关系的内容

经济法律关系的内容是指经济法律关系主体依法所享有的经济权利和承担的经济义务。它是构成经济法律关系的实质性要素。在经济法律关系的三要素中,经济法律关系的主体和客体之间,就是通过经济法律关系的内容联结起来的。

1.经济权利。是指经济法律关系的主体在经济法所调整的经济关系中依法享有的自己为一定行为或不为一定行为和要求他人为一定行为或不为一定行为的资格。它主要包括以下几方面的内容:

(1)经济职权。是指国家机关行使经济管理职能时依法享有的权利。比如国民经济决策权、对国民经济各部门的调节权、上级对下级部门的指挥权和对社会经济活动的监督权、审核权、许可权等。

(2)财产所有权。财产所有权是一种物权,是所有者对自己财产享有的一种独立支配权。财产所有权的内容包括占有、使用、收益和处分四项权能。

(3)经营管理权。是指企业进行生产经营活动时依法享有的权利。主要包括人、财、物、产、供、销等项权利。具体划分为生产经营决策权、物资采购权、产品销售权、人事管理权等。

(4)请求权。是指经济法律关系主体的合法权益受到侵害时,依法享有的要求侵权人停止侵权行为和要求国家机关予以保护的权利。主要包括要求赔偿权、请求调解权、申请仲裁权和经济诉讼权等。

2.经济义务。是指经济法律关系主体按照法律规定所担负的必须做出某种行为或者不得做出某种行为的负担或约束。它包括以下几个方面的内容:

(1)义务主体必须做出或者不做出一定的行为。前者为积极义务,如纳税;后者为消极义务,如不得做假账。

(2)义务主体必须的作为或不作为不得超过法定的限度。未超过法律规定的限度,当事人不受限制和约束。

(3)义务主体不依法履行义务,应当承担相应的法律责任,受到法律的制裁。

(三)经济法律关系的客体

1.经济法律关系客体的定义。经济法律关系的客体,是指经济法律关系主体的权利和义务所共同指向的对象。客体是确立权利义务关系性质和具体内容的依据,也是确定权利行使与否和义务是否履行的客观标准。权利和义务只有通过客体才能得到体现和落实。如果没有客体,主体双方之间建立经济法律关系就失去了意义,也就不可能发生权利义务。因此,经济法律关系的客体也是法律关系不可缺少的要素。

2.经济法律关系客体的范围。一般来讲,经济法律关系客体的范围主要包括以下三类:

(1)物。是指能为人们控制的,具有一定经济价值和实物形态的生产资料和消费资料。物可以是自然物,如土地、矿藏、水流、森林;也可以是人造物,如建筑物、机器、各种产品等;还可以是货币及有价证券。

(2)智力成果。是指人们通过脑力劳动创造的能够带来经济价值的精神财富。智力成果虽然是一种精神形态的客体,或者是一种思想或者技术方案,但通常有物质载体,如书籍、文字图形、音像等,就是记录、承载智力成果的物质形式。它的价值不在于它的物质载体价值,而在于它的思想或技术能够创造物质财富,带来经济效益。

(3)行为。作为经济法律关系的客体的行为不是指人们的一切行为,而是指经济法律关系的主体为达到一定的经济目的所进行的作为(积极行为)或不作为(消极行为)。

三、经济法律关系的发生、变更和消灭

(一)经济法律关系发生、变更和消灭的概念

经济法律关系的发生是指根据经济法律规范在经济法律关系主体之间形成一定的经济

权利和经济义务关系。经济法律关系的变更是指经济法律关系主体、内容或客体的变化。经济法律关系的消灭是指经济法律关系主体之间权利和义务关系的终止。

(二)经济法律关系发生、变更和消灭的条件

经济法律关系的发生、变更和消灭要求具备三个条件:一是有相应的法律规范依据;二是有经济法律关系主体,这是法律权利与义务的实际承担者;三是有法律事实出现。

(三)法律事实

1.法律事实的概念。法律事实是指依法能够引起法律关系发生、变更和消灭的客观现象。法律规范和法律关系主体只是法律关系发生、变更和消灭的抽象的、一般的前提,并不能直接引起法律关系的发生、变更和消灭。法律可以根据需要,规定一定的事实条件,在发生这些事实时,就使法律关系发生、变更和消灭。这些由法律规定的,能够产生一定法律后果即能够直接引起法律关系发生、变更或者消灭的事实,就是法律事实。只有当法律规范规定的法律事实发生时,才会引起法律关系的发生、变更和消灭。法律事实是法律关系发生、变更和消灭的直接原因。

2.法律事实的分类。根据法律事实是否与当事人的意志有关,可以将法律事实划分为事件和行为两大类。

(1)事件。是指不以当事人的意志为转移的,能够引起法律关系发生、变更和消灭的客观事实。事件可以是自然现象,如地震、洪水、台风等不以人的意志为转移的自然灾害;也可以是某些社会现象,如战争、暴乱、罢工等。这些社会现象虽然是人们的行为,但它与法律关系的当事人的主观意志无关,因此也属于事件。自然灾害可以使合同关系终止,可以使财产灭失、所有权消灭。

(2)行为。是指能够引起法律关系发生、变更和消灭的当事人有意识的活动。行为可分为法律行为和事实行为。法律行为是指当事人旨在发生、变更和消灭法律关系的有意识的行为。依法成立的法律行为会产生当事人所追求的法律后果,如当事人依法订立合同的行为使合同法律关系产生。事实行为是指行为人实施的一定的行为,一旦符合了法律的构成要件,不管当事人主观上是否有设立、变更或消灭某一法律关系的意思,都会由于法律的规定,引起一定法律后果的行为。事实行为有合法的,也有不合法的。前者如创作出作品的行为,使著作权法律关系发生;后者如侵权损害行为,使损害赔偿关系发生。

经济法律关系的产生、变更和消灭,有时只以一个法律事实为根据,有时需要两个或两个以上的法律事实相互结合为根据。例如,以房地产设定抵押的抵押合同的生效,除要有当事人意思表示一致的事实外,还要有到房地产登记机关办理抵押合同登记的事实。这种引起法律关系的产生、变更和消灭的两个以上的事实的总和,叫做法律事实的构成。要求事实构成的经济法律关系,只有在事实构成具备的情况下,才能引起经济法律关系的产生、变更和消灭。

四、经济法律关系的保护

保护经济法律关系,其实质就是对经济法主体的经济权利的保护。通过对违法行为的制裁,可以达到保护经济法律关系的目的,保证各类经济法主体合法权益的实现,促进社会主义市场经济建设的有序进行。

(一)经济法律关系的保护方法

由于经济法律关系主体受到侵害以及由此产生的后果各不相同，这就要求国家必须采用多种方法予以保护。具体来讲主要有以下几种：

1.行政执法。这是指国家行政机关通过经济行政执法活动来予以保护。主要采取强制履行、行政处分和行政处罚等手段来实现。

2.仲裁。这是指国家行政机关以第三者的身份,按照仲裁程序对特定的经济纠纷或者争议进行裁决的一种手段。如工商行政管理部门仲裁机关对合同纠纷进行的调解或者仲裁,劳动行政管理部门对劳动争议的仲裁等。

3.审判。这是最严厉、也是最有效的保护经济法律关系的一种方法。我国人民法院的经济审判、行政审判和刑事审判,都在各自的审判权限内,国家审判机关依法对经济违法行为予以制止、对相关当事人予以制裁,实现审判活动对经济法律关系的保护。

(二)违反经济法的法律责任形式

凡是触犯法律的都要依法承担相应的法律责任。主要是通过依法追究违反经济法的当事人的民事责任、行政责任和刑事责任的方式,来达到制裁违法行为的目的。

复习思考题

1.简述经济法的概念与特征。

2.如何理解经济法是一个独立的法律部门?

3.经济法的基本原则有哪些?

4.简述经济法的体系和渊源。

5.经济法律关系的构成要素有哪些?

案例分析

【案情】2003年4月,当时全国正值“非典”防治期间,市场上有关防治“非典”的药物价格一路看涨,有些药物甚至在市场上脱销。4月中旬,北京市某公司销售了一批84消毒液(470ml装),应售15元/瓶,但它以高出售价2.8倍的价格出售。北京市物价局在进行市场检查时发现这一情况,并且认定该公司不执行法定价格干预措施,超最高限价销售84消毒液,决定对其处以4万元罚款的行政处罚,并提请工商行政管理部门吊销其营业执照。北京市物价局认为,该公司不执行法定价格干预措施,是对《中华人民共和国价格法》和有关法规、规章的违反,因而依法予以上述处罚。

【法律问题】

1.北京市物价局与该公司的关系是一种什么法律关系?

2.北京市物价局的行为体现了经济法的哪些原则?

第二章 企业法律制度

【内容提要】企业是商品经济发展的产物,也是现代市场经济关系中最常见、最基本、最重要、最活跃的经济组织;同时又是一个国家社会关系的缩影,其组织和运行与一个国家的历史文化和社会经济发展水平密切相关。企业法律制度就是规范各类企业的设立、变更和终止以及组织管理的法律规范。本章主要就我国个人独资企业法、合伙企业法、全民所有制企业法和外商投资企业法的概念和特征、企业的设立、变更和终止、企业的投资人、企业的权利和义务、企业的组织机构、企业的事务管理和经营管理以及企业的解散与清算等内容进行阐述。

第一节 企业法概述

一、企业的概念和特征

企业一词,是由日本传入中国,是从日语翻译来的词语,而日语中的词语又源于英语中的“enterprise”,原意是指企图冒险从事某项事业,且具有持续经营的意思,后来引申为经营组织或经营体。我国学者一般认为企业是指依法设立的,以营利为目的,从事商品生产经营活动,独立核算、自负盈亏的经济组织。企业具有以下特征:

1.企业是社会经济组织。这一特征表现了企业的经济性和组织性。经济性是指企业属于社会组织中的经济组织;组织性是指企业是依照法定程序组成的组织体。

2.企业是以营利为目的,从事商品生产经营活动的社会经济组织。这一特征使它与不从事经营性活动的其他社会组织,如各级机关、事业单位、社会团体区分开来。

3.企业是实行独立核算的社会经济组织。实行独立核算即单独计算成本费用,以收抵支,计算盈亏。不实行独立核算的社会经济组织不能称其为企业。如总厂下属的分厂、总公司下属的分公司就被排除在企业的范围之外。

4.企业是依法设立的社会经济组织。即企业依照法定的设立条件和程序成立,是合法的社会经济组织。

5.企业具有独立或相对独立的法律人格。这是对企业法律地位的概括。不同类型的企业,其法律地位各不相同。公司企业具有独立的法律人格,表现在公司的财产、债务责任与股东的财产、债务责任完全分开。个人独资企业、合伙企业属自然人企业,不具有法人资格,企业的财产与企业主、合伙人的财产不完全分离,企业主对企业债务承担无限责任、合伙人对企业债务承担连带无限责任。然而,非法人企业,法律仍赋予其一定的主体资格,企业可以以自己的名义签订合同,对外进行经济活动,可以以自己的名义起诉、应诉,在财产和责任上也表现为相对的独立性。

二、企业的分类

根据不同的标准,企业有不同的分类:

(一)企业的经济学分类

1.根据企业的经营内容为标准,可分为工业企业、农业企业、商业企业、交通运输企业、金融企业等。

2.根据企业的规模大小为标准,可分为大型企业、中型企业和小型企业。

3.根据企业使用的技术装备及生产力要素所占比重为标准,可分为技术密集型企业、劳动密集型企业。

4.根据企业的组织结构形式及其联结程度为标准,可分为单一企业、联合企业。联合企业中可进一步分为紧密型、半紧密型、松散型。

5.根据企业投资主体是否有涉外因素为标准,可分为内资企业、外商投资企业和港、澳、台商投资企业。

(二)企业的法学分类

1.根据企业的生产资料所有制形式为标准,可分为全民所有制企业、集体所有制企业、私营企业、混合所有制企业。

(1)全民所有制企业,即国有企业。是指企业的资产属于国家所有,并且为国家直接或者间接控制的企业。

(2)集体所有制企业。是指由一定范围内的劳动群众出资举办的企业。类似于合作社。

(3)私营企业。是指资产属于私人所有,雇工超过8个以上的营利性经济组织。

(4)混合所有制企业,即外商投资企业。包括中外合资经营企业、中外合作经营企业和外资企业,事实上前两者属于混合所有制企业,外资企业实为私营企业。

2.根据企业出资方式和所承担法律责任为标准,可分为独资企业、合伙企业、公司企业。

3.根据企业的法律地位为标准,可分为法人企业和非法人企业。我国的企业不一定都具有法人资格。公司、全民所有制企业、中外合资经营企业都是法人企业。合伙企业、个人独资企业都是非法人企业。中外合作经营企业可以是法人企业,也可以是非法人企业。

企业的分类在西方国家主要是独资企业、合伙企业和公司。从我国的立法实践来看,我们基本上按所有制形式划分企业类型。随着社会主义市场经济体制的逐步建立,企业改革的进一步深化,我国也将把独资企业、合伙企业和公司作为我国企业的基本分类。

(三)我国工商机关登记的企业

与我国目前多种经济成分并存相对应，按经济类型在我国工商机关登记的企业种类有以下几种：

1.国有企业。包括中央和地方各级国家机关、事业单位和社会团体使用国有资产投资所举办的企业,也包括实行企业化经营、国家不再核拨经费或核发部分经费的事业单位及从事生产经营性活动的社会团体,还包括上述企业、事业单位、社会团体使用国有资产投资所举办的企业。

2.集体所有制企业。包括城镇集体所有制企业和乡村集体所有制企业。

3.私营企业。包括个人独资企业、个人合伙企业、私营公司企业。

4.股份制企业。包括股份有限公司和有限责任公司(包括国有独资公司)。

5.联营企业。是指企业之间或者企业、事业单位之间联营,组成新的经济实体。

6.外商投资企业。包括中外合资经营企业、中外合作经营企业、外资企业。

7.港、澳、台投资企业。是指港、澳、台投资者依照中华人民共和国有关涉外经济法律、法规的规定,以合资、合作或独资形式在大陆举办的企业。

8.股份合作制企业。是指一种以资本联合和劳动联合相结合作为其成立、运作基础的经济组织,它把资本与劳动力这两个生产力的基本要素有效地结合起来,具有股份制企业与合作制企业优点的新兴企业组织形式。

三、企业法概述

(一)企业法的概念

企业法是规定企业法律地位、调整企业组织关系、规范企业组织行为的法律规范的总称。企业法的概念有广义和狭义之分。狭义的企业法,仅指法律名称中以相应企业为调整对象的专门企业法,如《中华人民共和国个人独资企业法》。广义的企业法,除包括专门的企业法外,还包括其他所有散见于各法之中的调整企业组织关系、规范企业组织行为的法律规范。

(二)我国的企业法体系

我国目前的企业法是在经济体制改革的不同时期制定的，立法时受经济体制改革背景影响甚大。改革初期,我国的企业立法主要根据所有制性质的不同对企业分别立法。这种立法,在计划经济体制下,对于国家分类管理企业是有利的,但在市场经济体制下,这与各企业主体平等竞争的基本要求相违背,应该建立适应市场经济要求的新的企业形式。西方市场经济国家,主要是以企业的出资方式和承担责任的不同而分别立法。这种立法模式使当事人对不同企业的权利、义务责任一目了然,便于市场交易活动的顺利进行。所以,我们应借鉴西方市场经济国家的企业立法经验。我国《公司法》的颁布,意味着我国企业立法掀开了按照市场经济特点进行立法的新篇章。

目前,我国的企业法律制度主要包括《全民所有制工业企业法》、《全民所有制工业企业转换经营机制条例》、《城镇集体所有制企业条例》、《乡村集体所有制企业条例》、《私营企业暂行条例》、《中外合资经营企业法》、《中外合作经营企业法》、《外资企业法》、《中外合资经营企业法实施条例》、《外资企业法实施细则》、《中华人民共和国公司法》、《合伙企业法》、《个人独资企业法》等法律、法规。本章主要介绍个人独资企业法、合伙企业法、国有企业法和外商投资企业法的主要内容。

第二节　个人独资企业法

一、个人独资企业法概述

(一)个人独资企业的概念和特征

个人独资企业23

是指依照《个人独资企业法》在中国境内设立,由一个自然人投资,财产为投资人个人所有,投资人以其个人财产对企业债务承担无限责任的经营实体。个人独资企业具有以下特征:

1.个人独资企业是由一个自然人投资的企业,并且自然人仅限于中国的自然人。

2.个人独资企业是营利性的经济组织。个人独资企业尽管是由一个自然人投资,但它是一个经济实体。

3.个人独资企业的财产为投资人个人所有,投资人就是企业的所有人。

4.投资人对企业的债务承担无限责任。即当企业的资产不足以清偿到期债务时,投资人应以自己个人的全部财产用于清偿企业的债务。

5.个人独资企业不具有法人资格,是非法人企业,无独立承担民事责任的能力;但却是独立的民事主体,可以自己的名义从事民事活动。

(二)个人独资企业法的概念

个人独资企业法是调整个人独资企业在组织和活动过程中发生的经济关系的法律规范的总称。个人独资企业法有广义和狭义之分。狭义的个人独资企业法仅指以个人独资企业法命名的单行法律,在我国特指第九届全国人民代表大会常务委员会第十一次会议1999年8月30日通过,于2000年1月1日实施的《中华人民共和国个人独资企业法》(以下简称《个人独资企业法》)。广义的个人独资企业法,除《个人独资企业法》外,还包括其他所有调整个人独资企业组织和行为的法律规范。

二、个人独资企业的设立条件和程序

(一)个人独资企业的设立条件

根据《个人独资企业法》第8条的规定,设立个人独资企业应当具备下列条件:

1.投资人为一个自然人,且只能是中国公民。个人独资企业的投资人只能是具有中国国籍的自然人,但法律、行政法规禁止从事营业性活动的人,不得作为投资人。

2.有合法的企业名称。个人独资企业的名称中不得使用“有限”、“有限责任”或者“公司”字样,个人独资企业的名称可以叫厂、店、部、中心、工作室等。

3.有投资人申报的出资。由于出资者和企业在法律人格上并不区分,投资者承担无限责

任。因此《个人独资企业法》对设立个人独资企业的出资数额未作限制。投资者设立个人独资企业可以用货币出资,也可以用实物、土地使用权、知识产权或者其他财产权利出资。以家庭共有财产作为出资的,投资人应当在设立(变更)登记申请书上予以注明。

4.有固定的生产经营场所和必要的生产经营条件。生产经营场所是个人独资企业作为经营实体从事生产经营活动的所在地,也是据以确定其住所的主要因素,个人独资企业以其主要办事机构所在地为住所,因此,其生产经营场所在一定期限内应固定不变;生产经营条件既是设立个人独资企业的物质基础,又是个人独资企业生产经营活动顺利进行所必不可少的条件。

5.有必要的从业人员。《个人独资企业法》对设立个人独资企业的从业人数未作任何规定,由投资人根据生产经营的需要自主确定。

(二)个人独资企业的设立程序

1.提出申请。《个人独资企业法》规定,申请设立个人独资企业,应当由投资人或者其委托的代理人向个人独资企业所在地的登记机关提出申请。提交设立申请书、投资人身份证明、生产经营场所使用证明等文件。委托代理人申请设立登记时,应当出具投资人的委托书和代理人的合法证明。此外,从事法律、法规规定须报经有关部门审批业务的,应当在申请设立登记时提交有关部门的批准文件。

2.工商登记。工商登记机关应当在收到文件之日起15日内,作出核准登记或不予登记的决定,不予核准登记的,发给驳回通知书;予以核准登记的,颁发营业执照。个人独资企业的营业执照是非法人资格的营业执照。

个人独资企业的营业执照签发日期,就是个人独资企业成立日期。在营业执照领到之前,投资人不得以个人独资企业名义从事经营活动。

个人独资企业设立分支机构,应当由投资人或者其委托的代理人向分支机构所在地的登记机关提出申请登记,领取营业执照。核准登记后,应将登记情况报该分支机构隶属的个人独资企业的登记机关备案,分支机构的民事责任由设立该分支机构的个人独资企业承担。

三、个人独资企业投资人的条件、权利及责任

(一)个人独资企业投资人的条件

法律、行政法规禁止从事营利性活动的人,不得作为投资人申请设立个人独资企业。即国家公务员、党的机关干部、警察官、检察官、法官、军职人员、商业银行的工作人员、公司的董事、经理、高级管理人员不得作为个人独资企业的投资人。

(二)个人独资企业投资人的权利

个人独资企业投资人对本企业的财产依法享有所有权,对个人独资企业可以依法进行转让和继承。个人独资企业投资人的权利与个人独资企业的权利是不同的。个人独资企业可以依法申请贷款、取得土地使用权,并享有法律、行政法规规定的其他权利。任何单位和个人不得违反法律、行政法规的规定,以任何方式强制个人独资企业提供财力、物力、人力;对于违法强制提供财力、物力、人力的行为,个人独资企业有权拒绝。

(三)个人独资企业投资人的责任

个人独资企业以其财产清偿债务,当个人独资企业财产不足清偿债务的,投资人应以其

个人的其他财产予以清偿。如果个人独资企业投资人在申请企业设立登记时明确以其家庭共有财产作为出资的,应依法以家庭共有财产对企业债务承担无限责任。

四、个人独资企业的事务管理

(一)个人独资企业事务管理的方式

个人独资企业的投资人可以自行管理企业,也可以委托或聘用其他具有民事行为能力的人管理企业。投资人委托或聘用他人管理个人独资企业的,应与受托人或被聘用的人签订书面合同,明确委托的具体内容和授予的权利范围。投资人对受托人或者被聘用的人员职权的限制,不得对抗善意第三人。即个人独资企业投资人与受托人或者被聘用人员之间有关权利义务的限制只对受托人或者被聘用人员有效,对第三人并无约束力,受托人或者被聘用的人员超出投资人的限制与善意第三人的有关业务交往应当有效。

(二)受托人或被聘用的人的义务

1.受托人或者被聘用人员应当履行诚信、勤勉义务,按照与投资人签订的合同负责个人独资企业的事务管理。

2.受托人或者被聘用人员的违禁义务。我国《个人独资企业法》规定,投资人委托或者聘用的管理个人独资企业事务的人员不得从事下列行为:

(1)利用职务上的便利,索取或者收受贿赂;

(2)利用职务或者工作上的便利侵占企业财产;

(3)挪用企业的资金归个人使用或者借贷给他人;

(4)擅自将企业资金以个人名义或者以他人名义开立账户储存;

(5)擅自以企业财产提供担保;

(6)未经投资人同意,从事与本企业相竞争的业务;

(7)未经投资人同意,同本企业订立合同或者进行交易;

(8)未经投资人同意,擅自将企业商标或者其他知识产权转让给他人使用;

(9)泄露本企业的商业秘密;

(10)法律、行政法规禁止的其他行为。

(二)个人独资企业事务管理的内容

根据《个人独资企业法》的规定,个人独资企业事务管理的主要内容有:

1.财务会计事务。个人独资企业应当依法设置会计账簿,进行会计核算。

2.用工事务。个人独资企业招用职工的,应当依法与职工签订劳动合同,保障职工的劳动安全,按时、足额发放职工工资,禁止雇佣童工。

3.社会保险事务。个人独资企业应当按照国家规定参加社会保险,为职工缴纳五种社会保险费。

(1)养老保险。个人独资企业缴纳的养老保险费一般不超过工资总额的20%;(2)医疗保险。个人独资企业缴纳的医疗保险费控制在工资总额的6%以内,职工按本人工资收入的2%缴纳;(3)失业保险。个人独资企业的失业保险费按工资总额的2%缴纳,职工按本人工资的1%缴纳;(4)企业职工生育保险。个人独资企业缴纳的职工生育保险最高不超过工资总额的

1%,职工不缴纳;(5)工伤保险。个人独资企业按规定标准缴纳,职工不缴纳。

五、个人独资企业的解散和清算

(一)个人独资企业的解散

个人独资企业的解散,即个人独资企业作为商事组织的经营实体资格的消灭。根据《个人独资企业法》第26条的规定,个人独资企业出现下列情形之一时,应当解散:

1.投资人决定解散;

2.投资人死亡或者被宣告死亡,无继承人或者继承人决定放弃继承;

3.被依法吊销营业执照;

4.法律、行政法规规定的其他情形。

(二)个人独资企业的清算

个人独资企业的清算,是终结解散个人独资企业的法律关系,消灭个人独资企业作为商事组织的经营实体资格的程序。

1.确定清算人。个人独资企业解散以后,由投资人自行清算或债权人申请人民法院指定清算人。

2.通知和公告债权人。如果是由投资人自行清算的,应当在清算前15日内通知债权人,无法通知的,应当公告。债权人应当在接到通知之日起30日内,未接到通知的应当公告之日起60日内,向投资人申报其债权。

3.财产清偿顺序。《个人独资企业法》第29条规定,个人独资企业解散的,财产应当按照下列顺序清偿:(1)所欠职工工资和社会保险费用;(2)所欠税款;(3)其他债务。

个人独资企业的财产不足以清偿债务的,投资人应当以其个人的其他财产予以清偿。

4.清算期间对投资人的要求。清算期间,个人独资企业不得开展与清算目的无关的经营活动。在按前述财产清偿顺序清偿债务前,投资人不得转移、隐匿财产。

5.投资人的持续偿债责任。个人独资企业解散后,原投资人对个人独资企业存续期间的债务仍应承担偿还责任,但债权人在5年内未向债务人提出偿债请求的,该责任消灭。

个人独资企业清算结束后,投资人或债权人申请人民法院指定的清算人,编制清算报告,于15天内办理注销登记。

第三节 合伙企业法

一、合伙企业法概述

(一)合伙企业的概念和特征

合伙企业与合伙是两个不同的概念。“合伙”一词有两层含义:一是合伙合同,为各国民法中的一种典型合同。一是合伙组织,是指根据合伙合同而建立的一种组织(团体)。我国《合伙企业法》从企业组织形式的角度规范合伙，合伙企业包含了合伙合同和合伙组织两个要素，前者反映合伙人之间有约束力的内部关系，合伙人依据合同行使权利，承担义务；后者是以全体合伙人作为整体与第三人产生法律关系的外部形式。合伙企业是指依照《合伙企业法》在我国境内设立的由各合伙人订立合伙协议，共同出资、合伙经营、共享收益、共担风险，并对合伙债务承担无限连带责任的营利性组织。合伙企业具有以下特征：

1.合伙企业有两个以上的合伙人。

2.合伙企业从性质而言，属于人合企业。合伙人与合伙企业紧密联系，也就是说，合伙本质上是人的结合而不是资本的结合，合伙的信用基础是全体合伙人而不是合伙财产。

3.合伙企业的成立以合伙协议为法律基础。合伙企业的设立，必须由各合伙人协商一致，订立合同，没有合伙协议，合伙企业就不可能成立。

4.合伙企业的内部关系属于合伙关系，即共同出资、共同经营、共享收益、共担风险的关系。

5.合伙企业不是法人企业，不具有完全独立的法律人格。

6.合伙人对合伙债务承担无限连带责任。合伙企业的团体人格与合伙人的个人人格紧密联系，合伙企业的债务，归根结底是合伙人的债务。所以，当合伙企业的财产不足以清偿其债务时，合伙人应当以自己的个人财产承担该不足部分的清偿责任。

（二）合伙企业法的概念和适用范围

1.合伙企业法的概念。合伙企业法，是指确认合伙企业的法律地位，调整合伙企业经济关系的法律规范的总称。它有广义和狭义之分。狭义的合伙企业法仅指以合伙企业法命名的单行法律，在我国特指第八届全国人民代表大会常务委员会第二十四次会议于1997年2月23日通过，并于1997年8月1日实施的《中华人民共和国合伙企业法》（以下简称《合伙企业法》）。广义的合伙企业法还包括其他所有调整合伙企业组织和行为关系的法律规范。

2.《合伙企业法》的适用范围。该法适用于自然人在我国境内所创办的、具备企业形态的、由工商行政管理机关登记管理的合伙企业。即不适用下列合伙企业：

（1）不适用不具备企业形态的契约型合伙。

（2）不适用采用合伙制的律师事务所、会计师事务所、医生诊所等组织。由于它们分别归其行业行政主管部门登记管理，因而不适用合伙企业法。

（3）不适用企业法人之间的合伙型联营。

二、合伙企业的设立条件和程序

（一）合伙企业的设立条件

根据《合伙企业法》第8条的规定，设立合伙企业应具备下列条件：

1.有两个以上的合伙人，并且都是依法承担无限责任者。合伙人必须是具有完全民事行为能力人，但法律、行政法规禁止从事营利性活动的人不得成为合伙人，同时法人不具有参加合伙企业的资格。

2.有书面合伙协议。合伙协议应当依法由全体合伙人协商一致，以书面形式订立。合伙协议应当载明下列事项：（1）合伙企业的名称和主要经营场所的地点；（2）合伙目的和合伙企业的经营范围;(3)合伙人的姓名及其住所;(4)合伙人出资的方式、数额和缴付出资的期限;(5)利润分配和亏损分担办法;(6)合伙企业事务的执行;(7)入伙与退伙;(8)合伙企业的解散与清算;(9)违约责任。

合伙协议可以载明合伙企业的经营期限和合伙人争议的解决方式。

合伙协议经全体合伙人签名、盖章后生效。合伙人依照合伙协议享受权利,承担责任。合伙协议生效后,全体合伙人可以在协商一致的基础上,对该合伙协议加以修改或者补充。

3.有各合伙人实际缴付的出资。合伙人缴付的出资可以是货币、实物、土地使用权、知识产权及其他财产权利。其中非货币出资要经过评估作价,评估可以由合伙人自己评,也可由中介机构评。合伙人对自己出资的财产、财产权应该有合法的处分权。合伙人不能将自己无权处分的财产权用于缴付出资。经过全体合伙人的一致同意,合伙人也可以用劳务出资。当合伙人的出资转入企业时,就构成企业财产。

4.有合伙企业的名称。合伙企业在其名称中不得使用"有限"或者"有限责任"的字样。

5.有经营场所和从事合伙经营的必要条件。

(二)合伙企业的设立程序

1.提出申请。根据《合伙企业法》第15条的规定,申请设立合伙企业,应当向企业所在地的登记机关提出申请,提交设立申请书、合伙人身份证明、合伙协议、出资权属证明、生产经营场所使用证明等文件。委托代理人申请设立登记时,应当出具投资人的委托书和代理人的合法证明。此外,从事法律、行政法规规定须报经有关部门审批的业务,应当在申请设立登记时提交有关部门的批准文件。

2.工商登记。工商登记机关应当在收到文件之日起30日,作出核准登记或不予登记的决定,予以核准登记的,颁发营业执照;不予核准登记的,发给驳回通知书。

合伙企业的营业执照签发日期,就是合伙企业成立日期。在营业执照领取之前,投资人不得以企业名义从事经营活动。合伙企业的执照是非法人营业执照。

合伙企业设立分支机构,应当向分支机构所在地的登记机关提出申请登记。

三、合伙企业的财产

(一)合伙企业财产的构成

《合伙企业法》第19条规定,合伙企业存续其间,合伙人的出资和所有以合伙企业名义取得的收益均为合伙企业的财产。可见,合伙企业的财产由两部分构成:一是合伙人的出资财产;二是所有以合伙企业名义取得的收益。

(二)合伙企业财产的性质

合伙企业的财产,属于共有财产的性质。该共有是共同共有。对合伙企业财产的占有、使用、收益和处分,均应当依据全体合伙人的共同意志。因此,合伙企业的财产只能由全体合伙人共同管理和使用。我国《合伙企业法》规定,除具备法定事由外,在合伙企业进行清算前,合伙人不得请求分割合伙企业的财产。这里所说的法定事由,是指合伙人退伙。

(三)合伙企业财产的转让和出质

1.合伙企业财产的转让。是指合伙人将自己在合伙企业中的财产份额转让给他人。《合伙企业法》对合伙企业财产的转让作了以下限制性规定：

(1)合伙企业存续期间，合伙人向合伙人以外的其他人转让其在合伙企业中的全部或者部分财产份额时，须经其他合伙人一致同意。这包括两层意思：①凡在合伙企业存续期间，属于合伙企业财产组成部分的，合伙人对其所占有的份额，如果转让给合伙人以外的他人时，则须经其他合伙人同意；②合伙人所转让的合伙财产，无论是全部转让还是部分转让，都必须取得其他合伙人的同意，并且必须是一致同意，而不是少数服从多数的决定。经全体合伙人同意，合伙人以外的人依法受让合伙企业财产份额时，经修改合伙协议即成为合伙企业新的合伙人。

(2)合伙企业存续期间，合伙人之间转让在合伙企业中的全部或者部分财产份额时，应当通知其他合伙人。这一规定适用于合伙企业财产在合伙人之间的内部转让。

(3)合伙人依法转让其财产份额时，在同等条件下，其他合伙人有优先受让的权利。

2.合伙企业财产的出质。由于合伙人以财产份额出质会导致该财产份额依法发生权利转移，因此，合伙人以其在合伙企业中的财产份额出质的，须经其他合伙人一致同意。未经其他合伙人一致同意，合伙人以其在合伙企业中的财产份额出质的，其行为无效，或者作为退伙处理；由此给其他合伙人造成损失的，依法承担赔偿责任。

四、合伙企业的事务执行

(一)合伙企业事务执行的含义

合伙企业的事务执行是指合伙人对合伙企业如何进行管理，享有哪些权利、承担哪些义务，对外如何代表企业等。在合伙企业中各合伙人对执行合伙企业事务享有同等的权利。

(二)合伙企业事务的执行方式

合伙企业事务的执行有下列两种方式：

1.全体合伙人共同执行合伙企业事务。在采取这种形式的合伙企业中，按照合伙协议的约定，各个合伙人都直接参与经营，处理合伙企业的事务，对外代表合伙企业。

2.委托一名或数名合伙人执行合伙企业事务。合伙人可以将合伙企业的事务委托一名或数名合伙人执行，对外代表合伙企业。但是合伙企业的下列事务必须经全体合伙人一致同意：(1)处分合伙企业的不动产；(2)改变合伙企业名称；(3)转让或者处分合伙企业的知识产权和其他财产权利；(4)向企业登记机关申请办理变更登记手续；(5)以合伙企业名义为他人提供担保；(6)聘任合伙人以外的人担任合伙企业的经营管理人员；(7)合伙协议约定的有关事项。

(三)合伙企业事务执行的决议办法

按照《合伙企业法》第28条的规定，合伙人依法或者按照合伙协议对合伙企业有关事务作出决议时，除《合伙企业法》另有规定或者合伙协议中另有规定外，经全体合伙人决定可以实行“一人一票”的表决办法。这一规定确定了合伙事务执行的决议办法有以下三种：

1.依照《合伙企业法》的规定作出决议。

2.由合伙协议对决议办法作出约定。

3.经全体合伙人决定实行一人一票的表决办法。这一点与公司法不一样。合伙企业不管你出资多少,除了合伙企业法有规定或合伙人有特别的约定外,原则上每人一票。

在具体的决议过程中根据不同的事项可采取全体合伙人一致同意的办法、也可以采取2/3以上人数通过或1/2以上人数通过的议事规则,具体采取那一种议事规则由全体合伙人以协议形式约定。但是,这种约定不能与法律规定相抵触,如对《合伙企业法》第31条规定的七项事务就必须经全体合伙人一致同意,而不能采取2/3以上通过或采取其他规则。由于合伙企业事务的决定直接关系到全体合伙人的利益,因此,一般情况下,合伙企业事务的决定应采取全体合伙人一致同意的议事规则。

(四)合伙人在执行合伙事务中的权利和义务

1.合伙人在执行合伙事务中的权利。主要包括下列5项权利:

(1)合伙人平等享有合伙事务执行权。即每一个合伙人享有合伙事务执行权。

(2)执行合伙事务的合伙人对外代表合伙企业。即只有执行合伙事务的合伙人才能对外代表合伙企业。

(3)不参加执行事务的合伙人的监督权。不参加执行事务的合伙人有权监督执行事务的合伙人,检查其执行合伙企业事务的情况。

(4)合伙人有查阅账簿权。每一个合伙人有权查阅账簿,了解合伙企业的经营状况和财务状况。

(5)合伙人提出异议权和撤销委托执行事务权。合伙协议约定或者经全体合伙人决定,合伙人分别执行合伙企业事务时,合伙人可以对其他合伙人执行的事务提出异议。提出异议时,应暂停该事务执行;如果发生争议,可由全体合伙人共同决定;被委托执行合伙企业事务的合伙人不按照合伙协议或者全体合伙人的决定执行事务的,其他合伙人可以决定撤销该委托。

2.合伙人在执行合伙事务中的义务。主要包括下列4项义务:

(1)报告义务。执行合伙事务的执行人应当向不参加执行合伙事务的合伙人报告事务执行情况及合伙企业的经营状况和财务状况。

(2)竞业禁止。合伙人不得自营或者同他人合作经营与本合伙企业相竞争的业务。

(3)交易禁止。即合伙人非经合伙协议约定或者全体合伙人同意,不得同本合伙企业进行交易。

(4)其他损害行为的禁止。即合伙人不得从事损害本合伙企业利益的活动。

(五)合伙企业的损益分配

1.合伙企业损益的内容。包括合伙利润和合伙亏损两个方面的内容。

2.合伙企业损益分配的原则。共享利润和共担风险是合伙关系的基本准则,而共担风险体现在分配上,就是共负亏损。《合伙企业法》第32条规定,合伙企业的利润和亏损,由合伙人依照合伙协议约定的比例分配和分担;合伙协议未约定分配比例和亏损分担比例的,由各合伙人平均分配和分担。但不得约定将全部利润分配给部分合伙人或由部分合伙人承担全部债务。这是合伙损益分配的公平原则的体现。

3.合伙企业损益分配的具体形式。合伙企业损益分配的具体方案,由全体合伙人共同决定,可以按年度进行分配,也可以在一定时期内进行分配。

(六)非合伙人参与经营管理

合伙企业的经营管理有共同执行、委托、非合伙人管理三种方式。聘任非合伙人经营管理人员必须经全体合伙人同意,被聘任的经营管理人员,仅是合伙企业的经营管理人员,不是合伙企业的合伙人,因而不具有合伙人的资格。被聘任的经营管理人员应认真履行职责。

五、合伙企业的对外关系

(一)对外代表权的效力

谁代表合伙企业行使执行权,谁就能对外代表合伙企业。因此,对外代表权有三种情况:

1.由全体合伙人共同执行合伙企业事务的,全体合伙人都有权对外代表合伙企业,即全体合伙人都取得了合伙企业的对外代表权。

2.由部分合伙人执行合伙企业事务的,只有受委托执行合伙企业事务的那一部分合伙人有权对外代表合伙企业,而不参加执行合伙企业事务的合伙人则不具有对外代表合伙企业的权利。

3.特别事务的授权。由于特别授权在单项合伙事务上有执行权的合伙人,依照授权范围可以对外代表合伙企业。

(二)合伙企业与第三人的关系

《合伙企业法》第38规定,合伙企业对合伙人执行合伙企业事务以及对外代表合伙企业权利的限制,不得对抗不知情的善意第三人。如果第三人与合伙企业事务执行人恶意串通、损害合伙企业利益,则不属善意的情形。

(三)合伙企业和合伙人的债务清偿

1.合伙企业的债务清偿与合伙人的关系。《合伙企业法》规定了以下两种情况:

(1)合伙人的连带清偿责任。《合伙企业法》规定,合伙企业对其债务应先以其全部财产进行清偿。若合伙企业财产不足清偿到期债务的,各合伙人应当承担无限连带清偿责任。这里包含四条重要规则:①清偿标的,必须是到期债务。②清偿顺序,必须是先以合伙企业的财产清偿,只有当合伙企业财产不足清偿时,才由合伙人以其个人财产进行清偿。③各合伙人承担无限连带清偿责任。各合伙人所有个人的财产,除去依法不可执行的财产,如合伙人及其家属的生活必需品、已设定抵押权的财产等,均可用于清偿。④债权人可以向合伙人中的任何一人或数人要求清偿全部债务。

(2)合伙人之间的债务分担和追偿。《合伙企业法》规定,合伙协议有约定的,按照合伙协议约定的比例分担;合伙协议未约定的,由各合伙人平均分担。以企业财产清偿不足的部分,由合伙人按合伙企业分担亏损的比例,用其在合伙企业出资以外的财产承担清偿责任。但合伙人之间的分担比例对债权人没有约束力。债权人可以根据自己的清偿利益,请求全体合伙人中的一人或数人承担全部清偿责任,也可以按照自己确定的比例向各合伙人分别追索。如果合伙人实际支付的清偿数额超过了其依照既定比例所应承担的数额,该合伙人有权就该超过部分,向其他未支付或者足额支付应承担数额的合伙人追偿。追偿的数额不得超过追偿人超额清偿的部分和被追偿人未足额清偿部分。

2.合伙人的债务清偿与合伙企业的关系。《合伙企业法》规定有以下三种情况:

(1)合伙企业中某一合伙人的债权人,不得以该债权抵销其对合伙企业的债务。

(2)合伙人个人负有债务,其债权人不得代位行使该合伙人在合伙企业中的权利。

(3)合伙人个人财产不足清偿其个人所负债务的,该合伙人只能以其从合伙企业中分取的收益用于清偿;债权人也可以依法请求人民法院强制执行该合伙人在合伙企业中的财产份额用于清偿。对该合伙人的财产份额,其他合伙人有优先受让的权利。以合伙人的财产份额清偿其个人债务时,必须通过民事诉讼法规定的强制执行程序进行,债权人不得自行接管债务人在合伙企业中财产份额,且在强制执行个别合伙人在合伙企业中财产份额的,其他合伙人有优先受让的权利。

在以合伙人的财产份额清偿其个人债务的情况下,需要注意两个问题:一是,这种清偿必须通过民事诉讼法规定的强制执行程序进行,债权人不得自行接管债务人在合伙企业中的财产份额;二是,在强制执行个别合伙人在合伙企业中的财产份额时,其他合伙人有优先受让的权利。

六、入伙与退伙

入伙与退伙,从合伙企业的角度讲,涉及的是合伙企业的变更问题。

(一)入伙

入伙是指合伙企业存续其间,合伙人以外的第三人加入合伙企业,从而取得合伙人的资格。

1.入伙的条件和程序。新合伙人入伙时,应当经全体合伙人同意,并依法订立书面入伙协议。订立入伙协议时,原合伙人应当向新合伙人告知原合伙企业经营状况和财务状况。

2.新合伙人的权利和责任。新合伙人入伙后,即取得相应的权利并承担相应的责任。新合伙人入伙后,原则上应享有与原合伙人同等的地位,即享有同等的权利和承担同等的责任,但是,入伙协议另有约定的,依照合伙协议的约定执行。

在新的合伙人入伙中,最为重要的是对合伙企业的既往债务是否承担连带责任的问题。我国《合伙企业法》规定,入伙的新合伙人对合伙企业的债务承担连带责任。这种规定有利于现有合伙关系的稳定和保护债权人,但是对合伙企业扩大规模有很大的限制。

(二)退伙

退伙是指合伙人退出合伙,从而丧失合伙人资格。根据原因的不同,合伙人退伙的形式,可以分为两种:一是自愿退伙,二是法定退伙。

1.自愿退伙,又称为声明退伙。是指合伙人基于自愿的意思表示通过向其他合伙人作出退伙的正式表示而退伙。这种意思表示的形式,可以是事前协议退伙,也可以是届时通知退伙。因此,自愿退伙分为协议退伙和通知退伙两种形式。

(1)协议退伙。《合伙企业法》规定,合伙协议约定合伙企业的经营期限的,有下列情形之一的,合伙人可以退伙:①合伙协议约定的退伙事由出现;②经全体合伙人同意退伙;③发生合伙人难于继续参加合伙企业的事由;④其他合伙人严重违反合伙协议约定的义务。其中,第②项规定意味着在合伙协议有约定经营期限的情况下,合伙人未经其他合伙人的一致同意,不得以单方通知退伙。

(2)通知退伙。《合伙企业法》规定,合伙企业未约定合伙企业的经营期限的,合伙人在不给合伙企业事务执行造成不利影响的情况下,可以退伙,但应当提前30天通知其他合伙人。合伙人违反上述规定,擅自退伙的,应当赔偿由此给其他合伙人造成的损失。

2.法定退伙。是指合伙人因为出现法律规定的事由而退伙。法定退伙分为两类:一是当然退伙;二是除名。

(1)当然退伙。是以法定事由实际发生之日为退伙生效日。《合伙企业法》规定,合伙人有下列情形之一的,当然退伙:①死亡或者被依法宣告死亡;②被依法宣告为无民事行为能力人;③个人丧失偿债能力;④被人民法院强制执行在合伙企业中的全部财产份额。

(2)除名。《合伙企业法》规定,合伙人有下列情形之一的,经其他合伙人一致同意,可以决定将其除名:①未履行出资义务;②因故意或者重大过失给合伙企业造成损失;③执行合伙企业事务时有不正当行为;④合伙协议约定的其他事由。对合伙人的除名决议应当书面通知被除名人。被除名人自接到除名通知之日起,除名生效,被除名人退伙。被除名人有异议的,可以在接到除名通知之日起30日内,向人民法院起诉。

2.退伙的效果。退伙将导致退伙人在合伙企业中的财产份额和民事责任的归属变动。这种变动包括财产的继承和退伙结算两类情况。

(1)财产继承。财产继承发生在合伙人因死亡或者被宣告死亡而退伙的情况下。按照《合伙企业法》的规定,合伙人死亡或者被依法宣告死亡的,对该合伙人在合伙企业中的财产份额享有合法继承权的继承人,依照合伙协议的约定或者全体合伙人同意,从继承开始之日起,取得合伙企业合伙人的资格。合法继承人不愿意成为该合伙企业的合伙人的,合伙企业应退还其依法继承的财产份额。合法继承人为未成年人的,经过其他合伙人一致同意,可以在其未成年时由监护人代行其权利。

(2)退伙结算。合伙企业法对退伙结算作了如下规定:①合伙人退伙的,其他合伙人应当与该退伙人按照退伙的合伙企业的财产状况进行结算,退还退伙人的财产份额。退伙时有未了结的合伙企业事务的,待了结后进行结算。②退伙人在合伙企业中财产份额的退还办法,由合伙协议约定或者由全体合伙人决定,可以退还货币,也可以退还实物。③合伙人退伙时,合伙企业财产少于合伙企业债务的,如果合伙协议约定亏损分担比例的,退伙人应当按照约定的比例分担亏损;如果合伙协议未约定亏损分担比例的,退伙人应当与其他合伙人平均分担亏损。④合伙人退伙以后,并不能解除对于合伙企业既往债务的连带责任。退伙人对其退伙前已发生的合伙企业债务,与其他合伙人承担连带责任。

合伙企业登记事项因退伙、入伙、合伙协议修改等发生变更或者需要重新登记的,应当于作出变更决定或者发生变更事由之日起15日内,向企业登记机关办理有关登记手续。

七、合伙企业解散与清算

(一)合伙企业解散的原因

《合欢企业法》第57条规定,合伙企业有下列情形之一时,应当解散:

1.合伙协议约定的经营期限届满,合伙人不愿继续经营的;

2.合伙协议约定的解散事由出现;

3.全体合伙人决定解散;

4.合伙协议约定的目的已经实现或无法实现;

5.合伙人已经不具备法定人数;

6.被依法吊销执照;

7.出现法律、行政法规规定的合伙企业解散的其他情形。

(二)合伙企业清算

1.确定清算人。合伙企业解散以后清算人由全体合伙人担任,不能由全体合伙人担任清算人的,经全体合伙人过半数同意,可以自合伙企业解散后15日内指定一名或者数名合伙人,或者委托第三人担任清算人。15日内未确定清算人的,合伙人或者其他利害关系人可以申请人民法院指定清算人。这里的其他利害关系人是指该合伙企业的债权人,他们与该合伙企业有利害关系。

2.通知和公告债权人。合伙企业解散以后应当进行清算,并通知和公告债权人。

3.清算人的职责。在清算期间,清算人代表合伙企业进行各种活动。

4.财产清偿顺序。合伙企业财产在支付清算费用后,按下列顺序清偿:(1)合伙企业所欠招用的职工工资和劳动保险费用;(2)合伙企业所欠税款;(3)合伙企业的债务;(4)返还合伙人的出资。

合伙企业财产按上述顺序清偿后仍有剩余的,按合伙协议约定的比例进行分配;如果没有约定就平均分配。如果合伙企业在清算的时候整个财产不足以清偿债务的,由其合伙人以个人的财产按照合伙协议约定的比例承担清偿责任;合伙协议未约定比例的,平均承担清偿责任。按协议承担只是内部有效,对外部的债权人来讲,是没有约束力的。债权人可以要求任何一个合伙人全额偿还。

5.清算结束。在清算期间,如果全体合伙人以个人财产承担清偿责任后,仍不足清偿合伙企业债务的,应当结束清算程序。但是,如果债权人在连续5年内未向债务人提出偿债请求的,则债务人的清偿责任归于消灭。

合伙企业清算结束后,清算人应当编制清算报告,经全体合伙人签名、盖章后,于15日内办理注销登记。

第四节 全民所有制企业法

一、全民所有制企业法概述

(一)全民所有制企业的概念和特征

全民所有制企业,又称国有企业,是指以生产资料全民所有为基础的,依法自主经营、自负盈亏、独立核算的社会主义商品生产和经营单位。全民所有制企业具有以下特征:

1.全民所有制企业是社会主义商品生产单位和经营单位;

2.全民所有制企业的财产属于国家所有；

3.全民所有制企业在经济上自主经营、自负盈亏、独立核算；

4.全民所有制企业在法律上具有法人资格，对国家授予其经营管理的财产享有占有、使用和依法处分的权利，并以此财产承担民事责任。

(二)全民所有制企业法的概念和适用范围

1.全民所有制企业法的概念

全民所有制企业法是指有关确立全民所有制企业的法律地位，以及调整国有企业在生产经营管理活动中所发生的经济管理关系和经营协调关系的法律规范的总称。有广义和狭义之分。狭义的全民所有制企业法，是指以全民所有制企业法命名的法，在我国特指第七届全国人民代表大会第一次会议于1988年4月13日通过，于1988年8月1日起施行的《中华人民共和国全民所有制工业企业法》(以下简称《全民所有制工业企业法》)。广义的全民所有制企业法，除狭义的全民所有制企业法外，还包括其他所有调整全民所有制企业组织和行为的法律规范，如1992年国务院发布的《全民所有制工业企业转换经营机制条例》等。

2.全民所有制工业企业法的适用范围。《全民所有制工业企业法》不仅是全民所有制工业企业的基本法，其规定也适用于全民所有制的交通运输、邮电、地质、勘探、建筑安装、商业、外贸、物资、农林、水利事业。但不适用全民所有制的金融企业。

二、全民所有制企业的设立、变更和终止

(一)全民所有制企业设立

1.全民所有制企业设立的概念。全民所有制企业的设立是指依法组建全民所有制企业并使之成为法人的活动。

2.全民所有制企业设立的条件。《全民所有制工业企业法》第17条规定，设立全民所有制企业必须具备以下条件：

(1)产品为社会所需要；

(2)有能源、原材料、交通运输的必要条件；

(3)有自己的名称和生产经营场所；

(4)有符合国家规定的资金；

(5)有自己的组织机构；

(6)有明确的经营范围；

(7)法律、法规规定的其他条件。

3.全民所有制企业的设立程序。主要有以下三个步骤：

(1)申请。申请设立全民所有制企业的单位应当依照法律和国务院的规定，向政府或者政府主管部门提出申请，并如实提供资料。

(2)审批。设立全民所有制企业一般由各级政府或者政府的业务主管部门审核批准。这种审批分两种：①设立一全民所有制企业，其设立者是一个全民所有制单位，该单位新设立全民所有制企业会影响国有资产等方面的变化，因而必须报经其主管部门或者政府审批；②一些特殊经营范围还必须经有关监督管理部门或者政府批准。如生产食品、医药品等。

(3)登记。企业设立经主管部门审批后,应当依照《企业法人登记管理条例》的规定进行登记,经工商行政管理机关核准登记注册,领取《企业法人营业执照》后,企业即告成立。企业凭据此营业执照可以刻制公章、开立银行账户、签订合同,进行经济活动。

(二)全民所有制企业的变更

1.全民所有制企业变更的概念。全民所有制企业的变更是指企业在组织上的合并、分立以及企业在名称、地址、生产经营范围、注册资金等其他重大事项方面的变化。

2.全民所有制企业的变更形式。包括以下三种:

(1)企业的合并。是指两个或两个以上的企业联合组成一个企业,或者一个企业兼并一个或一个以上的企业。企业的合并分为吸收合并和新设合并。

(2)企业的分立。是指一个企业分成两个或两个以上的企业。企业的分立分为派生分立和新设分立。

(3)企业其他重要事项的变更。是指企业法人改变名称、住所、经营场所、法定代表人、经济性质、经营范围、经营方式、注册资金、经营期限以及增设或撤销分支机构等。

在企业变更的情况下,企业的权利、义务不能因企业的变更而消失。企业合并、分立时,必须依法清理债权、债务。企业合并的,原企业的权利与义务由合并后的企业享有和承担。企业分立的,由分立各方签订分立协议,明确划分分立各方的财产和债权、债务等。

3.全民所有制企业的变更的程序。

(1)报经有关部门批准。企业变更由政府或政府主管部门批准;

(2)办理变更登记。企业变更经批准后,到工商行政管理部门办理变更登记手续;

(3)公告。企业办理完变更登记手续后,应将变更情况向社会公告。

(三)全民所有制企业的终止

1.全民所有制企业终止的概念。是指该企业法人资格的消灭,企业终止后不再享有民事权利能力和民事行为能力。

2.全民所有制企业终止的原因。全民所有制企业终止的原因有:

(1)因违反法律、行政法规,由政府或政府有关部门责令撤销;

(2)由主管部门决定解散;

(3)由法院依法宣告破产;

(4)其他原因。

3.全民所有制企业终止的程序。主要有以下四个步骤:

(1)作出企业终止的决定或裁定。

(2)成立清算组进行清算。企业解散的,由政府或政府有关部门指定成立的清算组进行清算。企业被撤销的应当由主管机关组织有关机关和人员成立清算组织,进行清算。被宣告破产的,应当由人民法院组织有关机关和人员成立清算组织,进行清算。

(3)依法办理注销登记。清算结束后,应依法向工商行政管理部门办理注销登记手续,缴销营业执照。

(4)公告。

三、全民所有制企业的权利和义务

(一)全民所有制企业的权利

全民所有制企业的权利,即全民所有制企业的经营管理权。

1.全民所有制企业经营权的概念和特点。全民所有制企业经营权是指企业对国家授予其经营管理的财产享有占有、使用和依法处分的权利。经营权与财产所有权不同。财产所有权是指所有人对自己的财产依法享有的占有、使用、收益和处分的权利。全民所有制企业经营权具有以下特点:

(1)全民所有制企业经营权的主体是全民所有制单位。

(2)全民所有制企业经营权的客体是全民所有制的整体财产。

(3)全民所有制企业的经营权是国有财产所有权的派生权利。

(4)全民所有制企业经营权是一种企业管理综合权利。可分为两大类:一是经济管理权;二是财产经营权。

2.全民所有制企业经营权的内容。《全民所有制工业企业法》规定了企业的权利,1992年颁发的《全民所有制工业企业转换经营机制条例》(以下简称《转机条例》)又以"企业经营权"一章,进一步具体规定了企业的权利,共14项权利。

(1)生产经营决策权。这一权利是企业的首要权利,是企业经营权的核心。企业可以自主地作出生产经营决策,自主地调整生产经营范围。

(2)产品、劳务定价权。企业生产的日用工业消费品,除国务院物价部门和省级政府物价部门管理控制价格的个别产品外,由企业自主定价;企业生产的生产资料,除国务院物价部门和省级政府物价部门颁布的价格分工管理目录所列的少数产品外,由企业自主定价;企业提供的劳务,由企业自主定价。

(3)产品销售权。分计划内与计划外。对指令性计划外的产品,企业可以在全国范围完全自主地销售,任何部门和地方政府不得封锁、限制和歧视;指令性计划的产品和国家规定由特定单位收购的产品,企业应按计划规定的范围销售并有权与需方企业或收购单位签订合同。

(4)物资采购权。企业有权拒绝任何部门和地方政府为企业指定指令性计划以外的供货单位和供货渠道。

(5)进出口权。企业依法享有进出口经营权,享有与外贸企业同等待遇。

(6)投资决策权。企业有权向国内企业、事业单位投资,购买和持有其他企业的股份;经批准可向境外投资开办企业;企业可以留用资金和自筹资金从事生产性建设,能够自行解决建设和生产条件的,可自主立项。

(7)留用资金支配权。企业在保证实现企业财产保值、增值的前提下,有权自主确定税后留用利润中各项留用资金的比例和用途,报政府有关部门备案。

(8)资产处置权。企业有权依照国务院的规定,出租或有偿转让固定资产。《转机条例》增加了可以抵押的内容。对关键设备、成套设备或重要建筑物,可以出租,但抵押和有偿转让需经政府主管部门批准。

(9)联营、兼并权。企业有权按照不同方式与其他企业、事业单位联营。企业按照自愿、有偿原则,可以兼并其他企业,但要报主管部门备案。

(10)劳动用工权。企业可以自由决定招工时间、条件、方式、数量,但招工范围,若法律和国务院有规定的,则从其规定。

(11)人事管理权。《全民所有制工业企业法》第31条规定的企业的录用、辞退职工权中应包括干部在内,但具体的人事任免权,《全民所有制工业企业法》并未规定在企业权利中,而是规定在厂长的职权中。《转机条例》第18条将人事管理权列为企业经营权之一。

(12)工资、奖金分配权。企业的工资总额依照政府规定的工资总额与经济效益挂钩办法来确定,在相应提取的工资总额内,企业有权自主使用、自主分配工资和资金。

(13)内部机构设置权。企业有权决定内部机构的设立、调整和撤销,决定企业的人员编制。

(14)拒绝摊派权。企业有权拒绝任何部门和单位向企业摊派人力、物力、财力;有权控告、检举、揭发摊派行为,要求作出处理。

(二)全民所有制企业的义务

《全民所有制工业企业法》第35条至第43条规定了全民所有制工业企业的义务。此外,《全民所有制工业企业法》总则中还规定了全民所有制工业企业最基本的义务。

企业的义务可概括地分为三类。各类义务的分类不是绝对的,是仅就其主导属性分类的。

1.企业对国家的义务。如依法纳税。

2.企业对社会的义务。如保护环境。

3.企业对职工的义务。如职工的业务培训。

四、全民所有制企业的内部组织机构

(一)企业党组织

企业党委在企业中处于政治核心地位。其任务是加强政治领导,发挥党组织的战斗堡垒作用和党员的先锋模范作用,保证党和国家的路线、方针、政策在本企业的贯彻执行,做好思想政治工作和群众工作,支持厂长依法行使职权,并对重大问题提出意见和建议。

(二)厂长(经理)负责制

1.厂长(经理)负责制的概念。厂长(经理)负责制,是指企业的生产经营管理工作由厂长(经理)统一领导和全面负责的一种企业内部领导制度。

2.厂长(经理)的地位。厂长(经理)对内是企业的中心,在企业的经营管理和生产指挥工作中处于中心地位,对企业的各项工作负有全面的责任;厂长(经理)对外是企业法定代表人。

3.厂长(经理)的产生方式。厂长(经理)的产生方式有两种:

(1)政府主管部门委任或者招聘,但须征求职工代表大会的意见。

(2)企业职工代表大会选举,但须经政府主管部门批准。

4.厂长(经理)的职权。《全民所有制工业企业法》第45条规定厂长(经理)的职权有:

(1)依照法律和国务院规定,决定或者报请审查批准企业的各项计划;

(2)决定企业行政机构的设置;

(3)提请政府主管部门任免或者聘任、解聘副厂长(副经理)及行政领导干部。法律和国务院另有规定的除外;

(4)任免或者聘任、解聘企业中层行政领导干部。法律另有规定的除外;

(5)提出工资调整方案、奖金分配方案和重要的规章制度,提请职工代表大会审查同意。提出福利基金使用方案和其他有关职工生活福利的重大事项的建议,提请职工代表大会审议决定。

(6)依法奖惩职工;提请政府主管部门奖惩副厂级行政领导干部。

5.厂长(经理)的职责。厂长(经理)必须依靠职工履行企业法规定的企业的各项义务,厂长(经理)必须支持职工代表大会、工会和其他群众组织的工作,厂长(经理)必须执行职工代表大会依法作出的决定。

6.生产经营管理系统。企业应建立以厂长(经理)为首的生产经营系统,实行统一领导,分级负责,建立各级经济责任制。

企业设立管理委员会,就企业经营管理中的重大问题协助厂长(经理)决策。管理委员会由厂长(经理)、副厂长(副经理)、总工程师、总经济师、总会计师、党委书记、工会主席、团委书记和职工代表组成。职工代表(包括工会主席)一般应为管理委员会全体成员的三分之一。厂长任管理委员的主席。

(三)全民所有制企业的职工代表大会

1.职工代表大会的性质。它是企业实行民主管理的基本形式,也是职工行使民主管理权力的机构。

2.职工代表大会的工作机构。企业工会委员会为职工代表大会的工作机构。

3.职工代表大会的职权。职工代表大会有下列5项职权:

(1)听取和审议厂长(经理)关于企业的经营方针、长远规划;年度计划、基本建设方案、重大技术改造方案、职工培训计划、留用资金分配和使用方案、承包和租赁经营责任制方案的报告,提出意见和建议。

(2)审查同意或者否决企业工资调整方案、奖金分配方案、劳动保护措施、奖惩办法以及其他重要的规章制度。

(3)审议决定职工福利基金使用方案、职工住宅分配方案和其他有关职工生活福利的重大事项。

(4)评议、监督企业各级行政领导干部,提出奖惩和任免建议。

(5)根据主管部门的决定选择厂长(经理),报告政府部门批准。

4.职工代表大会的义务。支持厂长(经理)依法行使职权;教育职工履行企业法规定的义务。

5.职工代表大会组织制度。主要包括以下两项内容:

(1)组织机构。包括开会期间选出的主席团。工会委员会以及专门小组。主席团成员由工人、技术人员、管理人员和企业的领导干部组成。其中工人、技术人员、管理人员应超过半数。主席团只负责主持会议。工会委员会是职工自愿结合的工人阶级的群众组织。

(2)工作程序。职工代表大会由企业职工直接选举的职工代表组成。职工代表大会至少每半年召开一次。每次会议必须有三分之二以上的职工代表出席。遇有重大事项,经厂长(经理)、企业工会或三分之一以上职工代表的提议,可召开临时会议;职工代表大会进行选举和作出决议,必须经全体职工代表过半数通过。

五、全民所有制企业与政府的关系

《全民所有制工业企业法》和《全民所有制工业企业转换经营机制条例》对全民所有制企业与政府的关系作了专章规定。《全民所有制工业企业法》和《转机条例》虽然都以“企业和政府的关系”作了规定,但两者规定的方式和内容却不尽相同。《全民所有制工业企业法》主要是从主体中的一方即从国家机关的角度分类规定它们与企业的关系;《转机条例》则直接从政府的职能上分类规定政府与企业的关系,并未具体指明其主体是哪些国家机关。

(一)《全民所有制工业企业法》规定的政府与企业的关系

1.政府、政府主管部门与企业的关系。《全民所有制工业企业法》规定政府和政府主管部门与企业的关系为:

(1)对企业统一下达指令性计划。

(2)保证企业完成指令性计划所需的计划供应物资。

(3)审查批准企业提出的基本建设、重大技术改造等计划。

(4)任免、奖惩厂长(经理),根据厂长(经理)提议,任免、奖惩副厂级领导干部,考核、培训厂级行政领导干部。

2.政府有关部门与企业的关系。政府有关部门指企业主管部门以外的其他职能部门。它们对企业一般不发生直接领导关系,可按“国家调节市场,市场引导企业”的目标改革与企业的关系,为企业提供服务,并根据各自的职责权限,依法对企业实行管理和监督。

3.地方人民政府与企业的关系。这里主要指地方政府与中央部属企业和其他非本地国营企业之间的关系。《全民所有制工业企业法》规定地方政府与企业的关系为:

(1)地方政府应当提供企业所需要的由地方计划管理的物资。

(2)协调企业与当地其他单位之间的关系。

(3)努力办好与企业有关的公共福利事业。

(二)《转换经营机制条例》规定政府的职责和职权

《转机条例》按照政企职责分开的原则,从总体上确认政府与企业的关系。又具体地从政府及有关部门的职责和应采取的措施上规定5方面的内容:

1.确保企业财产的国家所有权。

2.加强宏观调控和行业管理。

3.培育、完善市场体系。

4.建立和完善社会保障体系。

5.为企业提供社会服务。

六、国有企业的监督机构

(一)监事会

1994年7月24日国务院发布了《国有企业财产监督管理条例》。根据该条例,国家可以根据需要向国有企业派出监事会,对企业财产保值增值状况实施监督。国务院于2000年3月15日又发布了《国有企业监事会暂行条例》,进一步完善了对企业财产保值增值状况的监督管理。《国有企业监事会暂行条例》规定,国有重点大型企业的监事会由国务院派出,对国务院负责。

(二)向重点大型国有企业派出稽察特派员

为了加强对国有重点大型企业的财务监督，评价国有重点大型企业主要负责人员的经营管理业绩,国务院于1998年7月3日发布了《国务院稽察特派员条例》。《国务院稽察特派员条例》规定,稽察特派员是由国务院派出,代表国家对国有重点大型企业行使监督权力,并对国务院负责的专门人员。

第五节 外商投资企业法

一、外商投资企业法概述

(一)外商投资企业的概念

外商投资企业是指依据中国法律在中国境内设立的，由外国投资者单独直接投资或者外国投资者和中国投资者共同投资的企业。其中外国投资者是指外国的公司、企业和其他经济组织或个人;而中国投资者仅指与外商共同投资举办企业的中国公司、企业或者其他经济组织,不包括个人。香港、澳门、台湾的投资者视为外方。

(二)外商投资企业的特点

外商投资企业具有以下特点:

1.外商投资企业是外国投资者参与或独立举办的企业。

2.外商投资企业是外国投资者以私人直接投资举办的企业。

3.外商投资企业是依照中国的法律和行政法规,经中国政府批准,在中国境内设立的企业,属于中国企业。

(三)外商投资企业的种类

目前,在我国设立的外商投资企业,依照外商在企业注册资本和资产中所占股权和份额的比例不同,可分为合资企业和外商独资企业。合资企业以其是股权式还是契约式又可分为中外合资经营企业和中外合作经营企业两种,外商独资企业又叫外资企业。中外合资经营企业、中外合作经营企业和外资企业简称“三资”企业。

1.中外合资经营企业,简称合营企业。是指中国合营者与外国合营者依照中国法律和行政法规的规定,经中国政府批准,在中国境内,按照平等互利的原则,共同投资、共同经营,并按照投资比例分享利润、分担风险及亏损的企业。它具有以下特点:

(1)从企业的性质来看,合营企业是股权式企业。中国合营者与外国合营者的出资要折为股份,并按出资比例分享利润、分担风险和盈亏。

(2)从企业的投资者来看,合营企业一方为外国投资者,另一方为中国投资者。

(3)从企业的经营管理来看,合营企业是由中外双方共同经营管理。

(4)从企业的法律地位来看,合营企业为中国企业法人。合营企业是在中国境内,经中国政府批准设立的,按中国法律规定取得法人资格,为中国企业法人。

(5)从企业的组织形式来看,合营企业采取有限责任公司的形式。合营企业以企业的全部资产承担责任,中国合营者与外国合营者按投资比例承担责任。

2.中外合作经营企业,简称合作企业,是指中国合作者与外国合作者依照中国法律和行政法规的规定,经中国政府批准,在中国境内共同举办的,按合作企业合同的约定分配收益或者产品、分担风险和亏损的企业。它具有以下特点:

(1)从企业的性质来看,合作企业属于“契约式”的合营企业。中外合作者的投资或者提供的合作条件,可以不折算成股份,合作各方按合同约定收益或者产品、分担风险和亏损。

(2)从企业的投资者来看,合作企业一方为外国合作者,另一方为中国合作者。

(3)从企业的经营管理来看,合作企业的管理方式有多样性。既可以由合作双方共同经营管理;也可以委托合作一方经营管理,还可以委托第三方经营管理

(4)从企业的法律地位来看,合作企业的法人资格有选择性。可以是中国法人资格的企业,也可以是不具备中国法人资格的企业。符合中国法律关于法人条件的规定,依法取得中国法人资格。

(5)从企业的组织形式来看,法人型企业采取有限责任公司的形式,非法人型企业相当于合伙关系。

3.外资企业。是指外国投资者依照中国法律,在中国境内设立的,全部资本由外国投资者投资的企业,不包括外国的企业和其他经济组织在中国境内的分支机构。外资企业具有以下特征:

(1)从企业的投资者来看,投资者全部是外国投资者。

(2)从企业的资本构成来看,全部资本是由外国投资者投资的。

(3)从企业的经营管理来看,由外国投资者经营管理。

(4)从企业的法律地位来看,外资企业是中国的企业,主要是中国法人企业,也可以是非法人企业。

(5)外资企业的组织形式为有限责任公司,经批准也可以为其他组织形式。

(四)外商投资企业法的概念

外商投资企业法,是指调整外商投资企业在设立、经营管理过程中所发生的经济关系的法律规范的总称。我国现行的外商投资企业法主要有:1979年7月1日第五届全国人民代表大会第三次会议通过,并经1990年4月4日第七届全国人民代表大会第三次会议和2001年3月15日第九届全国人民代表大会第四次会议修正的《中华人民共和国中外合资经营企业法》(以

下简称《合营企业法》)；1988年4月13日第七届全国人民代表大会第一次会议通过,2000年10月31日第九届全国人民代表大会常务委员会第十八次会议修正的《中华人民共和国中外合作经营企业法》(以下简称《合作企业法》)；1986年4月12日第六届全国人民代表大会第四次会议通过,2000年10月31日第九届全国人民代表大会常务委员会第十八次会议修正的《中华人民共和国外资企业法》(以下简称《外资企业法》)。另外还包括国务院发布的《中外合资经营企业法实施条例》(以下简称《实施条例》)和国务院批准,由原对外经济贸易部发布实施的《中外合作经营企业法实施细则》和《外资企业法实施细则》等。

二、外商投资企业的设立

(一)中外合资经营企业的设立条件和程序

1.中外合资经营企业的设立条件。设立中外合营企业应注重经济效益,符合下列一项或数项要求:(1)采用先进技术设备和科学管理方法,能增加产品品种,提高产品质量和产量,节约能源和材料;(2)有利于企业技术改造,能做到投资少、见效快、收益大;(3)能扩大出口,增加外汇收入;(4)能培训技术人员和经营管理人员。

凡有下列情况之一的,不予批准:(1)有损中国主权的;(2)违反中国法律的;(3)不符合中国国民经济发展要求的;(4)造成环境污染的;(5)签订的协议、合同、章程显属不公平,损害一方权益的。

2.设立合营企业的程序。设立合营企业要经过申请、审批和登记三个阶段:

(1)申请。首先由中外合营各方进行谈判,签订合营企业协议、合同和章程后,由中外合营者向审批机构报批,并报送有关文件。

(2)审批。设立合营企业的审批机构是国务院对外经济贸易主管部门(目前为商务部)。当设立的合营企业的投资总额在国务院规定的限额之内,中国合营者的资金已经落实,并且不需要国家增拨原材料、不影响燃料、动力、交通运输、外贸出口配额等全国平衡的情况下,可由商务部委托有关的省、自治区、直辖市人民政府或国务院有关部、局(以下简称受托机关)审批。商务部和受托机关,统称为审批机构。受托机关批准设立合营企业后,应报商务部门备案,并由商务部发给批准证书。即批准证书一律由商务部颁发。审批机构应自接到中方中国合营者按规定报送的全部文件之日起3个月内决定批准或不批准。

(3)登记。合营各方自收到批准证书后的30日内,由企业的组建负责人向国家工商行政管理总局及其授权的地方工商行政管理局登记,工商登记机关应当在收到文件之日起30日内,作出核准登记或不予登记的决定。不予核准登记的,发给驳回通知书;予以核准登记的,颁发《企业法人营业执照》,企业即告成立,取得中国法人资格。营业执照的签发日期,为该企业成立日期。

(二)设立中外合作经营企业的条件和程序

1.设立中外合作经营企业的条件。《合作企业法》规定,国家鼓励举办产品出口的或者技术先进的生产型合作企业。(1)产品出口的生产型合作企业。是指产品主要用于出口,年度外汇总收入额减除年度生产经营外汇支出额和外国投资者汇出分得利润所需外汇额以后,外汇有结余的生产型企业;(2)技术先进的生产型合作企业。是指外国投资者提供先进技术,从事新产品开发,实现产品升级换代,以增加出口创汇或者替代进口的生产型企业。

2.设立中外合作经营企业的程序。设立中外合作经营企业要经过申请、审批和登记三个阶段:

(1)申请。由中国合作者向审批机构报送报申请书、可行性研究报告、企业章程、投资者的资信证明文件及法定代表人名单等文件。其中,合作企业合同是指合作各方为设立合作企业就相互之间的权利和义务关系达成一致意见后形成的书面文件。合作企业合同自审查批准机关颁发批准证书之日起生效。合作企业的章程,是指按照合作企业合同约定,经合作各方一致同意,约定合作企业的组织原则、经营管理方法等事项的书面文件。合作企业章程的内容与合作企业合同应当一致,不一致的,以合作企业合同为准。

(2)审批。设立合作企业的审批机构是国务院对外经济贸易主管部门(目前为商务部)和国务院部授权部门、地方人民政府(以下简称审批机构)。商务部和国务院授权部门批准的合作企业,批准证书由商务部颁发。国务院授权的地方人民政府批准的合作企业,批准证书由地方人民政府颁发,但自批准之日起30日内报商务部备案。审批机构应自接到中方中国合营者按规定报送的全部文件之日起45日内决定批准或不批准。

(3)登记。合作方自收到批准证书后的30日内,向国家工商行政管理总局及其授权的地方工商行政管理局登记,领取营业执照。工商登记机关应当在收到文件之日起30日内,作出核准登记或不予登记的决定。不予核准登记的,发给驳回通知书;予以核准登记的,颁发企业法人营业执照或非法人营业执照。营业执照的签发日期,为该企业成立日期。

(三)外资企业的设立条件和程序

外资企业不同于中外合资经营企业和中外合作经营企业,在设立时有其特别的条件及程序。

1.设立外资企业的条件。根据《外资企业法》第3条规定,设立外资企业,必须有利于中国国民经济的发展,国家鼓励举办产品出口的或者技术先进的生产型外资企业。其中,“有利于中国国民经济的发展”是设立外资企业的根本条件,也是设立各类投资企业的基本条件。为了保障国家安全和国民经济的发展,对某些行业则禁止或限制设立外资企业。禁止设立外资企业的行业包括:新闻、出版、广播、电视、电影等。限制设立外资企业的行业包括:公用事业、交通运输、房地产、信托投资、租赁等。

2.设立外资企业的程序。外资企业没有中方投资者,所以在设立企业时,不是由中国投资者代表企业向政府申请,而是外国投资者直接或委托中国的某公司或他人代为申请。设立外资企业的法律程序一般有申请、审批和登记三个阶段。但在申请之前,外国投资者应先向拟设立外资企业所在地的县级或县级以上地方人民政府提交报告,收到报告的人民政府应自收到之日起30天内以书面形式答复外国投资者,签署意见。具体步骤是:

(1)申请。外国投资者通过拟设立外资企业所在地的县级或者县级以上人民政府向审批机关呈报申请书、可行性研究报告、企业章程、投资者的法律证明文件、资信证明文件及法定代表人名单等文件。

(2)审批。由国务院对外经济贸易主管部门(目前为商务部)或国务院授权的省、市、自治区和计划单列市、经济特区的人民政府审查批准。审批机关在接到申请之日起90天内决定批准或不批准。批准的发给批准证书。

(3)登记。设立外资企业的申请批准后,外国投资者应在30天内向工商行政管理机关提交批准证书副本及有关文件申请登记,领取营业执照。工商登记机关应当在收到文件之日起30日内,作出核准登记或不予登记的决定。不予核准登记的,发给驳回通知书;予以核准登记的,颁发企业法人营业执照或非法人营业执照。营业执照的签发日期,为该企业成立日期。

三、外商投资企业的组织形式

(一)中外合资经营企业的组织形式

我国《合营企业法》第4条明确规定合营企业的形式为有限责任公司。《实施条例》第16条明确规定合营各方对合营企业的责任以各自认缴的出资额为限。

(二)中外合作经营企业的组织形式

中外合作经营企业属于契约式合营企业。合作合同不仅规定合作各方的权利和义务,而且连合作企业的组织形式也由中外合作者协商选定。合作企业的组织形式可基于合作各方的意思表示,具有法人资格的,其组织形式为有限责任公司;不具有法人资格,一般认为是合伙关系。

(三)外资企业的组织形式

外资企业的组织形式为有限责任公司,经批准也可以为其他责任形式。外资企业为有限责任公司的,外国投资者对企业的责任以其认缴的出资额为限。外资企业为其他责任形式的,外国投资者对企业的责任适用中国法律、法规的规定。

四、外商投资企业的注册资本

(一)合营企业的注册资本

1.合营企业注册资本的含义。合营企业的注册资本,是指为设立合营企业在工商行政管理机关登记注册的资本,应为合营各方认缴的出资额之和。注册资本一般以人民币表示,也可用合营各方约定的外币表示。

2.合营各方的出资比例。在中外合资经营企业中,外国合营者的投资比例一般不得低于合营企业注册资本的25%。

3.合营各方的出资方式。合营各方可以用货币出资,也可以用建筑物、厂房、机器设备或其他物料、工业产权、专有技术、场地使用权等作价出资。

(1)现金出资。外方投资者以现金出资时,只能以外币缴付出资,不能以人民币缴付出资,其用外币缴付的出资,应当按照缴款当日中国人民银行公布的挂牌汇率(中间价)折算成人民币或者折算成约定的外币。中国合营者以人民币缴付的出资如需折合外币,应当按照缴款当日中国人民银行公布的挂牌汇率(中间价)折算。经审批机关批准,外国投资者也可以用其从中国境内举办的其他外商投资企业获得的人民币利润出资。

(2)实物出资。实物出资一般是以机器设备、原材料、零部件、建筑物、厂房等作为投资。在实践中,中方投资者一般以现有厂房、建筑物、辅助设备等投资,外方投资者一般以机器设备和其他物料投资。外方投资者以机器设备或者其他物料出资的,应符合下列条件:一是生产所必需的;二是价格不得高于同类机器设备或其他物料当时的国际市场价格。

中外投资者以实物出资需要作价时，其作价由中外投资各方按照公平合理的原则协商确定,或者聘请中外投资各方同意的第三者评定(这与《公司法》不同,公司法要求必须由中介机构评估作价)。中外投资者用作投资的实物,必须为自己所有、且未设立任何担保物权,并应当出具其拥有所有权和处置权的有效证明,任何一方都不得用以企业名义取得的借款、租赁的设备或者其他财产,以及用自己以外的他人财产作为自己的实物出资,也不得以企业或者投资他方的财产和权益为其出资担保。外方投资者用以投资的机器设备或者其他物料,还应报审查批准机关批准。

(3)工业产权、专有技术出资。中外双方都可作为其出资,但外方投资者出资的工业产权、专有技术必须符合下列条件之一:一是能显著改进现有产品的性能、质量,提高生产效率;二是能显著节约原材料、燃料、动力。与此同时,中外投资者出资的工业产权或专有技术,必须是自己所有并且未设立任何担保物权的工业产权、专有技术,仅通过许可证协议方式取得的技术使用权,不得用来出资。其作价方法与实物出资相同。

(4)场地使用权出资。场地使用权只能作为中方的出资。中方投资者可以用场地使用权作为出资,但是,如果中方投资者未用场地使用权作为其出资的,则成立的外商投资企业应向中国政府缴纳场地使用费。

4.合营企业注册资本的减少。《合营企业法》规定,在合营期限内,合营企业不得减少其注册资本。但因投资总额和生产经营规模等发生变化,确需减少注册资本的,须经审批机关批准,可以减少。

5.合营企业注册资本的增加。《合营企业法》规定,在合营期限内,合营企业允许增加其注册资本。合营企业增加注册资本,经合营各方协商一致,并由董事会会议通过。

6.合营各方出资额的转让。是指在合营企业中合营一方将其全部或部分出资额转让给合营企业另一方或第三者。出资额的转让首先须经合营各方同意,然后须经董事会会议审查通过,再报原审批机构批准,最后办理变更登记手续。合营企业一方转让其全部或部分出资额时,合营他方有优先购买权。

7.合营企业投资总额的概念。是指按照合营企业的合同、章程规定的生产规模需要投入的基本建设资金和生产流动资金的总和。也被称为运营资本。它是随着企业生产经营规模的不断变化而变化的。

8.合营企业注册资本与投资总额的关系。投资总额可以与注册资本不一致,如合营各方的出资额之和达不到投资总额,可以以合营企业的名义向银行贷款作为投资总额的一部分。因此,投资总额既包括注册资本,也可包括合营企业的借贷资金。合营企业的借入资本是指合营企业在注册资本达不到投资总额需要的情况下,以合营企业名义借入的资金。

合营企业的注册资本与投资总额之间应依法保持适当比例关系。①投资总额在≤300万美元的,注册资本至少应占投资总额的7/10;②300万美元<投资总额≤1000万美元的,注册资本至少应占投资总额的1/2,其中,投资总额<420万美元的,注册资本不得低于210万美元;③1000万美元<投资总额≤3000万美元的,注册资本至少应占投资总额的2/5,其中,投资总额<1250万美元的,注册资本不得低于500万美元;④3000万美元投资总额>3000万美元的,注册资本至少应占投资总额的1/3,其中,投资总额<3600万美元的,注册资本不得低于1200万美元。合营企业如遇不能执行此规定的,由国家商务部会同工商行政管理机关解决。

9.中外合资经营企业的出资期限。由于外商投资企业的出资是认缴方式,在没有取得工商执照时不要求全部到位,因此要有出资期限的要求。根据我国法律和行政法规的规定,合营企业的投资应按照项目进度,在合同章程中明确规定出资期限,未作规定的,审批机关不予批准,登记机关不予登记注册。

合营企业合同中规定一次缴付出资的,投资各方应当自营业执照签发之日起(起算日)6个月内缴清;合同中规定分期缴付出资的,投资各方第一期出资不得低于各自认缴出资额的15%,并且应当在营业执照签发之日起3个月内缴清。合营企业投资各方未能在规定的期限内缴付出资的,视同合营企业自动解散,合营企业批准证书自动失效。合营企业投资一方未按照合同的规定如期缴付或者缴清其出资的,即构成违约;守约方应当催告违约方在1个月内缴付或者缴清出资,逾期仍未缴付或者缴清的,视同违约方放弃在合同中的一切权利,自动退出外商投资企业,守约方应在逾期1个月内,向原审批机关申请批准解散合营企业或申请批准另找外国投资者承担违约方在合同中的权利和义务,守约方还可以依法要求违约方赔偿因未缴付或缴清出资造成的经济损失。如守约方未申请批准解散或寻找外国投资者,审批机关有权吊销其批准证书。

对分期出资的总期限要求:①注册资本在50万美元以下(含50万美元)的,自营业执照核发之日起1年内,应将资本全部缴齐;②注册资本在50-100万美元以下(含100万美元)的,自营业执照核发之日起1年半内,应将资本全部缴齐;③注册资本100-300万美元(含300万美元)的,自营业执照核发之日起2年内,应将资本全部缴齐;④注册资本300-1000万美元(含1000万美元)的,自营业执照核发之日起3年内,应将资本全部缴齐;⑤注册资本在1000万美元以上的,由审批机关审定。

对通过收购国内企业资产或股权设立合营企业的外国投资者,应自合营企业营业执照颁发之日起3个月内支付全部购买金。对特殊情况需延长支付者,经审批机关批准后,应自营业执照颁发之日起6个月内支付购买总金额的60%以上,在1年内付清全部购买金,并按实际缴付的出资额的比例分配收益。控股投资者在付清全部购买金额之前,不能取得企业决策权,不得将其在企业中的权益、资产以合并报表的方式纳入该投资者的财务报表。

合营企业合同经审批后,如确因特殊情况需要超过合同规定的缴资期限延期缴资的,应报原审批机关批准和登记机关备案,并办理相关手续。中外合资经营企业投资者须按合同规定的比例和期限同步缴付认缴的出资额。特殊情况不能同步的,报原审批机关批准,并按实际缴付的比例分配收益。实际缴付的未达到认缴的,不能取得企业决策权,不得将其在企业中的权益、资产以合并报表的方式纳入该投资者的财务报表。

合作企业和外资企业的出资期限与合营企业的上述规定相同。

(二)合作企业的注册资本

这里主要说明与合营企业的不同规定。

1.合作各方的出资方式。中外合作者的投资或者提供的合作条件可以是现金、实物、土地使用权、工业产权、非专利技术和其他财产权利。这里,其他财产权利包括公司的股份(股票)、债券或其他收益、对金钱的请求权以及法律允许的经营特许权等。实践中,中国合作者一般以厂房、设施、场地使用权作为投资或合作条件。合作经营各方非现金形式的投资或提供的合作条件,可以不折成货币,不计算为投资比例。

2.出资比例。在中外合作经营企业中,对取得法人资格的合作企业,外国合作者的投资比例一般不得低于注册资本的25%;对不具备法人资格的合作企业,合作各方的投资比例或合作条件,由国务院对外经济贸易主管部门规定。

(三)外资企业的注册资本

1.外资企业注册资本的含义。外资企业的注册资本,是指为设立外资企业在工商行政管理机关登记注册的资本,全部由外国投资者认缴的出资额之和。外资企业注册资本应与其经营规模和社会经济责任相适应,而且与投资总额的比例应符合有关法律规定。

2.出资方式。外国投资者在中国境内开办外资企业,可以用可自由兑换的外币,即现金出资,也可以用机器设备、工业产权、专有技术等作价出资。经审批机关批准,外国投资者可用其在中国境内举办的其他外商投资企业获得的人民币利润出资。以实物出资的,须经审批机关批准,并出具在中国登记注册的会计师事务所的估价证明;以工业产权、专有技术等作为出资的,一般不能超过企业注册资本的20%。

4.注册资本的变更。外资企业的注册资本,可以在经营期内增加或转让,但不得减少。因投资总额和生产经营规模等发生变化,确需减少注册资本的,经审批机关批准,可以减少(原规定不得减少);如将其财产对外抵押、转让,须经审批机关批准,并向工商行政管理机关备案。

五、外商投资企业的组织机构

(一)中外合资经营企业的组织机构

1.合资企业的权力机构。合营企业没有股东大会,不以股东大会作为最高权力机构。合营企业的最高权力机构是董事会。

(1)董事会的性质和职权。董事会是合营企业的最高权力机构,决定合营企业的一切重大问题。

(2)董事会的组成和任期。董事会成员不得少于3人,董事名额的分配由合营各方参照出资比例协商确定,由合营各方委派和撤换。董事任期4年,可以连任。

(3)董事长和副董事长的产生。董事长和副董事长由合营各方协商确定或者由董事会选举产生。中外合营者的一方担任董事长的,由他方担任副董事长。董事长是合营企业的法定代表人。

(4)董事会会议的召集和召开。董事会会议由董事长召集,董事长不能召集时,可由董事长委托副董事长或其他董事召集,董事会每年至少召开一次董事会会议,经1/3以上董事提议,可以召开临时会议。董事会会议应有2/3以上董事出席,董事不能出席会议的,可以委托他人代为出席。董事会会议讨论的重大问题具体包括:企业发展规划、生产经营活动方案、收支预算、利润分配、劳动工资计划、停业,以及总经理、副总经理等高级管理人员的任命或聘请及其职权和待遇等。

(5)董事会会议的决议方式。可以根据合营企业章程载明的议事规则作出,但涉及到合营企业章程修改、中止、解散、注册资本增加、减少、与其他经济组织合并、分立等事项时,必须经出席董事会会议的董事一致通过。

2.经营管理机构。合营企业在董事会领导下,由双方共同经营管理。合营企业设经营管理机构负责合营企业的日常经营管理工作。经营管理机构设总经理1人,副总经理若干人,其他高级管理人员若干人,他们由董事会聘用,中外方人员均可担任。总经理也可由董事长兼任,总经理执行董事会会议的各项决议,组织领导合营企业的日常经营管理工作。在董事会授权范围内,总经理对外代表合营企业,对内任免下属人员,行使董事会授予的其他职权。

(二)中外合作经营企业的组织机构

1.合作企业的权力机构。具备法人资格的合作企业,权力机构是董事会;不具备法人资格的合作企业,权力机构是联合管理委员会。董事会或者联合管理委员会是合作企业的权力机构。

(1)董事会或者联合管理委员会的组成和任期。董事会或者联合管理委员会成员不得少于3人,其名额的分配由中外合作者参照其投资或者提供的合作条件协商确定。成员由合作各方自行委派或撤换。董事或者委员的任期由合作企业章程规定,但每届任期不得超过3年。董事或者委员任期届满,委派方继续委任的,可以连任。

(2)董事长、副董事长或联合管理委员会主任、副主任的产生。董事长、副董事长或联合管理委员会主任、副主任的产生由合作企业章程规定。中外合作者的一方担任董事长、主任的,副董事长、副主任由他方担任。

(3)董事会会议或者联合管理委员会会议的召集和召开。董事会会议或者联合管理委员会会议每年至少召开一次,由董事长或者主任召集并主持。不能召集并主持时,可由指定的副董事长、副主任或其他董事、委员召集主持。1/3以上的董事或委员提议,可以召开临时会议。董事会会议或者联合管理委员会会议应当有2/3以上董事或者委员出席方能举行。

(4)董事会会议或者联合管理委员会会议的决议方式。董事会会议或者联合管理委员会作出决议,须经全体董事或者委员过半数通过(一般决议)。但对合作企业章程的修改、注册资本的增加、减少、资产抵押以及合作企业的合并、分立、解散等事项,应由出席董事会会议或者联合管理委员会会议的董事或者委员一致通过。

2.合作企业的经营管理机构。经营管理机构的设置与合资企业基本上相同。但在经营管理形式方面,有三种形式:(1)双方共同经营管理。设立董事会的,由董事会决定任命或者聘请总经理负责合作企业日常经营管理工作,并对董事会负责。设立联合管理机构的,由联合管理机构决定或者聘请总经理负责日常经营管理工作。(2)委托合作一方经营管理。(3)委托第三方经营管理。董事会或联合管理机构决定委托第三方经营管理的,应由董事会或联合管理机构代表合作企业与第三方签订委托管理合同,连同第三方的资信证明文件报审查批准机关批准,并向工商行政管理机关办理变更登记手续。

(三)外资企业的组织机构

外资企业的组织机构可以自行设置,中国政府不加干涉。外资企业符合中国法律关于法人条件规定的,取得中国法人资格。具有法人资格的外资企业的最高权力机构一般组成董事会。董事会成员的组成及董事长的推选,政府不加干涉。董事长是法定代表人。总经理及其他高级管理人员的任命及聘请办法,由其章程规定。

六、外商投资企业的经营管理

(一)中外合资经营企业的经营管理

1.生产经营计划权。合营企业有权在批准的合同范围内,自行制定企业的生产经营计划(无须报企业主管部门备案)。

2.物质采购权。合营企业生产经营所需要的原材料,有权自行决定在中国市场购买或者在国际市场购买(无须优先在中国国内市场购买)。

3.产品销售权。合营企业有权自行销售产品,中国政府鼓励其向国际市场销售产品(无须优先向国际市场销售产品)。

4.财务会计。合营企业应当独立核算。企业的年度会计报表和清算会计报表,应当依照中国财政、税务机关的规定编制。以外币编报会计报表的,应当同时编报外币折合为人民币的会计报表。合营企业应向合营各方、当地税务机关、财政机关报送季度和年度会计报表。年度会计报表应抄报原审批机关。合营企业的下列文件、报表、证件,应经中国注册会计师验证和出具证明,方为有效:(1)合营各方的出资证明书(以物料、场地使用权、工业产权、专有技术作为出资的,应当包括合营各方签字同意的财产估价单及其协议文件);(2)合营企业的年度会计报表;(3)合营企业的清算会计报表。

5.各项基金的提取。合营企业应当按如下原则和程序分配利润:合营企业应当先行提取企业储备基金、企业发展基金、职工奖励基金和职工福利基金,其中,储备基金的提取比例不得低于税后利润的10%,累计提取数额达到企业注册资本的50%时,可以不再提取;职工奖励基金、职工福利基金和企业发展基金的提取比例由企业自行确定。合营企业的储备基金主要用于弥补亏损;企业发展基金用于扩大企业生产经营或者按照企业章程的规定转作投资人的增资;职工奖励基金和职工福利基金一般用于职工非经常性奖励和补贴,购建、修缮职工住房等集体福利。

6.利润分配。合营的利用按出资的比例分配。合营企业以往年度的亏损末弥补时,不得分配利润;以往年度的末分配利润,可与本会计年度可供分配的利润一并分配。

7.劳动管理。合营企业用工实行劳动合同制。劳动合同由合营企业同本企业的工会组织代表职工集体签订,规模小的,也可与个人签订。合营企业不得雇用童工。合营企业设立工会组织。合营企业研究决定有关职工奖惩、工资制度、生活福利、劳动保护和保险问题时,工会代表有权列席会议,合营企业应当听取工会的意见。合营企业应当每月按照企业职工实发工资总额的2%拨交工会经费。

(二)中外合作经营企业的经营管理

中外合作经营企业的生产经营计划、物质采购、产品销售权、财务会计管理、劳动管理与中外合资经营企业相同,但利润分配、投资收回与中外合资经营企业不相同,在此主要说明这两个问题。

1.利润分配。《合作企业法》规定了合作经营企业的利润分配的原则和利润分配方式。

(1)利润分配的原则。《合作企业法》规定,合作各方税按照合作经营企业合同约定分配收益或产品,承担风险和亏损。可在所得税前或后分配利润,可采取净利润分成、产品分成或产值分成等方式。与合营企业的利润分配相比较具有更大的灵活性。具体采取何种方式,应在合作企业合同中明确。

(2)合作企业的利润分配方式。目前,合作企业的利润分配方式主要有以下几种:①中外合作者确定一个外商投资回收期或投资回收额,在此期限内或回收该投资额之前,规定一个固定的利润分配百分比,外方合作者多分,超过了这个期限或者达到了投资回收额,再按另一个比例,中国合作者多分;②确定合作期的前几年为外商投资的回收期,在此期间内中方不分配利润,所得到的利润全部归外方,用以偿还其投资,以后各年的利润双方再按一定比例分配;③以每月营业额或每批产品销售额的一个固定百分比偿还外商投资额,提取的偿还本金额累计达到计划偿还数时便不再提取,其余的利润双方按一定比例分配;④合作经营企业实现的利润有一个固定数额用来偿还外商投资本金,其余的由双方按一定比例分配;⑤在不影响合作经营企业正常生产的前提下,经财政税务机关批准,可以提取部分折旧费,用以补偿外国合作者的投资,不足部分,从利润中偿还,其余利润再由中外各方按确定的合理比例进行分配。总之,以上各种分配方式,它们都有一个共同点,都是使外国合作者的投资额能较快地和相对稳定地得到回收。这是吸引外商来我国建立合作企业的关键因素。当然,采取任何方式,都必须是为我国法律所允许的公平合理、平等互利的分配方式。

2.外商先行收回投资的规定。根据《合作企业法》的规定,可以在合作企业中约定外国合作者在合作期限内先行回收投资。这是我国对外国合作者的一种优惠。

(1)外商先行回收投资的方式。根据《合作企业法》及其实施细则的规定,外国合作者在合作期限内可以申请按下列方式先行回收其投资:①在按照投资或者提供合作条件进行分配的基础上,在合作企业合同中约定扩大外国合作者的收益分配比例回收投资;②经财政税务机关审查批准,外国合作者在合作企业缴纳所得税前回收投资;③经财政税务机关和审查批准机关批准的其他回收投资方式。如将提取的折旧费作为外国合作者的投资回收。

(2)外商先行回收投资的法定条件。外国合作者在合作期限内先行回收投资,应符合下列法定条件(同时具备):①中外合作经营者在合作企业合同中约定合作期满时,合作企业的全部固定资产无偿归中国合作者所有(这是前提条件);②中外合作者应当依照有关法律的规定和合作企业合同的约定,对合作企业的债务承担责任;③外国合作者依上述②和③的方式提出先行回收投资的,应当具体说明先行回收投资的总额、期限和方式,经财政税务机关审查同意后,报审查批准机关审批;④外国合作者在合作企业的亏损弥补之后,才能先行回收投资。

(三)外资企业的经营管理

外资企业的经营管理与合营企业的基本相同,但外资企业提取的基金种类与合营企业有所不同,外资企业应当从税后利润中提取储备基金和职工奖励及福利基金,不提取企业发展基金。

七、外商投资企业的期限、解散与清算

(一)合营企业的期限、解散与清算

1.合营企业的期限。是指合营各方根据中国的法律、行政法规的规定和合营各方对合营企业经营目标的期望,在合营合同中对合营企业存续期间的规定。《合营企业法》规定,有的行业的合营企业,应当约定合营期限;有的行业的合营企业,可以约定合营期限,也可以不约定合营期限。具体而言,对于限制类的中外合资经营项目,必须约定经营期限;对属于国家鼓励投资和允许投资项目的合营企业,合营各方可以在合同中约定合营期限,也可以不约定合营期限。

举办合营企业,属于下列行业的,合营各方应当依照国家有关法律、行政法规的规定,在合营合同中约定合营企业的合营期限:(1)服务性行业;(2)从事土地开发及经营房地产的;(3)从事资源勘查开发的;(4)国家规定限制投资项目的;(5)国家其他法律、法规规定需要约定合营期限的。

合营企业的期限,一般项目原则上为10年至30年。投资大、建设周期长、资金利润率低的项目以及由外国合营者提供先进技术或者关键技术生产尖端产品项目;或者在国际上有竞争能力的产品项目,其合营期限可以延长到50年。经国务院特别批准的,可以在50年以上。

合营企业约定了期限,合营各方同意延长期限的,应在距期满6个月前向审查批准机关提出申请,批准机关在收到之后1个月内决定批准或不批准。合营各方同意将约定的合营期限条款改为不约定的,也要报批,审批机关在90日内决定批准或不批准。

2.中外合资经营企业的终止。合营企业终止的原因主要有:(1)合营期限届满;(2)企业发生严重亏损,无力继续经营;(3)合营一方不履行合营协议、合同、章程规定的义务,致使企业无法继续经营;(4)因自然灾害、战争等不可抗力遭受严重损失,无法继续经营;(5)合营企业未达到其经营目的,同时又无发展前途;(6)合营企业合同、章程规定的其他解散原因已经出现;(7)企业无力偿还到期债务的,企业债权人可以向法院要求宣告该企业破产;企业也可以自行申请破产。

除上述第(1)项情况以外,第(2)、(4)、(5)、(6)项情况发生的,应经合营各方协商同意,由董事会提出解散申请书,报审批机关批准。第(3)项情况发生的,由履行合同的一方提出申请,报审批机关批准。并向原登记主管机关登记。在上述第(3)项情况下,不履行合营企业协议、合同、章程规定的义务的一方,应对合营企业由此造成的损失负赔偿责任。

3.中外合资经营企业的清算。合营企业宣告解散时,由董事会提出清算的程序、原则和清算委员会人选,报企业主管部门审核并监督清算。成立清算委员会,一般应在董事中选任,不能或不适合时,也可聘请在中国注册的会计师、律师担任。审批机关认为必要时,可以派人进行监督。清算委员会的任务是对合营企业的财产、债权、债务进行全面清查,编制资产负债表和财产目录,提出财产作价和计算依据,制定清算方案,提请董事会会议通过后执行。清算期间,清算委员会代表该企业起诉和应诉。合营企业清算时,以其全部资产对其债务承担责任。合营企业清偿债务后的剩余财产按照合营各方的出资比例进行分配,但合营企业协议、合同、章程另有规定的除外。合营企业解散时,其资产净额或者剩余财产减除企业未分配利

润、各项基金和清算费用后的余额,超过实缴资本的部分为清算所得,应当依法缴纳所得税。

清算工作结束后,由清算委员会提出清算结束报告,提请董事会会议通过后,报告原审批机关,向原登记管理机关办理注销登记手续,缴销营业执照。

(二)中外合作经营企业的期限、终止和清算

1.合作企业的期限。合作企业的期限由中外合作者协商确定,并在合作企业合同中订明。合作企业期限届满,合作各方同意延长期限的,应在距期满6个月前向审查批准机关提出申请,批准机关在收到之后1个月内决定批准或不批准。合作企业合同约定外国合作者先行回收投资,并且投资已经回收完毕的,合作企业期满不再延长。但是,外国合作者增加投资的,经合作各方协商同意,可以向审查批准机关申请延长合作期限。在届满前180天向审查批准机关申请,审批机关收到申请后30日内决定批准或不批准。

2.合作企业的终止。合作企业可以因中外合作者合作期满而终止,也可以依法提前终止。合作企业终止的原因主要有:(1)合作期限届满;(2)合作企业发生严重亏损或因不可抗力遭受严重损失,无力继续经营;(3)合作一方或数方不履行合作企业协议、合同、章程规定的义务,致使企业无法继续经营;(4)合作合同、章程所规定的其他终止原因已经出现;(5)因违法被依法关闭。

除上述第(1)项情况以外,第(2)、(4)项,由合作企业的董事或管理委员会决定,报审查批准机关批准。第(3)项,由不履行一方或数方应对履行他方赔偿损失;履行一方或数方有权向审查批准机关提出申请,解散企业。

3.合作企业的清算。合作企业期满或者提前终止时,应当依照法定程序对资产和债权、债务进行清算;中外合作者应当依照合作企业合同的约定,确定企业财产的归属。外国合作者在合作期限内先行回收投资的,中外合作者应当依照有关法律规定和合作企业合同的约定,对合作企业的债务承担责任。

合作企业期满或提前终止时,对财产的处理结束后,应当向工商行政管理机关和税务机关办理注销登记手续。

(三)外资企业的期限、终止和清算

1.外资企业的经营期限。《外资企业法》规定,外资企业的经营期限由外国投资者自己申报,由审批机关批准;期满需要延长的,应当在期满180天前向审查批准机关提出申请。审批机关收到申请后30日内决定批准或不批准。

2.外资企业的终止。外资企业终止的原因有:(1)经营期限届满;(2)经营不善,严重亏损,外国投资者决定解散;(3)因自然灾害、战争等不可抗力而遭受严重损失,无法继续经营;(4)破产;(5)违反中国法律、法规,危害社会公共利益被依法撤销;(6)外资企业章程规定的其他解散事由已经出现。

存在上述第(2)、(3)、(6)项的,应自行申请,审批机关作出核准的日期为终止日期。

3.外资企业的清算。外资企业除有上述第(4)、(5)项情形外,外资企业的清算应由自己提出清算程序、原则和清算委员会人选,报审批机关审核。清算委员会由外资企业的法定代表人、债权代表及有关主管机关代表组成,并聘请注册会计师、律师等参加。在清算完结前,外国投资者除为执行清算外,不得自行处理外资企业财产。

外资企业清算过程中,资产净额和剩余财产超过注册资本的部分视同利润,应缴纳所得税。

外资企业清算结束,应向工商行政管理机关办理注销登记手续,缴销营业执照。

复习思考题

1.简述个人独资企业和合伙企业的概念和特点。

2.设立个人独资企业和合伙企业应分别具备哪些条件?

3.合伙协议应当载明哪些事项?

4.试述个别合伙人的债务清偿与合伙企业的关系。

5.简述入伙的条件和退伙的种类。

6.比较个人独资企业和合伙企业解散的原因。

7.比较个人独资企业和合伙企业的清算。

8.国有企业有哪些经营管理权利?

9.比较国有企业的厂长(经理)和职工代表大会的职权。

10.简述我国外商投资企业的种类和特点。

11.试述中外合资企业的注册资本。

12.中外合资企业和中外合作企业有哪些区别?

案例分析

【案情一】2005年1月15日,王某决定出资创办一家个人独资企业,从事食品加工,于是说服全家人,用其家庭资产8万元出资,向工商管理部门申请设立登记。在投资栏目中王某注明为个人财产;企业名称为好味食品公司。工商部门指出其中的错误。王某更正后,于2005年2月16日予以注册登记。企业成立后,王某聘请吴某管理企业事务,同时规定,凡吴某对外签订标的额超过2万元以上的合同,须经过王某的同意。2005年6月2日,吴某未经王某同意,以好味企业的名义向甲企业购进一批价值2.5万元的劣质货物。2005年10月,吴某从银行贷款10万元购买住房,与银行签订借款合同时,吴某以好味企业的财产进行了抵押,贷款到期后,吴某没有还清全部贷款,银行要求法院处分抵押权时,遭到王某的拒绝,于是银行以吴某为被告起诉至法院。此外,吴某受聘好味企业后,一直背着王某与他人合伙开办的一家糖厂进货,从中得利,直到企业解散时才被发现。2005年12月,好味企业发现亏损,欠乙公司的到期债务无力偿还,王某决定解散企业。

【法律问题】

1.好味企业在设立过程中的错误有哪些?请予以改正。

2.吴某以好味企业的名义从甲企业购物的行为是否有效?并说明理由。

3.吴某将好味企业的财产抵押给银行的行为是否合法?并说明理由。

4.吴某从其合伙开办的糖厂进货是否合法?并说明理由。

5.好味企业应如何偿还乙公司的债务?好味企业解散后,债权人乙公司尚未得到清偿的债务怎么办?

【案情二】2004年1月,甲、乙、丙共同设立一合伙企业。合伙协议约定:甲以人民币5万元现金出资,乙以房屋作价人民币8万元出资,丙以劳务作价人民币4万元出资;各合伙人按相同比例分配盈利、分担亏损。合伙企业成立后,为扩大经营,于2004年6月向银行贷款人民币5万元,期限为1年。2004年8月,甲提出退伙,鉴于当时合伙企业盈利,乙、丙表示同意。同月,甲办理了退伙结算手续。2004年9月,丁入伙。丁入伙后,因经营环境变化,企业严重亏损。2005年5月,乙、丙、丁决定解散合伙企业,并将合伙企业现有财产价值人民币3万元予以分配,但对未到期的银行贷款未予清偿。2005年6月,银行贷款到期后,银行要求该合伙企业清偿债务,发现该企业已经解散,遂向甲要求偿还全部贷款。甲称自己早已退伙,不负责清偿债务。银行向丁要求偿还全部贷款,丁称该笔贷款是在自己入伙前发生的,不负责清偿。银行向乙要求偿还全部贷款,乙表示只按照合伙协议约定的比例清偿相应数额。银行向丙要求偿还全部贷款,丙则表示自己是以劳务出资的,不承担偿还贷款义务。

【法律问题】

1.甲、乙、丙、丁各自的主张能否成立?并说明理由。
2.合伙企业所欠银行贷款应如何清偿?
3.在银行贷款清偿后,甲、乙、丙、丁内部之间应如何分担清偿责任?

【案情三】2005年10月,某西方跨国公司(以下简称"西方公司")拟向中国内地投资,并拟定了一份投资计划。该计划要点如下:

1.在中国上海寻求一位中国合营者,共同投资举办一家生产电话交换系统设备的中外合资经营企业(以下简称"合营企业")。合营企业投资总额拟定为3000万美元,注册资本为1200万美元。西方公司在合营企业中占60%的股权,并依据合营项目的进展情况分期缴纳出资,且第一期出资不低于105万美元。合营企业采用有限责任公司的组织形式,拟建立股东会、董事会、监事会的组织机构;股东会为合营企业的最高权力机构、董事会为合营企业的执行机构、监事会为合营企业的监督机构。

2.在中国北京寻求一位中国合作者,共同成立一家生产净水设备的中外合作经营企业(以下简称"合作企业")。合作期限为8年。合作企业注册资本总额拟定为250万美元,西方公司出资额占注册资本总额的70%,中方合作者出资额占注册资本总额的30%。西方公司除以机器设备、工业产权折合125万美元出资外,还由合作企业作担保向在中国的外资金融机构贷款50万美元作为其出资;中方合作者可用场地使用权、房屋及辅助设施出资75万美元。西方公司与中方合作者在合作企业合同中规定:西方公司在合作企业正式投产之后的头5年分别先行回收投资,每年先行回收投资的支出部分可计入合作企业当年的成本;合作企业的税后利润以各占50%的方式分配;在合作期限届满时,合作企业的全部固定资产归中国合作者所有,但中国合作者应按其残余价值的30%给予西方公司适当的补偿。

【法律问题】

1.西方公司拟在中国上海与中方合营者共同举办的合营企业的投资总额与注册资本的比例、西方公司第一期出资的数额、拟建立的组织机构是否符合法律规定？并说明理由。

2.西方公司拟在中国北京与中方合作者共同举办的合作企业的出资方式、利润分配比例、约定先行回收投资的办法以及合作期限届满后的全部固定资产的处理方式是否符合法律规定？并说明理由。

第三章

公司法律制度

【内容提要】公司作为重要的商事主体，在组织社会化大生产的过程中发挥着重要的作用。现代企业主要以公司的形式存在，公司也是企业的一种最重要的组织形式。公司法是在公司的发展过程中所逐步形成的法律规范，其内容十分丰富。由于不同国家的政治、经济、文化制度及其历史发展的差异，体现在公司制度的立法上不是完全相同，因而形成了不同的公司法律制度。我国的公司法律制度是在总结和完善建设有中国特色的社会主义实践的基础上形成的，它是社会主义市场经济法律体系的重要组成部分。本章以我国公司法的内容为核心，主要就公司的概念与分类、公司法的适用范围、公司股东、公司设立和组织机构、公司资本、股份发行与转让、公司债券发行与转让、公司财务会计制度、公司合并、分立、公司解散与清算等问题进行阐述。

第一节　公司法概述

一、公司的概念和特征

(一)公司的概念

我国《公司法》第2条规定："本法所称公司是指依照本法在中国境内设立的有限责任公司和股份有限公司。"这一规定只强调了公司必须是在中国境内依照《公司法》设立，但对公司未下定义，我国《公司法》第3条对有限责任公司和股份有限公司分别下了定义。我国学者一般认为，公司是指依照公司法设立的、以营利为目的的企业法人。

(二)公司的特征

公司具有以下特征：

1.公司是依法设立的合法经济组织。即公司是依据《公司法》设立的合法经济组织。

2.公司是以营利为目的的经济组织。所谓营利，就是通过经营获取利润，并且向其成员分配盈利。

3.公司是具有法人资格的经济组织。即公司是企业的一种，并且是具备法人资格的企业。

二、公司的分类

公司根据不同的标准,可以进行不同的分类。

(一)我国《公司法》规定的公司种类

我国《公司法》规定的公司包括有限责任公司和股份有限公司两种。根据《公司法》的有关规定,对有限责任公司和股份有限公司可以做进一步分的分类。

1.有限责任公司。有限责任公司根据股东人数的不同可以分为一人有限责任公司和两人以上有限责任公司。一人有限责任公司又根据投资人的不同,还可以进一步分为自然人、法人创办的一人有限责任公司和国家授权的国有资产监督管理机构单独投资设立的有限责任公司。

(1)两人以上有限责任公司。是指由2个以上股东共同出资,每个股东以其认缴的出资额对公司承担有限责任,公司以其全部资产对其债务承担责任的企业法人。它具有以下特征:①每个股东以其认缴的出资额为限对公司承担有限责任，公司以其全部资产对其债务承担责任;②股东人数既有下限,也有上限;③资本不分为等额股份,以出资证明书证明股东出资份额;④不能发行股票募集资金;⑤股东出资份额转让有一定的限制;⑥设立程序比较简单;⑦组织机构的设置简单、灵活;⑧是典型的人合兼资合公司;⑨财务不必向社会公开。

(2)一人有限责任公司。是指只有一个股东投资设立的有限责任公司。它具有以下特征:①投资人只有1人,投资人可以是自然人,也可以是法人;②股东以其认缴的出资额为限对公司承担有限责任,公司以其全部资产对其债务承担责任;但股东不能证明公司财产独立于股东自己财产的,应当对公司债务承担连带责任。③不设股东会。④注册资本比两人以上有限责任公司高,且在公司成立时一次出资到位。

(3)国有独资公司。我国《公司法》所称的国有独资公司是指国家单独出资、由国务院或者地方人民政府授权本级人民政府国有资产监督管理机构履行出资人职责的有限责任公司。国有独资公司本质上是有限责任公司,但它是特殊的1人有限责任公司,具有以下特征:①投资人为1人,且只限于国家,具体是国有资产监督管理机构代表国家;②章程由国有资产监督管理机构制定,或者由董事会制订报国有资产监督管理机构批准;③在机构设置上,国有独资公司不设立股东会，董事会和监事会的设置及其职权与两人以上有限责任公司不完全相同。

2.股份有限公司。简称股份公司,是指公司全部资本由等额股份构成并通过发行股票筹集资本,股东以其所认购股份对公司承担责任,公司以其全部资产对公司债务承担责任的企业法人。股份有限公司根据设立方式的不同可以分为发起设立的股份有限公司和募集设立的股份有限公司。募集设立的股份有限公司还可以进一步分为私募股份有限公司和公募股份有限公司。公募股份有限公司根据发行的股票能否上市交易可分为非上市公司和上市公司。

股份有限公司具有以下特征:(1)股东以其认购的股份对公司承担有限责任,公司以其全部资产对其债务承担责任；(2)公司股东人数有下限，无上限；(3)股份有限公司的资本划分为均等的股份，并可发行股票；(4)股份有限公司可通过发行股票，向社会募集股份；(5)股票可以自由转让；(6)设立程序比较复杂；(7)组织机构的设置固定；(8)是典型的资合公司。其本身的组成和信用基础是公司的资本，与股东人身无联系；(9)财务向社会公开(私募股份有限公司的财务可以不向社会公开)。

(二)大陆法系国家规定的公司种类

大陆法系国家根据股东承担责任的不同为标准，将公司分为无限责任公司、有限责任公司、两合公司、股份有限公司。

1.有限责任公司。与我国的有限责任公司基本上相同。

2.股份有限公司。与我国的股份有限责任公司基本上相同。

3.无限责任公司。简称无限公司，是指公司的全体股东对公司的债务承担无限责任，并且对公司的债权人负无限连带责任的公司。我国的公司法对这种公司不予承认。

4.两合公司。是指有一些股东对公司承担有限责任，而另外一些股东对公司承担无限责任的公司。我国的公司法对两合公司也是不予认可。

(三)英美法系国家规定的公司种类

英美法系国家根据股份是否公开发行和是否允许自由转让为标准，将公司分为封闭式公司和开放式公司。

1.封闭式公司，又叫不公开公司、不上市公司，是指公司的股份只能向特定范围的股东发行，股份不能在证券交易所自由交易或买卖的公司。

2.开放式公司。又称为公开公司，上市公司，是指公司的股份向不特定范围的股东发行，股份能在证券交易所自由交易或买卖的公司。

(四)学理上对公司进行的分类。

主要有以下几种方法：

1.根据公司对外活动的信用基础为标准，可分为人合公司、资合公司、人合兼资合公司。人合公司是指以股东个人条件作为公司信用基础组成的公司。资合公司是指以公司资本和资产作为信用基础组成的公司。人合兼资合公司是指兼具股东个人条件和公司资本和资产为信用基础所组成的公司。无限公司是典型的人合公司，股份公司是典型的资合公司，有限责任公司和两合公司是典型的人合兼资合公司。

2.根据公司之间控制与被控制的关系为标准，可分为母公司和子公司。母公司是控制(股)子公司的公司；子公司是受母公司控制(股)的公司，子公司具有独立的法人资格。

3.根据公司之间的管辖和被管辖为标准，可分为总公司和分公司。总公司也称本公司，是管辖其全部组织的总机构；分公司是受本公司管辖的分支机构，分公司不具有法人资格。

4.根据公司的国籍为标准，可分为本国公司、外国公司和跨国公司。

三、公司法的概念和适用范围及基本原则

(一)公司法的概念

公司法是调整公司的设立、组织、活动、终止以及其他对内对外关系的法律规范的总称。

公司法有广义和狭义之分。广义的公司法指一切有关公司的法律、行政法规和规章等。狭义的公司法仅指以公司法命名的专门公司法，在我国特指1993年12月29日第八届全国人民代表大会常务委员会第五次会议通过的《中华人民共和国公司法》(以下简称《公司法》)。该法分别于1999年12月25日由第九届全国人民代表大会常务委员会第十三次会议和2004年8月28日第十届全国人民代表大会常务委员会第十一次会议做了修改;2005年10月27日第十届全国人民代表大会常务委员会第十八次会议又做了较大的修改。修改后的公司法于2006年1月1日起实施。

(二)我国公司法的适用范围

《公司法》适用于在我国境内设立的有限责任公司和股份有限公司。对于在我国境内的外商投资的有限责任公司和股份有限公司也适用,但是有关外商投资的法律另有规定的,适用其规定。《公司法》第218条规定,外商投资的有限责任公司和股份有限公司适用本法;有关外商投资的法律另有规定的,适用其规定。由此可见,《公司法》一方面进一步充实了中国的外商投资立法,扩大了对作为中国企业的外商投资企业的法律保护范围;另一方面又肯定了现行外商投资企业政策和法律的效力,保持了我国吸引外商投资的法律政策的稳定性。

(三)我国公司法的基本原则

1.保护公司、股东和债权人及职工合法权益原则。《公司法》既有保护公司、股东和债权人的大量条款,也有保护职工合法权益的少量条款。

2.有限责任原则。《公司法》第3条规定,公司以其全部财产对公司的债务承担责任。有限责任公司的股东以其认缴的出资额为限对公司承担责任；股份有限公司的股东以其认购的股份为限对公司承担责任。

3.公司社会责任原则。《公司法》第5条规定,公司从事经营活动,必须遵守法律、行政法规,遵守社会公德、商业道德,诚实守信,接受政府和社会公众的监督,承担社会责任。

4.公司法人人格否认原则。《公司法》第20条规定,股东应当遵守法律、行政法规和公司章程,依法行使股东权利,不得滥用股东权利损害公司或者其他股东的利益;不得滥用公司法人独立地位和股东有限责任损害公司债权人的利益。公司股东滥用股东权利给公司或者其他股东造成损失的,应当依法承担赔偿责任。公司股东滥用公司法人独立地位和股东有限责任,逃避债务,严重损害公司债权人利益的,应当对公司债务承担连带责任。

5.股东意思自治原则。《公司法》在许多条文中体现了这一原则。如第35条规定,股东按照实缴的出资比例分取红利；公司新增资本时，股东有权优先按照实缴的出资比例认缴出资。但是，全体股东约定不按照出资比例分取红利或者不按照出资比例优先认缴出资的除外。

6.权力制衡原则。在公司机构的设置上体现了这一原则。《公司法》规定,公司设立股东会为公司的权力机构,董事会(执行董事)为公司的执行机构,监事会(监事)为监督机构,以确保公司不同权力的正确行使和建立有效的监督制衡机制。

第二节 公司设立

一、公司设立概述

(一)公司设立的含义

公司设立是指公司发起人为依照法定的条件和程序促成公司成立并取得法人资格,所完成的一系列法律行为的总称。它包括达成股东协议、订立公司章程、认股及缴纳出资或股款工商登记等。公司设立不同于公司成立。公司成立是指设立中的公司经发起人依法定条件和程序完成了所有的设立行为并得到登记主管机关核准登记,发给企业法人营业执照,取得法人资格的行为。因此,公司设立与公司成立是两个既相联系又相区别的概念。

(二)公司设立的原则

公司设立的原则是指一个国家在法律上对公司设立所采取的基本态度, 即以怎样的程序来规范公司的设立。从公司发展的历史看,公司的设立原则有自由主义、特许主义、核准主义、准则主义和严格准则主义五个原则。

我国1993年制定的《公司法》,对公司的设立采取准则主义和核准主义相结合的原则,或者登记主义和审批主义两种原则。即对一般的有限责任公司设立采取严格准则主义原则;对特殊的有限责任公司和股份有限公司采取核准主义原则设立。2005年修改后的《公司法》第6条规定,设立公司,应当依法向公司登记机关申请设立登记。符合本法规定的设立条件的,由公司登记机关分别登记为有限责任公司或者股份有限公司;不符合本法规定的设立条件的,不得登记为有限责任公司或者股份有限公司。法律、行政法规规定设立公司必须报经批准的,应当在公司登记前依法办理批准手续。由此可见,新《公司法》对公司的设立采取严格准则主义为主,核准主义为辅的设立原则。即对有限责任公司和股份有限公司的设立一般采取严格准则主义原则; 法律、行政法规规定设立有限责任公司和股份有限公司必须报经批准的,才采取核准主义原则。实践中必须报经批准的公司主要有两类:一类是法律、行政法规对设立公司规定必须报经审批的公司,如设立经营金融业务的有限责任公司,就必须在设立登记前取得金融主管机关的批准;第二类是公司营业项目中有必须依法报经审批的公司,如设立咨询服务的有限责任公司,其中的经营范围拟包括法律服务业务,那么就必须在设立登记前报经各省、市司法局批准。

(三)公司设立的方式

公司设立的方式以设立时公司资本募集方式的不同,可分为发起设立和募集设立。

1.发起设立,又称"同时设立"、"单纯设立",是指由发起人认购公司应发行的全部股份而设立公司的一种方式。发起设立的显著特征是公司发行的股份不向社会公开募集,在全体发起人范围内认购全部股份。这种方式为各种类型的公司所采用。

2.募集设立,又称"渐次设立"或"复杂设立",是指发起人认购公司应发行股份的一部分，其余部分按法律规定的程序向社会公众募集或者向特定对象募集而设立公司的一种方式。由于有限责任公司不能向社会公开发行股份，所以这种方式只为股份有限公司设立所采用。

二、有限责任公司的设立

(一)设立方式

我国有限责任公司只能采取发起设立方式。

(二)设立条件

设立有限责任公司应当具备以下条件：

1.股东符合法定人数。两人以上有限责任公司的股东人数为2人以上50人以下；一人有限责任公司的股东是1个自然人股东或者1个法人股东。

2.股东出资达到法定资本最低限额。法定资本是指向公司登记机关登记，由全体股东认缴的出资额之和。我国《公司法》规定，两人以上有限责任公司法定资本最低限额为人民币3万元。法律、行政法规对有限责任公司注册资本的最低限额有较高规定的，从其规定。一人有限责任公司的法定资本最低限额为人民币10万元。

3.股东制定公司章程。公司章程是规定公司的宗旨、资本、组织结构、名称等事务的法律文件，是规范公司活动的根本大法。两人以上有限责任公司的章程由全体股东共同制定。一人有限责任公司章程由股东制定。国有独资公司章程由国有资产监督管理机构制定，或者由董事会制订报国有资产监督管理机构批准。《公司法》第25条规定，有限责任公司章程应当载明下列事项：(1)公司名称和住所；(2)公司的经营范围；(3)公司注册资本；(4)股东的姓名或者名称；(5))股东的出资方式、出资额和出资时间；(6)公司的机构及其产生办法、职权、议事规则；(7)公司的法定代表人；(8)股东会会议认为需要载明的其他事项。前7项事项为绝对记载事项，是《公司法》的强制性要求，第8项事项为任意记载事项。修改后的《公司法》为了充分体现意思自治，规定除前7项事项以外的事项都可以由股东在章程中约定，并按约定执行。所有股东应当在公司章程上签名、盖章。公司章程一经生效，即成为具有法律约束力的文件，公司章程对公司、股东、董事、监事、高级管理人员具有约束力，但公司的章程对公司职工没有约束力。

4.有符合要求的公司名称和组织机构。公司名称一般应由公司所在地行政区划名称、字号(商号)、行业或者经营特点、组织形式等四部分组成；有限责任公司的名称中应标明“有限责任公司”或者“有限公司”字样。有限责任公司应当设立股东会、董事会或者执行董事、监事会或者监事为其组织机构。

5.有公司住所。公司以其主要办事机构所在地为住所。

(三)设立程序

1.由全体股东发起并订立设立协议。

2.全体股东制定公司章程。

3.申请名称预先核准。《公司登记管理条例》第14条规定，设立公司应当申请名称预先核准。申请名称预先核准，由全体股东指定的代表或者共同委托的代理人向公司登记机关提出申请。预先核准的公司名称保留期限为6个月。

4.必要的行政审批。这一程序只限于法律、行政法规规定必需办理审批的有限责任公司。

5.股东缴纳出资。《公司法》第27条、第28条对股东缴纳出资作了明确规定。

6.验资机构验资。《公司法》第29条规定股东缴纳出资后,必须经依法设立的验资机构验资并出具证明。

7.确定公司的组织机构。《公司法》第二章对有限责任公司的组织机构作了明确规定。

8.申请设立登记。股东的首次出资经依法设立的验资机构验资后,由全体股东指定的代表或者共同委托的代理人向公司登记机关申请设立登记。申请设立应提交公司登记申请书、公司章程、验资证明等文件。法律、行政法规规定需要经有关部门审批的,还应当提交批准文件。

9.登记发照。公司登记机关自接到股份有限公司设立登记申请之日起30日内作出是否予以登记的决定。公司登记机关对符合规定条件的,予以登记,发给公司营业执照;对不符合规定条件的,不予登记。公司营业执照签发日期,为有限责任公司的成立日期。

有限责任公司可以设立分公司,设立分公司的,分公司也要申领营业执照,而且分公司的营业执照是向分公司所在地的登记机关领取。分公司没有法人资格,分公司可以依法独立从事生产经营活动;但它不能对外独立承担责任,它的民事责任由设立该分公司的总公司承担。有限责任公司也可以设立子公司,子公司具有法人资格,依法独立承担民事责任。

三、股份有限公司的设立

(一)设立方式

《公司法》第78条规定股份有限公司的设立,可以采取发起设立或者募集设立的方式。

(二)设立条件

1.发起人符合法定人数。发起人可以是自然人,也可以是法人。《公司法》规定设立股份有限公司的发起人应当有2人以上200人以下,其中须有半数以上的发起人在中国境内有住所。

2.股份发行、筹办事项符合法律规定。发起人认购和募集的股本达到法定资本最低限额。股份有限公司采取发起设立方式设立的,注册资本为在公司登记机关登记的全体发起人认购的股本总额。股份有限公司采取募集方式设立的,注册资本为在公司登记机关登记的实收股本总额。股份有限公司注册资本的最低限额为人民币500万元。法律、行政法规对股份有限公司注册资本的最低限额有较高规定的,从其规定。由于公司的设立有发起设立和募集设立两种形式。因此,如果是发起设立,那么发起人应该100%认购股份;如果是募集设立,发起人必须认购不少于35%的股份。但是,法律、行政法规另有规定的,从其规定。

4.发起人制订公司章程,采用募集方式设立的经创立大会通过。发起设立的,由发起人制订公司章程并通过公司章程;募集设立的,由发起人制订公司章程,经创立大会通过公司章程。公司章程的内容包括:(1)公司名称和住所;(2)公司经营范围;(3)公司设立方式;(4)公司股份总数、每股金额和注册资本;(5)发起人的姓名或者名称、认购的股份数、出资方式和出资时间;(6)董事会的组成、职权和议事规则;(7)公司法定代表人;(8)监事会的组成、职权和议事规则;(9)公司利润分配办法;(10)公司的解散事由与清算办法;(11)公司的通知和公告办法;(12)股东大会会议认为需要规定的其他事项。前10项事项为绝对记载事项,是《公司法》强制性要求,第11项事项为任意记载事项。除前10项事项以外的事项都可以由股东在章程中约定,并按约定执行。

5.有公司名称和组织机构。股份有限公司的名称中应有“股份有限责任公司”字样。股份有限责任公司应当设立股东会、董事会、监事会为其组织机构。

6.有公司住所。公司以其主要办事机构所在地为住所。

(三)股份有限公司的设立程序

1.发起设立的程序。发起设立的具体程序与有限责任公司的设立程序基本相同。不同的地方是股份有限公司由董事会向公司登记机关报送有关文件申请设立登记,而有限责任公司由全体股东指定的代表或者共同委托的代理人向公司登记机关申请设立登记。

2.募集设立的程序。向特定对象募集设立股份有限责任公司的程序与发起设立的具体程序相同;向社会公开募集设立股份有限公司,由于面向社会公开筹集资金,涉及股票公司发行,因此其设立程序比较复杂。具体程序如下:

(1)由全体发起人发起并订立设立协议。

(2)由全体发起人制定公司章程。

(3)申请名称预先核准。

(4)必要的行政审批。这一程序只限于需要办理审批的股份有限责任公司。

(5)认购股份。分为两种情况:①发起人认购法定数额的股份,并须一次足额缴清,不允许分期缴纳。《公司法》第85条规定,发起人认购不少于公司股份总数的35%的股份;但是,法律、行政法规另有规定的,从其规定。②向社会公众募集股份。向社会公众募集股份的程序如下:第一,发起人制作招股说明书;第二,与证券公司签订承销协议;第三,同银行签订代收股款协议;第四,向国务院证券管理机构报送申请和有关文件;第五,向社会预先披露有关申请文件;第六、国务院证券管理机构核准;第七,向社会公告招股说明书;第八,制作认股书;第九,由证券公司承销;第十,认购人缴纳股款和银行代收股款。

(6)验资机构验资。《公司法》第90条规定,发行股份的股款缴足后,必须经依法设立的验资机构验资并出具证明。

(7)召开创立大会。发行股份的股款经法定验资机构验资并出具证明后,发起人应当在30日内主持召开创立大会。发起人如在30日内未召开创立大会,认股人可要求发起人返还股款,并加算同期银行利息。除未按期募足股份、发起人未按期召开创立大会或者创立大会决议不设立公司的情形外,缴纳股款的人不得抽回其股本。反之,在这两种情况下可以抽回股本。①创立大会的性质。股份有限公司的创立大会是由发起人召集并由各认股人参加的决定即将成立的股份有限公司重大问题的大会,它实际上是一次股东大会。创立大会是公司成立的先决条件。②创立大会召开的条件。第一、发行股份的股款已经缴足,已缴足的股款已经过法定的验资机构验资,并出具证明;第二、公司组织机构、董事、监事以及高级管理人员的候选人名单已经确定;第三、各项经过创立大会讨论审议的文件资料已经准备齐全。③创立大会召开的程序。应在召开前15日通知各认股人或公告,创立大会应有代表股份总数过半数的发起人、认股人出席,方可举行。④创立大会的职权:第一、审议发起人关于公司筹办情况报告;第二、通过公司章程;第三、选举董事会成员;第四、选举监事会成员;第五、对公司的设立费用进行审核;第六、对发起人用于抵作股款的财产的作价进行审核;第七、不可抗力或经营条件发生重大变化直接影响公司设立的,可以作出不设立公司的决议。⑤创立大会的决议。创立大会对在上述职权范围内做出的决议,必须经出席会议的认股人所持表决权过半数通过。

(8)申请设立登记。董事会应于创立大会结束后30日内向公司登记机关报送向公司登记机关报送下列文件,申请设立登记:①公司登记申请书;②创立大会的会议记录;③公司章程;④验资证明;⑤法定代表人、董事、监事的任职文件及其身份证明;⑥发起人的法人资格证明或者自然人身份证明;⑦公司住所证明。以募集方式设立股份有限公司公开发行股票的,还应当向公司登记机关报送国务院证券监督管理机构的核准文件。

(9)登记发照。公司登记机关自接到股份有限公司设立登记申请之日起30日内作出是否予以登记的决定。对符合条件的予以登记,发给公司营业执照;对不符合规定条件的,不予登记。公司营业执照签发日期,为公司成立日期。

(10)向社会公告。公司成立后,应当进行公告。另外,股份有限公司经登记成立后,采取募集设立方式的,应当将募集股份情况报国务院证券管理部门备案。

第三节　公司发起人和股东

一、有限责任公司的发起人和股东

(一)发起人的概念

有限责任公司的发起人,是指在公司设立过程中负责公司筹建的人。我国《公司法》在对有限责任公司的规定中没有使用“发起人”的概念,而统一使用了“股东”的概念。

(二)股东的概念和资格及认定

1.股东的概念。股东是指在有限责任公司成立时向公司出资的人或公司存续期间依法继受取得出资而对公司享有权利和承担义务的人。

2.股东的资格。法律对股东的资格一般没有什么限制,除国家有特别规定外,法人、自然人均可以按照规定成为有限责任公司的股东。自然人股东的资格还可以继承。

3.股东身份的认定。有限责任公司的股东身份可以通过公司章程、公司登记机关的登记、出资证明书和股东名册认定。出资证明书是有限责任公司成立后以公司名义向股东签发的,以证明股东身份的一种证明文书,即表示股东出资的凭证。我国《公司法》第32条规定,出资证明书应当载明下列事项:(1)公司名称;(2)公司成立日期;(3)公司注册资本;(4)股东的姓名或者名称、缴纳的出资额和出资日期;(5)出资证明书的编号和核发日期。出资证明书由公司盖章。《公司法》第33条规定，有限责任公司应当置备股东名册，记载下列事项：(1)股东的姓名或者名称及住所；(2)股东的出资额；(3)出资证明书编号。记载于股东名册的股东，可以依股东名册主张行使股东权利。公司应当将股东的姓名或者名称及其出资额向公司登记机关登记，登记事项发生变更的，应当办理变更登记。未经登记或者变更登记的，不得对抗第三人。

(三)股东的权利

《公司法》第4条第1款规定："公司股东作为出资者按投入公司的资本额享有所有者的资产受益、重大决策和选择管理者等权利。"根据我国《公司法》的规定，有限责任公司的股东享有以下具体权利：

1.制定和修改公司章程权。

2.申请撤销权。我国《公司法》第22条第1款规定，股东会、董事会的会议召集程序、表决方式违反法律、行政法规或者公司章程，或者决议内容违反公司章程的，股东可以自决议作出之日起60日内，请求人民法院撤销。股东依照规定提起诉讼的，人民法院可以应公司的请求，要求股东提供相应担保。

3.知情权。《公司法》第34条规定，股东有权查阅、复制公司章程、股东会会议记录、董事会会议决议、监事会会议决议和财务会计报告。股东可以要求查阅公司会计账簿。股东要求查阅公司会计账簿的，应当向公司提出书面请求，说明目的。公司有合理根据认为股东查阅会计账簿有不正当目的，可能损害公司合法利益的，可以拒绝提供查阅，并应当自股东提出书面请求之日起15日内书面答复股东并说明理由。公司拒绝提供查阅的，股东可以请求人民法院要求公司提供查阅。《公司法》第98条规定，股东有权查阅公司章程、股东名册、公司债券存根、股东大会会议记录、董事会会议决议、监事会会议决议、财务会计报告。

4.获取红利权和增资的优先认股权。《公司法》第35条规定，股东按照实缴的出资比例分取红利；公司新增资本时，股东有权优先按照实缴的出资比例认缴出资。但是，全体股东约定不按照出资比例分取红利或者不按照出资比例优先认缴出资的除外。

5.选举权和被选举权。股东有权选举和更换公司的董事、监事。股东选举权的形式由公司章程具体规定。

6.出席或委托代理人出席股东会会议并按照出资比例行使表决权。

7.股东会的召集和主持权。《公司法》第41条规定，董事会或者执行董事不能履行或者不履行召集股东会会议职责的，由监事会或者不设监事会的公司的监事召集和主持；监事会或者监事不召集和主持的，代表1/10以上表决权的股东可以自行召集和主持。

8.转让出资权和转让出资的优先购买权。《公司法》第72条规定，有限责任公司的股东之间可以相互转让其全部或者部分股权。股东向股东以外的人转让股权，应当经其他股东过半数同意。股东应就其股权转让事项书面通知其他股东征求同意，其他股东自接到书面通知之日起满30日未答复的，视为同意转让。其他股东半数以上不同意转让的，不同意的股东应当购买该转让的股权；不购买的，视为同意转让。经股东同意转让的股权，在同等条件下，其他股东有优先购买权。两个以上股东主张行使优先购买权的，协商确定各自的购买比例；协商不成的，按照转让时各自的出资比例行使优先购买权。公司章程对股权转让另有规定的，从其规定。第73条规定，人民法院依照法律规定的强制执行程序转让股东的股权时，应当通知公司及全体股东，其他股东在同等条件下有优先购买权。其他股东自人民法院通知之日起满20日不行使优先购买权的，视为放弃优先购买权。第74条规定，依照《公司法》第72条、第73条转让股权后，公司应当注销原股东的出资证明书，向新股东签发出资证明书，并相应修改公司章程和股东名册中有关股东及其出资额的记载。对公司章程的该项修改不需再由股东会表决。

9.异议股东股权收买请求权。《公司法》第75条规定，有下列情形之一的，对股东会该项决议投反对票的股东可以请求公司按照合理的价格收购其股权：①公司连续5年不向股东分配利润，而公司该五年连续盈利，并且符合本法规定的分配利润条件的；②公司合并、分立、转让主要财产的；③公司章程规定的营业期限届满或者章程规定的其他解散事由出现，股东会会议通过决议修改章程使公司存续的。自股东会会议决议通过之日起60日内，股东与公司不能达成股权收购协议的，股东可以自股东会会议决议通过之日起90日内向人民法院提起诉讼。

10.建议和质询权。《公司法》第98条规定，股东有权对公司的经营提出建议或者质询。

11.请求诉讼或者行使代表诉讼。我国《公司法》第152条规定，董事、高级管理人员有本法第150条规定的情形的，有限责任公司的股东可以书面请求监事会或者不设监事会的有限责任公司的监事向人民法院提起诉讼；监事有本法第150条规定的情形的，股东可以书面请求董事会或者不设董事会的有限责任公司的执行董事向人民法院提起诉讼。监事会、不设监事会的有限责任公司的监事，或者董事会、执行董事收到前款规定的股东书面请求后拒绝提起诉讼，或者自收到请求之日起30日内未提起诉讼，或者情况紧急、不立即提起诉讼将会使公司利益受到难以弥补的损害的，股东有权为了公司的利益以自己的名义直接向人民法院提起诉讼。

12.剩余财产分配权。清偿公司债务后的剩余财产，有限责任公司按照股东的出资比例分配。

(四)股东的义务

根据我国《公司法》的规定，有限责任公司股东的义务包括以下几项：

1.对公司债务负有限责任的义务。即依出资额对公司债务负有限责任的义务。

2.缴纳出资的义务。《公司法》第28条规定，股东应当按期足额缴纳公司章程中规定的各自所认缴的出资额。股东以货币出资的，应当将货币出资足额存入有限责任公司在银行开设的账户；以非货币财产出资的，应当依法办理其财产权的转移手续。股东如不按公司章程规定足额缴纳所认缴的出资，应当对已足额缴纳出资的股东承担违约责任。

3.出资填补责任的义务。《公司法》第31条规定，公司成立后，发现作为出资的实物、工业产权、非专利技术、土地使用权的实际价额显著低于公司章程所定价额的，应当由交付该出资的股东补交其差额，公司设立时的其他股东对其承担连带责任。

4.不得抽回出资的义务。《公司法》第36条规定，股东不得抽回出资。

5.遵守公司章程的义务。

二、股份有限责任公司的发起人和股东

(一)发起人

1.发起人的概念。股份有限责任公司的发起人,是指在公司设立过程中负责公司筹建的人。我国《公司法》在对股份有限责任公司的规定中使用了“发起人”和“股东”不同的概念。

2.发起人的资格。除国家有特别规定外,法人、自然人均可以按照规定成为股份有限责任公司的发起人。

3.发起人的义务。股份有限责任公司发起人的义务有:

(1)依法认购其应认购的股份。在发起设立的情况下,发起人应认购公司发行的全部股份。在募集设立情况下,发起人认购的股份不得少于公司股份总数的35%,但是,法律、行政法规另有规定的,从其规定。

(2)承担公司筹办事务。如拟订公司章程,选举董事会、监事会成员,申请设立登记等等。

4.发起人的责任。我国《公司法》第95条规定,股份有限公司的发起人应当承担下列责任:

(1)公司不能成立时,对设立行为所产生的债务和费用负连带责任;

(2)公司不能成立时,对认股人已缴纳的股款,负返还股款并加算银行同期存款利息的连带责任;

(3)在公司设立过程中,由于发起人的过失致使公司利益受到损害的,应当对公司承担赔偿责任。

(二)股东的概念和资格及股东身份的认定

1.股东的概念。是指在股份有限责任公司成立时或公司存续期间合法取得股份而对公司享有权利和承担义务的人。简称股份持有人。

股东和发起人不同。公司成立以后发起人一般来讲都是公司的股东,但是公司的股东不仅仅局限于发起人,没有参与发起的人,也可以认股成为股东。所以两者是两个不同阶段的概念。

2.股东的资格。与有限公司的规定相同。

3.股东身份的认定。股份有限责任公司的股东身份可以通过公司章程、股份持有情况、股东名册和公司登记机关登记认定。但无记名股东不在股东名册和公司登记机关登记姓名或名称,因此不能通过其认定。

(三)股东的权利

我国《公司法》规定的股东权利包括:

1.制定、通过和修改公司章程权。

2.申请撤销权。同有限责任公司。

3.知情权。《公司法》第98条规定,股东有权查阅公司章程、股东名册、公司债券存根、股东大会会议记录、董事会会议决议、监事会会议决议、财务会计报告,对公司的经营提出建议或者质询。

4.选举权和被选举权。同有限责任公司。

5.出席或委托代理人出席股东大会权。同有限责任公司。

6.股东大会的召集和主持权。《公司法》第102条规定，董事会不能履行或者不履行召集股东大会会议职责的，监事会应当及时召集和主持；监事会不召集和主持的，连续90日以上单独或者合计持有公司10%以上股份的股东可以自行召集和主持。

7.临时提案权。《公司法》第103条规定，单独或者合计持有公司3%以上股份的股东，可以在股东大会召开10日前提出临时提案并书面提交董事会；董事会应当在收到提案后2日内通知其他股东，并将该临时提案提交股东大会审议。临时提案的内容应当属于股东大会职权范围，并有明确议题和具体决议事项。

8.依法转让股份权。《公司法》第138条规定，股东持有的股份可以依法转让。

9.异议股东股权收买请求权。《公司法》第143条规定了股份有限责任公司异议股东股权收买请求权。但只限于对股东大会作出的公司合并、分立决议持异议的情形。

10.建议和质询权。《公司法》第151条规定，股东会或者股东大会要求董事、监事、高级管理人员列席会议的，董事、监事、高级管理人员应当列席并接受股东的质询。

11.请求诉讼或者行使代表诉讼。这一权利与有限责任公司股东的权利相同。唯一的不同点是有限责任公司的任何一个股东都可以行使这一权利，而股份有限责任公司的股东行使这一权利必须是连续180日以上单独或者合计持有公司1%以上股份的股东才有该权利。

12.按所持股份的比例参加股利分配权。《公司法》第167条规定，股份有限公司按照股东持有的股份比例分配，但股份有限公司章程规定不按持股比例分配的除外。公司持有的本公司股份不得分配利润。

13.分配剩余财产权。《公司法》第187条规定，公司终止清算时经清偿后的剩余财产，股份有限公司按照股东持有的股份比例分配。

(四)股东的义务

股份有限责任公司股东的义务与有限责任公司股东的义务基本相同。唯一的区别是控股股东有特殊义务。《公司法》第21条规定，公司的控股股东、实际控制人、董事、监事、高级管理人员不得利用其关联关系损害公司利益。违反该规定，给公司造成损失的，应当承担赔偿责任。

1.控股股东。是指其出资额占有限责任公司资本总额50%以上或者其持有的股份占股份有限公司股本总额50%以上的股东；出资额或者持有股份的比例虽然不足50%，但依其出资额或者持有的股份所享有的表决权已足以对股东会、股东大会的决议产生重大影响的股东。

2.实际控制人。是指虽不是公司的股东，但通过投资关系、协议或者其他安排，能够实际支配公司行为的人。

3.关联关系。是指公司控股股东、实际控制人、董事、监事、高级管理人员与其直接或者间接控制的企业之间的关系，以及可能导致公司利益转移的其他关系。但是，国家控股的企业之间不能因为同受国家控股而具有关联关系。

第四节 公司资本

一、公司资本概述

(一)公司资本的含义

公司资本在公司法上的含义是指由公司章程确定并载明的,由全体股东出资构成的,在公司登记机关登记的公司财产总额。

(二)公司资本的表现形态

随着公司制度的不断发展与完善,公司资本制度也呈现出多种类型,如法定资本制、授权资本制和折衷的授权资本制等,并且在不同的公司资本制度下,公司资本的含义迥然有别,因而公司资本表现出以下几种形态:

1.注册资本。又称账面资本、核定资本。是指公司在设立时在章程中载明的、经公司登记机关登记注册的、公司有权筹集的资本。

2.授权资本。又称为核准资本、设定资本、名义资本。是指公司依公司章程规定有权发行的资本总额。由于该资本数额是由章程授权发行的资本总额,因而称之为核准资本。再由于该资本总额仅是章程规定的一个授权发行数额,不一定是实际发行的可实际收到的资本数额,所以称之为名义资本。

3.发行资本。又称“认缴资本”。是指公司实际上已向股东发行的股本总额,即股东同意以现金或实物等方式认购的资本。发行资本可能等于注册资本,也可能小于注册资本。实行法定资本制的国家,公司章程所确定的资本应一次全部认足,因此,发行资本一般等于注册资本。但股东在全部认足资本后,可以分期缴纳股款。实行授权资本制的国家,一般不要求注册资本都能得到发行,所以它小于注册资本。

4.实收资本。是指公司实际收到的或者股东实际缴纳的出资额总和。在允许股东分期缴纳所认购出资的情况下,如果股东认购的出资全部缴足股款,则公司实收资本等于发行资本,否则永远小于发行资本。在任何情况下实收资本都不会超过发行资本。它是公司现实拥有的资本。由于股东认购股份以后,可能一次全部缴清,也可能在一定期限内分期缴纳,故而实缴资本可能等于或小于发行资本。

5.催缴资本。又称未收资本。是指发行资本中已由出资人认购的,但尚未缴纳,而公司随时可向股东催缴的那部分资本。

二、公司资本形成的制度类型和公司资本三原则

(一)公司资本形成的制度类型

世界各国公司资本的形成制度,归纳起来有法定资本制、授权资本制和折衷资本制三种资本形成制度类型。

1.法定资本制。又称确定资本制,是指公司设立时,必须在公司章程中载明公司的资本总额,并在公司成立时由发起人或股东一次全部认足或募足的公司资本制度。其特征有:

(1)公司资本额应记载于公司章程之中,其意旨在于一方面对股东的出资行为产生约束力;另一方面对外公示公司的财务基础。

(2) 就股份发行而言, 公司章程所规定的股份总额必须在公司设立过程中全部发行完毕,即必须全部由发起人或股东认足或募足。

(3)就股款缴纳而言,认股人在认购股份以后,应负有缴纳股款的义务。

(4)由于公司章程中所载资本总额在公司成立时即已发行完毕,若公司成立后须增加公司资本,必须经过股东会决议变更并遵循发行新股的法定程序。

2.授权资本制。授权资本制是英美法系国家创立并采用的一种公司资本制度。是指公司设立时,资本总额虽应记载于公司章程,但并不要求发起人或股东在公司设立时全部认足或募足,发起人和股东只需认购并缴足资本总额中的一定比例的资本,公司即可成立,未予认购的部分,授权董事会根据需要随时发行募集新股的公司资本制度。具体特征有:

(1)公司资本呈现多种具体形态。即注册资本、发行资本、实缴资本、授权资本同时并存。

(2)公司章程应载明两个资本额,即公司的注册资本总额和第一次发行的资本总额。

(3)公司设立时,股东只需认购并全额缴纳章程所规定的第一次发行的股份数,公司即可成立开业。

(4)公司成立后,若因业务需要或其他法定原因而增加资本时,在授权范围内,由董事会直接决议发行新股即可,而不须经股东大会决议变更章程和履行增资程序。

3.折衷资本制。又称认可资本制,它是法定资本制和授权资本制的结合。是指公司资本总额在公司设立时仍为章程所确定,但股东只需认足一定比例的资本数额,公司即可成立,其余部分则授权董事会在一定时期内发行,并且发行总额不得超出法律限制的资本制度。这种资本制度目前在德国、日本和我国台湾地区的“公司法”中实行。其特征有:

(1)对公司资本的含义加以特别限定,即将公司资本限定为发行资本。

(2)对授权发行资本的期限予以限制。如德国《股份公司法》第202条规定:“章程可以授权董事会最长为期5年,”

(3)对授权发行资本数额予以限定。如日本商法规定,授权董事会发行资本的数额,不得超过公司资本总额的3/4。

折衷资本制是现代股份有限公司资本制度的发展趋势, 因为它既减少了公司设立的难度,避免了法定资本制造成的公司资本闲置的浪费,提高了公司资本的运作效率;又通过对公司首期发行股份的数额和公司资本总额的最后筹集期限作了明确限制, 而使公司资本相对确定,有利于避免公司虚设,保护债权人的利益和稳定社会经济秩序。

(二)公司资本三原则

在传统的公司法上,大陆法系国家的公司资本遵循三个基本原则,简称资本三原则。具体指资本确定原则、资本维持原则和资本不变原则。

1.资本确定原则,又称为资本法定原则。是指公司在设立时,必须对公司的资本总额在公司章程中作出明确规定,并须由股东全部认定,否则公司不能成立。

2.资本维持原则,又称资本充实原则。是指公司在其成立后的存续期间,应当经常保持与其资本额相当的实有财产。实际上是要公司以具体的财产来充实抽象资本,故该资本又被称为资本充实原则。

3.资本不变原则。是指公司资本一经确定,非依严格的法定程序,不得随意增减。不得改变公司总资本。这个原则的本意在于阻止公司减少资本,保护债权人的利益。

三、我国公司资本制度的主要内容

(一)有限责任公司的资本制度

1.有限责任公司资本的概念。有限责任公司的资本,即注册资本、法定资本。法定资本是指向公司登记机关登记,由全体股东认缴的出资额之和。

2.有限责任公司注册资本的缴纳。有限责任公司全体股东的首次出资额不得低于注册资本的20%,也不得低于法定的注册资本最低限额,其余部分由股东自公司成立之日起2年内缴足;其中,投资公司可以在5年内缴足。但对一人有限责任公司进行了严格限制。一人有限责任公司股东应当一次足额缴纳公司章程规定的出资额。

3.有限责任公司股东的出资方式。《公司法》第27条规定,股东可以用货币出资,也可以用实物、知识产权、土地使用权等可以用货币估价并可以依法转让的非货币财产作价出资;但是,法律、行政法规规定不得作为出资的财产除外。对作为出资的非货币财产应当评估作价,核实财产,不得高估或者低估作价。法律、行政法规对评估作价有规定的,从其规定。

(1)货币出资。这是股东最基本、最常用的一种出资方式。以货币出资,股东的出资价值准确,无须作价。《公司法》第27条规定全体股东的货币出资金额不得低于有限责任公司注册资本的30%。第28条规定股东应当按期足额缴纳公司章程中规定的各自所认缴的出资额。股东以货币出资的,应当将货币出资足额存入有限责任公司在银行开设的账户。

(2)实物出资。是指货币之外的其他财产出资。实物主要是指建筑物、厂房和机器设备等有形资产。股东用以出资的实物,必须是公司的生产经营所必需的,且拥有所有权或处置权。

(3)知识产权出资。包括著作权、工业产权和非专利技术。其中工业产权,在我国主要是指商标权和专利权;非专利技术是指那些未取得专利的技术秘密和技术决窍等。知识产权是一种无形财产权利,其价值可能会随着技术市场和普通市场的变化而发生较大的变化,一般不得超过公司总注册资本的一定比例。按照我国《公司法》规定全体股东的货币出资金额不得低于有限责任公司注册资本的30%的规定,知识产权出资最高可以达到70%。

(4)土地使用权出资。股东可以用土地使用权作价出资。

(5)其他非货币财产。除上述外,凡可以用货币估价并可以依法转让的非货币财产都可以作价出资。对这些非货币财产立法未具体规定,只要具备能用货币估价和可以依法转让两个条件的非货币财产,都可以作为股东的出资。

股东以非货币财产出资的,应当依法办理其财产权的转移手续。股东以非货币财产出资的,必须进行评估作价,核实财产,不得高估或者低估作价,并依法办理产权转让的手续。

4.有限责任公司注册资本的增加。是指有限责任公司为筹集资本、扩大营业,依照法定条件和程序增加公司资本总额的行为。有限责任公司增加注册资本时,股东认缴新增资本的出资，依照《公司法》设立有限责任公司缴纳出资的有关规定执行。有限责任公司增加资本要经过以下程序(1)由董事会制订方案。(2)股东会决议。董事会制订方案后，两人以上有限责任公司减资应由股东会依法作出特别决议，一人有限责任公司由股东决定，国有独资公司减资由国有资产监督管理机构作出决定。(3)修改公司章程。(4)股东认缴出资。(5)办理变更登记。

5.有限责任公司注册资本的减少。是指公司资本过剩或亏损严重，根据经营业务的实际情况，依法减少注册资本金的行为。有限责任公司减资要经过以下程序(1)由董事会制订方案。(2)股东会决议。两人以上有限责任公司减资应由股东会依法作出特别决议，一人有限责任公司由股东决定，国有独资公司减资由国有资产监督管理机构作出决定。(3)修改公司章程。(4)编制资产负债表及财产清单。(5)通知或公告债权人。公司应当自作出减少注册资本决议之日起10日内通知债权人，并30日内在报纸上公告。债权人自接到通知书之日起30日内，未接到通知书的自第一次公告之日起45日内，有权要求公司清偿债务或者提供相应的担保。(6)办理变更登记。公司减少注册资本，应当依法向公司登记机关办理变更登记。公司减少资本后的注册资本不得低于法定的最低限额。

(二)股份有限公司的资本制度

1.股份有限公司资本的含义。《公司法》第81条规定："股份有限公司采取发起设立方式设立的，注册资本为在公司登记机关登记的全体发起人认购的股本总额。公司全体发起人的首次出资额不得低于注册资本的20%，其余部分由发起人自公司成立之日起两年内缴足；其中，投资公司可以在五年内缴足。在缴足前，不得向他人募集股份。股份有限公司采取募集方式设立的，注册资本为在公司登记机关登记的实收股本总额。"由此可见，股份有限公司采取发起设立方式和采取募集方式设立时，对资本的要求不完全一致。

2.股份有限公司注册资本的缴纳。《公司法》规定，股份有限公司采取发起设立的，注册资本的缴纳同两人以上有限责任公司相同；采取募集设立方式的，注册资本的缴纳同一人有限公司相同。

3.股份有限公司股东的出资方式。股份有限公司股东的出资方式与有限责任公司基本相同，不同点是股份有限公司设立时投资人的各种出资都要折为股份，股份有限公司成立后发行新股时，认股人只能以货币出资形成公司资本。

4.股份有限责任公司注册资本的增加和减少。股份有限责任公司注册资本的增加和减少与两人以上有限责任公司基本相同。区别有两点：(1)股份有限公司为增加注册资本发行新股时，股东认购新股，依照《公司法》设立股份有限公司缴纳股款的有关规定执行；而有限责任公司增加注册资本时，股东认缴新增资本的出资，依照《公司法》设立有限责任公司缴纳出资的有关规定执行。(2)股份有限责任公司注册资本的增加和减少由董事会制订方案、股东会决议，并且必须经出席会议的股东所持表决权的2/3以上通过，而两人以上有限责任公司必须经代表2/3以上表决权的股东通过。

第五节 公司组织机构

一、两人以上有限责任公司的组织机构

两人以上有限责任公司的组织机构是依法行使公司决策、执行和监督职能的机构总称,包括股东会、董事会(或者执行董事)和监事会。

(一)股东会

1.股东会的性质。有限责任公司的股东会由股东组成,它是公司的最高权力机构,也是最高决策机构。

2.股东会的职权。有限责任公司股东会具有下列11个方面的职权:(1)决定公司的经营方针和投资计划;(2)选举和更换非由职工代表担任的董事、监事,决定有关董事、监事的报酬事项;(3)审议批准董事会的报告;(4)审议批准监事会或者监事的报告;(5)审议批准公司的年度财务预算方案、决算方案;(6)审议批准公司的利润分配方案和弥补亏损方案;(7)对公司增加或者减少注册资本作出决议;(8)对发行公司债券作出决议;(9)对公司合并、分立、解散、清算或者变更公司形式作出决议;(10)修改公司章程;(11)公司章程规定的其他职权。

对上述所列事项股东以书面形式一致表示同意的,可以不召开股东会会议,直接作出决定,并由全体股东在决定文件上签名、盖章。

3.股东会会议的种类。股东会以会议的形式行使其职权。股东会会议分为定期会议和临时会议两种。定期会议按照公司章程规定按时召开。代表1/10以上表决权的股东,1/3以上的董事,监事会或者不设监事会的公司的监事提议召开临时会议的,应当召开临时会议。这里代表1/10以上的表决权的股东不是按人数来计算,而是按表决权,表决权是按照出资的份额的多少来计算的,但这里1/3以上的董事是按人头来计算的。监事会或者不设监事会的公司的监事提议召开临时会议的没有1/3的限制,即只要有1个监事提出召开股东会会议即可。

4.股东会会议的通知。召开股东会会议应该在股东会会议召开之前15天通知;但是,公司章程另有规定或者全体股东另有约定的除外。

5.股东会的召集和主持。有限责任公司股东会的首次会议由出资最多的股东召集和主持;以后的会议,设立董事会的,股东会会议由董事会召集,董事长主持;董事长不能履行职务或者不履行职务的,由副董事长主持;副董事长不能履行职务或者不履行职务的,由半数以上董事共同推举一名董事主持。不设董事会的,股东会会议由执行董事召集和主持。董事会或者执行董事不能履行或者不履行召集股东会会议职责的,由监事会或者不设监事会的公司的监事召集和主持;监事会或者监事不召集和主持的,代表1/10以上表决权的股东可以自行召集和主持。

6.股东会的表决权和决议。股东会对公司的重大问题进行决议,要进行表决。《公司法》第43条规定,股东会会议由股东按照出资比例行使表决权;但是,公司章程另有规定的除外。

股东会的议事方式和表决程序，除本法有规定的外，由公司章程规定。但股东会会议作出修改公司章程、增加或者减少注册资本的决议，以及公司合并、分立、解散或者变更公司形式的决议，必须经代表2/3以上表决权的股东通过。

7.股东会的会议记录。股东会应当对所议事项的决定作成会议记录，出席会议的股东应当在会议记录上签名。

（二）董事会和经理

1.董事会的性质。有限责任公司的董事会是公司股东会的执行机构。

2.董事会的组成。董事会由3–13人组成。但是，股东人数较少或者规模较小的有限责任公司，可以设1名执行董事，不设董事会；执行董事为公司的法定代表人；执行董事可以兼任公司经理。两个以上的国有企业或者两个以上的国有投资主体投资设立的有限责任公司，其董事会成员中应当有公司职工代表；其他有限责任公司董事会成员中可以有公司职工代表。董事会中的职工代表由公司职工通过职工代表大会、职工大会或者其他形式民主选举产生。

3.董事的任期。董事任期由公司章程规定，但每届任期不得超过3年。董事任期届满，连选可以连任。董事任期届满未及时改选，或者董事在任期内辞职导致董事会成员低于法定人数的，在改选出的董事就任前，原董事仍应当依照法律、行政法规和公司章程的规定，履行董事职务。

4.董事长。董事会设董事长1人，可以设副董事长。董事长、副董事长的产生办法由公司章程规定。依照《公司法》第13条的规定，董事长不一定是公司的法定代表人。依照公司章程的规定，公司法定代表人可以由董事长、执行董事或者经理担任。

5.董事会的职权。董事会拥有以下11项职权：(1)负责召开股东会，并向股东会报告工作；(2)执行股东会的决议；(3)决定公司的经营管理计划和投资方案；(4)制订公司的年度财务预算方案、决算方案；(5)制订公司的利润分配方案、弥补亏损方案；(6)制订公司增加或者减少注册资本以及发行公司债券的方案；(7)制订公司合并、分立、解散或者变更公司形式的方案；(8)决定公司的内部管理机构的设置；(9)决定聘任或解聘公司经理及其报酬事项，并根据经理的提名决定聘任或解聘公司的副经理、财务负责人及其报酬事项；(10)制定公司的基本管理制度；(11)公司章程规定的其他职权。

对比有限责任公司董事会与股东会的职权，可以得出如下结论：董事会的主要任务是将公司的经营方针具体化，提出专门业务事项的方案、措施，由股东会讨论通过；而对公司管理机构的设置，高级管理人员的任免及报酬，公司的基本规章制度的制定与行使，可以直接决定和负责。因此，董事会是在股东会的领导下，主管公司的目标、方针和措施的制订与实际执行的机构。

6.董事会会议的种类。《公司法》未作规定，由公司章程规定。

7.董事会会议的通知。《公司法》也未作规定，由公司章程规定。

8.董事会会议的召集和主持。会议由董事长召集和主持，董事长不能召集和主持时，由其指定副董事长或其他董事召集和主持；副董事长不能履行职务或者不履行职务的，由半数以上董事共同推举一名董事召集和主持。

9.董事会会议的议事方式和表决程序。除《公司法》规定外，由章程规定。决议的通过方式采用1人1票的形式。

10.董事会会议的会议记录。董事会应当对所议事项作出的决定作成会议记录,出席会议的董事应当在会议记录上签名。

11.经理。公司经理或总经理,是有限责任公司负责并控制公司及其分支机构各生产部门或其它业务单位的高级职员。总经理对公司事务进行具体管理,并能全权代表公司从事交易活动。总经理必须服从董事会的所有决议和指示,并使之在公司的生产经营活动中得以有效的贯彻和执行。在西方国家,总经理的具体权限范围一般在公司章程中规定,而我国对此更为重视,直接以法律的形式予以确定。我国《公司法》第50条明确规定,有限责任公司设经理,由董事会聘任或者解聘。经理对董事会负责,行使下列8个方面的职权:(1)主持公司的生产经营管理工作,组织实施董事会决议;(2)组织实施公司年度经营计划和投资方案;(3)拟订公司内部管理机构设置方案;(4)拟订公司的基本管理制度;(5)制定公司的具体规章;(6)提请聘任或者解聘公司副经理、财务负责人;(7)决定聘任或者解聘除应由董事会聘任或者解聘以外的负责管理人员;(8)董事会授予的其他职权。公司章程对经理职权另有规定的,从其规定。经理列席董事会会议。

(三)监事会

1.监事会的性质。监事会又称监察人,是公司的内部监督机构,是对董事会执行业务活动实行监督的机关。

2.监事会的组成。我国《公司法》第52条规定,经营规模较大的有限责任公司,设立监事会,股东人数较少和经营规模较小的,可以只设1–2名监事。监事会成员不得少于3人,监事会应当包括股东代表和适当比例的公司职工代表,其中职工代表的比例不得低于1/3,具体比例由公司章程规定。股东代表由股东会选举;监事会中的职工代表由公司职工通过职工代表大会、职工大会或者其他形式民主选举产生。董事、高级管理人员不得兼任监事。监事会设主席1人,由全体监事过半数选举产生。监事会主席召集和主持监事会会议;监事会主席不能履行职务或者不履行职务的,由半数以上监事共同推举1名监事召集和主持监事会会议。董事、高级管理人员不得兼任监事。

3.监事的任期。《公司法》第53条规定,监事的任期每届为3年。监事任期届满,连选可以连任。监事任期届满未及时改选,或者监事在任期内辞职导致监事会成员低于法定人数的,在改选出的监事就任前,原监事仍应当依照法律、行政法规和公司章程的规定,履行监事职务。

4.监事会的职权。《公司法》第54条规定,监事会、不设监事会的公司的监事行使下列职权:(1)检查公司财务;(2)对董事、高级管理人员执行公司职务的行为进行监督,对违反法律、行政法规、公司章程或者股东会决议的董事、高级管理人员提出罢免的建议;(3)当董事、高级管理人员的行为损害公司的利益时,要求董事、高级管理人员予以纠正;(4)提议召开临时股东会会议,在董事会不履行本法规定的召集和主持股东会会议职责时召集和主持股东会会议;(5)向股东会会议提出提案;(6)依照本法第152条的规定,对董事、高级管理人员提起诉讼;(7)公司章程规定的其他职权。

5.列席董事会会议异常情况的调查。《公司法》第55条规定,监事可以列席董事会会议,并对董事会决议事项提出质询或者建议。监事会、不设监事会的公司的监事发现公司经营情况异常,可以进行调查;必要时,可以聘请会计师事务所等协助其工作,费用由公司承担。

6.监事会会议的召开。我国《公司法》第56条规定,监事会每年度至少召开1次会议,监事可以提议召开临时监事会会议。

7.监事会会议的议事方式和表决程序。监事会的议事方式和表决程序,除本法有规定的外,由公司章程规定。监事会决议应当经半数以上监事通过。

8.监事会会议的会议记录。监事会应当对所议事项的决定作成会议记录,出席会议的监事应当在会议记录上签名。

9.监事会、监事行使职权必需费用的承担。《公司法》第57条规定监事会、不设监事会的公司的监事行使职权所必需的费用,由公司承担。

二、一人有限责任公司和国有独资公司的组织机构

(一)一人有限责任公司的组织机构

一人有限责任公司不设股东会。股东作出《公司法》第38条第1款所列决定时,应当采用书面形式,并由股东签名后置备于公司。董事会(或者执行董事)和监事会的设置由投资人自行决定。

(二)国有独资公司的组织机构

1.股东会。国有独资公司不设股东会,由国有资产监督管理机构行使股东会的职权。国有资产监督管理机构可以授权公司董事会行使股东会的部分职权,决定公司的重大事项,但公司的合并、分立、解散、增加或者减少注册资本和发行公司债券,必须由国有资产监督管理机构决定;其中,重要的国有独资公司合并、分立、解散、申请破产的,应当由国有资产监督管理机构审核后,报本级人民政府批准。

2.董事会。董事会的主要内容有:(1)董事会的性质。董事会是国有独资公司的执行机构。(2)董事会的职权。董事会除行使我国《公司法》关于有限责任公司董事会的所有职权外,在国有资产监督管理机构授权的情况下,还行使股东会的部分职权。因此,国有独资公司董事会的职权比一般有限责任公司董事会的职权大。(3)董事会的组成。董事会的人数公司法未做规定。但由两部分组成,一部分董事由国有资产监督管理机构委派;另外一部分董事是职工代表,董事会成员中的职工代表由公司职工代表大会选举产生。其中职工代表的比例不得低于1/3,具体比例由公司章程规定。(4)董事长的产生。董事会设董事长1人,可以设副董事长。董事长、副董事长由国有资产监督管理机构从董事会成员中指定。(5)经理。国有独资公司设经理,由董事会聘任或者解聘。经国有资产监督管理机构同意,董事会成员可以兼任经理。(6)兼职限制。国有独资公司的董事长、副董事长、董事、高级管理人员,未经国有资产监督管理机构同意,不得在其他有限责任公司、股份有限公司或者其他经济组织兼职。我国《公司法》对国有独资公司董事会成员,实行了比一般有限责任公司竞业禁止还要严格的专职原则。

3.监事会。(1)监事会的组成和人数。国有独资公司监事会成员不得少于5人,其中职工代表的比例不得低于1/3,具体比例由公司章程规定。监事会成员由国有资产监督管理机构

委派;但是,监事会成员中的职工代表由公司职工代表大会选举产生。监事会主席由国有资产监督管理机构从监事会成员中指定。(2)监事会的职权。监事会行使《公司法》第54条规定的职权和国务院规定的其他职权。

三、股份有限公司的组织机构

股份有限公司的组织机构,是体现股份有限公司众多股东个体意志和公司的组织意志的机构。股份有限公司的组织机构由股东大会、董事会和监事会组成。

(一)股东大会

1.股东大会的性质。股东大会是公司的最高权力机构。

2.股东大会的职权。我国《公司法》第100条规定,公司法第38条第1款关于有限责任公司股东会职权的规定,适用于股份有限公司股东大会。

3.股东大会的种类。股份有限公司股东大会的形式分为年会和临时会议两种。年会每年按时召开一次。而临时会议是指年会以外遇到特殊情况依法召开的大会。我国《公司法》规定有下列情形之一的,应当在2个月内召开临时股东大会:(1)董事人数不足《公司法》规定的人数或者公司章程所定人数的2/3时;(2)公司未弥补的亏损达到股本总额的1/3时;(3)单独或者合计持有公司股份10%以上的股东请求时;(4) 董事会认为必要时;(5) 监事会提议召开时。(6)公司章程规定的其他情形。

4.股东大会的通知和公告。我国《公司法》第103条规定,召开股东大会会议,应当将会议召开的时间、地点和审议的事项于会议召开20日前通知各股东;临时股东大会应当于会议召开15日前通知各股东;发行无记名股票的,应当于会议召开30日前公告会议召开的时间、地点和审议事项。单独或者合计持有公司3%以上股份的股东,可以在股东大会召开10日前提出临时提案并书面提交董事会;董事会应当在收到提案后2日内通知其他股东,并将该临时提案提交股东大会审议。临时提案的内容应当属于股东大会职权范围,并有明确议题和具体决议事项。股东大会不得对通知中未列明的事项作出决议。无记名股票持有人出席股东大会会议的,应当于会议召开5日前至股东大会闭会时将股票交存于公司。

5.股东大会的召集和主持。股份有限公司的股东大会会议由董事会召集,董事长主持;董事长因特殊原因不能履行职务时,由副董事长主持;副董事长不能履行职务或者不履行职务的,由半数以上董事共同推举一名董事主持。董事会不能履行或者不履行召集股东大会会议职责的,监事会应当及时召集和主持;监事会不召集和主持的,连续90日以上单独或者合计持有公司10%以上股份的股东可以自行召集和主持。

6.股东大会的表决权和决议。我国《公司法》第104条规定,股东出席股东大会会议,所持每一股份有一表决权。但是,公司持有的本公司股份没有表决权。股份有限公司股东大会的决议分为特别决议和普通决议。股东大会作出决议,必须经出席会议的股东所持表决权过半数通过。但是,股东大会作出修改公司章程、增加或者减少注册资本的决议,以及公司合并、分立、解散或者变更公司形式的决议,必须经出席会议的股东所持表决权的2/3以上通过。

7.股东大会的累积投票制。我国《公司法》第106条规定,股东大会选举董事、监事,可以依照公司章程的规定或者股东大会的决议,实行累积投票制。所称累积投票制,是指股东大会选举董事或者监事时,每一股份拥有与应选董事或者监事人数相同的表决权,股东拥有的表决权可以集中使用。

8.股东会的会议记录。《公司法》第108条规定,股东大会应当对所议事项的决定作成会议记录,主持人、出席会议的董事应当在会议记录上签名。会议记录应当与出席股东的签名册及代理出席的委托书一并保存。

(二)董事会和经理

1.董事会的性质。董事会是公司股东大会的执行机构,对股东大会负责。

2.董事的组成。股份有限公司第一届董事的产生,如果是发起设立的,就由发起人选举产生,如果是募集设立的,就由创立大会选举产生。股份有限公司的董事会由5-19人组成,董事会成员中可以有公司职工代表。董事会中的职工代表由公司职工通过职工代表大会、职工大会或者其他形式民主选举产生。

3.董事的任期。与有限公司的规定相同,董事的任期也不能超过3年。

4.董事长的产生和职权。股份有限公司的董事长和副董事长,由全体董事过半数选举产生。

《公司法》规定董事长行使下列职权:(1)主持股东大会(2)召集和主持董事会会议;(3)检查董事会决议的实施情况。副董事长协助董事长工作,董事长不能履行职务或者不履行职务的,由副董事长履行职务;副董事长不能履行职务或者不履行职务的,由半数以上董事共同推举一名董事履行职务。

5.董事会的职权。股份有限公司董事会的职权与有限责任公司董事会的职权基本相同。

6.董事会会议的种类。董事会会议有定期会议和临时会议两种。定期会议每年度至少召开2次会议。代表1/10以上表决权的股东、1/3以上董事或者监事会,可以提议召开董事会临时会议。

7.董事会的通知。定期会议应当于会议召开10日前通知全体董事和监事。董事会召开临时会议,可以另定召集董事会的通知方式和通知时限。

8.董事会会议的召集和主持。董事会会议由董事长召集并主持,董事长应当自接到提议后10日内,召集和主持董事会会议。董事长不能召集和主持时,由其指定副董事长或其他董事召集和主持;副董事长不能履行职务或者不履行职务的,由半数以上董事共同推举一名董事召集和主持。

9.董事出席开会的要求。董事会开会时,董事应亲自出席,如因故不能出席时,只能书面委托其他董事代为出席,不能委托其他人代为出席,这一点与外商投资企业法中的规定是有区别的。外商投资企业法规定,如果董事不能开会的话,不要求受委托人一定是董事。

董事会应当对会议所议事项的决定作成会议记录,出席会议的董事应当在会议记录上签名。

10.董事会会议的议事方式和表决程序。董事会会议应有过半数的董事出席方可举行。董事会作出决议,必须经全体董事的过半数通过。在这里要注意不是按到会的董事人数计算,而是按全体董事人数计算。董事会决议的表决,实行1人1票制。

11.董事的责任。董事应当对董事会决议负责。董事会的决议违反法律、行政法规,致使公司遭到重大损失的,参与决议的董事对公司负赔偿责任,但经证明在表决时曾表明异议并记载于会议记录的,该董事可以免除责任。

12.经理。经理是在股份有限公司中辅助董事会执行业务,进行日常经营管理的人员,经理由董事会聘任或者解聘。经理对董事会负责,其职权与有限责任公司经理相同。

(三)监事会

关于监事会与有限责任公司的监事会基本相同。这里主要说明其不同之处。

1.监事会的组成。股份有限公司必设监事会;而有限责任公司规模比较小时可以只设1到2名监事,不设立监事会。

2.监事会主席、副主席的设置。股份有限公司监事会设主席一人,可以设副主席。监事会主席和副主席由全体监事过半数选举产生;而有限责任公司不设副主席。

3.召集和主持监事会会议。监事会会议由监事会主席召集和主持监事会会议;监事会主席不能履行职务或者不履行职务的,由监事会副主席召集和主持监事会会议;监事会副主席不能履行职务或者不履行职务的, 由半数以上监事共同推举一名监事召集和主持监事会会议;而有限责任公司不存在由监事会副主席召集和主持监事会会议。

4.监事会定期会议的召开时间。股份有限公司监事会定期会议每6个月至少召开1次会议。而有限公司监事会会议的召开时间公司法未作规定,可由公司章程规定。

四、上市公司组织机构的特别规定

(一)上市公司的概念

上市公司,是指其股票在证券交易所上市交易的股份有限公司。

(二)上市公司股东大会的特别决议事项

除《公司法》关于股份有限公司特别决议事项适用上市公司外,下列事项上市公司股东大会也采取特别决议。

1.发行公司债券。

2.回购本公司的股票。

3.上市公司在1年内购买、出售重大资产或者担保金额超过公司资产总额30%的,应当由股东大会作出决议,并经出席会议的股东所持表决权的2/3以上通过。

(三)上市公司的独立董事

1.上市公司独立董事的概念。是指不在上市公司担任除董事外的其他职务,并与其受聘的上市公司及其主要股东不存在可能妨碍其进行独立客观判断的关系的董事。

2.新公司关于独立基本的规定。《公司法》第123条规定上市公司设立独立基本,具体办法由国务院规定。《公司法》第124条规定上市公司设董事会秘书,负责公司股东大会和董事会会议的筹备、文件保管以及公司股东资料的管理,办理信息披露事务等事宜。《公司法》第125条规定上市公司董事与董事会会议决议事项所涉及的企业有关联关系的,不得对该项决议行使表决权,也不得代理其他董事行使表决权。该董事会会议由过半数的无关联关系董事出席即可举行,董事会会议所作决议须经无关联关系董事过半数通过。出席董事会的无关联关系董事人数不足3人的,应将该事项提交上市公司股东大会审议。

五、公司董事、监事、高级管理人员的任职资格和义务

(一)任职资格

我国《公司法》没有规定担任董事、监事、高级管理人员的积极条件，而是规定了不得任职的消极条件。《公司法》第147条规定，有下列情形之一的，不得担任公司的董事、监事、高级管理人员：

1.无民事行为能力或者限制民事行为能力者；

2.因犯有贪污、贿赂、侵占财产、挪用财产罪或者破坏社会经济秩序罪被判处刑罚，执行期满未逾5年，或者因犯罪被剥夺政治权利，执行期满未逾5年者；

3.担任因经营管理不善而破产清算的公司、企业的董事或者厂长、经理，并对该公司、企业的破产负有个人责任的，自公司、企业破产清算完结之日起未逾3年者；

4.担任因违法被吊销营业执照的公司、企业的法定代表人，并负有个人责任的，自该公司、企业被吊销营业执照之日起未逾3年者；

5.未清偿到期个人所负数额较大的债务者。

公司违反上述规定选举、委派董事、监事或者聘任高级管理人员的，该选举、委派或者聘任无效。董事、监事、高级管理人员在任职期间出现以上所列情形的，公司应当解除其职务。

另外，我国其他法律、行政法规规定不得兼任的人员也不得担任。如国家公务员。

(二)董事、监事、高级管理人员的义务

1.忠实义务和勤勉义务。我国《公司法》第148条对董事、监事、高级管理人员的忠实义务和勤勉义务作了一般规定。第149条规定了董事、监事、高级管理人员对公司的具体忠实义务；第151条规定了具体勤勉义务。《公司法》第148条规定，董事、监事、高级管理人员应当遵守法律、行政法规和公司章程，对公司负有忠实义务和勤勉义务。董事、监事、高级管理人员不得利用职权收受贿赂或者其他非法收入，不得侵占公司的财产。《公司法》第149条规定，董事、高级管理人员不得有下列行为：(1)挪用公司资金；(2)将公司资金以其个人名义或者以其他个人名义开立账户存储；(3)违反公司章程的规定，未经股东会、股东大会或者董事会同意，将公司资金借贷给他人或者以公司财产为他人提供担保；(4)违反公司章程的规定或者未经股东会、股东大会同意，与本公司订立合同或者进行交易；(5)未经股东会或者股东大会同意，利用职务便利为自己或者他人谋取属于公司的商业机会，自营或者为他人经营与所任职公司同类的业务；(6)接受他人与公司交易的佣金归为己有；(7)擅自披露公司秘密；(8)违反对公司忠实义务的其他行为。董事、高级管理人员违反上述规定所得的收入应当归公司所有。《公司法》第151条第1款规定，股东会或者股东大会要求董事、监事、高级管理人员列席会议的，董事、监事、高级管理人员应当列席并接受股东的质询。第2款规定，董事、高级管理人员应当如实向监事会或者不设监事会的有限责任公司的监事提供有关情况和资料，不得妨碍监事会或者监事行使职权。

2.董事、监事、高级管理人员的赔偿责任。我国《公司法》第150条规定，董事、监事、高级管理人员执行公司职务时违反法律、行政法规或者公司章程的规定，给公司造成损失的，应当承担赔偿责任。

第六节　公司股份

一、股份与股票概述

(一)股份的概念和特征

股份是指股份有限公司的资本所划分成的均等份额，是构成股份有限公司资本的最小单位,是确定股东权利义务大小的基础。股份具有以下特征:

1.股份特指股份有限公司的资本。其他类型的公司资本,都不能用股份的名称作为资本的计量单位。

2.股份具有不可分性。股份是公司资本的最小计量单位,不可再分。

3.股份体现股东权利和义务的大小。

4.股份具有可转让性。除法律有特别规定外,股份可以自由转让。

(二)股份的表现形式

《公司法》第126条规定,公司的股份采取股票的形式。

(三)股票的概念和特征

股票是指股份有限公司签发的证明股东按其所持股份享有权利和承担义务的书面凭证。股票具有以下特征:

1.股票是一种权利义务证券。股票是代表股东所持股份的具体形式，股东合法持有股票,就有权利分享公司的利益,参与公司的决策和管理,同时也要承担公司的责任和风险。股东合法持有股票的数量不同,其分享公司的利益和承担的义务大小不同。

2.股票是一种要式证券。股票的制作和记载事项必须按法律规定的要求和方式进行。

3.股票是一种证明有价证券。股东所享有的权利并非由股票独创,股票并不设定权利,它只是把已经存在的基于对股份的拥有而产生的股东权表现为证券的形式。

4.股票是高风险证券。股票一经购买,便不能退还本金,股东能否获得预期利润,完全取决于公司的生产经营状况和股票价格升降以及其他因素，当公司破产时可能连本金都难以保住。

(四)股票的形式和载明事项

《公司法》第129条规定,股票采用纸面形式或者国务院证券监督管理机构规定的其他形式。采用纸面形式的股票应当载明下列主要事项:公司名称;公司成立日期;股票种类、票面金额及代表的股份数;股票的编号。股票由董事长签名,公司盖章。发起人的股票,应当标明发起人股票字样。

(五)股票的交付

《公司法》第133条规定,股份有限公司成立后,即向股东正式交付股票。公司成立前不得向股东交付股票。

(六)股票的分类

根据划分标准的不同,股票有以下不同的种类:

1.根据股东承担风险和享有权益大小为标准,可分为普通股和优先股。普通股是指对公司的财产享有的权利都平等的股份,它是公司资本构成中最基本的股份。普通股股东享有决策参与权、利润分配权、优先认股权和剩余资产分配权。优先股是指与普通股相对而言,对公司的资产、利润享有更优越权利的股份。优先股在分配利润时可优先获得股息,其股息往往是固定的,在公司清算时可优先获得分配公司资产;但优先股无表决权。我国允许发行优先股。

2.根据股票有无记名为标准,股票可分为记名股和无记名股。记名股票是指在股票上载有股东姓名或名称,并且将其载入公司股东名册的股票。无记名股票是指在股票上没有记载股东姓名或名称的股票。

我国《公司法》第130条规定,公司发行的股票,可以为记名股票,也可以为无记名股票。公司向发起人、法人发行的股票,应当为记名股票,并应当记载该发起人、法人的名称或者姓名,不得另立户名或者以代表人姓名记名。如果公司发行记名股票,必须置备股东名册,以备联系、查证。《公司法》第131条规定,发行记名股票的,应当置备股东名册,记载下列事项:(1)股东的姓名或者名称及住所;(2)各股东所持股份数;(3)各股东所持股票的编号;(4)各股东取得股份的日期。发行无记名股票的,公司应当记载其股票数量、编号及发行日期。

3.根据股票上是否标明记载票面金额分为票面值股和无票面值股。票面值股(面额股)是指股票上标有固定的面额或面值的股票。票面值股原则上不得以低于票面值的价格发行。无票面值股(无面额股),也叫比例股和部分股,是指不标明票面金额,只标明每股占公司总额比例的股票,其价值随公司财产的增减而升降,股东享有的股份利润,按票面规定的比例来确定。

4.根据股东对公司重大问题有无表决权可分为表决权股和无表决权股。

5.根据发行对象的不同为标准,可分为国家股、法人股、社会公众股。

6.根据投资主体来源为标准,可分为内资股、外资股。

7.根据认购主体和上市场所的不同为标准,可分为A股、B股、H股、N股。A股为内资股,一般是由境内投资者(目前个别境外投资者也可以外币认购)以人民币认购和买卖的股票,在上海证券交易所和深圳证券交易所交易。B股、H股、N股为外资股。外资股是指由境外投资者(目前境内投资者也可以以外币认购),以购买人民币特种股票的形式向我国公司投资的股票,一般是以外币认购和买卖的股票。外资股按上市地的不同,分为境内上市外资股和境外上市外资股。在上海证券交易所和深圳证券交易所上市交易的外资股叫B股。境外上市的外资股,在香港上市的叫H股,在美国上市的叫N股,在新加坡上市的叫S股。

二、股份的发行

(一)股份发行的含义

股份发行,是指股份有限公司以筹集资金为直接目的,依照法定程序出售和分配股票的法律行为。

(二)股份发行的原则

我国《公司法》第127条规定股份的发行,实行公平、公正的原则,同种类的每一股份应当具有同等权利。同次发行的同种类股票,每股的发行条件和价格应当相同;任何单位或者个人所认购的股份,每股应当支付相同价格。可见,我国股份有限公司发行股份的原则有公平、公正、同股同权、同股同价原则。

1.公平原则。是指在股份发行中,任何合法的投资者都具有平等的法律地位,平等地享有权利。

2.公正原则。是指在股份发行中,要求证券监管机构、司法机关和其他有权机关依法履行职责,在处罚方面做到法律面前人人平等。

3.同股同权。是指同一次发行的相同类型的股份,在其上的权利和利益是相同的。

4.同股同价。是指同一次发行的相同类型的股份,每股的发行条件和价格应当相同;每股支付的价额相同。

(三)股票发行价格

股份的发行价格有三种形式,即平价发行、溢价发行和折价发行。

1.平价发行。是指按照票面金额发行;

2.溢价发行。是指超过票面金额发行;

3.折价发行。是指低于票面金额发行。

我国《公司法》第128条第规定,股票发行可以按票面金额,也可以超过票面金额,但不得低于票面金额。可见,我国是禁止折价发行的。股票发行采用溢价发行的,所得的溢价款列入资本公积金,不能列入盈余公积金。股票发行采取溢价发行的,其发行价格由发行人与承销的证券公司协商确定。

(四)股份发行的种类

股份有限公司发行股票,根据发行的时间先后和目的不同,可分为以下两种:

1.设立发行。是指在设立股份公司过程中为筹建公司所需资本而进行的股份发行。在我国,设立发行主体应当是拟设立的股份有限公司。设立发行不仅包括向社会公开募集或者向特定对象募集股份和发行股票,也包括向股份公司发起人分派股票的行为。

2.新股发行。是指股份公司成立后在原有股份基础上所进行的股份发行。其目的是为增加公司股本。可以向原股东配售或社会公开募集或者向特定对象发行股票,包括配股、分派红利股票、公积金转增股份和发行新股等多种具体形式。

三、股份的发行条件和程序

《公司法》对设立股份公司发行股份的条件和程序未作规定,对新股的发行条件也未作规定,但在《证券法》中对新股的发行条件作了规定;在《公司法》第134条、第135条、第136条、第137条对公司发行新股的程序作了简单规定,而在《证券法》中作了详细规定。

四、股份的转让

(一)股份转让的概念

股份转让, 是指股份有限公司的股票持有人依照法定条件和程序将其持有的股票让与他人,从而使他人成为公司股东的行为。

(二)股份转让的限制规定

股票可以自由转让,但并不是绝对的,为了保护公司及其他股东的利益,法律在规定股东所持有的股份可以依法转让的同时,对其转让作了必要的限制。

1.对股份转让场所的限制。《公司法》第139条规定,股东转让其股份,应当在依法设立的证券交易场所进行或者按照国务院规定的其他方式进行。

2.对股份转让方式的限制。根据记名股和无记名股的不同,其转让方式不完全相同。

(1)记名股的转让。由于记名股票将股东的姓名或名称记入股票和股东名册,所以不能随意转让。我国《公司法》第140条第1款规定,记名股票,由股东以背书方式或者法律、行政法规规定的其他方式转让;转让后由公司将受让人的姓名或者名称及住所记载于股东名册。此外,在股东大会或临时股东大会前一定时间内股票不得转让。我国《公司法》第140条第2款规定,股东大会召开前20日内或者公司决定分配股利的基准日前5日内,不得进行前款规定的股东名册的变更登记。但是,法律对上市公司股东名册变更登记另有规定的,从其规定。在一定期限内不得进行股东名册的变更登记是为了方便股东大会的通知及股利分配的顺利进行,保护股东的合法权益。记名股票转让后,由公司将受让人的姓名或者名称及住所记载于股东名册。

(2)无记名股的转让。无记名股因票面不记载股东姓名或名称,只要将股票交付给受让人,对方就成为持股人,转让行为即告成立。我国《公司法》第141条规定,无记名股票的转让,由股东将该股票交付给受让人后即发生转让的效力。

3.对发起人持有本公司股份的转让限制。我国《公司法》第142条第1款规定,发起人持有的本公司股份,自公司成立之日起1年内不得转让。公司公开发行股份前已发行的股份,自公司股票在证券交易所上市交易之日起1年内不得转让。

4.对公司董事、监事、经理持有本公司股份的转让限制。我国《公司法》第142条第2款规定,公司董事、监事、高级管理人员应当向公司申报所持有的本公司的股份及其变动情况,在任职期间每年转让的股份不得超过其所持有本公司股份总数的25%;所持本公司股份自公司股票上市交易之日起1年内不得转让。上述人员离职后半年内,不得转让其所持有的本公司股份。公司章程可以对公司董事、监事、高级管理人员转让其所持有的本公司股份作出其他限制性规定。

5.对收购本公司股份的限制。我国《公司法》第143条规定,公司不得收购本公司股份。但是,有下列情形之一的除外:(1)减少公司注册资本;(2)与持有本公司股份的其他公司合并;(3)将股份奖励给本公司职工;(4)股东因对股东大会作出的公司合并、分立决议持异议,要求公司收购其股份的。公司因第(1)项至第(3)项的原因收购本公司股份的,应当由股东大会作出决议。公司依照前款规定收购本公司股份后,属于第(1)项情形的,应当自收购之日起10日内注销;属于第(2)项、第(4)项情形的,应当在6个月内转让或者注销。公司依照第(3)项规定收购的本公司股份,不得超过本公司已发行股份总额的5%;用于收购的资金应当从公司的税后利润中支出,所收购的股份应当在1年内转让给职工。

6.对股票质押的限制。公司不得接受本公司的股票作为质押权的标的。

第七节 公司债券

一、公司债券概述

(一)公司债券的概念和特征

公司债券是指公司依照法定程序发行的,约定在一定期限内还本付息的有价证券。公司债券具有以下特征:

1.公司债券是一种债权有价证券。公司债券是设定债务关系的有价证券,公司债券持有人作为公司的债权人享有债权,其对公司享有的债权为公司债券上载明的金额。

2.公司债券是一种要式有价证券。公司债券作为一种有价证券,其制作和记载事项必须按法律规定的要求和方式进行。

3.公司债券是依照法定条件和程序发行的有价证券。由于发行公司债券是向不特定的社会公众借贷,涉及到广大社会公众的利益,所以公司在发行公司债券时,必须严格遵守法定的条件和程序,以保护社会公众的合法权益,维护社会秩序的稳定。

4.公司债券是由公司还本付息的有价证券。公司在发行债券时,应当向所有债券购买人承诺按照约定期限还本付息, 公司债券到期时发行债券的公司负有按约定期限还本付息的义务。

(二)公司债券的形式和载明事项

《公司法》第156条规定,公司以实物券方式发行公司债券的,必须在债券上载明公司名称、债券票面金额、利率、偿还期限等事项,并由法定代表人签名,公司盖章。《公司法》第162条规定,上市公司发行可转换为股票的公司债券的,应当在债券上标明"可转换债券"字样。

(三)公司债券的分类

根据不同的标准,可以对公司债券进行不同的分类。

1.根据公司债券上是否记载公司债券持有人的姓名或名称为标准, 可分为记名公司债券和无记名公司债券。记名公司债券是指在公司债券上记载债权人姓名或名称的公司债券;而无记名公司债券是指不在公司债券上记载债权人姓名或名称的公司债券。

2.根据公司债券能否转换为公司股票为标准, 可分为可转换公司债券和非转换公司债券。可转换公司债券是指能够转换为股份有限公司股票的公司债券;非转换公司债券是指不能转换为股份有限责任公司股票的公司债券。

3.根据发行公司债券时有无担保为标准,可分为担保公司债券和无担保公司债券。担保公司债券是指公司在发行债券时以物或第三人对该债券的还本付息做出担保的公司债券。无担保公司债券又称信用公司债券, 是指完全凭借公司信誉而不提供任何财产或任何担保人而发行的公司债券。我国《公司法》对此种分类未作规定。

二、可转换公司债券的概念和特征

（一）可转换公司债券的概念

可转换公司债券，是指发行人依照法定程序发行的，在一定期限内按照约定的价格和条件可以转换成本公司股票的公司债券。

（二）可转换公司债券的法律特征

可转换公司债券是一种介于普通公司债券与股票之间的债券，它具有以下法律特征：

1.可转换公司债券具有债券和股票的双重属性。可转换公司债券在转换为股票以前具有债券的性质，一旦转换为股票，就具有股票的所有属性。因此，它是一种潜在的股票，具有债券股份化的特征。

2.可转换公司债券的持有人享有的转换请求权是一种形成权。作为一种形成权，可转换公司债券持有人转股权利的行使与发行公司无任何关系，它以持有人单方意志而发生转换与否的效力。可转换公司债券在发行时，发行人就赋予了债券持有人在将来确定的转换期内，享有转换与否的选择权，债券发行人不能强迫持有人转换或者不转换为股票。我国《公司法》第163条规定发行可转换为股票的公司债券的，公司应当按照其转换办法向债券持有人换发股票，但债券持有人对转换股票或者不转换股票有选择权。

3.可转换公司债券的形式和期限与非转换公司债券不同。上市公司发行的可转换公司债券只能采取记名形式。可转换公司债券的最短期限为3年，最长期限为5年，具体由上市公司和主承销商根据上市公司具体情况确定。

4.可转换公司债券的投机性和风险都大于普通公司债券。由于可转换公司债券附加了转换为股票的权利，因此，其发行价格比普通公司债券高，其票面利率则通常低于银行贷款利率和普通公司债券的利率。对于发行公司而言，发行可转换公司债券是一种低成本的融资方式。但是对债券持有人而言，当发行公司业绩良好且股票市场价格上涨时，选择将债券转换为股票可以获得较高的收益，但是，当公司业绩不佳且股票市场价格下落时，持有人可能获得投资收益还不如普通公司债券。因此，与普通公司债券相比，可转换公司债券具有投机性强、风险较大的特征。

三、公司债券的发行主体

（一）非转换公司债券的发行主体

西方国家传统的《公司法》规定，只有股份有限责任公司才有资格发行公司债券；其它形态的公司均不能成为公司债券的发行主体。我国《公司法》的规定与此是不相同的。修改前的《公司法》规定："股份有限公司、国有独资公司和两个以上国有企业或者两个以上国有投资主体投资设立的有限责任公司，为筹集生产经营资金，可以依照本法发行公司债券。"由此可见，修改前的《公司法》只允许股份有限公司和国有投资主体设立的有限责任公司发行公司债券，其他的有限责任公司则无权发行公司债券，这与目前市场经济下，强调各个市场主体公平竞争的原则不符，修改后的新《公司法》取消了这一限制规定，所有的公司，只要具备发行条件，都有资格发行。

(二)可转换公司债券的发行主体

我国《公司法》严格限制可转换公司债券的发行主体。《公司法》第162条规定,上市公司经股东大会决议可以发行可转换为股票的公司债券,并在公司募集办法中规定具体的转换办法。上市公司发行可转换为股票的公司债券,应当报国务院证券监督管理机构核准。由此可见,只有上市公司才有资格发行可转换公司债券。

四、公司债券的发行条件和发行程序

关于公司债券的发行条件由原《公司法》规定调整到由《证券法》规定。《公司法》第154条规定,公司发行公司债券应当符合《证券法》规定的发行条件。《证券法》第16条规定,公开发行公司债券应具备6个方面的条件。公司债券的发行程序,《公司法》第155条有简单规定,在《证券法》中作了详细规定。

五、公司债券存根簿及记载事项

(一)公司债券存根簿的含义

公司债券存根簿,是指发行债券的公司制作的、用以记载债券持有者姓名、名称、住所及其所持债券等有关情况的专门簿册。设置公司债券帐簿,不仅是公司管理的需要,更重要的是对债权人负责,以供债权人阅览,为记名债券转让或用于担保或产生争议时提供凭证,以及为管理部门查询提供需要,还可在需要时(如公司减资或清算时)起到方便公司与债权人联系的作用。

(二)公司债券存根簿的记载事项

1.记名公司债券。《公司法》第158条的规定,发行记名公司债券的,应当在公司债券存根簿上载明下列事项:(1)债券持有人的姓名或者名称及住所;(2)债券持有人取得债券的日期及债券的编号;(3)债券总额、债券的票面金额、债券的利率、债券的还本付息的期限和方式;(4)债券的发行日期。《公司法》第159条规定,记名公司债券的登记结算机构应当建立债券登记、存管、付息、兑付等相关制度。

2.无记名公司债券。《公司法》第158条的规定,发行无记名公司债券,则只需在公司债券存根簿上载明债券总额、利率、偿还期限和方式、发行日期及债券的编号。公司债券存根簿应存放于公司。

六、公司债券的转让

(一)公司债券转让的概念

公司债券的转让是指通过法定程序,使公司债券由持有人一方转让给受让人的法律行为。由于公司债券是一种有价证券,而有价证券的最大特点是具有较强的流通性,因此公司债券的转让为法律所认可。公司债券不能自由流通转让,必将影响其发行。因此我国《公司法》第160条规定,公司债券可以转让。至于公司债券在发行后,具体允许开始转让的时间,《公司法》未作明确规定,从以往实践情况看,有3个月或半年不等。

（二）公司债券转让的价格

《公司法》第160条规定，公司债券可以转让，转让价格由转让人与受让人约定。这里所指的公司债券的转让价格已不是债券发行时的价格，而是转让时的价格，或称债券行市。债券转让价格随行就市、由买卖双方自由协商确定。这种价格往往高于或低于债券的票面价值。

（三）公司债券的转让场所

《公司法》和《证券法》对非公开发行的公司债券的转让场所未作规定，因而对其转让无场所的限制。《证券法》对公开发行的公司债券的转让场所作了规定，《证券法》第39条规定，依法公开发行的公司债券及其他证券，应当在依法设立的证券交易所上市交易或者在国务院批准的其他证券交易场所转让。证券交易场所包括证券交易所和场外交易场所。目前我国的证券交易所是指上海证券交易所和深圳证券交易所。场外交易场所指证券公司、证券营业部等的营业场所。

（四）公司债券的转让方式

《公司法》第161条规定，记名公司债券，由债券持有人以背书方式或者法律、行政法规规定的其他方式转让；转让后由公司将受让人的姓名或者名称及住所记载于公司债券存根簿。无记名公司债券的转让，由债券持有人将该债券交付给受让人后即发生转让的效力。可见，我国《公司法》第161条对记名公司债券和无记名公司债券规定了两种不同的转让方式。

1.记名公司债券的转让方式。由债券持有人以背书方式或者法律、行政法规规定的其他方式转让。记名公司债券为记名有价证券，因而其转让通常须依背书方式进行，即由转让人在公司债券上记载受让人姓名或者名称，并经转让人签章后，交付受让人，从而完成公司债券的转让。记名公司债券除债券持有人以背书方式转让外，我国《公司法》还规定了法律、行政法规规定的其他转让方式。这里所说的以其他方式进行的转让，是指在公司债券上进行背书以外通过制作其他的公司债券转让文件的方式所进行的公司债券转让。可见，记名公司债转让并非背书转让惟一方式。至于具体的背书方法，《公司法》未明确规定。记名债券转让后，由公司将受让人的姓名或者名称及住所记载于公司债券存根簿。

2.无记名公司债券的转让方式。无记名公司债券为无记名有价证券，因而其转让方式相对地简单，通常无须进行背书，而仅依单纯交付即可完成转让。当然，无记名公司债券的交付转让，亦须在依法设立的证券交易场所，依规定的交易程序进行。由于无记名公司债券在管理及转让方面，具有简便易行、迅速快捷的优点，因而，在一般情况下，公司大多采用无记名公司债券的形式。

（五）公司债券转让的要件

在公司债券转让时，须具备一定的条件，转让时转让人与受让人、受让人与发债公司、受让人与第三人之间发生权利义务关系的变更。公司债券转让的要件，可以分为生效要件和对抗要件两类，前者相对于转让人与受让人之间关系而产生的要件，后者则是对于受让人与发行债务的公司及第三人之间的关系而产生的要件。

由于公司债券转让，实际上表现为有价证券的转让，因而无须经债务人即发行债务的公司同意，亦无须事先通知该公司。因而，其转让的要件，与一般债权转让的要件有所不同。

1.记名公司债券的转让，必须满足以下两个条件：

(1)由债券持有人以背书方式或者法律、行政法规规定的其它方式转让;

(2)由公司在公司债券存根簿上作变更登记,即办理过户手续。债权受让人未办理过户的,其转让只在转让人与受让人之间产生效力,对公司无法律约束力,公司仍然只与转让人产生债权债务关系。

2.无记名公司债券的转让条件。只须具备一个条件,即由债券持有人在依法设立的证券交易场所将该债券交付给受让人后即发生转让的效力,受让人一经持有该债券,即成为公司的债权人。

七、公司债券利息的支付和本金的清偿

(一)公司债券利息的支付

《公司法》对公司债券还本付息的期限与方式未做规定,一般由公司自己来决定。公司应当在公司债券募集办法中加以规定,并且在债券券面上记载。偿还的期限和方式一旦确定不得随意改变。公司债券的利息支付可以是分期的,也可以是连本带息一次性的。

(二)公司债券本金的偿还

公司债券本金应按公司债券募集办法和公司债券上载明的期限偿还。一般来说,公司债券的持有人不得要求提前偿还,债券持有人可以采取转让债券的方法变现;但是如果发行债券的公司违约,则债券持有人应有权要求提前偿还债款。

公司债券本金的偿还方法主要有以下几种:

1.期满还本。是指在公司债券募集办法及债券上载明的期限届满时一次性偿还全部本金。

2.分期偿还。是指在公司债券募集办法及债券上载明的期限届满时分期偿还本金。

3.任意还本。是指按公司债券募集办法及公司债券上的记载,发行债券的公司可以随时购回债券,但购回时必须提前一定期限通知债券持有人。

八、可转换公司债券转换股票和偿还

《公司法》对可转换公司债券还本付息的期限与方式未做规定,国务院证券监督管理机构有专门规定。

(一)可转换公司债券转换股票

可转换公司债券自发行之日起6个月后方可转换为公司股票。可转换公司债券的具体转股期限由上市公司根据可转换公司债券的存续期及公司财务情况确定。上市公司发行可转换公司债券的,以发行可转换公司债券前30个交易日股票的平均收盘价格为基准,上浮一定幅度作为转股价格。可转换公司债券持有人请求转换股份时,所持有债券面额不足转换一股股份的部分,发行人应当以现金偿还。可转换公司债券转换为股份后,上市公司的股票上市的证券交易所应当安排股票上市流通。上市公司应当在每一季度结束后的2个工作日,向社会公布因可转换公司债券转换为股份所引起的股份变动情况。转换为股份累计达到公司发行在外普通股的10%时,上市公司应当及时将有关情况予以公告。

因可转换公司债券转换为股份引起股份变动的,上市公司应当根据有关法律、行政法规

的规定,于每年年检期间,向工商行政管理部门申请办理注册资本变更登记。可转换公司债券发行后,因发行新股、送股及其他原因引起公司股份发生变动的,上市公司应当及时调整转股价格,并向社会公布。

(二)可转换公司债券偿还

可转换公司债券到期转换的时,上市公司应当依募集办法中规定的程序和条件转换为股票,但应支付转换日发生前的利息,计息起始日为可转换公司债券发行首日;可转换公司债券到期未转换的,上市公司应当按照可转换公司债券募集说明书的约定,每半年或1年付息1次;于期满后5个工作日内偿还未转换股债券的本金及最后一期的利息。上市公司未按期偿还本息的,除支付本息外,还应当按每日1‰的比例向债权人支付赔偿金。

第八节 公司财务会计制度

一、公司财务会计制度的概念

公司财务会计制度是对存在于法律、行业通行规则和公司章程中的关于公司财务、会计规则的总称。公司财务会计制度从内容上讲包括财务和会计制度两个方面。公司财务制度是指关于公司在其业务活动中有关资金的筹集、使用和分配活动所遵守的规则;公司会计制度是公司办理会计事务应当遵守的规则。公司的财务、会计制度虽然是两种制度,但两者在实质上是紧密结合在一起的,公司会计制度是公司生产经营过程中各种财务制度的具体反映,公司的财务制度是通过会计制度实现的,两者共同为实现公司的管理目标服务。

二、公司的财务会计报告

(一)公司财务会计报告的概念

公司财务会计报告是指公司制作的,反映公司在一定期间财务状况和经营成果等信息的综合性书面报告。

(二)公司财务会计报告的编制

1.公司财务会计报告的编制要求。《会计法》第9条规定,各单位必须根据实际情况发生的经济业务事项进行会计核算,填制会计凭证,登记会计帐簿,编制财务会计报告。《公司法》第172条规定,公司除法定的会计账册外,不得另立会计账册。《公司法》第202条规定,公司违反本法规定,在法定的会计账簿以外另立会计账簿的,由县级以上人民政府财政部门责令改正,处以五万元以上五十万元以下的罚款。

2.公司财务会计报告的编制负责人。我国《公司法》未明确规定公司财务会计报告的编制负责人。通常认为,董事会是公司财务会计报告编制的负责人。董事会成员应就会计表册的真实性、准确性、全面性对公司负责。董事会也可以授权公司经理直接负责财务会计报告的制作工作。即由公司经理直接领导和组织公司的财务会计人员完成财务会计报告。

3.公司财务会计报告编制的时间。我国《公司法》第165条规定,公司应当在每一会计年度终了时制作财务会计报告,并依法经会计师事务所审计。事实上,公司编制的财务会计报告不限于年度会计报告。公司编制的财务会计报告包括月度财务会计报告、季度财务会计报告、半年度财务会计报告、年度财务会计报告。

(三)公司财务会计报告的内容

公司财务会计报告是由一系列的会计报表和说明所组成。财务会计报告应当依照法律、行政法规和国务院财政部门的规定制作。《会计法》第20条规定:财务会计报告由会计报表、财务会计报表附注和财务情况说明组成。财务会计报告应当包括下列财务会计报表及附属明细表:资产负债表、损益表、财务状况变动表、利润分配表。

1.会计报表。会计报表是表格形式的财务会计报告,它是财务会计报告的主体部分,也是公司向外传递会计信息的主要手段。会计报表应当包括资产负债表、损益表(利润表)、现金流量表及相关的附属明细表。

2.财务情况说明书。财务情况说明书是帮助理解会计报表的内容而对报表的有关项目所作的解释。即是对公司资产负债表、损益表、财务状况变动表虽未能列示,但对公司财务状况有重大影响的其它主要事项所作的必要说明,是对上述各表的补充说明。

(四)公司财务会计报告的审核与确认

监事会应当对公司财务会计报告进行审核。监事会认为有必要时,可聘请中立的注册会计师,对会计表册进行审核,费用由公司承担。监事会应将审核意见做出书面报告,交董事会。公司财务会计报告须经股东会讨论通过确认后方具有相应的法律效力。

(五)公司财务会计报告的公示

公司财务会计报告的公示制度是指公司依照法律规定向投资人或者社会公开其财务会计报告的制度。在我国,公司主要采取以下三种方式公示其财务会计报告:(1)将报告备置于公司住所,供股东查阅或送交各股东。《公司法》第166条规定,有限责任公司应当按公司章程规定的期限将财务会计报告送交各股东; 股份有限公司的财务会计报告应当在召开股东大会年会的20日内以前备置于本公司,供股东查阅。公开发行股票的股份有限公司必须公告其财务会计报告。(2)向有关部门或单位报送会计报告。公司财务会计报告应按规定向当地财政、税务部门、开户银行和主管部门等单位报送。(3)公告公司财务会计报告。《公司法》规定,以募集方式成立的股份有限公司必需公告其财务会计报告。上市公司应按规定的时间对外公告财务会计报告。

(六)公司财务会计报告的监督制度。

为了保证公司财务会计报告的客观、真实、全面,必须强化对公司财务会计的监督。公司财务会计监督的主要内容是:

1.社会审计制度。根据有关规定,有限责任公司和股份公司应聘请会计师事务所对有关财务会计报告审查验证。上市公司应聘请取得"从事证券相关业务资格"的会计师事务所对有关财务会计报告审查验证。我国《公司法》第165条规定,公司应当在每一会计年度终了时制作财务会计报告,并依法经会计师事务所审计。《公司法》第170、171条规定,聘用、解聘承办公司审计业务的会计师事务所,依照公司章程的规定,由股东会、股东大会或者董事会决定。公司股东会、股东大会或者董事会就解聘会计师事务所进行表决时，应当允许会计师事务所陈述意见。公司应当向聘用的会计师事务所提供真实、完整的会计凭证、会计账簿、财务会计报告及其他会计资料，不得拒绝、隐匿、谎报。

2.股东的查帐请求权制度。我国现行的法律制度针对股份有限公司和有限责任公司的具体情况，分别确立了不同的股东查帐请求权制度。股份有限公司应在股东大会召开20日前将编制的年度资产负债表、利润表、财务状况变动表(现金流量表)和其他有关附表备置公司住所，供股东查阅；在有限责任公司各投资方认为必要时，有权自行聘请注册会计师对公司的帐目进行检查。

3.公司内部审计制度。是指公司内部机构或人员对公司的会计记录的真实性、合法性进行审查，通常由公司的审计人员或审计委员会实施。

三、公司的公积金和公益金制度

(一)公积金制度

1.公积金的概念。公积金，又称储备金或准备金，是指公司为维持资本，依照法律和公司章程的规定或股东会的决议，按确定的比例从利润或其他收入中提取的，不作为股利分配而具有特定用途的基金。

2.公积金的性质。公积金虽然不属于公司资本，但其功能与公司资本相类似，本质上其仍属于股东权益性质，公积金在资产负债表中属于所有者权益栏内。

3.公积金的种类。依照我国《公司法》的规定，公积金根据来源的不同分为盈余公积金和资本公积金两大类。

(1)盈余公积金是指公司在会计年度决算时从税后净利润中按一定比例提取的公积金。盈余公积金又依《公司法》的强制性要求和公司自行决定的不同分为法定盈余公积金和任意盈余公积金。①法定盈余公积金是指公司依《公司法》的强制性规定而必须从公司当年净利润中按比例提取的储备金。法定公积金提留的比例由《公司法》加以规定，公司不得以公司章程或股东大会决议变更或违反，故而也称为“强制公积金”。我国《公司法》第167条规定，公司分配当年税后利润时，应当提取利润的10%列入法定公积金。《公司法》规定公积金累计额为公司注册资本的50%以上的，可不再提取。②任意盈余公积金。也称为任意储备金，是指根据公司章程或股东大会决议于法定盈余公积金以外从公司当年盈利中提取的资金。任意盈余公积金也来源于公司的税后盈余，故属于盈余公积金的范围。之所以称为任意盈余公积金，是因为它的提取不取决于法律的强制性规定，只根据公司章程的规定及股东大会的决议。

(2)资本公积金。资本公积金也称为资本储备金，是指因法律规定由资本以及与资本有关的资产项目所产生的资本储备。我国《公司法》规定，股份有限公司以超过股票面额的发行价格发行股份所得的溢价款以及国务院财政主管部门规定列入资本公积金的其他收入，应列入资本公积金。

4.公积金的用途。法定盈余公积金按《公司法》的规定只能用于弥补亏损、扩大生产经营规模、转增公司资本。任意盈余公积金作为公积金的一种，从我国《公司法》的规定看，其用途与法定盈余公积金的用途并无不同。

(1)弥补亏损。公司在生产经营中将面临各种风险,公积金可弥补亏损,从而维持公司正常营运,增强公司信誉和抵御风险的能力。在面临亏损时公司应以盈余公积金弥补亏损。

我国《公司法》第169条规定,资本公积金不得用于弥补公司的亏损。

(2)扩大公司生产经营。公司可将公积金用于生产经营的投资,尤其是在增加注册资本较难的前提下通过公积金追加投资,可以满足公司扩大经营规模的需要,也可据此提高公司竞争力。

(3)转增资本。公司在经股东(大)会特别决议后,可将公积金转增为注册资本。在发行新股增加资本较为困难的情形下,利用公积金转增资本可降低发行成本。用公积金增加资本,对有限责任公司而言是按股东的出资比例分派,对股份有限公司而言是按照股东持股比例分派,增加每个股东的出资额或派送新股,增加每股面值。将公积金转为资本的前提是要经股东大会做出决议。具体方法为:一是增加公司的股份数,按股东原有股份比例派送新股;二是不增加公司的股数,在股东原有股份的基础上增加每股面值。但无论何种公司,转增后所留存的公积金均不得少于转增前公司注册资本的25%。

(二)公益金制度

公益金是指依照法律和章程的规定或股东会的决议,从公司税后利润中提取的用于职工集体福利的基金。新《公司法》没有强制设立公益金,是否提取公益金由股东自己决定。

四、公司利润分配的顺序

(一)税后利润的概念

税后利润,是指一定期限内(例如,一个财政年度)公司在经营中取得的经济收入,扣除成本、费用,以及所得税等支出以后所剩余的净利润,也叫公司的可分配利润。税后利润包括:营业利润、投资收益、营业外收支净额。

(二)公司进行利润分配的原则

1.弥补亏损原则。根据《公司财务通则》的规定,公司发生的年度亏损,可以用下年度的利润弥补;下年度的利润不足弥补的,可以在5年内用所得税税前利润延续弥补,延续5年未弥补的亏损,用缴纳所得税后的利润弥补。这样做的目的在于维护公司资本的充实,不致损害债权人的利益。

2.无利润不分配原则。公司的分配须以公司有利润为前提,如果公司在某一经营年度发生亏损,就不能进行分配。

3.同股同权、同股同利的原则。公司利润在按照法律规定的顺序提取了法定公积金、法定公益金之后,才可以向公司的股东支付股息和红利。公司应当公平对待所有股东,在股利的分配上,每一股份所代表的股利数额应是同一的,而且相同股权性质的股东在分配上也应居于同一顺序。

(三)公司利润分配的决定机关

公司税后利润分配方案的制订权和提案权属于董事会,但它没有对税后利润分配的最后决定权。税后利润分配的最后决定权属于股东大会(股东会)。董事会提出的税后利润分配方案和弥补亏损方案应经股东大会(股东会)审议,股东大会(股东会)采用普通决议通过。

(四)公司税后利润分配的顺序

公司的利润分配的顺序是由《公司法》规定的。因此,可以称为公司税后利润分配的法定顺序。税后利润的分配顺序是:

1.弥补亏损。为保护公司债权人利益和社会利益,贯彻资本充实原则,公司在本年度有盈利时,应首先检查上一年度是否有亏损,如有亏损,而公司的法定公积金又不足以弥补上一年度亏损时,应先用公司的当年利润弥补亏损。

2.提取法定公积金。公司当年利润在弥补亏损后,若仍有盈余,则必须提取10%的法定公积金。《公司法》规定公积金累计金额为公司注册资本的50%以上时,可以不再提取。

3.支付优先股股利。

4.提取任意公积金。

5.支付普通股股利。公司在完成以上各项分配后,若利润仍有盈余,即可按确定的利润分配方案向普通股股东支付股利。有限责任公司按照股东实缴的出资比例分取红利;公司新增资本时,股东有权优先按照实缴的出资比例认缴出资。但是,全体股东约定不按照出资比例分取红利或者不按照出资比例优先认缴出资的除外。股份有限公司按照股东持有的股份比例分配,但股份有限公司章程规定不按持股比例分配的除外。公司持有的本公司股份不得分配利润。

(五)股利的支付

1.股利(股息和红利)的概念。股利是“股息”和“红利”的缩略语。股息,是指公司章程规定的,在公司存在可分配的利润时,依事先确定的特定比率向特定种类的股东支付的财产利益,股息一般只向优先股股东支付。红利,是指公司向普通股股东支付的,比率并不特定,根据公司盈余情况由股东会临时决定的财产利益。我国学术界通常认为股息与红利在本质上并无不同,故我国《公司法》将二者合称为“股利”,泛指公司依法定条件和程序从其可分配的利润中向股东所支付的一种财产利益。

2.股利支付的方式。在我国,股利的支付方式主要有现金支付和股份支付两种。公司通常采用支付现金给股东的方式来分配股利,但如果公司缺乏现金,或需保留可分配利润用于公司事业的发展,也可以采取配发新股或增加股票面值的方式分配股利。采取配发新股或增加股票面值的方式分配股利,意味着公司的部分利润已转化为公司资本,属于公司资本的增加,公司必须按照有关增资的规定办理变更手续。

第九节　公司合并、分立、解散和清算

一、公司合并

(一)公司合并的概念

公司合并是指两个以上的公司,通过订立合同,依法定程序,合并为一个公司。

(二)公司合并的方式

根据《公司法》的规定,公司合并可以采取吸收合并和新设合并两种方式。

1.吸收合并。是指一个公司吸纳其他公司,被吸纳的公司随之消灭。

2.新设合并。是指两个以上公司共同联合创立一个新公司,原公司都同时归于消灭。

(三)公司合并的法定程序

公司合并是一种法律行为,公司合并不仅涉及公司的变化,还关系到公司债权债务关系人的利益,因此,必须依法定程序进行。

1.公司合并决议。公司在合并协议正式达成之前,必须先在公司内部形成一致意见,作出决定。《公司法》规定,公司合并,先由公司董事会拟订方案,然后由公司的权力机构作出决议。如果是股份有限公司和两人以上有限责任公司,由出席股东会会议的有表决权的2/3以上的表决权股东同意决议;但是,如果是一人有限责任公司,由股东决定,如果是国有独资公司,由国家授权投资的机构或者投资的部门决定。

2.签订公司合并协议。公司合并时,由参与合并各方法定代表人在协商一致的基础上签订合并合同。合并合同应采取书面形式。

3.编制表册,通知债权人,确认债权、债务。公司决议合并时,应当编制资产负债表及财产清单,并通告债权人。《公司法》规定,公司应当自作出合并决议之日起10日内通告债权人,并于30日内在报纸上公告。债权人自接到通知书之日起30日内,未接到通知书的自第一次公告之日起45日内,有权要求公司清偿债务或者提供相应的担保。不清偿债务或者不能提供相应的担保的,公司不得合并。公司合并时,合并各方的债权、债务,应当由合并后存续的公司或者新设的公司承继。

4.重新登记。公司合并时,应在一定的期限内向登记主管机关申请办理有关登记手续。根据《公司法》规定,公司合并,登记事项发生变更的,应当依法向公司登记机关办理变更登记;原公司消灭的,应当依法办理公司注销登记;设立新公司的,应当依法办理公司设立登记。只有经过登记,公司合并才算最终完成。

二、公司分立

(一)公司分立的概念

公司分立是指一个公司依法定程序分开设立为两个以上的公司。

(二)公司分立的形式

公司分立根据原公司法人资格是否消灭,公司分立有派生分立和新设分立两种方式。

1.派生分立。是指公司将其部分财产或业务分离出去另设一个或数个新的公司,原公司继续存在。

2.新设分立。是指公司将其全部财产分别归于两个以上的新设公司中,原公司的财产按照各个新成立的公司的性质、宗旨、经营范围进行重新分配,原公司解散。

(三)公司分立的程序

公司分立的程序与合并基本一致。

公司分立前的债务由分立后的公司承担连带责任。但是,公司在分立前与债权人就债务清偿达成的书面协议另有约定的除外。

三、公司解散和清算

(一)公司解散

1.公司解散的概念。公司解散是指结束公司的正常经营活动,消灭其法人资格。

2.公司解散的原因。《公司法》第181条规定,公司因下列原因解散:(1)公司章程规定的营业期限届满或者公司章程规定的其他解散事由出现;(2) 股东会或者股东大会决议解散;(3)因公司合并或者分立需要解散;(4)依法被吊销营业执照、责令关闭或者被撤销;(5)人民法院依照《公司法》第183条的规定予以解散。《公司法》第183条规定,公司经营管理发生严重困难,继续存续会使股东利益受到重大损失,通过其他途径不能解决的,持有公司全部股东表决权10%以上的股东,可以请求人民法院解散公司。

公司有《公司法》第181条第(1)项情形的,可以通过修改公司章程而存续,修改公司章程,有限责任公司须经持有2/3以上表决权的股东通过,股份有限公司须经出席股东大会会议的股东所持表决权的2/3以上通过。

3.公司解散的后果。公司解散,除因合并或分立事由外,并不标志着公司法人资格的马上消灭,公司进入清算程序。《公司法》第187条规定,清算期间,公司存续,但不得开展与清算无关的经营活动。公司财产在未依照前款规定清偿前,不得分配给股东。可见,在清算期间,公司的法人资格视为存续,但其权利能力仅限于清算范围内,具体由清算组处理公司未了结的业务。

(二)公司清算

1.公司清算的概念。清算是指清点公司财产,清理债权、债务,处理各种法律关系,以消灭公司法人资格的一种法律程序。公司解散后,除因公司合并或者分立者外,都要经过清算程序。

2.清算组的成立。清算组是指在公司解散过程中从事清算事务、处理公司财产和债权债务的执行机构。根据《公司法》的有关规定,公司因合并或者分立而自然解散的,不需要清算,由于其他原因解散的,应当在解散事由出现之日起15日内成立清算组,开始清算。有限责任公司的清算组由股东组成,股份有限公司的清算组由董事或者股东大会确定的人员组成。逾期不成立清算组进行清算的,债权人可以申请人民法院指定有关人员组成清算组进行清算。人民法院应当受理该申请,并及时组织清算组进行清算。

3.清算组的职权。根据《公司法》第185条规定,清算组在清算期间行使下列职权:(1)清理公司财产,分别编制资产负债表和财产清单;(2)通知、公告债权人;(3)处理与清算有关的公司未了结的业务;(4)清缴所欠税款以及清算过程中产生的税款;(5)清理债权、债务;(6)处理公司清偿债务后的剩余财产;(7)代表公司参与民事诉讼活动。

4.清算组的责任。根据《公司法》的规定,清算组成员应当忠于职守,依法履行清算义务,不得利用职权收受贿赂或者其他非法收入,不得侵占公司财产。清算组成员因故意或者重大过失给公司或者债权人造成损失的,应当承担赔偿责任。清算组成员利用职权徇私舞弊、谋取非法收入或者侵占公司财产的,责令退还公司财产,没收违法所得,并可处以违法所得1倍以上5倍以下的罚款。构成犯罪的,依法追究刑事责任。

5.清算工作程序。清算组在《公司法》规定的职权范围内履行以下清算事务:

(1)催报登记债权。根据《公司法》的规定,清算组应当自成立之日起10日内通知债权人,并于60日内在报纸上公告。债权人应当自接到通知书之日起30天内,未接到通知书的自第一次公告之日起45日内,向清算组申报其债权。债权人申报其债权,应当说明债权的有关事项,并提供证明材料。清算组应当对债权进行登记。在申报债权期间,清算组不得对债权人进行清偿。债权人逾期未申报债权的,应如何处理,《公司法》未予明示。根据《破产法》的规定,进入破产程序的,债权人逾期未申报债权的,视为在破产程序中自动放弃债权。

(2)清理公司财产,制定清算方案。清算组在清理完公司财产、编制好资产负债表和财产清单后,应当制订清算方案,并报股东会、股东大会或者人民法院确认。发现不足清偿债务的,向法院申请宣告破产,宣告后并向其移交。

(3)清偿债务。公司财产能够清偿公司债务的,公司财产应优先拨付清算费。然后按下列顺序清偿:①支付职工工资和劳动保险费用;②缴纳所欠税款;③清偿公司债务。

(4)分配剩余财产。公司财产按上述顺序清偿后的剩余财产,由清算组分配给股东,有限责任公司按照股东的出资比例分配,股份有限公司按照股东持有的股份比例分配。在清算期间,公司不得开展新的经营活动。公司财产在未按规定清偿前,不得分配给股东。

6.清算终结。在经过债务清偿和剩余财产分配后,清算即告终结。根据《公司法》的规定,公司清算结束后,清算组应当制作清算报告,报股东会、股东大会或者人民法院确认,并报送公司登记机关,申请注销公司登记,公告公司终止。不申请注销公司登记的,由公司登记机关吊销其公司营业执照,并予以公告。

(三)公司破产

1.经营过程中的宣告破产。公司因不能清偿到期债务,经营不善,被人民法院依法宣告破产的,由人民法院依照有关法律规定,组织股东、有关机关。部门及专业人员成立清算组,对公司进行破产清算。《公司法》第191条规定,具体依照有关企业破产的法律实施破产清算。

2.因解散在清算过程中的宣告破产。《公司法》第188条规定,因公司解散而清算,清算组在清理公司财产、编制资产负债表和财产清单后,发现公司财产不足清偿债务的,应当立即向人民法院申请宣告破产。公司经人民法院裁定宣告破产后,清算组应当将清算事务移交给人民法院。

复习思考题

1.简述公司的概念与特征。

2.试比较有限责任公司和股份有限公司的异同。

3.简述股份有限公司股东大会和董事会的关系。

4.简述公司股票和公司债券的特点和分类。

5.简述可转换公司债券转让的特点和发行主体。

6.简述公司的公积金制度和公司税后利润分配的顺序。

7.简述公司解散的原因和清算程序。

案例分析

【案情一】甲、乙、丙、丁四人共同出资15万元设立了××科技开发服务有限责任公司，其中甲出资8万元、乙出资4万元、丙出资2万元、丁出资1万元。甲、乙、丙、丁四人欲制定公司章程。中途，丁因儿子突然发高烧离开。甲说："无所谓，公司的章程大家都谈得差不多了，而且丁只出资1万元，有没有他参与制定公司的章程无所谓。"于是，其他三人起草了公司章程。该章程的内容如下：(1)公司的名称和住所；(2)公司经营范围；(3)公司的注册资本；(4)股东的权利与义务；(5)股东的出资方式与出资额；(6)公司的机构及其产生办法、职权、议事规则；(7)公司的解散与清算办法。

【法律问题】

1.丁不参与公司章程起草的做法是否正确?

2.他们起草的这份章程按照《公司法》的规定还缺少哪些绝对记载事项?

3.《公司法》规定有限责任公司的股东可以在章程中约定哪些事项?

4.公司章程何时生效？公司章程对哪些人具有法律效力?

【案情二】某股份有限公司（本题下称"股份公司"）于2000年成立。经营状况一直良好。2003年1月8日其股票在上海证券交易所上市交易。2003年3月28日该公司董事会召开会议，该次会议召开的情况以及讨论的有关问题如下：

(1)股份公司董事会由7名董事组成。出席该次会议的董事有董事A、董事B、董事C、董事D；董事E因出国考察不能出席会议；董事F因参加人民代表大会不能出席会议，电话委托董事A代为出席并表决；董事G因病不能出席会议，委托董事会秘书H代为出席并表决。

(2) 出席本次董事会会议的董事讨论并一致作出决定，于2004年7月8日举行股份公司2003年度股东大会年会，除例行提交有关事项由该次股东大会年会审议通过外，还将就下列事项提交该次会议以普通决议审议通过，即：增加2名独立董事；股份公司与本公司市场部的项目经理李某签订的一份将公司的一项重要业务委托李某负责管理的合同。

(3)根据总经理的提名，出席本次董事会会议的董事讨论并一致同意，聘任张某为公司财务负责人，并决定给予张某年薪10万元；董事会会议通过了公司内部机构设置的方案，表决时，除董事B反对外，其他均表示同意。

(4)该次董事会会议记录，由出席董事会会议的全体董事和列席会议的监事签名后存档。

【法律问题】

1.根据本题(1)所提示的内容，出席该次董事会会议的董事人数是否符合规定?董事F和董事G委托他人出席该次董事会会议是否有效?并分别说明理由。

2.指出本题(2)中不符合有关规定之处，并说明理由。

3.根据本题(3)所提示的内容，董事会通过的两项决议是否符合规定?并分别说明理由

4.指出本题(4)的不规范之处，并说明理由。

5.该公司是否有资格发行公司债券?

第四章

企业破产法律制度

【内容提要】企业破产法是现代市场经济法律体系中不可或缺的部分,现代破产除了具有终结企业以偿还债务外,还具有利用破产程序保护企业、使企业获得重生的意义。本章主要介绍了我国现行破产法的基本内容,围绕破产程序法和破产实体法两个核心问题进行阐述。具体包括破产原因、破产申请、管理人、债权人会议、债务人财产、债权申报、和解和重整、破产财产的变价和分配、破产费用和共益债务以及破产终结等内容。

第一节 企业破产法概述

一、破产的概念和特征

(一)破产的概念

破产是指债务人不能清偿到期债务,由法院强制执行其全部财产,公平清偿全体债权人,或者在法院监督下,由债务人与债权人会议达成和解协议,重整、复苏企业,以避免倒闭清算的法律制度。

(二)破产的特征

破产具有以下特征:

1.破产是一种特殊的偿债手段,它是以债务人自身的消灭为前提的。债务人以全部资产一次性偿债后就丧失主体资格。

2.它是在特定情况下适用的偿债手段。各国适用破产程序的条件不同,一般是资不抵债或是不能清偿到期债务。这两者相类似但是又不同,例如在资不抵债的情况下债务人有可能利用信用借款来还债;而企业由于资本构成的比例不当,也有可能出现资本有余却无法偿还到期债务的情形。

3.破产制度的主要目的在于公平清理债权债务。它对全体债权人适用,使全体债权人共同分担损失和共同享有利益,保证同一顺序的债权人地位平等和受偿机会均等。

4.破产是通过审判程序而实施的清偿手段。破产是通过国家司法强制力实施的，必须由法院的介入代表国家进行。

二、破产法的概念

破产法是指债务人不能清偿到期债务，并且其资产不足以清偿全部债务或者明显缺乏清偿能力时，法院强制对其全部财产进行清算分配，公平清偿债权人，或通过和解协议进行重整，清偿债务的法律规范的总称。破产法包括实体法、程序法和罚则三个部分。实体法的内容主要包括：破产界限、破产财产、破产债权、取回权、别除权、抵消权、撤销权、破产费用等。程序法的内容包括：破产申请与受理、变价与分配、和解与重整、破产程序的终结等内容；罚则的内容包括：对破产犯罪等违法行为的处罚、债务人免责与复权等。

三、破产法的适用范围

我国自1986年12月2日第六届全国人大常委会第十八次会议通过《中华人民共和国企业破产法(试行)》(以下简称《企业破产法(试行)》)以来，才有了全国统一的破产法。该法只适用于全民所有制企业；1991年修订后颁布的《中华人民共和国民事诉讼法》，在第二编第十九章规定了“企业法人破产还债程序”，该规定只适用于非全民所有制的企业法人，弥补了《企业破产法(试行)》适用范围的局限，但仍将非法人企业排除在适用范围之外；2006年8月27日第十届全国人大常委会第二十三次会议通过了《中华人民共和国企业破产法》(简称《破产法》)，并于2008年6月1日起施行，《企业破产法(试行)》同时废止；2007年新修订的《民事诉讼法》删掉了破产还债程序。现行《破产法》的适用范围仅包括企业法人，对没有法人资格的企业、个体工商户、合伙组织、农村承包经营户、自然人的破产，没有作出规定。所以，在我国只有企业法人才有破产能力。但《破产法》第一百三十五条规定，其他法律规定企业法人以外的组织的清算，属于破产清算的，参照适用破产法规定的程序。

第二节 破产申请与受理

一、破产原因(破产界限)

破产原因，也称破产界限，是指人民法院据以宣告债务人破产的法律标准。破产原因是法律规定的特别法律事实，是法院受理破产申请和实施破产宣告的根据。《破产法》第二条规定，企业法人不能清偿到期债务，并且资产不足以清偿全部债务或者明显丧失清偿能力的，可以依照本法规定清理债务。《民事诉讼法》规定企业法人因严重亏损，无力清偿到期债务的宣告破产，《商业银行法》和《保险法》规定不能支付到期债务的宣告破产。上述立法规定的原因尽管不同，但共同点是都强调不能清偿到期债务。我国《公司法》还规定，解散后清算中的公司发现资产不能清偿债务，即资不抵债时，应当作出破产宣告。由此可见，我国规定的破产原因的实质标准即包括债务人不能清偿到期债务,又包括债务人资产不足以清偿全部债务,即资不抵债。下面对我国《破产法》第二条规定的破产的原因作一解释:

1.不能清偿到期债务,是指债务人因缺乏偿付能力,对已届清偿期的债务,持续地不能偿还的客观状态。

2.资产不足以清偿全部债务,即债务人"资不抵债"的情况。

3.明显缺乏清偿能力,是指债务人扭亏无望,是相比不能清偿到期债务、资产不足以清偿全部债务,债务人破产原因中更为严厉的标准。

二、破产申请

破产申请是当事人向人民法院提出的宣告债务人破产的请求。当债务人不能清偿到期债务或具备其他破产的原因时,债务人可以向人民法院提出对债务人进行重整或者破产清算的申请,但不可以提出和解申请。债权人提出申请的,无需证明债务人资不抵债或者明显缺乏清偿能力。此外,企业法人已解散但未清算或者未清算完毕,资产不足以清偿债务时,依法负有清算责任的人应当向人民法院申请破产清算。破产申请应当采用书面形式,向对案件有管辖权的人民法院提出。企业破产案件由债务人所在地人民法院管辖。债务人所在地,是指债务人办事机构所在地,债务人无办事机构的,由其注册地人民法院管辖。基层人民法院一般管辖县、县级市或区工商行政管理机关核准登记企业的破产案件;中级人民法院一般管辖地区、地级市或以上工商行政管理机关核准登记企业的破产案件;纳入国家计划调整的国有企业破产案件,由中级人民法院管辖。个别案件可以依据《民事诉讼法》关于移送管辖的规定确定管辖级别。

《破产法》第八条规定,向人民法院提出破产申请,应当提交破产申请书和有关证据。破产申请书应当载明如下事项:

1.申请人、被申请人的基本情况;

2.申请目的;

3.申请的事实和理由;

4.人民法院认为应当载明的其他事项。

债务人提出申请的,还应当向人民法院提交财产状况说明、债务清册、债权清册、有关财务会计报告、职工安置预案以及职工工资的支付和社会保险费用的缴纳情况。《破产法》第九条还规定,人民法院受理破产申请前,申请人可以请求撤回申请。

三、破产申请的受理

(一)受理

破产申请的受理是指人民法院收到并裁定接受破产案件的申请,由此而开始破产程序的法律行为。债权人提出破产申请的,人民法院应当自收到申请之日起5日内通知债务人。债务人对申请有异议的,应当自收到人民法院的通知之日起7日内向人民法院提出。人民法院应当自异议期满之日起10日内裁定是否受理。除前述情形外,人民法院应当自收到破产申请之日起15日内裁定是否受理。有特殊情况需要延长前两款规定的裁定受理期限的,经上一级人民法院批准，可以延长15日。

人民法院受理破产申请的，应当自裁定作出之日起5日内送达申请人。债权人提出申请的，人民法院应当自裁定作出之日起5日内送达债务人。债务人应当自裁定送达之日起15日内，向人民法院提交财产状况说明、债务清册、债权清册、有关财务会计报告以及职工工资的支付和社会保险费用的缴纳情况。人民法院应当自裁定受理破产申请之日起二十五日内通知已知债权人，并予以公告。通知和公告应当载明下列事项：

1.申请人、被申请人的名称或者姓名；

2.人民法院受理破产申请的时间；

3.申报债权的期限、地点和注意事项；

4.管理人的名称或者姓名及其处理事务的地址；

5.债务人的债务人或者财产持有人应当向管理人清偿债务或者交付财产的要求；

6.第一次债权人会议召开的时间和地点；

7.人民法院认为应当通知和公告的其他事项。

人民法院受理破产申请后至破产宣告前，经审查发现债务人不符合《破产法》第二条规定情形的，可以裁定驳回申请。申请人对裁定不服的，可以自裁定送达之日起10日内向上一级人民法院提起上诉。

(二)受理破产申请的法律效力

1.对债务人的效力。《破产法》第十五条规定，自人民法院受理破产申请的裁定送达债务人之日起至破产程序终结之日，债务人的有关人员(法定代表人、经人民法院决定可以包括企业的财务管理人员和其他经营管理人员)承担下列义务：

(1)妥善保管其占有和管理的财产、印章和账簿、文书等资料；

(2)根据人民法院、管理人的要求进行工作，并如实回答询问；

(3)列席债权人会议并如实回答债权人的询问；

(4)未经人民法院许可，不得离开住所地；

(5)不得新任其他企业的董事、监事、高级管理人员。

2.对债权人的效力。《破产法》第十六、十七条规定，人民法院受理破产申请后，债务人对个别债权人的债务清偿无效，债务人的债务人或者财产持有人应当向管理人清偿债务或者交付财产。债务人的债务人或者财产持有人故意违反前款规定向债务人清偿债务或者交付财产，使债权人受到损失的，不免除其清偿债务或者交付财产的义务。

3.对管理人的效力。《破产法》第十八条规定，人民法院受理破产申请后，管理人对破产申请受理前成立而债务人和对方当事人均未履行完毕的合同有权决定解除或者继续履行，并通知对方当事人。管理人自破产申请受理之日起2个月内未通知对方当事人，或者自收到对方当事人催告之日起30日内未答复的，视为解除合同。管理人决定继续履行合同的，对方当事人应当履行；但是，对方当事人有权要求管理人提供担保。管理人不提供担保的，视为解除合同。

4.对债务人相关民事程序的效力。《破产法》第十九、二十、二十一条规定，人民法院受理破产申请后，有关债务人财产的保全措施应当解除，执行程序应当中止；已经开始而尚未终结的有关债务人的民事诉讼或者仲裁应当中止,在管理人接管债务人的财产后,该诉讼或者仲裁继续进行;有关债务人的民事诉讼,只能向受理破产申请的人民法院提起。

第三节 管理人和债权人会议

一、管理人

(一)管理人的概念

管理人是指人民法院指定的, 在破产程序中全面接管破产企业财产和经营事务的临时性机构。管理人依照法律规定执行职务,向人民法院报告工作,并且应当列席债权人会议,向债权人会议报告职务执行情况,回答询问,接受债权人会议和债权人委员会的监督。

(二)管理人的组成

《破产法》规定,管理人可以由有关部门、机构的人员组成的清算组或者依法设立的律师事务所、会计师事务所、破产清算事务所等社会中介机构担任。人民法院根据债务人的实际情况,可以在征询有关社会中介机构的意见后,指定该机构具备相关专业知识并取得执业资格的人员担任管理人。有下列情形之一的,不得担任管理人:(1)因故意犯罪受过刑事处罚;(2)曾被吊销相关专业执业证书;(3)与本案有利害关系;(4)人民法院认为不宜担任管理人的其他情形。若是个人担任管理人的,应当参加执业责任保险。

(三)管理人的职责

管理人依法履行以下职责:

1.接管债务人的财产、印章和账簿、文书等资料;

2.调查债务人财产状况,制作财产状况报告;

3.决定债务人的内部管理事务;

4.决定债务人的日常开支和其他必要开支;

5.在第一次债权人会议召开之前,决定继续或者停止债务人的营业;

6.管理和处分债务人的财产;

7.代表债务人参加诉讼、仲裁或者其他法律程序;

8.提议召开债权人会议;

9.人民法院认为管理人应当履行的其他职责。

我国《破产法》还规定,管理人应当勤勉尽责,忠实执行职务;经人民法院许可,可以聘用必要的工作人员;管理人的报酬由人民法院确定;债权人会议对管理人的报酬有异议的,有权向人民法院提出;管理人在没有正当理由的前提下不得辞去职务,辞去职务应当经人民法院许可。

二、债权人会议

(一)债权人会议的概念

债权人会议是指债权人依照人民法院的通知或公告而组成的一个行使破产参与权和决议权的机构。它是债权人在破产开始后参与破产程序的临时性组织。

(二)债权人会议的性质

债权人会议是以维护债权人共同利益为目的的破产机构,它只是意思表示机关,不是执行机关,其所作的各项决议要由破产管理人与清算组等相应的机构来执行。债权人会议作为债权人的临时自治团体,不是民事权利主体,不能以其名义对外进行民事活动,在破产过程中,主要起到决议和监督两方面的作用。

(三)债权人会议的组成和召开

债权人会议由申报债权的全体债权人组成。破产企业的债权人有两类:一类是有财产担保的债权人;另一类是无财产担保的债权人。无财产担保的债权人享有表决权,有财产担保的债权人因对担保物享有优先受偿权,其受偿与破产程序无关,故未放弃优先受偿权者无表决权。但当债权人兼有财产担保和无财产担保债权人双重身份时,享有表决权,但所代表的债权额仅限于无财产担保的部分。另外,有财产担保的债权人在担保物价款不足以清偿其担保债权时,就未受清偿的债权享有表决权。债务人的保证人在代替债务人清偿债务后可以作为债权人,享有表决权。对于债权尚未确定的债权人,除人民法院能够为其行使表决权而临时确定债权额的外,不得行使表决权。债权人会议设有主席,由人民法院在有表决权的债权人中指定。债权人可以委托代理人出席债权人会议,并可以授权代理人行使表决权,但应当向人民法院或者债权人会议主席提交授权委托书。债权人会议应当有债务人的职工和工会的代表参加,对有关事项发表意见。

债权人会议是依靠召集方式活动的,第一次债权人会议由人民法院召集,应当在债权申报期限届满后 15 日内召开。以后的债权人会议在人民法院或者会议主席认为必要时召开,也可以在清算组或者占无财产担保债权总额的 1/4 以上的债权人要求时召开。由会议主席主持。召开债权人会议,管理人应当提前 15 日通知已知的债权人。债权人可以委托代理人出席债权人会议。

(四)债权人会议的职权与决议

我国《破产法》第六十一条规定,债权人会议行使下列职权:

1.核查债权;

2.申请人民法院更换管理人,审查管理人的费用和报酬;

3.监督管理人;

4.选任和更换债权人委员会成员;

5.决定继续或者停止债务人的营业;

6.通过重整计划;

7.通过和解协议;

8.通过债务人财产的管理方案;

9.通过破产财产的变价方案;

10.通过破产财产的分配方案;

11.人民法院认为应当由债权人会议行使的其他职权。

债权人会议的决议,由出席会议的有表决权的债权人过半数通过,并且其所代表的债权额占无财产担保债权总额的1/2以上,但《破产法》另有规定的除外。债权人认为债权人会议的决议违反法律规定,损害其利益的,可以自债权人会议作出决议之日起15日内,请求人民法院裁定撤销该决议,责令债权人会议依法重新作出决议。债权人会议的决议,对于全体债权人均有约束力。债权人会议应当对所议事项的决议作成会议记录。《破产法》规定,对于债务人财产的管理方案和破产财产的变价方案,经债权人会议表决未通过的,由人民法院裁定;对于破产财产的分配方案,经债权人会议二次表决仍未通过的,由人民法院裁定。债权人对人民法院以上裁定不服的,可以自裁定宣布之日或者收到通知之日起15日内向该人民法院申请复议,复议期间不停止裁定的执行。

(五)债权人委员会

债权人会议可以决定设立债权人委员会。债权人委员会由债权人会议选任的债权人代表和一名债务人的职工代表或者工会代表组成,其成员不得超过9人。债权人委员会成员应当经人民法院书面决定认可。债权人委员会在性质上属于破产监督人。

我国《破产法》规定的债权委员会的职权有:

1.监督债务人财产的管理和处分;

2.监督破产财产分配;

3.提议召开债权人会议;

4.债权人会议委托的其他职权。

债权人委员会执行职务时,有权要求管理人、债务人的有关人员对其职权范围内的事务作出说明或者提供有关文件。管理人、债务人的有关人员违反本法规定拒绝接受监督的,债权人委员会有权就监督事项请求人民法院作出决定;人民法院应当在五日内作出决定。

管理人实施以下行为,应当及时报告债权人委员会:

1.涉及土地、房屋等不动产权益的转让;

2.探矿权、采矿权、知识产权等财产权的转让;

3.全部库存或者营业的转让;

4.借款;

5.设定财产担保;

6.债权和有价证券的转让;

7.履行债务人和对方当事人均未履行完毕的合同;

8.放弃权利;

9.担保物的取回;

10.对债权人利益有重大影响的其他财产处分行为。

未设立债权人委员会的,管理人实施前款规定的行为应当及时报告人民法院。

第四节　债务人财产和债权申报

一、债务人财产和相关权利

(一)债务人财产

《破产法》规定,破产申请受理时属于债务人的全部财产,以及破产申请受理后至破产程序终结前债务人取得的财产,为债务人财产。债务人财产在破产宣告后称为破产财产。已作为担保物的财产也属于破产财产。

(二)撤销权

撤销权是指对破产人在破产宣告前一定期限内损害破产债权人的行为进行否认,使之无效的权利。

《破产法》第三十一条规定,人民法院受理破产申请前一年内,涉及债务人财产的下列行为,管理人有权请求人民法院予以撤销:

1.无偿转让财产的;

2.以明显不合理的价格进行交易的;

3.对没有财产担保的债务提供财产担保的;

4.对未到期的债务提前清偿的;

5.放弃债权的。

人民法院受理破产申请前6个月内,债务人具备破产原因的情形,但仍对个别债权人进行清偿的,管理人有权请求人民法院予以撤销。但是,个别清偿使债务人财产受益的除外。《破产法》同时规定,债务人为逃避债务而隐匿、转移财产或虚构债务及承认不真实的债务的行为无效。

(三)取回权

取回权是指破产企业内属于他人的财产(主要为加工、保管、代销、租赁等财产),由该财产的权利人通过清算组行使取回的权利。

《破产法》第三十八条规定:人民法院受理破产申请后,债务人占有的不属于债务人的财产,该财产的权利人可以通过管理人取回。但是,本法另有规定的除外。该种权利有以下特征:

1.取回权是对特定物的返回请求权;

2.它是以物权为基础的请求权;

3.它是在破产程序中行使的特别请求权;

4.被取回的财产在取回前,视为破产财产,由管理人管理和支配;

5.取回权的行使范围仅限于取回原物。

(四)抵消权

抵消权是指在破产宣告时,破产债权人对债务人负有债务的,可以不依破产程序用破产债权抵消其债务的权利。

《破产法》第四十条规定,债权人在破产申请受理前对债务人负有债务的,可以向管理人主张抵销。但是,有下列情形之一的,不得抵销:

1.债务人的债务人在破产申请受理后取得他人对债务人的债权的;

2.债权人已知债务人有不能清偿到期债务或者破产申请的事实,对债务人负担债务的;但是,债权人因为法律规定或者有破产申请一年前所发生的原因而负担债务的除外;

3.债务人的债务人已知债务人有不能清偿到期债务或者破产申请的事实,对债务人取得债权的。但是,债务人的债务人因为法律规定或者有破产申请一年前所发生的原因而取得债权的除外。

(五)追回权

追回权是指对债务人或其董事、监事、高级管理人员损害债权人或债务人的行为通过人民法院予以否认并追回财产的权利。

《破产法》规定,因实施被人民法院撤销的行为或破产无效行为而取得的债务人财产,管理人有权追回。人民法院受理破产申请后,债务人占有的不属于债务人的财产,该财产的权利人可以通过管理人取回。

(六)别除权

别除权,即优先受偿权,是指不依破产程序而能从破产人的特定财产中优先受偿的权利。别除权具有以下特征:

1.有财产担保的债权是就破产人用于担保债务的特定财产受偿的权利。行使该项权利的标的物只能是破产企业用于担保的特定财产,其权利人不得对破产企业的其他财产行使该种权利。

2.有财产担保的债权是一种优先受偿的权利。这种优先受偿权不仅优先于破产债权,而且优先于破产费用。

3.有财产担保的债权是一种不依破产程序而优先受偿的权利。

4.有财产担保的债权必须是在破产宣告前成立的,人民法院受理破产案件前6个月至破产宣告之日的期间内,破产企业对原来没有财产担保的债务提供担保的无效。

5.有财产担保的债权在人民法院受理破产案件后,必须依照法定程序登记。如果不登记债权额视为自动放弃,不得优先受偿。

别除权人行使优先受偿权利未能完全受偿的,其未受偿的债权作为普通债权;别除权人放弃优先受偿权利的,其债权作为普通债权。但如果破产人仅作为担保人为他人债务提供物权担保,担保债权人的债权虽然在破产程序中可以构成别除权,但因破产人不是主债务人,在担保物价款不足以清偿担保债额时,余债不得作为破产债权向破产人要求清偿,只能向原主债务人求偿。

二、债权申报

(一)破产债权和债权申报的概念

破产债权是指在破产宣告前成立的,对破产人发生的,依法申报确认,并须从破产财产中获得公平清偿的可强制执行的财产请求权。

债权申报是指债权人在人民法院受理破产案件后，依法主张、证明其债权，以参与破产程序的法律行为。

（二）债权申报人、申报期限、债权申报范围

1.债权申报人

人民法院受理破产申请时对债务人享有债权的债权人，依法行使该权利。

2.申报期限

债权申报期限由人民法院确定，债权申报期限自人民法院发布受理破产申请公告之日起计算，最短不得少于三十日，最长不得超过三个月。债权人应当在人民法院确定的债权申报期限内向管理人申报债权。

3.债权申报范围

我国《破产法》对债权申报的相关规定为：

（1）未到期的债权，在破产申请受理时视为到期；

（2）附条件、附期限的债权和诉讼、仲裁未决的债权，债权人可以申报；

（3）债务人的保证人或者其他连带债务人已经代替债务人清偿债务的，以其对债务人的求偿权申报债权；

（4）管理人或者债务人依照本法规定解除合同的，对方当事人以因合同解除所产生的损害赔偿请求权申报债权；

（5）债务人是委托合同的委托人，被裁定适用本法规定的程序，受托人不知该事实，继续处理委托事务的，受托人以由此产生的请求权申报债权；

（6）债务人是票据的出票人，被裁定适用本法规定的程序，该票据的付款人继续付款或者承兑的，付款人以由此产生的请求权申报债权。

（三）免于申报的债权

《破产法》第四十八条第二款规定，债务人所欠职工的工资和医疗、伤残补助、抚恤费用，所欠的应当划入职工个人账户的基本养老保险、基本医疗保险费用，以及法律、行政法规规定应当支付给职工的补偿金，不必申报，由管理人调查后列出清单并予以公示。该法同时规定，职工对清单记载有异议的，可以要求管理人更正，管理人不予更正的，职工可以向人民法院提起诉讼。

第五节 和解和重整

一、和解

（一）和解的概念

和解也叫破产和解，是指债务人和债权人会议在自愿、互谅、协商一致基础上就企业延迟清偿债务的期限、企业进行整顿的方案、内容、计划等问题达成协议,并经人民法院认可后生效的法律程序。和解是一种特殊的法律行为,是解决债务纠纷、中止破产程序的方法,它不仅需要债务人和债权人会议协商一致,而且要经过人民法院的裁定认可才能成立。

(二)和解的程序

1.和解申请的提出与受理

债务人可以依照法律规定,直接向人民法院申请和解,也可以在人民法院受理破产申请后、宣告债务人破产前,向人民法院申请和解。债务人申请和解,应当提出和解协议草案。人民法院经审查认为和解申请符合规定的,应当裁定和解,予以公告,并召集债权人会议讨论和解协议草案。对债务人的特定财产享有担保权的权利人,自人民法院裁定和解之日起可以行使权利。债权人会议通过和解协议的决议,由出席会议的有表决权的债权人过半数同意,并且其所代表的债权额占无财产担保债权总额的 2/3 以上。

2.和解的终止

《破产法》规定,债权人会议通过和解协议的,由人民法院裁定认可,终止和解程序,并予以公告,管理人应当向债务人移交财产和营业事务,并向人民法院提交执行职务的报告;和解协议草案经债权人会议表决未获得通过,或者已经债权人会议通过的和解协议未获得人民法院认可的,人民法院应当裁定终止和解程序,并宣告债务人破产;因债务人的欺诈或者其他违法行为而成立的和解协议,人民法院应当裁定无效,并宣告债务人破产,此外,债务人不能执行或者不执行和解协议的,人民法院经和解债权人请求,应当裁定终止和解协议的执行,并宣告债务人破产。

(三)和解协议的约束力

1.经人民法院裁定认可的和解协议,对债务人和全体和解债权人均有约束力。和解债权人是指人民法院受理破产申请时对债务人享有无财产担保债权的人。和解债权人未依照本法规定申报债权的,在和解协议执行期间不得行使权利,在和解协议执行完毕后,可以按照和解协议规定的清偿条件行使权利。和解债权人对债务人的保证人和其他连带债务人所享有的权利,不受和解协议的影响。

2.债务人不能执行或者不执行和解协议的,人民法院经和解债权人请求,应当裁定终止和解协议的执行,并宣告债务人破产。人民法院裁定终止和解协议执行的,和解债权人在和解协议中作出的债权调整的承诺失去效力。和解债权人因执行和解协议所受的清偿仍然有效,和解债权未受清偿的部分作为破产债权,按此规定的债权人,只有在其他债权人同自己所受的清偿达到同一比例时,才能继续接受分配。

3.人民法院受理破产申请后,债务人与全体债权人就债权债务的处理自行达成协议的,可以请求人民法院裁定认可,并终结破产程序。

4.按照和解协议减免的债务,自和解协议执行完毕时起,债务人不再承担清偿责任。

二、重整

(一)重整的概念

重整也称重组、回复、司法康复,是指债务人出现破产原因后,通过对具备条件的债务人进行生产经营和债权债务关系等方面的调整，以使企业恢复和提高清偿能力的特殊法律程序。

(二)重整程序

1.重整申请

《破产法》第七十条规定,债务人或者债权人可以依照本法规定,直接向人民法院申请对债务人进行重整。债权人申请对债务人进行破产清算的,在人民法院受理破产申请后、宣告债务人破产前,债务人或者出资额占债务人注册资本 1/10 以上的出资人,可以向人民法院申请重整。人民法院经审查认为重整申请符合本法规定的,应当裁定债务人重整,并予以公告。

2.重整期间

自人民法院裁定债务人重整之日起至重整程序终止,为重整期间。在重整期间,经债务人申请,人民法院批准,债务人可以在管理人的监督下自行管理财产和营业事务,管理人负责管理财产和营业事务的,可以聘任债务人的经营管理人员负责营业事务;对债务人的特定财产享有的担保权暂停行使,但是,担保物有损坏或者价值明显减少的可能,足以危害担保权人权利的,担保权人可以向人民法院请求恢复行使担保权;债务人或者管理人为继续营业而借款的,可以为该借款设定担保;债务人的出资人不得请求投资收益分配,债务人的董事、监事、高级管理人员不得向第三人转让其持有的债务人的股权,但经人民法院同意的除外。

在重整期间,有下列情形之一的,经管理人或者利害关系人请求,人民法院应当裁定终止重整程序,并宣告债务人破产:

(1)债务人的经营状况和财产状况继续恶化,缺乏挽救的可能性;

(2)债务人有欺诈、恶意减少债务人财产或者其他显著不利于债权人的行为;

(3)由于债务人的行为致使管理人无法执行职务。

(三)重整计划

1.重整计划的制定

债务人或者管理人应当自人民法院裁定债务人重整之日起 6 个月内，同时向人民法院和债权人会议提交重整计划草案。届满规定期限,有正当理由的,经债务人或者管理人请求,人民法院可以裁定延期 3 个月。债务人自行管理财产和营业事务的,由债务人制作重整计划草案,管理人负责管理财产和营业事务的,由管理人制作重整计划草案,债务人或者管理人未按期提出重整计划草案的,人民法院应当裁定终止重整程序,并宣告债务人破产。

重整计划草案应当包括以下内容:

(1)债务人的经营方案;

(2)债权分类;

(3)债权调整方案;

(4)债权受偿方案;

(5)重整计划的执行期限;

(6)重整计划执行的监督期限;

(7)有利于债务人重整的其他方案。

2.重整计划的表决与批准

人民法院应当自收到重整计划草案之日起 30 日内召开债权人会议,对重整计划草案进行表决,债务人或者管理人应当向债权人会议就重整计划草案作出说明,并回答询问。《破产法》第八十二条规定,下列各类债权的债权人参加讨论重整计划草案的债权人会议,依照下列债权分类,分组对重整计划草案进行表决:

(1)对债务人的特定财产享有担保权的债权;

(2)债务人所欠职工的工资和医疗、伤残补助、抚恤费用,所欠的应当划入职工个人账户的基本养老保险、基本医疗保险费用,以及法律、行政法规规定应当支付给职工的补偿金;

(3)债务人所欠税款;

(4)普通债权。

重整计划草案涉及出资人权益调整事项的,应当设出资人组,对该事项进行表决,并且人民法院在认为必要时可决定在普通债权组中设小额债权组对重整计划草案进行表决。

《破产法》规定,出席会议的同一表决组的债权人过半数同意重整计划草案,并且其所代表的债权额占该组债权总额的 2/3 以上的,即为该组通过重整计划草案,各表决组均通过重整计划草案时,重整计划即为通过。

自重整计划通过之日起 10 日内,债务人或者管理人应当向人民法院提出批准重整计划的申请。人民法院经审查认为符合本法规定的,应当自收到申请之日起 30 日内裁定批准,终止重整程序,并予以公告。

部分表决组未通过重整计划草案的, 债务人或者管理人可以同未通过重整计划草案的表决组协商。该表决组可以在协商后再表决一次。双方协商的结果不得损害其他表决组的利益。未通过重整计划草案的表决组拒绝再次表决或者再次表决仍未通过重整计划草案,但重整计划草案符合下列条件的,债务人或者管理人可以申请人民法院批准重整计划草案:

(1)按照重整计划草案,《破产法》第八十二条第一款第一项所列债权就该特定财产将获得全额清偿,其因延期清偿所受的损失将得到公平补偿,并且其担保权未受到实质性损害,或者该表决组已经通过重整计划草案;

(2)按照重整计划草案,《破产法》第八十二条第一款第二项、第三项所列债权将获得全额清偿,或者相应表决组已经通过重整计划草案;

(3)按照重整计划草案,普通债权所获得的清偿比例,不低于其在重整计划草案被提请批准时依照破产清算程序所能获得的清偿比例,或者该表决组已经通过重整计划草案;

(4)重整计划草案对出资人权益的调整公平、公正,或者出资人组已经通过重整计划草案;

(5)重整计划草案公平对待同一表决组的成员,并且所规定的债权清偿顺序不违反《破产法》第一百一十三条的规定;

(6)债务人的经营方案具有可行性。

3.重整计划的执行、监督与约束力

《破产法》规定,重整计划由债务人负责执行。因此,债权人会议在审查重整计划草案时,必须注意重整计划草案中对债务人董事、监事、经理等高级管理人员中有违法行为者及不称职者的更换,以免重整计划在由债务人执行的过程中发生问题。人民法院裁定批准重整计划后,已接管财产和营业事务的管理人应当向债务人移交财产和营业事务。

在重整计划中应规定执行监督的期限,但经管理人申请,人民法院可以裁定延长重整计划执行的监督期限。自人民法院裁定批准重整计划之日起,在重整计划规定的监督期内,由管理人监督重整计划的执行。在监督期内,债务人应当向管理人报告重整计划执行情况和债务人财务状况。监督期届满时,管理人应当向人民法院提交监督报告,自监督报告提交之日起,管理人的监督职责终止。《破产法》规定,管理人向人民法院提交的监督报告,重整计划的利害关系人有权查阅。

经人民法院裁定批准的重整计划,对债务人和全体债权人均有约束力。债权人未依照本法规定申报债权的,在重整计划执行期间不得行使权利;在重整计划执行完毕后,可以按照重整计划规定的同类债权的清偿条件行使权利。债权人对债务人的保证人和其他连带债务人所享有的权利,不受重整计划的影响。

4.重整计划的终止

债务人不能执行或者不执行重整计划的,人民法院经管理人或者利害关系人请求,应当裁定终止重整计划的执行,并宣告债务人破产,但为重整计划的执行提供的担保继续有效。人民法院裁定终止重整计划执行的,债权人在重整计划中作出的债权调整的承诺失去效力。债权人因执行重整计划所受的清偿仍然有效,债权未受清偿的部分作为破产债权,该债权人,只有在其他同顺位债权人同自己所受的清偿达到同一比例时,才能继续接受分配。

第六节 破产宣告和破产财产分配

债务人与债权人会议未达成和解协议,当事人也无意重整,经人民法院审查符合破产条件的,即可宣告破产。破产宣告后破产管理人应制定相应方案并经债权人会议同意后,处理分配破产财产。破产财产分配完毕即可宣告破产终结。

一、破产宣告

破产宣告是指债务人具备法定的破产条件,并经人民法院审理后认可的,继而作出裁定,宣告该债务人破产的法律行为。

人民法院依法宣告债务人破产的,应当自裁定作出之日起 5 日内送达债务人和管理人,自裁定作出之日起 10 日内通知已知债权人,并予以公告。

破产宣告前,有下列情形之一的,人民法院应当裁定终结破产程序,并予以公告:

(1)第三人为债务人提供足额担保或者为债务人清偿全部到期债务的;

(2)债务人已清偿全部到期债务的。

债务人被宣告破产后,债务人称为破产人,债务人财产称为破产财产,人民法院受理破产申请时对债务人享有的债权称为破产债权。

二、破产财产的变价和分配

破产财产是指企业宣告破产后,依照破产程序须分配给破产债权人的债务人财产。

(一)破产财产的变价

破产宣告后,管理人应当依法及时拟订破产财产变价方案,提交债权人会议讨论。管理人应当按照债权人会议通过的或者人民法院依照《破产法》第六十五条第一款规定裁定的破产财产变价方案,适时变价出售破产财产。本法同时规定,变价出售破产财产应当通过拍卖进行,但债权人会议另有决议的除外。破产企业可以全部或者部分变价出售,企业变价出售时,可以将其中的无形资产和其他财产单独变价出售。对于按照国家规定不能拍卖或者限制转让的财产,应当按照国家规定的方式处理。

(二)破产财产的分配

《破产法》规定,破产财产在优先清偿破产费用和共益债务后,依照下列顺序清偿:

(1)破产人所欠职工的工资和医疗、伤残补助、抚恤费用,所欠的应当划入职工个人账户的基本养老保险、基本医疗保险费用,以及法律、行政法规规定应当支付给职工的补偿金;

(2)破产人欠缴的除前项规定以外的社会保险费用和破产人所欠税款;

(3)普通破产债权。

破产财产不足以清偿同一顺序的清偿要求的,应按照比例分配。对于破产企业的董事、监事和高级管理人员的工资则按照该企业职工的平均工资计算。破产财产的分配应当依法以货币分配的方式进行,但债权人会议另有决议的除外。该法同时规定,金融机构实施破产的,国务院可以依据本法和其他有关法律的规定制定实施办法。

我国的其他法律对破产分配顺序有特别规定的应依规定执行。比如《商业银行法》第七十一条规定,商业银行不能支付到期债务,经国务院银行业监督管理机构同意,由人民法院依法宣告其破产。商业银行被宣告破产的,由人民法院组织国务院银行业监督管理机构等有关部门和有关人员成立清算组,进行清算。商业银行破产清算时,在支付清算费用、所欠职工工资和劳动保险费用后,应当优先支付个人储蓄存款的本金和利息。

管理人应当及时拟订破产财产分配方案,提交债权人会议讨论,破产财产分配方案应当载明下列事项:

(1)参加破产财产分配的债权人名称或者姓名、住所;

(2)参加破产财产分配的债权额;

(3)可供分配的破产财产数额;

(4)破产财产分配的顺序、比例及数额;

(5)实施破产财产分配的方法。

债权人会议通过破产财产分配方案后,由管理人将该方案提请人民法院裁定认可,法院认可后由管理人执行。管理人按照破产财产分配方案实施多次分配的,应当公告本次分配的财产额和债权额。管理人实施最后分配的,应当在公告中指明,并载明《破产法》第一百一十七条第二款所规定的事项。

对于附生效条件或者解除条件的债权,管理人应当将其分配额提存。管理人依照前述规定提存的分配额,在最后分配公告日,生效条件未成就或者解除条件成就的,应当分配给其他债权人;在最后分配公告日,生效条件成就或者解除条件未成就的,应当交付给债权人。

债权人未受领的破产财产分配额,管理人应当提存,债权人自最后分配公告之日起满2个月仍不领取的,视为放弃受领分配的权利,管理人或者人民法院应当将提存的分配额分配给其他债权人。破产财产分配时,对于诉讼或者仲裁未决的债权,管理人应当将其分配额提存。自破产程序终结之日起满2年仍不能受领分配的,人民法院应当将提存的分配额分配给其他债权人。

自破产程序依照《破产法》第四十三条第四款或者第一百二十条的规定终结之日起2年内,有下列情形之一的,债权人可以请求人民法院按照破产财产分配方案进行追加分配:

(1)发现有依照《破产法》第三十一条、第三十二条、第三十三条、第三十六条规定应当追回的财产的;

(2)发现破产人有应当供分配的其他财产的。

有前述规定情形,但财产数量不足以支付分配费用的,不再进行追加分配,由人民法院将其上交国库。

三、破产费用和共益债务

(一)破产费用和共益债务的概念

破产费用是指在破产程序中为保障全体债权人共同利益而支付的各种费用(诉讼费用,管理、变价和分配债务人财产的费用,以及管理人执行职务的费用、报酬和聘用工作人员的费用)的总称。

共益债务是指在破产程序中为保障全体债权人利益而由债务人财产负担的债务的总称。包括:

(1)因管理人或者债务人请求对方当事人履行未履行完毕的合同所产生的债务;

(2)债务人财产受无因管理所产生的债务;

(3)因债务人不当得利所产生的债务;

(4)为债务人继续营业而应支付的劳动报酬和社会保险费用以及由此产生的其他债务;

(5)管理人或者相关人员执行职务致人损害所产生的债务;

(6)债务人财产致人损害所产生的债务。

(二)破产费用和共益债务的清偿

破产费用和共益债务由债务人财产随时清偿。债务人财产不足以清偿所有破产费用和共益债务的,先行清偿破产费用;债务人财产不足以清偿所有破产费用或者共益债务的,按照比例清偿;债务人财产不足以清偿破产费用的,管理人应当提请人民法院终结破产程序,人民法院应当自收到请求之日起15日内裁定终结破产程序,并予以公告。

四、破产程序的终结

破产程序终结的原因主要有:

(1)因和解、重整程序顺利完成而终结;

(2)因债务人消除破产原因或以其他方式解决债务清偿问题(包括自行和解)而终结;

(3)因债务人的破产财产不足以支付破产费用而终结;

(4)因破产财产分配完毕而终结(在破产清算程序中仅涉及后两种情况)。

另外,破产人无财产可供分配的,管理人应当请求人民法院裁定终结破产程序。

在破产人有财产可供分配的情形下,管理人在最后分配完结后,应当及时向人民法院提交破产财产分配报告,并提请人民法院裁定终结破产程序,人民法院应当自收到管理人终结破产程序的请求之日起15日内作出是否终结破产程序的裁定。裁定终结的,应当予以公告。管理人应当自破产程序终结之日起10日内,持人民法院终结破产程序的裁定,向破产人的原登记机关办理注销登记,管理人于办理注销登记完毕的次日终止执行职务,但存在诉讼或者仲裁未决情况的除外。

破产人的保证人和其他连带债务人,在破产程序终结后,对债权人依照破产清算程序未受清偿的债权,依法继续承担清偿责任。

复习思考题

1.什么是破产?破产的原因有哪些?

2.管理人的职责有那些?

3.简述债权人会议的职权和通过决议的规则。

4.简述债权申报的范围。

5.试述破产和解与重整的内容。

6.简述破产财产的分配顺序。

案例分析

【案情一】蓝天食品公司拥有固定资产原值900万元。该公司隶属于该市轻工业局,属占有国家资产的集体所有制企业。有原价70万美元的进口设备。由于多方面的原因,该公司自成立以来连年亏损,亏损额高达600万元。虽然主管部门曾想方设法采取过一系列措施,但不见效果。到2008年已累计负债1500万元,仅银行利息每年即需付120万元以上。企业生存无望,职工生活更无着落。该公司向该市中级人民法院提出破产申请。法院受理后,在规定的期限内通知债权人申报债权。经核定,实际债权人23个,金额1300万元,其中有抵押的债权额为97万元,普通债权额为1203万元。劳动保险费8.1万元。该企业的债权为:应收回债权为81万元,其中不能收回的25万元,实际债权额为56万元。破产企业的资产评估结果:依照法律规定,由清算组委托某会计师事务所,于2008年10月22日至11月10日,对该公司全部实物清理评估,固定资产净值620万元,存货120万元,土地使用值170万元。总计910万元。企业欠职工医药费6.3万元;应该支付的税款为6.1元。①

①案例出自中国法律大全 http://www.law24.cn/a/anli22/9060.html

【法律问题】

1.是否可以宣告申请人蓝天食品公司破产还债?

2.破产财产总额是多少?

3.破产财产分配的顺序是什么?

4.本案如何清偿?清偿率为多少?

【案情二】长城大酒家2002年9月开业,注册资金人民币20万元。2002年10月,长城大酒家与万力公司签订承包经营协议。协议规定长城大酒家由万力公司承包经营至2012年10月31日。万力公司则书面全权委托黄某全面负责经营管理。在黄某负责经营期间,经营不善,管理混乱,财务收支严重不平衡。2007年7月,长城大酒家停业,10月向法院申请破产还债。

根据长城大酒家向法院提供的1995年6月的资产负债表,长城大酒家的应收款为人民币194万元,但长城大酒家提供的应收款明细表中,应收款仅为人民币62万元,其余人民币132万元应收款无明细记载。在已知的应收款人民币62万元中,除去7.4万元是一些企业或个人就餐签单的餐费外,其余人民币54.6万元全部是个人白条借款。其中黄某一人白条借款就达人民币20万元,另一叫安然的人竟达人民币26万元。

法院经审理认为:长城大酒家虽因管理混乱、经营不善而致亏损和资不抵债直至停业,由于资不抵债并未考虑企业的信用因素,资不抵债并不必然导致不能清偿到期债务。长城大酒家提供的材料数据不一致,尚不足以证明其已经不能清偿到期债务。另外,长城大酒家的应收款中,有54.6万元之巨额的个人白条借款。这些个人借款,既未作销账处理,长城大酒家也未行使催款权利。这些个人占用的巨额资金,是什么性质尚未查明,不足以证明是一种正常的经营亏损。综上所述,长城大酒家破产还债的申请,不符合法律规定的破产条件。法院依照《中华人民共和国民事诉讼法》第一百九十九条的规定,裁定驳回长城大酒家破产还债的申请。

长城大酒家不服一审判决,提出上诉。认为一审驳回其破产还债申请之裁定不符合有关法律规定。二审法院经审理认为:根据上诉人目前状况及提供的材料,尚不能成为其申请破产还债的依据。原审对本案的处理并无不当,上诉人上诉理由不能成立。二审法院依照《中华人民共和国民事诉讼法》第一百五十四条之规定,裁定驳回长城大酒家的上诉,维持原审裁决。②

【法律问题】

试分析法院驳回长城大酒家破产还债申请的法理依据。

②案例出自中国法律大全 http://www.law24.cn/a/anli22/9056.html

第五章

合同法律制度

【内容提要】合同法是调整商品交换关系的基本法律。它适应我国社会主义商品经济发展的需要,比较全面、具体地规定了市场经济的基本运行规则,确立了平等、自愿、公平、诚实信用等被各市场发达国家普遍采纳的原则。在指导思想方面,我国合同法充分体现当事人意思自治,在不违背法律和社会公德的前提下,保障当事人享有充分的合同自由。在价值取向方面,我国合同法兼顾经济效益和社会公正,交易便捷与交易安全,既注意有利于提高效率,促进生产力发展,又注重维护社会公益,保护消费者利益,维护市场经济的道德秩序;既体现市场经济对交易便捷的要求,力求简便和迅速,又不因此损及交易安全,规定了必要的形式和手续。上述理念和价值标准,无不具体体现在我国合同法的每一具体制度之中。本章主要从合同的订立与成立、合同的效力、合同的履行、合同履行中的保全和担保、合同的变更和转让、合同权利义务的终止和违约责任等几个方面,较为全面、准确地阐述了合同法总论部分相关法律制度的内容。

第一节 合同法概述

一、合同的概念和种类

(一)合同的概念及其特征

合同是合同法的调整、规范对象,是引起合同法律关系变动的最主要法律事实。《民法通则》第85条规定:合同是平等主体的自然人、法人、其他组织之间设立、变更、终止民事权利义务关系的协议。依法成立的合同受法律保护。《合同法》承袭了这一表述。

从学理上讲,合同有广义和狭义之分。广义的合同泛指所有以确定权利义务为内容的协议,它包括民事合同,亦包括行政合同、国际法上的国家合同等;狭义的合同即民事合同,是以设立、变更和终止民事权利义务关系为内容的协议,包括债权合同、物权合同、身份合同等。我国《民法通则》与《合同法》上的合同仅指债权合同。

合同的种类很多,但属于其共性的特征主要指:

1.合同是一种法律行为。所谓法律行为是指当事人表示自己意思的有相应法律后果产生的合法行为,是在当事人之间会产生一定权利义务关系的行为。该行为所产生的权利义务关系即是合同当事人之间的合同法律关系。当事人之间合同关系之所以能成立,是由于当事人之间的约定受合同法规调整,当事人的合法合同权利受法律保护,当事人不履行合同义务则承担法律责任。

2.合同是双方或多方当事人的法律行为,是当事人为了达到一定目的的意思表示一致的法律行为。合同的成立,必须经过两个或两个以上当事人进行协商,达成一致意见。所以,合同是双方或多方的法律行为,而不是单方的法律行为。

3.合同当事人的法律地位平等。合同当事人不论其职务高低,或是上、下级关系,还是集体与个人之间签订合同,还是经济实力雄厚的商家,生产厂家与处在弱势群体的消费者个人之间签订合同,其法律地位都是平等的。只有当事人处于平等法律地位,才能充分、真实发表各自意见,进行协商,达成意思一致。

4.合同在本质上属于合法行为。合同是否合法是合同是否受法律约束力的首要条件。当事人如果订立的是违法合同,应作为无效合同加以确认和处理,不具有法律约束力。违法合同不仅不能达到预期的法律后果,而且过错者还应承担相应法律责任。

5.合同以设立、变更、终止民事权利义务关系为目的。设立民事权利义务关系,是指当事人订立合同旨在形成某种法律关系,从而享受具体的民事权利,承担具体的民事义务。变更民事权利义务关系,是指当事人通过订立合同,使原有的合同关系在内容上发生变化。终止民事权利义务关系,是指当事人旨在通过订立合同,消灭原有法律关系。当事人订立合同不论是出于任何目的,只要当事人达成的协议依法成立并生效,就对合同当事人产生法律约束力,当事人就要依照合同的规定享有权利、履行义务。

(二)合同的种类

根据不同的标准可以对合同进行不同的分类。

1.根据法律是否对合同赋予特定名称,可将合同分为有名合同和无名合同。有名合同是法律上作了明确的规定并赋予一个特定的名称的合同,又称典型合同。我国合同法规定的买卖合同、赠予合同、借款合同、承揽合同等15种合同即属此类。凡法律未作明文规定的合同,即除了有名合同以外的合同皆属无名合同。

2.根据法律是否要求合同成立必须具备一定的形式和手段,可将合同分为要式合同与非要式合同。凡是法律要求必须具备一定的形式或履行特定手续的合同为要式合同,反之为非要式合同。

3.根据当事人所享有的权利义务,可将合同分为双务合同与单务合同。双方当事人互负对等给付义务的合同为双务合同;当事人一方负给付义务,另一方只享有权利的合同为单务合同。

4.根据当事人是否因给付而取得利益,可将合同分为有偿合同与无偿合同。享有合同权利必须付出代价的合同为有偿合同,如买卖合同;反之,则为无偿合同,如赠与合同。

5.根据合同之间的关系,可将合同分为主合同与从合同。在相互关联的合同中,不以其他合同的存在为前提而能独立存在的合同为主合同；必须以其他合同的存在为前提而存在的合同为从合同。

二、《合同法》的调整范围和基本原则

关于合同法的定义通常有两种：一是将合同法界定为“执行当事人允诺和协议的法律”。二是将合同法定义为“涉及财产或劳务的私人转让的法律”。合同法的这两个定义虽然都在一定层面上解释了合同法，但它们各自都有一定的片面性。前者强调合同法对当事人合同行为的规范，特别是当事人合同履行行为的规范，其揭示的合同法为形式层面上的合同法；后者则从合同法调整的社会关系——财产和劳务的私人转让关系出发，强调作为上层建筑的合同法对经济基础的反作用，其揭示的合同法为实质层面的合同法。因此，合同法可定义为：合同法是通过规范民事主体的合同行为，调整民事主体之间的以商品交换为核心的民事财产流转关系的法律规范总称。

我国现行的合同法是1999年3月15日九届全国人民代表大会第二次会议通过的《中华人民共和国合同法》(以下简称《合同法》)。它是我国用于调整合同关系的最主要法律规范性文件。

(一)合同法的调整范围

合同法的调整范围，即合同法的调整对象，是指由合同法加以规范、可以适用合同法解决其中矛盾、冲突的特定社会关系。合同法调整合同关系。合同关系包括财产性合同关系、身份性合同关系、劳动性合同关系、行政管理性合同关系等。但并不是上述的合同关系都由合同法来调整。《合同法》第2条规定，合同法只调整平等的民事主体之间的财产关系。平等主体之间的财产关系，即民事财产关系，是民法调整的重要对象。

财产关系是民事法律关系的调整内容，是指与财产所有和财产流转相联系，具有直接物质利益的民事法律关系，它包括物权法律关系和债权法律关系。合同法所指的合同主要是指民事主体之间关于债权债务关系，即财产流转关系的协议。因此，婚姻、收养、监护等有关身份关系的协议不适用于合同法。这些具有人身属性的合同，不能适用于合同法所贯彻的自愿原则，具有不同的特性。比如离婚协议、收养协议等，应当各自符合相应的法律规范。婚姻关系性质的协议，应当由《婚姻家庭法》调整，收养关系性质的协议，应当由《收养法》调整，等等。

(二)合同法的基本原则

要订立合同，使合同具有法律效力，成为有效合同，必须遵循以下原则：

1.平等、自愿原则。包括以下两层含义：

(1)平等原则，是指合同法律关系中，双方当事人法律地位平等，不得把自己的意志强加给另一方。其主要含义有：①订立合同时双方当事人法律地位平等。也就是说，不论当事人经济实力强弱，不论当事人是企业还是个人，不论企业所有制性质有何差别，任何一方都不能把自己的意志强加给对方。②履行合同时双方当事人法律地位平等。③承担合同责任时双方当事人的法律地位平等。任何一方当事人因过错违反合同，都应当依法承担违约的民事责任，甚至行政责任或刑事责任。

(2)自愿原则。当事人依法享有自愿订立合同的权利,任何单位和个人不得非法干预。合同自愿原则,是指任何人,包括法人、其他组织或者自然人,在决定是否订立合同、同谁订立合同、订立合同的种类和确定合同的内容以及变更、解除合同时,完全由他们的自愿意志来决定。合同自愿包括以下内容:①有订立合同的自由。当事人有权依照自己的意志自主地决定订立或者不订立某个合同。合同权利可以由当事人在法定的范围内依自己的意思取得,也可以依自己的意志转让;合同法律关系可以由当事人在法定的范围内依自己的意志产生,也可以依自己的意志变更或者终止, 还可以依自己的意志决定不履行合同而愿意接受违约所带来的法律制裁。②有选择另一合同当事人的自由。③有决定合同内容,变更或者解除合同的自由。当事人有依法决定合同内容的自由,在等价交换的基础上交换各自的产品,提拱劳务,完成工作。当事人之间的协议一经合法成立,就具有法律效力,并可以根据客观情况的变化,通过协商一致来变更或解除合同。④有选择合同形式的自由。按照《合同法》第10条的规定,当事人订立合同,有书面形式、口头形式和其他形式。法律、行政法规规定采用书面形式的,应当采用书面形式。当事人约定采用书面形式的,应当采用书面形式。该规定体现了对当事人选择合同形式的自由权利的法律保护。⑤有选择解决合同纠纷方式的自由。当事人有权利选择适用调解、仲裁或者诉讼等方式来解决它们之间的合同纠纷,有权利选择解决他们纠纷的不同管辖地点,但合同纠纷依法若属专属管辖时例外。

2.公平原则。是指合同当事人在进行合同法律行为时,要依照价值规律的要求进行等价交换,公平地确定各方的权利和义务,实现各自的经济利益。公平原则的核心是等价有偿。合同不仅要有偿,而且必须等价。公平原则体现了价值规律对商品流通的根本要求,反映了商品交换的一般法则。这一原则主要包括以下内容:①合同一方享有权利,同时也应当向另一方履行相应的义务。双方当事人的权利义务具有对应性。②合同当事人都应当取得一定的经济利益,一方不得无偿占有、剥夺另一方的财产,侵犯他人的权益;不得以欺诈、协迫等非法手段获得利益,致使另一方的合法权益受到损害。③一方当事人不履行合同规定的义务,或者虽然履行了合同的义务,但不符合约定的条件,另一方当事人有权要求继续履行或者采取其他补救措施,并有权要求赔偿损失。

3.诚实信用原则。诚实信用原则是一项被奉为现代合同法的最高指导原则的原则。诚实信用原则是指在合同的订立、履行过程中,双方当事人应当讲诚实、守信用、恪守诺言,不规避法律,相互协作,密切配合,全面履行合同所规定的各项义务。诚实信用原则包括以下内容:①当事人在订立合同时,应当诚实陈述真实情况,不得有任何隐瞒、欺诈。②当事人在履行合同时,应当保质保量,全面履行约定的或者法定义务,当事人因不可抗力不能履行合同或者不能完全履行合同,应当及时向对方通知有关情况,以避免对方遭受更大的损失。③当事人及处理合同纠纷的机关在解释合同条款时,应当考虑合同的性质和目的,合同签订地的习惯,力求正确解释合同,不得故意曲解合同条款。

4.合法性原则。是指当事人在订立、履行、违约、变更、解除合同以及处理合同争议时,都必须遵守国家法律和行政法规,必须有利于维护国家利益和社会公共利益,必须有利于稳定正常的经济秩序,不得扰乱社会经济秩序,损害社会公众利益。

5.合同严守原则。是指依法成立的合同,受法律保护,对当事人具有法律约束力。当事人应当按照约定全面、适当履行自己的合同义务,不得擅自变更或者解除合同。具体指:①合同自依法成立时,合同当事人都要受合同的约束;②合同履行中发生情势变更或者需要解除合同时,应当按照合同的约定或者法律的规定,合同当事人应协商一致予以解决;任何一方当事人都不得擅自变更或单方解除合同。③除不可抗力等法定免责事由之外,当事人不履行或者不完全履行合同义务的,都要承担违约责任。

三、合同法律关系的主体

合同的主体是民事主体,它包括平等主体的自然人、法人和其他组织。

在原来的合同立法中,使用的是"公民"概念,但是因"公民"是宪法上的概念,并不能准确地反映民法上的准确意思,故本合同法抛弃了"公民"的用法,而使用了"自然人"这一科学、准确的术语。

所谓"自然人"是指基于自然规律出生的、有血有肉、两足直立行走、有高度抽象思维能力的高级哺乳动物。在合同法中,自然人包括具有中国国籍的自然人,具有外国国籍的自然人以及无国籍的自然人。

"法人"是具有民事权利能力和民事行为能力,依法独立享有民事权利和承担民事义务的社会组织。

"其他组织",是指那些不具备法人资格的单位、团体。在我国主要有企业法人所属的分支机构,从事经营活动的非法人事业单位和科技性社会团体、非法人联营企业,等等。

第二节 合同的订立

合同的订立就是合同当事人进行协商,使各方的意思表示趋于一致的过程。合同的订立包括要约与承诺两个阶段。

一、订立合同的程序

(一)要约

1.要约及其有效条件。要约,是指当事人一方向另一方提出订立合同的意思表示。意思表示是指把内心旨在发生一定效果的意思对外表示出来的行为。

一项要约要取得法律效力,必须具备一定的条件。根据《合同法》第13条规定,要约应当具备以下条件:

(1)要约是特定的合同当事人所作的意思表示。就是说通过要约的内容人们能够知道是谁发出的要约。发出要约的人为要约人,接受要约的人为受要约人。

(2)要约必须具有与他人订立合同的目的。

(3)要约的内容必须具体、确定。"内容具体"是指要约的内容明确、全面,受要约人通过要约能明白地了解要约人的真实意思,以便决定是否为承诺。"内容确定"指要约的内容必须具有足以使合同成立的主要条件,即具有使合同成立的主要条款。

(4)要约必须送达受要约人。要约一旦到达受要约人,在法律或者要约规定的期限内,要约人不得擅自撤回或者变更其要约。

2.要约邀请。又称要约引诱,是希望他人向自己发出要约的意思表示,是当事人订立合同的预备行为,其本身不发生要约的效力,行为人在法律上无须承担责任。

《合同法》第15条规定:“要约邀请是希望他人向自己发出要约的意思表示。寄送的价目表、拍卖公告、招标公告、招股说明书、商业广告等为要约邀请。”

要约邀请与要约的性质是不同的,二者的区别表现为:

(1)要约是当事人自己主动愿意订立合同的意思表示,以订立合同为直接目的;要约邀请是当事人表达某种意思的事实行为,其内容是希望对方主动向自己提出订立合同的意思表示。

(2)要约必须包括未来可能订立的合同的主要内容,而要约邀请则不一定包含合同得以成立的主要内容。

(3)要约大多数是针对特定的相对人的,故要约往往采取对话方式和信函方式,而要约邀请一般是针对不特定多数人的,故往往通过电视、报刊等媒介手段。

3.要约的生效及其要约的拘束力。在通常情况下,要约以它到达受要约人时生效。一般来讲,采用数据电文形式订立合同,收件人指定特定系统接收数据电文的,该数据电文进入该特定系统的时间,视为要约到达时间;未指定特定系统的,该数据电文进入收件人的任何系统的首次时间,视为要约到达时间。要约的拘束力表现为要约对要约人的拘束力和对受要约人的拘束力。

要约对要约人的拘束力,是指要约一经生效,要约人即受到要约的约束,不得撤回、撤销及对要约加以限制、变更和扩张。

要约对要约人有拘束力,如果要约人预先声明不受要约的拘束力,这种要约,仅具有要约引诱的性质,而不是真正的要约。但相对人表示承诺后,如果要约人不立即表示拒绝的,则应视为默示地接受,合同从而成立。

要约对受要约人的拘束力,又称承诺适格,是指受要约人在要约发生效力时,取得依其承诺而成立合同的法律地位。原则上,受要约人虽然取得承诺的资格,但无义务必须做出承诺。如果要约人在要约中声明,对方不在一定期限内做出拒绝即视为承诺,受要约人原则上不受这种声明的约束。

要约在要约的有效期限内存续。要约的有效期限视要约是否具体规定了要约的期限而定。要约中有规定的,从其规定。要约中无规定的,则根据要约的具体方式,是对话式要约,受要约人原则上应当立即做出承诺,否则要约失效;是非对话式要约,依正常情形能够收到承诺所需要的一段合理期限内,对要约人有拘束力。

4.要约的撤回。要约撤回,是指要约在发生法律效力之前,要约人欲使其不生法律效力而取消要约的意思表示。要约对要约人的约束力一般是在要约生效以后才发生,在要约未生效以前,要约人是可以撤回要约的。根据《合同法》第17条的规定,有效的要约撤回有两种情况:

(1)撤回通知先于要约到达受要约人。在这种情况下受要约人不会根据要约作出任何准备工作,更不会有什么承诺,撤回要约对受要约人不会造成任何损害,要约可以有效撤回。

(2)撤回要约与要约同时到达受要约人。此时,实际上是以要约的撤回通知来抵销要约,受要约人不会再信赖要约而行事,受要约人不会因要约的撤回而有什么损害。

5.要约的撤销。

要约的撤销是要约在发生法律效力之后，要约人欲使其丧失法律效力而取消该项要约的意思表示。要约生效后虽然对要约人有约束力,然而,在有些情况下,考虑到要约人的利益,在不损害受要约人的前提下,要约是应该被允许撤销的。这些情形包括:要约要素不全或者存在缺陷;要约人对受要约人缺乏信赖;向两人以上发出要约而一人已经承诺等等。

撤销要约的通知应当在受要约人发出承诺通知之前进行。因为受要约人一旦承诺,合同即告成立,就谈不上撤销要约的问题,如果要约人坚持撤销要约的话,即构成违约。但对下列要约不得撤销:

(1)要约人确定了承诺期限或者以其他形式明示要约不可撤销;

(2)受要约人有理由认为该要约是不可撤销的,并已经为履行合同作了准备工作。

6.要约的失效。是指要约丧失其法律效力,要约人和受要约人均不再受其拘束。根据《合同法》第20条规定,有下列情形之一的,要约失效:

(1)拒绝要约的通知到达要约人;

(2)要约人依法撤销要约;

(3)承诺期限届满,受要约人未做出承诺;

(4)受要约人对要约的内容作出实质性变更。

(二)承诺

1.承诺及其有效条件。承诺,是指受要约人同意接受要约的全部条件以缔结合同的意思表示。一项有效的承诺,必须符合以下条件:

(1)承诺必须由受要约人作出。

(2)承诺的内容必须与要约的内容一致。

(3)承诺必须在承诺期限内作出。如果要约规定了承诺期限,则应该在规定的承诺期限内作出,如果没有规定期限,则应当在合理期限内作出。如果承诺人超过了规定的期限作出承诺,则视为承诺迟到,或称为逾期承诺。一般而言,逾期的承诺在民法上被视为一项新的要约,而不是承诺。

(4)承诺必须向要约人做出。不是向要约人做出的同意要约的意思表示,不构成承诺。向要约人的代理人做出的承诺,视为向要约人作出。

2.承诺的方式。是指受要约人应当采取何种方法作出其同意要约的意思表示。

《合同法》第22条规定:“承诺应当以通知的方式作出,但根据交易习惯或者要约表明可以通过行为作出承诺的除外。”

关于承诺的方式,各国立法一般只是从原则上加以规定,而不作具体规定,法律或者要约中没有明确规定必须用书面形式承诺,则受要约人可以用口头形式表示承诺,也可以行为方式作出承诺。以行为作出的承诺又称默示。默示是指受要约人通过实施了一定行为或者其他方式作出的承诺，根据交易习惯和其表现来看，可以确定其具有承诺的意思。

3.承诺的期限。承诺应当在要约确定的期限内到达要约人。要约没有具体确定承诺期限的，承诺应当依照下列规定到达：

(1)要约以对话方式作出的，应当即时作出承诺，但当事人另有约定的除外；

(2)要约以非对话方式作出的，承诺应当在合理期限内到达。要约以信件或者电报作出的，承诺期限自信件载明的日期或者电报交发之日开始计算。信件未载明日期的，以投寄该信件的邮戳日期开始计算。要约以电话、传真等快速通信方式作出的，承诺期限自要约到达受要约人时开始计算。

4.承诺迟延。承诺迟延，是指受要约人作出的承诺到达要约人时超过了承诺期限。承诺迟延有两种情况：

(1)受要约人在承诺期内发出承诺通知，但由于受要约人意志以外的原因而致承诺通知超过承诺期限到达要约人；

(2)受要约人在承诺期限届满之后发出承诺通知。对因这一种情况而发生的承诺迟延，按照合同法的规定，除要约人及时通知受要约人该承诺有效以外，视为新要约；受要约人在承诺期限内发出承诺，按照通常情况能够及时到达要约人，但因其他原因承诺到达要约人时超过承诺期限的，除要约人及时通知受要约人因承诺超过承诺期限不接受该承诺的以外，该承诺有效。

5.承诺的撤回。是指承诺人在承诺生效之前将其承诺取消的意思表示。承诺因到达要约人时生效，因此承诺撤回的通知须先于或同时与承诺到达，才产生撤回的效力。

6.承诺生效的法律意义。承诺生效的法律意义在于要约一经受要约人承诺并送达到要约人，合同便宣告成立。承诺生效地点为合同成立的地点。

二、合同订立的形式

合同的形式是指合同当事人达成的合意的外在表现形式，是合同内容的客观载体。

《合同法》第10条规定：“当事人订立合同，有书面形式、口头形式和其他形式。法律、行政法规规定采用书面形式的，应当采用书面形式。当事人约定采用书面形式的，应当采用书面形式。”

1.口头形式。口头形式是指当事人只用口头语言为意思表示的方式而订立的合同。其具体形式包括当面对话、电话联系等形式。口头形式合同的优点是简便易行。当事人发生交易时简便、缔约成本低，但此类合同在发生争议时，不易取证，不易分清是非。

2.书面形式。书面形式是指合同书、信件和数据电文(包括电报、电传、传真、电子数据交换和电子邮件)等可以有形地表现所载内容的合同形式。书面形式的合同优点在于合同有据可查，权利义务关系记载清楚，便于履行，当发生纠纷时容易举证，便于分清责任。

3.默示形式。默示形式是指当事人并不是直接用口头或者书面形式进行意思表示，而是通过实施某种行为或者以不作为的沉默方式进行意思表示。默示方式分为作为的默示和不作为的默示。通过默示来推断当事人的意思表示，属于法律上的推定。也就是说，只有在法律规定或者当事人约定沉默能够产生某种法律效果的情况下，沉默才构成意思表示的形式，产生相应的法律后果。

4.其他形式。例如,公证形式、鉴证形式、批准形式、登记形式等等。学理上将公证、鉴证、批准作为书面合同的特殊形式。

三、格式合同

(一)格式合同的概念

格式合同是指合同条款由一方当事人预先拟定,在同类交易中统一使用,对方当事人对其内容不能修改的合同。

格式合同是不断重复的同类交易内容的固定化。为了使双方当事人避免每次相同条件的谈判与协商的繁琐与不厌其烦,降低交易成本,节约当事人的时间,提高交易率,采用格式合同实属必要。由于格式合同是一方当事人事先拟定好的,无需征得对方同意。因此,在通常情况下,拟定格式合同的一方往往处在垄断地位或处在相对优势,而相对方处在弱势。处在弱势一方当事人有可能被迫接受合同,使合同的公平、自由原则受到破坏。

(二)格式合同的法律限制

为了保证合同的公正性,维护合同自由原则,《合同法》对格式合同条款作了一定的限制性规定。

《合同法》第39条规定采用格式条款订立合同的,提供格式条款的一方应当遵循公平原则,确定当事人之间的权利和义务,并采取合理的方式提请对方注意免除或者限制其责任的条款,并按照对方的要求,对该条款予以说明。

格式合同有下列情形的,将导致合同全部或者部分无效。(1)提供格式条款的一方免除其责任,加重对方责任,排除对方主要权利的条款无效。(2)格式条款具有《合同法》第52条规定的情形时无效,包括:一方以欺诈、胁迫的手段订立合同,损害国家利益;恶意串通,损害国家、集体或者第三人的利益;以合法形式掩盖非法目的;损害社会公共利益;违反法律、行政法规的强制性规定。(3)格式条款具有《合同法》第53条规定的情形时无效,包括:有造成对方人身伤害的免责条款时;有因故意或重大过失造成对方财产损失的免责条款时。

(三)格式条款的解释

格式条款是当事人为了重复使用而事先拟定好的,在订立合同时未与对方当事人协商的条款。为了保护处于弱势地位、被迫接受格式条款一方当事人的合法利益,《合同法》第41条作出了格式条款解释的规定:对格式条款的理解发生争议的,应当按照通常理解予以解释;对格式条款有两种以上解释的,应当作出不利于提供格式条款一方的解释;格式条款和非格式条款不一致的,应当采用非格式条款。

四、合同的内容

合同的内容即合同的条款,是对合同当事人具体权利、义务的规定。依据《合同法》第12条规定:“合同的内容由当事人约定,一般包括以下条款:

1.当事人的名称或者姓名和住所;

2.标的;

3.数量；

4.质量；

5.价款或者报酬；

6.履行期限、地点和方式；

7.违约责任；

8.解决争议的方法。

当事人可以参照各类合同的示范文本订立合同。”

五、合同的成立

(一)合同成立的概念

合同成立是指合同当事人通过要约和承诺就合同内容达成一致，并因符合一定的法律要件而被法律认定的客观存在。

合同成立是人们对合同当事人就合同条款经过磋商达成意思表示一致的客观事实判断,即合同成立只表明当事人之间已形成或达成合意,但不能确切表明合同是否具备法律效力。

(二)合同成立的要件

合同成立的一般要件包括：

1.存在双方当事人。合同是一种双方民事法律行为，因而合同的成立须存在双方当事人。

2.当事人对合同的内容达成了合意。合同成立的根本标志是当事人意思表示的一致,即达成了合意。合意乃由要约和承诺两个意思表示构成。

此外,合同的成立有时尚需满足特殊成立要件的规定。合同成立的特殊要件是指依照法律规定或以当事人特别约定,合同成立应特别具备的条件,如要式合同的成立须满足法定的或约定的特定形式的需要,实践合同须依照法律规定,交付标的物时合同才成立。

(三)合同成立的时间和地点

合同成立的时间关系到合同权利义务的起算,当事人的权利义务自合同成立时起开始享有和履行;合同成立的地点关系到合同诉讼的管辖法院和适用于合同的法律,合同成立地点的法院有可能成为合同纠纷的管辖法院,涉外合同中,合同成立地的法律有可能成为适用于该合同的准据法。根据《合同法》的规定,按照以下原则确定合同的成立时间和地点。

1.承诺生效时合同成立

(1)当事人采用合同书形式订立合同的,自双方当事人签字或者盖章时合同成立,在签字或者盖章之前,当事人一方已经履行主要义务并且对方接受的,该合同成立。

(2)当事人采用信件、数据电文等形式订立合同的,可以在合同成立之前要求签订确认书,签订确认书时合同成立。

(3)当事人以直接对话方式订立的合同,承诺人的承诺生效时合同成立;法律、行政法规规定或者当事人约定采用书面形式订立合同，当事人未采用书面形式但一方已经履行主要义务并且对方接受的,合同成立。

(4)当事人签订要式合同的,以法律、法规规定的特殊形式要求完成的时间为合同成立时间。

2.承诺生效的地点为合同成立的地点

采用数据电文形式订立合同的，收件人的主营业地为合同成立的地点；没有主营业地的,其经常居住地为合同成立的地点。但当事人另有约定的,按照其约定。

当事人采用合同书形式订立合同的，双方当事人签字或者盖章的地点为合同成立的地点。

合同需要完成特殊的约定或法律规定的形式才能成立的，已完成合同约定的形式或法定形式的地点为合同的成立地点。

(四)缔约过失责任

缔约过失责任,是指在合同订立过程中,一方当事人因没有履行依据诚实信用原则所应负的义务，因自己的故意或过失给缔约相对方造成信赖利益的损失时所应当承担的损害赔偿责任。《合同法》第42条和第43条规定的缔约过失责任有如下情形：

1.假借订立合同,以损害对方利益为目的,恶意进行磋商。这是一方当事人没有订立合同的真意,只是为了损害对方利益,如故意与对方谈判让对方失去与他人交易的时机;或者是与对方假借谈判故意增加对方的缔约成本等。

2.故意隐瞒与订立合同有关的重要事实或者提供虚假情况。

3.有其他违背诚实信用原则的行为。这类行为主要是合同成立前违背先合同义务的行为,具体包括以下两种情况:①一方未履行通知、协助等义务,增加了对方的缔约成本而造成财产损失。如甲、乙双方约定次日订立合同,乙因故不去而没有通知甲,造成甲为订约往返的费用增加。②一方未尽告知义务。当事人在订立合同时对一些必要的信息必须告诉对方当事人,如未告知,即要承担缔约过失责任。

4.当事人一方在订立合同过程中知悉的对方的商业秘密,无论合同是否成立,不得泄露或不正当地使用。泄露或者不正当地使用该商业秘密给对方造成损失时,应当承担损害赔偿的缔约过失责任。

第三节 合同的效力

一、合同生效

(一)合同生效的概念

合同生效是指合同所产生的法律上的约束力。所谓合同所产生的法律上的约束力,一般来讲包括如下内容:一是合同所产生的法律上的约束力,主要是对合同双方当事人来讲的,合同一经生效，合同当事人即享有合同中所约定的权利和承担合同中所约定的应当履行的义务。同时,合同产生法律效力以后,与合同有必然联系的第三人,比如订立合同当事人以外的合同的受益人、相关的保证人,与合同一方当事人串通损害享受权利一方当事人利益的第三人等也受合同的约束,对其也产生一定的约束力。二是合同一旦产生法律上的约束力即受法律保护,任何单位和个人均不得对于合同当事人进行非法干涉。

《合同法》就合同的效力状态规定了有效合同、无效合同、可撤销合同、效力待定合同等主要四种情形。

(二)合同生效的要件

依《民法通则》第55条和《合同法》第44条的规定,已成立的合同要产生当事人预期的后果,则需满足法定的生效要件。其生效要件可分为一般生效要件和特别生效要件。

合同的一般生效要件:

1.当事人缔约时具有相应的缔约能力;

2.意思表示真实;

3.不违反强制性法律规范或者公序良俗;

4.合同标的的确定和可能。

特别生效要件则是合同生效除满足一般生效要件之外,还需满足的法律有特别规定或当事人有特别约定的生效要件。

作为民事法律行为之一的合同,应当在同时具备上述条件之后,才能有效。

(三)合同生效的时间

《合同法》第44条规定,依法成立的合同,自成立时生效。法律、行政法规规定应当办理批准、登记等手续生效的,依照其规定。根据《合同法》的这一规定,合同生效时间包括两种情况:

1.依法成立的合同,自成立时生效。这是关于合同生效的一般规定,即只要是符合法定条件所订立的合同,自合同成立时就产生法律上的约束力。根据《合同法》条25条的规定,承诺生效时合同就成立。《合同法》已经改变了过去《经济合同法》等法律所规定的合同成立即合同生效的立法模式,将合同成立和合同生效区别开来。有些合同不一定就是成立时就生效,有的还需要一定的时间,也有的成立后不一定生效。

可见,合同成立是合同生效的前提条件,合同成立以后,在合同符合生效条件时合同才能生效。合同成立与合同生效是两个不同的概念,其不同点表现为:(1)合同成立是解决合同是否存在的问题,合同成立制度主要表现了合同当事人的意志。合同生效是解决合同的效力问题,它体现了国家对合同关系的肯定或者否定的评价,体现着国家意志。(2)合同成立的效力与合同生效的效力不同,合同成立以后,当事人不得对自己的要约与承诺再行撤回,合同生效以后当事人必须按照合同的约定履行。(3)合同不成立的后果仅仅表现为当事人之间产生民事赔偿,这种责任一般为缔约过失责任。而合同无效的后果除了要承担一定的民事责任以外,还可能表现为产生行政上的和刑事上的责任。(4)对于合同不成立的问题,因其涉及至合同当事人的合意问题,若当事人不主张合同不成立,国家不会主动干预。而对于合同无效是否构成的问题,在一些情况下,如合同的内容违法,即使当事人不主张合同无效,国家也会主动干预。

2.法律、行政法规规定应当办理批准、登记等生效手续,依照其规定。法律、行政法规关于批准、登记等手续是否为生效的必备条件,要根据法律、行政法规的规定办理,即法律、行政法规规定自办理批准、登记等手续时生效,合同生效时间就是办理批准、登记等手续完毕的时间;如果法律、行政法规规定批准、登记等手续不是生效必备条件,则应执行该法律、行政法规和《合同法》的规定。

(四)《合同法》规定的有特殊生效条件的合同

1.附条件的合同。是指当事人约定以将来某种事实是否发生作为合同生效或失效条件的合同。由于附条件合同的效力深受所附条件是否成就的影响,并且所附条件是不确定的客观事实,因此任何一方均不得违反诚实信用原则恶意阻止或者促成条件的成就,否则将产生对其不利的法律后果。

《合同法》第54条规定,当事人对合同的效力可以约定附生效条件,附生效条件的合同,自条件成就时生效。附解除条件的合同,自条件成就时合同失效。同时,合同法规定,当事人为自己的利益不正当地阻止条件成就的,视为条件已成就;不正当地促成条件成就的,视为条件不成就。

2.附期限的合同。是指当事人对合同生效或者失效的期限作出特别约定的合同。

附期限与附条件有相同之处,如都是由当事人自由选择,都是对未来的事项进行的约定,都是针对合同的效力发生或终止等。但二者的区别也显而易见:附期限为将来确定能到来的事实,而附条件是不确定的事实。

《合同法》第46条规定,附生效期限的合同,自期限届满时生效。附终止期限的合同,自期限届满时失效。

二、无效合同

无效合同是相对有效合同而言的,是指当事人之间已经成立的合同由于违反法定事由而导致法律不予认可其效力或者不认可其约束力的合同。

无效合同自订立时就不具有法律约束力,所以它不属于合同的范畴。无效合同分为部分无效合同和全部无效合同,合同部分无效,不影响其他部分效力的,其他部分仍然有效。

(一)根据《合同法》第52条的规定,有下列情形之一的合同无效

1.一方以欺诈、胁迫的手段订立合同,损害国家利益的。"欺诈"是指一方当事人故意欺骗他人而使他人陷入错误而与之订立合同的行为。"胁迫"是一方当事人以将来要发生的损害或者以直接施加损害相威胁,而使对方当事人产生恐惧并与之订立合同的行为。

2.恶意串通,损害国家、集体或者第三人利益的。"恶意串通"是指合同当事人在明知或者应当知道这种行为将会损害国家、集体或者第三人利益的情况下,而故意共同实施的行为。

3.以合法形式掩盖非法目的的。其包括两种情况:一是当事人通过实施合同的行为来达到掩盖其非法的目的;二是当事人从事的行为在形式上是合法的,但在内容上是非法的。比如,当事人为逃避债务将自己的财产赠与他人的行为就属于以赠与这种合法形式而达到非法目的行为。

4.损害社会公共利益的。这是合同法的公共利益原则的体现,是对社会公共道德和社会正常的经济秩序、生活秩序的违背与破坏。损害社会公共利益的合同涉及的面比较广，例如暴利行为、危害家庭关系的行为、违反公平竞争的行为、有赌博性质的行为、有损人格的行为、损害普通消费者利益的行为等等。

5.违反法律、行政法规的强制性规定。“法律”是指全国人民代表大会及其常务委员会颁布的规范性法律文件，“行政法规”是国务院颁布的以规章、命令、条例等形式所表现的规范性法律文件。“强制性规定”是具有强制性效力的法律规定，它与“任意性法律规范”相对应，强制性法律规范分为义务性规范和禁止性规范，义务性规范是人们必须履行一定行为的法律规定，禁止性规范规定了人们不得从事某种行为。违背具有上述特性的这类合同称为违法合同而无效。

(二)部分无效合同

部分无效合同，是指合同中的某些条款无效的合同。部分条款的无效不影响其他合同条款的效力，不能因为该条款的无效而否定其他条款的效力。

依照法律规定，下列免责条款无效。

1.《合同法》第53条规定：造成对方人身伤害的；因故意或者重大过失造成对方财产损失的条款。

合同的免责条款是指当事人约定免除或者限制其未来责任的合同条款。无效免责条款是指没有法律约束力的免责条款。比如“招工合同中规定的，月薪一万元，伤、死概不负责的生死条款”即属造成对方人身伤害的免责条款。该类条款不具有法律效力。

2.格式条款中加重对方责任、排除对方主要权利的，该条款无效。

加重对方责任，是指格式条款中含有在通常情况下对方当事人不应承担的义务。排除主要权利，是指格式条款中含有排除对方当事人按照通常情形应当享有的主要权利。例如，某电器生产厂家在电器销售合同中规定，本厂生产的电器一经售出，不得退换。则应当认定其构成了排除对方当事人主要权利。因为在电器销售中，厂家必须对电器质量承担责任，发生质量问题，购方有权要求退换，如果不允许退换，等于是排除了购方的一项主要权利。

(三)无效合同的处理

1.返还财产。合同无效或者被撤销后，因该合同取得的财产，应当予以返还。

2.折价补偿。不能返还或者不需要返还的，应当折价补偿。

3.赔偿损失。有过错的一方应当赔偿对方因此所受到的损失；双方都有过错的，应当各自承担相应的责任。

4.收归国库所有或者返还集体及第三人。当事人恶意串通，损害国家、集体或者第三人利益的，因此取得的财产收归国家所有或者返还集体、第三人。

三、可变更或可撤销的合同

可变更、可撤销合同是指欠缺生效要件，但一方当事人可依照自己的意思使合同的内容变更或者使合同效力归于消灭的合同。

可撤销合同主要是当事人意思表示不真实的合同，可撤销合同需要当事人行使撤销权方能撤销，可撤销合同在法定期限内未被撤销的，仍然是有效合同。可见，可撤销合同的效力取决于当事人的意志,是一种相对无效的合同。

《合同法》第54条规定,以下合同属于经当事人一方有权请求人民法院或仲裁机构可予以变更或撤销的合同。

1.因重大误解订立的合同。重大误解是指一方当事人因自己的过失导致对合同的内容等发生误解而订立合同的行为。

2.显失公平所订立的合同。显失公平是指一方当事人在紧迫或者缺乏经验的情况下而订立的明显对自己有重大不利的合同的行为。一方当事人利用优势或者利用对方没有经验,致使双方的权利与义务明显违反公平、等价有偿原则等可认为是显失公平。

3.一方以期诈、胁迫的手段或者乘人之危,使对方在违背真实意思的情况下订立的合同。

四、效力待定合同

效力待定合同是指合同虽然已经成立,但因其不完全符合有效合同的要件,是否产生相应的法律效力尚未确定的合同。这种合同的效力往往取决于享有某种权利的人的追认与否,所以,也称之为可追认的合同。

根据我国合同法的规定,效力待定的合同包括以下三种:

1.限制民事行为能力人未经法定代理人许可与相对人订立的与其年龄、智力或者精神健康状况不相适应的合同。

2.无权代理人与相对人订立的合同。

3.无权处分人与相对人订立的处分他人财产的合同。

上述合同有效与否,分别取决于法定代理人、被代理人或者有权处分人的追认。有追认权的人在一定期限内不予追认,则合同归于无效。为了平衡保护有权进行效力补正的人与善意相对人二者的关系,维护交易安全,合同法规定合同被追认之前,善意相对人有撤销合同的权利。撤销应当以通知的方式作出

第四节 合同的履行

一、合同履行的概念

合同的履行是指合同生效以后,当事人依照合同的约定或法律的规定全面地、适当地完成各自合同义务,实现合同权利的行为。

合同有效成立后,关键在于是否能够全面履行合同所规定的内容,也就是说,当事人之所以要订立合同,完全是为了实现合同的目的。合同权利、义务的实现,只有通过履行才能达到。所以说,合同的订立是前提,合同的履行是关键。

二、合同履行的原则

合同履行的原则是指当事人在履行合同义务时所应当遵循的基本准则。合同履行的原则具体包括如下内容：

1.全面履行原则。又称适当履行原则或者正确履行原则，是指当事人按照合同约定的主体、标的、数量、质量、价款或者报酬等，在适当的履行期限、履行地点，以合适的履行方式，全面完成合同义务的履行原则。

《合同法》第60规定，当事人应当按照约定全面履行自己的义务。

2.诚实信用原则。是指当事人在履行合同义务时，秉承诚实、守信、善意，不滥用权利或者规避义务的原则。

《合同法》第60条规定，当事人应当遵循诚实信用原则，根据合同的性质、目的、交易习惯履行通知、协助、保密等义务。

3.协作履行原则。是指合同双方当事人不仅应当各自严格履行自己的义务，而且应当尽力协助对方履行其义务，在整个履行过程中，贯彻团结互助、相互协作精神的原则。

在合同履行过程中，协作履行原则的主要内容有：当事人之间要互通情况、互相照顾，及时向对方介绍履行的进程，以便及时发现问题，迅速解决问题；如果因客观原因不能履行合同时，应及时向对方报告，双方都应积极采取措施，加以补救，尽量减少损失；当事人一方因另一方违反合同受到损失的，应当及时采取补救措施防止损失扩大。没有及时采取措施致使损失扩大的，无权就扩大的损失要求赔偿，债务人在履行过程中遇到了困难，债权人应尽可能给予帮助。

三、合同履行的具体规则

合同当事人应当按照合同的约定全面、正确地履行合同。但是，如果合同的某些内容没有约定或约定不明确，合同的履行就会出现障碍，根据《合同法》第60条至第62条规定，当事人应当遵循诚实信用原则，采取如下步骤来确定合同内容：一是当事人双方协商补充，使条款不明确处明确起来；二是如双方协商不能达成补充协议，则按照合同有关条款或者交易习惯，来确定该条款的内容；三是依上述两种方法仍不能明确合同内容，则直接适用《合同法》第62条的补充性规范，该条对质量、价款、履行地点、履行期限、履行方式、履行费用等六个方面约定不明确应如何处理，都做出了具体规定。此外，涉及合同履行时的政府定价或政府指导价和向第三人的合同履行中的特殊规定也要准确理解。

(一)当事人就有关合同内容约定不明时的履行规则

1.质量要求不明确的，按照国家标准、行业标准履行；没有国家标准、行业标准的，按照通常标准或者符合合同目的的特定标准履行。

2.价款或者报酬不明确的，按照订立合同时履行地的市场价格履行；依法应当执行政府定价或者政府指导价的，按照规定履行。

3.履行地点不明确，给付货币的，在接受货币一方所在地履行；交付不动产的，在不动产所在地履行；其他标的，在履行义务一方所在地履行。

4.履行期限不明确的,债务人可以随时履行,债权人也可以随时要求履行,但应当给对方必要的准备时间。

5.履行方式不明确的,按照有利于实现合同目的的方式履行。

6.履行费用的负担不明确的,由履行义务一方负担。当因接受履行一方变更住所或其他行为而导致增加履行费用的,增加的费用由受领履行人负担。

(二)执行政府定价或者政府指导价的合同履行规则

执行政府定价或者政府指导价的,在合同约定的交付期限内政府价格调整时,按照交付时的价格计价。逾期交付标的物的,遇价格上涨时,按照原价格执行;价格下降时,按照新价格执行。逾期提取标的物或者逾期付款的,遇价格上涨时,按照新价格执行;价格下降时,按原价格执行。

(三)涉及第三人的合同履行

1.向第三人履行的合同。又称利他合同,是指双方当事人约定,由债务人向第三人履行债务,第三人直接取得请求权的合同。债权人与债务人订立向第三人履行的合同,债权人可以事先征得第三人的同意,也可以不告知第三人,但债务人按照合同向第三人履行时,应当通知第三人。当事人约定由债务人向第三人履行债务的,债务人未向第三人履行债务或者履行债务不符合约定,应当向债权人承担违约责任。

2.由第三人履行的合同。又称第三人负担合同,是指双方当事人约定债务由第三人履行的合同。该合同以债权人、债务人为合同双方当事人,第三人不是合同的当事人。第三人只负担向债权人履行,不承担合同责任。第三人同意履行后又反悔的,或者债务人事后征询第三人意见,第三人不同意向债权人履行的,或者第三人向债权人瑕疵履行的,违约责任均由债务人承担;第三人不履行的,债务人可以代第三人履行,债务人不代为履行的,应当赔偿损失;第三人瑕疵履行的,瑕疵责任由债务人承担。

四、合同履行中的抗辩权

合同履行中的抗辩权是指在符合法定条件时,当事人一方对抗对方当事人的履行请求权,暂时拒绝履行其债务的权利。它包括同时履行抗辩权、先履行抗辩权和不安抗辩权。

合同履行中的抗辩权是合同效力的表现。它们的行使,只是在一定期限内中止履行债务,并不具有消灭债的履行的效力。产生抗辩权的原因消灭后,债务人仍应履行其债务。所以,合同履行中的抗辩权为延缓抗辩权。

合同履行中的抗辩权,对于抗辩权人是一种保护手段,免去自己履行后得不到对方履行的风险,使对方当事人产生及时履行、提供担保等压力,所以它们是债权保障的法律制度。就其防患于未然这点来说,作用较违约责任还要积极,比债的担保亦不逊色。

当事人行使同时履行抗辩权、先履行抗辩权和不安抗辩权,是行使自己的合法权利,而非违约,故应受法律保护,而不得令权利人承担违约责任。

1.同时履行抗辩权。是指在双务合同中,双方互负债务,没有先后履行顺序的,应当同时履行,当事人一方在他方没有做出对待给付之前,有权拒绝自己的履行的权利。

《合同法》第66条规定:"当事人互负债务的,没有先后履行顺序的,应当同时履行。一方在对方未为对待给付之前有权拒绝其履行要求。一方在对方履行债务不符合约定时,有权拒绝其相应的履行要求。”

同时履行抗辩权的适用条件:

(1)由同一双务合同产生而互负债务。只有在同一双务合同中才有可能产生同时履行抗辩权。“互负债务”是指双方当事人所负的债务具有对价关系。对价给付是指一方履行的义务和对方履行的义务之间具有互为条件、互为牵连的关系而且在价值上要基本相等。这种相等并非经济学上的完全等价,而是依据当事人的意愿而确定是否是等价,这种等价的确定要符合公平合理的原则。

(2)在合同中未约定履行顺序,即“没有先后履行顺序”,且双方互负的债务均已届清偿期。在这种情况下往往要求当事人同时履行,只有在双方当事人的债务同时到期时才可能产生同时履行抗辩权。

(3)对方当事人未履行债务或者未按照约定正确履行债务,且对方的对待给付是可能履行和可以履行的。“履行债务不符合约定”也可以成为同时履行抗辩权的理由。

2.不安抗辩权。是指先给付义务人在有证据证明后给付义务人的经营状况严重恶化,或者转移财产、抽逃资金以逃避债务,或者谎称有履行能力的欺诈行为,以及其它丧失或者可能丧失履行债务能力的情况时, 可中止自己的履行; 后给付义务人接受到中止履行的通知后,在合理的期限内未恢复履行能力或者未提供适当担保的,先给付义务人可以解除合同。

我国《合同法》第68条、第69条即是关于不安抗辩权的规定。

不安抗辩权的适用条件:

(1)双方当事人因同一双务合同而互负债务

不安抗辩权为双务合同的效力表现,其成立须双方当事人因同一双务合同而互负债务,并且该两项债务基于对价关系。

(2)后给付义务人的履行能力明显降低,存有不能为对待给付的现实危险

所谓后给付义务人的履行能力明显降低,有不能为对待给付的现实危险,包括其经营状况严重恶化;转移财产、抽逃资金,以逃避债务;谎称有履行能力的欺诈行为;其他丧失或者可能丧失履行能力的情况。

履行能力明显降低,有不能为对待给付的现实危险,须发生在合同成立以后。如果在订立合同时即已经存在, 先给付义务人若明知此情况却仍然缔约, 法律则无必要对其特别保护;若不知此情,则可以通过合同无效等制度解决。

(3)负担先履行义务的一方当事人才能享有不安抗辩权

不安抗辩权的发生前提之一,是权利人负担先履行义务,因为先履行义务必然要承担对待履行不能实现的现实危险,只有当这种危险具有现实性的时候,当事人才可以将自己的给付暂时保留。

(4)行使不安抗辩权时应当通知对方当事人

行使不安抗辩权是负担先履行义务一方依法享有的权利,不以相对方同意为必要,但按照诚实信用原则,行使权利时,应当及时通知对方。这一方面是为了避免对方因此受到损害,另一方面也便于对方在获此通知后及时提供充分担保,以消灭不安抗辩权。

3.先履行抗辩权。是指当事人互负债务,有先后履行顺序,先履行一方未履行之前,后履行一方有权拒绝其履行要求;先履行一方履行债务不符合债的本旨,有重大瑕疵的,后履行一方有权拒绝其相应的履行请求的权利。

在传统民法上,有同时履行抗辩权的理论,却无先履行抗辩权的概念。我国《合同法》第67条首次明确规定了这一抗辩权。先履行抗辩权发生于有先后履行顺序的双务合同中,基本上适用于先履行一方违约的场合,这些都是它不同于同时履行抗辩权的地方。从本质上讲,先履行抗辩权是对违约的抗辩,所以,先履行抗辩权也被称为违约救济权。合同法规定先履行抗辩权有效的弥补了违约责任制度和不安抗辩权制度的不足。因为在现实中,当一方违约而另一方并不想主张违约责任时,中止履行可以缓和当事人之间的对立,给违约方一个选择的机会,有利于合同的履行。

先履行抗辩权的适用条件:

(1)须基于同一合同且双方当事人互负债务。

(2)两个债务须有先后履行顺序。至于该顺序是由当事人约定的,还是法律直接规定的,在所不问。如果二人对立的债务无先后履行顺序,就适用同时履行抗辩权,而不成立先履行抗辩权。

(3)先履行一方未履行或其履行不符合债的本旨,或者虽未至履行期限,但存在预期违约的情形。先履行一方未履行,既包括先履行一方在履行期限届至或届满前未予履行的状态,又包含先履行一方于履行期限届满时尚未履行的现象。先履行一方的履行不符合债的本旨,是指先履行一方虽然履行了债务,但其履行不符合当事人约定或法定的要求,应予补救。履行债务不符合债的本旨,在这里指迟延履行、不完全履行(包括加害给付)、部分履行和不能履行等形态。

(4)须负担先履行义务的一方有履行能力。

第五节 合同履行的保全

一、合同保全的概念

合同保全是指法律为防止因债务人的财产不当减少给债权人的债权带来危害,允许债权人代债务人之位向第三人行使债务人的权利,或者请求法院撤销债务人与第三人的法律行为的法律制度。其中,债权人代债务人之位,以自己的名义向第三人行使债务人的权利的法律制度,叫作债权人的代位权制度。债权人请求法院撤销债务人与第三人的民事行为的制度,称为债权人的撤销权制度。合同保全是传统民法中债的保全制度的具体表现。

法律设置债的保全制度的原因在于,债权需要债务人的适当履行才能实现。债务的履行多体现为从债务人的总财产中分离出一定的财产给债权人。因此,债务人的总财产即"责任财产"的状况如何,直接关系着债权人的债权实现情况。由于责任财产不仅为某一债权人的一般担保，而且是全体债权人的债权的共同担保，因此，责任财产的减少往往会危及债权人的债权实现，即民事责任在保障债权的实现上受责任财产的多寡的限制。为防止责任财产的减少危及债权人的债权实现，固然可以通过特别担保手段达到目的，但特别担保亦有其弱点，例如，抵押等的设立需要当事人办理登记手续，留置权则限于特定的债权债务关系，保证等既需要保证人等的同意，又难逃保证责任财产减少危及债权实现的命运，定金对于交付定金者的保护不够。有鉴于此，法律在特别担保和合同责任之外，设置了债的保全制度。其中的代位权是为保持债务人的财产而设，撤销权是为恢复债务人的财产而立。它们对债权实现起着积极的保障作用，能防债权不能实现于未然。

债的保全涉及第三人，其效力属于债的对外效力。本来，债以相对性为原则，债权人不得直接支配债务人的人身、行为及其财产，更不得直接支配第三人的人身、行为及其财产；债权人不得干涉债务人与第三人的民事法律行为。但债的保全则使债权人的权利涉及到第三人的行为或者财产，严重“干涉”了债务人与第三人之间的民事法律行为。但这种“干涉”其效力来源于法律的授予。

二、合同保全的具体形式

合同法根据债务人的责任财产应当增加而未增加、损害债权人债权实现时，设置了债权人代位权；根据债务人责任财产不应当减少而减少、损害债权人债权实现时，设置了债权人撤销权。

(一)债权人的代位权

1.债权人的代位权的概念。是指当债务人怠于行使其对第三人享有的权利而危及债权人的债权时，债权人为保全自己的债权，可以自己的名义代位行使债务人对第三人的权利之权。

我国《合同法》第73条明确规定了这一制度。

债权人的代位权是债权人的一种法定权能，无论当事人是否约定，债权人都可以享有。

2.债权人的代位权的成立要件。应当具备以下五个要件：

(1)债权人与债务人之间必须存在合法的债权债务关系，这是代位权存在的基础。

(2)债务人享有对于第三人的权利。债务人对于第三人的权利，为债权人的代位权的标的。债权人的代位权属于涉及第三人的权利，若债务人享有的权利与第三人无关，则不得成为代位权的行使对象。

要成为代位权标的的债务人的权利，按《合同法》第73条的规定，仅指到期债权，如合同债权、不当得利返还请求权、基于无因管理而产生的偿还请求权。

可以代位行使的债务人的权利，必须是非专属于债务人本身的权利，专属于债务人本身的权利不得为债权人代位行使。专属于债务人自身的债权，是指基于抚养关系、扶养关系、赡养关系、继承关系产生的给付请求权和劳动报酬、退休金、养老金、抚恤金、安置费、人寿保险、人身伤害赔偿请求权等请求权利。

(3)债务人怠于行使其权利。怠于行使其权利是指应行使并且能行使而不行使其权利。所谓应行使是指若不及时行使，则权利将有消灭或丧失的可能。例如，请求权将因时效完成而消灭,受偿权将因不申报破产债权而丧失。所谓能行使是指不存在行使权利的任何障碍,债务人在客观上有能力行使其权利。所谓不行使,即消极地不作为,至于是否出于债务人的过错,其原因如何,都在所不问。

(4)债务人已陷于履行迟延。在债务人迟延履行以前,债权人的债权能否实现,难以预料,若在这种情形下允许债权人行使代位权,则对于债务人的干预实属过分。反之,若债务人已陷于迟延,而怠于行使其权利,且又无资力清偿其债务,则债权人的债权已经有不能实现的现实危险,此时已发生保全债权的必要。所以,代位权应以债务人陷于迟延为成立要件。

(5)有保全债权的必要。所谓必要,是指债权人的债权有不能依债的内容获得满足的危险,因而有代位行使债务人的权利以便实现债权的必要。该必要不以债务人无资力为要件,因为债权与债务人有无资力并无直接关系,即使债务人有资力,也可为保全债权而行使债务人的权利。例如,甲购买乙的A物,未受领时甲便转卖于丙,若甲怠于向乙行使交付请求权,则丙的债权将无法实现,所以,丙不问甲有无资力均可代位请求乙交付A物。具体来讲,在不特定债权及金钱债权场合,应以债务人是否陷入无资力为判断标准;在特定债权及其他与债务人资力无关的债权情况下,则以有必要保全债权为全部条件。

3.债权人的代位权的行使。债权人的代位权的行使主体是债权人。债务人的各个债权人在符合法律规定的条件下均可以行使代位权,可作共同原告。当然,如果一个债权人已就某项权利行使了代位权,或者正在代位诉讼,其他债权人就不得就该项权利再行使代位权,提起代位权诉讼;若提起,人民法院便予以驳回。不过,其他债权人可以起诉债务人,请求他履行债务。依最高人民法院的解释,债权人提起代位权诉讼,应当符合下列条件:(1)债权人对债务人的债权合法;(2)债务人怠于行使其到期债权,对债权人造成损害;(3)债务人的债权已到期;(4)债务人的债权不属于专属于债务人自身的债权。

债权人应以自己的名义行使代位权,并须尽到善良管理人的注意。如违反该项义务给债务人造成损失,债权人应负赔偿责任。

债权人的代位权必须通过诉讼程序行使,若允许在诉讼外行使,则难以达到债权保全的目的。

债权人的代位权行使的界限,以保全债权人的债权的必要为其限度。

债权人的代位权行使的范围,限于保存行为与实行行为,原则上不包含处分行为。

4.债权人的代位权行使的效力。具有几下三个方面的效力:

(1) 对于债务人的效力。虽有观点认为行使代位权所取得的财产直接由债权人优先受偿,但这违反债权平等原则,损害共同债权人合法权益。债权人的代位权行使的效果应直接归属于债务人。

(2)对于第三人的效力。债务人对于第三人的权利,无论是自己行使还是由债权人代位行使,对于第三人的法律地位及其利益均无影响。因此,凡第三人对抗债务人的一切抗辩,均适用于对抗行使代位权的债权人。

(3)对于债权人的效力。债权人行使代位权不得超其对债务人权利的范围。债权人在债务人怠于受领代位权行使的效果时,虽然可以代位受领,但受领的财产利益不得专供自己债权的清偿,也不得自行抵销自己与债务人的债务。不过,除债务人进入破产清算程序和其他共同债权人已向债务人主张债权以外，在执行层面上，债权人可就行使代位权所取得的财产受偿。债权人行使代位权所支出的必要费用，由债务人偿还。但依最高人民法院的解释，在代位权诉讼中，债权人胜诉的，诉讼费由第三人负担，从实现的债权中优先支付。债权人向第三人提起的代位权诉讼经人民法院审理后认定代位权成立的，由第三人向债权人履行清偿义务，债权人与债务人、债务人与第三人之间相应的债权债务关系即予消灭。

(二)债权人的撤销权

1.债权人的撤销权的概念。又称废罢诉权或撤销诉权，是指债权人对于债务人所为的危害债权的民事行为，可请求法院予以撤销的权利。

债权人的撤销权起源于罗马法，后来许多国家法律都继受了它。我国法律亦承认这一制度，在《合同法》第74条、第75条作了具体规定。

如果说法律赋予债权人代位权的目的，在于通过代位行使债务人的权利，是债务人应当增加的财产得到增加，从而保全债务人的责任财产，有利于债权的实现的话，那么法律赋予债权人撤销权的目的，则在于通过撤销债务人的不当财产处分行为，是债务人不应减少的财产不致减少，从而保全债务人责任财产，以利债权的实现。

2.债权人撤销权的成立要件。债权人撤销权的成立要件，因债务人所为的行为系无偿行为抑或有偿行为而有不同。在无偿行为场合，债权人撤销权只需具备客观要件；而在有偿行为的情况下，债权人撤销权则必须同时具备客观要件与主观要件。

(1)客观要件。主要体现在以下三个方面：①须有债务人的处分行为。所谓债务人的处分行为，按《合同法》第74条第1款规定，是指债务人所为的民事法律行为，包括放弃其到期债权，无偿转让财产和以明显不合理的低价转让财产。②债务人的行为有害债权。所谓有害债权，是指债务人减少其清偿资力，不能使债权人依债权本旨得到满足。债务人减少清偿资力包括两种情况：一为减少积极财产，例如让与所有权、设定他物权、免除债务；二为增加消极财产，例如债务人新负担债务。现存财产的变形，例如买卖、互易等，不一定导致减少资力的结果，只要有相当的对价，就不属于有害债权的行为。就是说，这里判断是否为有害债权是采取无资力说而不取特定债权说。这是因为债权人的撤销权有着干涉他人行为自由的情形，应严格限制。③债务人的行为必须以财产为标的。债务人的行为，非以财产为标的者不得予以撤销。所谓以财产为标的的行为，是指财产上受直接影响的行为。因此，如结婚、收养或终止收养、继承的抛弃或承认等，不得撤销。以不作为债务的发生为目的的民事法律行为，以提供劳务为目的的法律行为，财产上利益的拒绝行为，以不得扣押的财产权为标的的行为，均不得作为撤销权的标的。

(2)主观要件。在有偿行为场合，债权人撤销权的成立以债务人有恶意为要件。根据《合同法》第74条第1款的规定，对债务人以明显不合理的低价转让财产对债权人造成损害的，行使撤销权要求以受让人知情为要件。因为无偿行为的撤销，仅使受益人失去无偿所得的利益，并未损害其固有利益，于是法律应首先保护受危害的债权人的利益。在有偿行为中，债务人的恶意，为债权人撤销的成立要件；受益人的恶意，为债权人撤销权的行使要件。如果仅有债务人的恶意而受益人为善意时，不得撤销他们之间的民事法律行为。①债务人的恶意。只要债务人认识到自己处分财产的行为有害于债权人的债权而仍然实施该行为，既可判断债务人具有恶意。②受益人的恶意。受益人,又称取得人,是指基于债务人的行为而取得利益的人。他通常为同债务人发生民事法律行为的相对人,但在为第三人利益的合同中,受益人为该第三人。受益人的恶意,是指第三人在取得一定财产或取得一定财产利益时,已经知道债务人实施的行为有害于债权人的债权,也就是说已经认识到了该行为对债权损害的事实,至于受益人是否具有故意损害债权人的意图,或是否曾与债务人恶意串通,不在考虑之列。

为第三人利益的合同,以第三人(受益人)有恶意为条件,而不考虑与债务人成立民事法律行为的相对人是否有恶意。

受益人必须在受益时为恶意,在受益后才为恶意的,债权人不得行使撤销权。受益人受利益与债务人行为在时间上不一致时,只要在受益时为恶意,不论行为时系善意或恶意,就认定为恶意。

受益人的恶意,虽一般要求由债权人举证,但债权人能证明债务人有害于债权的事实,依当时具体情形应为受益人所能知晓的,即可推定受益人为恶意。

3.债权人撤销权的主体。债权人撤销权的主体,是指因债务人的行为而使债权受到损害的债权人。如果债权人为多数人,可以共同享有并行使债权人的撤销权,也可由每个债权人独立行使。不过,因债权人的撤销权行使的目的在于保障全体债权人的共同利益,所以,每个债权人行使债权人的撤销权将对全体债权人的利益发生效力。

4.债权人的撤销权的行使。债权人的撤销权由债权人以自己的名义按照诉讼的方式行使。以诉讼的形式行使,是因为撤销权对于第三人利害关系重大,应由法院审查债权人撤销权的主体以及债权人撤销权的成立要件,以避免债权人的撤销权滥用,达到债权人的撤销权制度的立法目的。

在债权为连带债权的情况下,所有的债权人可作为共同原告主张债权人撤销权,也可以由其中的一个债权人作为原告。在后者情况下,其他共同债权人不得再就该撤销权的行使提起诉讼。

5.债权人撤销权行使的效力。债权人撤销权行使的效力依判决的确定而产生。债务人的行为一经被撤销,即从行为开始时失去法律约束力。具体说来,债权人撤销权行使的效力表现在如下方面:

(1)对于债务人和受益人的效力。债务人的行为一旦被撤销即自始失去法律约束力。尚未依该行为给付的,不再为给付。已经依该行为给付的,受领人负有恢复原状的义务,在存在给付物的物权可复归于给付人的情况下,产生具有物权效力的财产返还;在物权已不复存在的情况下,发生作价返还的效果。

(2)对于行使债权人撤销权人的效力。行使撤销权的债权人有权请求受益人向自己返还所受利益,并有义务将收取的利益加入债务人的一般财产,作为全体一般债权人的共同担保,而无优先受偿之权。行使债权人撤销权的一切费用,系管理事务的费用,行使撤销权的人有权向债务人或其他债权人请求偿还。但依最高人民法院的解释,债权人行使撤销权所支付的律师代理费、差旅费等必要费用,由债务人负担;第三人有过错的,应当适当分担。

(3)对于其他债权人的效力。因撤销权人撤销债务人的行为而取回财产或替代原财产的损害赔偿,归属于全体一般债权人的共同责任担保财产,债权人按债权额比例分别受偿。

第六节 合同的变更和转让

一、合同的变更

(一)合同变更的概念

合同变更有广义与狭义之分。广义的合同变更，包括合同内容的变更与合同主体的变更。前者是指合同依法成立之后，尚未履行或尚未完全履行之前，在当事人不变的情况下，合同的权利义务发生变化的现象；后者是指合同关系保持同一性，仅改换债权人或债务人的现象。本书所指的合同变更仅是指狭义的合同内容的变更。

合同变更是基于一定法律事实的出现，按照合同法规定，这些法律实施包括：

1.当事人双方协商一致；

2.法定情况的出现引起合同的变更。

但是，《合同法》只规定了当事人双方协商一致变更合同的情况。其他原因引起的变更，在程序、效力等方面与协议变更存在许多差异，难以概括规定与同一章之中。

《合同法》第77条规定："当事人协商一致，可以变更合同"，"法律、行政法规规定变更合同应当办理批准、登记等手续的，依照其规定。"当事人对合同变更的内容约定不明确的，推定为未变更。

(二)合同变更的条件

合同变更的条件有：

1.在特定的合同当事人之间已经存在着有效的合同关系；

2.该合同的内容因依当事人的协议或者法律的直接规定及法院裁决，使合同的内容发生变化，如标的的变更、价款或报酬的增减、履行条件的变更、担保的设定或消灭、或者是违约金的变更等；

3.合同的变更依法应当办理批准或登记等手续的，从该规定。

合同变更的实质就是以变更的合同代替原来的合同。因此，当事人应当按照变更后的合同的内容履行。合同的变更的效力应当不溯及既往，亦即对已经按照原合同关系履行的部分不产生法律效力，任何一方都不可以因为合同的变更而单方面要求另一方返还已经作出的履行。如果因一方的过错导致合同变更的，受害人可以向加害人主张损害赔偿。

二、合同的转让

(一)合同转让的概念

合同转让，实际上是合同权利义务的转让，是指合同当事人一方依法将合同权利、合同义务全部或部分地转让给第三人的民事法律行为。它包括合同权利的转让、合同义务的转让和合同权利义务的概括转让。

合同转让并不改变合同原有的权利义务内容；合同转让实属合同变更中的合同主体的变更形式；合同转让涉及到原合同当事人双方之间的权利义务关系、转让人与受让人之间的权利义务关系。

(二)合同权利转让的限制

合同权利的转让是指不改变合同的内容,合同债权人将其权利转让给第三人享有。合同权利转让可分为合同权利的部分转让和合同权利的全部转让。

《合同法》第79条规定:债权人可以将合同的权利全部或者部分转让给第三人,但有下列情形之一的除外:

1.根据合同性质不得转让。这类合同权利常见有三种情形:第一、根据个人信任关系而必须由特定人受领合同权利;第二、以特定的债权人为基础发生的合同权利;第三、从权利,例如因担保而产生的权利。

2.按照当事人的约定不得转让。

3.依照法律规定不得转让。这类债权通常指以特定身份为基础的债权,例如扶养费请求权;公法上的债权,例如抚恤金债权、退休金债权;因人身权受侵害而产生的损害赔偿请求权。

(三)合同债权人转让合同权利须履行的义务

1.通知义务。《合同法》第80条规定:债权人转让权利的,应当通知债务人。未经通知,该转让对债务人不发生效力。债权人转让权利的通知不得撤销,但经受让人同意的除外。

2.债权人承担债权转让时从权利随之转移的义务。《合同法》第81条规定:债权人转让权利的,受让人取得与债权有关的从权利,但该从权利专属于债权人自身的除外。

3.债权人转让债权时按具体规定负有登记义务。《合同法》第87条规定:法律、行政法规规定转让权利或者转移义务应当办理批准、登记等手续的,依照其规定。

(四)债权转让中债务人的权利

1.抗辩权。《合同法》第82条规定:债务人接到债权转让通知后,债务人对让与人的抗辩,可以向受让人主张。

为了保护债务人不因合同权利转让而处于不利地位,法律规定,债务人得以对抗原债权人的抗辩权,亦得以对抗新的债权人即"受让人"。

2.抵销权。《合同法》第83条规定:债务人接到债权转让通知时,债务人对让与人享有债权,并且债务人的债权先于转让的债权到期或者同时到期的,债务人可以向受让人主张抵销。抵销是指当事人就互负给付种类相同的债务,按对等数额使其相互消灭的意思表示。

(五)债务人将合同义务的转移

合同义务的转让是指不改变合同的内容,债务人将其合同义务全部或者部分转移给第三人。

合同义务的转让也分为全部转让或部分转让两种情况。前者是指由该第三人取代债务人的地位,承担全部合同债务,这种情况在学理上又称为"免责的债务承担";后者是指债务人与第三人成为共同债务人,承担连带责任或按份责任,这在学理上又称为"并存的债务承担"。

1.债务人将合同义务全部或者部分转移给第三人的,应当经债权人同意。

2.债务人转移义务的,新债权人可以主张原债务人对债权人的抗辩。

3.新债务人应当承担与主债务有关的从债务。《合同法》第86条规定:债务人转移义务的,新债务人应当承担与主债务有关的从债务,但该债务从属于原债务人自身的除外。

(六)合同权利义务的全部转让

《合同法》第88条规定:当事人一方经对方同意,可以将自己在合同中的权利义务一并转让给第三人。

合同权利和义务的全部转让,也称为合同转让或概括承受,是指合同一方当事人将其合同权利和义务概括地移转给第三人,由该第三人概括继受。

合同转让可基于法律的规定而发生,如《民法通则》第44条规定,《公司法》第184条第4款规定,《合同法》第90条规定,企业法人分立、合并,它的权利义务由变更后的法人享有和承担;合同转让也可基于当事人之间的合同行为而发生,如现代各国最常见的企业并购。

(七)合同订立后,当事人合并或者分立所引起的合同权利与义务的概括转让

《合同法》第90条规定:当事人订立合同后合并的,由合并后的法人或者其他组织行使合同权利,履行合同义务。当事人订立合同后分立的,除债权人和债务人另有约定的以外,由分立的法人或者其他组织对合同的权利义务享有连带债权,承担连带债务。

第七节　合同权利义务的终止

一、合同权利义务终止的概念

合同权利义务的终止,又称合同的终止或合同的消灭,是指因某种法律事实的发生而引起的债权债务关系客观上不复存在,合同关系归于消灭。

合同的终止不同于合同的中止。合同的终止是合同关系的消灭,不可能恢复;而合同的中止是合同关系的暂时停止,有可能恢复。

合同终止的原因大致有三类:一是基于当事人的意思表示,如免除、合意解除合同等;二是基于合同的目的的消灭,如清偿、混同等;三是基于法律的规定,如提存、法定解除等。

《合同法》第91条规定,有下列情形之一的,合同的权利义务终止:

1.债务已经按照约定履行(清偿);

2.合同解除(解除);

3.债务相互抵销(抵消);

4.债务人依法将标的物提存(提存);

5.债权人免除债务(免除);

6.债权债务同归于一人(混同);

7.法律规定或者当事人约定终止的其他情形(其他)。

二、合同终止后的义务

合同终止后的义务是指在合同权利义务终止后，当事人依据诚实信用原则而应当履行的通知、协助、保密等义务。后合同义务多数不是合同直接规定的义务,而是基于诚实信用原则和交易习惯而产生的法定义务。后合同义务的目的是维护给付效果或者妥善处理合同终止事宜。合同的权利义务终止,不影响合同中结算和清算条款的效力。

三、合同的解除

合同解除是指在合同有效成立以后,没有履行或没有履行完毕之前,当事人双方通过协议或者一方行使解除权的方式,使合同自始或仅向将来消灭的行为。

(一)合同解除的方式

1.协议解除。又称为合意解除,是指当事人双方通过协商同意将合同解除的行为。《合同法》第93条规定:当事人协商一致,可以解除合同。

2.约定解除。是指当事人以合同形式,约定为一方或双方保留解除权的解除。《合同法》第93条规定:当事人可以约定一方解除合同的条件,解除合同的条件成就时,解除权人可以解除合同。

3.法定解除。法定解除是解除条件由法律直接规定的合同解除。在法定解除中,有的以适用于所有合同的条件为解除条件,有的则仅以适用于特定合同的条件为解除条件。前者为一般法定解除,后者称为特别法定解除。

《合同法》第94条规定,有下列情形之一的,当事人可以依法解除合同:

(1)因不可抗力致使不能实现合同目的;

(2) 在履行期限届满之前，当事人一方明确表示或者以自己的行为表明不履行主要债务;

(3)当事人一方迟延履行主要债务,经催告后在合理期限内仍未履行;

(4)当事人一方迟延履行债务或者其他违约行为致使不能实现合同目的;

(5)法律规定的其他情形。

合同解除是合同终止的一种形式。

(二)合同解除权的行使期限及程序

1.合同解除权的行使期限。解除权的行使期限是一种除斥期间,超过该期间而不行使解除权,解除权将消灭。解除权的行使期限一般只存在于约定解除权的解除和法定解除中,而协议解除是当事人双方协商解除合同,不发生解除权期限问题。

《合同法》第95条规定:法律规定或者当事人约定解除权行使期限,期限届满当事人不行使的,该权利消灭。法律没有规定或者当事人没有约定解除权行使期限,经对方催告后在合理期限内不行使的,该权利消灭。

2.当事人行使解除权的程序。根据《合同法》第96条规定,主张解除合同的当事人一方,应当通知对方。合同自通知到达对方时解除。对方有异议的,可以请求人民法院或者仲裁机构确认解除合同的效力。法律、行政法规规定解除合同应当办理批准、登记等手续的,依照其规定。

(三)合同解除的效力

根据《合同法》第97条和第98条的规定,合同解除产生合同关系消灭的一般法律后果,具体表现为:

1.解除合同双方当事人将来履行和接受履行的义务;

2.合同解除不影响当事人请求赔偿损失的权利;

3.合同解除不影响合同中有关结算和清理条款的效力。

此外,合同解除涉及合同溯及力的问题。合同法规定,合同解除后,当事人可以根据履行情况和合同性质,可以请求恢复原状,采取其他补救措施,并有权要求赔偿损失。

四、债务抵销

(一)债务抵销的概念

抵销即合同双方当事人互负债务时,各自用其债权来充当债务的清偿从而使其债务与对方的债务在对等数额内相互消灭。

(二)债务抵销的种类

抵销依其产生的根据不同,可分为法定抵销和合意抵销两种。根据合同自由原则,合意抵消的构成要件、效力等方面的内容均由当事人商定,法律无需多加过问,因此,法定抵消才是法律规范的重点。

1.法定抵销。是指由法律规定其构成要件,当要件具备时,以当事人一方的意思表示即可发生抵销效力的抵销。

《合同法》第99条规定:当事人互负到期债务,该债务的标的物种类、品质相同的,任何一方可以将自己的债务与对方的债务抵销,但依照法律规定或者按照合同性质不得抵销的除外。

当事人主张抵销的,应当通知对方。通知自到达对方时生效。抵销不得附条件或者附期限。

2.合意抵销。又称约定抵销,是指当事人双方协商一致即可发生抵销效力的抵销。

《合同法》第100条规定:当事人互负债务,标的物种类、品种不相同的,经双方协商一致,可以抵销。

五、提存

(一)提存的概念

提存是指由于债权人的原因而无法向其交付合同标的物,债务人将无法清偿的标的物提交有关部门保存以消灭合同关系的行为。

在我国提存机关为公证机关。

(二)提存的适用条件

1.债权人无正当理由拒绝受理;

2.债权人下落不明;

3.债权人死亡未确定继承人或者丧失民事行为能力未确定监护人；

4.法律规定的其他情形；

5.标的物不适于提存或者提存费用过高的,债务人依法可以拍卖或者变卖标的物,提存所得的价款。

(三)提存人的通知义务

标的物提存后,除债权人下落不明的以外,债务人应当及时通知债权人或者债权人的继承人、监护人。

(四)提存物的风险承担、利息的归属、提存费用的承担

标的物提存后,毁损、灭失的风险由债权人承担。提存期间,标的物的利息归债权人所有,提存费用由债权人承担。债权人可以随时领取提存物,但债权人对债务人负有到期债务的,在债权人未履行债务或者提供担保之前,提存部门根据债务人的要求应当拒绝其领取提存物。

债权人领取提存的权利,自提存之日起5年内不行使而消失。提存物扣除提存费用后归国家所有。

六、混同

混同是指债权和债务同归于一人,致使合同权利义务关系消灭的事实。

债权债务的混同,由债权或债务的承受而产生,其承受包括概括承受与特定承受两种。概括承受是发生混同的主要原因。例如企业合并,合并前的两个企业之间有债权债务时,合并后,债权债务因同归于一个企业而消灭。由特定承受而发生的混同,是指债务人由债权人受让债权,债权人承受债务人的债务。

合同关系及其它债的关系,因混同而绝对地消灭,但涉及第三人的除外。债权的消灭,也是从权利如利息债权、违约金债权、担保权等归于消灭。但如果债权是他人权利的标的时,从保护第三人的合法权益出发,债权不消灭。

七、免除

免除是指债权人抛弃其全部或部分债权,从而全部免除或部分消灭合同权利义务的单方行为。

免除为无因行为,为无偿行为,为非要式行为。

免除需要债权人具有处分该债权的能力,无行为能力人或限制行为能力人不得为免除行为,应由其法定代理人代为免除或征得其同意。

免除应由债权人向债务人以意思表示为之。免除的意思表示构成法律行为,故免除可由债权人的代理人为之,也可以附条件或期限。

免除为单独行为,自向债务人或其代理人表示后,即产生债务消灭的效果。因而,一旦债权人作出免除的意思表示,便不得撤回。

免除发生债务绝对消灭的效力。免除全部债务时,全部债务绝对消灭;免除部分债务时,部分债务消灭。同时,该效力及于债权的从权利。免除不得损害第三人的合法权益。在债务被全部免除的情况下，有债权证书的，债务人可请求返还债权证书。

第八节　违约责任

一、违约责任的概念

违约责任是指合同当事人不履行合同义务或者履行合同义务不符合约定时所承担的法律后果。违约责任制度是保障债权实现及债务履行的重要措施，它与合同债务有密切关系，合同债务是违约责任的前提，违约责任制度的设立又能督促债务人履行债务。

二、违约责任的承担方式

《合同法》第107条规定：当事人一方不履行合同义务或者履行合同义务不符合约定的，应当承担继续履行、采取补救措施或者赔偿损失等违约责任。

（一）继续履行

继续履行是指违反合同的当事人不论是否已经承担赔偿金或者违约金责任，都必须根据对方的要求，在自己能够履行的条件下，对原合同未履行的部分继续履行。

（二）采取补救措施

采取补救措施是指违约方所采取的旨在消除违约后果的除继续履行、支付赔偿金、支付违约金、支付定金方式以外的其他措施。《合同法》第111条规定；质量不符合约定的，应当按照当事人的约定承担违约责任。对违约责任没有约定或者约定不明确的，依照本法第61条的规定仍不能确定的，受损害方根据标的性质以及损失的大小，可以合理选择要求对方承担修理、更换、重作、退货、减少价款或者报酬等违约责任。此情形为不符合约定而承担的违约责任。

（三）赔偿损失

赔偿损失是指债务人不履行合同债务时依法赔偿债权人所受损失的责任。《合同法》第112条规定，当违约一方不履行合同义务或者采取补救措施后，对方还有其他损失的，应当赔偿损失。违约赔偿有两类即约定赔偿与法定赔偿。

1.约定赔偿。是指依当事人的意思而定的损害赔偿。《合同法》第114条第1款规定"当事人可以约定一方违约时应当根据违约情况向对方支付一定数额的违约金，也可以约定因违约产生的损失赔偿额的计算方法。"当事人有约定的，则应当依约定优先赔偿。

2.法定赔偿。又分为一般法定赔偿与特别法定赔偿。一般法定赔偿是指依法律的一般规定的损害赔偿，比如《合同法》第113条第1款规定："当事人一方不履行合同义务或者履行合同义务不符合约定，给对方造成损失的，损失赔偿额应当相当于因违约所造成的损失，包括合同履行后可以获得的利益，但不得超过违反合同一方订立合同时预见到或者应当预见到的因违反合同可能造成的损失。"这是我国合同法关于赔偿损失所作的一般性规定。特别法定赔偿是指由法律基于特殊立法政策而特别规定的损害赔偿。比如《合同法》第113条第2款规定:“经营者对消费者提供商品或者服务有欺诈行为的,依照《消费者权益保护法》的规定承担损害赔偿责任。”

(四)支付违约金

《合同法》第114条规定,当事人可以约定一方违约时应当根据违约情况向对方支付一定数额的违约金,也可以约定因违约产生的损失赔偿额的计算方法。

约定的违约金低于造成的损失,当事人可以请求人民法院或者仲裁机构予以适当增加;约定的违约金过分高于造成的损失的,当事人可以请求人民法院或者仲裁机构予以适当减少。

当事人就迟延履行约定违约金的,违约方支付违约金后,还应当履行债务。

(五)支付定金

《合同法》第115条规定,当事人可以依照《中华人民共和国担保法》约定一方向对方给付定金作为债权的担保。债务人履行债务后,定金应当抵作价款或者收回。给付定金的一方不履行约定的债务的,无权要求返还定金;收受定金的一方不履行约定的债务的,应当双倍返还定金。

(六)违约金与定金不能并处

《合同法》第116条规定:“当事人既约定违约金,又约定定金的,一方违约时对方可以选择适用违约金或者定金条款”。

三、预期违约

预期违约,又叫先期违约,是指在合同订立以后履行期限届满之前,一方当事人以语言或行为表明他届时将不履行合同,或者依其当时的具体情况可确切断定他将违约,叫预期违约。《合同法》第108条规定:“当事人一方明确表示或者以自己的行为表明不履行合同义务的,对方可以在履行期限届满之前要求其承担违约责任。”预期违约的表现形式有两种:一是拒绝履行;二是预期履行不能。预期违约制度有助于债权人尽早采取对策,积极减少损失,并可使当事人双方及时地从确定要终止的合同关系中解脱出来,有利于现实的经济运转。

四、法定免责事由——不可抗力

不可抗力是指不能预见、不可避免并不能克服的客观情况。

具体而言,以下情况属于不可抗力:一是自然灾害。即天灾人祸类的事实,例如地震、台风、洪水等。二是政府作为。指当事人在订立合同以后,政府颁布新政策、法律和采取行政措施而导致合同不能履行。三是社会异常事件。例如战争、罢工等。

《合同法》第117条规定,因不可抗力不能履行合同的,根据不可抗力的影响,部分或者全部免除责任,但法律另有规定的除外,当事人迟延履行后发生不可抗力的,不能免除责任。

因不可抗力不能履行合同的一方当事人负有通知义务和提供证明的义务。

《合同法》第118条规定:当事人一方因不可抗力不能履行合同的,应当及时通知对方,以减轻可能给对方造成的损失,并应当在合理期限内提供证明。

五、违约责任的归责原则

归则原则是指基于一定的归责事由而确定责任成立的法律原则，或者说是基于一定的归责事由而确定行为人民事责任的根据和准则。

《合同法》中确立了严格责任原则也即无过错责任原则。

《合同法》第107条规定：当事人一方不履行合同义务或者履行合同义务不符合约定的，应当承担继续履行、采取补求措施或者赔偿损失等违约责任。此处并未提及“但当事人能够证明自己没有过错的除外”，因此，被认为是采取了严格责任原则。

严格责任的成立不以过错为构成要件，违反合同就应承担责任。合同当事人一方违约行为即使是由于第三人的原因造成的，违约人也应当承担违约责任。

六、责任竟合

竟合是指由于某种法律事实的出现，而导致两种或两种以上的权利产生，使这些权利之间发生冲突的现象。责任竟合作为一种法律竟合的类型，既可以发生在同一法律部门内部，亦可以发生在不同的的法律部门之间。此处所讲的责任竟合，是指民事上的竟合，即侵权责任和违约责任的竟合问题。

民事责任竟合是指当事人一方的同一行为既构成违约责任，又构成侵权责任时，当事人可以自由选择请求承担违约责任或侵权责任。

《合同法》第122条规定：因当事人一方的违约行为，侵害对方人身、财产权益的，受损害方有权选择依照本法要求其承担违约责任或者依照其他法律要求其承担侵权责任。同时在第113条第二款又规定：“经营者对消费者提供商品或者服务有欺诈行为的，依照《中华人民共和国消费者权益保护法》的规定承担损害赔偿责任。”

七、合同纠纷的解决

合同发生纠纷时，当事人可以通过和解或者调解解决。当事人不愿通过和解、调解解决，或者调解、和解不成的，可以依据仲裁协议的仲裁机构申请仲裁。当事人没有订立仲裁协议或者仲裁协议无效的，可以向人民法院起诉。

同时，《合同法》规定，因国际货物买卖合同和技术进出口合同争议提起诉讼或者申请仲裁的期限为四年。因其他合同争议提起诉讼或者申请仲裁的期限，一般是两年。

复习思考题

1.简述要约的撤销与要约的撤回的异同。

2.构成缔约过失责任的情形包括哪些？

3.导致合同无效的情形有哪些？处理无效合同的方法是什么？

4.简述合同的履行原则。

5.简述合同履行中的抗辩权及其具体形态。

6.简述债权人代位权和撤销权的构成要件。

7.试分析抵押权的法律效力。

8.试述留置权产生的法律要件。

9.试分析保证法律责任与保证责任范围的法律规定。

10.导致合同权利义务终止的法定情形有哪些?并简要说明。

11.试比较定金与违约金的异同。

12.试论违约责任的归责原则。

案例分析

【案情一】2003年5月11日,甲地某商场向乙地某纺织厂发出传真,请求该厂在一个月内提供两万米纯毛布料,价格每米100元,由供方送货到需方。5月12日,纺织厂收到传真。5月18日,纺织厂发回传真,提出每米120元。5月22日商场接到传真后,回电:同意,请按时送货。电报于5月25日到达纺织厂。

【法律问题】

1.甲地某商场与乙地某纺织厂签订的合同是否成立?请试述一下本案中要约和承诺各是什么?

2.合同如果成立,成立时间和地点是什么?

3.假设商场于5月11日发出传真后欲撤回要约,应符合什么条件?如果欲撤销要约,又应符合什么条件?

4.假设商场于5月22日发电后欲撤回承诺,应当符合什么条件?

【案情二】甲与乙于5月20日订立了一份买卖合同。合同的主要条款为:①乙应于7月30日交货;②付款人为甲,见货付款。

【法律问题】

1.缔约时甲询问该批货物是否为美国原产,否则不要;乙明知该批货物为日本原产,但告诉甲为美国原产,双方因此缔约,乙的行为构成哪种影响合同效力的行为?合同的效力如何?甲享有什么权利?该权利应如何行使?

2.7月20日,第三人丙告诉乙,甲是丙的竞争对手,不想让甲取得该批货物,并请乙将该批货物卖给自己,可追加货款30万。乙同意并于当天交付该批货物。乙与丙的行为构成哪种影响合同效力的行为?他们之间的合同效力如何?有何法律后果?

【案情三】村民王某将自己的一头耕牛出租给同村村民李某,双方约定租期为2年,每年租金为180元。在李某刚租用了10天以后,耕牛突然走失。李某找寻一日无果,于是又和王某协商,如果李某不能找回耕牛,则应向王某赔偿1500元损失,并支付尚未交付的租金90元。几天后,李某终于找到了耕牛,在将耕牛牵回家的途中,李某打听到市场上耕牛的价格已涨到2000元,遂将耕牛牵到集市卖给邻村的赵某,获现金1900元。李某回村后,慌称耕牛仍然没有找到,于是向王某支付了约定的1590元,王某见牛仍未找到,遂收下钱。数天后,王某路过邻村,恰巧碰见赵某牵着自己的耕牛，赵某告诉他是从李某处买来的。王某气愤不过，即向法院起诉，要求李某返还耕牛，赔偿损失。李某辩称已向王某支付了1590元，王某的请求没有道理。

【法律问题】

1.本案涉及的合同有哪些？各合同的法律效力如何？

2.按照合同法的规定，有权确定效力待定合同为有效合同的民事主体享有何种民事权利？合同相对人享有什么权利？

3.催告权的有效期间是多长？撤销权行使的方式是什么？

4.王某与李某协商，“如果李某不能找回耕牛，则应向王某赔偿1500元损失”，意味着该合同又变为什么性质的合同？其结果有两种可能性，李某找到耕牛，合同的效力会怎么样？李某找不到耕牛，合同的效力又会怎么样？

5.赵某是否会取得耕牛的所有权？为什么？

【案情四】甲与乙签订了一份购销棉花合同，数量为2500千克，价款为1万元，履行期限为6月30日以前，现甲希望乙能提供担保。

【法律问题】

1.乙可以选择哪些担保方式？

2.现假定乙请丙来作担保，问：

(1)甲与丙之间签订的合同叫什么？

(2)应当具备哪些内容？采用什么形式？

(3)如果甲丙之间未约定保证范围和保证期间，依法律规定应当如何处理？

(4)如果乙到了6月30日仍未履行债务，丙应当承担哪些义务？丙对甲可以行使哪些权利？（假设是一般保证的情况）

(5)保证人在什么情况下可免除保证责任？（假设是一般保证的情况）

3.现假设乙以自己的彩电作担保。问：

(1)该合同可称为什么？

(2)该合同的内容应当包括什么？

(3)这种合同的公示方式是什么？

(4)如果合同当事人在合同中约定“在债务履行期满甲未受清偿时，彩电的所有权移归甲所有。”该约定被称为什么？其效力如何？

(5)甲依法享有哪些权利，负担哪些义务？

4.假定乙以交付一定数额的金钱作为甲的债权的担保，问：

(1)该担保合同可称为什么？

(2)成立该种合同需履行什么样的行为？

(3)这笔金钱的数额，有无法定限制？限额为多少？

【案情五】甲向乙购买其祖传一幅名画，价格为20万元，乙应于3月20日履行，甲应当在乙交付的同时向乙支付价款，同时，甲应当先交付定金4万元，合同中还约定了违约金的计算方法。

【法律问题】

1.定金合同自何时生效？

2.在3月20日以前，乙竟然反悔，向甲表示不愿出卖其祖传名画了，其行为构成何种违约形态？甲可以采取什么样的解决措施？

3.乙在3月20日没有向甲交付名画，同时向甲要求其先支付价款，甲可行使何种抗辩权？乙的行为同时构成何种违约形态？甲可采取何种救济措施？

4.乙的名画在3月20日前不慎被一场突发的大火烧毁，乙对此并无过错，致使乙在3月20日无法交付名画的义务，乙的行为属于何种违约形态？乙可否免责？理由是什么？假设乙的名画是在3月20日之后在乙处烧毁的，乙的行为属于什么违约形态？乙可否免责，理由如何？

第六章

知识产权法律制度

【内容提要】随着科学技术的飞速发展和国际文化交流的日益扩大,以专利权、商标权和著作权为核心的知识产权在社会经济发展中的作用不断增强。一方面提高了市场主体的知识产权保护意识,充分认识到知识产权在市场经济发展中的重要性和效益性;另一方面,由于一些市场主体缺乏知识产权的保护,致使其在市场竞争当中的利益受到了极大的损害,影响了自身的进一步发展。国内外知识产权发展的实践证明,通过制定和实施完善的知识产权法律制度,能够有效的保护知识产权权利主体的利益,协调知识产品创造的激励与知识产品扩散之间的冲突,惩处侵犯知识产权的不法行为。本章主要就我国商标法、专利法和著作权法的内容进行阐述。

第一节 知识产权法概述

一、知识产权的概念和特征

(一)知识产权的概念

知识产权(intellectual property),也称智力成果权,是指人们对智力劳动所创造的精神财富(知识产品)所享有的权利,包括著作权和工业产权两部分。著作权,又称版权,是指人们基于对自己的文学、科学和艺术作品等创作成果所享有的权利。工业产权是人们对应用于商品生产和流通中的创造发明和显著标记等智力成果享有的专有权利。

知识产权的范围十分广泛。由于各个国家对知识产权的保护取决于其政治、经济和文化等因素,因而具体的范围并不完全相同。根据《世界知识产权组织公约》第2条的规定,知识产权的保护范围包括:

(1)文学、艺术和科学作品;

(2)表演艺术家的演出、录音和广播节目;

(3)人类在一切活动领域内的发明;

(4)科学发现;

(5)工业品外观设计；

(6)商标、服务标记、厂商名称和标记；

(7)制止不正当竞争；

(8)在工业、科学、文学和艺术领域里其他来自智力活动成果的权利。

根据我国相关法律的规定，将上述第1、2项作为著作权的客体，由著作权法予以规范；第3、5、6项作为工业产权的客体，由专利法和商标法分别予以规范。

(二)知识产权的法律特征

知识产权作为一种重要的民事权利，体现为对财产的支配权，但知识产权具有如下法律特征：

1.无形性。是指知识产权客体的无形性。知识产权是一种无形财产权，它是人类智力劳动创造的非物质成果。它与有形的财产权相比，不占有一定空间，也不以有形的形态和一定的体积表现出来，而且具有广泛的传播性和相对的先进性，可以为许多人所占有和掌握。另外，知识产权的客体与客体的载体可以分离，知识产权中的财产权利可以转让、赠与和继承。

2.专有性。又称独占性，是指依照国家法律规定取得的知识产权属于权利人所有，享有该项权利的人有权使用或根据其意志进行转让，其他任何人非经权利人同意不得使用，否则即为侵权。知识产权的排他性表现为权利人对其智力成果的独占性和垄断性，非经权利人许可或法律强制，任何人不得自行使用他人的智力成果，而且，同一项智力成果，不允许同时存在两个以上的知识产权。由于智力成果是容易复制的符号或图像，知识产权的独占性实质是法律授予权利人复制其智力成果的垄断权。知识产权的排他性与所有权的排他性含义有所不同。前者指同样内容的智力成果只能授予一次知识产权，他人独立研究或创作的内容相同的智力成果，不可能再获得法律的确认和保护。后者指一项财产只能有一个所有权，如果是各自独立的物，虽然性质或内容相同(如批量生产的商品、完全相同的住宅等)，但各自的所有权不受重复性影响，都受法律同样的保护。

3.地域性。是指知识产权的法律保护有一定的地域限制，一旦越过保护地域便失去法律保护。由于各国经济技术发展水平不同，对知识产权的保护范围、保护手段也有很大区别，各国之间目前还难以做到承认并保护彼此的知识产权，因此，知识产权具有地域性。即在特定国家获得批准或注册的知识产权，仅在该国范围内受到法律保护。如果希望在外国也受到保护，权利人需要按照外国相关法律规定再度申请知识产权。但所有权没有地域性，合法的所有权在世界范围内受到同样的保护。

4.时间性。是指知识产权的法律保护是有一定期限的，并不是永久存续的权利。即权利人在法定期限内享有专有权，有效期限届满后，知识产权就不再受法律保护，成为社会财富，此时任何人都可以自由地使用而不发生侵权问题。知识产权具有垄断性，垄断会导致智力成果供给减少和价格提高，损害社会利益。但是，如果不允许权利人垄断其智力成果，他人就可以随意复制使用而不交纳任何费用，最终结果是创造者的投入得不到回报，激励不足也同样会导致智力成果供给减少和价格提高的后果。为了兼顾发明者私人利益和社会利益，协调知识产权垄断性和促进社会使用的利益冲突，法律规定了知识产权的保护期，知识产权仅在法定期限内受到法律保护。所有权的保护期限无法律限制，只要所有人不处分其财产，而且财产没有被毁损,所有权永远都受保护。

二、知识产权法的概念和功能

(一)知识产权法的概念

知识产权法是指调整因申请、确认、保护和利用智力成果过程中所产生的各种社会关系的法律规范的总称。

我国的知识产权法主要包括:1982年制定的《中华人民共和国商标法》(该法1993年和2001年分别作过两次修订);1984年制定的《中华人民共和国专利法》(该法1992年和2000年分别作过两次修订);1990年制定的《中华人民共和国著作权法》,以及相关的法律、法规等,它们共同构成我国知识产权法律制度的基本内容。

(二)知识产权法的功能

知识是信息,也是人类最重要的无形资源。知识推动技术不断进步,使经济发展有了充足的动力。同时,知识作为一种稀缺资源,其价值逐渐被社会所承认,财产属性增强,受法律保护的范围也日益广泛。知识的财产属性是技术能创造财富、作品能满足人们的精神需求,商标能减少消费者市场搜寻成本。由于知识产权的界定与保护成本远高于有形财产,所以,知识产权的界定与保护还有许多难题还没有解决。

从理论上说,确定了权利主体的资源才会得到有效利用,哪些资源可以确定权利主体成为法律保护的对象,取决于主体对资源的可控制程度,如控制成本低,则法律保护权利的收益大,界定和保护权利就有实际意义;反之,如控制成本过高,法律界定和保护权利就有很多困难。有形财产通过占有就可以直接控制,财产所有权界定与保护的成本较低,因此,其所有权法律制度至今已相当完善。智力成果的创造者无法通过占有方式控制其成果,而且,智力成果的易模仿和易复制特性使如何界定智力成果的真正权利人,如何发现侵权人,并给予适当的惩罚在技术上存在许多困难。法律所确认的权利必须加以保护,否则,法律就失去了权威性和规范社会行为的功能。而知识产权界定与保护方面的技术性困难确实是导致知识产权法律制度不完善的主要原因。随着科学技术的发展,增加了人们对无形财产的可控制程度,降低了知识产权界定与保护成本,推动知识产权的保护范围不断扩大,更多的知识产品被知识产权法律制度所保护。

知识产权界定与保护方面的困难还源于个人利益和社会利益的冲突。人们创造知识产品要投入大量的物力和精力,投入的高回报率能够鼓励人们主动创造知识产品,知识产品有偿使用是保证创造者有合理收益的前提。然而,知识产品是人们独创性的无形财产,彼此之间缺乏可比性,只有使用后才能判断其价值,并决定付费水平,可一旦使用后,就可能不支付或少支付费用。同时,知识产品的复制费用非常低廉,盗用和剽窃普遍,这些都会导致发明创造者得不到必要的补偿。虽然通过自行保密可维持知识产品的垄断性,但阻碍了知识产品,特别是技术发明的传播与进步,对社会经济发展不利。因此,通过法律制度协调知识产品的独占性与知识产品推广使用之间的矛盾冲突是一种最为有效的方法。

知识产权法的主要功能是,界定知识产权所保护的范围,明确知识产权取得的条件、程序与方法,维护知识产权人的垄断地位或独占地位,协调知识产品创造的激励与知识产品扩散之间的利益冲突。我国的知识产权法主要包括专利法、商标法、著作权法及其他单行行政法规。

三、知识产权的国际保护

随着世界经济的不断发展,各国对外经济、技术交流日益增强,知识产权已经成为买卖和交流的对象。这一方面促进了知识产权的推广和应用,但另一方面也导致了知识产权侵权现象的屡屡发生。如果国家之间缺乏有力的协作,就会阻碍国际贸易的发展和科学技术的交流,跨国界的侵权行为势必泛滥,如抢注商标、盗版软件等。为此,从19世纪下半叶开始,有关知识产权保护的国际性、地区性的国际组织和国际条约先后成立和出台,促进了知识产权的国际保护力度。1883年由法国、比利时等国在巴黎缔结的《保护工业产权巴黎公约》(简称《巴黎公约》),它是世界上第一个知识产权国际保护的公约,并据此成立了保护工业产权联盟。我国于1985年3月19日正式成为其成员国。另外,1886年在伯尔尼签订的《保护文学艺术作品伯尔尼公约》(简称《伯尔尼公约》);1891年于马德里缔结的《商标国际注册马德里协定》(简称《马德里协定》);1957年于尼斯缔结的《为商标注册目的而使用的商品与服务的国际分类协定》(简称《尼斯协定》;1958年于里斯本缔结的《保护原产地名称及其国际注册协定》(简称《里斯本协定》);1970年于华盛顿缔结的《专利合作条约》;1980年于维也纳缔结的《商标注册条约》等。为了加强知识产权保护的国际合作,在联合国的提议下,1967年在斯德哥尔摩召开会议并签署了《建立世界知识产权组织公约》,该公约自1970年起正式生效。于此同时,根据该公约还成立了世界知识产权组织。

在世界贸易组织的法律文件《与贸易有关的知识产权保护协议》(简称《TRIPS》协议)中,也将对知识产权的保护纳入与服务贸易同样的范围。因此,知识产权的保护不仅是一个国家的问题,而是一个国际性的问题,需要世界各国家及国际组织的协调与合作。

第二节 专利法

一、专利法概述

(一)专利与专利权

专利一词,通常在三种含义下使用,一是专利指专利权的简称;二是专利指受专利法保护的发明创造;三是专利指专利文献。

我国专利法中所指的专利是专利权的简称。专利权是指依照专利法的规定,授予发明人或专利权人在一定期限内对某项发明创造所享有的专有权。

(二)专利法和专利制度

专利法是指调整因发明创造而产生的各种社会关系的法律规范的总称。我国现行的专利法是1984年3月12日由六届全国人大常委会第4次会议通过的《中华人民共和国专利法》

(以下简称《专利法》),同时还包括一些该法的实施细则等法规。1992年4和2000年8月,该法分别作过两次修订。

专利法的宗旨是为了鼓励发明创造,促进我国科学技术的发展,为社会主义现代化建设服务。因此,专利法是保护发明创造专利权,推动科学技术进步,促进社会生产力发展的重要法律。

专利法的实施有赖于专利制度的健全和完善。专利制度是指一种利用法律和经济手段推动技术进步的管理制度。专利制度能够促进技术信息的交流,促进新技术成果的转让和推广,促进国际技术合作与贸易的顺利开展。

二、专利权的主体和客体

(一)专利权的主体

专利权的主体,也称为专利权人,是指为取得专利权而向国务院专利行政管理部门提出专利申请的单位和个人。根据专利法的规定,专利权的主体主要有以下几类:

1.职务发明人。是指对执行本单位的任务或者主要是利用本单位的物质技术条件完成发明创造作出创造性贡献的人。

执行本单位的任务所完成的职务发明,包括在本职工作中作出的发明创造;履行本单位交付的本职工作之外的任务所作出的发明创造;退职、退休或者调动工作后1年内作出的,与其在原单位承担的本职工作或者原单位分配的任务有关的发明创造。本单位的物质技术条件是指本单位的资金、设备、零部件、原材料或者不对外公开的技术资料等。

职务发明申请专利的权利属于该单位;申请被批准后,该单位为专利权人。利用本单位的物质技术条件所完成的发明创造,单位与发明人或者设计人订有合同,对申请专利的权利和专利权的归属作出约定的,从其约定。

2.非职务发明人。是指不是为执行本单位的任务或者没有利用本单位的物质技术条件完成发明创造的人。

在完成发明创造过程中,只负责组织工作的人、为物质技术条件的利用提供方便的人或者从事其他辅助工作的人,不是发明人或者设计人。申请被批准后,该发明人或者设计人为专利权人。

3.共同发明人。是指两个以上单位或者个人合作,对完成的发明创造共同作出创造性贡献的人。共同发明除另有协议的以外,申请专利的权利属于完成或者共同完成的单位或者个人;申请被批准后,申请的单位或者个人为专利权人。

专利申请权和专利权可以转让。中国单位或者个人向外国人转让专利申请权或者专利权的,必须经国务院有关主管部门批准。转让专利申请权或者专利权的,当事人应当订立书面合同,并向国务院专利行政部门登记,由国务院专利行政部门予以公告。专利申请权或者专利权的转让自登记之日起生效。

4.外国人、外国企业和外国组织。外国人、外国企业和外国组织作出的发明创造在中国申请专利,在中国有经常居所和营业所的,可以享受国民待遇;在中国没有经常居所和营业所的,则依照所属国与中国签定的协议或者共同参加的国家条约,或者依照互惠的原则,给予国民待遇。

(二)专利权的客体

专利权的客体是指专利法保护的对象,即依法可以取得专利权的发明创造。我国专利法所指的客体主要包括发明、实用新型和外观设计。

1.发明。是指对产品、方法或者其改进所提出的新的技术方案。因此,我国专利法所指的发明分为产品发明和方法发明。产品发明是指人工制造的各种制品的发明。方法发明是指把一种对象改造成另一种对象所用的手段的发明。

2.实用新型。是指对产品的形状、构造或者其结合所提出的适用于实用的新的技术方案。实用新型的独创性较发明小,要求也比较低,故称为"小发明"。实用新型与发明的重要区别在于,实用新型只涉及对有形物品的革新设计,而不涉及无一定形状的物品,也不涉及制作的方法。为实用新型授予的专利权,称之为实用新型专利权。

3.外观设计。是指对产品的形状、图案、色彩或者其结合所作出的富有美感并适用于工业应用的新设计。外观设计只涉及产品外表的形状、图案、色彩或者其结合,而不涉及设计技术与制造技术。为外观设计所授予的专利权,称之为外观设计专利权。

三、授予专利权的条件

(一)授予专利权的发明和实用新型的条件

我国《专利法》第22条规定:"授予专利权的发明和实用新型,应当具备新颖性、创造性和实用性。"

1.新颖性。是指在申请日以前没有同样的发明或者实用新型在国内外出版物上公开发表过、在国内公开使用过或者以其他方式为公众所知,也没有同样的发明或者实用新型由他人向国务院专利行政部门提出过申请并且记载在申请日以后公布的专利申请文件中。因此,一项发明创造是否公开是判断其是否丧失新颖性的标准。

判断专利权新颖性的公开方式标准,是指一项发明或者实用新型以何种方式公开便丧失了新颖性。一般来说公开的方式有以下几种情况:

(1)书面公开方式,就是以书面的形式将发明或者实用新型的技术内容表达出来;

(2)口头公开方式,即通过谈话、讲课、广播等语言形式将其公开;

(3)使用公开方式,就是通过使用发明或者实用新型技术内容的方式公开专利。

另外,根据我国《专利法》的规定,如果采用书面公开方式的,则一律丧失新颖性,而采用口头公开方式和使用公开方式的只限于国内。

同时,我国专利法根据实际情况,还规定了专利权在一定期限内不丧失新颖的例外情况,即申请专利的发明创造在申请日以前6个月内,有下列情形之一的,不丧失新颖性:(1)在中国政府主办或者承认的国际展览会上首次展出的。(2)在规定的学术会议或者技术会议上首次发表的。学术会议或者技术会议,是指国务院有关主管部门或者全国性学术团体组织召开的学术会议或者技术会议。(3)他人未经申请人同意而泄露其内容的。

2.创造性。是指同申请日以前已有的技术相比,该发明有突出的实质性特点和显著的进步,该实用新型有实质性特点和进步。已有的技术是指申请日前在国内外出版物上公开发表、在国内公开使用或者以其他方式为公众所知的技术,即现有技术。实质性特点是指申请专利的发明或者实用新型与原来的技术相比有本质性突破,它不是原来技术的类似或推导,而是创造性构思的结果。

3.实用性。是指该发明或者实用新型能够制造或者使用,并且能够产生积极效果。这就要求发明或者实用新型要具备以下三个条件:

(1)具有可实施性;

(2)具有再现性,即能够在工业上制造和使用;

(3)具有收益性即能够产生积极的经济效益和社会效益。

(二)授予专利权的外观设计的条件

我国《专利法》第23条规定,授予专利权的外观设计,应当同申请日以前在国内外出版物上公开发表过或者国内公开使用过的外观设计不相同和不相近似,并不得与他人在先取得的合法权利相冲突。

也就是说,对于授予外观设计专利权的条件主要要求的是其新颖性,而对于创造性和实用性的标准相比之下要低一些。如果被应用于工业产品上的,还必须具有实用性。

另外,我国《专利法》还就不能授予专利权的范围作出了明确的规定。具体包括以下内容:

1.对违反国家法律、法规和社会公德或者妨害公共利益的发明创造,不能授予专利权。

2.有以下情形之一的,也不能授予专利权:

(1)科学发现;

(2)智力活动的规则和方法;

(3)疾病的诊断和治疗方法;

(4)动物和植物品种;

(5)用原子核变换方法获得的物质。

但是,动物和植物品种的生产方法,可以依法授予专利权。

四、专利的申请

(一)专利申请的原则

1.申请优先原则。是指两个以上的申请人分别就同样的发明创造申请专利的,专利权授予最先申请的人。两个以上的申请人在同一日分别就同样的发明创造申请专利的,应当在收到国务院专利行政部门的通知后自行协商确定申请人。

判断申请在先的标准是专利的申请日。申请日是指国务院专利行政部门收到专利申请文件之日。如果该申请文件是邮寄的,以寄出的邮戳日为申请日。如果两个以上申请人在同一日分别就同样的发明创造申请专利,应当在收到国务院专利行政部门的通知后自行协商确定申请日。

2.申请单一性原则。是指一件发明或者实用新型专利申请应当限于一项发明或者实用新型。属于一个总的发明构思的两个以上的发明或者实用新型,可以作为一件申请。

3.优先权原则。是指申请人在某一公约成员国首次提出专利申请后,在一定期限内就相同主题的发明创造又向其他缔约国提出申请时,申请人有权要求以第一次申请的日期作为以后申请的日期。

优先权原则包括国内优先权和国际优先权,我国《专利法》第29条就这两种优先权分别作了规定。国际优先权是指申请人自发明或者实用新型在外国第一次提出专利申请之日起12个月内,或者自外观设计在外国第一次提出专利申请之日起6个月内,又在中国就相同主题提出专利申请的,依照该外国同中国签订的协议或者共同参加的国际条约,或者依照相互承认优先权的原则,可以享有优先权。

国内优先权是指申请人自发明或者实用新型在中国第一次提出专利申请之日起12个月内,又向国务院专利行政部门就相同主题提出申请的,可以享有优先权。由此可知,发明与实用新型既可以享有国际优先权又可以享有国内优先权,而外观设计只享有国际优先权,不享有国内优先权。

申请人要求优先权的,应当在申请时提出书面声明,并且在3个月内提交第一次提出的专利申请文件的副本,未提出书面声明或者逾期未提交专利申请文件副本的,视为未要求优先权。

(二)专利申请的提出

专利申请应当向国务院专利行政部门提出。申请发明或者实用新型专利的,应当提交请求书、说明书及其摘要和权利要求书等文件;申请外观设计专利的,应当提交请求书以及该外观设计的图片或者照片等文件,并写明使用该外观设计的产品及其所属的文件。

请求书应当写明发明或者实用新型的名称、发明人或者设计人的姓名、申请人的姓名或者名称、地址以及其他事项。

说明书应当对发明或者实用新型作出清楚、完整的说明,以所属技术领域的技术人员能够实现为主,必要的时候应当有附图。摘要应当简要说明发明或者实用新型的技术要点。

申请人在专利权被授予之前可以随时撤回其专利申请。如果申请人要撤回专利申请的,应当向国务院专利行政部门提出声明,写明发明创造的名称、申请号和申请日。

申请人也可以对其专利申请文件进行修改,但是,对发明和实用新型专利申请文件的修改不得超出原说明书和权利要求书记载的范围,对外观设计专利申请文件的修改不得超出原图片或者照片表示的范围。

五、专利申请的审查批准

(一)发明专利申请的审查批准

我国发明的审查实行早期公开、迟延审查制度。发明专利的审查程序则比较复杂,主要经过以下的步骤:

1.初步审查与早期公开。初步审查,亦称形式审查,是指对专利申请文件的格式、内容以及法律要求等事项进行的审查。国务院专利行政部门收到发明专利申请后,经初步审查认为符合专利法要求的,自申请日起满18个月,即行公布。国务院专利行政部门可以根据申请人的请求早日公布其申请。

2.实质审查。是指对发明创造是否具有新颖性、创造性和实用性进行审查。发明专利申请自申请日起3年内,国务院专利行政部门可以根据申请人随时提出的请求,对其申请进行实质审查。申请人无正当理由逾期不请求实质审查的,该申请即被视为撤回。经过实质审查,凡不符合专利法规定的,应当通知申请人,要求其在规定的期限内陈述意见,或者对申请进行修改,无正当理由逾期不答复的,该申请即被认为是撤回。国务院专利行政部门认为必要的时候,可以自行对发明专利申请进行实质审查。

3.授予专利权。发明专利申请经实质审查没有发现驳回理由的,由国务院专利行政部门作出授予发明专利权的决定,发给发明专利证书,同时予以登记和公告。发明专利权自公告之日起生效。

4.专利申请的驳回。国务院专利行政部门对发明专利申请进行实质审查后,认为不符合本法规定的,应当通知申请人,要求其在指定的期限内陈述意见,或者对其申请进行修改。发明专利申请经申请人陈述意见或者进行修改后,国务院专利行政部门仍然认为不符合专利法规定的,应当予以驳回。

发明专利申请经实质审查应当予以驳回的情形主要包括:发明专利申请不是对产品、方法或者其改进所提出的新的技术方案;属于违反国家法律、社会公德或者妨害公共利益的发明创造;符合《专利法》第25条规定的不授予专利权的事项;不具备新颖性、创造性和实用性的发明创造;违反了申请单一性原则;两个以上的申请人在同一日分别就同样的发明创造申请专利经自行协商未确定申请人等。

(二)实用新型和外观设计专利申请的审查批准

实用新型和外观设计专利的审查实行初步审查制度。即经初步审查,实用新型和外观设计专利申请没有发现驳回理由的,由国务院专利行政部门作出授予实用新型专利权或者外观设计专利权的决定,发给相应的专利证书,同时予以登记和公告。实用新型专利权和外观设计专利权自公告之日起生效。

(三)专利申请的复审

国务院专利行政部门设立专利复审委员会。专利申请人对国务院专利行政部门驳回申请的决定不服的,可以自收到通知之日起3个月内,向专利复审委员会请求复审。专利复审委员会复审后,作出决定,并通知专利申请人。专利申请人对专利复审委员会的复审决定不服的,可以自收到通知之日起3个月内向人民法院起诉。

六、专利权人的权利和义务

(一)专利权人的权利

专利权申请人在依法取得发明创造的专利权后,就享有了专利法所规定的各项权利。具体包括以下内容:

1.独占权。专利权人有权自己制造、使用、销售和进口专利产品,或者使用其专利方法,以及使用、许诺销售、销售进口依照其专利方法直接获得的产品。专利法规定,发明和实用新型专利权被授予后,除法律另有规定之外,任何单位或者个人未经专利权人许可,都不得实施其专利。外观设计专利权被授予后,任何单位或者个人未经专利权人许可,都不得为生产经营目的制造、销售、进口其外观设计专利产品。

2.转让权。专利权人有将自己的专利权转让给他人的权利。专利法规定,转让专利权的,当事人应当订立书面合同，并向国务院专利行政部门登记，由国务院专利行政部门予以公告。如果中国单位或者个人向外国人转让专利权的,必须经国务院有关主管部门批准。专利权的转让自登记之日起生效。

3.许可权。专利权人有许可他人实施其专利并收取使用费的权利。专利法规定,任何单位或者个人实施他人专利的,应当与专利权人订立书面实施许可合同,向专利权人支付专利使用费。被许可人无权允许合同规定以外的任何单位或者个人实施该专利。

4.标记权。专利权人有权在其专利产品或者该产品的包装上标明专利标记和专利号。

5.请求权。当专利权人的专利权受到侵犯时,有请求专利行政部门进行处理,或者直接向人民法院起诉的权利。

(二)专利权人的义务

1.缴纳专利年费的义务。年费是专利权人付给专利局的管理费用。不按规定缴纳年费的,专利权应予终止。

2.被授予专利权的单位对发明人或者设计人奖励的义务。职务发明创造取得专利后,被授予专利权的单位应当对职务发明创造的发明人或者设计人给予奖励；发明创造专利实施后,根据其推广应用的范围和取得的经济效益,对发明人或者设计人给予合理的报酬。

七、专利权的期限和终止

(一)专利权的期限

专利权的期限是指专利权的时间效力。法律对专利权人的专利权的保护是有一定的时间限制的。我国《专利法》规定,发明专利权的期限为20年,实用新型专利权和外观设计专利权的期限为10年,均自申请日起计算。

(二)专利权的终止

专利权的终止,是指专利权人丧失对发明创造的专利权。我国《专利法》规定了专利权终止的两种情况：

1.期限届满自然终止；

2.期限届满前终止,具体包括以下两种情形:(1)没有按照规定缴纳年费；(2)专利权人以书面声明放弃其专利权。

专利权在期限届满前终止的,由国务院专利行政部门登记和公告。

八、专利权的无效和专利实施的强制许可

(一)专利权的宣告无效

自国务院专利行政部门公告授予专利权之日起，任何单位或者个人认为该专利权的授予不符合专利法有关规定的,可以请求专利复审委员会宣告该专利权无效。专利复审委员会对宣告专利权无效的请求应当及时审查并作出决定,通知请求人和专利权人。宣告专利权无效的决定,由国务院专利行政部门登记和公告。

宣告无效的专利权视为自始即不存在。宣告专利权无效的决定,对在宣告专利权无效前人民法院作出并已执行的专利侵权的判决、裁定,已经履行或者强制执行的专利侵权纠纷处

理决定，以及已经履行的专利实施许可合同和专利权转让合同，不具有追溯力。但是因专利权人的恶意给他人造成的损失，应当给予赔偿。

对专利复审委员会宣告专利权无效或者维持专利权的决定不服的，可以自收到通知之日起3个月内向人民法院起诉。人民法院应当通知无效宣告请求程序的对方当事人作为第三人参加诉讼。

(二)专利实施的强制许可

专利实施的强制许可，又称非自愿许可，是指专利局在一定的条件下，为了国家利益和社会公共利益，无专利权人的同意而强制专利权人许可他人实施其专利的一种强制性法律措施。专利实施的强制许可主要适用于以下几种情况：

1.具备实施条件的单位以合理的条件请求发明或者实用新型专利权人许可实施其专利，而未能在合理长的时间内获得这种许可时，国务院专利行政部门根据该单位的申请，可以给予实施该发明专利或者实用新型专利的强制许可。

2.在国家出现紧急状态或者非常情况时，或者为了公共利益的目的，国务院专利行政部门可以给予实施发明专利或者实用新型专利的强制许可。

3.一项取得专利权的发明或者实用新型比以前已经取得专利权的发明或者实用新型具有显著经济意义的重大技术进步，其实施又有赖于前一发明或者实用新型的实施的，国务院专利行政部门根据后一专利权人的申请，可以给予实施前一发明或者实用新型的强制许可。在实施强制许可的情形下，国务院专利行政部门也可以根据前一专利权人的申请，给予实施后一发明或者实用新型的强制许可。

我国《专利法》规定，申请实施强制许可的单位或者个人，应当向国务院专利行政部门提交强制许可请求书，说明理由并附具有关证明文件各一式两份。国务院专利行政部门作出的给予实施强制许可的决定，应当及时通知专利权人，并予以登记和公告。

给予实施强制许可的决定，应当根据强制许可的理由规定实施的范围和时间。强制许可的理由消除并不再发生时，国务院专利行政部门应当根据专利权人的请求，经审查后作出终止实施强制许可的决定。取得实施强制许可的单位或者个人不享有独占的实施权，并且无权允许他人实施。取得实施强制许可的单位或者个人应当付给专利权人合理的使用费，其数额由双方协商；双方不能达成协议的，由国务院专利行政部门裁决。

专利权人对国务院专利行政部门关于实施强制许可的决定不服的，专利权人和取得实施强制许可的单位或者个人对国务院专利行政部门关于实施强制许可的使用费的裁决不服的，可以自收到通知之日起3个月内向人民法院起诉。

九、专利权的法律保护

(一)专利权的保护范围

我国《专利法》规定，发明或者实用新型专利权的保护范围以其权利要求的内容为准，说明书及附图可以用于解释权利要求。外观设计专利权的保护范围以表示在图片或者照片中的该外观设计专利产品为准。

(二)侵犯专利权的行为

侵犯专利权的行为是指他人未经专利权人的同意,以盈利为目的的实施其专利的行为。专利侵权行为主要有以下几种:

1.未经专利权人许可实施其专利的行为。主要有以下三种:

(1)为生产经营目的的制造、使用、许诺销售、销售、进口其专利产品;

(2)使用专利方法以及使用、许诺销售、销售、进口依照该专利方法直接获得的产品;

(3)外观设计专利权被授予后,未经专利权人许可,为生产经营目的制造、销售、进口其外观设计专利产品。

2.假冒他人专利的行为。主要有以下四种:

(1)未经许可,在其制造或者销售的产品、产品的包装上标注他人的专利号;

(2)未经许可,在广告或者其他宣传材料中使用他人的专利号,使人将所涉及的技术误认为是他人的专利技术;

(3)未经许可,在合同中使用他人的专利号,使人将合同涉及的技术误认为是他人的专利技术;

(4)伪造或者变造他人的专利证书、专利文件或者专利申请文件。

3.冒充专利产品、专利方法的行为。主要有以下五种:

(1)制造或者销售标有专利标记的非专利产品;

(2)专利权被宣告无效后,继续在制造或者销售的产品上标注专利标记;

(3)在广告或者其他宣传材料中将非专利技术称为专利技术;

(4)在合同中将非专利技术称为专利技术;

(5)伪造或者变造专利证书、专利文件或者专利申请文件。

根据我国《专利法》的规定,有下列情形之一的,不视为侵犯专利权:

(1)专利权人制造、进口或者经专利权人许可而制造、进口的专利产品或者依照专利方法直接获得的产品售出后,使用、许诺销售或者销售该产品的;

(2)在专利申请日前已经制造相同产品、使用相同方法或者已经作好制造、使用的必要准备,并且仅在原有范围内继续制造、使用的;

(3)临时通过中国领陆、领水、领空的外国运输工具,依照其所属国同中国签订的协议或者共同参加的国际条约,或者依照互惠原则,为运输工具自身需要而在其装置和设备中使用有关专利的;

(4)专为科学研究和实验而使用有关专利的。

(三)侵犯专利权的法律责任

我国《专利法》规定,当专利权人的合法权益受到侵害时,应当请求国家专利行政管理机关和司法机关,依法追究侵权行为人的法律责任。

因侵犯其专利权引起的纠纷,由当事人协商解决;不愿协商或者协商不成的,专利权人或者利害关系人可以向人民法院起诉,也可以请求管理专利工作的部门处理。管理专利工作的部门处理时,认定侵权行为成立的,可以责令侵权人立即停止侵权行为,当事人不服的,可以自收到处理通知之日起15日内依照《中华人民共和国行政诉讼法》向人民法院起诉;侵权人期满不起诉又不停止侵权行为的，管理专利工作的部门可以申请人民法院强制执行。进行处理的管理专利工作的部门应当事人的请求，可以就侵犯专利权的赔偿数额进行调解。调解不成的，当事人可以依照《中华人民共和国民事诉讼法》向人民法院起诉。

侵犯专利权的诉讼时效为2年，自专利权人或者利害关系人得知或者应当得知侵权行为之日起计算。

1.行政责任。国家专利管理机关处理专利侵权纠纷时，有权责令侵权人停止侵权行为并赔偿损失。假冒他人专利的，除依法承担民事责任外，由管理专利工作的部门责令改正并予公告，没收违法所得，可以并处违法所得3倍以下的罚款；没有违法所得的，可以处5万元以下的罚款；构成犯罪的，依法追究刑事责任。

以非专利产品冒充专利产品、以非专利方法冒充专利方法的，由管理专利工作的部门责令改正并予公告，可以处5万元以下的罚款。

向外国申请专利，泄露国家秘密的，由所在单位或者上级主管机关给予行政处分；构成犯罪的，依法追究刑事责任。

侵夺发明人或者设计人的非职务发明创造专利申请权和《专利法》规定的其他权益的，由所在单位或者上级主管机关给予行政处分。

管理专利工作的部门不得参与向社会推荐专利产品等经营活动。违反该规定的，由其上级机关或者监察机关责令改正，消除影响，有违法收入的予以没收。情节严重的，对直接负责的主管人员和其他直接责任人员依法给予行政处分。

2.民事责任。在专利侵权行为发生后，专利权人或者利害关系人可以请求行政机关或者人民法院追究行为人的民事责任。主要有停止侵权、赔偿损失、消除影响等。

专利权人或者利害关系人有证据证明他人正在实施或者即将实施侵犯其专利权的行为，如不及时制止将会使其合法权益受到难以弥补的损害的，可以在起诉前向人民法院申请采取责令停止有关行为和财产保全的措施。

侵犯专利权的赔偿数额，按照权利人因被侵权所受到的损失或者侵权人因侵权所获得的利益确定。被侵权人的损失或者侵权人获得的利益难以确定的，参照该专利许可使用费的倍数合理确定。

3.刑事责任。侵犯他人专利情节严重的，对直接责任人依照《刑法》追究刑事责任。

从事专利管理工作的国家机关工作人员以及其他有关国家机关工作人员玩忽职守、滥用职权、徇私舞弊，构成犯罪的，依法追究刑事责任；尚不构成犯罪的，依法给予行政处分。

第三节　商标法

一、商标法概述

（一）商标的概念

商标是指商品的生产者、经营者或者商业服务的提供者用以标明自己所生产、经营的产品或者所提供的服务,与他人生产、经营的产品或者提供的服务相区别的标记。

商标是随着商品经济的发展而逐渐形成的产物。它作为一种标志,能够使商品生产者、经营者或者商业服务的提供者所生产、经营的产品或者所提供的服务,与他人生产、经营的产品或者提供的服务相区别,便于消费者选购。在市场经济条件下,商标的使用范围和领域越来越广,人们对它的认识水平也是不断提高,商标本身在提高产品的知名度、促进市场竞争和开拓国际市场方面起着重要的作用。

(二)商标的种类

在商品经济的发展过程中,商标的表现形式是各式各样。因此,为了研究和使用的方便,可以对商标根据不同的标准进行分类。

1.按商标是否经过注册,可将商标分为注册商标和未注册商标。

(1)注册商标。是指由当事人申请,经商标注册机构核准注册的商标。注册商标是我国《商标法》的保护对象。

(2) 未注册商标是指未经商标注册机构核准注册的商标。未注册商标一般不受法律保护。未注册商标可以使用,但其使用人不享有商标专用权。当他人就相同商标取得注册后,未注册商标应当停止使用,否则构成侵权。

2.按照商标的构成分类,可以将商标分为文字商标、图形商标、组合商标。

(1)文字商标。是指由文字构成的商标。文字既可以是汉字,也可以是少数民族文字、阿拉伯数字以及外文。我国的文字商标以汉字为主,有的还附有汉语拼音字母或者外国文字。

(2)图形商标是指由平面图形构成的商标。

(3)组合商标是指由文字和图形组成的商标。组合商标图文并茂、引人注目,便于记忆和识别。

3.按商标的识别对象不同,可将商标分为商品商标和服务商标。

(1)商品商标。是指生产者在生产、制造、加工、拣选或者销售的商品上使用的商标。这类商标的使用者主要是商品的生产者、经营者。我们平时见到的商标大部分是商品商标。

(2)服务商标。是指商业服务的提供者用以区别自己所提供的服务不同于他人所提供的服务的一种标记,也是表明服务提供者的服务质量的一种标记。

4.按商标的特殊性质和用途的不同,可将商标分为集体商标和证明商标。

(1)证明商标。是指由对某种商品或者服务具有监督能力的组织所控制,而由该组织以外的单位或者个人使用于其商品或者服务,用以证明该商品或者服务的原产地、原料、制造方法、质量或者其他特定品质的标志。经营者提供的商品或者服务符合证明商标使用条件的,注册人不得拒绝使用。证明商标注册人不得在经营活动中使用其证明商标。

(2)集体商标。是指以团体、协会或者其他组织名义注册,供该组织成员在商事活动中使用,以表明使用者在该组织中的成员资格的标志。集体商标的作用就在于表明商品的经营者或服务的提供者属于同一组织,其生产的商品或提供的服务具有共同的特征。

(三)商标权

商标权,又称商标专用权,是指商标注册人依法在法定期限内对商标管理机关核准注册的商标所享有的独占权、排他使用权和处分权。我国《商标法》规定:"经商标局核准注册后的商标为注册商标,商标注册人享有商标专用权,受法律保护。”因此,只有经过商标局核准注册的商标才享有商标专用权并受法律保护,未注册商标则不享有商标专用权,也不受法律保护。

商标专用权由一系列具体的权利所组成,主要包括以下权利:

1.独占使用权。是指商标权人依法对核准注册的商标享有的在核定的商品或服务上所独占使用的权利。商标独占使用权的运用,还得满足以下条件:一是必须在法定的时间和法定的范围内使用,二是必须将商标使用于商标管理机关核定的商品或者服务上。

2.禁用权。是指商标权人享有的禁止他人实施侵犯其商品专用权的权利。

3.转让与许可使用权。是指注册商标所有人享有的依照法律规定的程序将自己的商标权转让第三人的权利。许可使用权是指商标人享有的依法同他人签订使用许可合同,允许他人使用其注册商标的权利。

(四)商标法的概念

商标法是调整在商标的确认、使用、保护和管理过程中发生的各种社会关系的法律规范的总称。我国现行的《中华人民共和国商标法》(以下简称《商标法》)是1982年8月23日由五届全国人大常委会第24次会议通过的,同时还包括《商标法实施条例》。1993年2月22日和2001年10月27日分别由七届全国人大常委会第30次会议和九届全国人大常委会第24次会议对《商标法》进行了修订。

《商标法》是社会主义市场经济法律体系的重要组成部分,它对于加强商标管理,有力保护商标专用权,促使生产、经营者保证商品和服务质量,维护商标信誉,以保障消费者和生产、经营者的利益,促进社会主义市场经济的发展,都有着重要的作用。

二、商标注册

(一)商标注册的概念

商标注册是指商标使用人为取得商标专用权,依照法定条件和程序向国家商标局提出申请,经过审核予以注册,授予商标专用权的行为。经商标局核准注册的商标为注册商标。商标注册人享有商标专用权,受法律保护。

(二)商标注册的原则

1.自愿注册和强制注册相结合的原则。根据《商标法》的规定,我国的商标注册实行自愿注册和强制注册相结合的原则。目前,我国的大部分商标采取自愿注册原则。所谓自愿注册是指是否注册,由商标使用人自主决定。强制注册是指商标使用人对在其商品或服务上使用的商标必须注册,未注册的商标禁止使用。自然人、法人或者其他组织对其生产、制造、加工、拣选、经销的商品或者对其提供的服务项目需要取得商标专用权的,应当向商标局申请商品商标或服务商标注册。但是,国家规定必须使用注册商标的商品,必须申请商标注册,未经核准注册的,不得在市场销售。《商标法实施细则》规定:国家规定并由国家工商行政管理总局公布的人用药品和烟草制品以及由其公布的其他商品,必须使用注册商标。

2.申请在先的原则。如果两个或者两个以上的商标注册申请人,在同一种商品或者类似商品上,以相同或者近似的商标申请注册的,初步审定并公告申请在先的商标。或者同一天申请的,初步审定并公告使用在先的商标,驳回其他人的申请,不予公告。

3.优先权原则。商标注册申请人自其商标在外国第一次提出商标注册申请之日起6个月内,又在中国就相同商品以同一商标提出商标注册申请的,依照该外国同中国签订的协议或者共同参加的国际条约,或者按照相互承认优先权的原则,可以享有优先权。要求优先权的,应当在提出商标注册申请的时候提出书面声明,并且在3个月内提交第一次提出的商标注册申请文件的副本。未提出书面声明或者逾期未提交商标注册申请文件副本的,视为未要求优先权。

商标在中国政府主办的或者承认的国际展览会展出的商品上首次使用的,自该商品展出之日起6个月内,该商标的注册申请人可以享有优先权。要求优先权的,应当在提出商标注册申请的时候提出书面声明,并且在3个月内提交展出其商品的展览会名称、在展出商品上使用该商标的证据、展出日期等证明文件。未提出书面声明或者逾期未提交证明文件的,视为未要求优先权。

(三)商标注册的条件

1.商标注册的申请人。我国商标法规定,自然人、法人或者其他组织对其生产、制造、加工、拣选或者经销的商品,需要取得商标专用权的,应当向商标局申请商品商标注册。自然人、法人或者其他组织对其提供的服务项目,需要取得商标专用权的,应当向商标局申请服务商标注册。

外国人或者外国企业在中国申请商标注册的,应当按其所属国和中华人民共和国签订的协议或者共同参加的国际条约办理,或者按对等原则办理。外国人或者外国企业是指在中国没有经常居所或者营业所的外国人或者外国企业。外国人或者外国企业在中国申请商标注册和办理其他商标事宜的,应当委托国家认可的具有商标代理资格的组织代理。

2.商标注册的申请条件。申请商标注册的条件主要有:

(1)一件商标一份申请。申请商标注册的,应当按规定的商品分类表填报使用商标的商品类别和商品名称。商标注册申请人在不同类别的商品上申请注册同一商标的,应当按商品分类表提出注册申请。注册商标需要在同一类的其他商品上使用的,应当另行提出注册申请。

(2)申请注册的商标应当具有显著特征。申请注册的商标应当有显著特征,便于识别,并不得与他人在先取得的合法权利相冲突。商标的显著特征是指一个商标区别于其他商标的明显的标志,即商标应当具有独特性或可识别性。《商标法》规定,商品或者服务的通用名称、图形、型号或者直接表示商品的质量、主要原料、功能、用途、重量、数量及其他特点的,不得作为商标注册。但上述所列标志经过使用取得显著特征,并便于识别的,可以作为商标注册。

(3)申请注册的商标不得违反法律的禁止性规定。《商标法》第8条规定,任何能够将自然人、法人或者其他组织的商品与他人的商品区别开的可视性标志,包括文字、图形、字母、数字、三维标志和颜色组合,以及上述要素的组合,均可以作为商标申请注册,即文字、图形、字母、数字、三维标志和颜色组合等均可作商标的标识。

《商标法》规定,不得作为商标使用的标志包括:同中华人民共和国的国家名称、国旗、国徽、军旗、勋章相同或者近似的,以及同中央国家机关所在地特定地点的名称或者标志性建筑物的名称、图形相同的；同外国的国家名称、国旗、国徽、军旗相同或者近似的，但该国政府同意的除外；同政府间国际组织的名称、旗帜、徽记相同或者近似的，但经该组织同意或者不易误导公众的除外；与表明实施控制、予以保证的官方标志、检验印记相同或者近似的，但经授权的除外；同"红十字"、"红新月"的名称、标志相同或者近似的；带有民族歧视性的；夸大宣传并带有欺骗性的；有害于社会主义道德风尚或者有其他不良影响的县级以上行政区划的地名或者公众知晓的外国地名，不得作为商标。但是，地名具有其他含义或者作为集体商标、证明商标组成部分的除外；已经注册的使用地名的商标继续有效。

商标中有商品的地理标志，而该商品并非来源于该标志所标示的地区，误导公众的，不予注册并禁止使用；但是，已经善意取得注册的继续有效。地理标志是指标示某商品来源于某地区，该商品的特定质量、信誉或者其他特征，主要由该地区的自然因素或者人文因素所决定的标志。

就相同或者类似商品申请注册的商标是复制、摹仿或者翻译他人未在中国注册的驰名商标，容易导致混淆的，不予注册并禁止使用。就不相同或者不相类似商品申请注册的商标是复制、摹仿或者翻译他人已经在中国注册的驰名商标，误导公众，致使该驰名商标注册人的利益可能受到损害的，不予注册并禁止使用。

未经授权，代理人或者代表人以自己的名义将被代理人或者被代表人的商标进行注册，被代理人或者被代表人提出异议的，不予注册并禁止使用。

（四）商标注册的审查和核准

1.商标注册的审查。我国《商标法》对商标注册的审查实行形式审查和实质审查。形式审查是对商标注册申请的书件、手续是否符合法律规定的审查。形式审查的内容主要包括：申请人是否具备申请资格；申请书的填写是否属实、准确、清晰；有关手续是否完备等。通过形式审查，决定商标注册申请能否受理。实质审查是对申请注册的商标是否具备注册商标条件的审查。实质审查主要包括审查申请注册的商标是否违背商标法禁用条款；是否具备法定构成要素；是否具有显著特征；是否与他人在同一种或类似商品上注册的商标相混同等。

2.初步审定和公告。经过形式审查和实质审查，申请注册的商标符合商标法有关规定的，由商标局初步审定，予以公告。申请注册的商标，凡不符合商标法有关规定，或者同他人在同一种商品或者类似商品上已经注册的，或者初步审定的商标相同或者近似的，由商标局驳回申请，不予公告。

两个或者两个以上的商标注册申请人，在同一种商品或者类似商品上，以相同或者近似的商标申请注册的，初步审定并公告申请在先的商标；同一天申请的，初步审定并公告使用在先的商标，驳回其他人的申请，不予公告。

商标局对驳回申请、不予公告的商标，应当书面通知商标注册申请人。商标注册申请人对商标局驳回申请、不予公告的决定不服的，可以自收到通知之日起15日内向商标评审委员会申请复审，由商标评审委员会做出决定，并书面通知申请人。当事人对商标评审委员会的决定不服的，可以自收到通知之日起30日内向人民法院起诉。

3.商标异议。商标异议是指对初步审定公告的商标提出反对意见，要求撤销初步审定，不予注册。我国《商标法》规定，对初步审定的商标，自公告之日起3个月内，任何人均可以提出异议。

对商标局初步审定、予以公告的商标提出异议的,异议人应当向商标局提交商标异议书一式两份。商标异议书应当有明确的请求和事实依据,并附送有关证据材料。商标局应当将商标异议书副本及时送交被异议人,限其自收到商标异议书副本之日起30日内答辩。被异议人不答辩的,不影响商标局的异议裁定。

对初步审定、予以公告的商标提出异议的,商标局应当听取异议人和被异议日人陈述事实和理由,经调查核实后,做出裁定。当事人不服的,可以自收到通知之日起15日内向商标评审委员会申请复审,由商标评审委员会做出裁定,并书面通知异议人和被异议人。当事人对商标评审委员会的裁定不服的,可以自收到通知之日起30日内向人民法院起诉。人民法院应当通知商标复审程序的对方当事人作为第三人参加诉讼。

当事人在法定期限内对商标局做出的裁定不申请复审或者对商标评审委员会做出的裁定不向人民法院起诉的,裁定生效。

4.核准注册。经过初步审定的商标,自公告之日起3个月内没有异议的,或者虽然有异议但经商标局裁定异议不能成立的,予以核准注册,发给商标注册证,并予公告。

核准注册标志着商标注册申请人取得商标专用权。

三、注册商标的有效期和续展

(一)注册商标的有效期

《商标法》第37条规定:“注册商标的有效期为十年,自核准注册之日起计算。”

(二)注册商标的续展

注册商标的续展是指注册商标权人为了确保在法定有效期届满后不丧失对注册商标的专用权,按照法定的程序和时间向商标局申请延长注册商标有效期的法律程序。我国《商标法》规定,注册商标有效期满,需要继续使用的,应当在期满前六个月内申请续展注册;在此期间未能提出申请的,可以给予六个月的宽展期。宽展期满仍未提出申请的,注销其注册商标。每次续展注册的有效期为10年。续展注册经核准后,予以公告。

四、注册商标的转让和使用许可

(一)注册商标的转让

注册商标的转让是指商标权人依法将其所有的注册商标转让给他人所有的法律行为。通过转让,转让人失去商标权,受让人获得商标权,成为商标权所有人。

转让注册商标的,转让人和受让人应当签订转让协议,并共同向商标局提出申请。受让人应当保证使用该注册商标的商品质量。转让注册商标经核准后,予以公告。受让人自公告之日起享有商标专用权。

(二)注册商标的使用许可

注册商标的使用许可是指商标注册人将其注册商标以一定的条件,通过签订使用许可合同,许可他人使用的法律行为。通过签订许可合同,被许可人获得注册商标的使用权,许可人取得使用许可费。

商标注册人可以通过签订商标使用许可合同,许可他人使用其注册商标,许可人应当监督被许可人使用其注册商标的商品质量。被许可人应当保证使用该注册商标的商品质量。经许可使用他人注册商标的,必须在使用该注册商标的商品上标明被许可人的名称和商品产地。商标使用许可合同应当报商标局备案。

五、商标管理

商标管理是指国家商标管理机关依法对注册商标和未注册商标的使用进行的管理活动。实行对商标的管理,对于监督商标的正确使用,保证商品和服务质量,维护商标信誉,保障消费者和生产、经营者的利益,都有着重要的作用。

(一)注册商标的使用管理

注册商标的使用管理是商标管理的重要内容。主要包括以下几个方面:

1.监督注册商标的正确使用。在注册商标使用过程中有以下行为之一的,由商标局责令限期改正或者撤消其注册商标:(1)自行改变注册商标的;(2)自行改变注册商标的注册人名义、地址或者其他注册事项的;(3)自行转让注册商标的;(4)连续3年停止使用的。

2.监督使用注册商标的商品质量。使用注册商标的主体应当保证使用注册商标的商品的质量。如果使用注册商标的商品粗制滥造,以次充好,欺骗消费者的,由各级工商行政管理部门分不同情况,责令限期改正,并可予以通报或者处以罚款,或者由商标局撤销其注册商标。

注册商标被撤销的或者期满不再续展的,自撤销或者注销之日起1年内,商标局对与该商标相同或者近似的商标注册申请,不予核准。违反规定的,由地方工商行政管理部门责令限期申请注册,可以并处罚款。

(二)对未注册商标的使用管理

使用未注册商标,有下列行为之一的,由地方工商行政管理部门予以制止,限期改正,并可以予以通报或者处以罚款:

1.冒充注册商标的;

2.违反商标法第10条规定的;

3.粗制滥造,以次充好,欺骗消费者的。

违反注册商标和未注册商标管理规定的当事人,对工商行政管理部门根据《商标法》规定做出的罚款决定不服的,可以自收到通知之日起15日内,向人民法院起诉;期满不起诉又不履行的,由有关工商行政管理部门申请人民法院强制执行。主要包括禁止其商品在市场上销售,封存或收缴其商标标识,并可予以通报或者处以罚款。

六、注册商标专用权的保护

注册商标专用权的保护是指运用法律手段制裁商标侵权行为,以确保商标权人对其注册商标所享有的商标权得以实现的法律机制。只有建立起完善的注册商标专用权的保护制度,商标权人的权利才能够实现。《商标法》第51条规定了注册商标的专用权保护范围,应当以核准注册的商标和核定使用的商品为限。

(一)侵犯商标专用权的行为

商标侵权行为是指侵犯他人注册商标专用权的行为。《商标法》第52条列举了侵犯注册商标专用权的几种行为:

1.未经商标注册人的许可,在同一种商品或者类似商品上使用与其注册商标相同或者近似的商标的;

2.销售侵犯注册商标专用权的商品的;

3.伪造、擅自制造他人注册商标标识或者销售伪造、擅自制造的注册商标标识的;

4.未经商标注册人同意,更换其注册商标并将该更换商标的商品又投入市场的;

5.给他人的注册商标专用权造成其他损害的。《商标法实施条例》第50条还列举了两种损害注册商标专用权的行为:一是在同一种或者类似商品上,将与他人注册商标相同或者近似的标志作为商品名称或者商品装潢使用,误导公众的;二是故意为侵犯他人注册商标专用权行为提供仓储、运输、邮寄、隐匿等便利条件的。

(二)侵犯注册商标专用权的法律责任

1.行政责任。对侵犯注册商标专用权的行为,工商行政管理部门有权依法查处。涉嫌犯罪的,应当及时移送司法机关依法处理。

因侵犯注册商标专用权行为引起纠纷的,由当事人协商解决;不愿协商或者协商不成的,商标注册人或者利害关系人可以向人民法院起诉,也可以请求工商行政管理部门处理。工商行政管理部门处理时,认定侵权行为成立的,责令立即停止侵权行为,没收、销毁侵权商品和专门用于制造侵权商品、伪造注册商标标识的工具,并可处以罚款。当事人对处理决定不服的,可以自收到处理通知之日起15日内依照《中华人民共和国行政诉讼法》向人民法院起诉。

对侵犯注册商标专用权的行为,罚款数额为非法经营额3倍以下;非法经营额无法计算的,罚款数额为10万元以下。

2.民事责任。对侵犯注册商标专用权的行为,商标注册人或者利害关系人可以请求工商行政管理部门处理,也可以直接向人民法院起诉,要求侵权人承担民事责任。主要有:停止侵害、消除影响、赔偿损失等。

侵犯商标专用权的赔偿数额,为侵权人在侵权期间因侵权所获得的利益,或者被侵权人在被侵权期间因被侵权所受到的损失,包括被侵权人为制止侵权行为所支付的合理开支。侵权人因侵权所得利益,或者被侵权人因被侵权所受损失难以确定的,由人民法院根据侵权行为的情节判决给予50万元以下的赔偿。销售不知道是侵犯注册商标专用权的商品,能证明该商品是自己合法取得的并说明提供者的,不承担赔偿责任。

3.刑事责任。因侵犯注册商标专用权,给商标权人造成严重损害,并且严重危害社会秩序的行为,将依法追究侵权人的刑事责任。《中华人民共和国刑法》规定了侵犯商标专用权的主要罪名:假冒注册商标罪;销售假冒注册商标的商品罪;非法制造、销售注册商标标识罪。

根据《商标法》第59条的规定,以下行为构成侵犯注册商标专用权的犯罪行为:

(1)未经商标注册人许可,在同一种商品上使用与其注册商标相同的商标,构成犯罪的,除赔偿被侵权人的损失外,依法追究刑事责任。

(2)伪造、擅自制造他人注册商标标识或者销售伪造、擅自制造的注册商标标识,构成犯罪的,除赔偿被侵权人的损失外,依法追究刑事责任。

(3)销售明知是假冒注册商标的商品,构成犯罪的,除赔偿被侵权人的损失外,依法追究刑事责任。

第四节 著作权法

一、著作权法概述

著作权,亦称版权(英文Copyright,意为复制权),是指作者对自己的文学、科学和艺术作品等创作成果所享有的专有权。它包括人身权和财产权两部分。

著作权法是指调整在确认和保护作者对其作品享有某些特殊权利的过程中产生的社会关系的法律规范的总称。著作权法有狭义和广义之分。狭义的著作权法是指集中系统的调整著作权关系的法律,在我国具体指1990年9月7日第七届全国人民代表大会常务委员会第十五次会议通过的《中华人民共和国著作权法》(以下简称《著作权法》),该法自1991年6月1日起实施。2001年10月27日第九届全国人民代表大会常务委员会第二十四次会议对《著作权法》做了修订。广义的著作权法除了狭义的著作权法外,还包括调整其他著作权关系的法律法规,如著作权法实施条例、计算机软件保护条例等。

著作权法的制定,对于保护作者的著作权,鼓励优秀作品的创作与传播,协调作者、传播者与公众三者的利益关系,提高全民族的科学文化素质,促进社会主义精神文明和物质文明建设,扩大国际文化的交流与合作,都具有重要意义。

二、著作权

(一)著作权主体

著作权主体,又称著作权人,是指著作权权利义务的承受者。我国《著作权法》第9条规定:“著作权人包括:1.作者;2.其他依照本法享有著作权的公民、法人或者其他组织。”这就是说,著作权人既可以是直接创作作品的作者,也可以是作者以外未参加作品创作而承受著作权的自然人和法人。

自然人作为著作权利的主体,这是世界大部分国家的著作权法的普遍规定。根据我国《著作权法》的规定,作者是指直接创作作品的自然人。所谓直接创作作品,是指作者通过自己的独立构思,运用自己的技巧和方法,直接创作(包括用书面的、口头的和立体的形式表现)反映自己的思想、感情、个性与特点的作品。帮助作者修改稿件,为作者创作提供资料或咨询意见,或提供其他服务(如抄稿、打字等)的人,不能称为作者,即使他的劳动也有一定的创造性。例如,出版社的编辑对作品原稿进行其职责范围内的修改、加工,译文的校订者帮助译者校订译文,他们均不能作为原稿的作者或译稿的作者享有著作权。这是因为,他们是在作者创造性劳动的原始作品(原作)上进行加工,而不是在自己创造的作品上进行加工。对于帮助作者修改、校订稿件的人,以及为作者提供资料、咨询或其他服务的人,作者可以根据与当事人事前或事后达成的协议,决定是否在作品的前言或后记中说明并支付报酬。

自然人或法人通过继承、转让等方式也能够成为著作权人。由于著作权包括人身权和财产权两部分,著作权中的人身权依附于著作权不能分离,但财产权可以分离于作者,当作者将该财产转让后,权利的承受人即成为财产权利的主体。著作权人是公民的,在其死亡后,著作权中的财产权转移给权利承受人。著作权人是法人的,法人变更后,著作权中的财产权利可以转移给权利承受人;法人终止后,著作权中的财产权利转移给权利承受人。

国家作为特殊的民事主体,在以下几种情况下,也可以成为著作权人:(1)公民、法人将著作权中的财产权利赠给国家的;(2)作者不明的作品,著作权中的财产权利收归国有;(3)非集体所有制组织的公民死亡时既无继承人又无受继承人的,著作权中的财产权利收归国有;(4)法人终止,没有承受其权利义务的人的,著作权中的财产权利收归国有。

(二)著作权客体

著作权客体是指受著作权法保护的文学、艺术和科学作品。根据《著作权法》第3条的规定,作品包括以下列形式创作的文学、艺术和自然科学、社会科学、工程技术等作品:

1.文字作品;

2.口述作品;

3.音乐、戏剧、曲艺、舞蹈、杂技艺术作品;

4.美术、建筑作品;

5.摄影作品;

6.电影作品和以类似摄制电影的方法创作的作品;

7.工程设计图、产品设计图、地图、示意图等图形作品和模型作品;

8.计算机软件;

9.法律、行政法规定的其他作品。

以上作品,不论是否发表,依照本法享有著作权。中国参加的国际公约的成员国的作品也受中国法律保护。

此外,科学技术作品中应由专利法、合同法保护的,应适用专利法、合同法的规定。

(三)著作权的归属

著作权的归属是指著作权归谁所有。著作权的归属包括著作权的原始归属和著作权中财产权的继受归属。

著作权基于作品的创作而产生,作品又是作者创作的,因此在一般情况下,如无相反证明,在作品上署名的公民、法人或者其他组织,即为作者。《著作权法》第11条规定:"著作权属于作者,本法另有规定的除外。"

由法人或者其他组织主持,代表法人或者其他组织的意志创作,并且由法人或其他组织承担责任的作品,该法人或其他组织视为作者。

改编、翻译、注释、整理已有作品而产生的作品,其著作权由改编、翻译、注释、整理人享有；两人以上合作创作的作品，由创作者共同享有，合作作品可分割使用的，作者对各创作的部分可单独享有著作权；编辑作品由编辑人员享有著作权。

上述各种著作权人在行使自己的著作权时，均不得侵犯原作品或合作作品整体的著作权。

电影作品和以类似摄制电影的方法创作的作品，著作权由制片人享有，但编剧、导演、摄影、作词、作曲等作者享有署名权，并有权按照与制片者签订的合同获得报酬。但其中的剧本、音乐可以单独使用的作品，作者有权单独行使其著作权。

公民为完成法人或其他组织的工作任务所创作的作品为职务作品。除法人或其他组织视为作者的外，著作权由作者享有；但法人或其他组织有权在其业务范围内优先使用该作品，且作品在完成后两年内，未经单位同意，作者不得许可第三人以与单位使用相同的方式使用该作品。

如果是利用法人或其他组织提供的物质技术条件进行创作，且由它们承担责任的工程设计图、产品设计图、地图、计算机软件等职务作品，或依据法律规定或合同约定著作权由法人或其他组织享有的职务作品，作者仅享有署名权，著作权的其他权利应由法人或其他组织享有，但可给予作者奖励。

公民、法人可以通过受让、继承等民事法律行为取得著作权中的财产权利。根据《著作权法》第19条的规定，著作权属于公民的，公民死亡后，著作权人的财产权在《著作权法》规定的保护期限内，依照继承法的规定转移。著作权属于法人或者其他组织的，法人或者其他组织变更、终止后，著作权人的财产权在《著作权法》规定的保护期限内，由承受其权利义务的法人或者其他组织享有；没有承受其权利义务的法人或者其他组织的，由国家享有。

三、著作权的内容

著作权的内容指著作权人享有的权利和承担的义务。著作权的内容包括人身权和财产权两个部分。

(一)人身权

著作权中的人身权是指作者通过创作表现其个人思想情感与品格的作品，从而获得名誉和维护作品的完整性的权利，主要包括作者享有的署名权和修改权。

《著作权法》第10条规定，著作权中的人身权包括以下权利：

1.发表权，即决定作品是否公之于众的权利；

2.署名权，即表明作者身份，在作品上署名的权利；

3.修改权，即修改或授权他人修改自己作品的权利；

4.保护作品完整权，即保护作品不受歪曲、篡改的权利。

(二)财产权

著作权中的财产权是指著作权人对作品享有使用、收益和转让的权利。《著作权法》第10条规定，著作权中的财产权包括使用权、获得报酬权和转让权，即以复制、表演、播放、展览、发行、摄制电影、电视、录像或改编、翻译、注释、编辑等方式使用作品的权利，以及许可他人以上述方式使用作品，并由此获得报酬的权利。我国《著作权法》规定的财产权具体包括以下权利：

1.复制权。即以印刷、复印、拓印、录音、录像、翻录、翻拍等方式将作品制作一份或者多份的权利；

2.发行权。即以出售或者赠与方式向公众提供作品的原件或者复制件的权利；

3.出租权。即有偿许可他人临时使用电影作品和以类似摄制电影的方法创作的作品、计算机软件的权利,计算机软件不是出租的主要标的的除外；

4.展览权。即公开陈列美术作品、摄影作品的原件或者复制件的权利；

5.表演权。即公开表演作品,以及用各种手段公开播送作品的表演权利；

6.放映权。即通过放映机、幻灯机等技术设备公开再现美术、摄影、电影和以类似摄制电影的方法创作的作品等的权利；

7.广播权。即以无线方式公开广播或者传播作品,以有线传播或者转播的方式向公众传播广播的作品,以及通过扩音器或者其他传送符号、声音、图象的类似工具向公众传播广播的作品的权利；

8.信息网络传播权。即以有线或者无线方式向公众提供作品,使公众可以在其个人选定的时间和地点或者作品的权利；

9.摄制权。即摄制电影或者以类似摄制电影的方法将作品固定在载体上的权利；

10.改编权。即改变作品,创作出具有独创性的新作品的权利；

11.翻译权。即将作品从一种语言文字转换成另一种语言文字的权利；

12.汇编权。即将作品或者作品的片段通过选择或者编排,汇集成新作品的权利。

著作权人可以许可他人行使著作权中的财产权,并依照约定或者《著作权法》的有关规定获得报酬。

著作权人可以全部或者部分转让著作权中的财产权,并依照约定或者《著作权法》的有关规定获得报酬。

四、著作权的取得和期限

(一)著作权的取得

综观各国著作权法对著作权的取得的规定,基本上分为两类,一类是无手续自动保护主义,另一类则是有手续客观保护主义。采取前一种制度的有西欧一些国家、日本及《伯尔尼公约》,它们都认为,随着作品的创作完成,著作权即自动产生,无需履行任何手续。采取后一种制度的则均认为著作权的产生必须先履行一定的手续,但这种手续各国规定不一。

我国《著作权法》基本上采用第一种制度,《著作权法》第2条规定:“中国公民、法人或者其他组织的作品,不论是否发表,依照本法享有著作权。”“外国人、无国籍人的作品首先在中国境内出版的,依照本法享有著作权。”该法还规定:“外国人、无国籍人的作品根据其作者所属国或者经常居住地国同中国签订的协议或者共同参加的国际条约享有的著作权,受本法保护。”

(二)著作权的期限

由于著作权包括人身权和财产权两部分,因此它们的保护期限不可等同对待。即使是著作权中的各种人身权，也不宜统一规定其享有的期限，其中某些权益应具有永久的性质，而另一些权益则应与著作权中的财产权的保护期限相同。

我国《著作权法》针对不同权益、不同主体确定了不同的保护期限。《著作权法》第20条规定："作者的署名权、修改权、保护作品完整权的保护期不受限制。"作者的署名权永远受法律保护，没有时间限制。修改权在作者死亡（公民）或者终止（法人）后，其修改权就终止。公民死亡、法人终止后，其署名权、保护作品完整权受到侵犯时，他的权利继受人可以作为保护人以原告身份提起诉讼。

著作权中财产权的保护期，是指著作权中的财产权利受法律保护的期间。在著作权法规定的保护期限内，著作权人对作品享有规定的财产权。保护期限届满，作品进入公有领域，他人可以自由地使用该作品，著作权人的财产权利丧失。《著作权法》第21条规定，公民的作品，其发表权、使用权和获得报酬权的保护期为作者终生及其死亡后50年。法人或者其他组织的作品、著作权（署名权除外）由法人或者其他组织享有的职务作品，其发表权、使用权和获得报酬权的保护期为50年，截止于作品首次发表后第50年的12月31日，但作品自创造完成后50年内未发表，法律不再保护。

五、邻接权

（一）邻接权的概念

邻接权，又称作品传播者权，是指与著作权相邻近的权利。邻接权是在传播作品中产生的权利。它与著作权密切相关，又是独立于著作权之外的一种权利。

邻接权的国际保护主要包括罗马公约、录音制品公约和卫星公约这三个公约。罗马公约是指《保护表演者、录音制品录制者与广播组织的国际公约》。该公约于1961年10月26日在罗马签订，自1964年5月18日生效。录音制品公约是指《保护录音制品录制者防止被擅自复制公约》，该公约于1971年10月在日内瓦缔结，自1973年7月生效。卫星公约是指《关于播送由人造卫星传播载有节目的信号公约》，该公约于1974年5月在布鲁塞尔缔结，自1979年生效。另外，世界贸易组织1994年《与贸易有关的知识产权协议》第十四条也规定了对表演者、录音制品制作者及广播组织保护的内容。

（二）邻接权的种类

罗马公约规定的邻接权的内容包括表演者的权利、录音制品制作者的权利和广播组织的权利。但各国对邻接权保护的理论和实践很不一致。有的国家保护表演者、录音制作者、广播组织者三者的权利。有的保护表演者、录音制作者的权利。而有的国家保护录音制作者、广播组织的权利。有的国家只保护表演者、录音制作者、广播组织其中一者的权利，如英国的1989年版权法只把表演者的权利作为邻接权加以保护，而把录音制作者和广播组织的权利纳入著作权的保护范围。

我国的邻接权主要是指出版者的权利、表演者的权利、录像制品制作者的权利、录音制作者的权利、电视台对其制作的非作品的电视节目的权利和广播电台的权利。

1.出版者的权利。出版者是指图书出版社、报社、杂志社和音像出版社等出版单位。出版者的权利是指在取得专有出版权后，在传播作品中产生的权利，主要包括署名权和版本形式权。

署名权是出版者享有的邻接权中的人身权利。出版者有权在自己的出版物上署自己的名称,例如某书由某出版社出版,该社有权就此署名。这种署名与作者的署名是两种不同的署名权。

版本形式包括版式形式和装帧形式。版式形式包括印刷字体、横排竖排、开本大小等内容;装帧形式是指出版物的外观形式。封面设计者对自己设计的书籍封面享有著作权

图书出版者出版图书,应当在版权页上做好图书版本记录。图书版本记录一般包括以下项目;(1)书名(或图片名)。(2)著作者(或绘制者、编辑者、翻译者)的姓名(或笔名、单位名称)。(3)出版者、印刷者和发行者的名称。(4)出版年月、版次、印次、印数。(5)统一书号、定价。

2.表演者权。表演是指舞台表演、舞蹈、演奏、演讲、演唱、演说以及并不涉及作品表演但具有公开娱乐性质的类似表演和其他表演方式。表演者指演员、歌唱家、舞蹈家、演奏家、音乐家和以表演、歌唱、朗诵、演说、演奏或别的方式表演作品的其他人员或者演出单位。表演者权是指表演者对其表演依法所享有的人身和财产权利。根据《著作权法》第37条规定,表演者享有下列权利:

(1)表明表演者身份。即表演者有权要求他人尊重其姓名,并按惯例公布其身份。

(2)保护表演形象不受歪曲。即表演者对其表演享有完整性和表演形象不受歪曲丑化的权利。

(3)许可他人从现场直播和公开传送其现场表演,并获得报酬。即表演者在进行表演的过程中有权许可或者禁止他人进行实况转播。

(4)许可他人为营利目的录音录像并获得报酬。即表演者对其现场表演享有录音录像和复制该音像制品的专有权利。

(5)许可他人通过信息网络向公众传播其表演,并获得报酬的权利。

3.录音录像制作者权。在这里录音录像制作者权包括录音制作者权和录像制作者权。录音制作者是指将声音首次固定在耐久性的物质载体上的人,而录象制作者则是指将声音和形象首次固定在耐久性的物质载体上的人。录音录像制作者权是指录音录像制作者对其制作的音像作品依法所享有的人身和财产权利。

根据《著作权法》第41条规定,录音录像制作者对其制作的录音录像作品,享有许可他人复制、发行、出租、通过信息网络向公众传播并获得报酬的权利。

4.广播组织的权利。广播组织是指通过无线电波播送公众接收的由声音或图像或由二者构成的实况或录像制品的广播电台(站)或者电视台。广播组织的权利是指广播、电视组织对其播放的广播或电视节目依法所享有的人身和财产权利。

根据《著作权法》第44条规定,广播电台、电视台有权禁止未经其许可的下列行为:

(1)将其播放的广播、电视转播;

(2)将其播放的广播、电视录制在音像载体上以及复制音像载体。

因此,根据《著作权法》的上述规定,广播组织享有的邻接权包含以下内容:一是播放权,广播电台、电视台对其制作的广播电视节目享有播放的专有权利。未经广播电台、电视台的

许可，其他任何广播电台、电视台不得加以播放。二是许可他人播放并获得报酬的权利。即许可他人为商业目的播放其制作的或者取得专有播放权的节目，并享有获得经济报酬的权利。三是许可他人复制发行其制作的广播、电视节目，并获得报酬的权利。

(三)邻接权的保护期

出版者的版式设计权，保护期间为10年，截止于使用该版式设计的图书、期刊首次出版后第十年的12月31日。

表演者权的保护期，"表明表演者身份"和"保护表演形象不受歪曲"这两项权利《著作权法》未作限制；表演者的其他权利的保护期为50年，截止于该表演发生后第50年的12月31日。

录音录像制作者权的保护期为50年，截止于该制品首次制作完成后第50年的12月31日。

广播、电视节目的保护期为50年，截止于该节目首次播放后第50年的12月31日。

六、著作权的合理使用和许可使用及转让

(一)著作权的合理使用和许可使用

各国著作权法，都对作品的合理使用作了规定。我国《著作权法》第22条规定，在下列情况下使用作品，可以不经著作权人许可，不向其支付报酬，但应当指明作者姓名、作品名称，并且不得影响作品的正常使用，也不得侵犯著作权人的合法权利：

1.为个人学习、研究或者欣赏，使用他人已经发表的作品；

2.为介绍、评论某一作品或者说明某一问题，在作品中适当引用他人已经发表的作品；

3.为报道时事新闻，在报纸、期刊、广播电台、电视台等媒体中不可避免地再现或者引用已经发表的作品；

4.报纸、期刊、广播电台、电视台等媒体刊登或者播放其他报纸、期刊、广播电台、电视台等媒体已经发表的关于政治、经济、宗教问题的时事性文章，但作者声明不许刊登、播放的除外；

5.报纸、期刊、广播电台、电视台等媒体刊登或者播放在公众集会上发表的作品，但作者声明不许刊登、播放的除外；

6.为学校课堂教学或者科学研究，翻译或者少量复制已经发表的作品，供教学和科研人员使用，但不得出版发行；

7.国家机关为执行公务在合理范围内使用已经发表的作品；

8.图书馆、档案馆、纪念馆、博物馆、美术馆等为陈列或者保存版本的需要，复制本馆收藏的作品；

9.免费表演已经发表的作品，该表演未向公众收取费用，也未向表演者支付报酬；

10.对设置或者陈列在室外公共场所的艺术作品进行临摹、绘画、摄影、录像；

11.将中国公民、法人或者其他组织已经发表的以汉语言文字创作的作品翻译成少数民族语言文字作品在国内出版发行；

12.将已经发表的作品改成盲文出版。

另外《著作权法》第23条规定，为实施九年制义务教育和国家教育规划而编写出版教材，除作者事先声明不许使用的外，可以不经著作权人许可，在教科书中汇编已经发表的作品片

段或者短小的文字作品、音乐作品或者单幅的美术作品、摄影作品,但应当按照规定支付报酬,指明作者姓名、作品名称,并且不得侵犯著作权人依法享有的其他权利。

以上规定适用于对出版者、表演者、录音录像制作者、广播电台、电视台的权利的限制。

在其他情况下使用他人作品,应得到著作权人的许可或同著作权人订立许可使用合同。著作权许可使用合同应包括下列主要条款:①许可使用作品的方式;②许可使用的权利是专有使用权还是非专有使用权;③许可使用的范围和期限;④付酬标准和办法;⑤违约责任;⑥双方认为需要约定的其他内容。

(二)著作权的转让

《著作权法》第24条规定,转让著作权中的财产权,应当订立书面合同。权利转让合同包括下列主要内容:

1.作品的名称;

2.转让的权利种类、地域范围;

3.转让价金;

4.交付转让价金的日期和方式;

5.违约责任;

6.双方认为需要约定的其他内容。

七、侵犯著作权的行为及其法律责任

(一)侵犯著作权的行为

在《著作权法》第46、47条,分别列举了侵犯著作权的行为表现,归纳起来主要包括:

1.未经著作权人许可发表其作品;

2.未经合作作者许可,将与他人合作创作的作品当作自己单独的作品发表;

3.没有参加创作,为谋取个人名利,在他人作品上署名;

4.歪曲、篡改他人作品;

5.剽窃、抄袭他人作品;

6.使用他人作品未按规定支付报酬;

7.未经出版者许可,使用其出版的图书、期刊的版式设计的;

8.未经表演者许可,从现场直播或者公开传送其现场表演的,或者录制其节目的;

9.未经著作权人许可,复制发行其作品;

10.出版他人享有专有出版权的图书;

11.未经表演者、录音录像制作者、广播电台、电视台许可,将其表演制作成录音录像出版,或复制发行其制作的录音录像和广播、电视节目,或者通过信息网络向公众传播的;

12.制作、出售假冒他人署名的美术作品等。

(二)法律责任

对于上述1至8的侵犯著作权的行为,应根据被侵权人的请求,视不同情况,责令侵权人承担停止侵害、消除影响、公开赔礼道歉、赔偿损失等民事责任。对于上述9至12的侵犯著作权的行为,除了承担民事责任外,如果损害了公共利益的,应由著作权行政管理部门责令停止侵权行为,没收违法所得,没收、销毁侵权复制品,并可处以罚款。情节严重的,著作权行政管理部门还可以没收主要用于制作侵权复制品的材料、工具、设备等。构成犯罪的,依法追究刑事责任。

复习思考题

1.简述知识产权的概念与特征。

2.《专利法》规定的授予发明、实用新型专利的条件有哪些?

3.侵犯专利权的行为有哪些?专利侵权者应承担哪些法律责任?

4.简述商标权的主要内容。

5.商标注册的条件和程序是什么?

6.商标侵权行为表现在哪些方面?

7.我国《著作权法》规定的著作权的主体有哪些?

8.简述著作权的主要内容。

9.《著作权法》对著作权的保护期限是如何规定的?

案例分析

【案情一】某家用电子公司经过两年多的努力,研制出一种新型节能电器。经技术部门测试鉴定,该产品的性能比国内已有的同类产品的性能优越。2002年8月,该公司向国务院专利行政部门提出专利申请。国务院专利行政部门经过审查,认为该项发明符合《专利法》规定的授予专利权的条件,于是决定授予发明专利权,并予以公告。在公告公布2个月后,刘某以该项发明已在国外公开使用过,并已丧失新颖性为由,要求国务院专利行政部门撤销该项发明的专利权。国务院专利行政部门在收到刘某的撤销专利权申请后,进行了审查。经审查认为,本案涉及的这种新型节能电器,虽然在国外有同类产品,但刘某没有举出其在国外刊物上公开发表的证据,又拿不出国外产品的说明书等证据。根据我国《专利法》关于新颖性的规定,刘某的主张不能成立,于是国务院专利行政部门作出了维持某家用电子公司专利权的决定。

【法律问题】

1.本案中刘某要求国务院专利行政部门撤销该项发明专利的理由是否充足?

2.国务院专利行政部门作出的维持某家用电子公司专利权的决定是否正确?

【案情二】2002年5月,某市甲饮料公司推出"清凉"牌系列饮料。该产品上市后,因其感觉新、口味好,同时又具有保健功能,深受消费者的青睐,甲公司的销售额也越来越好。不久在该市饮料市场出现了某省乙饮料公司出品的"清凉"牌饮料,但乙公司的饮料质量远不如甲公司的,口感也不好。消费者认牌购货,认为是甲公司的产品质量下降了,结果给甲公司的信誉造成了很大的损害,公司的业绩也因此大幅度下降。甲公司经过市场调查了解到,乙公司已抢先注册了"清凉"商标,而甲公司自己为了急于占领市场至此还未注册"清凉"商标。考虑到创牌不易,而且产品又有一定的知名度,甲公司便向乙公司提出转让该注册商标,后来因转让费太高而未达成转让协议。在协商未果的情况下,甲公司向国家工商局商标评审委员申请仲裁,以使用该商标在先为由,要求撤销乙公司抢注的“清凉”商标。乙公司辩称:自己依法申请商标注册并获得批准,符合《商标法》规定的申请在先原则,请求依法保护自己的商标专有权,要求甲公司停止侵权,停止使用该商标。商标评审委员会查明,甲公司虽然使用“清凉”商标在先,但未申请注册,乙公司则申请商标注册并获核准,因而已取得商标权,受法律保护。为此,认定甲公司提出的异议不成立,裁定维持乙公司对“清凉”注册商标的所有权,驳回甲公司的申请。

【法律问题】

1.为什么甲公司使用“清凉”商标在先,但未获得注册商标的专用权?

2.国家工商局商标评审委员裁定维持乙公司对“清凉”注册商标的所有权,驳回甲公司的申请的理由和依据是什么?

【案情三】据1995年1月14日的《戏剧电影报》报道:“北京电影学院89级学生邱××导演的毕业作品《受戒》近日入围法国克莱芒·费朗短片电影节。”

1995年2月28日,北影公司向北京市海淀区人民法院递交了一份起诉状。起诉状称:1992年3月,著名作家汪××将其代表作之一小说《受戒》的电影、电视剧改编权、拍摄权转让给该公司,并于1994年12月又续签了有效期至1998年3月的转让合同。根据合同规定,该公司是小说《受戒》改编权及电影拍摄权的唯一合法拥有者。1995年1月14日,该公司在《戏剧电影报》上看到了《受戒》入围法国短片电影节的报导,据此了解到北京电影学院在未经权利人许可的情况下,已擅自将小说《受戒》改编、拍摄成电影,并由北京电影学院组成的代表团携带该片参加了朗格鲁娃国际学生电影节,更因此使该片入围法国克莱芒电影节。被告北京电影学院的行为,将侵权结果由校内扩展到校外,由国内扩展到国际,给该公司造成了精神及财产损失。现该公司要求判令北京电影学院立即停止侵权、销毁侵权影片拷贝,要求被告公开赔礼道歉并赔偿损失20万元人民币。

北京市海淀区人民法院知识产权庭依法受理了此案。

1995年3月10日,电影学院向法院递交了答辩状,其内容与起诉书内容完全针锋相对。答辩状内容包括:北影公司的起诉缺乏充分的事实和法律依据。在答辩状中,他们陈述了三条理由:(1)电影学院主观上无故意,事实上也没有参加克莱芒国际电影节;(2)电影学院是在法律许可的范围内合理使用原著,直接目的是制作学生作业,未侵犯北影公司的著作权;(3)北影公司所称的侵权结果及损失均属毫无根据的夸大其辞。据此,电影学院请求法庭驳回北影公司的诉讼请求。

【法律问题】

1.北影公司是否享有小说《受戒》的电影、电视剧改编权、拍摄权?

2.电影学院将小说《受戒》改编、拍摄成电影,并参加朗格鲁娃国际学生电影节的行为是否构成侵权?

3.法院会作出怎样的判决?

第七章

市场管理法律制度

【内容提要】在社会主义市场经济条件下，为了实现社会资源的合理分配，满足市场需求，就必须运用竞争这个强大的激励机制来推动市场主体的发展。与此同时，在市场经济竞争当中还存在一些限制竞争的行为，需要国家的管理和干预，而且也只有国家才能对市场进行管理和干预，因为其他任何人和任何社会集体都只能从自身利益出发来考虑问题，并且还存在破坏市场秩序或者限制竞争的可能性。因此，管理市场秩序的任务就必须由国家来承担。通过国家制定相关的法律制度，调整和规范各种市场主体的行为，以创造一个公平有序的市场竞争环境，促进国民经济的持续、快速和健康发展。本章主要就我国的反不正当竞争法、产品质量法和消费者权益保护法的内容进行阐述。

第一节　反不正当竞争法

一、反不正当竞争法概述

（一）竞争与竞争法

竞争可以从广义和狭义两个方面来理解。广义的竞争，是指规范各方通过一定的活动来施展自己的能力，为达到各方共同的目的而各自所作的努力。狭义的竞争仅指商品经营者为取得有效的产销条件而进行的相互斗争。

市场经济是竞争经济，也是法制经济。竞争是市场经济的本质，也是市场优化资源配置的重要手段。竞争的结果会迫使市场主体通过合法的途径来改善管理方式，提高产品或者服务质量。竞争也会出现一些不正当竞争或者垄断行为，从而会扰乱市场竞争秩序，损害消费者的利益。为了给市场竞争主体创造一个公平的竞争环境，必须要有规制垄断或不正当竞争行为的法律制度。竞争法就是在这样的社会经济发展的环境下产生和完善起来的。竞争法通过建立一个基本的法律关系模式，一方面禁止偏离这一模式的行为，调节、整合市场中现实的经济竞争关系，以达到竞争机制的要求；另一方面，还必须运用经济、行政和司法等各种救济手段，不断规范违法行为，使市场主体的行为更加趋于法律关系的基本要求。

竞争法是指调整国家在规制各种竞争行为过程中所发生的社会关系的法律关系的总称。竞争法的内容一般包括反垄断法、反限制竞争法和反不正当竞争法等内容。目前我国仅有《反不正当竞争法》及其配套法规。随着市场经济的不断发展,迫切需要反垄断法等竞争法律、法规的尽早出台。

(二)反不正当竞争法的概念

反不正当竞争法是指调整在制止不正当竞争行为过程中发生的社会关系的法律规范的总称。反不正当竞争法在维护市场竞争秩序,保护受不正当竞争行为损害的经营者的合法权益方面发挥着重要的作用。1993年9月2日第八届全国人民代表大会常务委员会第三次会议通过了《中华人民共和国反不正当竞争法》(以下简称《反不正当竞争法》)。在《反不正当竞争法》中,确立了我国反不正当竞争法的立法宗旨,并且规定了11种不正当竞争行为的表现形式及其制裁措施。

二、不正当竞争行为及其法律责任

(一)不正当竞争行为的概念与特征

由于不正当竞争行为的多样性和复杂性,学者们对不正当竞争行为有多种解释。《反不正当竞争法》第2条规定:"本法所称的不正当竞争行为,是指经营者违反本法规定,损害其他经营者的合法权益,扰乱社会经济秩序的行为。"经营者是指从事商品经营或者营利性服务的法人、其他经济组织和个人。

一般来讲,不正当竞争行为具有以下几个特征:

1.主体的特定性。不正当竞争行为的主体主要是从事商品经营或者营利性服务的法人、其他经济组织或者个人。

2.行为的违法性。主要是违反了《反不正当竞争法》所列举的禁止不正当竞争行为的具体规定,也包括违反市场交易的基本原则。

3.目的的获利性。实施不正当竞争行为的目的是为了在竞争当中获得优势。

4.后果的危害性。不正当竞争行为以损害竞争者为手段,通过不公平的方式获得市场的竞争优势,违反了市场经济的基本准则和商业道德,损害了竞争者和消费者的合法权益。

(二)不正当竞争行为的具体表现及其法律责任

我国《反不正当竞争法》列举了11种不正当竞争行为。

1.欺诈性交易行为及其法律责任

(1)欺诈性交易行为。欺诈性交易行为是指经营者以营利为目的,利用侵犯他人的知识产权、商誉或者伪造、冒用质量标识等手段推销自己的商品或者服务,因而损害到其他经营者和消费者的合法权益的行为。《反不正当竞争法》第5条规定,以下行为属于不正当竞争行为:①假冒他人的注册商标;②擅自使用知名商品特有的名称、包装、装潢或者使用与知名商品近似的名称、包装、装璜,造成和他人的知名商品相混淆,使购买者误认为是该知名商品;③擅自使用他人的企业名称或者姓名,使人误认为是他人的商品;④在商品上伪造或者冒用认证标志、名优标志,对商品的质量进行引人误解的虚假表示。

(2)法律责任。以上欺诈性交易行为,共同特点都是通过虚假手段,误导消费者将假冒的产品当作名优产品而购买，违背了经营者应当遵循的诚实信用原则，侵犯了消费者的合法权益，必须予以制裁。《反不正当竞争法》第21条规定了相应的法律责任：①经营者假冒他人的注册商标，擅自使用他人的名称或者姓名，伪造或者冒用认证标志、名优标志等质量标志的违法行为，依据《商标法》和《产品质量法》的规定处罚。②经营者擅自使用知名商品特有的名称、包装、装潢或者使用与知名商品近似的名称、包装、装潢，造成和他人的知名商品相混淆，使购买者误认为是知名商品的，监督检查部门应当责令停止违法行为，没收违法所得，并且视情节处以违法所得一倍以上三倍以下的罚款；构成犯罪的，依法追究刑事责任。

2.商业贿赂行为及其法律责任

(1)商业贿赂行为。商业贿赂行为是指经营者在市场交易中，为了获得交易机会和竞争优势，秘密给付财物或者其他手段收买有关人员，以达到购买或者销售商品目的的行为。这种行为严重危害市场经济的公平竞争秩序，影响社会资源的合理配置和技术进步，是我国《反不正当竞争法》明确禁止的行为。商业贿赂行为除了金钱回扣、赠送财物之外，还包括提供免费度假、房屋装修、旅游、高档宴席、娱乐消费等形式。另外，在规制商业贿赂这种不正当竞争行为时，应将商品交易中的正常的回扣、佣金和折扣要区分开。《反不正当竞争法》第8条规定，经营者不得采用财物或者其他手段进行贿赂以销售或者购买商品。在帐外暗中给予对方单位或者个人回扣的，以行贿罪论处。对方单位或者个人在帐外暗中收受回扣的，以受贿罪论处。经营者销售或者购买商品，可以以明示方式给对方折扣，可以给中间人佣金。经营者给对方折扣、给中间人佣金的，必须如实入帐。接受折扣、佣金的经营者必须如实入帐。

(2)法律责任。商业贿赂行为使其他的经营者失去了公平竞争的机会，还会滋生经济犯罪活动，败坏党风和社会风气，必须予以坚决的打击和制裁。《反不正当竞争法》第22条规定，对经营者采用财物或者其他手段进行贿赂以销售或者购买商品，构成犯罪的，依法追究刑事责任；对未构成犯罪的，由行政检查监督部门根据情节处以1万元以上20万元以下的罚款，并没收违法所得。

3.虚假宣传行为及其法律责任

(1)虚假宣传行为。虚假宣传是指经营者利用广告或者其他方法，对商品的质量、制作成份、性能、用途、生产者、有效期、产地等进行引人误解的宣传。所谓引人误解是指宣传的目的是影响消费者，对商品的真实情况产生错误的联想，可能导致消费者的误购。由于这种行为主要是利用了人们对广告的信任和依赖心理，以达到非法的目的，所以，在本质上也属于欺骗性的交易行为。

(2)法律责任。根据《反不正当竞争法》第24条的规定，对商品作引人误解的虚假宣传的，监督检查部门应当责令其停止违法行为，消除影响，并根据情节处以1万元以上20万元以下的罚款。广告的经营者不得在明知或者应知的情况下，代理、设计、制作、发布虚假广告。对于利用广告作引人误解的虚假宣传的，优先适用《广告法》的处罚。

4.侵犯商业秘密的行为及其法律责任

(1)侵犯商业秘密的行为。商业秘密是指不为公众所知悉，能为权利人带来利益，具有实用性并经权利人采取保护措施的技术信息、经营信息和管理方法。主要包括：技术信息，如开发中的产品、图纸、模具、工程设计图纸、产品配方等；经营信息，如合同往来函件、客户名单、买卖意向等;管理方法,如电脑控制程序、财务资料、人事薪金资料等。由于商业秘密能够给权利人带来经济利益,并且具有秘密性,所以常常成为不正当竞争者的侵犯对象。根据《反不正当竞争法》第10条的规定,利用非法手段(如以盗窃、利诱、胁迫等手段,或者披露、使用以前述手段等)获得、使用商业秘密的行为均属于侵犯商业秘密的行为。

(2)法律责任。侵犯商业秘密行为不但侵犯权利人的利益,给商业秘密的权利人造成经济上的损失,而且破坏了正常的市场经济秩序。因此,各国都通过法律手段对商业秘密予以保护,并对侵犯商业秘密的行为予以严惩。《反不正当竞争法》第25条规定,侵犯商业秘密的,监督检查部门应当则令停止违法行为,可以根据情节处以1万元以上20万元以下的罚款。如果商业秘密的权利人在权利受到侵害的,还可以向人民法院起诉。

5.压价排挤竞争对手行为及其法律责任

(1) 压价排挤竞争对手行为。压价排挤竞争对手行为是指经营者以排挤竞争对手为目的,以低于成本的价格销售商品的行为。这种行为的构成要件是:主观上以排挤竞争对手为目的,客观上实施了以低价销售的行为。

(2)法律责任。对于压价排挤竞争对手行为的法律责任,《反不正当竞争法》没有作具体的规定。但受到侵害的经营者可以通过诉讼程序要求追究不正当竞争经营者的损害赔偿责任。

另外,《反不正当竞争法》规定,以下几种情形,不属于不正当竞争行为:①销售鲜活商品;②处理有效期即将到期的商品或者其他积压的商品;③季节性的降价;④因清偿债务、转产、歇业降价销售商品。

6.不正当有奖销售行为及其法律责任

(1)不正当有奖销售行为。有奖销售是指经营者销售商品或者提供服务时,附带性的向购买者提供物品、金钱或者其他经济利益的行为。有奖销售本身不违法,而且能够刺激消费者购买商品或者接受服务,促进市场的繁荣。如果是欺骗性的有奖销售和巨奖销售,就属于不正当的有奖销售。我国《反不正当竞争法》没有一概否定有奖销售,而是对可能产生不正当竞争后果的有奖销售行为给以制止,并且规定了不正当有奖销售行为的三种表现形式:①采取谎称有奖或者故意让内定人员中奖的欺骗方式进行有奖销售;②利用有奖销售的手段推销质次价高的商品;③抽奖式的有奖销售,最高奖的金额超过5000元。

(2)法律责任。根据《反不正当竞争法》第26条的规定,经营者进行不正当有奖销售,质量监督检查部门应当责令其停止违法行为,可以根据情节处以1万元以上10万以下的罚款。

7.诋毁商誉的行为及其法律责任

(1)诋毁商誉的行为。诋毁商誉是指经营者捏造、散布虚假事实,以损害竞争对手的商业信誉、商品声誉的目的行为。商业信誉是指社会对经营者的思想、道德、风格和能力的积极评价。商品声誉是社会对商品品质、性能的赞誉。良好的商誉能够给经营者代来经济利益,提高经营者在社会公众中的形象,从而在市场竞争中处于优势地位。诋毁商誉行为则会降低竞争对手在广大社会公众心目中的地位,损害其应有的市场优势。

(2)法律责任。在《反不正当竞争法》中没有对诋毁商誉的行为规定具体的法律责任,如果给竞争对手造成损害的,受害者可以根据《反不正当竞争法》以及《民法通则》的有关规定,到人民法院进行起诉，以维护自己的合法权益。

8.限制排挤行为及其法律责任

(1)限制排挤行为。限制排挤行为是指公用企业或者其他依法具有独占地位的经营者，限制他人购买其指定的经营者的商品，以排挤其他经营者的公平竞争的行为。这种行为主要表现在垄断性的一些行业，如公用企业以及依法具有独占地位的经营者。限制排挤行为的后果主要是破坏了公平竞争的市场秩序，损害了其他经营者的利益。

(2)法律责任。根据《反不正当竞争法》第23条的规定，对于有限制竞争行为的经营者，省级或者设区的市的监督检查部门应当责令其停止违法行为，并可以根据情节处以5万元以上10万元以下的罚款。被指定的经营者借此销售质次价高的商品或者滥收费用的，监督检查部门应当没收违法所得，可以根据情节处以违法所得一倍以上三倍以下的罚款。

9.滥用行政权利限制竞争行为及其法律责任

(1)滥用行政权利限制竞争行为。滥用行政权利限制竞争行为是指政府及其所属部门滥用行政权利，采取超经济强制交易、地区封锁等不正当竞争手段限制竞争的行为。《反不正当竞争法》第7条规定，以下行为属于滥用行政权利限制竞争行为：一是限制他人购买其指定的经营者的商品；二是限制其他经营者正当的经营活动；三是限制外地商品进入本地市场；四是限制本地商品流向外地市场。

(2)法律责任。滥用行政权利限制竞争行为属于行政垄断的一种典型的表现形式。在这种行为的实施中，政府及其所属的部门凭借其行政权力介入竞争，干预了正常的交易，限制了合理的竞争。为此，《反不正当竞争法》第23条规定，政府及其所属的部门滥用行政权力，限定其他人购买其指定的经营者的商品，限制其他经营者正当的经营活动，限制商品在地区之间正常流通的，由同级或者上级机关对直接责任人给予行政处分。被指定的经营者借此销售质次价高的商品或者滥收费用的，监督检查部门应当没收违法所得，可以根据情节处以违法所得一倍以上三倍以下的罚款。

10.附条件销售行为及其法律责任

(1)附条件销售行为。附条件销售行为是指经营者在销售商品时违背购买者的意愿搭售商品或附加其他不合理的条件的行为。实施这种行为的经营者凭借其经济优势限制竞争，违背了消费者的意愿，违背了公平竞争的原则，并且为推销质次价高的商品提供了方便。

(2)法律责任。附条件销售行为的被侵害对象是交易的相对方，受侵害的经营者在其合法权益受到侵害时，可以通过人民法院提起诉讼，要求侵权人承担相应的法律责任。

11.串通投标行为及其法律责任

(1)串通投标行为。串通投标行为是指在招、投标活动中，投标者之间串通投标或者投标者和招标者之间相互勾结以排挤竞争对手的行为。招标投标的精髓在于能够引起投标人之间的竞争，而串通投标行为严重扰乱和破坏了公平、公正、公开投标的竞争环境，所以，对这种不正当竞争行为必须予以制止。

(2)法律责任。根据《反不正当竞争法》第27条的规定，投标者之间串通投标，抬高标价或者压低标价；投标者和招标者之间相互勾结，以排挤竞争对手的公平竞争的，其中标无效。监督检查部门可以根据情节处以1万元以上20万元以下的罚款。

(三)不正当竞争行为的监督检查

对不正当竞争行为的监督检查是确保《反不正当竞争法》发挥作用的重要手段,因此,有关部门必须明确责任,依法严格监督检查。

1.监督检查部门。《反不正当竞争法》规定,县级以上工商行政管理部门以及法律、行政法规规定的其他部门(物价、质量技术监督、商品检验等部门)负责对不正当竞争行为的监督检查。另外,我国《反不正当竞争法》规定,国家鼓励、支持和保护一切组织和个人对不正当竞争行为进行社会监督。

2.监督检查部门的职权与责任。为了保证监督检查部门的权威性和执法的有效性,法律赋予监督检查部门以下职权:

(1)调查询问权。有权按照规定程序询问被检查的有关人员,如经营者、利害关系人、证明人等,并要求其提供相关的证明和资料。

(2)查询、复制权。有权查询、复制与不正当竞争行为有关的协议、帐册、单据、文件、记录、业务函电和其他资料等。

(3)检查财物权。有权检查与假冒、仿冒有关的财物,提取物证。

监督检查部门的工作人员监督检查不正当竞争行为时,应当出示检查证件。被检查的经营者、利害关系人和证明人应当如实提供有关资料或者情况。

监督检查不正当竞争行为的国家工作人员滥用职权、玩忽职守,构成犯罪的,依法追究刑事责任;不构成犯罪的,给予行政处分。

监督检查不正当竞争行为的国家工作人员徇私舞弊,对明知有违反《反不正当竞争法》规定构成犯罪的经营者故意包庇不使其受追诉的,依法追究刑事责任。

第二节　产品质量法

一、产品质量法概述

(一)产品、产品质量与产品质量责任

1.产品。产品有广义和狭义两种含义。广义的产品泛指自然物之外的一切劳动生产物。狭义的产品则是指劳动产品中的物质产品(不包括精神产品和自然产品,如农产品)。法律意义上的产品主要是指狭义的产品。由于各个国家在立法上的差异,在产品内涵的界定上也有区别。我国1993年制定的《中华人民共和国产品质量法》(以下简称《产品质量法》)中所指的产品,是指加工、制作,用于销售的产品。但建设工程和军工产品不适用《产品质量法》中关于产品质量的规定。

2.产品质量。提高产品的质量,最大限度的满足消费者的需求,是每一个企业生存与发展的基础。产品质量一般是指产品满足人们需要的适用性、安全性、可靠性、经济性等特征的要求。适用性是产品质量的最重要的特征,包括功能适用性、使用适用性和销售适用性。安全性是指产品能够安全使用,不存在危害人身、财产安全的不合理危险。可靠性是指产品在规定条件下实现预定功能的能力。经济性是指产品性能价格比同等性能条件下，价格越低越好。在我国,产品质量是指国家有关法律法规、质量标准以及合同规定的对产品适用、安全和其他特性的要求。

3.产品质量责任。产品质量法律制度的核心是明确经营者的产品质量责任。产品质量责任是指因产品缺陷产生损害后果时经营者应当承担的法律责任。产品缺陷与产品质量的含义是不同的。产品缺陷比产品质量的含义要广泛一些,它是一种不合理的危险,可能危及人身和财产的安全。因为许多产品,尤其是新产品可能并无国家或者行业标准,但可能存在缺陷。因此,在确认产品质量责任的问题上,许多国家一般都遵循严格责任原则,即只要能够证明消费者是在正常使用产品过程中受到损害的,无论经营者是否有过错,消费者都有权要求其承担赔偿责任,以维护社会公平和正义。

(二)产品质量法及适用范围

产品质量法是指调整因产品质量所产生的经济关系的法律规范的总称。由于产品质量与产品质量责任与每一个经营者利益相关,因此现代各国对产品质量的立法都非常重视。尽管我国的产品质量立法较晚,但发展很快,目前已经取得了显著的立法成果。1993年2月22日第七届全国人民代表大会常务委员会第三十次会议通过《产品质量法》,2000年又对该法进行了重大修订。

中华人民共和国境内从事产品生产、销售活动,必须遵守《产品质量法》。建设工程不适用《产品质量法》规定;但是建设工程使用的建筑材料、建筑配件和设备,属于上述的产品范围的,适用《产品质量法》的规定。

二、产品质量的监督管理

(一)产品质量监督管理体制

产品质量监督管理体制是产品质量监督管理机构及其职权的统称。建立一个健全和完善的产品质量监督管理体制,是全面、有效管理和监督产品质量的重要保证,也是《产品质量法》对产品的生产者、经营者规定的义务得以落实的重要手段。根据《产品质量法》的规定,我国的产品质量监督管理体制包括以下基本内容:国务院产品质量监督部门,负责全国产量质量监督管理工作;县级以上地方人民政府产品质量监督部门,负责本行政区域内的产品质量监督管理工作;国务院和县级以上地方人民政府设置的有关行业主管部门,其主要职责是按照同级人民政府赋予的职权，负责本行政区域内本行业关于产品质量方面的行业监督和生产经营性管理工作。

任何单位和个人有权对违反《产品质量法》规定的行为向产品质量监督部门或者其他有关部门检举,产品质量监督部门或者其他有关部门应当为检举人保密,并按照有关规定规定予以奖励。社会团体和社会舆论也可以按照《产品质量法》对产品进行监督。消费者也有权就产品质量问题向生产者、经营者询问,向产品质量监督部门、工商行政管理部门及有关部门申诉,接受申诉的部门应当负责处理。

(二)企业质量体系认证制度

企业质量体系认证,也称为企业认证,是指由国家认可的质量认证机构独立评审,根据企业的申请,按照国际通用的质量管理和质量保证系列标准,对企业的质量体系进行审核,并对合格者颁发质量体系认证证书的活动。推行企业质量体系认证,引导企业向国际先进水平努力,有利于促进企业改善经营管理,提高企业整体素质,增强企业的核心竞争力。

《产品质量法》第14条规定:国家根据国际通用的质量管理标准,推行企业质量体系认证制度。企业根据自愿原则可以向国务院产品质量监督部门认可的或者国务院产品质量监督部门授权的部门认可的认证机构申请企业质量体系认证。经认证合格的,由认证机构颁发企业质量体系认证证书。

(三)产品质量认证制度

产品质量认证是指依照规定的产品标准和技术要求,根据企业的申请,经过国家认可的质量认证机构确认,并对合格者颁发产品质量认证证书和产品质量认证标志,证明产品符合相应标准和技术要求的制度。产品质量认证分为安全认证和合格认证两种类型,其功能和特点与企业质量体系认证基本相同,但只能用于产品。

《产品质量法》规定,国家参照国际先进的产品标准和技术要求,推行产品质量认证制度。企业根据自愿原则可以向国务院产品质量监督部门认可的或者国务院产品质量监督部门授权的部门认可的认证机构申请产品质量认证。经认证合格的,由认证机构颁发产品质量认证证书,准许企业在产品或者其包装上使用产品质量认证标志。

(四)产品质量监督检查制度

产品质量监督检查是一项强制性的行政措施,国家对产品质量实行以抽查为主要方式的监督检查制度,并将抽查的结果登报公布。监督检查的重点主要是以下三类产品:一是可能危及人身健康和人身、财产安全的产品,如药物、食品等;二是影响国计民生的重要工业产品,如钢铁、石油制品等;三是用户、消费者和有关组织反映有质量问题的产品。

监督抽查工作由国务院产品质量监督部门规划和组织,县级以上的地方产品质量监督部门在本行政区域内也可以组织抽查。接受产品质量监督检查的生产者、销售者不得拒绝。

根据《产品质量法》的规定,进行产品质量监督检查时应当遵循以下要求:

1.国家监督抽查的产品,地方不得再组织抽查;上级监督抽查的产品,下级不得再组织抽查。

2.抽查检验费用按照国务院规定列支,不得向被检查人收取。检验抽查样品的数量不得超过检验的合理需要。

3.生产者、销售者对抽查检验的结果有异议的,可以自收到检验结果之日起15日内向实施监督抽查的产品质量监督部门或者其上级产品质量监督部门申请复验,由受理复验的产品质量监督部门作出复验结论。

依照《产品质量法》的规定进行监督抽查的产品质量不合格的,由实施监督抽查的产品质量监督部门责令其生产者、销售者限期改正。逾期不改正的,由省级以上人民政府产品质量监督部门予以公告;公告后经复查仍不合格的,责令停业,限期整顿;整顿期满后经复查产品质量仍不合格的,吊销营业执照。

监督抽查的产品有严重质量问题的,依照《产品质量法》第五章的有关规定处罚。

三、生产者、销售者的产品质量义务

产品质量义务是指产品的生产者、销售者应当保证其生产、销售的产品符合适用、安全的要求,不得存在不合理的危险。产品质量义务是一种法定义务,《产品质量法》对生产者的产品质量义务和销售者的产品质量义务分别作了具体规定。

(一)生产者的产品质量义务

1.保证产品质量的义务。生产者应当对其生产的产品质量负责。产品质量应当符合下列要求:(1)不存在危及人身、财产安全的不合理的危险,有保障人体健康和人身、财产安全的国家标准、行业标准的,应当符合该标准;(2)具备产品应当具备的使用性能,但是,对产品存在使用性能的瑕疵做出说明的除外;(3) 符合在产品或者其包装上注明采用的产品标准,符合以产品说明、实物样品等方式表明的质量状况。

2.产品包装标识必须真实。产品标识是表明产品的名称、产地、质量状况等信息的表述和标示。产品标识可以标注在产品上,也可以标注在产品的包装上。产品或者其包装上的标识必须真实,并符合下列要求:(1)有产品质量检验合格证明;(2)有中文标明的产品名称、生产厂厂名和厂址;(3)根据产品的特点和使用要求,需要标明产品规格、等级、所含主要成份的名称和含量的,用中文相应予以标明;需要事先让消费者知晓的,应当在外包装上标明,或者预先向消费者提供有关资料;(4)限期使用的产品,应当在显著位置清晰地标明生产日期和安全使用期或者失效日期;(5)使用不当,容易造成产品本身损坏或者可能危及人身、财产安全的产品,应当有警示标志或者中文警示说明。裸装的食品和其他根据产品的特点难以附加标识的裸装产品,可以不附加产品标识。(6)易碎、易燃、易爆、有毒、有腐蚀性、有放射性等危险物品以及储运中不能倒置和其他有特殊要求的产品,其包装质量必须符合相应要求,依照国家有关规定做出警示标志或者中文警示说明,标明储运注意事项。

3.禁止性规定。产品生产者不得违反禁止性规定,主要包括:(1)不得生产国家明令淘汰的产品;(2)不得伪造产地、不得伪造或者冒用他人的厂名、厂址;(3)不得伪造或者冒用认证标志、名优标志等质量标志;(4)生产产品,不得掺杂、掺假,不得以假充真、以次充好,不得以不合格产品冒充合格产品;(5)不合格的产品不准出厂;(6)不合格的原材料、零部件不准投料、组装;(7)没有产品质量标准、未经质量检验机构检验的产品不准生产。

(二)销售者的产品质量义务

销售者的产品质量义务主要有:

1.销售者应当认真执行进货检查验收制度;

2.销售者应当采取措施,保持销售产品的质量;

3.销售者不得销售失效、变质的产品;

4.销售者销售的产品的标识应当符合《产品质量法》的有关规定;

5.销售者不得伪造产地,不得伪造或冒用他人的厂名、厂址;

6.销售者不得伪造或者冒用认证标志、名优标志;

7.销售者销售产品,不得掺杂、掺假、不得以假充真、以次充好,不得以不合格产品冒充合格产品。

四、违反《产品质量法》的法律责任

产品质量的法律责任包括民事责任、行政责任和刑事责任。民事责任的主要目的是对受害人进行损害赔偿,行政责任和刑事责任的宗旨在于对施害人进行惩戒。在产品质量法律纠纷当中受害人最关心的是如何获得损害赔偿,挽回经济损失。因此民事责任是产品质量法律责任的主要责任形式。

(一)民事责任

产品质量法中的民事责任分为产品瑕疵担保责任和产品缺陷损害赔偿责任两种形式。

1.产品瑕疵担保责任。“瑕疵”泛指微小的缺点,产品瑕疵属于一般性的质量问题,如产品的外观、使用性能等方面。它是一种因合同关系引起的责任,主要发生在产品买卖关系中。产品瑕疵担保责任是指销售者违反明示或者默示的关于产品质量的保证或承诺,给消费者造成损失时应当承担的法律责任。

根据《产品质量法》的规定,售出的产品有下列情形之一的属于有瑕疵的产品:(1)不具备产品应当具备的使用性能而事先未作说明的;(2)不符合在产品或者其包装上注明采用的产品标准的;(3)不符合以产品说明、实物样品等方式表明的质量状况的。

销售者对于有瑕疵的产品,应当依照法律规定负责修理、更换、退货;给购买产品的消费者造成损失的,销售者应当赔偿损失。然后根据产品质量发生的原因明确责任,属于生产者的责任或者属于向销售者提供产品的其他销售者(以下简称供货者)的责任的,销售者有权向生产者、供货者追偿。销售者未按照规定给予修理、更换、退货或者赔偿损失的,由产品质量监督部门或者工商行政管理部门责令改正。

生产者之间,销售者之间,生产者与销售者之间订立的买卖合同、承揽合同有不同约定的,合同当事人按照合同约定执行。

2.产品缺陷损害赔偿责任。缺陷是指产品存在危及人身、他人财产安全的不合理的危险。产品缺陷属于较大的质量问题,主要因侵权而产生。产品缺陷损害赔偿责任是指因产品存在缺陷造成人身、他人财产损害的,生产者应当承担的赔偿责任。

生产者能够证明有下列情形之一的,不承担赔偿责任:(1)未将产品投入流通的;(2)产品投入流通时,引起损害的缺陷尚不存在的;(3)将产品投入流通时的科学技术水平尚不能发现缺陷的存在的。

因销售者的过错使产品存在缺陷,造成人身、他人财产损害的,销售者应当承担赔偿责任。销售者不能指明缺陷产品的生产者,也不能指明缺陷产品的供货者的,销售者应当承担赔偿责任。

因产品存在缺陷造成人身、他人财产损害的,受害人可以向产品的生产者要求赔偿,也可以向产品的销售者要求赔偿。属于产品的生产者责任的,产品的销售者赔偿后,产品的销售者有权向产品的生产者追偿。属于产品的销售者责任的,产品的生产者赔偿后,产品的生产者有权向产品的销售者追偿。

3.产品缺陷的赔偿范围。因产品存在缺陷造成受害人人身伤害的,侵害人应当赔偿医疗费、治疗期间的护理费、因误工减少的收入等费用;造成残疾的,还应当支付残疾者生活自助具费、生活补助费、残疾赔偿金以及由其扶养的人所必需的生活费等费用;造成受害人死亡的,并应当支付丧葬费、死亡赔偿金以及由死者生前扶养的人所必需的生活费等费用。

因产品存在缺陷造成受害人财产损失的,侵害人应当恢复原状或者折价赔偿。受害人因此遭受其他重大损失的,侵害人应当赔偿损失。

4.缺陷产品责任的诉讼时效。因产品存在缺陷造成损害要求赔偿的诉讼时效期间为2年,自当事人知道或者应当知道其权益受到损害时起计算。

因产品存在缺陷造成损害要求赔偿的请求权,在造成损害的缺陷产品交付最初消费者满10年丧失;但是,尚未超过明示的安全使用期的除外。

(二)行政责任和刑事责任

1.产品生产者、销售者的行政责任和刑事责任

(1)生产、销售不符合保障人体健康和人身、财产安全的国家标准、行业标准的产品的,责令停止生产、销售,没收违法生产、销售的产品,并处违法生产、销售产品(包括已售出和未售出的产品,下同)货值金额等值以上3倍以下的罚款;有违法所得的,并处没收违法所得;情节严重的,吊销营业执照;构成犯罪的,依法追究刑事责任。

(2)在产品中掺杂、掺假,以假充真,以次充好,或者以不合格产品冒充合格产品的,责令停止生产、销售,没收违法生产、销售的产品,并处违法生产、销售产品货值金额50%以上3倍以下的罚款;有违法所得的,并处没收违法所得;情节严重的,吊销营业执照;构成犯罪的,依法追究刑事责任。

(3)生产国家明令淘汰的产品的,销售国家明令淘汰并停止销售的产品的,责令停止生产、销售,没收违法生产、销售的产品,并处违法生产、销售产品货值金额等值以下的罚款;有违法所得的,并处没收违法所得;情节严重的,吊销营业执照。

(4)销售失效、变质的产品的,责令停止销售,没收违法销售的产品,并处违法销售产品货值金额2倍以下的罚款;有违法所得的,并处没收违法所得;情节严重的,吊销营业执照;构成犯罪的,依法追究刑事责任。

(5)伪造产品产地的,伪造或者冒用他人厂名、厂址的,伪造或者冒用认证标志等质量标志的,责令改正,没收违法生产、销售的产品,并处违法生产、销售产品货值金额等值以下的罚款;有违法所得的,并处没收违法所得;情节严重的,吊销营业执照。

(6)产品标识不符合《产品质量法》第27条规定的,责令改正;有包装的产品标识不符合《产品质量法》第27条第(4)项、第(5)项规定,情节严重的,责令停止生产、销售,并处违法生产、销售产品货值金额30%以下的罚款;有违法所得的,并处没收违法所得。

(7)销售者销售《产品质量法》第49条至第53条规定禁止销售的产品,有充分证据证明其不知道该产品为禁止销售的产品并如实说明其进货来源的,可以从轻或者减轻处罚。

(8)拒绝接受依法进行的产品质量监督检查的,给予警告,责令改正;拒不改正的,责令停业整顿;情节特别严重的,吊销营业执照。

2.产品质量检验机构、认证机构的行政责任和刑事责任

(1)产品质量检验机构、认证机构伪造检验结果或者出具虚假证明的,责令改正,对单位

处5万元以上10万元以下的罚款,对直接负责的主管人员和其他直接责任人员处1万元以上5万元以下的罚款;有违法所得的,并处没收违法所得;情节严重的,取消其检验资格、认证资格;构成犯罪的,依法追究刑事责任。(2)产品质量检验机构、认证机构出具的检验结果或者证明不实,造成损失的,应当承担相应的赔偿责任;造成重大损失的,撤销其检验资格、认证资格。(3)产品质量认证机构违反《产品质量法)的规定,对不符合认证标准而使用认证标志的产品,未依法要求其改正或者取消其使用认证标志资格的,对因产品不符合认证标准给消费者造成的损失,与产品的生产者、销售者承担连带责任;情节严重的,撤销其认证资格。

3.国家机关工作人员的行政责任和刑事责任

各级人民政府工作人员和其他国家机关工作人员有下列情形之一的,依法给予行政处分;构成犯罪的,依法追究刑事责任:(1)包庇、放纵产品生产、销售中违反本法规定行为的;(2)向从事违反《产品质量法》规定的生产、销售活动的当事人通风报信,帮助其逃避查处的;(3)阻挠、干预产品质量监督部门或者工商行政管理部门依法对产品生产、销售中违反《产品质量法》规定的行为进行查处,造成严重后果的。

产品质量监督部门在产品质量监督抽查中超过规定的数量索取样品或者向被检查人收取检验费用的,由上级产品质量监督部门或者监察机关责令退还;情节严重的,对直接负责的主管人员和其他直接责任人员依法给予行政处分。

产品质量监督部门或者其他国家机关违反《产品质量法》的规定,向社会推荐生产者的产品或者以监制、监销等方式参与产品经营活动的,由其上级机关或者监察机关责令改正,消除影响,有违法收入的予以没收;情节严重的,对直接负责的主管人员和其他直接责任人员依法给予行政处分。

产品质量检验机构有以上所列违法行为的,由产品质量监督部门责令改正,消除影响,有违法收入的予以没收,可以并处违法收入1倍以下的罚款;情节严重的,撤销其质量检验资格。

产品质量监督部门或者工商行政管理部门的工作人员滥用职权、玩忽职守、徇私舞弊,构成犯罪的,依法追究刑事责任;尚不构成犯罪的,依法给予行政处分。

4.其他部门、社会组织的行政责任和刑事责任

(1)社会团体、社会中介机构对产品质量做出承诺、保证,而该产品又不符合其承诺、保证的质量要求,给消费者造成损失的,与产品的生产者、销售者承担连带责任。(2)在广告中对产品质量作虚假宣传,欺骗和误导消费者的,依照《中华人民共和国广告法》的规定追究法律责任。(3)知道或者应当知道属于《产品质量法》规定禁止生产、销售的产品而为其提供运输、保管、仓储等便利条件的,或者为以假充真的产品提供制假生产技术的,没收全部运输、保管、仓储或者提供制假生产技术的收入,并处违法收入50%以上3倍以下的罚款;构成犯罪的,依法追究刑事责任。(4)服务业的经营者将《产品质量法》第49条至第52条规定禁止销售的产品用于经营性服务的,责令停止使用;对知道或者应当知道所使用的产品属于《产品质量法》规定禁止销售的产品的,按照违法使用的产品(包括已使用和尚未使用的产品)的货值金额,依照《产品质量法》对销售者的处罚规定处罚。(5)隐匿、转移、变卖、损毁被产品质量监督部门或者工商行政管理部门查封、扣押的物品的,处被隐匿、转移、变卖、损毁物品货值金

额等值以上3倍以下的罚款;有违法所得的,并处没收违法所得。

违反《产品质量法》规定,应当承担民事赔偿责任和缴纳罚款、罚金,其财产不足以同时支付时,先承担民事赔偿责任。

第三节　消费者权益保护法

一、消费者权益保护法概述

(一)消费者、消费者权益和消费者权益保护法

1.消费者。消费者作为市场经济运行中与政府、企业并列的三大主体之一,在社会再生产过程中起着十分重要的作用,没有消费者,社会再生产将无法运转。消费包括生产性消费和生活性消费。立法上讲的消费者主要指生活资料的消费者。但各国在对消费者的定义不尽相同,一般都把消费者定义为从事消费的主体。国际标准化组织对消费者的解释是,"为个人目的而购买或使用商品和服务的个体社会成员。"《中华人民共和国消费者权益保护法》(以下简称《消费者权益保护法》)第2条规定,消费者是指为了个人生活消费的需要而购买、使用商品或接受服务的个体社会成员。

2.消费者权益。是指消费者依法享有的权利及该权利受到法律保护时给消费者带来的应得利益。消费者权益包括两个方面,即消费者权利与消费者利益,其核心是消费者权利。我国《消费者权益保护法》为消费者规定了保障安全权、知悉真情权等9项权利。

消费者利益则是指消费者权利从应然状态转化为实然状态的结果。为了保障消费者权利得以实现,《消费者权益保护法》规定了经营者、国家和社会负有保障消费者权益得以实现的义务。

3.消费者权益保护法。是指调整国家在保护消费者权益过程中所发生的经济关系的法律规范的总称。消费者权益保护法有广义和狭义之分。狭义的消费者权益保护法指专门以消费者权益保护法命名的法律规范,如我国的《消费者权益保护法》。在市场经济条件下,由于大部分商品的生产和流通的最终环节都是消费,所以,许多经济法律都包括了保护消费者权益的规定或者条款,如产品质量法、反不正当竞争法、食品卫生法、药品管理法等,因此,广义的消费者权益保护法不仅包括保护消费者权益的单行法,而且还包括与保护消费者权益相关的法律法规。

(二)消费者权益保护的立法概况

1.消费者权益保护法的产生和发展。消费者权益保护法是随着商品经济的发展而不断完善起来的,它是社会经济关系发展的产物。产业革命以后,由于科学技术的发展和广泛的运用,资本主义国家商品生产的规模日益扩大,商品的品种、款式大量增加,商品的内部结构也是越来越复杂,使消费者难以从直观上了解和辨别商品的质量和性能,在市场消费中处于十分不利的弱势地位,并经常发生消费者上当受骗和遭受损害的事情。为了在不利的经济、

社会条件下维护消费者的正当权益,围绕保护消费者权利的理论和运动便产生了。

在资本主义进入垄断阶段以后,竞争更加激烈,消费者利益遭受侵害日益严重,保护消费者的思想和运动更加活跃和发展,终于促使有关国家和政府在政策和法律上规定和确认消费者的权利。1936年美国成立了最早的消费者组织——消费者联盟,并先后制定了纯正食品、药品法和产品质量法等法律。接着在商品经济发达的其他资本主义国家也先后制定了有关保护消费者权益的法律。20世纪60年代西方国家爆发的"消费者权利运动",对消费者权益保护法律制度的发展起到了巨大的推动作用。1962年3月15日美国总统肯尼迪在向国会提交的"保护消费者利益的总统特别咨文"中,提出了消费者应享有包括安全权利、了解产品真相权利、选择产品权利和表达意见权利在内的"四大权利"。这一主张立即被国际社会所接受和公认。从此,各国纷纷加强了对消费者权益保护的立法和研究,相继颁布了保护消费者利益的基本法,形成了比较完备的保护消费者权利的法律体系。

随着商品经济的不断发展和国际经济贸易的逐渐扩大,消费者的权利保护成为一个国际性的问题。为了在世界范围内更好的保护消费者的权利,1960年,由美国、英国、澳大利亚、比利时和荷兰等国的消费者组织联合发起,成立了国际消费者组织联盟,并提出了消费者的8项权利。该组织现有170多个成员组织。中国消费者协会于1987年被接纳为正式会员国。该组织在国际范围内维护消费者权益方面,发挥着倡导、协调、咨询和促进的作用。在世界范围内保护消费者理论和实践的推动下,1985年联合国通过了《保护消费者权益准则》,规定了消费者享有的6项权利,并对各国政府和企业在保护消费者权益方面所承担的责任提出了严格的要求,以确保消费者权益的实现。

2.我国消费者权益保护的立法。1993年10月31日第八届全国人民代表大会常务委员会第四次会议通过并颁布《中华人民共和国消费者权益保护法》,该法从1994年1月1日起施行。该法第1条明确规定其立法宗旨为:保护消费者的合法权益,维护社会经济秩序,促进社会主义市场经济健康发展。

(三)消费者权益保护法的原则

1.自愿、平等、公平、诚实信用原则。经营者与消费者进行交易,应遵循自愿、平等、公平、诚实信用的原则。消费者是否交易、与谁交易及选择交易方式完全由消费者自行决定。同时,经营者与消费者在进行交易时应平等协商,不得弄虚作假,欺骗消费者。

2.消费者合法权益给予特别保护原则。面对实力强大的经营者,消费者总是处于弱势,在消费过程中容易受到侵害。当其利益受到侵害后往往是忍气吞声,这在客观上纵容了经营者的不法行为。为体现法律的公平与正义,必须对消费者权益给予特别保护。国家应当采取措施保障消费者依法行使权利,及时处理各种侵犯消费者合法权益的事件,有效维护消费者的合法权益。同时,保护消费者的合法权益也是全社会的共同责任,国家鼓励、支持一切组织和个人对损害消费者合法权益的行为进行社会监督。

3.方便消费者诉讼原则。在消费者运用法律武器维护权益的过程中,由于举证责任的艰难、昂贵的诉讼费用等因素的制约,再加之消费者诉讼请求额或纠纷涉及的金额往往很小,即使胜诉,在经济上也存在得不偿失的实际情况。因此,国家必须制定完善的法律法规,以最大限度的方便消费者,保护其合法权益不受侵害。我国目前已制定了简易程序和集团诉讼等制度，以方便消费者进行诉讼。

二、消费者的权利

（一）消费者权利的概念

消费者的权利，是指国家法律规定或者确认的公民为生活消费而购买、使用商品或者接受服务时享有的不可剥夺的权力。它是消费者利益在法律上的体现。消费者权利的具体内容在不同时期和不同的国家都有所不同，但其基本的内容和精神都是一致的，都体现了国家对消费者权利保护的重视程度。

（二）消费者权利的主要内容

我国《消费者权益保护法》第2章专门规定了消费者的基本权利：

1.安全权。是指消费者在购买、使用商品和接受服务时享有人身、财产安全不受损害的权利。同时消费者有权要求经营者提供的商品和服务符合保障人身、财产安全的要求。安全权是消费者最首要的和必不可少的权利。如果消费者的人身和财产安全得不到保障，其他权利的实现就失去了基础。

2.知情权。是指消费者享有知悉其购买、使用的商品或者接受的服务的真实情况的权利。知情权是所有消费活动的起点。根据《消费者权益保护法》的规定，消费者有权要求经营者提供商品的价格、产品、生产者、用途、性能或者服务的内容、规格、费用等有关情况，经营者应当按消费者的要求如实提供上述信息。经营者如果提供虚假情况、隐瞒真实情况或者拒绝提供有关情况而给消费者的权益造成损害的，消费者可以主张自己的权利予以法律保护。

3.选择权。是指消费者享有自主选择商品或服务的权利。具体包括：①消费者有权自主选择提供商品或者服务的经营者；②消费者有权自主选择商品品种或者服务方式；③消费者有权自主决定是否购买任何一种商品或是否接受任何一项服务；④消费者有权对商品或者服务进行比较、鉴别和选择。

4.公平交易权。是指消费者在购买商品或接受服务时有权获得质量保障、价格合理、计量正确等公平交易条件，并有权拒绝经营者的强制交易行为的权利。经营者向消费者提供的商品和服务的质量应当符合产品质量法、价格法等法律、法规的规定。

5.依法求偿权。是指消费者因购买、使用商品或者接受服务受到人身、财产损害的，享有依法获得赔偿的权利。享有依法求偿权的主体不仅包括商品的购买者、使用者和服务的接受者，而且包括消费者以外的因商品、服务引起的事故而受到损害的第三人。消费者依法求偿的内容包括两个方面：(1)人身伤害的赔偿，包括医药费、治疗期间的护理费、因误工减少的收入等费用；造成残疾的，还应当支付残疾者生活自助费、生活补助费、残疾赔偿金以及由其抚养的人所必需的生活费等费用；造成受害人死亡的，应当支付丧葬费、死亡赔偿金以及由死者生前抚养的人所必需的生活费等费用。(2)财产损害的赔偿损失，不仅包括已有财产的损失，而且包括可得利益的损失，其赔偿方式可以是恢复原状、折价赔偿。

6.结社权。是指消费者享有依法成立维护自身合法权益的社会团体的权利。我国《消费者权益保护法》规定，各级消费者协会和其他的消费者组织是依法成立的对商品和服务进行社会监督的保护消费者合法权益的社会团体。它们在监督经营者履行义务、保障消费者权利的实现方面起着重要的作用。

7.获得消费专业知识权。是指消费者享有获得有关消费和消费者权益保护方面的知识的权利。它是消费者的知情权的具体体现。消费者应当努力掌握所需商品或者服务的知识和使用技能,正确使用商品,提高自我保护意识。这一方面要求消费者应当不断努力学习和掌握这方面的知识,另一方面,各级政府及有关部门和消费者组织,加强对消费者的宣传、教育和培训工作,正确引导消费。

8.受尊重权。是指消费者在购买、使用商品或者接受服务时,享有人格尊严、民族风俗习惯受到尊重的权利。人格权主要包括姓名权、肖像权、名誉权等,对消费者人格权的侵害主要表现为对消费者名誉和人身自由的侵犯。另外,我国是一个多民族国家,由于文化、民族传统等方面的差异,各个民族的风俗习惯也是各不相同。在消费过程中多了解一些这方面的知识,对于满足不同民族的消费需求,都具有重要的作用。

9.监督批评权。是指消费者享有对商品和服务以及保护消费者权益工作进行监督的权利,它是社会监督的重要组成部分。主要包括:消费者有权对经营者的商品和服务进行监督,有权检举、控告侵害消费者权益的行为,有权检举、控告国家机关及其工作人员在保护消费者权益工作中的违法失职行为,有权对保护消费者权益工作提出批评、建议。

三、经营者的义务

在消费法律关系当中,根据权利与义务相对应的原则,消费者的权利就是经营者的义务,消费者权利的实现依赖于经营者义务的履行。在《消费者权益保护法》第三章就经营者所应承担的义务规定了以下十项内容:

1.履行法定和约定义务。经营者向消费者提供商品或者服务,应当依照《产品质量法》和其他有关法律、法规的规定履行义务;经营者和消费者有约定的,应当依照约定履行义务,但双方的约定不得违反法律、法规的规定。

2.听取意见和接受监督的义务。经营者应当听取消费者对其提供的商品和服务所提出的意见,接受消费者的监督。听取消费者的意见和接受消费者的监督有利于经营者转变经营观念,改善服务和商品的质量。

3.保障消费者人身、财产安全。经营者应当保证其提供的商品和提供的服务符合保障人身、财产安全的要求。在特殊情况下还要求经营者做到:①对可能危及人身、财产安全的商品和服务,应当向消费者作出真实的说明和明确的警示,并说明和标明正确使用商品和接受服务的方法以及防止危害发生的方法;②经营者发现其提供的商品或者服务存在严重缺陷,即使正确使用商品或者接受服务仍然可能对人身、财产安全造成损害的,应当立即向有关行政部门报告和告知消费者,并采取防止危害发生的措施。

4.提供商品和服务真实信息的义务。经营者应当向消费者提供有关商品或者服务的真实信息,不得作引人误解的虚假宣传。经营者对消费者就其提供的商品或者服务的质量和使用方法等问题提出的询问,应当作出真实、准确的答复。在价格方面应当明码标价。

5.标明真实名称和标记的义务。经营者应当标明真实名称和标记。因为真实的名称和标记是消费者区分此经营者和彼经营者的重要依据,也是判断不同商品和服务来源的重要依据。如果经营者不标明其真实名称和标记，而是冒用其他经营者的名称或商品和服务标记，既侵犯其他经营者的合法权益，也侵犯消费者的合法权益。

6.出具凭证和服务单据的义务。经营者提供商品或者服务，应当按照国家有关规定或者商业惯例向消费者出具购货凭证和服务单据；消费者索要购货凭证和服务单据的，经营者必须出具。

7.提供符合要求的商品和服务的义务。经营者应当保证在正常使用商品或者接受服务的情况下其提供的商品或者服务应当具有的质量、性能、用途和有效期限，但消费者在购买该商品或者接受该服务前已经知道其存在瑕疵的除外。经营者以广告、产品说明、实物样品或者其他方式表明商品或者服务质量状况的，应当保证其提供的商品或者服务的实际质量与表明的质量状况相符。

8.履行"三包"或其他责任的义务。经营者提供商品或者服务，按照国家规定或者与消费者的约定，承担包修、包换、包退或者其他责任的，应当按照国家规定或者约定履行，不得故意拖延或者无理拒绝。对包修、包换、包退的大件商品，消费者要求经营者修理、更换、退货的，经营者应当承担运输等合理费用。

9.不得以格式合同等方式排除或限制消费者的权利。经营者不得以格式合同、通知、声明、店堂告示等方式作出对消费者不公平、不合理的规定，或者减轻、免除其损害消费者合法权益应当承担的民事责任。格式合同、通知、声明、店堂告示等包含上述内容的，其内容无效。

10.不得侵犯消费者的人身权利的义务。消费者的人身权不受侵犯是宪法赋予每一个公民的权利。因此，经营者不得对消费者进行侮辱、诽谤，不得搜查消费者的身体及其携带的物品，不得侵犯消费者的人身自由。

四、消费者合法权益的保护

(一)国家对消费者合法权益的保护

1.立法机关对消费者权益的保护。国家立法机关和有关部门应当不断制定和完善消费者权益保护方面的法律、法规、行政规章和政策，立法中多听取消费者的意见和要求，最大限度地保护消费者的合法权益。

2.行政机关对消费者权益的保护。各级人民政府应当加强领导、组织、协调，督促有关部门做好保护消费者合法权益的工作，加强监督，预防危害消费者人身、财产安全事情的发生，及时制止各种危害消费者人身、财产安全的行为。

各级工商行政管理部门和其他有关行政部门应当依照法律、法规的规定，在各自的职责范围内采取措施保护消费者的合法权益。

3.司法机关对消费者权益的保护。司法机关应当依照法律、法规的规定，对经营者在提供商品和服务中侵犯消费者权益的违法犯罪行为进行严肃查处。即公安机关对各种生产、销售伪劣商品的案件应当及时立案、侦查、处理；检察机关对各种侵犯消费者人身自由的案件也应当及时立案侦查并提起公诉；人民法院应当采取措施，方便消费者提起诉讼，及时审理。

(二)社会对消费者权益的保护

1.大力发挥新闻舆论的监督作用。保护消费者权益是全社会的共同责任。国家鼓励、支持一切组织和个人对损害消费者合法权益的行为进行社会监督。大众传播媒介应当做好消费者合法权益保护的宣传,对损害消费者合法权益的行为进行舆论监督。

2.充分发挥消费者协会的作用。消费者协会和其他消费者组织是依法成立的对商品和服务进行社会监督的保护消费者合法权益的社会团体。它们在保护消费者权益方面发挥着重要作用,履行着以下职能:向消费者提供消费信息和咨询服务;参与有关行政部门对商品和服务的监督、检查;就消费者合法权益问题,向有关行政部门反映情况、提出建议;受理消费者的投诉,并对投诉事项进行调查、调解;投诉事项涉及商品和服务质量问题的,可以提请鉴定部门鉴定,鉴定部门应当告知鉴定结果;就损害消费者合法权益的行为,支持受害的消费者提起诉讼;对损害消费者合法权益的行为,通过大众传播媒介予以揭露、批评。

各级人民政府对消费者协会履行职能应当予以支持。消费者组织不得从事商品经营和营利性服务,不得以牟利为目的向社会推荐商品和服务。

五、消费争议的解决

(一)消费争议的解决途径

根据《消费者权益保护法》第34条的规定,消费者和经营者发生消费者权益争议时,可以通过下列途径解决:

1.与经营者协商和解。双方当事人在平等、自愿的基础上解决问题。

2.请求消费者协会调解。双方当事人在消费者协会的主持下,就有关问题自愿进行协商,达成协议解决纠纷。

3.向有关行政部门申诉。消费者可以通过口头或书面形式直接向各级人民政府的工商、质量监督等职能部门反映情况,请求解决纠纷。

4.根据与经营者达成的仲裁协议提请仲裁机构仲裁。

5.向人民法院提起诉讼,通过司法程序解决纠纷。

(二)侵害消费者权益主体的确定

消费者因合法权益受到损害与经营者发生消费者权益争议时,最关键的问题便是要确定求偿主体,即向谁追偿自己的损失。在实践中销售者与经营者常常相互推诿责任,给消费者主张权利的行为设置了许多障碍。为此,《消费者权益保护法》明确规定:

1.生产者、销售者、服务者之间的责任划分。消费者在购买、使用商品时,其合法权益受到损害的,可以向销售者要求赔偿;销售者赔偿以后,属于生产者的责任或者属于向销售者提供商品的其他销售者的责任的,销售者有权向生产者或其他销售者追偿。

消费者或其他受害人因商品缺陷造成人身财产损害的,可以向销售者要求赔偿,也可以向生产者要求赔偿。属于生产者责任的,销售者赔偿后有权向生产者追偿;属于销售者责任的,生产者赔偿后,有权向销售者追偿。即销售者与生产者之间承担连带赔偿责任。

消费者在接受服务时,其合法权益受到损害的,可以向服务者要求赔偿。

2.企业合并、分立后责任的归属。《消费者权益保护法》规定,消费者在购买、使用商品或者接受服务时,当合法权益受到损害,原企业分立或合并的,可以向变更后承受原企业权利义务的企业要求赔偿。

3.营业执照持有人与租借人的赔偿责任。营业执照持有人将其租借给他人是一种违法行为,同时也侵犯了消费者的合法权益。根据《消费者权益保护法》第37条的规定,使用他人营业执照的违法经营者提供商品或者提供服务损害了消费者合法权益的,消费者可以向其要求赔偿,也可以向营业执照的持有人要求赔偿。

4.展销会举办者、柜台出租者的特殊责任。经营者通过展销会、租赁柜台的方式销售商品或者提供服务,其经营期限是有限的,因此往往不利于消费者确定求偿主体。《消费者权益保护法》第38条规定,消费者在展销会、租赁柜台购买商品或者接受服务,其合法权益受到损害的,可以向销售者或者服务者要求赔偿。展销会结束或租赁柜台期满以后,也可以向展销会的举办者、柜台的出租者要求赔偿。展销会的举办者、柜台的出租者赔偿后,有权向销售者或者服务者追偿。

5.虚假广告的广告主和广告的经营者的责任。《消费者权益保护法》第39条规定,消费者因经营者利用虚假广告提供商品或服务,合法权益受到损害的,可以向经营者要求赔偿。广告的经营者发布虚假广告的,消费者可以请求行政主管部门予以惩处。广告的经营者不能提供经营者的真实名称、地址的,应承担赔偿责任。

六、侵害消费者权益的法律责任

(一)民事责任

1.经营者承担民事责任的法定条件。经营者提供商品或者服务有下列情形之一的,除《消费者权益保护法》另有规定外,应当依照《产品质量法》和其他有关法律、法规的规定,承担民事责任:

(1)商品存在缺陷;(2)不具有商品应当具有的使用性能而在出售时未作说明;(3)不符合在商品或者其包装上注明采用的商品标准;(4)不符合商品说明、实物样品等方式表明的质量状况;(5)生产国家明令淘汰的商品或者销售失效变质的商品;(6)销售的商品数量不足;(7)服务的内容和费用违反约定;(8)对消费者提出的修理、重做、更换、退货、补足商品数量、退还货款和服务费用或者赔偿损失的要求,故意拖延或者无理拒绝;(9)法律、法规规定的其他损害消费者权益的情形。

2.关于人身伤害的民事责任的专门规定。根据《消费者权益保护法》第41条和第42条的规定,经营者提供商品或者服务,造成消费者或其他受害人人身伤害的,应当支付医疗费、治疗期间的护理费、因误工减少的收入等费用。造成残疾的,应当支付残疾者生活自助工具费、生活补助费、残疾赔偿金以及由其抚养的人所必须的生活费等费用。造成死亡的,应当支付丧葬费、死亡赔偿金以及由死者生前抚养的人所必需的生活费等费用。

3.侵犯消费者人格尊严、人身自由的民事责任。经营者侵犯消费者的人格尊严或者侵犯消费者的人身自由的,应当停止侵害、恢复名誉、消除影响、赔礼道歉并赔偿损失。

4.侵犯消费者财产权的民事责任。"三包"责任。《消费者权益保护法》第45条规定,对国家规定或者经营者与消费者约定包修、包换、包退的商品,经营者应当负责修理、更换或者退货。在保修期内修理两次仍不能正常使用的,经营者应当负责更换或者退货。对于包修、包换、包退的商品,消费者要求经营者修理、更换、退货的,经营者应当承担运输等合理费用。

消费者购买的商品,依法经有关行政部门认定为不合格的商品,消费者要求退货时,经营者应当负责退货。

经营者以邮购方式提供商品的,应当按照约定方式提供。未按照约定方式提供的,应当按照消费者的要求履行约定或者退回货款,并应当承担消费者必须支付的合理费用。

经营者以预收款方式提供商品或者服务的,应当按照约定提供。未按照约定提供的,应当按照消费者的要求履行约定或者退回预付款,并应当承担预付款的利息、消费者必须支付的合理费用。

经营者提供商品或者服务有欺诈行为的,应当按照消费者的要求增加赔偿其受到的损失,增加赔偿的金额为消费者购买商品的价款或者服务的费用的一倍。

(二)行政责任

1.行政责任的几种情形。《消费者权益保护法》规定了经营者应当承担相应责任的几种情形:经营者生产、销售的商品不符合保障人身、财产安全要求的;在商品中掺杂、掺假、以假充真,以次充好,或者以不合格的商品冒充合格商品的;生产国家明令淘汰的商品或销售失效、变质的商品的;伪造商品的产地,伪造或者冒用他人的厂名、厂址,伪造或者冒用认证标志、名优标志等质量标志的;对商品作引人误解的虚假宣传的等,都应当承担相应的法律责任。

2.行政责任的承担方式。《消费者权益保护法》第50条规定的承担行政责任的方式有:责令改正、没收违法所得、罚款、责令停业整顿、吊销营业执照,由行政执法机关视具体情况单用或并用上述方式。

3.行政复议及行政诉讼。经营者对行政机关的上述行政处罚决定不服的,可以自收到处罚决定之日起15日内向上一级机关申请复议;对复议决定不服的,可以自收到复议决定之日起15日内向人民法院提起诉讼。经营者也可以直接向人民法院提起诉讼。

(三)刑事责任

经营者销售商品或者提供服务,造成消费者人身伤害、死亡,构成犯罪的,应当追究刑事责任。《消费者权益保护法》规定了追究刑事责任的几种情形。

复习思考题

1.简述不正当竞争行为的概念与特征。

2.不正当竞争行为有哪些行为表现?

3.监督检查部门在制止不正当竞争行为中有哪些职权?

4.《产品质量法》对我国的产品质量监督管理体制是如何规定的?

5.简述我国产品质量监督检查制度的主要内容。

6.违反《产品质量法》的民事责任有哪些?

7.简述《消费者权益保护法》规定的消费者的基本权利。

8.《消费者权益保护法》规定的经营者应承担的义务有哪些?

9.简述消费争议的解决途径。

案例分析

【案情一】宏远公司是某市一家经营日用百货、家电和副食等商品的大型综合超市。该公司由于缺乏管理，经营不善，导致连年亏损。在公司2001年10月的一次会议上，公司总经理陈某提议，为了提高超市的经营业绩，采取有奖销售办法促销商品。具体措施是：凡当日在该超市购买68元以上物品者，即可领到一张兑奖票参加抽浆。设特等奖至十等奖共十一个奖次，其中：特等奖一名，奖品为二室一厅住房一套；一等奖两名，奖品为摄像机一台；二等奖六名，奖品为冰箱一台；三等奖十名，奖品为跑车一辆……从五等奖至十等奖，受奖人数越来越多，奖品价值逐渐降低，有收录机、毛巾被、床单、香皂等。自开奖以后，该公司的销售额不断上升，有时一天的最高销售额竟达到252万元，创超市历年最好水平。时隔不久，该公司又采取了同样的办法进行销售，但是，始终未见特等奖及一、二等奖出现，于是有人向该市工商管理局投诉。市工商管理局在接到投诉后即刻进行了调查，调查中发现该公司在本次采取的有奖销售活动中根本没有设特等奖及一、二等奖的奖号。最后，市工商管理局作出对该公司予以罚款的决定。

【法律问题】

1.该公司采取的有奖销售办法有何违法的地方？
2.市工商管理局会对该公司作出怎样的处罚？

【案情二】2002年5月16日，某市一家化工用品销售公司（以下简称销售公司）与某精细化学工业公司（以下简称精细化工公司）签订了一份购销对硝基甲苯的合同。合同规定：由精细化工公司向销售公司每月提供质量标准为国家一级品的对硝基甲苯160吨，提货之日起一个月内付款。合同签订后，精细化工公司从同年5月30日起至6月20日，向销售公司发货120吨。销售公司将第一批所购的对硝基甲苯销售后，有3家化工厂以质量不合格为由拒付货款。随后销售公司即以质量不符合合同约定的标准为由，停止向精细化工公司支付货款。同年7月26日，市质量技术监督局发现该批产品无质量保证书、无产品质量检验合格证、无等级、无标准代号、无厂址，遂立案进行查处。市产品质量监督检验所经抽样检测，结论为“该批产品不合格”。市质量技术监督局即对销售公司作出行政处罚。

【法律问题】

1.本案中，三家化工厂以质量不合格为由拒付货款是否违约？
2.本案中，精细化工公司违反了《产品质量法》的哪些规定？
3.市质量技术监督局对销售公司会作出怎样的行政处罚？

【案情三】2000年7月的一天，当时正值盛夏，林某在某市一家大型家电商场购买了一台空调，并且开具了正式发票。随后商场销售人员派人到林某家安装空调，经过调试，林某对安装的空调表示满意。但在使用不到一个月后，空调开始不制冷，并且还夹杂着令人烦心的噪音。林某遂去找卖空调的商场交涉，去后才发现，原来那家大型家电商场已经不存在了，分立为两家不同的家电商店,而且每家商场的负责人均对林某的“三包”请求予以拒绝,理由是原来的家电商场已经不存在,他们是新注册登记的法人,对原来的家电商场的商品不承担任何责任,并要求林某直接找生产厂家联系。由于该空调是由外省的一家企业生产的,联系起来并不方便,为此林某十分生气。

【法律问题】

1.林某应当向谁提出修理、更换、退货的请求?

2.如果林某的请求得不到实现,他还可以选择哪些解决问题的方式?

第八章

金融法律制度

【内容提要】金融是现代市场经济的核心，金融法律制度健全与否直接关系到国家经济秩序的稳定。伴随着我国经济体制改革而进行的金融体制改革，使我国银行和非银行金融机构得到了很大的发展，并逐步构建起了适应社会主义市场经济发展的金融法律制度，在实施宏观调控和实现资源优化配置，促进国民经济持续、稳定、健康发展方面，发挥了重要的作用。本章较为全面地介绍了中央银行法、银行业监督管理法、商业银行法和政策性银行等银行性金融机构法律制度的内容，同时还阐述了保险法、证券法和票据法等非银行性金融机构法律制度的相关知识。

第一节　银行法

一、银行法概述

（一）银行与银行法

银行是经营货币信用、充当信用中介和支付中介的金融机构。它通过吸收存款、发放贷款、汇兑、储蓄等业务，以资金为纽带，把整个社会联系在一起。货币资金的融通主要是通过银行等金融机构的业务活动实现的。

银行法是指调整银行的组织机构、业务活动和监督管理过程中发生的各种社会关系的法律规范的总称。主要包括：确认银行的性质、法律地位，确认银行资金来源，规定银行的管理制度和经营业务范围。银行法是根据国家授权发行和管理货币、管理金融、调节货币流通、管理信贷和结算等的法律规范。

银行的出现，是以商品货币关系的产生为前提。1580年意大利威尼斯银行是世界上最早的银行，1694年的英国的英格兰银行是世界上第一个真正的资本主义银行。1844年英格兰银行法是世界上最早的银行法。

由于银行的性质、地位和业务范围的不同，银行和银行法的种类也不同，按业务范围和法律地位划分有中央银行与专业银行两类，按所有制划分有国家经营的银行和私营银行。对不同种类的银行的法律调整,世界上不同国家既制定了中央银行法,又制定了专业银行法。到了现代,由于资本主义的银行业已从竞争走向垄断,银行体制的基本形式已成为以中央银行为金融管理中心,以商业银行或存款银行为主体,再加上其他各类金融机构,共同构成一个庞大的金融体系。因而当今世界各国现行银行法,既有专业银行法,同时又有中央银行法。

1995年3月18日第八届全国人民代表大会第三次会议通过了《中华人民共和国银行法》(以下简称《中国人民银行法》),同年5月10日第八届全国人民代表大会常务委员会第十三次会议通过了《中华人民共和国商业银行法》(以下简称《商业银行法》)。2003年4月,全国人大常委会决定成立中国银行业监督管理委员会,履行原中国人民银行履行的审批、监管银行业的职责,而中国人民银行专司银行职能,维护金融稳定。同月,国务院组织中国人民银行和银监会起草《中华人民共和国银行业监督管理法》(以下简称《银监法》)、修改《中国人民银行法》和《商业银行法》。第十届全国人民代表大会常务委员会在2003年8月、10月、12月先后召开了第四、五、六次会议,对这三部法律进行了审议。2003年12月27日表决通过了这三部法律,并于2004年2月1日起施行。

与此同时,国务院和中国人民银行、银监会制定并颁布了大量的银行组织和银行业务的行政法规和部门规章。

(二)我国的金融体系

我国现行金融体系是以中国人民银行和国务院银行业监督管理委员会为核心,包括政策性银行、商业银行及其他金融机构在内,在社会主义市场经济建设过程中,承担筹集资金、发放资金等金融业务的金融体系。

中国人民银行是我国的中央银行。中国人民银行在国务院领导下,制定和执行货币政策,防范和化解金融风险,维护金融稳定。国务院银行业监督管理委员会专司全国银行业金融机构及其业务活动的监督管理工作。我国目前的政策性银行主要有国家开发银行、国家农业开发银行、中国进出口信贷银行。近年来,我国把原有的国有专业银行改造为商业银行,其中包括中国工商银行、中国农业银行、中国银行、中国建设银行。进一步完善原有交通银行、中信实业银行、招商银行、华夏银行以及上海浦东发展银行和外资银行。其他金融机构主要指信托投资公司、信用合作社、保险公司等。

二、中央银行法

(一)中央银行法的概念和主要内容

中央银行法是指规范和调整中央银行组织活动、管理活动和其他相关金融活动,以及由此而产生的金融法律关系的法律规范的总称。

我国的中央银行法,即《中国人民银行法》,其结构主要包括:总则、组织机构、人民币、业务、金融监督管理、财务会计、法律责任、附则共8章51条。2003年12月27日,第十届全国人民代表大会常务委员会第六次会议通过了《全国人大常委会关于修改〈中华人民共和国中国人民银行法〉的决定》(自2004年2月1日起实施)。该《决定》具体修改内容有四项:(1)修改中央银行不再审批、监管金融机构;(2)加强了中央银行执行货币政策的职能以及在宏观调控和防范与化解金融风险方面的作用;(3)进一步明确了中央银行必要的监管职能;(4)其他有关方面的修改。

(二)中央银行的法律地位和职责

1.法律地位。中国人民银行是我国的中央银行。中央银行是一个国家金融体系的核心机构,是国家的银行,是全国唯一的发行银行、储备银行、银行的银行。

2.职责。2003年12月修改后的《中国人民银行法》规定了中国人民银行的职能(第2条)与职责(第4条),即将央行的职责由原来的制定和执行货币政策、实施金融监管、提供金融服务调整为制定和执行货币政策、维护金融稳定和提供金融服务三项新的法定职能。

修改后的《中国人民银行法》将央行的职责由原来的十一项调整为十三项。《中国人民银行法》规定中国人民银行履行下列职责:

(1)发布与履行其职责有关的命令和规章;

(2)依法制定和执行货币政策;

(3)发行人民币、管理人民币流通;

(4)监督管理银行间同业拆借市场和银行间债券市场;

(5)实施外汇管理,监督管理银行间外汇市场;

(6)监督管理黄金市场;

(7)持有、管理、经营国家外汇储备、黄金储备;

(8)经理国库;

(9)维护支付、清算系统的正常运行;

(10)指导、部署金融业反洗钱工作,负责反洗钱的资金监测;

(11)负责金融业的统计、调查分析和预测;

(12)作为国家的中央银行,从事有关国际金融活动;

(13)国务院规定的其他职责。

(三)中央银行的组织机构

中国人民银行设行长一人,副行长若干人。中国人民银行行长的人选,根据国务院总理的提名由全国人民代表大会决定;全国人民代表大会闭会期间由全国人民代表大会常务委员会决定,由中华人民共和国国家主席任免。中国人民银行副行长由国务院总理任免。

中国人民银行实行行长负责制。行长领导中国人民银行的工作,副行长协助行长工作,中国人民银行设立货币政策委员会。货币政策委员会的职责、组成和工作程序由国务院规定,报全国人民代表大会常务委员会备案。中国人民银行根据履行职责的需要,设立分支机构,作为中国人民银行的派出机构。作为央行派出机构的央行分支机构不具备法人资格,不享有独立的权力,其履行职责必须根据央行的授权进行。中国人民银行对分支机构实行集中统一领导和管理,中国人民银行的分支机构根据中国人民银行的授权,负责本辖区的金融管理,承办有关业务。

中国人民银行的行长、副行长及其他工作人员应当恪尽职守,不得滥用职权、徇私舞弊,不得在任何金融机构、企业、基金会兼职。中国人民银行的行长、副行长及其他工作人员应当依法保守国家秘密,并有责任为其监督管理的金融机构及有关当事人保守秘密。

(四)中央银行的业务及其对金融机构监督管理与财务会计制度

1.中国人民银行的业务。根据《中国人民银行法》的规定,央行的主要业务包括:

(1)负债业务。发行人民币;吸收财政性存款;集中存款准备金。

(2)资产业务。办理再贴现;向商业银行提供贷款;公开市场上买卖有价证券及外汇。

(3)金融服务业务。经理国库;代理发行、兑付政府债券;组织协调清算系统,提供清算服务。

(4)中国人民银行业务的禁止性规定。不得对政府财政透支,不得直接认购、包销国债和其他政府债券;不得对金融机构帐户透支;不得向地方政府、各级政府部门和非银行金融机构提供贷款;不得向任何单位和个人提供担保。

2.金融监督管理。根据《中国人民银行法》规定,中国人民银行作为银行、证券、保险三家监管机构以外的金融宏观管理部门,对整个金融业的宏观监控,对金融机构反洗钱工作的管理,对跨业金融创新与金融工具运用的监督管理等方面,具有更为合适的角色地位,因此,《中国人民银行法》保留了央行为履行央行职能所必需的部分金融监管职能。

央行金融监管的必要职能主要为:监管银行间同业拆借市场和银行间债券市场;监督管理黄金市场;实施外汇管理,监管银行间外汇市场;管理支付结算、清算。

3.财务会计制度。中国人民银行的财务会计制度,有财务预算管理、财务收支与会计事务、年度报表和年度报告三部分内容组成。

三、银行业监督管理法

(一)银行业监督管理法概述

1.银行业监督管理的概念。银行业监管是指一国金融监管当局或银行业专门监管机构对商业银行及其他金融机构的组织主体及其业务经营行为进行的监督和管理行为。

银行业监管有广义和狭义之分。广义的银行业监管包括对银行业金融机构的内部监管和外部监管,既包括他律监管也包括自律监管。而狭义的监管仅指国家金融监管当局对金融机构从外部的他律监管,不包括商业银行和金融机构的自律监管。

2.银行业监督管理法的概念。银行业监督管理法是指调整和规范银行业监督管理机构因实施监管行为而与银行业金融机构所产生的行政性法律关系予以规范的法律规范的总称。其主要内容包括监管目标、原因、监管对象与内容、监管机构及其职责权限、监管措施以及违反监管规定的法律责任等。

目前,世界各国的银行业监督的法律规定均见之于各国的中央银行法、商业银行法及其他金融法律、法规中。2003年12月,我国制定颁布的《银行业监督管理法》是世界上第一部专门性的银行业监管法。

3.银行业监督管理体制。是指银行业监管的职责和权力分配的方式和组织制度。

目前,世界各国的银行监管体制可分为两种类型:其一,设立专门的银行业监管机构,完全与中央银行分离的监管模式。这种体制又分为综合监管和分业监管两种类型,前者如英国的金融服务局,后者如瑞士的联邦银行业委员会等。其二,中央银行与其他金融管理机关共同行使金融监管权的模式,如德国的银行监管由联邦银行监管局和联邦银行负责。

我国银行业监管职能的分离曾经经历了一个比较长的发展和完善过程。从新中国成立到1984年,我国实行大一统的人民银行体制,无监管当局,也无监管对象,更无监管法规。从1984年开始,我国形成了中央银行、专业银行的二元银行体制,中国人民银行行使中央银行职能。1992年10月,国务院证券委员会和中国证券监督管理委员会成立(1998年4月合并),使证券业的监管职能与央行分离。1998年11月,中国保险监督管理委员会正式成立,使保险业的监管职能与央行分离。2003年3月,第十届全国人民代表大会第一次会议通过《关于国务院机构改革方案的决定》,批准国务院成立中国银行业监督管理委员会(简称中国银监会)。同年4月26日,第十届全国人民代表大会常务委员会第二次会议通过《全国人民代表大会常务委员会关于中国银行业监督管理委员会履行原由中国人民银行履行的监督管理职能的决定》,确定中国银监会履行原由中国人民银行履行的审批、监督管理银行、金融资产管理公司、信托投资公司及其他存款类金融机构等的职责及相关职责。4月28日,中国银监会作为国务院直属正部级事业机构正式对外挂牌。至此,在我国形成了银监会、证监会和保监会明确分工、互相协调的金融分工监管体制。2003年12月27日,第十届全国人民代表大会常务委员会第六次会议通过了《中华人民共和国银行业监督管理法》并予以颁布,自2004年2月1日起施行。该法从法律上确定了中国银监会法律地位及银行业的监管体制。

4.银监法的性质和调整范围

《银监法》共6章50条。分为总则、监督管理机构、监督管理职责、监督管理措施、法律责任和附则。从其体例结构和内容看,该法是从金融监管角度规范监管和被监管者权力、职责和义务的一部金融法。

《银监法》第2条规定,本法的调整范围为国务院银行业监督管理机构(银监会)对银行业金融机构的主体组织和业务行为的监管活动。这里的银行业金融机构,是指在中华人民共和国境内设立的商业银行、城市信用合作社、农村信用合作社等吸收公众存款的金融机构以及政策性银行;对在中华人民共和国境内设立的金融资产管理公司、信托投资公司、财务公司、金融租赁公司以及国务院银行监督管理机构批准设立的其他金融机构的监督管理,适用本法对银行业金融机构监督管理的规定;国务院银行业监督管理机构依本法有关规定,对经其批准在境外设立的金融机构以及前金融机构在境外的业务活动实施监督管理。

5.中国银行业监督管理目标和基本原则

(1)银行业监督管理的目标。根据《银监法》第3条规定,其监管目标有两个:一是促进银行业的合法、稳健运行,维护公众对银行业的信心;二是保护银行业公平竞争,提高银行业竞争能力。

(2)银行业监管的原则。监管的原则是法律原则在监管领域的具体化,是对银行业监管行为的总的指导思想和基本监管行为的规则限制。依据《银监法》第2条至第7条的规定,我国银行业的监管应当坚持如下原则:①依法、公开、公正和效率的原则。②独立监管原则。③监管信息共享和监管协调原则。④国际合作与跨境监管原则。

(二)银行业监督管理机构的监管职责

中国银监会是国务院专司银行业监督管理的机构。它依据《银监法》的规定和国务院的授权,统一监督管理银行、金融资产管理公司、信托投资公司及其他存款类金融机构,维护银行业的合法、稳健运行。为正确、充分履行其职责的需要,银监会可设立派出机构,并对其派出机构实行统一领导和管理。

中国银监会最基本的职责是依据《银监法》的规定和根据国务院的授权,对各类金融机构进行监督和管理。行使监管职责既是其法定职责和义务,又是其依法拥有监管权力的具体表现。中国银监会的主要监管职责为:

1.制定和发布银行业监管的规章和规则。

2.审批银行业金融机构的市场准入和市场退出。主要包括以下几个方面:(1)审查批准银行业金融机构的市场准入和市场退出;(2)审查股东资格;(3)批准或备案银行金融机构业务品种;(4)实施银行业金融机构的董事和高级管理人员任职资格的管理;(5)审批时限制度。《银监法》第22条规定,国务院银行业监督管理机构应当在规定的期限内,对下列申请事项作出批准或者不予批准的书面决定;决定不批准的,应当说明理由:①银行业金融机构的设立,自收到申请文件之日起六个月内;②银行业金融机构的变更、终止,以及业务范围和增加业务范围的业务品种,自收到申请文件之日起三个月内;③审查董事和高级管理人员的任职资格,自收到申请文件之日起三十天内。

3.制定审慎经营规则,实施审慎性监管。审慎性监管也称风险性监管,是指以审慎会计原则为基础,真实、客观、全面地反映金融机构的资产价值和资产风险、负债价值和负债成本、财务盈亏和资产净值以及资本充足率等情况,真实、客观、全面地判断和评价金融机构的实际风险,及时监测、预警和控制金融机构的风险,从而有效地防范和化解金融风险,维护金融体系安全稳定的监管模式。

4.实施非现场监管。非现场监管又称非现场监测,是指监管机构通过收集银行业金融机构的经营管理和财务数据,运用一定的技术方法(如各种模型与比例分析法),研究分析银行业金融机构经营的总体状况、合规情况等,发现其风险管理中存在的问题,对其稳健性经营情况进行评价的行为。

5.实施现场检查。是指金融监管人员进入金融机构经营场所,通过实地查验,全面深入了解金融机构的经营和风险状况,对金融机构的合法经营或风险状况做出客观、全面的判断和评价的行为。现场检查是对非现场检查的有效补充。现场检查可分为全面现场检查和专项现场检查。

6.实施并表监督管理。是指监管当局以整个银行集团为对象,对银行集团的总体经营和所有风险进行监管。这里的银行集团既包括银行直接的分支机构和子公司,也包括集团内的非银行机构和金融附属公司。并表监管不同于财务会计并表。财务会计并表只是一个定量的会计处理过程,而并表监管既是定性监管,也是定量监管。《银监法》第25条规定,国务院银行业监督管理机构应当对银行业金融机构实行并表监督管理。

7.建立银行业金融机构的监督管理评级体系和风险预警机制。银行业金融机构监督管理评级体系是指银行业监管机构根据非现场监管、现场检查或其他渠道获得的银行业金融机构的信息,对该机构的资本充足水平、资产质量、经营管理状况、盈利能力、流动性及市场风险敏感性等方面进行客观定量分析及主管定性判断,在此基础上对该机构的经营管理和风险状况进行全面评估,确定该机构监督管理评级的方法和过程。风险预警机制是指监管机构在银行业金融机构的风险做出判断和评价后,将其与特定的风险控制标准进行比较,并及时采取对应的监管措施。金融风险预警机制主要包括预警指标生成系统、预警信号传导系统、预警跟踪与反馈系统以及风险控制与纠正系统等。

8.报告、处置银行业突发事件。银行业金融机构突发事件是指突然发生的、可能引起系统性银行业风险,严重影响社会稳定的事件。突发事件主要有敌意性事件和灾害性事件两大类。《银监法》第28条规定,中国银监会应当建立银行业突发事件的发现、报告岗位责任制度。《银监法》第29条规定,中国银监会应当会同中国人民银行、国务院财政部门等有关部门,建立银行业突发事件处置制度,包括制定银行业突发事件处置预案,明确处置机构和人员及其职责,处置措施和处置程序,及时有效地处置银行业突发事件。

9.编制和发布银行业金融机构统计数据、报表。

10.指导和监督银行业自律组织。

11.开展与银行业监管有关的国际交流与合作活动。

(三)银行业监督管理措施

银行业监督管理措施,也称银行业监督管理手段、方法和措施,指银行业监管机构为履行监管职责而采取的具体方法和相关程序。

我国借鉴巴塞尔银行监管委员会《有效银行监管的核心原则》中的相关规定,在《银监法》第4章规定了监管措施,共计九项,具体规定为:

1.要求银行业金融机构按照规定报送监管所需各种报表资料。

2.现场检查措施和规则。根据《银监法》第34条规定,中国银监会可以采取如下必要的现场检查措施:进入银行业金融机构进行检查;询问银行业金融机构的工作人员,要求其对有关检查事项作出说明;查阅、复制银行业金融机构与检查事项有关的文件、资料,对可能被转移、隐匿或者毁损的文件、资料予以封存;检查银行业金融机构运用电子计算机管理业务、数据的系统。进入现场检查应当经银行业监管机构负责人批准;现场检查时检查人员不得少于2人,并应当出示合法证件和检查通知书;检查人员少于2人或者未出示合法证件和检查通知书的,银行业金融机构有权拒绝接受检查。

3.审慎性监管谈话。银行业监管机构根据履行职责的需要,可以对银行业金融机构董事和高级管理人员进行审慎性监管谈话。审慎性谈话是介于非现场检查和现场检查之间的重要的监管手段,它有利于监管部门在两次现场检查之间实际了解银行类金融机构的经营状况,预测其发展趋势,使监管部门可以持续跟踪监管,提高监管效率。

4.强制信息披露。是指银行业监管机构依法要求银行业金融机构按照规定,如实向社会公众披露财务会计报告、风险管理状况、董事和高管人员变更以及其他重大事项等信息。强制信息披露的目的在于加强对银行业金融机构的市场约束和监管,增加金融运行的透明度,这是银行监管的有效补充,也是国际银监组织和大多数国家银行法的最普遍做法。《银监法》第36条规定:“银行业监督管理机构应当责令银行业金融机构按照规定,如实向社会公众披露财务会计报告、风险管理状况、董事和高级管理人员变更以及其他重大事件等信息”。

5.对违反审慎经营规则的处理措施和程序。审慎经营是指银行业金融机构在经营活动中,应与其业务活动的性质、规模与其所能承担的风险水平和风险管理能力的相适应,从而将经营风险控制在可以承受的范围内的一种经营思想和经营模式。审慎经营规则标志着金融监管当局监管理念和监管方式从合规性监管为主向风险监管为主的转变。《银监法》第37条规定,银行业金融机构违反审慎经营规则,中国银监会及其省级银监局可采取如下管理和制裁措施:(1)责令暂停部分业务、停止批准开办新业务;(2)限制分配红利和其他收入;(3)限制资产转让;(4)责令控股股东转让股权或者限制有关股东的权利;(5)责令调整董事、高级管理人员或者限制其权利;(6)停止批准增设分支机构。

银行业金融机构整改后,应当向银监会或者其省级监管局提交报告。监管机构在审查整改报告后,认为符合审慎经营规则的,应当自验收完毕之日起三日内解除对其采取的前款规定的有关限制措施。

6.接管或者重组有问题银行业金融机构。所谓有问题银行业金融机构,是指违反审慎经营规则或者因经营管理不善,已经或者可能发生信用危机,不能支付到期存款或偿还其他到期债务的银行业金融机构。接管或者重组有问题银行业金融机构是银监机构对有问题银行业金融机构的行政救助行为。

7.撤销银行业金融机构。所谓撤销是指中国银监会对经其批准设立的具有法人资格的金融机构依法采取行政强制措施,终止其经营活动,并予以解散的行为。《银监法》第39条规定:“银行业金融机构有违法经营的、经营管理不善等情形,不予撤销将严重危害金融秩序、社会公共利益的,国务院银行业监督管理机构有权予以撤销。”此处所谓的金融机构“违法经营”的认定,应适用国务院1999年2月22日发布的《金融违法行为处罚办法》,该办法列举了25例违法行为。“金融管理不善”主要指银行业金融机构管理机制不健全,内控制度不完善,高级管理人员未尽职尽责,长期亏损等情形。

8.限制被接管、重组被撤销银行业金融机构的董事、高级管理人员及其他直接责任人员的行为。《银监法》第40条规定,银行业金融机构被接管、重组或者被撤销的,中国银监会有权要求该银行业金融机构的董事、高管人员或其他工作人员,按照其要求履行职责。同时,在接管、机构重组或撤销清算期间,经中国银监会或其派出机构负责人批准,对直接负责的董事、高管人员和其他责任人员,可以采取特别措施,以限制其行为:(1)直接负责的董事、高管人员和其他直接责任人出境将给国家利益造成重大损失的,通知出境管理机关,依法阻止其出境;(2)申请司法机关禁止其转移、转让财产,或者对其财产设定其他权利。

9.查询、冻结。《银监法》第41条规定,银监会可以对被监管检查的银行业金融机构,实施查封、冻结措施。这里可查询、冻结的范围应当包括银行业金融机构及其工作人员以及关联行为人的账户。

四、商业银行法

(一)商业银行法概述

1.商业银行的概念。根据我国《商业银行法》第2条的规定,商业银行是指依照本法和《公司法》设立的吸收公众存款、发放贷款,办理结算等业务的企业法人。

2.商业银行法的概念和主要内容。商业银行法是指调整和规范商业银行组织活动、管理活动及其相关的金融法律关系的法律规范的总称。

我国商业银行法的内容包括：总则、商业银行的设立和组织机构、对存款人的保护、贷款和其他业务的基本规则、接管和终止、财务会计、监督管理、法律责任、附则等共9章95条。

（二）商业银行的业务范围和经营原则

1.业务范围。《商业银行法》第3条规定商业银行可以经营下列部分或全部业务：

（1）吸收公众存款；

（2）发放短期、中期、长期贷款；

（3）办理国内外结算；

（4）办理票据承兑和贴现；

（5）发行金融债券；

（6）代理发行、代理兑付、承销政府债券；

（7）买卖政府债券；

（8）从事同业拆借；

（9）买卖、代理买卖外汇；

（10）从事银行卡业务；

（11）提供信用证服务及担保；

（12）代理收付款项及代理保险业务；

（13）提供保管箱服务；

（14）经国务院银行业监督管理机构批准的其他业务。

经营范围由商业银行的章程规定，报国务院银行业监督管理机构批准或备案登记。

2.经营原则。商业银行以效益性、安全性、流动性为经营原则，实行自主经营、自担风险、自负盈亏、自我约束。商业银行依法开展业务，不受任何单位和个人的干涉，以其全部法人财产独立承担民事责任。商业银行与客户业务的往来，应遵循平等、自愿、公平和诚实信用的原则，应当保障存款人的合法权益，不受任何单位和个人侵犯，开展信贷业务应当严格审查借款人的资信，实行担保、保障按期收回贷款。商业银行依法向借款人收回到期贷款的本金和利息受法律保护。商业银行开展业务应当遵守法律和行政法规的有关规定，不得损害国家利益、社会公共利益。开展业务应当遵守公平竞争的原则，不得从事不正当竞争，依法接受中国人民银行和国务院银行业监督管理机构等机构的监督和管理。

（三）商业银行的组织形式和设立

1.商业银行的组织形式，即商业银行的组织形式为公司制，具体为有限责任公司和股份有限责任公司。

2.商业银行的设立。我国对商业银行的设立实行行政许可制，即商业银行的设立，应当经国务院银行业监督管理机构审查批准，未经批准的任何单位和个人不得从事吸收存款等商业银行业务，任何单位不得在名称上使用“银行”字样。设立商业银行应当具备以下条件：

（1）有符合《商业银行法》和《公司法》规定的章程；

（2）有符合本法规定的注册资本最低限额；

（3）有具备任职的专业知识和业务工作经验的董事、高级管理人员；

（4）有健全的组织机构和管理制度；

(5)有符合要求的营业场所、安全防范措施和与业务有关的其他设施。

设立商业银行的注册资本的最低限额为10亿元人民币，城市合作商业银行的注册资本最低限额为1亿元人民币,农村合作商业银行的注册资本最低限额为5千万元人民币。

注册资本应是实缴资本。中国银监会被依法授权可以根据经济发展调整注册资本最低限额,但不得少于前款规定的限额。经批准设立的商业银行,由中国银监会颁发经营金融业务许可证,并凭该许可证向工商行政管理部门办理登记,领取营业执照。

商业银行根据业务需要可以在中国境内外设立分支机构，设立分支机构必须经中国银监会审查批准。在中国境内的分支机构,不按行政区划设立,经批准设立的商业银行分支机构由中国银监会颁发经营许可证，并凭该许可证向工商行政管理部门办理登记领取营业执照。商业银行对其分支机构实行全行统一核算,统一调度资金,分级管理的财务制度。

分支机构不具有法人资格,在总行授权范围内依法开展业务,其民事责任由总行承担。

(四)商业银行与中央银行的业务关系

我国中央银行与商业银行及其他金融机构在行政上不是隶属关系，但在业务上是领导与被领导关系。中央银行对商业银行及其他金融机构主要采取经济办法进行管理;各商业银行及其他金融机构,对中央银行做出的决定,必须执行,否则中央银行有权给予行政或经济的制裁。

中央银行根据货币政策和贷款资金安全需要,自行决定央行贷款发放的数量、对象、期限、利率和贷款方式,中央银行对商业银行贷款的期限不得超过一年。

中央银行根据需要为商业银行开设各种帐户,有权对这些帐户的资金流动进行监督,并有义务对商业银行上述帐户的情况保密。中央银行不得为商业银行上述帐户透支,无权干涉商业银行对其帐户正常的收付活动;中央银行组织或协助商业银行之间的清算系统,协调金融机构相互之间的清算事项,提供清算服务。

五、政策性银行和外资金融机构的法律规定

(一)政策性银行的法律规定

1.政策性银行的概念。政策性银行是专门经营政策性货币信用业务的银行,它是非盈利性的专门银行。政策性银行的建立使我国政策性业务与商业性业务分开,实行商业银行商业经营化。

2.政策性银行的种类。我国目前成立的政策性银行主要有:

(1)国家开发银行。该行成立于1994年3月17日。国家开发银行是国务院直属的政策性金融机构,办理开发性政策业务,实行独立核算、自主保本经营,银行内部权利义务责任三者相统一,同时建立投资约束和投资风险相结合的责任制度,对由其安排的国家重点投资项目,在资金总量和结构配置上含有宏观调控的职责。

开发银行的主要任务是建立长期、稳定的资金来源,筹集和引导社会资金用于国家重点建设。其注册资本为500亿元人民币。

(2)中国农业发展银行。农业发展银行建立于1994年4月19日,也是国务院直属的政策性银行。实行独立核算、自主保本经营、采取企业式管理。实行行长负责制,业务上受中国人民

银行和中国银监会监督指导。其注册资本为200亿元人民币。

农业开发银行的主要任务是以国家信用为基础,筹集农业政策性贷款资金,承担国家规定的农业政策性金融业务,代理国家进行财政性支农资金的拨付,扶持基础农业,为农业和农村经济发展服务。

(3)中国进出口银行。它是国务院直属政策金融机构,其主要任务是根据国家对外贸易的融资要求,对出口产品提供卖方信贷。其注册资本为33.8亿元人民币。

(二)外资金融机构的法律规定

1.外资金融机构及其形式。外资金融机构是指依照中国有关法律法规的规定,经批准在中国境内设立和营业的具有外国资本的金融机构。依照我国《外资金融机构管理条例》的规定,外资金融机构仅指具有外国资本的银行和财务公司,具体包括五种形式:

(1)外商独资银行。即总行在中国境内的外国资本银行。

(2)外国银行分行。即外国银行在中国境内的分行。

(3)中外合资银行。即外国的金融机构同中国的公司、企业在中国境内合资经营的银行。

(4)外商独资财务公司。即总公司在中国境内的外国资本财务公司。

(5)中外合资财务公司。即外国的金融机构同中国的公司、企业在中国境内合资经营的财务公司。这里所说的财务公司是指由中外金融机构合资经营或是外国财务公司在中国开设的公司。国外财务公司这种金融机构主要是指商业银行的附属机构,这种机构的资本额较少,存款额较低,在存款期限上有一定的限制。

2.外资金融机构的法律地位。外资金融机构是外资银行、中外合资银行、外资财务公司、中外合资财务公司和外国银行分行的总称。其中外资银行、中外合资银行、外资财务公司、中外合资财务公司是中国的金融性的企业法人组织;外国银行分行是非法人的金融企业组织。

外资金融机构必须遵守中国的法律法规,依法享有一定的权利和承担相应的义务,其正当经营活动和合法权益受中国法律保护。外资金融机构从事活动不得损害中国的社会公共利益,外资金融机构应接受中国人民银行的管理和监督。

3.外资金融机构的设立。外资金融机构的设立条件有以下五个方面:

(1)外资金融机构的设立人必须是金融机构。这种作为外资金融机构设立人的金融机构在法律性质上必须是法人金融组织。

外资金融机构的外方设立人必须在中国境内已经成立了代表机构,其中设立外资银行、外资财务公司或外国银行分行的,其设立人必须在中国已经设立代表机构2年以上。设立合资银行或设立合资财务公司的外国合资者,在中国应已经设立了代表机构,没有时间要求。

(2)资本要求设立独资外资银行、合资银行的最低注册资本限额为3亿元人民币或等值的自由兑换货币;独资财务公司、合资财务公司的注册资本最低限额为2亿元人民币或等值的自由兑换货币。注册资本应当是实缴资本。外国银行分行应当由其总行无偿拨付给不少于1亿元人民币等值的自由兑换营运资金。中国人民银行根据外资金融机构的业务范围和审慎监管的需要,可以提高其注册资本或者营运资本的最低限额,并规定其中的人民币份额。

(3)资信要求按照我国《外资金融机构管理条例》的规定,设立外资银行或外资财务公司申请人提出申请前一年年末总资产不得少于100亿美元。设立外国分行的申请者提出设立申请前一年年末总资产不得少于200亿美元。设立合资银行或合资财务公司的外国合营者提出申请前一年年末总资产不得少于100亿美元,等等。

(4) 环境要求在我国设立外资金融机构的设立者或外国合营者所在国家或地区应有完善的金融监督管理制度。

(5)其他条件是指设立企业所必须具备的一般性条件,如章程、名称、组织机构、营业场所等。

4.外资金融机构的准许程序。主要有以下三个步骤:

(1)设立外资金融机构,应先向中国人民银行提出书面申请,并提交有关材料。

(2)报经中国人民银行审批。凡设置外资金融机构都必须报经中国人民银行审批。申请者将申请书规定的材料提交中国人民银行后, 中国人民银行对设立外资资金融机构的申请进行审查。初步同意后,即发给申请者正式申请表。申请自提出设立申请之日起满6个月未接到正式申请表的,其设立申请即为不予受理。申请者接到正式申请表的,应自接到之日起2个月内将填好的申请表报中国人民银行审批。申请者在向中国人民银行报送申请表时,应同时报送有关文件。

(3)办理登记。外资金融机构自收到中国人民银行批准的文件之日起30日内,应筹足其实收资本或营运资本,并调人中国境内。调入的资金应经中国注册会计师验证后,依法向工商行政管理机关办理登记。外资金融机构在依法办理工商登记领取企业法人营业执照或营业执照后,30日内到税务机关办理税务登记。外资金融机构应自中国人民银行审查批准之日起30日内,向国家外汇管理局领取《经营外汇业务许可证》。

5.外资金融机构的业务范围。根据我国《外资金融机构管理条例》的规定,在我国的外资银行、外国银行分行、合资银行可以经营的业务种类为:吸收公众存款;发放短期、中期和长期贷款;办理票据承兑与贴现;买卖政府债券、金融债券,买卖股票以外的其他外币有价证券;提供信用凭证服务及担保;办理国内外结算;买卖、代理买卖外汇;从事外币兑换;从事同业拆借;从事银行卡业务;提供保管箱业务;提供资信调查和咨询服务;经中国人民银行批准的其他业务。

根据我国《外资金融机构管理条例》的规定,外资财务公司、合资财务公司可以经营的业务范围为:

发放短期、中期和长期贷款;办理票据承兑与贴现;买卖政府债券、金融债券,买卖股票以外的其他外币有价证券;提供担保;自营和代理客户买卖外汇;从事同业拆借;提供外汇信托服务;提供资信调查和咨询服务;经中国人民银行批准的其他业务。

外资金融机构经营人民币业务,还应当具备下列条件:提出申请前在中国境内开业3年以上;提出申请前2年连续盈利;中国人民银行规定的其他审慎性条件。

6.对外资金融机构的监督管理。主要有以下几个方面的内容:

(1)在资产结构管理方面。外资金融机构应确保其资产的流动性,具体按中国人民银行的规定执行。外资银行、合资银行、外资财务公司、合资财务公司的固定资产不得超过其所有者权益的40%。外国银行分行的营运资金加准备金之和,其中的人民币份额与其风险资产中的人民币份额的比例不得低于8%。外国银行分行的营运资金的30%应当以中国人民银行指定的生息资产形式存在,包括中国人民银行指定的银行存款等。

(2)在资本保全方面。外国金融机构经营存款业务,应当向所在地的中国人民银行的分支机构交存存款准备金,其比率由中国人民银行制定,并根据需要进行调整。

(3)在利率方面。外资金融机构的存款、贷款利率及各种手续费率,由外资金融机构按照中国人民银行的有关规定执行。

(4)在经营规范方面。外资银行、合资银行、外资财务公司、合资财务公司对一个企业及其关联企业的授信余额,不得超过其资本的25%,但是经中国人民银行批准的除外;外资金融机构从中国境内吸收的外汇存款不得超过其境内外汇总资产的70%;外资金融机构应当确保其资产的流动性,流动性资产余额与流动性负债的比例不得低于8%。

(5)在存款、贷款管理方面。外资金融机构经营存款业务,应向所在地的中国人民银行分支机构缴存存款准备金,其比率由中国人民银行制定,并根据需要进行调整。外资银行、合资银行、外资财务公司、合资财务公司的资本充足率不得低于8%。其固定资产不得超过其所有者权益的40%。其资本中的人民币份额与其风险资产中的人民币份额不得低于8%。外资金融机构应按规定计提呆账(坏账)准备金。

7.外资金融机构的解散与清算。外资金融机构的解散有两种情况:一是由外资金融机构自行终止业务活动的,应在距终止业务活动30日前以书面形式向中国人民银行提出申请,经中国人民银行批准后予以解散,并进行清算。二是外资金融机构无力清偿到期债务的由中国人民银行责令其停业整顿,超过整顿期限仍未恢复偿还能力的应进行解散,并进行清算。三是外资金融机构依法被撤消或宣告破产而终止。外资金融机构终止时,应进行清算,其清算的具体事宜参照中国有关法律、法规办理。对外资金融机构清算的法律法规主要有《中外合资经营企业法》及实施条例、《外资企业法》及实施细则、《公司法》、《民事诉讼法》等。外资金融机构清算终结,应当在法定期限内向原登记机关办理注销登记。

第二节　保险法

一、保险和保险法概述

(一)保险的概念

我国《保险法》规定,保险是指投保人根据合同约定,向保险人支付保险费,保险人对于合同约定的可能发生的事故因其发生所造成的财产损失承担赔偿保险金责任,或者当被保险人死亡、伤残、疾病或者达到合同约定的年龄、期限时承担给付保险金责任的商业保险行为。这一概念包含以下三层含义:

1.《保险法》规定的保险是商业保险,不包括社会保险,商业保险是一种商业行为;

2.保险的法律形式是合同;

3.商业保险分为财产保险和人身保险。

(二)保险的构成要件

保险的构成要件,是指保险得以成立的基本条件。保险的构成必须具备以下要件:

1.必须以存在不确定的危险为对象。不确定的危险必须是:(1)危险发生与否不能确定;(2)危险发生的时间不能确定;(3)危险所导致的后果不能确定。

2.必须以多数人的互助共济为基础。

3.必须以对危险事故所致损失进行补偿为目的。

(三)保险的分类

1.根据保险标的不同为标准,可以分为财产保险和人身保险。

2.根据承担责任次序的不同为标准,可以分为原保险和再保险。

3.根据保险实施形式的不同为标准,可以分为自愿保险和强制保险。

(四)保险法的概念

保险法是指以保险关系为调整对象的一切法律规范的总称。保险法有广义和狭义之分。广义的保险法既包括兼有公法性质的保险业法和社会保险法,也包括私法性质的保险合同法和保险特别法(如海商法规定的保险);狭义的保险法是指私法性质的保险合同法。1995年6月30日第八届全国人大常委会第十四次会议通过,并于1995年10月1日起施行《中华人民共和国保险法》(以下简称《保险法》)规定的保险仅指商业保险,不包括社会保险,内容包括保险合同法和保险业法两部分的内容。该法于2002年10月28日第九届全国人民代表大会常务委员会第三十次会议进行了修正。

(五)保险法的基本原则

1.保险利益原则。保险利益又称可保利益,是指投保人对保险标的具有法律上承认的利益。保险标的是指作为保险对象的财产及其有关利益,或者人的寿命和身体。投保人对保险标的应当具有保险利益,投保人对保险标的不具有保险利益的,保险合同无效。

2.损失补偿原则。是指保险合同订立后,发生保险事故,使投保人或被保险人遭受损失时,保险人必须在责任范围内对投保人或被保险人所受的实际损失进行补偿。

3.近因原则。是指保险人仅就保险事故直接造成的损害结果负担补偿责任,间接损害不进行补偿。根据该原则,所谓近因,并非指时间上最接近损失的原因,而是指直接促成结果的原因,效果上有支配力或有效的原因。

4.最大诚信原则。最大诚信原则对双方当事人都有要求。保险人有说明义务,即要求在订立保险合同时,保险人应当向投保人说明保险条款内容的义务,并且保险人必须具备可靠的偿付能力。投保人有如实告知义务,即投保人在订立保险合同时,保险人就保险标的或者被保险人的有关情况提出询问时,投保人应当如实告知。

二、保险合同

(一)保险合同的概念和特征

保险合同是指投保人支付规定的保险费,保险人对于承保标的因保险事故所造成的损失,在保险金额范围内承担补偿责任,或者在合同约定期限届满时,承担给付保险金义务的协议。保险合同是合同的一种,除具备一般合同的共同特征外,保险合同作为一种特殊类型

的合同,还具有以下特征:

1.保险合同是双务、有偿合同。保险合同的当事人互负一定的义务,其中投保人须交付保险费,保险人则须在保险事故发生或合同约定的其他条件具备时给付约定保险金额。因此,保险合同为双务合同。另外,保险合同中的投保人要取得保险人的给付必须支付保险费,而保险人在保险事故发生时也必须向对方履行给付义务。所以,保险合同又是有偿合同。

2.保险合同是射幸合同。是指以将来可能发生的事件或者其他不确定的事实作为一方履行给付义务的条件的合同。在保险合同中,投保人交付保险费的义务是确定的,而保险人则只在特定的不可预料的保险事故发生时才给付保险金。所以,在保险合同的有效期内,投保人交付了保险费之后,可能换来数倍于保险费的保险金,也可能一无所获。

3.保险合同是最大诚信合同。是指基于双方的信赖而订立的合同。投保人在订立合同的过程中负有如实告知义务;保险人在订立合同的过程中负有如实向投保人说明保险条款内容的义务。

4.保险合同是非要式合同。保险合同的订立可以采取以口头形式签订,也可以采取书面形式签订。保险单或者其他保险凭证只是保险合同的证明。

5.保险合同是附合合同。是指当事人一方在只能就对方当事人提出的条件,做出拒绝或者接受的意思表示的条件下,与该对方当事人订立的合同。保险单或暂保单所载的基本条款或者由保险业务主管部门事先制定,或者由保险人事先拟订,投保人只能就是否接受这些条款做出选择,而不能对这些条款进行磋商或修改。

(二)保险合同的分类

1.根据保险标的不同为标准,可分为人身保险合同和财产保险合同。

2.根据保险标的价值确定与否为标准,可分为定值保险合同和不定值保险合同。定值保险合同是指双方当事人确定保险标的实际价值并载明于合同中的保险合同;不定值保险合同是指双方当事人在订立合同时预先不确定保险标的保险价值,只载明保险金额作为保险人承担保险责任的最高限额,危险事故发生后,再行估计其价值而确定其损失的保险合同。

3.根据设立保险合同的不同目的为标准,可分为补偿性保险合同和给付性保险合同。补偿性保险合同,是指在危险事故发生时,由保险人评定被保险人的实际损失从而支付保险金的保险合同;给付性保险合同是指保险期限届满时,保险人按照合同约定支付保险金的保险合同,属于非补偿性保险合同,多数人身保险合同属于给付性保险合同。

4.根据保险人所承保危险的不同范围。可分为特定危险保险合同和一切危险保险合同。特定危险保险合同是指保险人仅承保特定的一种或数种危险的保险合同;一切危险保险合同是指保险人承保的危险为合同列举的除外责任之外的一切危险。

5.根据保险标的是否单一为标准。可分为个别保险合同和集体保险合同。个别保险合同是指一人或一物为保险标的而订立的保险合同;集体保险合同是指以多数人或多数物为标的而订立的保险合同。

(三)保险合同的当事人、关系人和中介人

1.保险合同的当事人包括保险人和投保人。

(1)保险人。是指与投保人订立保险合同,并承担赔偿或者给付保险金责任的保险公司。

(2)投保人。是指与保险人订立保险合同,并按照保险合同负有支付保险费义务的人。

2.保险合同的关系人包括被保险人和受益人。

(1)被保险人。是指其财产或人身受保险合同保障,享有保险金请求权的人,投保人可以为被保险人。财产保险中的被保险人与投保人必须同一,人身保险中则不必同一。

(2)受益人。是指人身保险合同中由被保险人或者投保人指定,在保险事故发生或者约定的保险期间届满时,依照保险合同享有保险金请求权的人。受益人可以是投保人、被保险人,也可以是被保险人或者投保人指定的第三人。

3.保险中介人。主要包括保险代理人和经纪人。

(1)保险代理人。是指根据保险人的委托,向保险人收取代理手续费,并在保险人授权的范围内代为办理保险业务的单位和个人。

(2)保险经纪人。是指基于投保人的利益,为投保人与保险人订立保险合同提供中介服务,并依法收取佣金的单位。

(四)保险合同的订立

1.保险合同订立的程序。保险法规定,投保人提出保险要求,经保险人同意承保,并就合同的条款达成协议,保险合同成立。

(1)投保。投保人提出保险要求,称为投保。投保是投保人向保险人提出订立保险合同的要约行为。

(2)承保。保险人同意承保,称为承保。承保是保险人同意投保人的保险要约的承诺行为。承保为保险人的单方面法律行为,保险要约一经承诺,保险合同即告成立。

保险合同成立后,保险人应当及时向投保人签发保险单或其他保险凭证,并在保险单或其他保险凭证中载明当事人双方约定的合同内容。

2.保险合同的形式。保险合同采取书面形式,我国保险合同的书面形式,主要包括投保单、暂保单、保险单和保险凭证。

(1)投保单。是指保险人原先备制的,以供投保人提出保险请求时使用的格式书据,投保单本身并非正式合同文本,而仅是投保人向保险人申请订立保险合同的书面要约,但一经保险人在投保单上签章承受后,即成为保险合同的一部分。

(2)暂保单。又称大保单,是指保险人或其代理人在正式保险单签发之前出具给投保人的一种临时保险凭证。暂保单的内容比较简单,法律效力与正式保险单相同,但有效期较短,一般为30天,当保险单签发给投保人时,暂保单自动失效。

(3)保险单。是指保险人与投保人之间订立的保险合同的正式书面凭证,保险合同成立后,由保险人制作、签章并交付给投保人。保险单应载明双方当事人权利、义务在内的保险合同的全部内容。保险单的内容包括保险合同的全部条款。

(4)保险凭证。又称小保单,是指保险人出具给被保险人以证明保险合同已有效成立的书面凭证。是一种简化的保险单,与保险单有相同效力,当与保险单的记载不一致时,以保险单内容为准。

3.保险合同的条款。保险合同的条款包括法律规定必须记载的法定条款和当事人约定的条款。

(1)法定条款。我国《保险法》规定,保险合同应当包括下列条款:①保险人名称和住所;②投保人、保险人名称和住所,及人身保险合同受益人的名称和住所;③保险标的;④保险责任和责任免除;⑤保险期间和保险责任的开始时间;⑥保险价值;⑦保险金额;⑧保险费及其支付办法;⑨保险金赔偿或给付办法;⑩违约责任和争议处理;⑪订立合同的时间。

(2)约定条款。即除法定条款以外,由投保人和承保人约定的条款。

4.保险合同成立。保险合同自保险人在投保单上签章时或投保人承诺反要约时成立。是以投保人和保险人之间要约与承诺的完成为标志。保险合同的成立不以保险单或保险凭证的交付为要件;保险合同的成立也不以保险费的交付为要件。

(五)保险合同的有效与无效

1.保险合同的有效要件。保险合同有效,应当具备以下要件:

(1)缔约人在订立合同时有相应的缔约能力,即主体合格。

(2)当事人意思表示一致。

(3)不违反法律和社会公共利益。

2.保险合同的无效。保险合同的无效是指因法定原因或者约定原因,使保险合同的全部或部分内容不产生法律约束力。保险合同因下列原因而无效:

(1)因具备保险法上的无效原因而无效。如超额保险、无保险利益。

(2)因其他的法定无效原因而无效。如合同法的规定。

(3)因合同当事人约定的原因而无效。

保险合同无效的,在发生保险合同约定的保险事故时,保险人不承担保险责任。保险合同被确认无效后,当事人因无效合同取得的财产还应返还给受损失的一方;有过错的一方应赔偿对方因此所受的损失,双方都有过错的,应当各自承担相应的责任;双方恶意串通、订立无效合同损害国家、集体或第三人利益的,应当追缴双方所得的财产,收归国家、集体所有或者返还给第三人。

(六)保险合同的履行

1.投保人的义务。投保人的义务有以下七项:

(1)交纳保险费的义务。这是投保人最基本的义务。

(2)加强安全和防灾、防损义务。

(3)保险事故发生后及时通知义务。

(4)危险增加的通知义务。

(5)出险施救义务。当财产保险的保险事故发生时,被保险人负有积极施救的义务,防止或者减少损失。

(6)提供单证的义务。保险事故发生后投保人、被保险人在行使索赔权利的同时,负有提供必需单证的义务。

(7)协助追偿义务。在财产保险中,由于第三人的行为,造成保险事故发生,投保人在获得保险赔偿后,有义务将对第三者的赔偿请求权转移给保险人,使保险人获得代位追偿的权利。

2.保险人的义务。投保人的义务有以下四项:

(1)订约说明义务。保险人应当对向投保人说明保险合同的条款内容。

(2)及时签单义务。保险合同成立后,保险人应当及时向投保人签发证明保险合同业已生效的保险单或其他保险凭证。

(3)促进防灾减损义务。加强防灾减损,维护保险标的安全,不仅是投保人的义务,也是保险人的责任。

(4)承担损失赔偿责任。这是保险人最主要的义务。我国《保险法》第23条第1款、第2款规定,保险人收到被保险人或者受益人的赔偿或者给付保险金的请求后,应当及时作出核定;对属于保险责任的,在与被保险人或者受益人达成有关赔偿或者给付保险金额的协议后十日内,履行赔偿或者给付保险金义务。保险合同对保险金额及赔偿或者给付期限有约定的,保险人应当依照保险合同的约定,履行赔偿或者给付保险金义务。保险人未及时履行前款规定义务的,除支付保险金外,应当赔偿被保险人或者受益人因此受到的损失。保险人承担损失赔偿责任的范围,一般包括以下四个方面:①)保险标的所遭受的实际损失;②施救费用;③仲裁和诉讼费用;④为查明和确定保险事故的性质、原因和保险标的损失程度所支付的合理费用。

(七)保险合同的变更、解除和终止

1.保险合同的变更。是指保险合同依法成立后,在没有履行或没有完全履行前,因订立合同所依据的主观、客观情况发生变化,由当事人依照法定的条件和程序,对原合同条款进行修改和补充。保险法规定在保险合同有效期内,投保人和保险人经协商同意,可以变更保险合同的有关内容。变更保险合同的,应当由保险人在原保险单或者其他保险凭证上批注或者附贴批单,或者由投保人和保险人订立变更的书面协议。保险合同的变更包括以下三个方面的变更:

(1)保险合同主体的变更。是指保险合同当事人和关系人的变更,通常指投保人(被保险人)的变更,而不包括保险人的变更。实质是保险合同的转让,实践中,通常表现为保险单的转让。在财产保险合同中,主体的变更往往因保险标的所有权发生转移而引起。我国保险法规定,保险标的转让应当通知保险人,经保险人同意继续承保后,依法变更合同。但货物运输保险,允许保险单随同货物所有权的转移而自动转移,不需得到保险人的同意。

(2)保险合同内容的变更。是指体现双方权利、义务关系的合同条款的变更。通常表现为保险标的数量的增减,品种、价值、存放地点的变化,或货物运输合同中航程的变化,航期的变化,以及保险期限、保险金额的变化等。

(3)保险合同效力的变更。主要是指保险合同的失效与复效。保险合同的失效是指保险合同生效后,由于某种原因使合同暂时失效。保险合同的复效是针对保险合同的失效而言,它指保险合同效力失效后重新开始生效。

2.保险合同的解除。是指保险合同依法成立后,在有效期尚未届满之前,当事人依法提前终止合同的法律行为。包括约定解除、任意解除和法定解除。

(1)约定解除。是指双方当事人可约定解除合同的条件,出现约定条件时,一方或双方有权解除保险合同。

(2)任意解除。是指法律允许保险合同当事人有权根据自己的意愿解除合同。保险法规定投保人可以随时提出解除合同。但货物运输保险合同和运输工具航程保险合同,保险责任开始后,合同当事人不得解除合同。

(3)法定解除。是指法律规定的原因出现时,保险合同当事人一方依法行使解除权,消灭已生效的保险合同关系。保险合同成立后,保险人不得解除合同,但也有例外,在下列情况下,保险人可以解除合同:①投保人故意隐瞒事实,不履行如实告知义务,足以影响保险人决定是否同意承保或者提高保险费率的;②被保险人或受益人在未发生保险事故的情况下,谎称发生了保险事故,伪造、编造有关证明或者其他证据,故意制造保险事故向保险人提出赔偿或给付保险金请求的;③投保人、被保险人未按约定履行其对保险标的安全应尽的责任;④在保险合同有效期内,保险标的危险程度增加,被保险人未及时通知保险人的;⑤投保人申请的被保险人年龄不真实,并且其真实年龄不符合合同约定的年龄限制的,但合同成立后逾期二年的除外。

3.保险合同的终止。是指当事人之间根据合同确定的权利、义务因一定事由的发生而消灭。引起保险合同终止的原因主要有:

(1)因期限届满而终止。

(2)因全部履行而终止。保险人赔偿或支付了全部保险金,即使保险合同期限未满,保险合同也终止。

(3)因部分履行而终止。保险法规定:保险标的发生部分损失的,在保险人赔偿后30日内,投保人可以终止合同;除合同约定不得终止合同的以外,保险人也可以终止合同。保险人终止合同的,应当提前15日通知投保人,并将保险标的未受损失部分的保险费,扣除自保险责任开始之日起至终止之日期间的应收部分后退还投保人。

(4)因协议而终止。

(5)因保险标的转让而终止。一般保险合同发生保险标的转让,如果事先未经保险人同意,则从保险标的转让时起,保险合同即行终止。

(6)因违约而终止。

(7)保险合同因保险标的灭失而终止。

(八)保险合同的索赔和理赔

1.保险合同的索赔。是指被保险人在保险事故发生造成保险标的损失后,按保险合同条款的约定,向保险人提出要求支付保险金的法律行为。这是被保险人实现其保险权益的具体体现。

(1)索赔时效。索赔时效是指被保险人在保险事故发生后,向保险人请求赔偿或给付保险金的有效期限。我国《保险法》规定,人寿保险的被保险人或者受益人行使保险金给付请求权的诉讼时效期间为5年;人寿保险以外的其他保险的被保险人或者受益人行使保险金赔偿或给付请求权的诉讼时效期间为2年。

(2)索赔程序。主要有以下几个环节:①出险通知;②采取合理的施救措施;③接受检验;④提供索赔的全部单证;⑤领取保险金;⑤开具权益转让书。这一环节只有财产保险合同才涉及。

2.理赔。是指保险人根据被保险人提出的索赔要求,处理有关保险赔偿的工作。理赔应遵循一定的原则和程序。

(1)理赔的原则。我国理赔工作的原则是"主动、迅速、准确、合理。"

(2)理赔的程序。主要有以下几个环节:①立案和调查;②审查单证、审核责任;③损失核算,赔款给付;④损余处理和代位追偿。这一环节只有财产保险合同才涉及。

三、财产保险合同

(一)财产保险合同的概念和特征

财产保险合同,是指以财产及其有关利益为保险标的的保险合同。财产保险合同具有以下特征:

1.财产保险合同的标的为财产或财产利益。

2.财产保险的目的在于补偿损失。

3.财产保险适用保险代位求偿权。

(二)财产保险合同的分类

我国目前的财产保险合同包括财产损失保险合同、责任保险合同、信用保险合同、保证保险合同、农业保险合同等。

1.财产损失保险合同。是指以补偿财产的损失为目的保险合同。标的是除农作物、牲畜以外的一切动产和不动产。在我国目前包括企业财产保险合同、家庭财产保险合同、运输工具保险合同和运输货物保险合同。

2.责任保险合同。是指以保险人对第三者所负的赔偿责任为保险标的的保险合同。在我国目前包括产品责任保险合同、雇主责任保险合同、公众责任保险合同、职业责任保险合同。

3.信用保险合同。是指保险人对被保险人的信用放贷或信用售货提供担保的保险合同。在我国目前包括出口信用保险合同、国外投资信用保险合同、国内商业信用保险合同。

4.保证保险合同。是指保险人作为保证人,向权利人提供担保的保险合同。包括诚实保证保险合同和确实保证保险合同。

5.农业保险合同。是指保险人与农业生产者签订的,以生长期及收获的农作物、经济作物、家禽和水产养殖物为保险标的财产保险合同。

(三)保险金额与保险价值的关系

1.保险金额与保险价值的概念。保险金额是指保险人承担赔偿或者给付保险金责任的最高限额。保险价值又称保险价额,是指保险标的所有保险利益的金钱价值。即表示保险标的价值之金额。保险标的的保险价值,可以由投保人和保险人约定并在合同中载明,也可以按照保险事故发生时保险标的实际价值确定。

2.保险金额与保险价值的关系。主要有足额保险、不足额保险和超额保险三种:(1)足额保险。是指保险金额与保险价值相等的保险。发生损失时被保险人可获得足额赔偿。(2)不足额保险。是指保险金额小于保险价值的保险。保险金额低于保险价值的,除合同另有约定外,保险人按照保险金额与保险价值的比例承担赔偿责任。(3)超额保险。是指保险金额大于保险价值的保险,超过保险价值的保险金额无效,被保险人最终只能得到等于保险价值的赔偿。

(四)代位求偿权

1.代位求偿权的概念。代位求偿权是指在财产保险合同中,由于第三人的过错,导致保险标的发生保险责任范围内的损失,保险人赔付了被保险人保险金后,向第三人请求赔偿的行为。第三人对保险事故的发生或保险标的损失负有责任的,保险人有权在保险赔偿范围内,向第三人追偿,被保险人应将对第三人请求赔偿的权利转让给保险人。代位求偿权的依据是保险补偿原则。被保险人获得保险赔偿后,如果其损失已获充分补偿,则不能再得到第三人的赔偿,应将向第三人追索的权利转让给保险人。保险人行使代位求偿权的,不影响被保险人就未取得赔偿的部分向第三者请求赔偿的权利。

2.代位求偿权的要件。代位求偿权须具备以下要件:

(1)损害事故属于保险事故。

(2)被保险人因保险事故对第三人有损失赔偿请求权。

(3)代位求偿权的产生必须在保险人给付赔偿金之后。

(4)代位求偿权在被保险人取得保险赔付后自动转移给保险人。

3.代位求偿权的行使。代位求偿权的行使包括以下内容:

(1)行使代位求偿权的名义。我国《保险法》对以谁的名义行使代位求偿权没有明确规定。我们认为应以保险人自己的名义求偿。

(2)行使代位求偿权的对象。代位求偿权的义务主体为负有赔偿责任的第三人。第三人应当是保险合同当事人以外的所有人,但有一定的限制。我国《保险法》规定,除被保险人的家庭成员或者其组成人员故意造成对保险标的损害外,保险人不得对被保险人的家庭成员或者其组成人员行使代位求偿权。

(3)行使代位求偿权的范围。我国《保险法》规定,保险人行使代位求偿权时所追偿金额不得超过赔偿金额,但我国《海商法》规定可以超过,若有超过部分,应当退还给被保险人。

(4)行使代位求偿权时被保险人的义务。依照我国《保险法》的规定,保险人行使代位求偿权时,被保险人应当向保险人提供必要的文件和其所知道的有关情况。保险事故发生后,保险人未赔偿保险金,即保险人取得代位求偿权之前,被保险人放弃对第三者的请求赔偿权利的,保险人不承担赔偿保险金的责任。但是在保险人向被保险人赔偿保险金,即取得代位求偿权之后,被保险人未经保险人同意放弃对第三者请求赔偿权利的,该行为无效。由于被保险人的过错致使保险人不能行使代位求偿权的,保险人可以相应扣减保险赔偿金。

四、人身保险合同

(一)人身保险合同的概念和特点

人身保险合同是指投保人以自己或者他人的寿命或者身体为保险标的,向保险人交纳保险费,在被保险人死亡、伤残、疾病或者达到约定的年龄时,保险人按照约定向被保险人或者受益人给付保险金的保险合同。人身保险合同具有以下特点:

1.保险金额具有固定性。人身保险合同被称为定额保险合同,因为其保险标的是人的寿命或身体,而人的寿命或身体的价值是无法用金钱来衡量的,因此,人身保险的保险金额是依照被保险人对保险的需求和交付保险费的能力来确定的。

2.保险期限具有长期性。人身保险合同尤其是人寿保险合同,有效期比较长,一般是5年、10年、15年、20年、30年,有的甚至是终身的。

3.保险费不得被强制请求。投保人不支付保险费,保险人可发出催告,经保险人催告,投保人仍不支付保险费的,保险人可以中止保险合同或者解除保险合同,不得以诉讼方式请求投保人支付保险费,但保险人对财产保险的保险费可诉请交付。

4.保险人不得行使代位求偿权。在人身保险合同中,不适用代位求偿权。代位求偿权仅适用财产保险合同。

(二)人身保险合同的分类

在通常情况下,依照人身保险合同保障的范围不同,可将人身保险合同分为人寿保险合同、健康保险合同和意外伤害保险合同三种。

1.人寿保险合同。是指以被保险人的死亡或生存为保险事故的人身保险合同。人寿保险合同是人身保险合同中最基本,最主要的种类,一般包括以下几种:

(1)死亡保险合同。是指以被保险人死亡为给付保险金条件的保险合同。

(2)生存保险合同。是指以被保险人在规定的期限内生存作为给付保险金条件的保险合同,即被保险人要生存到约定期限时保险人才给付保险金。

(3)生死两全保险合同。是指被保险人在保险期内死亡,保险人给付受益人保险金;被保险人在保险期满后仍生存,保险人给付被保险人保险金。生死两全保险是死亡保险和生存保险的综合,主要特点是被保险人不论生存或死亡,在到达一定期限后,保险人均应给付保险金。

2.健康保险合同,又称疾病保险合同。是指被保险人在保险期限内因疾病、分娩及因疾病、分娩所致残废或死亡时,保险人给付约定保险金的一种合同。

3.意外伤害保险合同,又称伤害保险合同。是指被保险人在保险期限内,因遭受意外伤害或因此而导致残废或死亡时,保险人依约给付保险金的合同。

(三)保险利益

投保人对下列人员具有保险利益:本人、配偶、子女、父母;与投保人有抚养、赡养或者扶养关系的家庭其他成员、近亲属;被保险人同意投保人为其订立合同的,视为投保人对被保险人具有保险利益。

(四)受益人的产生和变更

1.受益人的产生。受益人的产生有以下两种方式:

(1)指定受益人。通常,投保人或被保险人可以指定任何第三人为受益人,但有时法律基于某种特定考虑,明确规定只有对被保险人有保险利益的人,才能成为受益人,无保险利益的人即使被指定为受益人,也无权请求给付保险金。我国《保险法》第61条规定,人身保险的受益人由被保险人或者投保人指定。投保人指定受益人时须经被保险人同意。被保险人为无民事行为能力人或者限制民事行为能力人的,可以由其监护人指定受益人。第62条规定,被保险人或者投保人可以指定一人或者数人为受益人。如果指定的受益人为数人的,被保险人或者投保人可以指定受益顺序和受益份额,未确定受益份额,受益人按照相等份额享有受益权。

(2)法定受益人。在订立人身保险合同时未指定受益人的,推定被保险人是为自己的利益而投保,即以自己为受益人。这样,保险金则成为被保险人的遗产,由其继承人按继承法继承。《保险法》第64条规定,被保险人死亡后,遇有下列情形之一的,保险金作为被保险人的遗产,由保险人向被保险人的继承人履行给付保险金的义务:①没有指定受益人的;②受益人先于被保险人死亡,没有其他受益人的;③受益人依法丧失受益权或者放弃受益权,没有其他受益人的。

2.受益人的变更。我国《保险法》规定,被保险人或者投保人可以变更受益人,并书面通知保险人。保险人收到变更受益人的书面通知后,应当在保险单上批注。投保人变更受益人时须经被保险人同意。

(五)人身保险合同的常见条款

1.不可抗辩条款。投保人申报的被保险人年龄不真实,并且其真实年龄不符合合同约定的年龄限制的,保险人可以解除合同,并在扣除手续费后,向投保人退还保险费,但是自合同成立之日起超过2年的除外。

2.不丧失价值条款。在投保人交付保险费后逐年积存了相当数额的责任准备金,这部分积存的准备金不因保险效力的变化而丧失其价值,投保人有权任意选择有利的方式处理。在保险事故发生前,投保人可以利用这部分现金价值。在保险事故发生后,投保人可以取回全部保险金。如果投保人不继续投保而使保险合同无效时,不可剥夺投保人对这部分现金价值的权利。

3.宽限期条款。是指投保人未按约定时间交付保险费时,合同约定的宽限或优惠期间。投保人只要在宽限期间内交付保险费,保险合同继续有效。在宽限期间内发生保险事故的,保险人可以在应给付的保险金中扣除投保人欠缴的保险费。

4.复效条款。保险合同因投保人未如期交付保险费而中止或失效后,投保人可以在一定条件下,要求恢复原保险合同的效力。

5.年龄误报条款。在订立保险合同时,如出现年龄误报或年龄不实时,在履行保险合同时一经发现,保险人一般不得主张保险合同无效,但应按实付保险费与真实应付保险费的比例,调整保险金额。

6.自杀条款。投保人、受益人故意造成被保险人死亡、伤残或者疾病的,保险人不承担给付保险金的责任。投保人自合同成立或者复效后两年内发生自杀行为,保险人列为除外责任,仅退还已缴付的保险金;超过2年发生自杀行为,则保险人仍应给付死亡保险金。被保险人故意犯罪导致其自身伤残或者死亡的,保险人不承担给付保险金的义务。

7.战争条款。战争死亡一般为除外条款,但前提是战争与被保险人的死亡存在直接因果关系。

8.保险单转让条款。人身保险合同不能变更被保险人,其转让仅是一般民事权利义务的转移。其转让一般须经书面通知。

9.贷款条款。在长期性人寿保险的情况下,投保人可以凭保险单抵押,向保险人申请贷款,在约定时间内偿还本利。如果在偿还前发生保险事故,保险人可以在应给付的保险金中扣除借款本息,累计借款本息超过责任准备金时,保险单效力即行终止。

五、保险公司

(一)保险公司的组织形式

我国《保险法》规定,保险公司应当采取国有独资公司和股份有限公司这两种组织形式。

1.国有独资保险公司。是指国家授权投资的机构或者国家授权的部门单独投资设立的保险有限责任公司。

2.股份保险公司。又称保险股份有限公司是指其全部资本分为等额股份,股东以其所认购的股份对公司债务负责,公司以其全部资产对公司的债务承担责任的企业法人。

(二)保险公司的设立

1.保险公司的设立条件。设立保险公司,必须具备比设立一般企业更为严格的条件。这是世界各国的立法通例。依照我国《公司法》和《保险法》的规定,设立保险公司,必须同时具备以下五个条件:(1)有符合保险法和公司法的公司章程;(2)符合保险法规定的注册资本最低限额;我国《保险法》规定,设立保险公司其注册资本最低限额为人民币2亿元,且最低注册资本为实缴资本;(3)有具备任职资格条件的高级管理人员;(4)有健全的组织机构和管理制度;(5)有固定的保险经营场所和经营保险业务所需的必要条件。

2.保险公司的设立程序。依照《保险法》和《保险管理暂行规定》的要求,一般须经过以下程序:(1)申请筹建。即申请人向保险监督管理部门提出要求筹备建立保险组织的书面请求,并报送有关材料。(2)正式申请。保险公司完成筹建工作后,向保险监督管理部门提出正式申请,并报送有关文件、资料。(3)审批。保险监督管理部门收到设立保险公司的正式申请后,应对其提交的申请文件和资料审查,作出批准或者不批准的决定。认为符合条件的,作出批准决定,颁发经营保险业务许可证。(4)登记。保险公司经保险监督管理部门批准设立后,应持批准文件及保险业务许可证,向工商行政管理部门办理登记注册手续,领取营业执照。

另外,保险公司还可以在中华人民共和国境内和境外设立分支机构,但均须经保险监督管理部门批准。

(三)保险公司的变更

保险公司的变更是指保险公司在组织上的变更以及在活动宗旨、业务范围上的变化。保险公司的变更必须经保险监管部门批准。

(四)保险公司的终止

1.保险公司终止的原因。是指依法设立的保险公司因为法定原因或者经保险监督管理部门批准,关闭其营业而永久停止从事保险业务。保险公司可因下列原因而终止:(1)经保险监督管理部门批准解散。保险公司因分立、合并或者公司章程规定的解散事由出现,经保险监督管理部门批准后解散。但是,经营有人寿保险业务的保险公司,除分立、合并外,不能解散。(2)依法吊销经营保险业务许可证。保险公司违反法律、行政法规,被保险监督管理部门吊销经营保险业务许可证的,依法撤销。(3)被依法宣告破产。保险公司不能支付到期债务,经保险监管部门同意,由人民法院宣告破产。

2.保险公司终止的清算。(1)清算组的成立。经批准解散的保险公司,应当在解散后15日内成立清算组织。国有独资保险公司解散的,由国家授权投资的机构或部门指定人选成立清算组织；股份有限保险公司解散的，由股东大会确定人选成立清算组织；逾期不能成立清算组织的，债权人可以申请人民法院指定有关人员组成清算组织，进行清算。被依法撤销的保险公司，由保险监督管理部门指定成立清算组织，对保险公司进行清算。被宣告破产的保险公司，由人民法院组织保险监督管理部门等有关部门和有关人员成立清算组，进行清算。经营有人寿保险业务的保险公司被依法宣告破产的，其持有的人寿保险合同及准备金，必须转移给其他经营有人寿保险业务的保险公司；不能同其他保险公司达成转让协议的，由保险监督管理部门指定经营有人寿保险业务的保险公司接受。(2)清偿顺序。我国《保险法》第88条规定，破产财产优先支付其破产费用后，按照下列顺序清偿：①职工工资和劳动保险费用；②赔偿或者给付保险金；③所欠税款；④清偿公司债务。破产财产不足清偿同一顺序清偿要求的，按照比例分配。破产清算组织依照保险公司的破产财产分配方案，完成破产分配的，应当制作破产分配完毕的报告，提请人民法院终结破产程序。

清算组进行清算编制的清算方案，应当主动报保险监督管理部门确认后方可执行。公司清算结束后，清算组应当制作清算终结报告，并报保险监督管理部门确认，向工商行政管理部门申请注销登记，发布公告。

(五)保险业监督管理

1.国家保险业监督管理机关的监督管理。我国《保险法》第9条规定，国务院保险监督管理部门负责对保险业实施监督管理。该机构于1998年成立，(简称保监会)国务院保险监督管理部门主要对保险公司的设立和组织、保险公司拟订的保险条款和保险费率、保险公司的业务经营和财务、保险公司的整顿和接管等方面进行管理。其中，保险公司的整顿是指在保险公司有违反《保险法》规定的某些行为，并且在保险监督管理部门规定的期限内未予改正的，保险监督管理部门采取必要的措施对该保险公司进行整治、监督的行为。保险公司的接管是指在保险公司实施了违反《保险法》规定的某些行为，并且造成了比较严重的后果的情况下，保险监督管理部门采取必要的措施，代为行使该保险公司的经营管理权力，以保护被保险人的利益，恢复保险公司的正常经营的行为。

2.保险业自我监督。是指保险行业组织通过制订行业规章，对保险公司在保险市场中的行为进行自我监督与管理，简称行业自律管理。它是一种自我协调性的管理，组织形式一般为行业协会，它是保险行业自愿组织起来的管理形式。

第三节　证券法

一、证券法概述

(一)证券的概念和特征

证券一词的使用范围非常广泛，在不同的领域使用时往往有不同的含义。证券法上所讲的证券指资本证券。是指发行人为了筹集资本而发行的，表明持有人对发行人享有股权或者

债权的书面凭证。证券具有以下特征:

1.证券是证权证券,即宣示证券。证券所记载的权利在证券发行前就已存在,证券仅在于以特殊方式对证券权利的存在予以表现。

2.证券是流通证券。证券可以流通转让,且无须经过证券义务人的同意。

3.证券是要式证券。证券上应记载法定事项。

(二)证券的分类

根据不同的标准,可对证券作不同的分类。

1.根据证券的功能不同为标准,可分为股票、债券、证券投资基金凭证和衍生证券四种:

(1)股票。是指股份有限公司签发的证明股东按其所持股份享有权利和承担义务的书面凭证。

(2)债券。是指政府、金融机构、企业依照法定程序向社会公众发行的,约定到期还本付息的一种有价证券。债券按发行主体不同,可分为政府债券、金融债券、企业债券和公司债券等。

(3)证券投资基金凭证。又称基金收益凭证,是指基金发起人为募集投资基金而依法发行的有价证券。

(4)衍生证券。又称衍生金融商品,衍生产品,是指以货币、债券、股票、外汇等传统金融商品为基础,以杠杆或信用交易为特征的金融工具。

2.根据证券是否上市交易,证券分为上市证券和非上市证券。

(1)上市证券。又称挂牌证券,是指经证券交易所同意,在证券交易所内公开买卖的证券。

(2)非上市证券。是指未在证券交易所挂牌交易,而在证券交易所外交易转让的证券。

(三)证券法的概念

证券法是指调整和规范证券发行、证券交易、证券监督管理关系及其他与证券相关关系的法律规范的总称。证券法有广义和狭义之分。广义上的证券法是指各种法律中有关证券规定的总称,狭义上的证券法仅指以"证券法"命名的专门法律。在我国特指1998年12月29日第八届全国人民代表大会常务委员会第五次会议审议通过,并于1999年7月1日实施的《中华人民共和国证券法》(以下简称《证券法》)。2004年8月28日第十届全国人民代表大会常务委员会第十一次会议对其作了第一次修订。2005年10月27日第十届全国人民代表大会常务委员会第十八次会议对其作了第二次修订,第二次修订后的《证券法》自2006年1月1日起施行。

(四)证券法规定的证券范围

我国证券法调整的证券包括股票、公司债券和国务院依法认定的其他证券。《证券法》第2条规定,在我国境内,股票、公司债券和国务院依法认定的其他证券的发行和交易,适用本法;本法未规定的,适用《中华人民共和国公司法》和其他法律、行政法规的规定。政府债券、证券投资基金份额的上市交易,适用本法;其他法律、行政法规有特别规定的,适用其规定。证券衍生品种发行、交易的管理办法,由国务院依照本法的原则规定。

二、证券市场

(一)证券市场的概念

证券市场是指各种证券进行发行和买卖的场所。证券市场是现代金融市场的重要组成部分。

(二)证券市场的类型

1.以证券种类为标准,证券市场可分为股票市场、债券市场、基金市场和衍生证券市场。

(1)股票市场。是指以股票为发行和交易对象的证券交易场所,它是最原始和最基本的证券市场形态。

(2)债券市场。又称“债市”,包括政府债券市场、金融债券市场、公司债券市场和企业债券市场等。

(3)基金市场。包括基金凭证发行市场和交易市场。

(4)衍生证券市场。包括期货市场、期权市场和其他衍生证券市场。

2.以市场功能为标准分类,可分为证券一级市场和证券二级市场。

(1)证券一级市场。也叫做证券发行市场,其功能是为资金需求者迅速地筹集资金,为投资者提供投资收益的机会。

(2)证券二级市场。也叫证券交易(流通)市场,其功能是为已发行的证券提供流通场所,又为证券的发行创造了良好的条件。

(三)证券市场的主体

证券市场的主体主要由证券发行人、证券投资者、证券公司、证券交易所、证券登记结算机构、证券服务机构、证券监督管理机构和证券业协会等构成。

1.证券发行人。在证券市场上,证券发行人主要有政府、金融机构、公司和企业。

(1)政府。政府可以通过证券市场发行政府债券。

(2)金融机构。在我国指各类商业银行、政策性银行和非银行金融机构。

(3)公司。在我国指我国境内依法设立的有限责任公司和股份有限公司。

(4)企业。在我国指我国境内依法设立并具有法人资格的企业。

2.证券投资者。投资者按照身份可分为个人投资者和机构投资者,按照国籍或注册地还可分为境内投资者和境外投资者。

3.证券公司。是指依照我国《公司法》、《证券法》设立的,从事证券经营业务的,以营利为目的的法人。

4.证券登记结算公司。是指为证券交易提供集中登记、存管与结算服务,不以营利为目的的法人。

5.证券业协会。是指由证券公司组成的证券业的自律性的社会团体法人。

6.证券监督管理机构。即中国证监会,是指对证券市场进行监管的国务院直属事业单位。

(四)证券交易所

1.证券交易所的概念。我国《证券法》第102条规定,证券交易所是指为证券集中交易提供场所和设施,组织和监督证券交易,实行自律管理的法人。

2.证券交易所的类型。目前,全世界的证券交易所有公司制和会员制两种类型。公司制形式的证券交易所是指以营利为目的的法人;会员制形式的证券交易所是指非营利性为目的的法人。我国目前的上海证券交易所和深圳证券交易所都是会员制证券交易所。

(五)我国证券市场的监管

我国实行政府集中统一监督管理前提下的自律管理。《证券法》第7条规定,国务院证券监督管理机构依法对全国证券市场实行集中统一监督管理。国务院证券监督管理机构根据需要可以设立派出机构,按照授权履行监督管理职责。《证券法》第8条规定,在国家对证券发行、交易活动实行集中统一监督管理的前提下,依法设立证券业协会,实行自律性管理。

三、证券发行

(一)证券发行的概念

证券发行,是指符合条件的发行人将证券制作完成并出售给投资者的行为。

(二)证券发行的分类

根据不同的划分标准,可对证券发行作不同的分类。

1.根据发行主体的不同为标准,可分为政府发行、金融机构发行、公司发行和企业发行。

2.根据证券类型的不同为标准,可分为股票发行、公司债券发行和国务院依法认定的其他证券的发行。

3.根据发行时间的不同为标准,可分为首次发行和再次发行。

4.根据发行目的不同为标准,可分为设立发行与增资发行。这种分类主要适用股票发行。

5.根据证券发行对象不同为标准,可分为私募发行和公募发行。私募发行也称非公开发行,是指向一定数量的特定对象发行;公募发行也称公开发行,即向不特定对象发行。《证券法》第10条规定,有下列情形之一的,为公开发行:(1)向不特定对象发行证券;(2)向累计超过二百人的特定对象发行证券;(3)法律、行政法规规定的其他发行行为。非公开发行证券,不得采用广告、公开劝诱和变相公开方式。

6.根据发行证券是否借助中介机构为标准,可分为直接发行与间接发行。直接发行是由证券发行人不通过证券承销机构,由自己直接销售证券;间接发行是由证券发行人委托证券承销机构销售证券。

7.根据发行价格与证券票面金额不同为标准,可分为平价发行、溢价发行和折价发行。

8.根据发行地域的不同为标准,可分为国内发行和国外发行。

(三)我国证券发行的审核制度

长期以来,我国证券发行采取审批制。审批制,也称为严格实质管理主义,就是规定了股票和债券发行的实质条件。在实质管理的内容中又加入计划管理的因素,股票和债券发行不仅要满足信息公开的条件,而且还得通过严格的实质审查。政府每年制定证券发行额度和计划配额，然后按一定原则将此额度分配给各部门、各地区，发行人要发行证券必须首先取得所在部门或所在地区的发行额度，并在发行时不超过此额度。修改后的《证券法》对股票和债券发行采取了核准制。规定只有公开发行证券才需要核准，不公开发行证券则无须核准。《证券法》第10条规定，公开发行证券，必须符合法律、行政法规规定的条件，并依法报经国务院证券监督管理机构或者国务院授权的部门核准；未经依法核准，任何单位和个人不得公开发行证券。具体而言，公开发行股票必须依照《证券法》规定的条件，报经国务院证券监督管理机构核准；发行公司债券必须依照《证券法》规定的条件，报经国务院授权的部门核准。

四、股票发行

(一)设立股份有限公司发行股票的条件和程序

设立股份有限公司既可以采取非公开发行股票，也可以采取公开发行股票。对于设立股份有限公司非公开发行股票，我国《公司法》和《证券法》都没有对发行条件和程序作详细规定。《公司法》和《证券法》对设立股份有限公司公开发行股票作了一定的规定。下面说明设立股份有限公司公开发行股票的条件和程序：

1.设立股份有限公司公开发行股票的条件。《证券法》第12条规定，设立股份有限公司公开发行股票，应当符合《公司法》规定的条件和经国务院批准的国务院证券监督管理机构规定的其他条件。我国《公司法》并未集中规定设立股份有限公司公开发行股票的条件。但根据《公司法》的相关规定，设立股份有限公司公开发行股票，应当具备以下3个条件：(1)应符合股份有限公司设立的条件。(2)募集设立的发起人认购不少于公司股份总数的35%的股份；除非法律、行政法规另有规定。(3)同股同权，同股同价，禁止折价发行。根据国务院1993年发布的《股票发行与交易管理暂行条理》第8条的规定，设立股份有限公司申请公开发行股票，应当具备以下七个条件：(1)其生产经营符合国家产业政策；(2)其发行的普通股限于一种，同股同权；(3)发起人认购的股本数不少于公司拟发行的股本总额的35%；(4)在公司拟发行的股本总额中，发起人认购的部分不少于人民币3000万元，但国家另有规定的除外；(5)社会公众发行的部分不少于公司拟发行的股本总额的25%；公司拟发行的股本总额超过人民币4亿元的，证监会按照规定可以酌情降低向社会公众发行的部分的比例，但是最低不少于公司拟发行的股本总额的15%；(6)发起人在近3年没有重大违法行为，财务会计资料无虚假记载；(7)国务院证券监督管理机构规定的其他条件。

2.设立股份有限公司公开发行股票的程序。设立股份有限公司公开发行股票的程序与募集设立股份有限公司的程序是一致的。关于设立股份有限公司公开发行股票的具体程序，详细内容见本书第三章。

(二)股份有限公司成立后发行新股的条件和程序

股份有限公司成立后发行新股，既可以采取非公开发行股票，也可以采取公开发行股票。我国《证券法》对股份有限公司成立后非公开发行新股的条件和程序未作规定；对股份有限公司成立后公开发行新股的条件和程序作了明确规定。下面说明股份有限公司成立后公开发行新股的条件和程序。

1.股份有限公司成立后公开发行新股的条件。《证券法》第13条第1款规定，公司公开发行新股,应当符合下列条件:(1)具备健全且运行良好的组织机构;(2)具有持续盈利能力,财务状况良好;(3)最近三年财务会计文件无虚假记载,无其他重大违法行为;(4)经国务院批准的国务院证券监督管理机构规定的其他条件。

2.股份有限公司成立后公开发行新股的程序。根据我国《公司法》和《证券法》的规定,符合公司公开发行新股应履行以下程序:(1)公司股东大会做出决议。(2)与证券公司签订承销协议。(3)与银行签订代收股款协议。(4)由董事会向国务院证券监督管理机构报送有关文件。(5)国务院证券监督管理机构发行审核委员会审核和国务院证券监督管理机构核准。《证券法》第22条规定,国务院证券监督管理机构设发行审核委员会,依法审核股票发行申请。发行审核委员会由国务院证券监督管理机构的专业人员和所聘请的该机构外的有关专家组成,以投票方式对股票发行申请进行表决,提出审核意见。审核委员会审核同意的,由国务院证券监督管理机构核准股票发行申请。核准程序应当公开,依法接受监督。国务院证券监督管理机构应当自受理证券发行申请文件之日起3个月内,依照法定条件和法定程序作出予以核准或者不予核准的决定。(6) 向社会公告相关文件。《公司法》第135条规定,公司经国务院证券监督管理机构核准公开发行新股时,必须公告新股招股说明书和财务会计报告,并制作认股书。(7)证券公司发售证券。(8)认购人缴纳股款和银行代收股款。(9)工商登记和公告。(10)向国务院证券监督管理机构备案。

3.上市公司发行新股。我国《证券法》第13条第2款规定,上市公司非公开发行新股,应当符合经国务院批准的国务院证券监督管理机构规定的条件,并报国务院证券监督管理机构核准。根据其规定,上市公司发行新股,无论是非公开发行还是公开发行,都应当符合经国务院批准的国务院证券监督管理机构规定的条件,并报国务院证券监督管理机构核准。

(三)公司发行股票筹集的资金用途

《证券法》第15条规定,公司对公开发行股票所募集资金,必须按照招股说明书所列资金用途使用。改变招股说明书所列资金用途的,必须经股东大会作出决议。擅自改变用途而未作纠正的,或者未经股东大会认可的,不得公开发行新股,上市公司也不得非公开发行新股。

五、公司债券发行

(一)首次发行公司债券的条件和程序

公司发行债券既可以采取非公开发行,也可以采取公开发行。我国《证券法》对非公开发行公司债券的条件和程序未作规定,而对公开发行公司债券的条件和程序作了明确规定。下面说明首次公开发行公司债券的条件和程序:

1.首次公开发行公司债券的条件。《证券法》第16条第1款规定,公开发行公司债券,应当符合下列6个条件:(1)股份有限公司的净资产额不低于人民币3000万元;有限责任公司的净资产额不低于人民币6000万元。(2)累计债券总额不超过公司净资产额的40%。(3)最近3年平均可分配利润足以支付公司债券1年的利息。(4) 筹集的资金投向符合国家的产业政策。(5)债券的利率不超过国务院限定的利率水平。(6)国务院规定的其它条件。

2.首次公开发行公司债券的程序。根据我国《公司法》和《证券法》的规定,首次公开发行公司债券应履行以下程序:(1)公司的权力机关做出决议。(2)与证券公司签订承销协议。(3)

由董事会向国务院授权部门报送文件。《证券法》第17条规定申请公开发行公司债券，应当向国务院授权部门报送下列文件：①公司营业执照；②公司章程；③公司债券募集办法；④资产评估报告和验资报告；⑤国务院授权的部门或者国务院证券监督管理机构规定的其他文件。(4)国务院授权部门核准。国务院授权部门应当自受理证券发行申请文件之日起3个月内，依照法定条件和法定程序作出予以核准或者不予核准的决定。国务院授权部门对符合发行公司债券的申请，予以核准；对不符合申请的，不予核准。对已做出的核准如发现不符合规定的，应予撤销。尚未发行公司债券的，应当停止发行；公司已经发行公司债券的，发行公司应当向认购人退还所缴款项并加算银行同期存款利息。(5)向社会公告公司债券募集办法。发行公司债券申请经核准后，公司应当公告公司债券募集办法。(6)证券公司发售承销的公司债券。(7)公众应募、缴款并领取债券。发行债券的公司在公告公司债券募集办法以后，就应该着手准备公司债券应募书。我国《公司法》和《证券法》对此未作明确规定，但依公司债券发行程序的一般规律，也应包括该程序。(8)置备公司债券存根簿。

(二)再次发行公司债券的条件和程序

我国《证券法》对再次非公开发行公司债券的条件和程序未作规定，对再次公开发行公司债券的条件和程序作了明确规定。下面说明再次公开发行公司债券的条件和程序：

1.再次公开发行公司债券的条件。《证券法》第18条规定，有下列情形之一的，不得再次公开发行公司债券：(1)前一次发行的公司债券尚未募足的。(2)对已发行的公司债券或者其债务有违约或者延迟支付本息的事实，且仍处于继续状态的。(3)违反证券法规定，改变公开发行公司债券所募资金的用途。

2.再次公开发行公司债券的程序与首次公开发行公司债券的程序相同。

(三)可转换公司债券的发行条件和程序

上市公司发行可转换为股票的公司债券，除应当符合《证券法》第16条第1款规定的条件外，还应当符合《证券法》关于公开发行股票的条件，并报国务院证券监督管理机构核准：

1.可转换公司债券的发行条件。 根据我国《公司法》、《证券法》、《可转换公司债券管理暂行办法》以及中国证监会发布的有关文件，上市公司发行可转换公司债券，应当符合下列7个条件：(1)最近3年连续盈利，且最近3年净资产利润率平均在10%以上；属于能源、原材料、基础设施类的公司可以略低，但是不得低于7%。经注册会计师核验，公司扣除非经常性损益后，最近三个会计年度的净资产利润率，平均值原则上不得低于6%。公司最近三个会计年度净资产利润平均低于6%的，公司应当具有良好的现金流量。(2)可转换公司债券发行后，资产负债率不高于70%。(3)上市公司发行可转换公司债券前，累计债券余额不超过公司净资产额的40%。本次可转换公司债券发行后， 累计债券余额不得高于公司债券净资产额的80%。公司的净资产额以发行前一年经审计的年报数据为准。(4)募集资金的投向符合国家产业政策。(5)可转换公司债券的利率不超过银行同期存款的利率水平。(6)可转换公司债券的发行额不少于人民币1亿元。(7)中国证监会规定的其它条件。

再次发行可转换公司债券时，应执行《证券法》第18条关于再次发行公司债券的三个方面的限制规定。

2.可转换公司债券的发行程序。可转换公司债券的具体程序为：(1)股东大会决议。(2)

与证券公司签订承销协议。(3)由主承销向国务院证券监督管理机构机构推荐,并报送发行申请文件。主承销商应对上市公司的申请进行审查,并据此出具推荐函。(4)报请国务院证券监督管理机构核准。(5)向社会公告公司债券募集说明书。(6)证券公司发售可转换公司债券。(7)公众应募、缴款并领取债券。(8)向国务院证券监督管理机构备案。

(四)公司发行债券筹集资金的用途

我国《证券法》第16条规定,公司发行债券筹集的资金,必须用于审批机关批准的用途,不得用于弥补亏损和非生产性支出。这是对发行公司债券筹集资金的具体用途所做出的明确规定,主要是指将筹集的资金用于生产经营。如果将发行公司债券募集到的资金用于弥补亏损和非生产性支出,不仅达不到法律要求发行公司债券的目的,而且会大大损害债权人利益。

六、证券承销

(一)证券承销的概念

证券承销,是指证券公司根据与发行人达成的协议,依法为证券发行人包销或代销证券的行为。

(二)签订承销协议

《证券法》第28条规定,发行人向不特定对象公开发行的证券,法律、行政法规规定应当由证券公司承销的,发行人应当同证券公司签订承销协议。《证券法》第30条规定,证券公司承销证券,应当同发行人签订代销或者包销协议,载明下列事项:(1)当事人的名称、住所及法定代表人姓名;(2)代销、包销证券的种类、数量、金额及发行价格;(3)代销、包销的期限及起止日期;(4)代销、包销的付款方式及日期;(5)代销、包销的费用和结算办法;(6)违约责任;(7)国务院证券监督管理机构规定的其他事项。

(三)承销方式

1.证券代销。是指证券公司代发行人发售证券,在承销期结束时,将未售出的证券全部退还给发行人的承销方式。在证券代销方式中,发行人和证券公司是代理关系。

2.证券包销。是指证券公司将发行人的证券按照协议全部购入或者在承销期结束时将售后剩余证券全部自行购入的承销方式。在证券包销方式中,发行人和证券公司是买卖关系。

(四)承销团

《证券法》第32条规定,向不特定对象公开发行的证券票面总值超过人民币5000万元的,应当由承销团承销。承销团应当由主承销和参与承销的证券公司组成。承销团承销,亦称“联合承销”,是指两个以上的证券承销商共同接受发行人的委托向社会公开发售某一证券的承销方式。由两个以上的承销商临时组成的一个承销机构称为承销团。承销团成员根据分工及承担责任的不同,可分为主承销商和分承销商。主承销商由发行人按照公平竞争的原则,通过竞标或者协商的方式确定。主承销商是承销团的发起人,在承销过程中,主承销商起组织协商作用,承担着主要的风险。分销商参与承销,与主承销商的关系通过合同确定。

（五）证券承销要求

1.证券公司不得以不正当竞争手段招揽证券承销业务。

2.证券公司应当对公开发行时募集文件的真实性、完整性、准确性进行核查。

3.证券公司遵守承销期限。无论“代销”或“包销”公司证券，承销期最长不超过90天。

4.证券公司保证先行出售给认购人。证券公司应当对其代销、包销的证券保证先行出售给认购人，不得为本公司事先预留所代销的证券和预留购入并留存所包销的证券。

5.股票采取溢价发行时价格的确定。股票发行采取溢价发行的，其发行价格由发行人与承销的证券公司协商确定。

七、证券交易

（一）证券交易的概念

证券交易，即证券买卖。是指证券所有者依照交易规则将证券转让给其他投资者的行为。证券买卖是证券转让的主要形式。除证券买卖外，证券转让还包括因赠与、继承、企业合并和设定质押等发生的证券所有权的转移。

（二）证券交易的分类

根据不同的标准，可对证券交易作不同的分类。

1.根据证券交易的标的不同为标准，可分为股票交易、债券交易、证券投资基金交易凭证和衍生证券交易。

2.根据证券交易场所的不同为标准，可分为场内交易和场外交易。

(1)场内交易。是指通过证券交易所进行的交易。在交易所交易的证券是挂牌上市的证券，即要达到交易所规定的条件，并注册登记。

(2)场外交易。是指不通过证券交易所而在柜台上与客户直接进行证券交易。场外交易是分散在各银行、证券公司的营业柜台上的。交易的证券主要是不挂牌上市的证券，一般是不符合上市条件的证券，也有符合上市条件但不愿受交易所限制的证券。

3.根据证券交易的方式和交割时间的不同为标准，可分为现货交易、期货交易、期权交易和信用交易。

(1)证券现货交易。是指证券交易双方在成交后即时清算交割证券的价款的证券交易方式，现货交易是证券交易的最基本方式。

(2)证券期货交易。是指证券交易双方在签订的证券期合约中约定，在该契约规定的日期以约定的价格进行清算交割的证券交易方式。

(3)证券期权交易。是指证券交易当事人为获得证券市场价格波动带来的利益，约定在一定时间内，以特定价格买进或卖出指定证券，或者放弃买进或卖出指定证券的交易。证券期权交易的标的是一种选择权。

(4)证券信用交易。是指保证金交易，保证金交易是指证券交易者在买卖证券时，只向证券商支付一定数额的保证金或部分证券，其应付证券价款或应付证券不足时，由证券商垫付的证券交易方式。证券信用交易可分为融资交易和融券交易。

(三)证券交易的主要内容

1.证券交易的对象。《证券法》第37条规定,证券交易当事人买卖的证券,必须是依法发行并交付的证券。非依法发行的证券,不得买卖。

2.证券交易的场所。《证券法》第39条规定,依法公开发行的股票、公司债券及其他证券,应当在依法设立的证券交易所上市交易或者在国务院批准的其他证券交易场所转让。在证券交易所进行证券交易的方式,《证券法》第40条规定证券在证券交易所上市交易,应当采用公开的集中交易方式,或者国务院证券监督管理机构批准的其他方式。

3.证券交易的方式。《证券法》第42条规定,证券交易以现货和国务院规定的其他方式进行交易。可见,我国允许现货以外的其他方式进行交易,但必须是国务院规定的其他方式进行交易。

4.融资或融券交易的规定。我国《证券法》将禁止融资融券交易的规定修改为允许融资融券交易。《证券法》第142条规定,证券公司为客户买卖证券提供融资融券服务,应当按照国务院的规定并经国务院证券监督管理机构批准。

5.禁止证券交易的规定。《证券法》第43条规定,证券交易所、证券公司和证券登记结算机构的从业人员、证券监督管理机构的工作人员以及法律、行政法规禁止参与股票交易的其他人员,在任期或者法定限期内,不得直接或者以化名、借他人名义持有、买卖股票,也不得收受他人赠送的股票。任何人在成为前款所列人员时,其原已持有的股票,必须依法转让。

上述工作人员包括证券交易所、证券公司、证券登记结算机构等的正、副总经理(不负责证券业务的副总经理除外);以上机构内设的业务部门和下设的证券营业部的正、副经理;证券经营机构从事证券代理、自营业务的专业人员;以上机构从事为客户提供咨询的专业人员;出市代表;电脑管理人员;证监会认为需要资格确认的其他从业人员。

6.限制证券交易的规定。主要是对以下机构和人员进行证券交易的限制规定:

(1)对证券中介机构及人员交易的限制。《证券法》第35条规定,为股票发行出具审计报告、资产评估报告或者法律意见书等文件的专业机构和人员,在该股票承销期内和期满后6个月内,不得买卖该种股票;为上市公司出具审计报告的注册会计师自接受上市公司委托之日起至上述文件公开后5日内,不得买卖股票。

(2)对发起人和公司董事、监事、高级管理人员交易的限制。我国《公司法》第142条第2款规定,公司董事、监事、高级管理人员应当向公司申报所持有的本公司的股份及其变动情况,在任职期间每年转让的股份不得超过其所持有本公司股份总数的25%;所持本公司股份自公司股票上市交易之日起1年内不得转让。上述人员离职后半年内,不得转让其所持有的本公司股份。公司章程可以对公司董事、监事、高级管理人员转让其所持有的本公司股份作出其他限制性规定。

(3)对上市公司董事、监事、高级管理人员和大股东交易的限制。上市公司董事、监事、高级管理人员、持有上市公司股份5%以上的股东,将其持有的该公司的股票在买入后6个月内卖出,或者在卖出后6个月内又买入,由此所得收益归该公司所有,公司董事会应当收回其所得收益。但是,证券公司因包销购入售后剩余股票而持有5%以上股份的,卖出该股票不受6个月时间限制。

公司董事会不按照前款规定执行的，股东有权要求董事会在30日内执行。公司董事会未在上述期限内执行的，股东有权为了公司的利益以自己的名义直接向人民法院提起诉讼。

公司董事会不按照第一款的规定执行的，负有责任的董事依法承担连带责任。

八、证券上市

(一)证券上市的概念

证券上市是指发行人发行的证券，依据法定的条件和程序，在证券交易所集中竞价交易或其他法定交易场所交易的行为。证券上市是联结证券发行市场和证券交易市场的桥梁。

(二)股票上市交易的条件和程序

1.股票上市交易的条件。《证券法》第50条规定，股份有限公司申请其股票上市交易应当符合下列4个方面的条件：(1)股票经国务院证券管理部门核准已向社会公开发行；(2)公司股本总额不少于人民币3000万元；(3)公开发行的股份达到公司股份总数的25%以上；公司股本总额超过人民币4亿元的，公开发行股份的比例为10%以上；(4) 公司最近3年内无重大违法行为，财务会计报告无虚假记载。证券交易所可以规定高于前款规定的上市条件，并报国务院证券监督管理机构批准。

上述4个方面的条件同时具备，股份有限公司的股票才能在证券交易所上市交易。

2.股票上市交易的程序。我国股份有限公司申请股票在境内上市应按以下步骤进行：(1)上市申请。股份有限公司申请股票上市，应向证券交易所提出申请，同时提交以下8个文件：①上市报告书；②申请股票上市的股东大会决议；③公司章程；④公司营业执照；⑤依法经会计师事务所审计的公司最近三年的财务会计报告；⑥法律意见书和上市保荐书；⑦最近一次的招股说明书；⑧证券交易所上市规则规定的其他文件。(2)上市审核。股份有限公司报送的股票上市交易申请和文件由证券交易所审核；(3)签订上市协议。经证券交易所审核同意后签订上市协议；(4)公告股票上市的有关文件。签订上市协议的公司应当在规定的期限内公告股票上市的有关文件，并将该文件置备于指定场所供公众查阅；(5)安排上市。证券交易所按照签订的上市协议安排上市。

(三)公司债券上市交易的条件和程序

1.公司债券上市交易的条件。《证券法》第57条规定，公司申请公司债券上市交易，应当符合下列3个方面的条件：(1)发行的公司债券期限为1年以上；(2)公司债券实际发行额不少于人民币5000万元；(3)公司申请债券上市时仍符合法定的公司债券发行条件。

2.可转换公司债券的上市条件。根据《证券法》第57条和《可转换公司债券管理暂行办法》第9条规定，上市公司申请可转换公司债券上市交易的，应符合以下条件：(1)公司债券的期限为1年以上；(2)公司债券实际发行额不少于人民币5 000万元；(3)最近3年连续盈利，且最近3年净资产利润率平均在10%以上，属于能源、原材料、基础设施类的公司可以略低，但是不得低于7%；(4)累计债券余额不超过公司净资产额的40%；(5)募集资金的投向符合国家产业政策；(6)可转换公司债券的利率不超过银行同期存款的利率水平；(6)可转换公司债券的发行额不少于人民币1亿元；(7)证券管理部门规定的其他条件。

3.公司债券上市交易的程序。公司债券在我国境内上市应按以下步骤进行：(1)上市申请。公司申请公司债券上市,应向证券交易所提出上市申请。同时提交以下7个文件:①上市报告书;②申请公司债券上市的董事会决议;③公司章程;④公司营业执照;⑤公司债券募集办法;⑥公司债券的实际发行数额;⑦证券交易所上市规则规定的其他文件。申请可转换为股票的公司债券上市交易,还应当报送保荐人出具的上市保荐书。(2)上市审核。公司申请其发行的公司债券上市交易,由证券交易所依照法定条件和法定程序核准。证券交易所在收到发行人的上市申请后,应当依法做出是否准予上市的决定,并通知发行人。(3)签订上市协议。上市交易申请和文件,经证券交易所审核同意后签订上市协议。(4)公告公司债券上市的有关文件,并将其申请文件置备于指定场所供公众查阅。(5)安排上市。由证券交易所按照签订的上市协议安排上市。

九、证券上市的暂停和终止

(一)证券上市的暂停

1.股票上市交易的暂停。根据《证券法》第55条的规定,上市公司有下列情形之一的,由证券交易所决定暂停其公司债券上市交易:(1)公司股本总额、股权分布等发生变化,不再具备上市条件;(2)公司不按规定公开其财务状况,或者对财务会计报告作虚假记载;(3)公司有重大违法行为;(4)公司最近三年连续亏损;(5)证券交易所上市规则规定的其他情形。

只要出现上述任何一种情况,由证券交易所决定暂停该上市公司的股票上市,并令其限期消除。

2.公司债券上市交易的暂停。根据《证券法》第60条的规定,公司有下列情形之一的,由证券交易所决定暂停其公司债券上市交易:(1)公司有重大违法行为;(2)公司情况发生重大变化不符合公司债券上市条件;(3) 公司债券所募集资金不按照审批机构批准的用途使用;(4)未按照公司债券募集办法履行义务;(5)公司最近两年连续亏损。

(二)证券上市的终止

1.股票上市交易的终止。上市公司有下列情形之一的,由证券交易所决定终止其股票上市交易:(1)公司股本总额、股权分布等发生变化不再具备上市条件,在证券交易所规定的期限内仍不能达到上市条件;(2)公司不按照规定公开其财务状况,或者对财务会计报告作虚假记载,且拒绝纠正;(3)公司最近三年连续亏损,在其后一个年度内未能恢复盈利; (4)公司解散或者被宣告破产; (5)证券交易所上市规则规定的其他情形。

2.公司债券上市交易的终止。公司有《证券法》第60条第(1)项、第(4)项所列情形之一经查实后果严重的,或者有《证券法》第60条第(2)项、第(3)项、第(5)项所列情形之一,在限期内未能消除的,由证券交易所决定终止其公司债券上市交易。公司解散或者被宣告破产的,由证券交易所终止其公司债券上市交易。

(三)暂停或者终止证券上市交易的复核

《证券法》规定对证券交易所作出的不予上市、暂停上市、终止上市决定不服的,可以向证券交易所设立的复核机构申请复核。

(四)暂停或者终止证券上市交易的公告和备案

《证券法》规定证券交易所决定暂停或者终止证券上市交易的,应当及时公告,并报国务院证券监督管理机构备案。

十、信息公开制度

(一)信息公开制度的概念和信息公开的意义

信息公开,也叫信息披露,是指证券发行者及证券上市公司按照法定要求将公司经营的财务状况向社会公布,并向证券监管部门报告信息的法律制度。信息公开制度具有以下重要意义:

1.信息公开有利于证券发行价格和交易价格的合理形成,为证券投资者的投资决策提供依据,从而保护投资者的正当利益;

2.信息公开是防止证券欺诈的重要手段;

3.信息公开有利于证券发行者在社会的监督下不断改善经营管理;

4.信息公开有利于证券监管。

(二)信息公开制度的内容

1.预先信息公开。《证券法》第21条规定,发行人申请首次公开发行股票的,在提交申请文件后,应当按照国务院证券监督管理机构的规定预先披露有关申请文件。

2.证券发行时的信息公开。是指证券发行人在首次公开发行证券时,应当依法如实披露有可能影响投资者作出投资决策的所有信息。《证券法》第64条规定,经国务院证券监督管理机构核准依法公开发行股票,或者经国务院授权的部门核准依法公开发行公司债券,应当公告招股说明书、公司债券募集办法。依法公开发行新股或者公司债券的,还应当公告财务会计报告。披露与发行证券有关信息的目的,在于让准备购买证券的投资者能全面了解发行公司的情况,以便投资者作出其投资判断。

3.证券上市时的信息公开。是指证券上市时向社会公告的上市公告书。上市公告书如果与招股说明书的财务报表在审计时间上不一致,应在上市公告书中刊登会计师事务所审核的近期财务报表及相关的资料。

4.持续信息公开。是指上市公司定期或者不定期地向社会公众公开与已经发行股票有关的各种信息。持续信息公开主要采取定期报告和临时报告两种形式。

(1)定期报告。主要包括季度报告、半年度报告和年度报告。上市公司应在会计年度结束后4个月内编制公司年度财务会计报告并予以公告,在会计年度前6个月结束后2个月内编制公司的半年度财务会计报告并予以公告。从2002年起,中国证监会要求所有上市公司必须编制并披露季度报告,在会计年度前3个月、9个月结束后的30日内编制季度报告并公告。

(2)临时报告。是指上市公司将公司发生的可能对股票投资判断有较大影响而投资者尚未得知的重大事件依法予以公开的法定形式。重大事件是指可能对上市公司股票交易价格产生较大影响,而投资者尚未得知的事件。《证券法》第67条规定,下列情况为重大事件:①公司的经营方针和经营范围的重大变化;②公司的重大投资行为和重大的购置财产的决定;③公司订立重要合同,可能对公司的资产、负债、权益和经营成果产生重要影响;④公司发生重大债务和未能清偿到期重大债务的违约情况;⑤公司发生重大亏损或者重大损失;⑥公司生产经营的外部条件发生的重大变化;⑦公司的董事、1/3以上监事或者经理发生变动;⑧持有公司5%以上股份的股东或者实际控制人，其持有股份或者控制公司的情况发生较大变化；⑨公司减资、合并、分立、解散及申请破产的决定；⑩涉及公司的重大诉讼,股东大会、董事会决议被依法撤销或者宣告无效;公司涉嫌犯罪被司法机关立案调查,公司董事、监事、高级管理人员涉嫌犯罪被司法机关采取强制措施;国务院证券监督管理机构规定的其他事项。

(三)信息公开制度的基本要求

《证券法》第68条规定,上市公司董事、高级管理人员应当对公司定期报告签署书面确认意见。上市公司监事会应当对董事会编制的公司定期报告进行审核并提出书面审核意见。上市公司董事、监事、高级管理人员应当保证上市公司所披露的信息真实、准确、完整。

(四)虚假信息造成损失的赔偿

《证券法》第69条规定,发行人、上市公司公告的招股说明书、公司债券募集办法、财务会计报告、上市报告文件、年度报告、中期报告、临时报告以及其他信息披露资料,有虚假记载、误导性陈述或者重大遗漏,致使投资者在证券交易中遭受损失的,发行人、上市公司应当承担赔偿责任;发行人、上市公司的董事、监事、高级管理人员和其他直接责任人员以及保荐人、承销的证券公司,应当与发行人、上市公司承担连带赔偿责任,但是能够证明自己没有过错的除外;发行人、上市公司的控股股东、实际控制人有过错的,应当与发行人、上市公司承担连带赔偿责任。

十一、禁止证券交易的行为

为了保证证券交易能够公平、有序、合理地进行,维护证券市场的良好秩序,保护证券投资者的利益,《证券法》除了对证券交易的法律规则作了一般规定外,对禁止证券交易行为及其种类也作出了规定。

(一)禁止内幕交易行为

1.内幕交易的概念。是指证券交易内幕信息的知情人员(内幕人员)利用内幕信息进行证券交易活动的行为。《证券法》第73条规定,禁止证券交易内幕信息的知情人和非法获取内幕信息的人利用内幕信息从事证券交易活动。

2.内幕人员。《证券法》第74条规定,证券交易内幕信息的知情人包括:(1)发行人的董事、监事、高级管理人员;(2)持有公司5%以上股份的股东及其董事、监事、高级管理人员,公司的实际控制人及其董事、监事、高级管理人员;(3)发行人控股的公司及其董事、监事、高级管理人员;(4)由于所任公司职务可以获取公司有关内幕信息的人员;(5)证券监督管理机构工作人员以及由于法定职责对证券的发行、交易进行管理的其他人员;(6)保荐人、承销的证券公司、证券交易所、证券登记结算机构、证券服务机构的有关人员;(7)国务院证券监督管理机构规定的其他人。

3.内幕信息的范围。《证券法》第75条规定,证券交易活动中,涉及公司的经营、财务或者对该公司证券的市场价格有重大影响的尚未公开的信息,为内幕信息。下列信息皆属内幕信息:(1)《证券法》第67条第2款所列重大事件;(2)公司分配股利或者增资的计划;(3)公司股权结构的重大变化;(4)公司债务担保的重大变更;(5)公司营业用主要资产的抵押、出售或者报废一次超过该资产的30%;(6)公司的董事、监事、高级管理人员的行为可能依法承担重大损害赔偿责任;(7)上市公司收购的有关方案;(8)国务院证券监督管理机构认定的对证券交易价格有显著影响的其他重要信息。

4.禁止内幕交易行为的种类。禁止内幕交易行为主要有:(1)内幕人员利用内幕信息买卖证券或者根据内幕信息建议他人买卖证券;(2)内幕人员向他人泄露内幕信息,使他人利用该信息进行内幕交易;(3)内幕人员通过不正当手段或者其他途径获得内幕信息,并根据该信息买卖证券或建议他人买卖证券;(4)其他内幕行为。

(二)禁止操纵市场

1.操纵市场的概念。是指在证券交易中,单位或个人以获取利益或者减少损失为目的,利用其资金、信息等优势或者滥用职权影响证券市场价格,制造证券市场假象,诱导或者致使投资者在不了解事实真相的情况下作出买卖证券的决定,从而扰乱证券市场秩序,损害证券投资者利益的行为。

2.禁止操纵市场行为的种类。禁止操纵市场的行为主要有:

(1)通过单独或者合谋,集中资金优势或者利用信息优势或者连续买卖,操纵证券交易价格或者证券交易量;(2)与他人串通,以事先约定的时间、价格和方式相互进行证券交易,影响证券交易价格或者证券交易量;(3)在自己实际控制的账户之间进行证券交易,影响证券交易价格或者证券交易量;(4)以其他方法操纵证券交易价格。

(三)禁止欺诈客户

1.欺诈客户行为的概念。是指证券公司及其从业人员在证券交易中违背客户的真实意愿,侵害客户利益的行为。

2.禁止欺诈客户行为的种类。禁止欺诈客户的行为有:(1)违背客户的委托为其买卖证券;(2)不在规定时间内向客户提供交易的书面确认文件;(3)挪用客户所委托买卖的证券或客户账户上的资金;(4)未经客户的委托,擅自为客户买卖证券,或者假借客户的名义买卖证券;(5)为牟取佣金收入,诱使客户进行不必要的证券买卖;(6)利用传播媒介或者通过其他方式提供、传播虚假或者误导投资者的信息;(7)其他违背客户真实意思表示,损害客户利益的行为。

(四)禁止虚假陈述

1.虚假陈述行为的概念。是指信息披露义务人违反信息披露义务,对证券发行、交易及相关活动的事实、性质、前景等事项作出虚假、严重误导或者有重大遗漏的陈述。

2.禁止虚假陈述行为的种类。禁止虚假陈述行为从主体和载体上看,主要有:(1)发行人、证券经营机构在招募说明书、上市公告书、公司报告及其他文件中作出虚假陈述;(2)律师事务所、会计师事务所、资产评估报告机构等专业证券报务机构在出具的法律意见书、审计报告、资产评估报告及参与制作的其他文件中作出虚假陈述;(3)证券交易所、证券业协会及其他证券业自律性组织作出对证券市场产生影响的虚假陈述;(4)发行人、证券经营机构、专业性证券服务机构、证券业自律性组织在向证券监管部门提交的各种文件、报告和文明书中作出的虚假陈述;(5)国家工作人员、传播媒介从业人员和有关人员编造、传播虚假信息,扰乱证券市场的行为;(6)在证券发行、交易及其相关活动中的其他虚假陈述。

(五)其他禁止交易的行为

其他禁止交易的行为主要有:禁止法人非法利用他人账户从事证券交易;禁止法人出借自己或者他人的证券账户;禁止资金违规流入股市;禁止挪用公款买卖证券。

十二、上市公司收购

(一)上市公司收购的概念和特点

上市公司收购,是指投资者为达到对上市公司控制或兼并目的,依法购买上市公司股票的行为。上市公司的收购具有以下特点:

1.上市公司收购是由投资者进行的。投资者既可以是法人,也可以是自然人。

2.上市公司收购是由投资者对上市公司的收购,不是对非上市公司的收购。

3.上市公司收购是对上市公司已公开发行的股份收购。股份既包括在证券交易所上市交易的社会公众股,也包括尚未在证券交易所上市交易的国家股和法人股。

4.上市公司收购的目的是通过购买上市公司股份以获得对该公司控制权或兼并目的。

(二)上市公司收购的类型

根据我国《证券法》第85条的规定,上市公司收购可以采取要约收购、协议收购其他合法方式收购上市公司。

1.要约收购。是指投资者依法定程序公开向上市公司股东发出购买其手中持有的该上市公司的股票的意思表示。要约收购是在证券交易所进行的。要约收购可分为自愿要约收购和强制要约收购。我国《证券法》规定的是强制要约收购。

(1)自愿要约收购。是指持有一个上市公司的股份低于该公司已发行股份的30%的投资者,以要约收购方式增持该上市公司股份,表示愿意以收购要约中的条件购买该上市公司股份的行为。

(2)强制要约收购。是指投资者持有一个上市公司已发行的股份的30%时,如果愿意继续购入该上市公司的股份,应当依法向该上市公司所有股东发出收购要约,表示愿意以收购要约中的条件购买该上市公司股份的行为。

2.协议收购。是指收购人在证券交易所外,与目标公司管理部门或股东私下达成协议并按协议规定的收购条件、收购价格、收购期限及其它规定事项收购目标公司股份的行为。协议收购采用个别协议的方式进行,属于场外交易方式。在我国,协议收购的标的多为公司发行在外的非流通股票,包括国家股、法人股和内部职工股等。

3.其他合法方式收购,主要是通过证券交易所的集中竞价交易收购。是指投资者通过证券交易所的证券交易,购入上市公司的股票,实现对上市公司的相对控股。但通过证券交易所的集中竞价交易购入上市公司的股票,只能最多持有一个上市公司已发行的股份的30%,并且投资者增加持有数量达到该比例,需要履行多次公告并暂停买卖该上市公司的股票的义务。

(三)上市公司收购的信息披露

《证券法》第86条规定,通过证券交易所的证券交易,投资者持有或者通过协议、其他安排与他人共同持有一个上市公司已发行的股份达到5%时,应当在该事实发生之日起3日内,向国务院证券监督管理机构、证券交易所作出书面报告，通知该上市公司，并予公告；在上述期限内，不得再行买卖该上市公司的股票。投资者持有或者通过协议、其他安排与他人共同持有一个上市公司已发行的股份达到5%后，其所持该上市公司已发行的股份比例每增加或者减少5%，应当依照前款规定进行报告和公告。在报告期限内和作出报告、公告后2日内，不得再行买卖该上市公司的股票。

(四)要约收购的主要内容

1.要约收购的开始。《证券法》第88条规定，通过证券交易所的证券交易，投资者持有或者通过协议、其他安排与他人共同持有一个上市公司已发行的股份达到30%时，继续进行收购的，应当依法向该上市公司所有股东发出收购上市公司全部或者部分股份的要约。收购上市公司部分股份的收购要约应当约定，被收购公司股东承诺出售的股份数额超过预定收购的股份数额的，收购人按比例进行收购。

2.向国务院证券监督管理机构报送上市公司收购报告书。《证券法》第89条规定依照第88条规定发出收购要约的，收购人必须事先向国务院证券监督管理机构报送上市公司收购报告书。

3.公告上市公司收购要约。《证券法》第90条规定，收购人在依照第89条规定报送上市公司收购报告书之日起15日后，公告其收购要约。在上述期限内，国务院证券监督管理机构发现上市公司收购报告书不符合法律、行政法规规定的，应当及时告知收购人，收购人不得公告其收购要约。

4.收购要约的生效时间。收购人从依照规定报送上市公司收购报告书之日起15日后，公告其收购要约，收购开始生效。

5.收购要约的有效期限。收购要约公告有效的期限不得少于30日，也不得超过60日。

6.收购要约的约束力。《证券法》第91条规定，在收购要约确定的承诺期限内，收购人不得撤销其收购要约。收购人需要变更收购要约的，必须事先向国务院证券监督管理机构及证券交易所提出报告，经批准后，予以公告。

7.收购要约对股东待遇平等。《证券法》第92条规定，收购要约中提出的各项收购条件，适用于被收购公司的所有股东。

8.收购人买卖被上市公司股票的限制。《证券法》第93条规定，采取要约收购方式的，收购人在收购期限内，不得卖出被收购公司的股票，也不得采取要约规定以外的形式和超出要约的条件买入被收购公司的股票。

(五)协议收购的主要内容

1.协议收购的成立。协议收购以双方之间达成收购协议作为成立标志，收购协议应采用书面形式。

2.协议收购的报告和公告。以协议方式收购的，达成收购协议后，收购人必须在3日内将该收购协议向国务院证券监督和证券交易所作出书面报告，并予以公告。

3.被收购公司董事会的义务。被收购公司收到收购人的通知后，其董事会应当及时就收购可能对公司产生的影响发表意见，独立董事在参与形成董事会意见的同时还应当单独发表意见。被收购公司董事会认为有必要的，可以为公司聘请独立财务顾问等专业机构提供咨询意见。

4.协议收购履行的限制。收购协议须在办理公告手续后履行。在公告前不得履行收购协议。

5.协议收购履行的保全措施。《证券法》第95条规定,采取协议收购方式的,协议双方可以临时委托证券登记结算机构保管协议转让的股票,并将资金存放于指定的银行。

6.协议收购中的强制要约收购。《证券法》第96条规定,采取协议收购方式的,收购人收购或者通过协议、其他安排与他人共同收购一个上市公司已发行的股份达到30%时,继续进行收购的,应当向该上市公司所有股东发出收购上市公司全部或者部分股份的要约。但是,经国务院证券监督管理机构免除发出要约的除外。收购人以要约方式收购上市公司股份,应当遵守《证券法》第89条至第93条的规定。

(六)收购的法律后果

1.禁止上市交易。收购期限届满,被收购公司股权分布不符合上市条件的,该上市公司的股票应当由证券交易所依法终止上市交易;其余仍持有被收购公司股票的股东,有权向收购人以收购要约的同等条件出售其股票,收购人应当收购。

2.强制受让股份。收购期限届满,被收购公司股权分布不符合上市条件的,该上市公司的股票应当由证券交易所依法终止上市交易;其余仍持有被收购公司股票的股东,有权向收购人以收购要约的同等条件出售其股票,收购人应当收购。收购人的此项义务属于法定义务,其强制受让的条件与要约收购的条件相同,以体现股东待遇平等的原则。

3.变更企业形式。收购行为完成后,被收购公司不再具备股份有限公司条件的,应当依法变更企业形式。

(七)收购人持有被收购的上市公司股票转让的限制

收购行为完成后,收购人对所持有的被收购的上市公司的股票,在收购行为完成后的6个月内不得转让。

(八)收购结束后收购人的报告和公告义务

《证券法》第100条规定收购行为完成后,收购人应当在十五日内将收购情况报告国务院证券监督管理机构和证券交易所,并予以公告。

第四节 票据法

一、票据法概述

(一)票据的概念和特征

我国票据法规定的票据,是指由出票人依照票据法签发的,由自己或委托他人于到期日或见票时无条件支付一定金额给收款人或持票人的一种有价证券。票据具有以下特征:

1.票据是设权证券。即票据的权利和义务随票据的设立而产生。

2.票据是要式证券。即票据的制作必须依照法定方式进行，票据具备必要的形式和内容,才能产生法律效力。

3.票据是货币证券。即票据以支付一定的金钱为目的。票据上所表示的权利,仅限于金钱的给付。

4.票据是文义证券。票据的权利和义务,完全根据票据上所记载的文字意义来决定,不得以票据记载以外的任何理由改变票据的效力。

5.票据是无因证券。即票据权利的行使和义务的履行不问设立票据的原因。

6.票据是流通证券。 即持票人可以通过背书或交付方式转让其权利。

7.票据是不可分离证券。即票据所表示的权利与票据不可分离,权利与票据融为一体。

8.票据是自付或委付证券。即票据所记载的金额由出票人自行支付或委托他人支付。

9.票据是返还证券。即票据的权利实现后,持票人应将票据返还给付款人。

(二)票据的种类

根据不同的标准,可对票据作不同的分类。我国票据法第2条第2款规定本法所称票据,是指汇票、本票和支票。可见,我国的票据包括汇票、本票和支票三种,这是法律上对票据的分类。除此之外,学理上对票据还有以下几种分类:

1.根据出票人是否直接对票据进行付款为标准,可分为自付票据与委托票据。自付票据是指出票人本人直接对票据无条件付款的票据；委托票据是指出票人本人不直接承担付款义务,而是委托他人并在票据上加以记载,由他人承担无条件付款义务的票据。

2.根据票据的经济职能为标准,可分为信用票据与支付票据。支票属于支付票据,而汇票与本票则属于信用票据。

3.根据票据对票据权利人的记载方式不同为标准,可分为记名票据、无记名票据及指示票据。记名票据是指在票据上明确记载权利人的名称的票据;无记名票据是指票据上不记载收款人的名称,或者把权利人记作“持票人”或“来人”等字样的票据;指示票据是指在票据上记载的收款人的姓名或名称之后,还附加记载有“或其指定之人”的票据。

4.根据票据上所记载的到期日的不同为标准,可分为即期票据与远期票据。即期票据是指持票人可随时提示付款,由出票人见票付款的票据;远期票据是指在票据上记载将来某个日期为到期日,付款人在该日期到来时才付款的票据。

(三)票据法的概念

票据法是规定票据的种类、形式、内容以及各当事人之间权利义务关系的法律规范的总称。票据法有广义和狭义之分。广义的票据法是指各种法律中有关票据规定的总称,狭义上的票据法仅指以“票据法”命名的专门法律,在我国特指第八届全国人民代表大会常务委员会第十三次会议于1995年5月10日通过,并于1996年1月1日起施行的《中华人民共和国票据法》(以下简称《票据法》),2004年8月28日第十届全国人民代表大会常务委员会第十一次会议对该法进行了修正。

二、票据法律关系

(一)票据法律关系的概念

票据法律关系，是指票据当事人之间在票据的签发和转让等过程中发生的权利义务关系。

(二)票据法律关系的构成要素

票据法律关系的构成要素包括主体、内容、客体。

1.票据法律关系的主体。是指票据法律关系的当事人,即债权人和债务人。包括出票人、持票人、承兑人、付款人、受款人、背书人、被背书人、保证人、参加付款人、预备付款人等。

2.票据法律关系的内容。是指参加票据法律关系的主体依法所享有的权利和承担的义务。

3.票据法律关系的客体。是指票据法律关系的权利和义务所共同指向的对象,亦称为标的。由于票据法律关系是因支付或清偿一定的金钱而发生的法律关系,所以,其客体只能是一定数额的金钱。

(三)票据法律关系的种类

票据法律关系可分为票据关系和非票据关系两大类。

1.票据关系。主要内容有:

(1)票据关系的概念和特征。票据关系是指基于票据当事人的票据行为而发生的票据上的权利义务关系。票据关系具有以下特点:①票据关系是基于票据行为而产生的。只有票据法规定的票据行为,才能产生票据权利和义务。②票据关系的内容是以金钱为内容的票据权利和票据义务。③票据关系具有多重性。在票据流通的过程中,随着票据当事人的不断增加,票据关系的数量也在增加,在同一张票据上会产生多个票据关系,从而使票据关系具有了多重性。

(2)票据关系的种类。由于票据行为有出票、背书、承兑、保证等多种票据行为,因此票据关系也就有票据出票关系、票据背书关系、票据承兑关系、票据保证关系等多种票据关系。

(3)票据关系的当事人。是指参与票据关系,享受票据权利和承担票据义务以及与票据权利义务有密切关系的法律主体。票据关系当事人包括基本当事人和非基本当事人。凡随出票行为直接出现的当事人,称为基本当事人。非基本当事人是指不随票据出票行为出现,而是随着出票行为以外的其他票据行为出现的当事人。

2.非票据关系。主要内容有:

(1)非票据关系的概念。非票据关系是相对于票据关系而言的一种法律关系,是指与票据有联系,但非票据行为本身所产生的,而是因法律规定所发生的法律关系,人们通常称为非票据关系。

(2)非票据关系的种类。根据产生的法律基础不同,非票据关系可分为票据法上的非票据关系与民法上的非票据关系两大类:①票据法上的非票据关系。是指票据法中规定的,与票据有密切关系,而不是由票据行为产生的法律关系。主要有汇票回单签发关系、票据返还关系、利益偿还关系、损害赔偿关系等。票据法上的非票据关系与票据关系是有区别的,两者的区别主要体现在以下两个方面：一是票据法上的非票据关系直接由法律规定而发生，而票据关系由当事人的票据行为所引起；二是票据法上的非票据关系权利的行使不以持有票据为必要，而票据关系则以持有票据为前提。②民法上的非票据关系。即票据关系的基础关系。它是基于产生和接受票据的原因或实质而形成的关系，不属于票据关系的范围，也不属于票据法规范的对象，这类关系是由民法来调整的，因而称之为民法上的非票据关系。票据关系的基础关系包括三种：票据的原因关系、票据的资金关系和票据的预约关系。原因关系是指票据关系的直接当事人之间基于授受票据的原因而产生的法律关系。票据预约关系是指票据当事人之间以接受票据为标的种类、金额、到期日、付款地等事项达成的协议关系。资金关系是指汇票或支票的出票人与付款人之间建立的委托付款关系。资金关系必须以出票人在付款人处有可供付款人处分的资金，出票人和付款人之间有付款人支付票据金额的约定为条件。

3.票据关系与票据的基础关系的关系。一般情况下，票据关系与票据的基础关系是相分离的，票据的基础关系存在与否、有效与无效均不影响票据关系。但是，在特殊情况下，票据基础关系的效力影响票据关系。

三、票据行为

（一）票据行为的概念

票据行为，有广义票据行为和狭义票据行为。狭义票据行为，是指产生票据权利义务关系的法律行为。广义票据行为是指票据关系的当事人之间以发生、变更或终止票据上的权利义务关系为目的的法律行为。广义票据行为除包括狭义票据行为外，还包括更改、付款等行为。我们一般所说的票据行为，主要指狭义票据行为。

（二）票据行为的特点

票据行为是民事法律行为的一种，当然应具有一切民事法律行为的特征。同时，作为一种特别商行为，它又有一些自己独有的特征，票据行为具有以下特点：

1.票据行为是一种要式行为。是指通过票据行为设立、变更和消灭票据关系的方式是由票据法明确规定和限制的。票据行为必须按照《票据法》规定的应记载事项的全部要件制作，如缺少出票人的姓名或名称、金额、出票日期等必备要件之一的票据即属无效票据。

2.票据行为是一种文义行为。票据行为的内容必须以票据上的各项文字记载为准，即使该记载内容与实际不符，也不能否定票据记载的法律效力。

3.票据行为是一种独立行为。是指每一票据行为之间互不依赖，分别独立，某一票据行为的无效，不影响其他票据行为的效力，只要该票据行为符合法律规定的要式就发生法律效力。

4.票据行为是一种无因行为。是指票据关系超脱于票据的基础关系（原因关系）而发生，即票据行为只要要式具备，便产生法律效力，行为人必须依照行为时的文义负票据责任，即使基础关系无效或存在其他缺陷，也不会对票据关系产生任何影响。

（三）票据行为的种类

票据行为有出票、背书、承兑、保证等行为。其中出票是创设票据的基本行为，票据上的权利义务都是由于出票而发生的,叫做基本票据行为,或称主票据行为。其他票据行为则都是以出票为前提才发生的,叫做附属票据行为,亦称从票据行为。

不同的票据,所涉及的具体票据行为是不同的。汇票需具备上述全部法律行为;本票由于出票人即是付款人,故无需承兑行为;有出票、背书、保证等行为。支票的付款人是银行或其他金融机构,无需承兑行为和保证行为,只有出票和背书两种行为。

(四)票据行为成立的有效条件

1.行为人必须具有从事票据行为的能力,即具有权利能力和行为能力。

2.行为人的意思表示必须真实或无缺陷。《票据法》规定,下列行为无效:

(1)因欺诈而取得票据的行为。

(2)因偷盗而取得票据的行为。

(3)因胁迫而取得票据的行为。

(4)因恶意而取得票据的行为。

除以上情形之外,根据《民法通则》第58条之规定,行为人之间恶意串通损害国家、集体或者第三人利益的,其行为无效。这亦适用票据行为。

3.票据行为的内容必须符合法律、法规的规定。

4.票据行为必须符合法定形式。

票据行为只有同时具备以上四个条件,才能发生法律效力。

(五)票据行为的代理

1.票据行为代理的要件。我国《票据法》规定,票据当事人可以委托其代理人在票据上签章,并应当在票据上表明其代理关系。根据这一规定,票据行为的代理必须具备以下条件:

(1)票据当事人必须有委托代理的意思表示。

(2)代理人必须按被代理人的委托在票据上签章。

(3)代理人应在票据上表明代理关系。

2.无权票据代理。是指行为人缺乏代理权,而以被代理人的名义在票据上签章的行为。我国《票据法》规定,没有代理权而以代理人名义在票据上签章的,应当由签章人承担票据责任。

3.越权票据代理。是指代理人超越代理权限而为的票据行为。我国《票据法》规定,代理人超越代理权限的,应当就其超越权限的部分承担票据责任。

四、票据权利

(一)票据权利的概念和特征

票据权利,是指持票人向票据债务人请求支付票据金额的权利。票据权利包括付款请求权和追索权。票据权利具有以下特征:

1.票据权利是票据持票人向票据债务人行使的一种权利。

2.票据权利是一种单纯的金钱给付请求权。

3.票据权利是双重请求权。付款请求权是第一次请求权。在票据到期时付款请求权不获实现或票据到期前因存在法定事由使付款请求权可能得不到实现时,则产生第二次请求权即追索权。

(二)票据权利的种类

票据权利包括付款请求权和追索权两种(或称两次)权利。

1.付款请求权。是指持票人向票据第一债务人请求支付票据金额的权利。付款请求权是第一次请求权。

2.追索权。是指当票据到期得不到付款,或者在到期日前得不到承兑,或者在到期日前发生其他法定原因使票据可能得不到承兑或者付款时,持票人在保全票据权利的基础上,向其前手请求支付票据金额及其他法定款项的权利。追索权是第二次请求权。

票据的付款请求权与追索权都是持票人享有的请求支付一定金额的权利,但这两种权利在许多方面存在着差异,主要表现在以下几个方面:(1)行使的次序不同;(2)行使的次数不同;(3)行使的条件不同;(4)行使的对象不同;(5)请求的金额不同;(6)时效不同。

(三)票据权利取得的条件

票据权利的取得,亦称票据权利的发生。取得票据权利必须同时具备以下三个条件:

1.持票人取得票据必须给付对价,法律另有规定者除外。我国《票据法》第10条第2款规定票据的取得,必须给付对价,即应当给付票据双方当事人认可的相对应的代价。第10条规定因税收、继承、赠与可以依法无偿取得票据的,不受给付对价的限制。但是,所享有的票据权利不得优于其前手的权利。

2.持票人取得票据的手段必须合法。我国《票据法》第12条规定,以欺诈、偷盗或者胁迫等手段取得票据的,或者明知有前列情形,出于恶意取得票据的,不得享有票据权利。持票人因重大过失取得不符合本法规定的票据的,也不得享有票据权利。

3.持票人取得票据时必须具备主观上的善意。即持票人取得票据时不知悉或不能知悉票据上的瑕疵。

(四)票据权利的取得方式

1.根据取得票据的方式不同,可分为原始取得和继受取得两种:

(1)原始取得。是指从出票人处取得票据;

(2)继受取得。主要有两种:一是从持有票据的人处受让票据。这属于票据法上的继受取得;二是依税收、继承、赠与、企业合并等方式获得票据。这属于民法上的继受取得。

2.根据取得票据时的主观意识不同,分为善意取得和恶意取得。

(1)善意取得。是指在主观无重大过失的情况下,依法律规定的转让方法,支付对价后取得票据。善意取得票据的受让人可取得票据上的一切权利,即使票据让与人的票据权利有瑕疵,也不影响善意取得票据者享有权利。

(2)恶意取得。是指明知或应当知道票据转让人无处分票据的权利,仍接受转让取得票据。恶意取得票据的人,不得享有票据上的权利,债务人可以拒绝付款(但要负举证责任),持票人遭到拒付后,责任自负。

(五)票据权利的行使和保全

1.票据权利行使和保全的概念。票据权利的行使是指票据权利人请求票据义务人履行票据义务的行为。票据权利的保全是指票据权利人为防止票据权利的丧失而进行的一切行为。

2.票据权利行使和保全的方式。票据权利行使和保全的方式通常有按期提示、依法取证和中断时效三种。

(1)按期提示票据。是指在票据法规定的期间内,现实地向票据债务人或关系人出示票据,请求其履行票据债务。

(2)依法取证,请求做成有关证书。是指为了证明持票人曾经依法行使票据权利而遭到拒绝或者根本无法行使票据权利而依法取得相关的证据。我国《票据法》规定,持票人提示承兑或者提示付款被拒绝的,承兑人或者付款人必须出具拒绝证明或者出具退票理由书。未出具拒绝证明或者退票理由书的,应当承担由此产生的民事责任。持票人因承兑人或者付款人死亡、逃匿或者其他原因,不能取得拒绝证明的,可以依法取得其他有关证明;承兑人或者付款人被人民法院依法宣告破产的,人民法院的有关司法文书具有拒绝证明的效力;承兑人或者付款人因违法被责令终止业务活动的, 有关行政主管部门的处罚决定具有拒绝证明的效力。

(3)中断时效。是指持票人通过提起诉讼、向债务人提出履行要求等方式,使票据权利以前经过的时效统归无效,从中断时起重新计算。

3.票据权利行使和保全的时间和地点。持票人行使或者保全票据权利,应当在当事人的营业时间内、营业场所进行;票据当事人无营业场所的,则在其住所进行。

(六)票据权利的消灭

1.票据权利消灭的概念。是指由于一定事实的出现,使票据权利失去法律效力。票据权利的消灭,与民法上的债的消灭有共同之处,如因为清偿、抵销、更改、免除、提存等而消灭,但也有不同的地方,由于票据权利是一种证券化的权利,因而其消灭与票据存在与否有关。

2.票据权利消灭的种类。票据权利的消灭有相对消灭和绝对消灭两种。

(1)相对消灭。引起相对消灭的原因主要有清偿、抵销、免除、追索权的丧失。

(2)绝对消灭。引起绝对消灭的原因有以下四种:①由于付款人或承兑人付款。②由于票据的毁灭而消灭。③由于时效届满而消灭。各国票据法都规定有票据权利消灭的时效,规定汇票、本票权利时效较长,支票权利时效较短。我国票据法规定,持票人对远期汇票的出票人和承兑人的权利,自汇票到期日起2年内不行使而消灭,持票人对即期汇票和本票的出票人的权利,自出票日起算2年内不行使而消灭。持票人对支票出票人的权利,自出票日起6个月内不行使而消灭。持票人对前手(不包括出票人)的追索权,自拒绝承兑或拒绝付款日起6个月内不行使而消灭。持票人对前手(不包括出票人)的再追索权,自清偿日或诉讼日起3个月内不行使而消灭。④持票人在合法票据上的签名或其他绝对记载事项被涂销,这些事项的的涂销使票据失去效力,因此,票据权利也消灭。

五、票据抗辩

(一)票据抗辩的概念

票据抗辩是指票据的债务人依照票据法的规定,以一定的合法理由,对票据债权人的请求予以拒绝履行义务的行为。票据抗辩是票据债务人的一种权利,是债务人保护自己的一种手段。

(二)票据抗辩的种类

票据抗辩,根据抗辩理由的不同,可分为对物抗辩和对人抗辩两种。

1.对物抗辩。是指基于票据本身的内容而发生的事由所进行的抗辩。主要有:

(1)任何票据债务人对任何持票人行使的抗辩。

(2)特定票据债务人对任何持票人行使的抗辩。

2.对人抗辩。是指票据债务人对抗特定债权人的抗辩。主要有:

(1)任何票据债务人对特定持票人行使的抗辩。

(2)特定票据债务人向特定持票人行使的抗辩。

(三)票据抗辩的限制

票据抗辩是有限制的,票据债务人不得以自己与出票人或者与持票人的前手之间的抗辩事由,对抗持票人。但是,持票人明知存在抗辩事由而取得票据的除外。这便是对票据抗辩限制的规定。我国票据法中对票据抗辩的限制主要表现在以下几个方面:

1.票据债务人不得以自己与出票人之间的抗辩事由对抗持票人。即如果票据债务人与出票人之间存在抗辩事由,该票据债务人不得以此抗辩事由对抗善意持票人。

2.票据债务人不得以自己与持票人的前手之间的抗辩事由对抗持票人。

3.凡是善意的、已给付对价的正当持票人可以向票据上的一切债务人请求付款,不受前手权利瑕疵和前手相互间抗辩的影响。

(四)票据抗辩限制的例外

1.票据债务人对无对价或不相当对价取得票据的持票人之前手的抗辩,可以延续至该持票人。

2.票据债务人可以对明知存在抗辩事由的持票人提出抗辩。

六、票据的伪造和票据的变造

(一)票据的伪造

1.票据伪造的概念。是指假冒他人的名义或虚构他人名义在票据上进行票据行为并签章的行为。票据上的伪造包括票据的伪造和票据上签章的伪造两种。

2.票据伪造的构成要件。构成票据伪造行为,必须具备以下要件:

(1)伪造者所为的行为在形式上符合票据行为的要件。票据伪造行为本身并非票据行为,但从该行为的外观看,完全符合法律规定的票据行为的形式要件,如果伪造行为不符合法律对票据行为的形式要求,则不构成票据的伪造。

(2)伪造者须假冒他人名义或虚构他人名义在票据上签章,这是票据伪造的根本。所谓假冒,是指没有得到他人的授权而以他人名义在票据上签章。

3.票据伪造的法律后果。主要体现在以下几个方面:

(1)票据伪造对伪造人的法律后果。由于票据伪造人没有在票据上签自己的姓名,因而其不承担票据责任,但应承担其他法律责任。即伪造人负刑法规定的伪造证券的刑事责任和行政责任,以及民事赔偿责任。

(2)票据伪造对被伪造人的法律后果。由于被伪造人自己并没有在票据上签章,不承担票据责任,也不承担其他法律责任。

(3)票据伪造对票据上真正签章人的法律后果。当票据上既有伪造的签章又有其他真实的签章时,伪造的签章不影响真实的签章的效力,真实的签章人应对自己所为的票据行为承担票据责任。

(4)票据伪造对票据的付款人的法律后果。根据我国《票据法》第57条《支付结算办法》第17条规定,付款人或代理付款人在付款时,只要按照法律规定对票据上的签章及各项记载事项进行了通常的审查,不存在恶意及重大过失的情形,那么,即使其未能辨认出票据上有伪造的签章而付了款,这一付款行为也是有效的。

(二)票据变造

1.票据变造的概念。是指无权更改票据内容的人,对票据上除签章以外的记载事项加以变更的行为。

2.票据变造的构成要件。构成票据变造行为,必须具备以下几个要件:

(1)变造票据必须是没有变更权限的人所为的行为。任何人对票据上记载的票据金额、出票日期、收款人名称进行更改,以及非原记载人对除这三项以外的其他记载事项进行更改的行为,均属没有更改权限的人所为,都构成票据的变造。

(2)票据变造必须是变更票据签章以外的其他事项的行为。变更票据签章的行为属于票据的伪造行为,因此,票据的变造行为只能是对票据签章以外的其他事项进行变更的行为。

3.票据变造的法律后果。主要体现在以下几个方面:

(1)票据变造对变造者的法律后果。如果票据的变造人本来就是票据上的行为人,在票据上有其签章,那么该变造人应当按其变造后的票据记载事项承担票据义务,并承担变造票据的刑事责任、民事责任及行政责任。如果票据的变造人在票据上没有签章,则不负有票据上的义务,但应当承担刑事责任、行政责任及民事责任。

(2)票据变造对票据上其他签章人的法律后果。在变造之前签章的人,对原记载事项负责;在变造之后签章的人,对变造后的记载事项负责;不能辨别是在票据被变造之前或之后签章的,视为在变造之前签章。

(3)票据变造对票据的付款人的法律后果。票据变造对票据的付款人的法律后果与票据伪造对票据付款人的法律后果基本相同。

七、票据的丧失补救

(一)票据丧失的概念

票据丧失是指持票人并非出于自己的本意而丧失对票据的占有,简称失票。票据丧失又分为票据的绝对丧失与票据的相对丧失。前者是指票据的物质形态已经发生了根本性的变化,作为一张票据已不存在,也称为票据的灭失。后者是指票据只是脱离了原持有人的占有,而在物质形态上并没有发生根本性的变化,作为一张票据仍然存在,只是原来的持票人丧失了对票据的占有,也称为票据的遗失。

(二)构成票据丧失的要件

构成票据丧失应具备三个要件：

1.须有持票人丧失对票据占有的事实；

2.持票人丧失票据是由于其意志以外的原因造成的；

3.持票人所丧失的票据上的票据权利须有效存在。

(三)票据丧失的补救措施

我国《票据法》规定了挂失止付、公示催告及普通诉讼三种失票救济措施。票据丧失后，失票人具体采用哪一种措施予以补救,除法律有特别规定者外,由失票人根据丧失票据的具体情形自由选择。挂失止付为票据丧失补救方法中的一种临时性措施,而公示催告与提起普通诉讼则是失票人保护票据权利的法定必经程序,失票人即使进行了挂失止付,也必须通过公示催告或者诉讼程序才能行使自己的票据权利。

1.挂失止付。是指在票据丧失时,失票人将丧失票据的情况通知付款人,并请求付款人停止付款,接受挂失止付的付款人在票据款项未被他人领取的情况下,决定暂停支付的一种失票补救措施。《支付结算办法》及《中国人民银行关于施行〈中华人民共和国票据法〉有关问题的通知》规定:“已承兑的商业汇票、支票、填明‘现金’字样和代理付款人的银行汇票以及填明‘现金’字样的银行本票丧失,可以由失票人通知付款人或者代理付款人挂失止付。未填明‘现金’字样和代理付款人的银行汇票以及未填明‘现金’字样的银行本票丧失,不得挂失止付。”

2.公示催告。公示催告既是票据法中的一种失票救济制度,又是民事诉讼法中的一种诉讼程序。作为票据法中的失票救济制度,是指在票据丧失后,失票人向人民法院提出申请,请求人民法院依法定程序作出宣告票据无效的裁决,从而使票据权利与票据本身相分离,失票人可以依据法院裁决请求票据付款人支付票据金额的一种权利救济制度。公示催告适用的范围票据法没有明确规定。依《民事诉讼法》第193条规定公示催告只适用于按规定可以背书转让的票据。

3.票据诉讼。是指票据丧失后,失票人在票据权利时效届满以前,请求出票人补发票据或者请求债务人付款遭到拒绝时，向人民法院提供相应的担保而提起的请求人民法院责令出票人补发票据或者责令债务人付款的诉讼。

八、汇票法律制度

(一)汇票的概念

汇票是指出票人签发的、委托付款人在见票时或者在指定日期无条件支付确定的金额给收款人或者持票人的票据。汇票一般有三个当事人,即出票人、付款人和收款人。

(二)汇票的分类

1.根据出票人的不同,可分为银行汇票和商业汇票。商业汇票又进一步根据承兑人的不同,可分为银行承兑汇票和商业承兑汇票。

2.根据付款期限的不同,可分为即期汇票和远期汇票。

3.根据对权利人的记载方式的不同为标准，可分为记名汇票、指示式汇票与无记名汇票。

4.根据是否需要附具有关单据的不同为标准,可分为跟单汇票与光票汇票。

(三)汇票的出票

1.出票的概念。是指出票人签发票据并将其交付给收款人的票据行为。

2.汇票出票的格式。汇票的格式就是作成汇票后表现于汇票之上的内容。该内容可分为绝对应记载事项、相对应记载事项、任意记载事项。

(1)汇票的绝对应记载事项。是指票据法规定必须在汇票上记载的事项,若欠缺记载,汇票即为无效。汇票的绝对应记载事项有:①表明"汇票"的字样;②无条件支付的委托;③确定的金额;④付款人名称;⑤收款人名称;⑥出票日期⑦出票人签章。

(2)汇票的相对应记载事项。也是汇票上必须应记载的内容,但是,相对应记载事项未在汇票上记载,并不影响汇票本身的效力,汇票仍然有效。汇票的相对应记载事项有:①付款日期;②付款地;③出票地。

(3)任意记载事项。这是由票据法规定以外的记载事项。

3.出票的效力。出票效力表现为创设票据权利和引起票据债务的发生,这种权利义务因汇票当事人的地位不同而不相同。

(1)对出票人的效力。汇票的出票使出票人成为汇票上的义务人,其义务的内容是对其签发的汇票能够获得承兑和付款承担担保责任,当汇票不获承兑或者付款时承担清偿责任。

(2)对收款人的效力。出票人作成汇票并将汇票实际交付给收款人后,收款人便取得了汇票上的权利,包括付款请求权和追索权。

(3)对付款人的效力。即期汇票的出票,使付款人成为汇票的债务人,负有对汇票付款的义务。而在远期汇票,情况则大不相同。付款人仅因出票而取得一种地位或资格,即取得对汇票进行承兑和付款的资格。

(四)背书

1.背书的概念。背书是指在票据背面或者粘单上记载有关事项并签章的票据行为。背书是转让票据权利的一种方式,也是票据得以流通的基础。

2.背书的种类。根据背书的目的不同,可将汇票的背书分为转让背书与非转让背书两大类。

(1)转让背书。是指持票人以转让汇票权利为目的而为的背书。转让背书又可以分为一般转让背书和特殊转让背书。一般转让背书是指具有完全背书效力的背书;特殊转让背书是指效力受到一定限制的背书。特殊转让背书主要有限制背书、回头背书、期后背书。

(2)非转让背书。是指持票人授予被背书人票据权利以外的其他权利为目的而为的背书。非转让背书中,依背书目的不同,可进一步分为委托收款背书与质押背书两种。委托收款背书,又称为委托取款背书、委任背书或代理背书,是指以委托他人代理收款为目的而为的背书;质押背书,是指为担保债务履行而在汇票上设定质权而为的背书。

3.背书记载的事项,可分为以下几种不同情况:

(1)背书的绝对必要记载事项。是指背书人在背书时必须予以记载的事项。我国票据法规定背书的绝对必要记载事项有背书人名称和被背书人名称两项。

(2)背书的相对必要记载事项。是指背书人应当在背时予以记载,但如果没有记载也不影响背书的效力,其内容按法律规定进行推定。我国票据法规定的背书的相对必要记载事项有表明背书类型的文句和背书日期两项。

(3)背书的可以记载事项,又称为任意记载事项。是指法律不规定必须记载,背书人依自己的意志决定记载与否,一旦记载即产生票据法上效力的事项。根据我国票据法的规定,这类事项只有一项,就是“不得转让”字样的记载。

(4)记载不发生票据法效力的事项。这类事项不属于票据法规定的背书的应当记载事项,但是,票据法也不禁止背书人记载,如果背书人在背书时记载了这种事项,也不影响背书的效力,只是这一记载不产生票据法上的效力。按照我国票据法的规定,记载不发生票据法效力的事项只有一项,即有关背书附条件的记载。

(5)记载使背书行为无效的事项。这类事项也称为禁止记载事项或有害记载事项,是指票据法规定背书人不得记载,一旦记载,将导致背书行为无效的事项。根据我国票据法的规定,这类事项有两项:一是将汇票金额部分转让的记载;二是将汇票金额分割转让的记载。

4.背书的连续。汇票以背书方式转让的,其背书应当连续。所谓背书连续是指在票据转让中,转让汇票的背书人与受让汇票的被背书人在汇票上的签章依次前后衔接。即自出票时的收款人到最后持票人也是最后的被背书人,除第一次背书,背书人为收款人外,其后背书,均以前一次背书的被背书人为后一背书的背书人,且相互连接而无间断。

5.背书的效力。主要是指一般转让背书的效力。一般转让背书有效成立后,在票据法上产生权利转移、权利担保、权利证明的效力。

(1)权利转移效力。一般转让背书以票据权利转让为目的,当背书行为有效成立以后,即发生票据权利转移的效力,被背书人取得票据权利。

(2)权利担保效力。是指背书人对后手承担担保承兑和担保付款的责任。当其后手所持汇票不获承兑或者不获付款时,背书人应根据其要求予以偿还。

(3)权利证明效力。是指持票人所持票据上的背书,只要具有形式上的连续性,法律就推定他为正当的票据权利人。

6.法定禁止背书。法定禁止背书是指根据票据法的规定而禁止背书转让的情形。根据我国《票据法》的规定,汇票被拒绝承兑、被拒绝付款或者超过付款提示期限的,不得背书转让;背书转让的,背书人应当承担汇票责任。

(五)承兑

1.承兑的概念。承兑是指远期汇票的付款人承诺在汇票到期日将无条件支付汇票金额,并将这一意思表示记载于汇票正面并签章的一种附属票据行为。在我国,远期汇票必须承兑。具体来说,银行汇票均为见票即付的汇票,因而无需承兑,而商业汇票则必须承兑。

2.承兑的分类。主要有以下几种分类:

(1)根据承兑的方式为标准,可分为正式承兑与略式承兑。正式承兑,又称完全承兑,是指付款人在汇票正面记载“承兑”字样,并签章的行为。略式承兑,是指仅由付款人在票面上签名,而不作任何文义记载的行为。

(2)根据承兑有无限制为标准,可分为单纯承兑与不单纯承兑。单纯承兑,也称为一般承兑,是指付款人完全依照汇票上记载的文义进行承兑,不附加任何限制。不单纯承兑,也称为限制性承兑,是指付款人对汇票上记载的文义加以变更或限制后进行的承兑,包括部分承兑和附条件承兑两种。

我国票据法中规定的承兑行为,仅限于正式承兑和单纯承兑。承兑是一种严格的要式法律行为。凡是付款人在承兑记载中含有部分承兑或附条件承兑内容的,都将导致承兑行为的无效。

3.承兑的格式与承兑的记载事项。根据我国票据法的规定,承兑应在汇票的正面记载,包括承兑文句和承兑人签章及承兑日期三项内容,其中前两项为绝对记载事项,缺一不可,否则将使承兑行为无效。而承兑日期为相对记载事项,如果没有记载,则根据法律的规定推定。

4.承兑的程序。汇票的承兑,作为一项制度,是由持票人与付款人共同完成的。从程序上来讲,基本可以分为持票人提示承兑、付款人承兑以及付款人交还汇票三个步骤。

(1)持票人提示承兑。是指持票人依法向付款人实际出示和交付汇票,并请求付款人在汇票上记载其愿意在汇票到期日无条件付款的意思的行为。提示承兑行为的提示人,是汇票的持有人;被提示人是汇票上记载的付款人。定日付款或者出票后定期付款的汇票,持票人应当在汇票到期日前向付款人提示承兑,见票后定期付款的汇票,持票人应当自出票日后1个月内向付款人提示承兑。如果持票人未在上述期间内提示承兑,持票人将丧失对前手的追索权。

(2)付款人承兑汇票。汇票的持票人在法律规定的提示承兑期间内提示承兑后,付款人应当在法定时间内作出承兑或者拒绝承兑的决定。对汇票承兑的,必须按票据法规定的款式进行记载,在汇票的正面记载“承兑”字样并签章。

(3)付款人交还汇票。当承兑期间届满,无论付款人是否承兑,均应将汇票交还给持票人。

5.付款人拒绝承兑。付款人拒绝承兑是指在收到持票人提示承兑的汇票后,在法定期间内(3日)付款人不同意到期付款并出具拒绝承兑证书的意思表示。付款人有权利拒绝承兑。但必须出具拒绝证明,未出具拒绝证明的,应当承担由此产生的民事责任。

6.承兑的效力。承兑的效力主要体现在以下几个方面:

(1)对付款人的效力。汇票的付款人一经承兑,即由汇票的关系人变成汇票的债务人,而且是汇票上的第一债务人,承担汇票到期无条件付款的义务。

(2)对持票人的效力。对汇票的持票人来说,承兑具有确认和保全其票据权利的效力,使持票人所享有的票据权利由期待权转变为现实权。

(3)对出票人和背书人的效力。付款人一经承兑,出票人和背书人均免于受由于汇票被拒绝承兑而引起的期前追索。

(六)保证

1.保证的概念。汇票的保证,是指票据债务人以外的人,为担保特定票据债务人履行票据债务为目的,而在汇票上记载有关事项并签章,然后将汇票交付请求保证的人的一种附属票据行为。

2.保证的当事人。保证的当事人为保证人与被保证人。保证人是指票据债务人以外的，为票据债务的履行提供担保而参与票据关系中的第三人。已成为票据债务人的，不得再充当票据上的保证人。保证人应是具有代为清偿票据债务能力的人。被保证人是指票据关系中已有的债务人，包括出票人、背书人、承兑人。票据债务人一旦由他人为其提供保证，其在保证关系中就被称为被保证人。

3.保证的格式和保证记载的事项。保证是一种要式法律行为，只能在票据本身或粘单上表示，在票据或粘单以外的保证，不是票据保证，不具有票据法上的效力。如果是为出票人、承兑人保证的，则应记载于汇票的正面；如果是为背书人保证，则应记载于汇票的背面或者粘单上。保证人在汇票或粘单上记载下列事项：表明“保证”的字样；保证人名称和住所；被保证人的名称；保证日期；保证人签章。其中保证文句和保证人签章两项为绝对应记载事项；被保证人的名称、保证日期和保证人住所为相对应记载事项。

4.保证不得记载的内容。保证不得附有条件；附有条件的，不影响对汇票的保证责任。即保证是无条件的，不得附加任何条件。票据法规定保证附有条件的，所附条件无效，保证本身仍然具有效力，保证人应向持票人承担保证责任。

5.保证的效力。保证的效力主要体现在以下几个方面：

(1)保证人的责任。①保证人责任的从属性。是指保证人的责任与被保证人的责任是同一的。② 保证人责任的独立性。是指保证行为一经合法成立即独立发生效力，不受被保证债务效力的影响。只有当被保证人的债务因汇票欠缺记载事项而无效时，保证人的责任也因此无效。③保证人责任的连带性。这体现在两个方面，一是保证人与被保证人对持票人承担连带责任；二是共同保证人之间承担连带责任。

(2)保证人的权利。是指保证人在承担了保证责任后取得票据上的权利，即可以行使持票人对被保证人及其前手的追索权。

(3)对汇票持票人的效力。汇票的保证依法成立后，汇票持票人的票据权利又多了一层担保关系。如果被保证人是承兑人，汇票到期时，持票人可以直接向保证人请求付款；如果被保证人是汇票的出票人或者背书人，持票人在汇票到期不获付款时，则可以直接向保证人行使追索权。

(4)对汇票的被保证人及其前手、后手的效力。保证行为本身并不能免除任何票据债务人的票据责任，因此，保证成立后，对汇票的被保证人及其前、后手的票据责任并无影响。但是，一旦保证人承担了保证责任，履行了付款或清偿义务，则被保证人的后手即可免责；而保证人因为承担了保证责任而取得了持票人的资格，对被保证人及其前手则享有追索权，所以，被保证人及其前手仍负有对保证人清偿的义务，且不得以自己与汇票原持票人之间存在的抗辩事由对抗保证人。

(七)汇票的付款

1.付款的概念。付款是指汇票承兑人或付款人无条件履行付款义务，消灭票据的债权债务关系的票据行为。

2.付款的程序。付款程序由提示、支付、签收并收回汇票三个阶段构成。

(1)付款提示。持票人要获得付款，须为付款提示，即向付款人或承兑人提示汇票，要求其付款。提示是付款的必经程序。①付款提示的期限。各国票据法规定的提示期限不尽相同。我国《票据法》规定,持票人应按下列期限提示付款:见票即付的汇票,自出票日起1个月内向付款人提示付款;定日付款,出票后定期付款的汇票,自到期日起10日内向承兑人提示付款。通过委托收款银行或者通过票据交换系统向付款人提示付款的,视同持票人提示付款。②付款提示的效力。对持票人而言,提示发生追索权保全的效果。持票人如果在法定期间未提示付款,丧失对前手的追索权。对付款人或承兑人而言,经提示后不付款,即构成债务不履行,应负迟延责任。

(2)付款。持票人按照上述规定提示付款的,付款人必须在当日足额付款。我国《票据法》规定,汇票金额为外币的,按照付款日的市场汇价,以人民币支付。汇票当事人对汇票支付的货币种类另有约定的,从其约定。付款人及代理付款人付款时,应当审查汇票背书的连续,并审查提示付款人的合法身份证明或者有效证件。付款人及其代理人以恶意或有重大过失付款的,应当自行承担责任。对定日付款、出票后定期付款或者见票后定期付款的汇票,付款人在到期日前付款的,由付款人自行承担所产生的责任。

(3)签收与收回汇票。汇票是返回证券。持票人获得付款的,应在汇票上签收,并将汇票交给付款人。持票人委托银行收款的,受委托的银行将代收的汇票金额转帐收入持票人帐户,视同签收。

3.付款的效力。付款的效力就是使整个票据关系归于消灭。付款人依照票据文义支付票据金额之后,票据关系随之消灭,汇票上的全体债务人的责任便予以解除。这里的责任包括付款责任和担保责任。但是,如果付款人未尽审查义务而对不符合法定形式的票据付款,或其存在恶意或重大过失而付款的,则不发生上述法律效力,付款人的义务不能免除,其他债务人也不能免除责任。

(八)追索权

1.追索权的概念。追索权是指持票人在票据到期不获付款或到期前不获承兑,或有其他法定原因时,持票人在票据保全或行使汇票上权利的行为后,对于背书人、出票人及其他票据债务人请示偿还票据金额和利息及费用的一种票据权利。

2.追索权行使的要件。追索权的发生须具备一定的条件,包括实质要件和形式要件。

(1)追索权行使的实质要件。也称追索权行使的法定事由。追索权的行使分为到期追索和期前追索,其法定事由亦分为到期追索的法定事由和期前追索的法定事由。到期追索的法定事由是票据到期被拒绝付款。只有持票人在到期日或其宽限期内向付款人提示付款,遭到拒绝时,才能行使追索权。期前追索的法定事由包括下列情形:①汇票在到期日前被拒绝承兑;②在汇票到期日前,承兑人或付款人死亡、逃匿的;③在汇票到期日前,承兑人或付款人被依法宣告破产或因违法被责令终止业务活动。

(2)追索权行使的形式要件。追索的原因出现后,持票人必须依法为票据权利保全行为,然后才能行使追索权。追索权的保全由两个步骤组成:票据提示和做成拒绝证书。①票据提示。持票人要行使追索权,须先在法定期限内向付款人提示票据,请求承兑或付款,否则丧失追索权。但如果发生了期前追索的法定情形,持票人可免除票据提示。②做成拒绝证书。持票人行使追索权时,应当提供被拒绝承兑或者被拒绝付款的有关证明。持票人提示承兑或者提示付款被拒绝的,承兑人或者付款人必须出具拒绝证明,或者出具退票理由书。未出具拒绝证明或者退票理由书的,应当承担由此产生的民事责任。持票人因承兑人或者付款人死亡、逃匿或者其他原因不能取得拒绝证明的,可以依法取得其他有关证明。承兑人或者付款人被人民法院依法宣告破产的,人民法院的有关司法文书具有拒绝证明的效力。承兑人或者付款人因违法被责令终止业务活动的,有关行政主管部门的处罚决定具有拒绝证明的效力。持票人不能出示拒绝证明、退票理由书或者未按照规定期限提供其他合法证明的,丧失对其前手的追索权。但是,承兑人或者付款人仍应当对持票人承担责任。

3.追索权行使的程序。行使追索权的程序一般包括由持票人发出追索通知、确定追索对象、请求偿还、受领清偿金额等。

(1)由持票人发出拒绝事由通知。根据我国《票据法》规定,持票人应当自收到被拒绝承兑或者被拒绝付款的有关证明之日起3日内,将被拒绝事由书面通知其前手,其前手应当自收到通知之日起3日内书面通知其再前手。持票人也可以同时向各汇票债务人发出书面通知。未按照上述规定期限通知的,持票人仍可以行使追索权。但因延期通知给其前手或者出票人造成损失的,由没有按照规定期限通知的汇票当事人承担对该损失的赔偿责任,但是所赔偿的金额以汇票金额为限。

(2)确定追索对象与追索顺序。追索对象是负有偿还义务的人,包括出票人、背书人、保证人。追索对象对持票人承担连带责任。但是持票人为出票人的,对其前手无追索权,持票人为背书人的,对其后手无追索权。持票人可以不按照汇票债务人的先后,对其中任何一人、数人或者全体行使追索权。这种追索叫做选择追索或跳跃追索。持票人对汇票债务人中的一人或数人已经进行追索的,对其他汇票债务人仍可行使追索权。

(3)请求偿还。追索对象确定后,持票人即可向其出示汇票、拒绝证书或其他拒绝证明文件,请求其偿还追索金额。该请求以非诉讼方式或诉讼方式解决。请求偿还的金额,即追索金额包括下列三项:①被拒绝付款的汇票金额;②汇票金额自到期日或提示付款日起至清偿日止,按照中国人民银行规定的利率计算的利息;③取得有关拒绝证明和发出通知书的费用。

(4)受领清偿金额和交回汇票。被追索人如清偿票据债务,追索人应受领并将汇票连同解决证书以及收款清单一并交给被追索人。至此,初次追索权的行使程序即告结束。

4.再追索权。被追索人按规定清偿的,可以向其他票据债务人行使再追索权,请求其他票据债务人支付下列金额和费用:(1)已清偿的全部金额;(2)前项金额自清偿日起至再追索清偿日止的利息;(3)发出通知的费用。

行使再追索权的被追索人获得清偿时,应当交出汇票和有关拒绝证明,并出具所收利息和费用的收据。

九、本票制度

(一)本票概述

1.本票的概念和特征。本票是指出票人签发的,承诺自己在见票时无条件支付确定的金额给收款人或者持票人的票据。本票是由出票人约定自己付款的一种自付证券,本票有两个基本当事人,即出票人和收款人,在出票人之外不存在独立的付款人。本票具有以下特征:

(1)本票是自付票据;

(2)本票没有承兑制度;

(3)我国的本票仅限于见票即付的银行本票。

2.本票的分类

(1)根据出票人的身份不同为标准,可分为银行本票和商业本票。银行本票是指出票人是银行的本票;商业本票是指出票人为银行以外的企业、单位或个人的本票。

(2)根据本票上记载的到期日的不同为标准,可分为即期本票和远期本票。

(3)根据本票对权利人的记载方式为标准,可分为记名本票、指示式本票与无记名本票。

我国《票据法》规定,本票仅限于银行本票,且为记名式本票的即期本票。

(二)本票不同于汇票的法律规定

1.本票的出票

(1)本票出票的概念。本票出票是指出票银行根据企业或者个人的申请,依法签发本票并将其交付给收款人的票据行为。

(2)本票出票的格式。本票的格式就是作成本票后表现于本票之上的内容。该内容可分为绝对应记载事项、相对应记载事项、任意记载事项。①绝对应记载事项。我国《票据法》规定了表明"本票"字样;无条件支付的承诺;确定的金额;收款人名称;出票日期;出票人签章六项绝对应记载事项。缺少其中任何一项,本票无效。②相对应当记载的事项。我国《票据法》规定了付款地与出票地两项相对应当记载事项。本票上未记载付款地的,出票人的营业场所为付款地;本票上未记载出票地的,出票人的营业场所为出票地。③任意记载事项。这是由票据法规定以外的记载事项。

(3)本票出票的效力。本票出票的效力主要体现在以下两个方面:①对出票人的效力。本票出票使出票人成为本票的付款人或者主债务人,负有无条件支付本票金额的绝对付款义务。②对收款人的效力。本票的出票行为成立后,使本票上记载的收款人取得本票的付款请求权和追索权。

2.本票的付款

(1)本票的付款人。本票为自付证券,出票人就是付款人,不存在另外的付款人。因此,本票的持票人只能向出票人或其代理付款人进行付款提示,而不能向其他人提示付款。

(2)本票的付款期限。本票自出票日起,付款期限最长不得超过2个月。持票人依照前述规定的期限提示本票的,出票人必须承担付款的责任,这与汇票的出票人的地位不同。如果本票的持票人未按照规定期限提示本票的,则丧失对出票人以外的前手的追索权。由于本票的出票人是票据上的主债务人,对持票人负有绝对付款责任,除票据时效届满而使票据权利消灭或者票据格式欠缺而使票据无效外,并不因持票人未在规定期限内向其行使付款请求权而使其责任得以解除。因此,持票人仍对出票人享有付款请求权和追索权,只是丧失对背书人及其保证人的追索权。

(三)本票准用汇票的法律规定

本票的背书、保证、追索权准用票据法关于汇票背书、保证、追索权的法律规定。

十、支票制度

(一)支票概述

1.支票的概念和特征。支票是出票人签发的,委托支票存款业务的银行或者其他金融机构在见票时无条件支付确定的金额给收款人或者持票人的票据。支票有三个当事人,即出票人、付款人和收款人三方。支票作为票据的一种,具有所有票据所共有的特征,与汇票和本票相比,还具有自己的特征:

(1)支票的付款人仅限于银行及其他法定金融机构;

(2)我国支票没有保证制度;

(3)支票是见票即付的票据,支票没有承兑制度;

(4)支票的出票人与付款人之间必须存在资金关系。

2.支票的分类

(1)根据支票对收款人的记载方式为标准,可分为记名支票、无记名支票与指示式支票。

(2)根据支票当事人资格是否兼充为标准,可分为一般支票与变式支票。一般支票,是指支票关系的三方当事人互不兼充的支票;变式支票,是指支票关系的三方当事人存在资格兼充的支票,主要分为对己支票、指己支票和付受支票三种。

(3)根据支票的付款有无特殊规定为标准,可分为普通支票与特殊支票。普通支票是指在付款上没有特殊规定的支票;特殊支票是指在付款上存在特殊规定的支票。主要包括保付支票和划线支票。

我国票据法根据支付方式的不同,将支票分为普通支票、现金支票、转账支票三种。普通支票,是指支票上未印制“现金”或“转账”字样,持票人依法可以请求付款人以现金方式付款,也可以请求付款人以转账方式付款的支票;普通支票用于转账时,应在支票正面注明,即在普通支票左上角画两条平行线,即为划线支票。所谓现金支票,是指支票上印制有“现金”字样,持票人依法只能请求付款人以现金方式付款的支票;所谓转账支票,是指支票上印制有“转账”字样,持票人依法只能请求付款人以转账方式付款的支票。

(二)支票不同于汇票的制度

1.支票的出票

(1)支票出票的概念。是指由出票人签发支票并将其交付给收款人的行为。

(2)支票出票的格式。支票的格式就是签发支票后表现于支票之上的内容。该内容可分为绝对应记载事项、相对应记载事项、任意记载事项。①绝对应当记载的事项。我国《票据法》规定了支票字样、支票文句、确定的金额、付款人名称、出票日期和出票人签章六项绝对应记载事项,缺少其中任何一项,支票无效。②相对应当记载的事项,我国《票据法》规定了付款地和出票地两项相对应当记载的事项。与本票完全相同。③任意记载事项。这是由票据法规定以外的记载事项。

(3)支票出票人与付款人之间的资金关系。支票与汇票同属于委托票据,但是支票与汇票不同的是,支票的出票人必须与其委托的付款人之间存在一定的资金关系。也正是由于这种资金关系的存在,才使付款人不必经过承兑而负有付款义务。我国《票据法》规定,支票的出票人所签发的支票金额不得超过其付款时在付款人处实有的存款金额。出票人签发的支票金额超过其付款时在付款人处实有的存款金额的,为空头支票。我国禁止签发空头支票。签发空头支票是一种违法行为,对其责任人要给予严厉的处罚和制裁,构成犯罪的,依法追究其刑事责任。我国《票据法》还规定支票的出票人不得签发与其预留本名的签名式样或者印鉴不符的支票。

(4)支票出票的效力。支票出票的效力主要体现在以下三个方面:①对出票人的效力。出票使出票人承担了按照签发的支票金额保证向该持票人付款的责任。这一责任包括两项:一是出票人必须在付款人处存有足够可处分的资金,以保证支票票款的支付;二是当付款人对支票拒绝付款或者超过支票付款提示期限的,出票人应向持票人承担付款责任。②对付款人的效力。出票使付款人承担见票付款的义务。③对收款人或持票人的效力。支票出票后,收款人或持票人取得票据权利,有权在法定提示付款期间内向付款人请求付款并受领支票金额;如果付款人拒绝付款,则依法取得追索权;收款人或持票人也有权依法对支票进行转让。

2.支票的付款。支票限于见票即付,不得另行记载付款日期。另行记载付款日期的,记载无效。出票人在付款人处的存款足以支付支票金额时,付款人应当在见票当日足额付款。但应当注意以下问题:

(1)支票的付款提示期限。我国《票据法》规定,支票的持票人应当自出票日起10日内提示付款。异地使用的支票其提示付款期限由中国人民银行另行规定。超过提示付款期限的,付款人以不予付款,但是付款人不予付款的,出票人仍应当对持票人承担票据责任。

(2)支票付款人对支票的审查。支票付款人对支票的审查,有两点与汇票、本票不同:一是审查出票人在支票上的签章是否与其预留银行的签章相符,银行与出票人约定使用支付密码的,同时应当审查支付密码是否正确。二是付款人在付款时应当审查支票是否为空头支票,只有出票人在付款人处的存款足以支付支票金额时,付款人才于持票人提示付款的当日足额付款。

(3)付款人责任的解除。付款人依法支付支票金额的,对出票人不再承担受委托付款的责任,对持票人不再承担付款的责任。但是,付款人以恶意或者有重大过失付款的除外。

(三)支票准用汇票的制度

支票的背书、追索权准用票据法关于汇票背书、追索权的法律规定。

复习思考题

1.试述中央银行法的概念与法律地位。

2.简述商业银行法的概念及其法律性质。

3.简述我国商业银行的设立条件和程序。

4.什么是外资金融机构?有哪些形式?

5.试述中国银行业监督管理的目标和基本原则。

6.保险合同投保人和保险人的主要义务有哪些?

7.简述保险合同解除的情形。

8.财产保险合同和人身保险合同分别有哪些种类?

9.人身保险合同的常见条款有哪些?

10.简述公开发行股票的条件和股票上市的条件。

11.简述可转换公司债券的发行条件和公司债券上市的条件。

12.简述公司股票和公司债券暂停上市和终止上市的情形。

13.简述信息公开制度的内容和基本要求。

14.简述证券禁止交易的行为。

15.简述票据的特征和种类。

16.试比较汇票、本票和支票的绝对记载事项和相对记载事项。

17.简述汇票出票的概念及其效力。

18.简述票据抗辩及限制的内容。

案例分析

【案情一】2002年,某市新成立一家城市合作商业银行A,成立伊始即进行了两笔业务,一笔是购买政府债券500万元人民币,另一笔是向该市新客隆超市投资100万元人民币。

【法律问题】

1.A银行的两笔业务属于商业银行的何种业务?

2.A银行的两笔业务是否符合《商业银行法》的规定?如果不符合,根据《商业银行法》的规定,对A银行应怎样处理?

【案情二】2004年8月2日,甲委托乙银行向丙发放贷款1000万元,贷款期限为1年,为了保证到期还款,丙向乙银行提供了两项担保:由丁提供连带保证;此外,丙还将一份2005年2月5日到期的存单质押给了乙银行,存单金额为600万元人民币。2005年2月6日,丙向乙银行提出,现在企业急需资金,希望能够先使用在存单上的资金。乙银行单方同意丙提取了存单。2005年8月2日,贷款到期,丙无力归还贷款。甲因此要求乙银行代丙归还全部贷款本息,而乙认为应当由担保人丁承担全部责任。

【法律问题】

1.甲的要求是否合理?为什么?

2.丁是否应当承担全部责任?为什么?

3.本案的责任应当如何划分?

【案情三】飞天有限责任公司有一座仓库,董事会责成总经理对仓库投保火灾险。公司总经理在福安保险公司陈述时称仓库堆放金属零件和少量的润滑油,没有其他易燃易爆物品。福安保险公司以该仓库处在居民区,周围的火源比较多,为安全起见,反复声明易燃易爆物品与仓库安全的意义。但飞天有限责任公司总经理称没有问题。福安保险公司遂与飞天有限责任公司订立了仓库火灾保险合同。在合同生效的第二个月,福安保险公司发现该仓库里还堆放了2吨石油液化气,石油液化气属于高度危险物品,福安保险公司当即要求飞天有限责任公司将石油液化气立即转移出去,但飞天有限责任公司表示没有其他仓库存放,拒绝转移石油液化气,福安保险公司遂解除了该保险合同。在合同解除的第三天,仓库发生火灾,损失100万元。飞天有限责任公司认为,该保险合同为双方签订,福安保险公司无权单方解除合同,所以保险合同继续有效,福安保险公司应当赔偿损失。

【法律问题】

1.飞天有限责任公司投保时的陈述是否符合保险法的规定?

2.福安保险公司在订立保险合同时的说明有何意义?

3.飞天有限责任公司在仓库里堆放石油液化气属于保险法规定的何种行为?

4.福安保险公司能否单方面解除保险合同?

5.飞天有限责任公司能否要求福安保险公司赔偿损失?

【案情四】某股份有限公司为一房地产公司。公司募集6000万元的股票。2004年5月,公司股票获准在上市证券交易所挂牌交易。同年6月,公司为了筹措资金建一批小康住宅,决定发行2千万元的可转换公司债券;在获得国务院证监委的同意后,发行了1000万元的可转换公司债券。同年12月,由于少数股东大户操纵市场,使公司股票集中在少数人手里,持有1000元以上的股东人数有800多人,而且由于房地产市场的下滑,公司首次出现亏损,董事会决定将发行债券筹集的资金拿出70%弥补亏损,在得到股东会同意后付诸实施。2005年1月,证监委发现了公司的违法行为后,暂停公司股票上市,要求公司在半年内将股票在少数大户手中集中的状况分散开来,并且立即将用于弥补亏损的债券资金转移到小康住宅建设中,公司却认为股票交易非公司本身所能控制,公司筹建的债券资金可用于任何用途,故对证监委的警告拒不改正。2005年7月,国务院证监委对公司作出了严肃处理。

【法律问题】

1.上市公司的股本总额和股权结构以及股东人数有无限制?

2.上市公司应向社会披露哪些信息?

3.在何种情况下,证监会可以决定暂停上市公司的股票继续上市?

4.《证券法》规定的操纵证券市场的行为有哪几种?

5.发行公司债券筹集到的资金是否可用于任何股东会同意的用途?

6.有资格发行可转换债券的主体有哪些?发行可转换债券的条件有哪些?

7.该公司发行股票和债券有哪些机构要参与?他们要分别做哪些方面的工作?

【案情五】A商场与B酒厂于2004年5月25日签订一份买卖合同。合同规定由B酒厂向A商场供应价值30万元的粮食白酒,由A商场贴上某名牌酒厂的商标对外销售。A商场为此开具了一张30万元的汇票给B酒厂,B酒厂随后将该汇票背书转让给C企业以支付购买粮食等原料的货款。C企业收到汇票后将汇票变造为80万元背书转让给D工程队,以支付D工程队为其建造种养场的工程款。D工程队再次背书将汇票转让给建筑材料供应商E,该供应商向付款人提示承兑时,被付款人以该汇票被变造为由加以拒绝,并作成拒绝证书。之后E供应商又将汇票背书转让给F商人,F商人在请求承兑时,同样被付款人以该汇票变造为由加以拒绝。F商人为此准备行使追索。此时,A商场因B酒厂未能全数交付白酒而与酒厂发生纠纷。

【法律问题】

1.该买卖合同是否有效?应如何处理?

2.买卖合同的效力是否会影响由此而产生的票据关系?

3.F商人可以向哪些人行使追索权?假设F商人向供应商行使追索权,其可追索的费用包括哪些?

4.如何界定该票据关系当事人的法律责任?

第九章

税收法律制度

【内容提要】税收是一个国家取得财政收入的最重要的方式,在实现国民经济持续、健康、协调和稳步发展,有效监督市场主体的经济活动,调节收入分配等方面具有至关重要的作用。税法就是为了调整和规范税收征纳关系而制定的法律制度。它既是对税收行为的具体规范,要求纳税人依法纳税;也是征税机关征收税款的法律依据,税务部门应当依法征税。本章主要就我国现行税法中的流转税法、所得税法、财产税法、行为税法和资源税法以及税收征收管理法的主要内容进行阐述。

第一节　税收法律制度概述

一、税收的概念、特征与种类

(一)税收的概念

税收是指国家为实现其职能的需要,按照法定的标准,凭借政治权力参与一部分国民收入或剩余产品的分配,强制地、无偿地取得财政收入的一种形式。

(二)税收的特征

税收的特征主要包括三个方面:强制性、无偿性和确定性。税收的这些特征是现代意义上的税收所共同具有的,也是税收区别于其他财政收入的基本标志。

1.强制性

强制性是指国家以政治权力为依托,以法律形式确定征税者和纳税人的权利和义务关系。这种强制性是国家通过制定一系列以强制性法律规范为主的税法,赋予代表国家权力的征税机关征税权而决定的,除此之外的任何机关都无权征税。

2.无偿性

无偿性是指国家不需要对纳税人征税付出任何代价而占有和支配一部分社会产品。在征税过程中,纳税人将部分财产转移给国家所有,形成国家的财政收入,国家不再把这部分财产直接返还原纳税人。

3.确定性

确定性是指国家按照预先制定的税收法律进行征税，而且税法对纳税人、征税对象和税率等基本课税要素均作了明确规定。税收的确定性是强制性和无偿性的必然要求，不仅纳税人必须严格依法及时足额纳税，而且国家也只能按照这种预定的标准征税，不能随意不征、少征或多征税。目的是保证国家财政收入的稳定可靠，防止侵害纳税人的合法权益。

税收的上述三个特征是相互联系、密不可分的统一体。无偿性是税收这种特殊分配手段本质的体现，强制性是实现税收无偿征收的保证，确定性是无偿性和强制性的必然要求。三者相互配合，保证了国家财政收入的稳定。

(三)税收的种类

1.按征税对象，税收分为流转税、所得税、财产税、行为税和资源税。

2.按税负能否转嫁，税收分为直接税和间接税。

3.按计税依据，税收分为从价税和从量税。

4.按税收与价格的关系，分为价内税和价外税。

5.按税收收入属于哪级政府支配使用，税收分为中央税、地方税、中央和地方共享税。

二、税法的概念和构成要素

(一)税法的概念

税法是指调整税收征纳关系的法律规范的总称。税收征纳关系是指国家为了实现其职能的需要，各级税务机关向纳税人无偿地征收货币或实物所产生的社会关系。

税收和税法的关系密不可分，任何一种税收都以一定的法律形式表现出来，并借助于法律的约束力保证其实现。因此，税收和税法的关系是一种经济现象所体现出来的内容与形式的关系。税收是税法的实质内容，税法是税收的法律形式。

(二)税法的构成要素

1.纳税人

纳税人是纳税义务人的简称，是指负有纳税义务的单位和个人。也称纳税主体。税法规定，纳税人既可以是自然人，也可以是法人。

与纳税人相关的另一个概念是扣缴义务人，它是指负有代扣代缴税款义务的单位和个人。设置扣缴义务人的目的是为了控制税源，便于征管。

2.征税对象

征税对象是指对什么东西征税，是征税的标的物，体现着不同税种之间的基本界限。征税对象也是征税的客体，又称为课税对象。征税对象体现着税收的广度。

3.税目

税目是征税对象的具体化，是税法中规定的征税对象的具体项目。比如，我国目前对14类消费品征收消费税，在立法上表现为14个税目。当然，并非所有的税种都规定税目，有些税种的征税对象简单、明确，没有另行规定税目的必要，如房产税、屠宰税等。

4.税率

税率是指应纳税额与征税对象数额之间的法定比例。税率的高低直接关系到国家的财政收入和纳税人的负担。

税率有比例税率、累进税率和定额税率三种形式。

(1)比例税率

比例税率是指对同一征税对象或同一税目,不分征税对象的数额大小,只规定一个比例的税率。增值税、营业税、城市维护建设税、企业所得税等采用的是比例税率。

(2)累进税率

累进税率是指按征税对象数额的大小,划分若干等级,不同等级规定高低不同的税率,征税对象的数额越大,税率越高。累进税率又分为超额累进税率和超率累进税率两种形式。

超额累进税率是指将全部征税对象分割成若干段,分段使用不同等级的税率,各段征税对象应纳税额的总和,就是全部征税对象的应纳税额。目前,个人所得税中的工资薪金所得、个体工商户生产经营所得和企事业单位承包承租经营所得,使用超额累进税率。

超率累进税率是指将征税对象数额的相对率划分为若干等级, 分别规定相应的差别税率,相对率每超过一个等级的,对超过部分就按高一级的税率计算纳税。我国土地增值税使用超税率累进税率。

(3)定额税率

定额税率是指按征税对象的一定计量单位,对单位数量直接规定固定的税额。它适用于从量计征的税种,一般对那些价格稳定、质量和规格标准统一的产品征税,所以又叫固定税率。目前采用定额税率的有资源税、城镇土地使用税、车船税等。

5.纳税环节

纳税环节是指在征税对象流转过程中应当缴纳税款的环节, 或者是指在商品流转额的征税中征几道税。它规定征纳税行为在什么阶段发生,以及是单环节征税还是多环节征税。比如所得税在分配环节纳税,流转税在生产和流通环节纳税等。

6.纳税期限

纳税期限是指纳税人发生纳税义务后,向国家缴纳税款的时间限度,即纳税人缴纳税款的期限。纳税期限分为按次缴纳和按期缴纳两种形式,按次缴纳的期限是不固定的,而按期缴纳的期限是固定的。

7.纳税地点

纳税地点是指纳税人依法向征税机关申报纳税的地点。一般情况下纳税地点为纳税人的住所地,也有规定在营业地、财产所在地或特定行为发生地的。

8.减税免税

减税免税是指国家对某些纳税人或征税对象给予税收优惠的一种特殊规定。减税是对纳税人或征税对象应征税额中的减除部分税款免予征收。免税是对纳税人或征税对象的应征税额全部免征。我国税法对减税免税的规定主要有:

(1)免征额。免征额是税法规定的征税对象全部税额中免于征税的数额。征税对象小于免征额时,不征税;超过免征额时,只就其超过的部分征税。

(2)起征点。起征点是指税法规定的对征税对象开始征税的最低界限。征税对象数额未达到起征点的,不征税;达到起征点的,按全部数额征税。

(3)减免规定。减税是对应纳税额少征一部分税款;免税是全部免征。

9.违章处理。

是指纳税人违反税法规定时,税务机关所采取的惩罚性措施。它是税收强制性的具体表现。税务违章处罚主要包括以下三种情形:

(1)对偷税、抗税行为的处罚;

(2)对迟缴、拖欠应纳税款的处罚;

(3)对不按期、不按规定向税务机关登记或报送纳税申报表和有关资料的处罚。

第二节　流转税法

流转税,亦称商品和劳务税,是指以商品和劳务的流转额为征税对象所形成的一类税种。流转税法,是指规范流转税的法律、法规的总称。流转税的征收范围广泛,而且税源也比较稳定,目前是我国的主体税种。我国现行的流转税有增值税、消费税、营业税和关税。

一、增值税

(一)增值税的概念、特征和法律规范

增值税是指以商品生产和流通过程中的增值额为征税对象而征收的一种税。增值额是指纳税人从事生产经营活动在购入的货物或取得的劳务价值的基础上新增加的价值额。

增值税具有下列特征:

(1)增值税只对增值额进行征税,避免了对同一产品重复征税的现象;

(2)增值税实行多环节征税,商品或者劳务流转一次征收一次;

(3)增值税是间接税,税负由终端消费者承担。

我国规范增值税的基本法律规范是《中华人民共和国增值税暂行条例》(以下简称《增值税暂行条例》),于2008年11月5日国务院第34次常务会议修订通过,自2009年1月1日起施行。

(二)增值税的纳税人

增值税的纳税人是指在中华人民共和国境内销售货物或提供加工、修理修配劳务以及进口货物的自然人、法人、非法人和社会组织。

我国将增值税纳税人分为一般纳税人和小规模纳税人。一般纳税人是指年应纳增值税销售额超过财政部规定的小规模纳税人标准的纳税人。小规模纳税人是指年应纳增值税销售额在规定标准以下,并且会计核算不健全,不能按规定报送有关税务资料的纳税人。

《增值税暂行条例实施细则》规定,小规模纳税人的标准是:

1.从事货物生产或提供应税劳务的纳税人,以及以从事货物生产或提供应税劳务为主,

并兼营货物批发或零售的纳税人,年应税销售额在50万元以下的。

2.除上述规定以外的纳税人,年应税销售额在80万元以下的。

年应税销售额超过小规模纳税人标准的其他个人按小规模纳税人纳税;非企业性单位、不经常发生应税行为的企业可选择按小规模纳税人纳税。

一般纳税人和小规模纳税人的主要区别在于:一般纳税人依法领用增值税专用发票,计算增值税税额时可以扣除进项税额,并且依法使用税率;小规模纳税人不能领用增值税专用发票,计算增值税税额时不得扣除购进货物或者劳务的进项税额。

(三)增值税的征税范围

增值税的征税范围包括在中华人民共和国境内销售货物或者提供加工、修理修配劳务以及进口的货物。另外,货物期货、银行销售金银的业务、典当业的典当销售业务和寄售业代委托人销售物品的业务、集邮商品的生产、调拨以及邮政部门以外的其他单位和个人销售集邮商品的业务也属于增值税的征税范围。

我国税法关于增值税征税范围的特别规定主要包括以下几种情形:

1.视同销售货物行为

从事下列行为的单位和个人,即使不是有偿转让货物的所有权,也构成增值税的纳税人,须按规定缴纳增值税。

(1)将货物交付他人代售;

(2)销售代售货物;

(3)设有两个以上的机构并实行统一核算的纳税人,将货物从一个机构移送到其他机构用于销售,但相关机构设在同一县(市)的除外;

(4)将自产或委托加工的货物用于非应税项目;

(5)将自产、委托加工或购买的货物作为投资,提供给其他单位或个体经营户;

(6)将自产、委托加工或购买的货物分配给股东或投资者;

(7)将自产、委托加工的货物用于集体福利或职工消费;

(8)将自产、委托加工或购买的货物无偿赠送他人。

2.混合销售行为

混合销售行为是指一项销售既涉及货物又涉及非应纳增值税劳务的行为。从事货物生产、批发、零售或以货物的生产、批发、零售为主的企业、企业性单位及个体经营者的混合销售行为,视为销售货物,应当征收增值税。其他单位和个人的混合销售行为,视为销售非应税劳务,不征收增值税,征收营业税。

3.兼营行为

兼营行为是指增值税纳税人既从事应税货物销售或提供应税劳务又从事非应税劳务的行为,并且从事的非应税劳务与某一项销售货物或提供应税劳务并无直接的联系和从属关系。增值税纳税人兼营非应税劳务的,应当分别核算货物或应税劳务的销售额和非应税劳务的营业额,并分别缴纳增值税和营业税。如果不分别核算或者不能准确核算的,其非应税劳务应一并征收增值税。

(四)增值税的税率

依据《增值税暂行条例》的规定,增值税一般纳税人适用三个档次的比例税率:基本税率17%、低税率13%和零税率三种。

低税率适用于纳税人销售或者进口下列货物:

(1)粮食、食用植物油;

(2)自来水、暖气、冷气、热水、煤气、石油液化气、天然气、沼气、居民用煤炭制品;

(3)图书、报纸、杂志;

(4)饲料、化肥、农药、农机、农膜;

(5)国务院规定的其他货物。

纳税人出口货物,税率为零,但国务院另有规定的除外。

纳税人销售或者进口货物除前述规定,以及提供加工、修理修配劳务的,税率为17%。

纳税人兼营不同税率的货物或者应税劳务,应当分别核算不同税率货物或者应税劳务的销售额。未分别核算销售额的,从高适用税率。税率的调整由国务院决定。

(五)增值税应纳税额的计算

1.一般纳税人应纳税额的计算。用公式表示为:

应纳增值税税额=当期销项税额-当期进项税额

销项税额是指纳税人销售货物或者提供应税劳务时按销售额和使用税率计算并向购买方收取的增值税税款。

销项税额=销售额×适用税率

进项税额是指纳税人购进货物或接受应税劳务所支付或负担,并在计算增值税的应纳税额时允许抵扣的增值税款。

增值税制度的核心就是用销售项税额抵扣进项税额,抵扣余额为纳税人应该缴纳的增值税税款。根据《增值税暂行条例》的规定,允许抵扣的进项税额有:

(1)从销售方取得的增值税专用发票上注明的增值税额;

(2)从海关取得的完税凭证上注明的增值税额。

纳税人购进货物或者应税劳务,取得的增值税扣税凭证不符合法律、行政法规或者国务院税务主管部门有关规定的,其进项税额不得从销项税额中抵扣。

2.小规模纳税人应纳税额的计算。小规模纳税人按照销售额和征收率计算应纳税额,不得抵扣进项税额,用公式表示为:

应纳增值税税额=销售额×征收率

3.纳税人进口货物应纳税额的计算。纳税人进口货物,按组成计税价格和规定的税率计算应纳税额,不得抵扣任何税款。组成计税价格和应纳税额的计算公式为:

组成计税价格=关税完税价格+关税+消费税

应纳税额=组成计税价格×适用税率

(六)增值税的免税

《增值税暂行条例》第十六条规定,以下项目免征增值税:

(1)农业生产者销售的自产农业产品;

(2)避孕药品和用具;

(3)古旧图书;

(4)直接用于科学研究、科学试验和教学的进口仪器、设备;

(5)外国政府、国际组织无偿援助的进口物资和设备;

(6)来料加工、来件装配和补偿贸易所需进口的设备;

(7)由残疾人组织直接进口供残疾人专用的物品;

(8)销售自己使用过的物品。

此外,纳税人销售额未达到国务院财政、税务主管部门规定的增值税起征点的,也免征增值税。

除前述规定外,增值税的免税、减税项目由国务院规定。任何地区、部门均不得规定免税、减税项目。

二、消费税

(一)消费税的概念、特征和法律规范

消费税,是指以消费品或消费支出为征税对象而征收的一种税。开征消费税除了增加财政收入以外,还有一个更重要的目的就是发挥消费税独特的调节功能,以弥补市场调节的缺陷。

消费税有以下特征:

(1)消费税的征收范围只涉及一部分消费品和消费行为。选择这样的征税范围,既有助于国家相关产业政策和消费政策的实施,又对产业结构的调整和引导消费起到积极的作用。

(2)消费税仅选择消费品生产、流通或消费的某一个环节进行征税。除金银首饰以外,其他消费品都是在生产环节和进口环节征收消费税,这既有利于加强国家对税收源泉的控制,及时组织税款入库,又有利于降低征税成本。

(3)消费税既采用从价定率、从量定额的征收方法,又采用了从量定额与从价定率相结合的复合计税方法,并且根据消费品的种类、档次、结构和功能等,制定不同的税率。

我国规范消费税的基本法律规范是《中华人民共和国消费税暂行条例》(以下简称《消费税暂行条例》),于 2008 年 11 月 5 日国务院第 34 次常务会议修订通过,自 2009 年 1 月 1 日起施行。

(二)消费税的纳税人

消费税的纳税人是指在中华人民共和国境内生产、委托加工和进口法定应税消费品的单位和个人,以及国务院确定的销售《消费税暂行条例》规定的消费品的其他单位和个人。

(三)消费税的征税范围

消费税的征税范围是指根据《消费税暂行条例》规定的征收消费税的消费品及消费行为的种类。1994 年 1 月 1 日起实施的《消费税暂行条例》对消费税的征收范围规定了 11 个税目,即 11 类消费品。经国家财政部、税务总局调整,并于 2006 年 4 月 1 日起实行的新税目所规定的消费税征收范围包括了 14 个税目,分别是:烟、酒及酒精、化妆品、贵重首饰及珠宝玉石、鞭炮和焰火、成品油、汽车轮胎、摩托车、小汽车、高尔夫球及球具、高档手表、游艇、木制

一次性筷子、实木地板。其中,高档手表是指销售价格(不含增值税)每只在 10000 元(含)以上的各类手表,成品油包括汽油、柴油、石脑油、溶剂油、航空煤油、润滑油、燃料油等 7 个子目。

(四)消费税的税率

我国消费税按不同消费品分别采用比例税率和定额税率(即单位税额)两种形式征税。对烟、白酒、其他酒、酒精、化妆品、鞭炮、焰火、汽车轮胎、贵重首饰及珠宝玉石、摩托车、小汽车、高尔夫球及球具、高档手表、游艇、木制一次性筷子、实木地板等采用比例税率,税率为 3%~45%不等;对黄酒、成品油采用定额税率。

一般情况下,对一种消费品只选择一种税率形式,但为了更有效地保全消费税税基,对一些应税消费品,如烟、白酒,则采用了定额税率和比例税率双重征收形式。

(五)消费税应纳税额的计算

消费税实行从价定率、从量定额,或者从价定率和从量定额复合计税的办法计算应纳税额。

(1)实行从价定率计征消费税的,其应纳税额计算公式为:

应纳税额=销售额×适用税率

(2)实行从量定额计征消费税的,其应纳税额计算公式为:

应纳税额=应纳消费品的数量×适用税额

(3)实行从价定率和从量定额复合计税的消费品,其应纳税额计算公式为:

应纳税额=销售数量×定额税率+销售额×适用税率

(4)白酒消费税最低计税价格的调整

国家税务总局 2009 年正式制定了《白酒消费税最低计税价格核定管理办法(试行)》,对我国白酒消费税制作出调整。该办法自 2009 年 8 月 1 日起施行。这次调整的是"从价税",税率不变,但是将税基提高至出厂价的 50%~70%,对规模较大和利润较高的大企业原则上提高至 60%~70%。

《白酒消费税最低计税价格核定管理办法(试行)》规定,白酒生产企业销售给销售单位的白酒,生产企业消费税计税价格高于销售单位对外销售价格 70%(含 70%)以上的,税务机关暂不核定消费税最低计税价格。"70%以下的,消费税最低计税价格由税务机关根据生产规模、白酒品牌、利润水平等情况在销售单位对外销售价格 50%~70%范围内自行核定。"此外,对其中生产规模较大、利润水平较高的企业生产的需要核定消费税最低计税价格的白酒,税务机关核价幅度原则上应选择在销售单位对外销售价格 60%~70%范围内。对于已核定最低计税价格的白酒,销售单位对外销售价格持续上涨或下降时间达到 3 个月以上、累计上涨或下降幅度在 20%(含)以上的白酒,税务机关重新核定最低计税价格。

(六)消费税的免税

《消费税暂行条例》第十一条规定,纳税人出口应税消费品的,免征消费税;国务院另有规定的除外。出口应税消费品的免税办法,由国务院财政、税务主管部门规定。

三、营业税

(一)营业税的概念、特征和法律规范

营业税是指对提供应税劳务、转让无形资产或者销售不动产所取得的营业收入额征收的一种税。

营业税有以下特征:

(1)营业税有广泛的税源,对于财政收入的筹集具有重要作用。

(2)营业税的税目、税率主要按行业设置。

(3)营业税税负较低而且均衡。

我国规范营业税的基本法律规范是《中华人民共和国营业税暂行条例》(以下简称《营业税暂行条例》),于2008年11月5日国务院第三十四次常务会议修订通过,自2009年1月1日起施行。

(二)营业税的纳税人

营业税的纳税人是指在中华人民共和国境内提供应税劳务、转让无形资产或者销售不动产的单位和个人。境外的单位和个人在境内提供应税劳务、转让无形资产或者销售不动产,并且在境内未设有经营机构的,以其境内代理人为扣缴义务人;在境内没有代理人的,以受让方或者购买方为扣缴义务人。

(三)营业税的税率

营业税的税率都采用比例税率。我国《营业税暂行条例》对营业税的税率作了如下规定:

1.交通运输业、建筑业、邮电通信业、文化体育业税率为3%;

2.金融保险业、服务业、转让无形资产及销售不动产税率为5%;

3.娱乐业税率为5%~20%。

纳税人经营娱乐业具体使用的税率,由省、自治区、直辖市人民政府在规定的幅度内决定。纳税人兼有不同税目的应税劳务、转让无形资产或者销售不动产的,应当分别核算不同税目的营业额;未分别核算营业额的,从高适用税率。

(四)营业税应纳税额的计算

纳税人提供应税劳务、转让无形资产或者销售不动产,按照营业额与规定的税率计算应纳营业税税额。计算公式为:

应纳税额=营业额×适用税率

纳税人的营业额为纳税人提供应税劳务、转让无形资产或者销售不动产收取的全部价款和价外费用。

(五)营业税的免税

我国税法规定,下列项目免征营业税:

1.托儿所、幼儿园、养老院、残疾人福利机构提供的养育服务、婚姻介绍、殡葬服务;

2.残疾人员个人提供的劳务;

3.医院、诊所和其他医疗机构提供的医疗服务;

4.学校和其他教育机构提供的教育劳务,学生勤工俭学提供的劳务;

5.农业机耕、排灌、病虫害防治、植物保护、农牧保险以及相关技术培训业务,家禽、牧畜、水生动物的配种和疾病防治;

6.纪念馆、博物馆、文化馆、文物保护单位管理机构、美术馆、展览馆、书画院、图书馆举办文化活动门票收入,宗教场所举办文化、宗教活动的门票收入;

7.境内保险机构为出口货物提供的保险产品。

四、关税

(一)关税概述

1.关税的概念

关税是主权国家根据自己的需要,对进出国境(或关境)的货物和物品征收的一种税。

2.关税的种类

依据选择标准的不同,可以将关税划分为以下不同的类型:

(1)按照征税对象的流向不同,可以将关税分为进口关税、出口关税和过境关税。

进口关税是指一国海关对进口货物和物品征收的关税。它是关税中最主要的一种,一般在外国货物或物品直接进入关境或过境时征收。

出口关税是指每当本国货物出境时,海关对出口货物征收的一种关税。我国只对少数限制出口的货物征收出口税。

过境关税是指对通过本国关境运输的货物所征收的一种关税。目前只有极少数国家开征过境税。

(2)按照计税依据的分类,可以把关税分为从价关税、从量关税和复合关税。

从价关税是指以货物的价格为计税标准而征收的关税。从价关税一般以海关审定的完税价格为依据计征关税。

从量关税是指以货物的实物量为标准价征收的关税。从量关税的实物量计量单位一般包括重量、数量、长度、体积等。

复合关税是指对同一种进口商品同时采用从价和从量两种标准计征的一种关税。实际征税时,或者以从价税为主加征从量税,或者以从量税为主加征从价税,最后以两个税额之和作为该货物计征关税的标准。

(3)按照关税的差别,可以将关税分为普通税和最惠国税、特惠税和普惠税。

(4)按照征税的依据划分,可以将关税分为正税和附加税。

正税是指正常关税,按照公布的税率征收。进口税、出口税、过境税、优惠税都属于正税。

附加税是指在正常进口税之外额外征收的关税,是一种临时性的特定措施。主要包括反补贴税、反倾销税和报复关税。

(二)关税的纳税人

关税的纳税人包括进口货物的收货人、出口货物的发货人、进境物品的所有人。

(三)关税的征税对象

根据2004年1月1日起实施的《进出口关税条例》的规定,我国准许进出口的货物,除国家另有规定外,海关依照《进出口税则》和《进境物品进口税税率表》征收进口关税或者出口关税。因此,关税的征收对象主要包括贸易性的进口货物和入境旅客、运载工具上的服务人员携带物品,以及进口邮递品等。另外,对于从境外购进原产于中国境内的货物,海关依照《进出口税则》征收进口关税,目的是为了减少中国出口货物的进口,避免造成国家财力、物力的损失。

(四)关税税率

关税税率分为进口税率和出口税率。进口关税设置最惠国税率、协定税率、特惠税率、普惠税率、关税配额税率等税率。进口货物在一定时间内可以实行暂定税率。出口关税设置出口税率。出口货物在一定期限内可以实行暂定税率。

最惠国税率适用于原产于与我国共同适用最惠国待遇条款的 WTO 成员国或地区的进口货物，或原产于与我国签订有相互给予最惠国待遇条款的双边贸易协定的国家或地区货物的进口货物,以及原产于我国境内的进口货物。

协定税率适用于原产于我国参加的含有关税优惠条款的区域性贸易协定的有关缔约方的进口货物。

特惠税率适用于原产于与我国签订有特殊优惠关税协定的国家或地区的进口货物。

普通税率适用于原产于前述国家或地区以外的其他国家或地区的进口货物，以及原产地不明的进口货物。

按照国家规定实行关税配额管理的进口货物,关税配额内的,适用关税配额税率;关税配额外的,按其适用税率的规定执行。

(五)关税应纳税额的计算

1.关税完税价格的确定

关税以进出口货物的完税价格为计税依据。完税价格是指为计算应纳关税税额而由海关审核确定的进出口货物的价格。

(1)进口货物的完税价格

进口货物以海关审定的成交价格为基础的到岸价格(CIF)为完税价格。到岸价格包括货价加上货物运抵我国境内输入地点起卸前的包装费、运输费、保险费和其他劳务费用等。进口货物以运抵我国境内口岸货价加运费(即 CIF)成交的：

完税价格=货价+运费+保险

进口货物以境外口岸价格(即 FOB)成交的,完税价格中应当另加该项货物从境外发货口岸或境外交货口岸运达我国境内口岸前实际支付的运费、保险费：

完税价格=FOB(离岸价格)+运费+保险

或

完税价格=[FOB(离岸价格)+运费]/(1-保险费率)

(2)出口货物的完税价格

出口货物的完税价格以海关审定的成交价格为基础的售予境外的离岸价格，扣除出口关税后作为完税价格。计算公式为：

出口货物的完税价格=离岸价格/(1+出口税率)

2.应纳税额的计算公式

从价计征的计算公式为：

应纳税额=完税价格×关税税率

从量计征的计算公式为：

应纳税额=货物数量×单位税额

第三节 所得税法

所得税是指以纳税人在一定时间内的纯所得(净收益)额为征税对象的税种统称。所得税几乎是所有国家都开征的税种,但由于各个国家政治、经济、文化等方面的差异,每个国家所得税税种的类型及名称各不相同。我国现行的所得税由企业所得税和个人所得税组成。

一、企业所得税

(一)企业所得税的概念和法律规范

企业所得税是指以企业或其他取得收入的组织的生产经营所得和其他所得为征税对象而征收的一种税。

我国规范企业所得税的基本法律规范是《中华人民共和国企业所得税法》(以下简称《企业所得税法》),于 2007 年 3 月 16 日第十届全国人民代表大会第五次会议全体会议通过,自 2008 年 1 月 1 日起施行。

(二)企业所得税的纳税人

企业所得税的纳税人是指在我国境内的有生产经营所得和其他所得的企业或组织。个人独资企业、合伙企业不计征企业所得税。《企业所得税法》将纳税义务人分为居民企业和非居民企业。

居民企业是指依法在中国境内成立,或者依外国(地区)法律成立但实际管理机构在中国境内的企业。居民企业具体包括国有企业、集体企业、私营企业、联营企业、股份制企业、外商投资企业、外国企业以及有生产、经营所得和其他所得的其他组织。其中有生产、经营所得和其他所得的其他组织,是指国家有关部门批准,依法注册、登记的事业单位、社会团体等组织。

非居民企业是指依照外国(地区)法律成立且实际管理机构不在中国境内,但在中国境内设立机构、场所的,或者在中国境内未设立机构、场所但有来源于中国境内所得的企业。

(三)企业所得税的征税对象

企业所得税的征税对象是指纳税人的每一年度内的生产经营所得、其他所得和清算所得。

居民企业的征税对象是指居民企业在中国境内、境外的销售货物所得、提供劳务所得、转让财产所得、股息红利等权益性投资所得、利息所得、租金所得、特许权使用费所得、接受捐赠所得和通过其他方式所取得的收入。

非居民企业的征税对象是指非居民企业在中国境内设立机构、场所的，应当就其所设机构、场所取得的来源于中国境内的所得，以及发生在中国境外但与其所设机构、场所有实际联系的所得。非居民企业在中国未设立机构、场所的，或者虽设立机构、场所，但取得的所得与其所设机构、场所没有实际联系的应当就其来源于中国境内的所得缴纳企业所得税。实际联系是指非居民企业在我国境内设立的机构、场所拥有的据以取得所得的股权、债权，以及拥有、管理、控制据以取得所得的财产。

(四)企业所得税的税率

1.普通税率

企业所得税采用比例税率，税率为25%。非居民企业在中国境内未设立机构、场所，或者虽设立机构、场所但取得的所得与其所设机构、场所没有实际联系的，其所得税适用税率为20%。

2.优惠税率

符合条件的小型微利企业，减按20%的税率征收企业所得税。国家需要重点扶持的高新技术企业，减按15%的税率征收企业所得税。

《企业所得税法》公布前已经批准设立的企业，依照当时的法律、行政法规，享受低税率优惠的，按照国务院规定，可以在《企业所得税法》施行后5年内，逐步过渡到立法规定的税率；享受定期减免税优惠的，按照国务院规定，可以在立法施行后继续享受到期满为止，但因未获利而尚未享受优惠的，优惠期限从立法施行年度起计算。

(五)企业所得税应纳税额的计算

1.应纳所得额的计算

企业的应纳所得额是指企业每一纳税年度的收入总额，减除不征税收入、免税收入、各项扣除以及允许弥补的以前年度亏损后的余额。

收入总额是指企业从各种来源所取得的货币、非货币收入，包括销售货物、提供劳务、转让财产等收入，股息、红利等权益性投资收益，利息、租金、特许权使用费、接受捐赠等方面收入。

不征税收入是没有纳入征税范围的收入，包括财政拨款、依法收取并纳入财政管理的行政事业性收费、政府性基金等。

免税收入是国家出于特殊目的考虑暂时免征税额的收入，包括国债利息收入；符合条件的居民企业之间的股息、红利等权益性投资收益；在中国境内设立机构、场所的非居民企业从居民企业取得与该机构、场所有实际联系的股息、红利等权益性投资收益；符合条件的非营利组织的收入。

各项扣除是指企业实际发生的与取得收入有关的、合理的支出，包括成本、费用、税金、损失和其他支出准予在计算应纳税所得额时扣除。企业发生的公益性捐赠支出，在年度利润总额12%以内的部分，准予在计算应纳税所得额时扣除。但下列各项不得扣除：

(1)向投资者支付的股息、红利等权益性投资收益款项；

(2)企业所得税税款；

(3)税收滞纳金;

(4)罚金、罚款和被没收财物的损失;

(5)公益性捐赠依法可扣除额度之外的捐赠支出;

(6)赞助支出;

(7)未经核定的准备金支出;

(8)与取得收入无关的其他支出。

此外, 在计算应纳税所得额时, 企业按照规定计算的固定资产折旧和无形资产摊销费用,准予扣除;长期待摊费用按照规定摊销的,准予扣除。

弥补亏损是指在企业纳税年度发生的亏损,准予向以后年度结转,用以后年度的所得弥补,但结转年限最长不得超过5年。企业在汇总计算缴纳企业所得税时,其境外营业机构的亏损不得抵减境内营业机构的盈利。

2.应纳税额的计算

企业的应纳税所得额乘以适用税率,减除依照《企业所得税法》规定的关于税收优惠减免和抵免的税额后的余额,就是应纳税额。

企业取得的下列所得已在境外缴纳的所得税税额,可以从其当期应纳税额中抵免,抵免限额为该项所得依照《企业所得税法》规定计算的应纳税额;超过抵免限额的部分,可以在以后5个年度内,用每年度抵免限额抵免当年应抵税额后的余额进行抵补:

(1)居民企业来源于中国境外的应税所得;

(2)非居民企业在中国境内设立机构、场所,取得发生在中国境外但与该机构、场所有实际联系的应税所得。

居民企业从其直接或者间接控制的外国企业分得的来源于我国境外的股息、红利等权益性投资收益,外国企业在境外实际缴纳的所得税税额中属于该项所得负担的部分,可以作为该居民企业的可抵免境外所得税税额,在法律规定的抵免限额内抵免。

二、个人所得税

(一)个人所得税的概念和法律规范

个人所得税是指对个人取得的各项应税所得征收的一种税。

我国现行个人所得税的基本法律规范为第十届全国人民代表大会常务委员会第三十一次会议通过的《中华人民共和国个人所得税法》(以下简称《个人所得税法》),于2007年12月29日公布,自2008年3月1日起施行。

(二)个人所得税的纳税人

按照以住所和时间为标准的国际通行做法划分,分为居民纳税人和非居民纳税人。居民纳税人承担无限纳税义务, 即对其来源于中国境内和境外的所得, 均应依法缴纳个人所得税。具体是指在中国境内有住所,或者无住所但在一个纳税年度内在中国境内居住满365日的个人。非居民纳税人是指在中国境内无住所又不居住或者无住所而在一个纳税年度内在中国境内居住不满365日的个人。其应承担有限纳税义务,即只对其来源于中国境内的所得依法缴纳个人所得税。

(三)个人所得税的征税对象

个人所得税的征税对象为个人取得的应税所得。具体包括以下内容:

1.工资、薪金所得

包括个人因任职或受雇而取得的工资、薪金、年终加薪、劳动分红、津贴、补贴以及与任职或者受雇有关的其他所得。

2.个体工商户的生产、经营所得

包括个体工商户从事工业、手工业、建筑业、交通运输业、商业、饮食业、服务业、修理业以及其他行业生产、经营取得的所得;个人经政府有关部门批准,取得执照,从事办学、医疗、咨询以及其他有偿服务活动取得的所得;其他个人从事个体商业生产、经营取得的所得。

3.对企事业单位的承包经营、承租经营所得

具体包括个人承包经营、承租经营以及转包、转租取得的所得,还包括个人按月或者按次取得的工资、薪金性质的所得。

4.劳务报酬所得

此项所得是指个人从事设计、装潢、安装、制图、化验、测试医疗、法律、会计、咨询、讲学、新闻、广播、翻译、审稿、书画、雕刻、影视、录音、演出、表演、广告、展览、技术服务、介绍服务、经纪服务、代办服务以及其他劳务取得的所得。

5.稿酬所得

是指个人因其作品以图书、报刊形式出版、发表而取得的所得。

6.特许权使用费所得

包括个人提供专利权、商标权、著作权、非专利技术以及其他特许权的使用权而取得的所得。提供著作权的使用权取得的所得不包括稿酬所得。

7.利息、股息、红利所得

包括个人拥有债权、股权而取得的利息、股息、红利所得。

8.财产租赁所得

此项所得是指个人出租建筑物、土地使用权、机器设备、车船以及其他财产取得的所得。

9.财产转让所得

包括个人转让有价证券、股权、建筑物、土地使用权、机器设备、车船以及其他财产取得的所得。

10.偶然所得

包括个人得奖、中奖、中彩以及其他偶然性质的所得。个人取得的所得,难以界定应纳税所得项目的,由主管税务机关确定。

11.经国务院财政部门确定征税的其他所得

(四)个人所得税的税率

个人所得税的税率有超额累进税率和比例税率,具体为:

1.工资、薪金所得,适用超额累进税率,税率为5%~45%,每5%为一级。

2.个体工商户的生产、经营所得和对企事业单位的承包经营、承租经营所得,适用5%~35%的超额累进税率。

3.稿酬所得,适用比例税率,税率为20%,并按应纳税额减征30%。

4.劳务报酬所得,适用比例税率,税率为20%。对劳务报酬所得一次收入畸高的,可以实行加成征收,具体办法由国务院规定。

5.特许权使用费所得,利息、股息、红利所得,财产租赁所得,财产转让所得,偶然所得和其他所得,适用比例税率,税率为20%。

(五)个人所得税应纳税额的计算

1.工资、薪金所得,以按月计征的办法征收。每月收入额减除费用2000元后的余额,为应纳税所得额。计算公式为:

应纳税额=应纳税所得额×适用税率-速算扣除数

2.个体工商户的生产、经营所得,以每一纳税年度的收入总额,减除成本、费用以及损失后的余额,为应纳税所得额。计算公式为:

应纳税额=应纳税所得额×适用税率-速算扣除数

应纳税所得额=收入总额-(成本+费用+损失+准予扣除的税金)

3.对企事业单位的承包经营、承租经营所得,以每一纳税年度的收入总额,减除必要费用后的余额,为应纳税所得额。计算公式为:

应纳税额=应纳税所得额×适用税率-速算扣除数

4.劳务报酬所得、稿酬所得、特许权使用费所得、财产租赁所得,每次收入不超过4000元的,减除费用800元;4000元以上的,减除20%的费用,其余额为应纳税所得额。

劳务报酬所得的应纳税额=应纳税所得额×适用税率,如果纳税人的每次应税劳务报酬所得超过20000元,应实行加成征税,其应纳税总额应依据相应税率和速算扣除数计算。计算公式为:

应纳税额=应纳税所得额×适用税率-速算扣除数

稿酬所得适用20%的比例税率,并按规定对应纳税额减征30%,即实际缴纳税额是应纳税额的70%,其应纳税额=应纳税所得额×20%×(1-30%)。

特许权使用费所得、财产租赁所得,其应纳税额=应纳税所得额×适用税率。

5.财产转让所得,以转让财产的收入额减除财产原值和合理费用后的余额,为应纳税所得额。计算公式为:

应纳税额=应纳税所得额×适用税率

6.利息、股息、红利所得,偶然所得和其他所得,以每次收入额为应纳税所得额。计算公式为:

应纳税额=应纳税所得额×适用税率

(六)个人所得税的减免税

《个人所得税法》第五条规定,有下列情形之一的,经批准可以减征个人所得税:

(1)残疾、孤老人员和烈属的所得;

(2)因严重自然灾害造成重大损失的;

(3)其他经国务院财政部门批准减税的。

该法第四条还规定,具备下述各项条件的个人所得,免纳个人所得税:

(1)省级人民政府、国务院部委和中国人民解放军军以上单位,以及外国组织、国际组织颁发的科学、教育、技术、文化、卫生、体育、环境保护等方面的奖金;

(2)国债和国家发行的金融债券利息;

(3)按照国家统一规定发给的补贴、津贴;

(4)福利费、抚恤金、救济金;

(5)保险赔款;

(6)军人的转业费、复员费;

(7)按照国家统一规定发给干部、职工的安家费、退职费、退休工资、离休工资、离休生活补助费;

(8)依照我国有关法律规定应予免税的各国驻华使馆、领事馆的外交代表、领事官员和其他人员的所得;

(9)中国政府参加的国际公约、签订的协议中规定免税的所得;

(10)经国务院财政部门批准免税的所得。

第四节　财产税、行为税和资源税法

一、财产税法

(一)财产税的概念和种类

财产税是指对纳税人所拥有或支配的应税财产,就其数量或价格所征收的一类税。财产税具有悠久的历史,因其具有税源广泛、收入稳定、税负难以转嫁和调节社会收入等特点,因而被大多数国家所广泛采用。

财产分为动产和不动产,我国现行财产税主要包括房产税、契税,车辆购置税和车船使用税兼有财产税和行为税的特点,一般将其列入后者。财产税大部分属于地方税,是地方财政收入的重要来源。

(二)房产税

房产税是指以房产为征税对象,依照房产的价值或房产租金向产权所有人征收的一种税。

1.纳税人及征收范围

在征收范围内的房屋产权所有人均为房产税的纳税义务人。其中,产权属国家所有的,由经营管理单位纳税,产权属集体和个人所有的,由集体单位和个人纳税;产权出典的,由承典人纳税;产权所有人、承典人不在房屋所在地的由房产代管人或者使用人纳税;产权未明确及租典纠纷未解决的亦由房产代管人或者使用人纳税;纳税单位和个人无租使用房产管理部门、免税单位及纳税单位的房产,应由使用人代为缴纳房产税,外商投资企业、外国企业和外国人经营的房产不适用房产税。

房产税的征收范围是征收地区的房屋。《房产税暂行条例》规定，房产税的征收地区是城市、县城、建制镇和工矿区，不包括农村。

2.税率

我国现行房产税采用比例税率。由于房产税有从价计征和从租计征两种计税依据，房产税的税率也有两种：一种是按房产余值计算的，税率为1.2%；另一种是按房产租金计算的，税率为12%。自2008年3月1日起，对个人出租住房，不区分用途，按4%的税率征收房产税；对企事业单位、社会团体以及其他组织按市场价格向个人出租用于居住的住房，减按4%的税率征收房产税。

3.应纳税额的计算

因为房产税的计税依据是房产的计税价格或房产的租金收入，所以房产税的应纳税额的计算公式亦可分为两种：

从价计征的计算。从价计征是按房产的原值减除一定比例后的余值计征，公式为：

$$应纳税额=应纳房产原值\times(1-扣除比例)\times1.2\%$$

从租计征的计算。从租计征是按房产的租金收入计征，其公式为：

$$应纳税额=租金收入\times12\%$$

(三)契税

契税是指在因不动产的所有权发生转移时，向产权承受人征收的一种税。

土地、房屋权属是指土地使用权、房屋所有权；承受是指以受让、购买、受赠、交换等方式取得土地、房屋权属的行为。

1.纳税人及征收范围

契税的纳税人为在中华人民共和国境内转移土地、房屋权属的承受单位和个人。

征收范围是指转移土地、房屋权属的行为，具体包括：

(1)国有土地使用权出让；

(2)土地使用权转让，包括出售、赠与、交换；

(3)房屋买卖；

(4)房屋赠与；

(5)房屋交换。

土地、房屋权属以下列方式转移的，视同土地使用权转让、房屋买卖或者房屋赠与征税：以土地、房屋权属作价投资、入股；以土地、房屋权属抵债；以获奖方式承受土地、房屋权属；以预购方式或者预付集资建房款方式承受土地、房屋权属。

2.税率

契税实行幅度比例税率，税率幅度为3%~5%。契税的适用税率由省、自治区、直辖市人民政府在规定的幅度内按照本地区的实际情况确定，并报财政部和国家税务总局备案。

3.计税依据及应纳税额的计算

契税的计税依据为有关土地和房屋的价格，具体包括：

(1)国有土地使用权出让、土地使用权出售、房屋买卖，为成交价格。

(2)土地使用权赠与、房屋赠与，由征收机关参照土地使用权出售、房屋买卖的市场价格核定。

(3)土地使用权交换、房屋交换,为所交换的土地使用权、房屋的价格的差额。成交价格明显低于市场价格并且无正当理由的,或者所交换的土地使用权、房屋的价格的差额明显不合理并且无正当理由的,由征收机关参照市场价格核定。

(4)以划拨方式取得土地使用权的,经批准转让房地产时,应由房地产转让者补缴契税,其计税依据为应补交的土地出让金和其他出让费用。

应纳税额的计算公式为:

应纳税额=计税依据×适用税率

二、行为税法

(一)行为税的概念和种类

行为税是指以纳税人的一些特定行为为征税对象而征收的一种税。我国目前的行为税包括车辆购置税、印花税、车船使用税、固定资产投资方向调节税(已停征)、屠宰税、筵席税、耕地占用税等。行为税一般属于地方税。

(二)车辆购置税

车辆购置税,是指对单位和个人购置规定车辆的行为征收的一种税。车辆购置税实行一次性征收制度,购置已征车辆购置税的车辆,不再征收。车辆购置税由国家税务局征收。

1.纳税人及征收范围

车辆购置税的纳税人是指在我国境内购置规定车辆的单位和个人。其中,车辆购置是指购买、进口、自产、受赠、获奖等方式取得并自用应税车辆的行为;单位包括国有企业、集体企业、私营企业、股份制企业、外商投资企业、外国企业以及其他企业和事业单位、社会团体、国家机关、部队以及其他单位;个人包括个体工商户以及其他个人。

车辆购置税的应税范围包括:汽车、摩托车、电车、挂车、农用运输车。其中,汽车包括各类汽车;摩托车包括轻便摩托车、两轮摩托车、三轮摩托车;电车包括无轨电车、有轨电车;挂车,包括全挂车、半挂车;农用运输车包括三轮农用运输车、四轮农用运输车。车辆购置税征收范围的调整,由国务院决定并公布,其他任何部门、单位和个人只能执行,无权擅自扩大或缩小征收范围。

2.应纳税额的计算及税率

车辆购置税实行从价定率的办法计算应纳税额,计算公式为:应纳税额=计税价格×税率。其中,纳税人购买自用的应税车辆的计税价格,为纳税人购买应税车辆而支付给销售者的全部价款和价外费用,不包括增值税税款;纳税人进口自用的应税车辆的计税价格是:关税完税价格+关税+消费税;纳税人自产、受赠、获奖或者以其他方式取得并自用的应税车辆的计税价格,由主管税务机关参照有关规定的最低计税价格核定。

车辆购置税税率为10%。

3.税收优惠

车辆购置税的免税、减税,按照下列规定执行:

(1)外国驻华使馆、领事馆和国际组织驻华机构及其外交人员自用的车辆,免税;

(2)中国人民解放军和中国人民武装警察部队列入军队武器装备订货计划的车辆,免税;

(3)设有固定装置的非运输车辆,免税。

(三)印花税

印花税是指对经济活动中书立、领受、使用具有法律效力的凭证而征收的一种税。由于国家都采用在应税凭证上贴印花税票,以此作为完税的特征,故称印花税。印花税由纳税人按规定应税的比例和定额自行购买并粘贴印花税票,即完成纳税义务,现在往往采取简化的征收手段。

1.纳税人及征收范围

印花税的纳税人是在我国境内书立、领受、使用属于征税范围内所列凭证的单位和个人。包括各类企业、事业、机关、团体、部队,以及中外合资经营企业、中外合作经营企业、外资企业、外国公司企业和其他经济组织及其在华机构等单位和个人。根据书立、领受应税凭证的不同,印花税的纳税人可分别称为立合同人、立账簿人、立据人和领受人。

印花税的征税范围包括:

(1)购销、加工承揽、建筑工程承包、财产租赁、货物运输、仓储保管、借款、财产保险、技术合同或者具有合同性质的凭证;

(2)产权转移书据,包括财产所有权和版权、商标权、专用权、专利权、专有技术使用权、商誉等转移书据;

(3)营业账簿,包括单位和个人从事生产经营活动所设立的各种账册;

(4)权力许可证照,包括房屋产权证、工商营业执照、商标注册证、专利证、土地使用证;

(5)经财政部明确征税的其他凭证。

2.税率

现行印花税税率分别采用比例税率和定额税率两种形式。各类经济合同及合同性质的凭证、记载资金的账簿、产权转移证书等适用比例税率,比例税率有五档,分别是千分之一、万分之五、万分之三、万分之零点三和万分之零点五;权力许可证照和营业账簿税目中的其他账簿适用定额税率,单位税额均为每件五元。

3.计税依据及应纳税额的计算

印花税依据不同的项目,有从价计征和从量计征两种征收方式。

从价计税情况下的计税依据为:各类经济合同,以合同上记载的金额、收入或费用为计税依据;产权转移书据中所记载的金额为计税依据;记载资金的营业账簿,以实收资本和资本公积两项合计的金额为计税依据。有些合同在签订时无法确定计税金额,对于此类合同可在签订时先按定额 5 元贴印花,以后结算时再按实际金额计税,补贴印花。

在实行从量计税情况下的其他营业账簿和权利、许可证照,以计税数量为计税依据。

应纳税额的计算方法为:

(1)按比例税率计算应纳税额的方法

$$应纳税额=计税金额\times适用税率$$

(2)按定额税率计算应纳税额的方法:

$$应纳税额=凭证数量\times单位税额$$

(四)车船使用税

车船使用税,是指以车船为征税对象,向拥有并使用车船的所有人或者管理人征收的一种税。现行车船税的基本规范是2006年12月29日国务院颁布并于2007年1月1日起实施的《中华人民共和国车船税暂行条例》。

1.纳税人及征税范围

车船使用税的纳税人是指在我国境内拥有并且使用车船的所有人和管理人。管理人是指对车船不具有所有权而具有管理使用权的单位和个人。

车船使用税的征税范围是依法应当在车船管理部门登记的车船。车船管理部门是指公安、交通、农业、渔业、军事等依法具有车船管理职能的部门。在机场、港口以及其他企业内部场所行驶或者作业,并在车船管理部门登记的车船,应依法缴纳车船使用税。

2.税率

车船使用税的税率采用定额税率,根据车船的种类或吨位规定单位税额。车船使用税确定税额总的原则是:排气量小的车辆税负轻于排气量大的车辆;载人少的车辆税负轻于载人多的车辆;自重小的车辆税负轻于自重大的车辆;小吨位船舶的税负轻于大吨位船舶。

3.应纳税额的计算

(1)载货车以外的机动车和非机动车应纳税额计算公式为:

应纳税额=应税车辆数额×适用税额

(2)载货车和机动船应纳税额的计算公式为:

应纳税额=净吨位数×适用税额

(3)非机动车船应纳税额的计算公式为:

应纳税额=净重吨位数×适用税额

购置的新车船,购置当年的应纳税额自纳税义务发生的当月起按月计算。计算公式为:

应纳税额=年应纳税额÷12×应纳税月份数

三、资源税

资源税是指以自然资源为征收对象的一种税。征收资源税是为了保护和促进自然资源的合理开发利用,调节资源的级差收入。

(一)纳税人及征税范围

资源税的纳税人是指在我国境内开采应税资源或者生产盐的单位和个人。前述单位包括国有企业、集体企业、私营企业、股份制企业、其他企业和行政单位、事业单位、军事单位、社会团体及其他单位;个人包括个体经营者和其他个人。

中外合作开采石油、天然气,按照现行规定只征收矿区使用费,暂不征收资源税。因此,中外合作开采石油、天然气的企业不是资源税的纳税人。

资源税的征税范围包括原油、天然气、煤炭、其他非金属矿原矿、黑色金属矿原矿、有色金属矿原矿、盐等7类。

(二)税率

资源税采用差别定额税率。具体有:

(1)原油为 8~30 元/吨；

(2)天然气为 2~15 元/千立方米；

(3)煤炭为 0.3~5 元/吨；

(4)其他非金属矿原矿为 0.5~20 元/吨或者立方米；

(5)黑色金属矿原矿为 2~30 元/吨；

(6)有色金属矿原矿为 0.4~30 元/吨；

(7)固体盐为 10~60 元/吨,液体盐为 2~10 元/吨。

(三)应纳税额

资源税应纳税额的计算公式为：

应纳税额=课税数量×单位税额

纳税人开采或者生产应税产品销售的,以销售数量为课税数量;纳税人开采或者生产应税产品自用的,以自用(非生产用)数量为课税数量。

第五节 税收征收管理法

一、税收征收管理法概述

税收征收管理,简称税收征管,是指税务机关代表国家行使征税权,指导纳税人正确履行纳税义务,监督税务机关正确行使征税权利,进行日常的管理、征收、检查等税收监督活动的行为。

税收征收管理法是指在征税、纳税过程中形成的各种社会关系的法律规范的总称。我国现行的税收征管法包括于 1992 年 9 月 4 日第七届全国人民代表大会常务委员会第二十七次会议通过, 并经 1995 年 2 月 28 日第八届全国人民代表大会常务委员会第十二次会议和 2001 年 4 月 28 日第九届全国人民代表大会常务委员会第二十一次会议两次修改的《中华人民共和国税收征收管理法》(以下简称《税收征管法》),以及 2002 年 9 月 7 日公布、10 月 15 日开始实施的《税收征收管理法实施细则》。

(一)税收征收管理法的适用客体

除耕地占用税、契税、农业税、牧业税征收管理的具体办法由国务院另行规定外,其他由税务机关征收的各种税收的征收管理均适用税收征管法。关税及海关代征的增值税、消费税的征收管理,适用其他法律、法规的规定。

(二)税收征收管理法的适用主体

税收征收管理法的适用主体包括：

(1)税务行政主体:税务机关；

(2)有关单位和部门:包括地方各级人民政府在内的有关单位和部门；

(3)税务行政管理相对人:纳税人、扣缴义务人和其他有关单位。

二、税务管理

税务管理是指国家税务机关依据税收法律、行政法规对税务活动进行决策、计划、组织、协调和监督,以保证税收职能得以实现的一种管理活动。

根据《税收征管法》的规定,税务管理主要包括税务登记,账簿、凭证管理和纳税申报三个环节。

(一)税务登记

税务登记,又称纳税登记,是指纳税人在开业、歇业前以及生产经营期间发生有关变动时,在法定时间内就其经营情况向所在地的税务机关办理书面登记的一项基本制度。税务登记是税务机关对纳税人实施税收管理的首要环节和基础工作,是征纳双方法律关系成立的依据和证明,是纳税人必须依法履行的义务。

凡在我国从事生产经营,并经工商行政管理部门批准开业的企业,企业在外地设立的分支机构和从事生产、经营的场所,个体工商户和从事生产经营的事业单位,都应当在领取营业执照之日起30日内,持有关证件向当地主管税务机关书面申报办理税务登记,如实填写税务登记表,经税务机关审核后发给税务登记证件。

不从事生产经营,但依照法律法规的规定负有纳税义务的单位和个人,也应当办理税务登记,只交纳个人所得税、车船使用税的除外。

从事生产经营的纳税人,税务登记内容发生变化的,应当自工商行政管理机关办理变更登记之日起30日内,持有关证件向原税务机关申报办理变更税务登记。

纳税人因住所、经营地点变动,涉及改变税务登记机关的,应当在向工商行政管理机关或者其他机关申请办理变更或者注销登记前或者住所、经营地点变动前,向原税务登记机关申报办理注销税务登记,并在30日内向迁达地税务机关申报办理税务登记。

纳税人发生解散、破产、撤销以及其他情形,依法终止纳税义务的,应当在向工商行政管理机关及其他机关办理注销登记前,持有关证件向原税务登记机关申报办理注销税务登记;按照规定不需要在工商行政管理机关或者其他机关办理注册登记的,应当自有关机关批准或者宣告终止之日起15日内,持有关证件向原税务登记机关申报办理注销税务登记。

纳税人被工商行政管理机关吊销营业执照的,应当自营业执照被吊销之日起15日内向原税务机关申报办理注销税务登记。

(二)账簿、凭证的管理

账簿、凭证是纳税人记录生产经营活动、进行经济核算的主要工具,也是税务机关确定应纳税额,进行财务监督和税务核查的重要依据,因而是税务管理的重要内容。我国《税收征管法》第十九条规定,纳税人、扣缴义务人按照有关法律、行政法规和国务院财政、税务主管部门的规定设置账簿,根据合法、有效凭证记账,进行核算。纳税人建立的会计电算化系统应当符合国家有关规定,并能正确、完整核算其收入或者所得。

经税务机关批准可以不设置账簿的个体工商户,所有从事生产、经营的纳税人和扣缴义务人都应该按国务院财政、税务主管部门的规定设置账簿。这里所指的账簿包括总账、明细账、日记账及其他辅助性账簿。

从事生产、经营的纳税人应当自领取营业执照或者发生纳税义务之日起15日内设置账簿。生产规模小,又确无建账能力的个体工商户,可以聘请注册会计师或经税务机关许可的财会人员代为建账和办理账务。

扣缴义务人应当自税收法律、行政法规规定的扣缴义务发生之日起10日内,按照所代扣、代收的税种,分别设置代扣代缴、代收代缴税款账簿。

(三)纳税申报

纳税申报是指纳税人发生纳税义务后，按照规定期限就纳税事宜向税务机关提出书面报告的一项税收征管制度。纳税申报既是纳税人履行纳税义务和代征人履行代征、代扣、代缴税款义务的法定手续,也是税务机关办理税收征收业务、核定应纳税额、填写纳税凭证的主要依据。

《税收征管法》第二十五条规定,纳税人必须依照法律、行政法规规定或税务机关依照法律、行政法规规定的申报期限、申报内容如实办理纳税申报,报送纳税申报表、财务会计报表以及税务机关根据实际需要要求纳税人报送的其他纳税资料。扣缴义务人必须依照法律、行政法规规定或者税务机关在依照法律、行政法规的规定确定的申报期限、申报内容如实报送代扣代缴、代收代缴税款报告表以及税务机关根据实际需要要求扣缴义务人报送的其他有关资料。

纳税人、扣缴义务人可以直接到税务机关办理纳税申报或者报送代扣代缴、代收代缴税款报告表,也可以按照规定采取邮寄、数据电文或者其他方式办理上述申报、报送事项。

纳税人、扣缴义务人不能按期办理纳税申报或者报送代扣代缴、代收代缴税款报告表的,经税务机关核准,可以延期申报。经核准延期办理前述规定的申报、报送事项的,应当在纳税期内按照上期实际缴纳的税额或者税务机关核定的税额预缴税款，并在核准的延期内办理税款结算。

三、发票管理

发票是指在购销商品、提供或者接受服务以及从事其他经营活动中,开具、收取的收付凭证。发票不仅是会计核算的原始凭证和财务收支的法定依据,也是税务机关据以计征税款和进行税务核查的主要依据。国家财政部于1993年12月23日专门发布了《中华人民共和国发票管理办法》,国家税务总局于1994年发布了《增值税专用发票使用规定》,对发票的印刷、领购、开具、保管等具体环节的管理作了明确规定。

根据现行法律规定,增值税专用发票由国家税务总局统一印制,其他发票由各省、自治区、直辖市税务机关指定的企业印制,并套用全国统一发票监制章。未经有关税务机关的批准和指定,任何单位和个人都不得印刷发票、制造发票防伪专用品。

发票的领购是用票单位和个人取得发票的法定程序。依法办理税务登记的单位和个人,在领取税务登记证件后,应向主管税务机关申请领购发票。

所有单位和从事生产、经营的个人在购买商品、接受服务以及从事其他经营活动支付款项时,应当向收款方取得发票,但不能要求变更品名和金额。

增值税一般纳税人销售货物、提供应税劳务以及应征收增值税的非应税劳务,必须向购买方开具增值税费用发票。小规模纳税人中的能够认真履行纳税义务的企业和企业性单位,经批准可由税务机关代开专用发票。

四、税款征收

税款征收是指税务机关按照法律和行政法规的规定将纳税人应纳的税款收缴入库的行为。它是税收征管的中心环节。

(一)税款征收方式的选择

科学合理的税款征收方式是确保税款顺利、足额征收的前提条件。由于各类纳税人的具体情况不尽相同,因此,税款征收的方式也有所不同。主要有以下几种选择方式:

1.查账征收

查账征收是指纳税人在规定的期限内根据自己的财务报表或经营成果,向税务机关申报应税收入或应税所得及应纳税额,并向税务机关报送有关账册和资料,经税务机关审查核实后,填写纳税缴款书,纳税人到指定的银行缴纳税款的一种征收方式。适用于账簿、凭证、财务会计制度比较健全,能够如实反映生产经营成果,正确计算应纳税额的纳税人。

2.查定征收

查定征收是指由税务机关通过按期查实纳税人的生产经营情况而确定应纳税额,分期征收税款的一种征收方式。适用于生产规模较小、账册不健全、财务管理和会计核算水平较低、税源分散的纳税人。

3.查验征收

查验征收是指税务机关对某项难以进行源泉控制的征税对象,通过查验证照和实物,据以确定应税额的一种征收方式。适用于某些零星、分散的高税率工业产品。

4.定期定额征收

定期定额征收是指税务机关根据纳税人的生产经营情况,按期核定应纳税额,分期征收税款的一种征收方式。适用于生产经营规模小,又确无建账能力,经主管税务机关审核,县级以上(含县级)税务机关批准可以不设置账簿或暂缓建账的小型纳税人。

5.自核自缴

自核自缴是指纳税人在规定的期限内依照税法的规定自行计算应纳税额,自行审核后填开税款缴款书,自己直接到指定银行缴纳税款的一种方式。这种方式只限于经县、市税务机关批准的财务制度健全、纳税意识较强的大中型企业和部分事业单位。

6.代扣代缴、代收代缴

代扣代缴、代收代缴是指依照税法规定负有代扣代缴、代收代缴税款义务的单位和个人,按照税法规定对纳税人应当缴纳的税款进行扣缴或收缴的征收方式。

7.委托征收

委托征收是指税务机关委托有关单位或个人代为征收税款的征收方式。

(二)税款征收与缴纳的具体要求

1.税款征收的要求

税务机关在办理税款征收业务时,必须严格按以下要求进行:

(1)税务机关依照法律、行政法规的规定征收税款,不得违反规定开征、停征、多征、少征、提前征收、延缓征收或者摊派税款。凡依法征收的各种税款都由税务机关上缴国库。

(2)扣缴义务人依照法律、法规履行代扣代缴税收的义务。

(3)税务机关征收税款和扣缴义务人代扣、代收税款时,必须给纳税人开具完税凭证。

2.税款缴纳的要求

主要有以下三个方面的要求:

(1)纳税人、扣缴义务人按规定的期限,缴纳或者解缴税款。未按照规定期限缴纳税款的,税务机关除责令限期(最长期限为15日)缴纳或者解缴税款外,从滞纳税款之日起,按日加收滞纳税款万分之五的滞纳金。纳税人有特殊困难的,经批准税款可以延期缴纳,但最长不得超过3个月。

(2)纳税人邮寄申报纳税的,应当在邮寄纳税申报表的同时,汇寄应纳税款。税款寄出后,要及时取得税务机关开具的完税凭证。

(3)纳税人可以依法申请减、免税。税务机关应依法定权限和条件审批减免税申请,并具体核实减免税事项。

(三)应纳税额的核定

应纳税额是根据各种税的计税依据和适用税率计算出来的纳税人应当缴纳的税款数额。在税款征收过程中,由于应纳税款的计算总是以纳税人的账簿、资料等为依据,而现实中某些纳税人由于主观原因或税法规定的特殊情况未设账簿,从而在计算应纳税额时难免有差错。对此,税务机关有权核定其应纳税额。

企业或者外国企业在中国境内设立的从事生产、经营的机构、场所与其关联企业之间的业务往来,应当按照独立企业之间的业务往来收取或者支付价款、费用。不按照独立企业之间的业务往来收取或者支付价款、费用,而减少其应纳税的收入或者所得额的,税务机关有权进行调整。

(四)税收保全制度

税收保全制度是指税务机关为确保国家税款不受侵犯而采取的行政保护措施。

《税收征管法》第三十八条规定,税务机关有根据认为从事生产、经营的纳税人有逃避纳税义务行为的,可以在规定的纳税期之前,责令期限缴纳应纳税款。在期限内发现纳税人有明显的转移、隐匿其应纳税的商品、货物以及其他财产或者应纳税的收入的迹象的,税务机关可以责成纳税人提供纳税担保。如果纳税人不能提供纳税担保,经县级以上税务局(分局)局长批准,税务机关可以采取下列税收保全措施。

(1)书面通知纳税人开户银行或者其他金融机构冻结纳税人相当于应纳税款的存款;

(2)扣押、查封纳税人的价值相当于应纳税款的商品、货物或者其他财产。

纳税人在限期期满仍未缴纳税款的,经县以上税务局(分局)局长批准,税务机关可以书面通知纳税人开户银行或者其他金融机构从其冻结的存款中扣缴税款,或者依法拍卖或者变卖所扣押、查封的商品、货物或者其他财产,以拍卖或者变卖所得抵缴税款。

个人及其所扶养家属维持生活必需的住房和用品,不在税收保全措施的范围之内。

(五)税收强制执行制度

税收强制执行制度是指税务机关对未按规定期限缴纳或者补缴税款的纳税人和扣缴义务人以及未按规定的期限缴纳所担保的税款的纳税担保人,依法采取的强制性收缴措施。

《税收征管法》第四十条规定,从事生产、经营的纳税人、扣缴义务人未按照规定的期限缴纳或者解缴税款,纳税担保人未按照规定的期限缴纳所担保的税款,由税务机关责令期限缴纳,逾期仍未缴纳的,经县级以上税务局(分局)局长批准,税务机关可以采取下列强制执行措施。

(1)书面通知其开户银行或者其他金融机构从其存款中扣缴税款;

(2)扣押、查封、依法拍卖或者变卖其价值相当于应纳税款的商品、货物或者其他财产,以拍卖或者变卖所得抵缴税款。

税务机关采取强制执行措施时,对前述所列纳税人、扣缴义务人、纳税担保人未缴纳的滞纳金同时强制执行。

个人及其所抚养家属维持生活必需的住房和用品,不在强制执行措施的范围之内。此外,税务机关采取税收强制执行措施时,必须坚持告诫在先的原则。

(六)税款的退还和追征

纳税人无论何种原因超过应纳税额而缴纳的税款,税务机关发现后应全部退还。纳税人自缴纳税款之日起3年内发现的,可以要求退还多缴的税款,并加算银行同期活期存款利息,税务机关经查定后立即退还。

税款的追征,是指税务机关对超过纳税期限未缴或者少缴税款的纳税人可以在规定的期限内予以征收。由于税务机关的责任,纳税人、扣缴义务人未缴或少缴的,税务机关在3年内要求其补缴税款,但不加收滞纳金。因纳税人责任,税务机关在3年内可以追征税款,同时加收滞纳金。有特殊情况的,追征期可延长到5年。

五、税务检查

税务检查,是指税务机关根据国家法律、行政法规的规定,对纳税人、扣缴义务人履行纳税义务和代扣代缴、代收代缴义务的情况进行监督、审查活动。

(一)税务检查的内容

主要检查纳税人有无隐瞒收入、乱摊成本、虚报费用、少计利润等行为;检查纳税人遵守财经纪律和财会制度;检查纳税人有无不按纳税程序办事和违反征管制度的问题等。

(二)税务检查的方法

税务机关进行税务检查,一般采用以下三种方法:

1.税务查账

税务查账是指对纳税人的会计凭证、账簿、报表以及银行存款账户等核算资料所反映的纳税情况所进行的检查。这是税务检查中最常用的方法。

2.实地调查

实地调查是指对纳税人账外情况进行的现场检查。如清仓查库、现场核对、合同验证、查询当事人或检举人等。

3.税务稽查

税务稽查是指对纳税人应税货物进行的检查。它一般是通过在交通要道、车站码头、货物集散地等设置税务检查站,对纳税人运输的应税货物办理报验手续的情况进行检查,以查偷漏税行为。

(三)税务检查中征纳双方的权利义务

依据《税收征管法》的规定,税务机关有权进行下列税务检查:

1.检查纳税人的账簿、记账凭证、报表和有关资料,检查扣缴义务人代扣代缴、代收代缴税款账簿、记账凭证和有关资料。

2.到纳税人的生产、经营场所和货物存放地检查纳税人应纳税的商品、货物或者其他财产,检查扣缴义务人与代扣代缴、代收代缴税款有关的经营情况。

3.责成纳税人、扣缴义务人与纳税或者代扣代缴、代收代缴税款有关的问题和情况。

4.询问纳税人、扣缴义务人与纳税或者代扣代缴、代收代缴税款有关的问题和情况。

5.到车站、码头、机场、邮政企业及其分支机构检查纳税人托运、邮寄应纳税商品、货物或者其他财产的有关单据、凭证和有关资料。

6.经县级以上税务局(分局)局长批准,凭全国统一格式的检查存款账户许可证明,查核从事生产、经营的纳税人、扣缴义务人在银行或者其他金融机构的存款账户。税务机关在调查税收违法案件时,经设区的市、自治州以上税务局(分局)局长批准,可以查询案件涉嫌人员的储蓄存款。税务机关查询所获得的资料,不得用于税收以外的用途。

税务机关依法进行上述税务检查时,纳税人、扣缴义务人必须接受检查,如实反映情况,提供有关资料,不得拒绝、隐瞒;有关单位和部门应当给予支持和协助。税务人员进行税务检查时,必须出示税务检查证,并有责任为被检查人保守秘密。无税务检查证件或不出示的,纳税人、扣缴义务人及其他当事人有权拒绝检查。

六、税收法律责任

税收法律责任是指税收法律关系主体违反税收法律规范所应承担的法律后果。税收法律责任的确认必须以税法和有关法律的规定为基础, 追究税收法律责任必须以税收违法行为的存在为前提,并按照法定的程序进行。建立和完善税收法律责任制度,对于打击税收违法活动,维护社会经济秩序,增强全体公民的自觉纳税意识,保障税收权利义务的实现起着非常重要的作用。

(一)纳税人违反税收征管法律、法规的行为及其法律责任

1.纳税人违反税务管理的行为及法律责任

(1)纳税人未按照规定的期限申报办理税务登记、变更或者注销登记的;未按照规定设置、保管账簿或者保管记账凭证和有关资料的;未按照规定将财务、会计制度或者财务、会计处理办法和会计核算软件报送税务机关备查的; 未按照规定将其全部银行账号向税务机关报告的;未按照规定安装、使用税控装置,或者损毁或者擅自改动税控装置的。由税务机关责令限期改正,逾期不改正的,可以处 2000 元以下的罚款,情节严重的,可处以 2000 元以上 10000 元以下的罚款。

(2)纳税人未按照规定使用税务登记证件,或者转借、涂改、损毁、买卖、伪造税务登记证件的,处2000元以上10000元以下的罚款;情节严重的,处10000元以上50000元以下的罚款。

(3)纳税人不办理税务登记的,由税务机关责令限期改正。逾期不改正的,经税务机关提请,由工商行政管理机关吊销其营业执照。

2.偷税行为及法律责任

偷税是指纳税人采取伪造、变造、隐匿、擅自销毁账簿、记账凭证,在账簿上多列支出或者不列、少列收入,或者进行虚假的纳税申报手段,不缴或者少缴应纳税款的行为。

对纳税人偷税的,由税务机关追缴其不缴或者少缴的税款、滞纳金,并处不缴或者少缴的税款50%以上5倍以下的罚款;构成犯罪的,依法追究刑事责任。扣缴义务人采取前述手段,不缴或者少缴已扣、已收税款,由税务机关追缴其不缴或者少缴的税款、滞纳金,并处不缴或者少缴的税款50%以上5倍以下的罚款;构成犯罪的,依法追究刑事责任。

2009年2月全国人大常委会通过的《刑法修正案(七)》将"偷税"改称为"逃避缴纳税款",该法规定,纳税人采取欺骗、隐瞒手段进行虚假纳税申报或者不申报、逃避缴纳税款数额较大并且占应纳税额10%以上的,处3年以下有期徒刑或者拘役,并处罚金;数额巨大并且占应纳税额30%以上的,处3年以上7年以下有期徒刑,并处罚金。

3.抗税行为及其法律责任

抗税是指以暴力、威胁方法拒不缴纳税款的行为。

对于抗税,除由税务机关追缴其拒缴的税款、滞纳金外,依法追究刑事责任。情节轻微,未构成犯罪的,由税务机关追缴其拒缴的税款、滞纳金,并处拒缴税款1倍至5倍的罚款。构成犯罪的,除由税务机关追缴其拒缴的税款、滞纳金外,处3年以下有期徒刑或者拘役,并处拒缴税款1倍至5倍的罚金。情节严重的,处3年以上7年以下有期徒刑,并处拒缴税款1倍至5倍的罚金。

4.骗取出口退税行为及其法律责任

骗取出口退税是指企业事业单位和个人采取假报商品出口等欺骗手段,骗取国家出口退税款的行为。

以假报出口或者其他欺骗手段,骗取国家出口退税款,由税务机关追缴其骗取的退税款,并处骗取税款1倍至5倍罚款;构成犯罪的,依法追究刑事责任。对骗取国家出口退税款的,税务机关可以在规定期间内停止为其办理出口退税。

(二)税务人员的主要违法行为及其法律责任

税务人员与纳税人、扣缴义务人相勾结,唆使或者协助纳税人、扣缴义务人实施偷税、逃避追缴欠税、骗取国家出口退税的行为,构成犯罪的,对税务人员按照《刑法》关于共同犯罪的规定给予处罚;未构成犯罪的,给予行政处分。

七、税务争议的处理

纳税人及其相关人员(如扣缴义务人、纳税担保人)与税务机关在纳税过程中发生争议时,必须先按照税务机关的纳税决定缴税、解缴税款及滞纳金或者提供相应的担保,然后才可以依法申请行政复议;对行政复议决定不服的,可以依法向人民法院提起诉讼。

当事人对税务机关的处罚决定、强制执行措施或者税收保全措施不服的,可以依法申请行政复议,也可以依法直接向人民法院起诉。

当事人对税务机关的处罚决定逾期不申请行政复议,也不向人民法院起诉,又不履行的,作出处罚决定的税务机关可以根据《税收征管法》的规定采取强制执行措施,或者申请由人民法院强制执行。

复习思考题

1.简述税收的概念与特征。

2.我国现行税种有哪些?

3.税法的构成要素有哪些?

4.目前我国流转税包括哪些主要税种?

5.简述增值税的征收范围。

6.哪些情况可以免征个人所得税?

7.税务管理主要包括哪些内容?

8.我国《税收征管法》对偷税行为是如何处罚的?

案例分析

【案情】某省某市国税局和城区分局接到群众举报,认为某商场在使用发票方面存在严重的违法行为。市国税局随即派人对某商场 2009 年 1 月至 10 月使用的增值税专用发票进行检查。经过全面、仔细的检查,查出的违章发票内容有:一是为他人代开发票 7 份(其中大头小尾一份),现价税合计金额为 437716.00 元。其中两份纳税合计金额 390109.75 元。检查前自查自纠,未造成税款流失。二是为购货单位虚开发票 3 份,应购货单位要求,该商场在开取增值税专用发票时,将客户购取的消费品更换为原材料,价税合计金额为 57118.00 元,使购货单位非法抵扣了增值税 8298.78 元。三是非法取得进项发票两份(其中大头小尾 1 份),该商场购进一批商品没有取得增值税专用发票,便采用两次复写的方法填写本单位自己领用的增值税专用发票,加盖其他单位公章,作为本单位非法专用发票入账,合计填开金额为 62644.20 元,使该商场虚假抵扣了 9105.06 元增值税。四是其他未按规定填开的发票 41 份,如将发票撕下来填开、发票无购货单位或无单位税务登记号、无商品名称、无商品单价、计算有差错等。

【法律问题】

1.指出该商场在使用发票上的违法之处。

2.税务机关会作出怎样的处理?

第十章

劳动与社会保障法律制度

【内容提要】随着我国社会主义市场经济体制的逐步建立,劳动力市场逐渐形成,用人单位和劳动者之间的劳动冲突也不时发生。劳资冲突的不断发生严重制约着我国和谐劳动关系和社会主义和谐社会的建设。因此,建立健全的劳动法律制度在协调、规范以就业、劳动合同、劳动标准以及社会保险为主要内容的劳动关系,保护劳动者合法权益以及维护市场稳定等方面具有重要的意义。本章就劳动法的内涵、劳动法律关系、劳动合同法、工资和工时法律制度、社会保险法律制度以及违反劳动法律的法律责任等内容进行阐述。

第一节 劳动法概述

一、劳动法的概念和劳动立法

(一)劳动法的概念

劳动法是指以劳动关系以及与劳动关系有密切联系的其他社会关系为调整对象的法律规范的总称。劳动法有狭义和广义之分。狭义的劳动法是指《中华人民共和国劳动法》(简称《劳动法》),该法以维护劳动者的合法权益为立法宗旨,以劳动合同作为劳动关系成立的法律形式,全面规范了劳动关系。广义的劳动法是调整劳动关系以及与劳动关系密切联系的其他社会关系的所有法律规范的总称,包括劳动法律、劳动行政法规、劳动行政规章、地方性劳动法规和规章、有关劳动法的司法解释以及其他法律规范中有关调整劳动关系和与劳动关系有着密切联系的其他社会关系的法律规范等。本章所指的劳动法是从狭义的角度来阐述。

(二)劳动立法

我国的第一部劳动立法是1923年北洋政府公布的《暂行工厂规则》。新中国成立后,直到1994年7月5日第八届全国人大第八次会议才通过了我国第一部系统的、完备的劳动法,即《中华人民共和国劳动法》,该法于1995年1月1日起施行。相关的劳动立法还有2007年6月29日第十届全国人民代表大会常务委员会第二十八次会议通过,于2008年1

月1日起施行的《中华人民共和国劳动合同法》(以下简称《劳动合同法》);2007年8月30日第十届全国人民代表大会常务委员会第二十九次会议通过,自2008年1月1日起施行的《中华人民共和国就业促进法》(简称《就业促进法》);2007年12月29日第十届全国人民代表大会常务委员会第三十一次会议通过,自2008年5月1日起施行的《中华人民共和国劳动争议调解仲裁法》;2010年10月28日第十一届全国人民代表大会常务委员会第十七次会议通过,于2011年7月1日起施行的《中华人民共和国社会保险法》(简称《社会保险法》)。

二、劳动法的调整对象及适用范围

(一)劳动法的调整对象

劳动法调整劳动关系以及与劳动关系密切联系的其他社会关系。

1.劳动关系

劳动关系是指劳动者与用人单位之间在劳动过程中发生的社会关系。劳动关系是劳动法的主要调整对象,具有如下特征:

(1)劳动关系是社会劳动过程中发生的关系;

(2)劳动关系的主体双方,一方是劳动者,另一方是用人单位,且主体双方存在管理和被管理关系;

(3)劳动关系双方在维护各自经济利益的过程中,双方的地位是平等的;

(4)劳动关系兼有人身关系和财产关系的双重属性,劳动者向用人单位提供劳动力,实际就是将其人身在一定限度内交给用人单位支配,同时,用人单位要向劳动者支付劳动报酬。

2.与劳动关系密切联系的其他社会关系

与劳动关系密切联系的其他社会关系,主要是指与劳动关系的发生、变更、消灭有密切联系,并影响到劳动关系本身的社会关系。这些关系本身不是劳动关系,但是与劳动关系有着密切联系,有的是发生劳动关系的必要前提,有的是劳动关系的直接后果,有的则是随着劳动关系而附带产生的关系。主要包括:

(1)国家进行劳动力管理方面的关系;

(2)社会保障方面的关系;

(3)劳动力配置服务方面的关系;

(4)工会及企业在执行劳动法、工会法过程中发生的关系;

(5)监督劳动法律执行方面的关系;

(6)处理劳动争议方面的关系。

(二)劳动法的适用范围

劳动法的适用范围,即劳动法的效力范围,是指劳动法在哪些范围内及何时发生效力。《劳动合同法》第二条规定,凡中华人民共和国境内的企业、个体经济组织、民办非企业单位等组织(统称用人单位)与劳动者建立劳动关系,订立、履行、变更、解除或者终止劳动合同,均适用本法。可见我国境内的企业、个体经济组织、民办非企业单位等组织与劳动者建立劳动关系的都适用劳动法。但国家机关、事业组织、社会团体中的非合同劳动关系(现行的干部人事制度下的劳动关系,包括比照实行公务员制度的工作人员,如工、青、妇等社会团体的机关工作人员;事业单位工作人员,如教师、科研人员等形成的劳动关系),现役军人服役、家庭雇佣保姆、自然人用工以及在农村集体经济组织中形成的劳动关系,不属于劳动法的调整范围。

三、劳动法律关系

劳动法律关系是指劳动法主体之间依据劳动法律规范,在实现劳动过程中所形成的权利义务关系。劳动法律关系是劳动关系在法律上的表现,是当事人之间发生的符合劳动法律规范、具有权利义务内容的社会关系。

劳动法律关系具有如下特征:

(1)劳动法律关系主体双方具有平等性和从属性;

(2)劳动法律关系具有以国家意志为主导、当事人意志为主体的特征;

(3)劳动法律关系在内容上具有不对称性,即对用人单位权利限制较多,对劳动者的权利保护较多;

(4)劳动法律关系是在社会劳动中形成和实现的。

(一)劳动法律关系的主体

劳动法律关系的主体是指依法享有权利和承担义务的劳动法律关系的参加者。劳动法律关系的主体,一方是劳动者,是指达到法定年龄、具有劳动能力,以从事某种社会劳动获取的收入为主要生活来源的公民;另一方是用人单位,是指依法招用和管理劳动者,并按法律规定或合同约定向劳动者提供劳动条件、劳动保护和支付劳动报酬的劳动组织。

(二)劳动法律关系的内容

劳动法律关系的内容是指劳动法律关系的主体依法所享有的权利和承担的义务。

我国《劳动法》第三条规定,劳动者享有平等就业和选择职业的权利、取得劳动报酬的权利、休息休假的权利、获得劳动安全卫生保护的权利、接受职业技能培训的权利、享受社会保险和福利的权利、提请劳动争议处理的权利以及法律规定的其他劳动权利。劳动者应承担的义务有:

(1)完成劳动任务;

(2)提高职业技能;

(3)执行劳动安全卫生规程;

(4)遵守劳动纪律和职业道德;

(5)法律规定的其他义务。

用人单位享有的基本权利有:

(1)合理组织调配权;

(2)劳动报酬分配权;

(3)劳动奖惩权;

(4)辞退职工权。

用人单位应承担的义务有：

(1)给付义务，即用人单位向劳动者支付劳动报酬或劳务费的义务；

(2)保护义务，即用人单位负有保护劳动者生命、健康、人身权利、民主管理权利、宗教信仰等方面的义务；

(3)附随义务，即在劳动过程中，为了用人单位的利益或者劳动过程的正常进行而产生的义务。

(三)劳动法律关系的客体

劳动法律关系的客体，是指劳动法律关系双方的权利、义务所共同指向的对象。劳动法律关系的客体包括特定的行为和财物。特定的行为包括：

(1)劳动行为；

(2)劳动中介服务行为；

(3)劳动管理行为；

(4)劳动争议仲裁与诉讼行为。

其中劳动管理行为是指劳动管理主体依法对劳动工作进行计划、组织、协调、监督的行为。

四、劳动法的基本原则

劳动法的基本原则，是指国家劳动立法的指导思想，是调整劳动关系以及与劳动关系密切联系的其他社会关系的共同准则。我国劳动法的基本原则一般为：

(1)维护劳动者合法权益与兼顾用人单位利益相结合的原则；

(2)实行劳动行为自主与劳动标准制约相结合的原则；

(3)坚持劳动者平等竞争与特殊劳动保护相结合的原则；

(4)贯彻按劳动分配与公平救助相结合的原则；

(5)坚持法律调节与三方对话相结合的原则；

(6)劳动力资源合理配置原则。

第二节 劳动合同法律制度

劳动合同是用人单位与劳动者建立劳动关系的主要方式，我国《劳动法》、《劳动合同法》都规定，用人单位与劳动者形成劳动关系应当订立劳动合同。对于用人单位不与劳动者订立劳动合同的情形，《劳动合同法》规定了严厉的处罚措施。

一、劳动合同概述

(一)劳动合同的概念和特征

依照我国《劳动法》第十六条的规定，劳动合同，是指劳动者与用人单位确立劳动关系、明确双方权利和义务的协议。订立劳动合同,应当遵循合法、公平、平等自愿、协商一致、诚实信用的原则。

劳动合同具有如下特征:

(1)劳动合同主体具有特定性。其主体只能是劳动者和用人单位。

(2)劳动合同是特殊的实践性合同。劳动者与用人单位双方除对用工关系意思表示一致之外,还以用工之日作为判断劳动关系成立的基本标准。

(3)劳动合同是有偿的双务合同。

(4)劳动合同是一种继续性合同。在合同效力消灭(解除、终止)后,只能向后消灭,而不能向前追溯。

(5)劳动合同具有涉及第三人物质利益的特性。劳动者享有社会保险和福利待遇的权利可能使没有参加签订劳动合同的第三人,即劳动者的直接亲属依法享有一定的保险福利待遇。

(二)劳动合同的种类

根据合同当事人一方人数的多少不同,劳动合同分为个人劳动合同和集体劳动合同。个人劳动合同,是指单一劳动者与用人单位之间确定劳动关系而明确双方权利义务关系的协议,即合同的劳动者一方与用人单位都是单一的。集体劳动合同,是指以工会组织为代表的劳动者群体与用人单位之间签订的劳动合同。

根据劳动合同的期限不同,劳动合同分为有固定期限的劳动合同、无固定期限的劳动合同和以完成一定工作为期限的劳动合同。有固定期限的劳动合同,是指用人单位和劳动者之间签订的有明确合同终止期限的劳动合同。无固定期限的劳动合同,是指用人单位和劳动者之间签订的无确定终止时间的劳动合同。以完成一定工作为期限的劳动合同,是指用人单位与劳动者签订的以某项工作的完成为合同期限的劳动合同。

二、劳动合同的订立

劳动合同的订立是指劳动者和用人单位就合同内容的主要条款经协商达成一致,并签署劳动合同,确立劳动关系的法律行为。《劳动法》第十七条规定,订立和变更劳动合同,主体双方应当遵循平等自愿、协商一致的原则,不得违反法律、行政法规的规定。订立劳动合同还必须符合前述劳动者与用人单位的条件。

(一)劳动合同的订立时间及当事人的权利、义务

1.劳动合同的订立时间

根据《劳动法》和《劳动合同法》的规定,建立劳动关系,应当订立书面合同。已建立劳动关系,未同时订立书面劳动合同的,应当自用工之日起30日内订立书面劳动合同。用人单位与劳动者在用工前订立劳动合同的,劳动关系自用工之日起建立。用人单位未在用工的同时订立书面劳动合同,与劳动者约定的劳动报酬不明确的,新招用的劳动者的劳动报酬按照集体合同规定的标准执行;没有集体合同或者集体合同未规定的,实行同工同酬。

2.劳动合同订立过程中当事人的权利、义务

(1)当事人的知情权。《劳动合同法》第八条规定,用人单位在招用劳动者时,应当如实告

知劳动者工作的内容、条件、地点、职业危害、安全生产状况、劳动报酬,以及劳动者要求了解的其他情况;同时,用人单位也有权了解劳动者与劳动合同直接相关的基本情况,劳动者应当如实说明。

(2)用人单位在招用过程中的义务。用人单位招用劳动者,不得扣押劳动者的居民身份证和其他证件,不得要求劳动者提供担保或者以其他名义向劳动者收取财物,否则用人单位将受到相应的处罚。

(二)劳动合同的内容

劳动合同的内容是指合同当事人通过平等协商所达成的关于劳动权利、义务的具体条款。劳动合同的内容包括必备条款和约定条款。

劳动合同的必备条款是指法律规定的劳动合同中必须具备、不可缺少的内容。根据《劳动合同法》的规定,劳动合同的必备条款包括以下内容:

(1)用人单位的名称、住所和法定代表人或者主要负责人;

(2)劳动者的姓名、住址和居民身份证或者其他有效身份证件号码;

(3)劳动合同期限;

(4)工作内容和工作地点;

(5)工作时间和休息休假;

(6)劳动报酬;

(7)社会保险;

(8)劳动保护、劳动条件和职业危害防护;

(9)法律、法规规定应当纳入劳动合同的其他事项。

劳动合同的约定条款是指劳动者和用人单位之间在必备条款之外,根据双方的具体情况,经协商认为需要约定的内容。《劳动合同法》规定,用人单位与劳动者可以约定试用期、培训、保守秘密、补充保险和福利待遇等其他事项。

我国《劳动合同法》对试用期的问题做了明确的规定:劳动合同期限3个月以上不满1年的,试用期不得超过1个月;劳动合同期限1年以上不满3年的,试用期不得超过2个月;3年以上固定期限和无固定期限的劳动合同,试用期不得超过6个月。同一用人单位与同一劳动者只能约定一次试用期。以完成一定工作任务为期限的劳动合同或者劳动合同期限不满3个月的,不得约定试用期。试用期包含在劳动合同期限内。

三、劳动合同的效力

劳动合同的效力是指劳动合同的内容对双方当事人的约束力。劳动合同生效的前提是劳动合同成立,合同成立是当事人双方对合同内容协商一致并达成合意的状态,是合同订立过程终结的后果。

我国《劳动合同法》第二十六条规定,下列劳动合同无效或者部分无效:

(1)以欺诈、胁迫的手段或者乘人之危,使对方在违背真实意思的情况下订立或者变更劳动合同的;

(2)用人单位免除自己的法定责任、排除劳动者权利的;

(3)违反法律、行政法规强制性规定的。

对劳动合同的无效或者部分无效有争议的,由劳动争议仲裁机构或者人民法院确认。

该法同时规定,劳动合同部分无效,不影响其他部分效力的,其他部分仍然有效。劳动合同被确认无效,而劳动者已付出劳动的,用人单位应当向劳动者支付劳动报酬。劳动报酬的数额,参照本单位相同或者相近岗位劳动者的劳动报酬确定。

四、劳动合同的履行与变更

(一)劳动合同的履行

劳动合同的履行是指劳动合同当事人依照劳动合同的规定，履行合同规定的义务和行使合同规定的权利的行为。

我国《劳动合同法》对劳动合同履行的相关规定有：

(1)用人单位应当按照劳动合同约定和国家规定,向劳动者及时足额支付劳动报酬。用人单位拖欠或者未足额支付劳动报酬的,劳动者可以依法向当地人民法院申请支付令,人民法院应当依法发出支付令。

(2)用人单位应当严格执行劳动定额标准,不得强迫或者变相强迫劳动者加班。用人单位安排加班的,应当按照国家有关规定向劳动者支付加班费。

(3)劳动者拒绝用人单位管理人员违章指挥、强令冒险作业的,不视为违反劳动合同。

(4)用人单位变更名称、法定代表人、主要负责人或者投资人等事项,不影响劳动合同的履行。

(5)用人单位发生合并或者分立等情况,原劳动合同继续有效,劳动合同由承继其权利和义务的用人单位继续履行。

(二)劳动合同的变更

劳动合同的变更是指在劳动合同的履行过程中,当事人双方对依法成立、尚未履行的合同条款所进行修改或补充的行为。劳动合同的变更不包括主体的变化。

用人单位与劳动者协商一致,可以变更劳动合同约定的内容。变更劳动合同,应当采用书面形式。变更后的劳动合同文本由用人单位和劳动者各执一份。

五、劳动合同的解除

劳动合同的解除是指劳动合同订立后尚未全部履行之前，当事人双方或者一方提前终止劳动合同的法律效力,解除双方的权利义务关系的行为。依据我国《劳动法》、《劳动合同法》的规定,劳动合同的解除分为协商解除和法定解除两种。协商解除,是指合同双方当事人因某种原因,协商同意提前终止劳动合同的法律效力。法定解除,是指发生因出现法律、法规或合同规定的情况,提前终止劳动合同的法律效力。

(一)用人单位单方解除劳动合同

用人单位单方解除劳动合同包括三种情况：直接解除、提前通知解除和经济性裁员解除。

《劳动合同法》第三十九条规定,劳动者具备下列情形之一的,用人单位可以直接解除劳动合同：

(1)在试用期间被证明不符合录用条件的；

(2)严重违反用人单位的规章制度的；

(3)严重失职，营私舞弊，给用人单位造成重大损害的；

(4)劳动者同时与其他用人单位建立劳动关系，对完成本单位的工作任务造成严重影响，或者经用人单位提出，拒不改正的；

(5)因《劳动合同法》第二十六条第一款第一项规定的情形致使劳动合同无效的；

(6)被依法追究刑事责任的。

《劳动合同法》第四十条规定，出现下列情形之一，用人单位提前30日以书面形式通知劳动者本人或者额外支付劳动者一个月工资后，可以解除劳动合同：

(1)劳动者患病或者非因工负伤，在规定的医疗期满后不能从事原工作，也不能从事由用人单位另行安排的工作的；

(2)劳动者不能胜任工作，经过培训或者调整工作岗位，仍不能胜任工作的；

(3)劳动合同订立时所依据的客观情况发生重大变化，致使劳动合同无法履行，经用人单位与劳动者协商，未能就变更劳动合同内容达成协议的。

《劳动合同法》第四十一条规定，具备下列情形之一，需要裁减人员二十人以上或者裁减不足二十人但占企业职工总数百分之十以上的，用人单位提前30日向工会或者全体职工说明情况，听取工会或者职工的意见后，裁减人员方案经向劳动行政部门报告，可以裁减人员：

(1)依照企业破产法规定进行重整的；

(2)生产经营发生严重困难的；

(3)企业转产、重大技术革新或者经营方式调整，经变更劳动合同后，仍需裁减人员的；

(4)其他因劳动合同订立时所依据的客观经济情况发生重大变化，致使劳动合同无法履行的。

裁减人员时，应当优先留用下列人员：

(1)与本单位订立较长期限的固定期限劳动合同的；

(2)与本单位订立无固定期限劳动合同的；

(3)家庭无其他就业人员，有需要扶养的老人或者未成年人的。

用人单位依照前述规定裁减人员，在六个月内重新招用人员的，应当通知被裁减的人员，并在同等条件下优先招用被裁减的人员。

用人单位单方解除劳动合同，应当事先将理由通知工会。用人单位违反法律、行政法规规定或者劳动合同约定的，工会有权要求用人单位纠正。用人单位应当研究工会的意见，并将处理结果书面通知工会。

用人单位应当在解除或者终止劳动合同时出具解除或者终止劳动合同的证明，并在15日内为劳动者办理档案和社会保险关系转移手续。

用人单位违反《劳动合同法》规定解除或者终止劳动合同，劳动者要求继续履行劳动合同的，用人单位应当继续履行；劳动者不要求继续履行劳动合同或者劳动合同已经不能继续履行的，用人单位应当依照本法第八十七条规定支付赔偿金。

(二)劳动者单方解除劳动合同

《劳动合同法》第三十八条规定,用人单位有下列情形之一的,劳动者可以解除劳动合同:

(1)未按照劳动合同约定提供劳动保护或者劳动条件的;

(2)未及时足额支付劳动报酬的;

(3)未依法为劳动者缴纳社会保险费的;

(4)用人单位的规章制度违反法律、法规的规定,损害劳动者权益的;

(5)因本法第二十六条第一款规定的情形致使劳动合同无效的;

(6)用人单位以暴力、威胁或者非法限制人身自由的手段强迫劳动者劳动的,或者用人单位违章指挥、强令冒险作业危及劳动者人身安全的,劳动者可以立即解除劳动合同;

(7)法律、行政法规规定劳动者可以解除劳动合同的其他情形。

《劳动合同法》第三十七条规定,劳动者提前30日以书面形式通知用人单位,可以解除劳动合同。劳动者在试用期内提前3日通知用人单位,可以解除劳动合同。

(三)用人单位解除劳动合同的限制

《劳动合同法》第四十二条规定,劳动者有下列情形之一的,用人单位不得依照本法第四十条、第四十一条的规定解除劳动合同:

(1)从事接触职业病危害作业的劳动者未进行离岗前职业健康检查,或者疑似职业病病人在诊断或者医学观察期间的;

(2)在本单位患职业病或者因工负伤并被确认丧失或者部分丧失劳动能力的;

(3)患病或者非因工负伤,在规定的医疗期内的;

(4)女职工在孕期、产期、哺乳期的;

(5)在本单位连续工作满15年,且距法定退休年龄不足5年的;

(6)法律、行政法规规定的其他情形。

六、劳动合同的终止

劳动合同的终止是指因劳动合同确定的权利义务关系消亡而致使劳动法律关系结束的情形。《劳动合同法》第四十四条规定,具备下列情形之一的,劳动合同终止:

(1)劳动合同期满的;

(2)劳动者开始依法享受基本养老保险待遇的;

(3)劳动者死亡,或者被人民法院宣告死亡或者宣告失踪的;

(4)用人单位被依法宣告破产的;

(5)用人单位被吊销营业执照、责令关闭、撤销或者用人单位决定提前解散的;

(6)法律、行政法规规定的其他情形。

第三节 工时和工资法律制度

一、工作时间制度

(一)工作时间的概念

工作时间是指劳动者在法定期限内从事劳动或工作的时间。工作时间的长度由法律直接规定,或通过集体合同或劳动合同在法定范围内约定。工作时间包括工作日和工作周。它是实际工作时间和从事相关活动时间的总和,是劳动者履行劳动义务和用人单位计发劳动报酬的依据。

(二)工作时间的种类

1.标准工作时间

标准工作时间是指由国家法律规定的国家机关、社会团体、企事业单位在一般情况下普遍实行的工作时间。

我国标准工时制的基本内容是:

(1)劳动者每日工作时间不超过 8 小时,且每周工作时间不超过 40 小时;

(2)每周至少休息 1 日。

实行计件工作的劳动者,用人单位根据前述工作时间,合理确定其劳动定额和计件报酬标准。

2.非标准工作时间

非标准工作时间是指在法定的特殊情况下适用的不同于标准工作时间的工作时间。包括:缩短工作时间、延长工作时间、不定时工作时间、综合计算工作时间和计件工作时间。

(1)缩短工作时间

缩短工作时间是指在法定的特殊情况下实行的工作时间短于标准工时的工作时间。即每日工作时间少于 8 小时,每周工作时间少于 40 小时。我国劳动法规定,以下情形可以缩短工作时间:

①从事矿山井下、高山、严重有毒有害、特别繁重和过度紧张的体力劳动工人;

②从事夜班工作的职工;

③哺乳期内的女职工;

④未成年人。

(2)延长工作时间

延长工作时间是指在法定的特殊情况下实行的工作时间超过标准工时的工作时间。一般每日延长工作时间不得超过 1 小时;特殊情况下,每日延长工作时间不得超过 3 小时,但是每月不得超过 36 小时。

(3)不定时工作时间

不定时工作时间是指每日无固定工作时间，是根据法律规定在特殊条件下实行的无法按标准工作时间衡量或需要机动作业的劳动者的一种工作时间安排。不定时工作时间主要适用于以下人员：企业中的高级管理人员、外勤人员、推销人员、部分值班人员和其他因工作无法按标准工作时间衡量的职工；企业中的长途运输人员、出租汽车司机和铁路、港口、仓库的部分装卸人员以及因工作性质特殊，需机动作业的职工以及其他因生产特点、工作特殊需要或职责范围的关系，适合实行不定时工作制的职工。

(4)综合计算工作时间

综合计算工作时间是指分别以周、月、季、年等为周期综合计算工作时间，但其平均日工作时间和平均周工作时间与标准工作时间基本相同的工作时间。综合计算工作时间适用于从事受自然条件和技术条件影响或限制的季节性或特殊性的工种，主要包括：交通、铁路、邮电、水运、航空、渔业等行业中因工作性质特殊需要连续作业的职工；地质及资源勘探、建筑、制盐、制糖、旅游等受季节和自然条件限制的行业的部分职工。

(5)计件工作时间

我国《劳动法》第三十七条规定，对于实行计件工作制的劳动者，用人单位应当根据本法第三十六条规定的工时制度合理确定其劳动定额和计件报酬标准。这说明，用人单位必须依据标准工作制度规定的时间标准，按 40 小时工作周确定劳动定额和计件报酬；劳动者的工作时间可以灵活，但平均周工作时间不得超过 40 小时。

二、休息休假时间制度

休息休假时间，是指在法定工作时间之外，免于履行劳动义务而自行支配的时间。

根据法律法规的规定，我国目前休息休假时间分为以下几种：

1.工作日内的间歇休息时间

工作日内的间歇休息时间是劳动者用膳和工间休息，恢复体力和脑力的时间。依据劳动者生理规律和习惯，劳动者应在工作 4 小时后有一次间歇休息时间。间歇休息时间的具体长度由企业根据生产经营特点而定，但最短不得少于半小时。

2.工作日之间的休息时间

劳动者每日工作时间不得超过 8 小时。实行轮班制的企业，其班次必须平均轮换，并且不得使劳动者连续工作两个工作日。

3.公休日

公休日是指劳动者工作满一个工作周以后的休息时间。《劳动法》第三十八条规定，用人单位应当保证劳动者每周至少休息一日。目前我国实行五天工作制，劳动者的公休假日为每周两天。

4.法定节假日

法定节假日是国家法律统一规定的用以开展纪念、庆祝活动的休息时间。法定节假日一般可以分为三种：

(1)政治性节日，如国庆节；

(2)民族传统习惯的节日,如我国的春节、端午节、中秋节等;

(3)宗教性节日,如圣诞节等。

5.探亲假

探亲假是指与父母或配偶分居两地的职工,在一定期限内所享有的一定期限的带薪假期。工作满1年的固定职工,与配偶不住在一起,又不能在公休假团聚的,每年给予一方探亲假1次,假期为30天;未婚职工探望父母,原则上每年给假1次,假期为20天;已婚职工探望父母,每4年给假一次,假期为20天。

6.年休假

年休假是指国家根据劳动者工作年限和劳动的繁重紧张程度每年给予的一定期限的带薪连续休假。劳动者连续工作1年以上的,享受带薪年休假。

三、工资法律制度

劳动报酬权是劳动权利的核心,它不仅是劳动者及其家属的生活保障,也是社会对其劳动的承认和评价。劳动法中的工资制度,是有关工资的组成、协商确定、发放和最低工资制度等一系列制度的总称。

工资,是指职工因履行劳动义务而获得的,由用人单位依法定或合同约定而支付的各种形式的物质补偿。工资的分配应当遵循按劳分配原则,实行同工同酬。用人单位可以根据本单位的特点和经济效益,依法自主确定本单位的工资的分配形式。工资应当以法定货币形式按月支付给劳动者本人,不得以实物及有价证券替代货币支付。实行月薪制的单位,工资必须每月发放。实行小时工资制和周工资制的单位,工资也可以按日或周发放。用人单位应足额向劳动者支付工资,不得克扣或者无故拖欠劳动者的工资。"克扣"是指用人单位对履行了劳动合同规定义务和责任的劳动者,不支付或者未足额支付其工资。以下情形不属于克扣劳动者工资:

(1)国家的法律法规中有明确规定的;

(2)依法签订的劳动合同中有明确规定的;

(3)用人单位依法制定并经职代会批准的厂规、厂纪中有明确规定的;

(4)企业工资总额与经济效益相联系,经济效益下浮的,但支付给提供正常劳动职工的工资不得低于当地的最低工资标准;

(5)因劳动者请事假等相应减发工资等。

最低工资制度是指劳动者在法定工作时间内正常履行劳动义务的,用人单位依法应支付的最低工资报酬。我国《劳动法》第四十八条规定,最低工资的具体标准由省、自治区、直辖市人民政府规定,报国务院备案。同法第四十九条规定,确定和调整最低工资标准应当综合参考下列因素:

(1)劳动者本人及平均赡养人口的最低生活费用;

(2)社会平均工资水平;

(3)劳动生产率;

(4)就业状况;

(5)地区之间经济发展水平的差异。

第四节 社会保险法律制度

一、社会保险概述

(一)社会保险的概念

社会保险是指国家依法建立的，对遭遇劳动风险的劳动者提供一定物质补偿和帮助的社会保障法律制度。在我国,社会保险属于社会保障的范畴,它同社会福利、社会救济和社会优抚共同构成了社会保障的主要内容体系。

我国《社会保险法》规定,国家建立基本养老保险、基本医疗保险、工伤保险、失业保险、生育保险等社会保险制度,保障公民在年老、患病、工伤、失业、生育等情况下依法获得物质帮助的权利。

(二)社会保险的特征

社会保险具有以下基本特征：

(1)基本保障性

社会保险是劳动者遇到劳动风险，减少或失去劳动报酬以后，仍能获得基本生活的保障,这是实施社会保险的根本目的。

(2)国家强制性

社会保险通过国家立法强制实施，用人单位和劳动者个人必须参加并按照法律规定的费率履行缴费义务。在待遇水平内容上,一般不许投保人和被保人自由选择。

(3)互助互济性

社会保险依据社会共担风险的原则,保险费用一般由国家、单位、个人三方负担,建立社会保险基金,通过统一调剂、互助互济办法,支付保险金和提供服务,实行收入的再分配。

(4)社会福利性

社会保险对于符合条件享受社会保险待遇的劳动者,在给予各种保险金支付的同时,按照实际需要,还提供医疗护理、伤残康复、职业培训及各种社会服务,体现了较强的福利性。

二、养老保险制度

(一)养老保险的概念

养老保险是指符合法定退休条件的劳动者退出工作岗位后，从国家和社会获得物质补偿和帮助的一种社会保险制度。

我国养老保险制度具有如下特点：

其一,保险费由劳动者个人、用人单位按工资比例缴纳,政府财政给予补贴；

其二,养老保险建立保险基金,有专门机构管理；

其三，基本养老保险实行社会统筹和个人账户相结合；

其四，养老保险待遇与缴费的年限有关联等。

（二）养老保险体系构成

我国现行养老保险体系由基本养老保险、企业补充养老保险和个人储蓄性养老保险三个部分组成。

基本养老保险，也称国家基本养老保险，是指为保障广大离退休人员基本生活需要，按照国家统一政策规定强制实施的一种养老保险制度。

企业补充养老保险是指由企业根据自身经济实力，在国家规定的实施政策和实施条件下为本企业职工所建立的一种辅助性的养老保险。企业补充养老保险费可由企业完全承担，或由企业和员工双方共同承担，承担比例由劳资双方协议确定。

个人储蓄性养老保险是我国多层次养老保险体系的一个组成部分，是由职工自愿参加、自愿选择经办机构的一种补充保险形式。实行职工个人储蓄性养老保险的目的，在于扩大养老保险经费来源，多渠道筹集养老保险基金，减轻国家和企业的负担；有利于消除长期形成的保险费用完全由国家负担的观念，增强职工的自我保障意识和参与社会保险的主动性；同时也能够促进对社会保险工作实行广泛的群众监督。

（三）养老保险基金的筹集与给付

《社会保险法》第十一条规定，用人单位应当按照国家规定的本单位职工工资总额的比例缴纳基本养老保险费；职工应当按照国家规定的本人工资的比例缴纳基本养老保险费，并记入个人账户；无雇工的个体工商户、非全日制从业人员参加基本养老保险的，应当按照国家规定的比例缴纳基本养老保险费，并按照规定分别记入基本养老保险社会统筹基金和个人账户。按照1997年国务院发布的《关于建立统一的企业职工基本养老保险制度的决定》的规定：企业缴纳养老保险费的比例，一般不得超过企业工资总额的20%，职工个人缴纳养老保险费的比例最高不得超过职工个人缴费工资的8%。按照职工个人缴费工资的11%为职工建立基本养老保险个人账户，个人缴费全部计入个人账户，其余部分从企业缴费中划入。个人缴纳的养老保险费由企业从职工工资中代为扣缴。

养老保险的给付待遇项目是养老保险基金支出的主要项目，按我国现行规定，养老保险的待遇项目包括：

(1)退休金或退职生活费

退休职工按月领取退休金，从退休第二个月起发放，直到死亡。在待遇标准上，退职生活费要低于退休金，两者都是按照职工退休退职前标准工资的一定比例计发。

(2)医疗待遇和死亡待遇

该待遇与在职职工相同。

(3)其他待遇

主要包括退休职工的异地安家补助费、异地安置车旅费、住房补贴、冬季取暖补贴等，均按规定标准执行。

我国《社会保险法》对养老保险基金的给付也做了相关的规定，参加基本养老保险的个人，达到法定退休年龄时累计缴费满十五年的，按月领取基本养老金。参加基本养老保险的个人,达到法定退休年龄时累计缴费不足15年的,可以缴费至满15年,按月领取基本养老金;也可以转入新型农村社会养老保险或者城镇居民社会养老保险,按照国务院规定享受相应的养老保险待遇。参加基本养老保险的个人,因病或者非因工死亡的,其遗属可以领取丧葬补助金和抚恤金;在未达到法定退休年龄时因病或者非因工致残完全丧失劳动能力的,可以领取病残津贴。所需资金从基本养老保险基金中支付。个人跨统筹地区就业的,其基本养老保险关系随本人转移,缴费年限累计计算。个人达到法定退休年龄时,基本养老金分段计算、统一支付。具体办法由国务院规定。

三、医疗保险制度

(一)医疗保险的概念和形式

医疗保险制度是指劳动者非因工患病、负伤而暂时或永久丧失劳动能力时,获得物质帮助的社会保险项目。

我国现行医疗保险的形式有职工基本医疗保险、新型农村合作医疗和城镇居民基本医疗保险三种。

(二)医疗保险基金的筹集与给付

1998年《国务院关于建立城镇职工基本医疗保险制度的决定》确立了我国职工医疗的改革方向,即在国家对公费医疗制度进行改革以后,基本医疗保险的费用由用人单位和职工双方共同负担。基本医疗保险基金由社会统筹基金和个人账户构成。个人账户主要用于支付门诊费用;统筹基金则用于支付起点标准以上,最高支付限额以下,职工按规定个人负担一定比例以后的住院费用。城镇居民基本医疗保险同样实行个人缴费和政府补贴相结合的方式,新型农村合作医疗的具体管理办法,由国务院规定。

《社会保险法》规定,职工基本医疗保险、新型农村合作医疗和城镇居民基本医疗保险的待遇标准按照国家规定执行。参加职工基本医疗保险的个人,达到法定退休年龄时累计缴费达到国家规定年限的,退休后不再缴纳基本医疗保险费,按照国家规定享受基本医疗保险待遇;未达到国家规定年限的,可以缴费至国家规定年限。符合基本医疗保险药品目录、诊疗项目、医疗服务设施标准以及急诊、抢救的医疗费用,按照国家规定从基本医疗保险基金中支付,但涉及以下各项的不纳入基本医疗保险基金支付范围:

1.应当从工伤保险基金中支付的;

2.应当由第三人负担的;

3.应当由公共卫生负担的;

4.在境外就医的。

四、工伤保险

(一)工伤保险的概念

工伤保险是指依法为生产、工作中遭受事故伤害或患职业病的劳动者及其亲属提供医疗救治、生活保障、经济补偿、医疗和职业康复等物质帮助的一种社会保险制度。

(二)工伤认定

工伤是指劳动者在劳动过程中因执行职务(业务)而受到的意外伤害。

根据我国2003年国务院发布的《工伤保险条例》,职工有下列情形之一的,应当认定为工伤:

(1)在工作时间和工作场所内,因工作原因受到事故伤害的;

(2)工作时间前后在工作场所内,从事与工作有关的预备性或者收尾性工作受到事故伤害的;

(3)在工作时间和工作场所内,因履行工作职责受到暴力等意外伤害的;

(4)患职业病的;

(5)因公外出期间,由于工作原因受到伤害或者发生事故下落不明的;

(6)在上下班途中,受到机动车事故伤害的;

(7)法律、行政法规规定应当认定为工伤的其他情形。

此外,职工有下列情形之一的,视同工伤:

(1)在工作时间和工作岗位,突发疾病死亡或者在48小时之内经抢救无效死亡的;

(2)在抢险救灾等维护国家利益、公共利益活动中受到伤害的;

(3)职工原在军队服役,因战、因公负伤致残,已取得革命伤残军人证,到用人单位后旧伤复发的。

不得认定为工伤的情形有:

(1)因犯罪或者违反治安管理伤亡的;

(2)醉酒导致伤亡的;

(3)自残或者自杀的。

(三)工伤保险基金的筹集与给付

工伤保险基金的筹集奉行一个普遍原则,即个人不缴费原则。工伤保险费主要由用人单位承担。用人单位应当按照本单位职工工资总额,根据社会保险经办机构确定的费率缴纳工伤保险费。

工伤保险基金存入社会保障基金财政专户,用于法律法规规定的工伤保险待遇、劳动能力鉴定以及用于工伤保险的其他费用的支付。任何单位或者个人不得将工伤保险基金用于投资运营、兴建或者改建办公场所、发放奖金,或者挪作其他用途。职工因工作原因受到事故伤害或者患职业病,且经工伤认定的,享受工伤保险待遇。其中,经劳动能力鉴定丧失劳动能力的,享受伤残待遇。《社会保险法》第四十条规定,工伤职工符合领取基本养老金条件的,停发伤残津贴,享受基本养老保险待遇。基本养老保险待遇低于伤残津贴的,从工伤保险基金中补足差额。用人单位未依法缴纳职工的工伤保险费,发生工伤事故时,由用人单位支付工伤保险待遇,用人单位不支付的,可先从工伤保险基金中支付,但从工伤保险基金中先行支付的工伤保险待遇应当由用人单位偿还。用人单位不偿还的,社会保险经办机构可以依照《社会保险法》第六十三条的规定追偿。工伤职工有下列情形之一的,停止享受工伤保险待遇:

1.丧失享受待遇条件的;

2.拒不接受劳动能力鉴定的;

3.拒绝治疗的。

五、失业保险制度

(一)失业保险的概念

失业保险是指劳动者因失业而暂时中断生活来源的情况下，在法定期间内从国家和社会获得物质帮助的一种社会保险制度。

1998 年 1 月 22 日国务院发布的《失业保险条例》和《社会保险法》规定,凡具备以下条件的失业人员,可以领取失业保险金:

(1)按照规定参加失业保险,所在单位和本人已按照规定履行缴费义务满 1 年的;

(2)非因本人意愿中断就业的;

(3)已办理失业登记,并有求职要求的。

(二)失业保险基金的筹集与给付

一般来说,失业保险基金筹集的基本渠道是国家财政补贴、用人单位缴费和个人缴费。补充渠道是失业保险基金的利息收入和合法的投资收益。各国一般采取以下五种方式筹集失业保险所需资金:

(1)雇主和雇员双方负担;

(2)雇主和国家双方负担;

(3)雇员和国家双方负担;

(4)国家、雇主和雇员三方负担;

(5)全部由雇主负担。

失业保险基金的支出项目包括两大方面:一是用于失业救济;二是用于促进就业。前者直接支付给失业劳动者,用于维持其生活;后者由失业保险经办机构支出使用,以实现失业保险的促进就业能力。依据我国《失业保险条例》的规定,我国失业保险基金主要支出项目为:

(1)失业保险金;

(2)领取失业保险金期间的医疗补助金;

(3)领取失业保险金期间死亡的失业人员的丧葬补助金和其供养的配偶、直系亲属的抚恤金;

(4)领取失业保险金期间接受职业培训、职业介绍的补贴;

(5)国务院规定或者批准的与失业保险有关的其他费用。

《社会保险法》第四十六条规定,失业人员失业前用人单位和本人累计缴费满 1 年不足 5 年的,领取失业保险金的期限最长为 12 个月;累计缴费满五年不足 10 年的,领取失业保险金的期限最长为 18 个月;累计缴费 10 年以上的,领取失业保险金的期限最长为 24 个月。重新就业后,再次失业的,缴费时间重新计算,领取失业保险金的期限与前次失业应当领取而尚未领取的失业保险金的期限合并计算,最长不超过 24 个月。失业人员在领取失业保险金期间有下列情形之一的,停止领取失业保险金,并同时停止享受其他失业保险待遇:

1.重新就业的；

2.应征服兵役的；

3.移居境外的；

4.享受基本养老保险待遇的；

5.无正当理由，拒不接受当地人民政府指定部门或者机构介绍的适当工作或者提供的培训的。

六、生育保险制度

生育保险是指女性劳动者因怀孕、分娩而暂时中断劳动时，获得生活保障和物质帮助的一种社会保险制度。

我国生育保险的享受者必须是符合法定结婚条件和计划生育条件的女性劳动者。依据《女职工劳动保护规定》的相关规定，女职工的产假应为 90 天，女职工在产假期间的生育津贴由用人单位按照本企业上年度职工平均工资计发，从生育保险基金支付。根据 1994 年 12 月 14 日劳动部发布的《企业职工生育保险试行办法》的规定，女职工怀孕，在指定医疗机构检查和分娩时，检查费、接生费、手术费、住院费和药费，由生育保险基金支付。

《企业职工生育保险试行办法》第四条规定，生育保险根据"以支定收，收支基本平衡"的原则筹集资金，由企业按照其工资总额的一定比例向社会保险经办机构缴纳生育保险费，建立生育保险基金。生育保险费的提取比例由当地人民政府根据计划生育人数和生育津贴、生育医疗费等项费用确定，并可根据费用支出情况适时调整，但最高不得超过工资总额的 1%。生育津贴则按照职工所在用人单位上年度职工月平均工资计发。企业缴纳的生育保险费作为期间费用处理，列入企业管理费用。职工个人不缴纳生育保险费。

第五节　违反劳动法律的法律责任

一、违反《劳动法》的法律责任

(一)用人单位违反《劳动法》的法律责任

1.用人单位非法招用未满十六周岁的未成年人的，由劳动行政部门责令改正，处以罚款；情节严重的，由工商行政管理部门吊销营业执照。

2.由于用人单位的原因订立的无效合同，对劳动者造成损害的，应当承担赔偿责任；用人单位违反《劳动法》规定的条件解除劳动合同或者故意拖延不订立劳动合同的，由劳动行政部门责令改正，对劳动者造成损害的，应当承担赔偿责任；用人单位招用尚未解除劳动合同的劳动者，对原用人单位造成经济损失的，该用人单位应当依法承担连带赔偿责任。

3.用人单位违反本法规定，延长劳动者工作时间的，由劳动行政部门给予警告，责令改正，并可以处以罚款；用人单位的劳动安全设施和劳动卫生条件不符合国家规定或者未向劳动者提供必要的劳动防护用品和劳动保护设施的,由劳动行政部门或者有关部门责令改正,可以处以罚款;情节严重的,提请县级以上人民政府决定责令停产整顿;对事故隐患不采取措施,致使发生重大事故,造成劳动者生命和财产损失的,对责任人员依法追究刑事责任;用人单位强令劳动者违章冒险作业,发生重大伤亡事故,造成严重后果的,对责任人员依法追究刑事责任;用人单位违反本法对女职工和未成年工的保护规定,侵害其合法权益的,由劳动行政部门责令改正,处以罚款;对女职工或者未成年工造成损害的,应当承担赔偿责任。

4.用人单位无故不缴纳社会保险费的,由劳动行政部门责令其限期缴纳;逾期不缴的,可以加收滞纳金。

(二)劳动者及其他人员违反《劳动法》的法律责任

1.劳动者违反《劳动法》规定的条件解除劳动合同或者违反劳动合同中约定的保密事项,对用人单位造成经济损失的,应当依法承担赔偿责任。

2.劳动行政部门或者有关部门的工作人员滥用职权、玩忽职守、徇私舞弊,构成犯罪的,依法追究刑事责任,不构成犯罪的,给予行政处分;国家工作人员和社会保险基金经办机构的工作人员挪用社会保险基金,构成犯罪的,依法追究刑事责任。

二、违反《劳动合同法》的法律责任

我国《劳动合同法》第七章对用人单位及劳动者违反本法的法律责任作了专门规定,具体包括:

1.用人单位提供的劳动合同文本未载明本法规定的劳动合同必备条款或者用人单位未将劳动合同文本交付劳动者的,由劳动行政部门责令改正;给劳动者造成损害的,应当承担赔偿责任。

2.用人单位自用工之日起超过1个月不满1年未与劳动者订立书面劳动合同的,应当向劳动者每月支付2倍的工资。用人单位违反本法规定不与劳动者订立无固定期限劳动合同的,自应当订立无固定期限劳动合同之日起向劳动者每月支付2倍的工资。

3.用人单位违反本法规定与劳动者约定试用期的,由劳动行政部门责令改正;违法约定的试用期已经履行的,由用人单位以劳动者试用期满月工资为标准,按已经履行的超过法定试用期的期间向劳动者支付赔偿金;用人单位违反本法规定,扣押劳动者居民身份证等证件的,由劳动行政部门责令限期退还劳动者本人,并依照有关法律规定给予处罚;用人单位违反本法规定,以担保或者其他名义向劳动者收取财物的,由劳动行政部门责令限期退还劳动者本人,并以每人500元以上2000元以下的标准处以罚款;给劳动者造成损害的,应当承担赔偿责任;劳动者依法解除或者终止劳动合同,用人单位扣押劳动者档案或者其他物品的,依照上述规定处罚。

4.用人单位有下列情形之一的,由劳动行政部门责令限期支付劳动报酬、加班费或者经济补偿;劳动报酬低于当地最低工资标准的,应当支付其差额部分;逾期不支付的,责令用人单位按应付金额50%以上100%以下的标准向劳动者加付赔偿金:

(1)未按照劳动合同的约定或者国家规定及时足额支付劳动者劳动报酬的;

(2)低于当地最低工资标准支付劳动者工资的;

(3)安排加班不支付加班费的;

(4)解除或者终止劳动合同,未依照本法规定向劳动者支付经济补偿的。

5.用人单位违反本法规定未向劳动者出具解除或者终止劳动合同的书面证明,由劳动行政部门责令改正;给劳动者造成损害的,应当承担赔偿责任。

6.劳动者违反本法规定解除劳动合同,或者违反劳动合同中约定的保密义务或者竞业限制,给用人单位造成损失的,应当承担赔偿责任;劳务派遣单位违反本法规定的,由劳动行政部门和其他有关主管部门责令改正;情节严重的,以每人1000元以上5000元以下的标准处以罚款,并由工商行政管理部门吊销营业执照;给被派遣劳动者造成损害的,劳务派遣单位与用工单位承担连带赔偿责任。个人承包经营违反本法规定招用劳动者,给劳动者造成损害的,承包的组织与个人承包经营者承担连带赔偿责任。劳动行政部门和其他有关主管部门及其工作人员玩忽职守、不履行法定职责,或者违法行使职权,给劳动者或者用人单位造成损害的,应当承担赔偿责任;对直接负责的主管人员和其他直接责任人员,依法给予行政处分;构成犯罪的,依法追究刑事责任。

三、违反《社会保险法》的法律责任

我国《社会保险法》第十一章对违反本法的法律责任作了专门规定,具体包括:

(一)用人单位违反《社会保险法》的法律责任

用人单位不办理社会保险登记的,由社会保险行政部门责令限期改正。逾期不改正的,对用人单位处应缴社会保险费数额一倍以上三倍以下的罚款,对其直接负责的主管人员和其他直接责任人员处500元以上3000元以下的罚款。

用人单位未按时足额缴纳社会保险费的,由社会保险费征收机构责令限期缴纳或者补足,并自欠缴之日起,按日加收万分之五的滞纳金。逾期仍不缴纳的,由有关行政部门处欠缴数额一倍以上三倍以下的罚款。

(二)社会保险经办、服务、征收机构违反《社会保险法》的法律责任

社会保险经办机构以及医疗机构、药品经营单位等社会保险服务机构以欺诈、伪造证明材料或者其他手段骗取社会保险基金支出的,由社会保险行政部门责令退回骗取的社会保险金,处骗取金额二倍以上五倍以下的罚款;属于社会保险服务机构的,解除服务协议。直接负责的主管人员和其他直接责任人员有执业资格的,依法吊销其执业资格。社会保险经办机构及其工作人员有下列行为之一的,由社会保险行政部门责令改正,给社会保险基金、用人单位或者个人造成损失的,依法承担赔偿责任,并对直接负责的主管人员和其他直接责任人员依法给予处分:

1.未履行社会保险法定职责的;

2.未将社会保险基金存入财政专户的;

3.克扣或者拒不按时支付社会保险待遇的;

4.丢失或者篡改缴费记录、享受社会保险待遇记录等社会保险数据、个人权益记录的;

5.有违反社会保险法律、法规的其他行为的。

社会保险费征收机构擅自更改社会保险费缴费基数、费率,导致少收或者多收社会保险

费的，由有关行政部门责令其追缴应当缴纳的社会保险费或者退还不应当缴纳的社会保险费;隐匿、转移、侵占、挪用社会保险基金或者违规投资运营的,由社会保险行政部门、财政部门、审计机关责令追回,有违法所得的,没收违法所得,并对直接负责的主管人员和其他直接责任人员依法给予处分。

(三)其他法律责任

以欺诈、伪造证明材料或者其他手段骗取社会保险待遇的,由社会保险行政部门责令退回骗取的社会保险金,处骗取金额二倍以上五倍以下的罚款。

社会保险行政部门和其他有关行政部门、社会保险经办机构、社会保险费征收机构及其工作人员泄露用人单位和个人信息的，对直接负责的主管人员和其他直接责任人员依法给予处分;给用人单位或者个人造成损失的,应当承担赔偿责任。国家工作人员在社会保险管理、监督工作中滥用职权、玩忽职守、徇私舞弊的,依法给予处分。

违反《社会保险法》的规定,构成犯罪的,依法追究刑事责任。

复习思考题

1.简述劳动法律关系及其特征。
2.劳动合同有几种类型?
3.简述劳动合同的必备条款。
4.试述劳动者解除劳动合同的规定。
5.试述用人单位解除劳动合同的规定。
6.简述工资制度的主要内容。
7.我国社会保险主要包括哪些内容?

案例分析

【案情一】王某系职业高中毕业生,2008 年 6 月 3 日分到某酒店工作,并与酒店正式签订了为期二年的劳动合同。在劳动合同终止前一个月,即 2010 年 5 月 1 日,王某就合同到期后不再与酒店续订一事向酒店提出了请求，酒店人事部表示同意并答复王某过一个月后来办手续。一个月以后,王某手持接收单位的商调函找到酒店要求办理调离手续时,人事部负责人却突然提出:“要调走可以,但必须交齐后三年的培养费 1200 元,然后才给办理调动手续。”王某认为,与酒店签订的是为期二年的劳动合同,自己既没有经过酒店培训,又没有提前解除合同,酒店收取培训费是非法的。酒店根据其制定的《酒店员工须知》(注:于 2009 年1月1日制定,在制定过程中及实施之前,既没有征求过工会的意见,也没有征求职工本人意见)第 18 条“凡到酒店工作的人员至少应服务五年……”的规定则认为:王某与酒店签订的二年劳动合同虽然已经到期,但至少还应与酒店续签三年的劳动合同,如果王某不再为酒店服务,则应赔偿酒店培训费 1200 元。在此之后,王某又多次与酒店交涉,得到的答复仍然是“要调离,必须交齐 1200 元培训费,否则,不能办理调离手续”。在这种情况下,王某向朋友求助,凑齐了 1200 元,办理了离店手续。对于酒店这种违背职工意愿,合同到期后职工不再续签劳动合同，酒店强行收取培训费的做法，王某无法接受，遂向劳动争议仲裁委员会提出申诉，要求给予公正处理。

【法律问题】

1.《酒店员工须知》第18条对王某是否有约束力？

2.王某能否终止与酒店的劳动合同？

3.王某是否负有赔偿酒店培训费的义务？

【案情二】某外商独资公司，高薪聘用了一位博士毕业生陈某，担任副总经理。当初在谈到工资待遇时，公司领导说："董事会给你定的工资为1.2万元。不过，我们是一家外资公司，之所以工资定得这么高，是因为除了工资以外，再没有其他福利待遇了。像什么医药费报销、养老等问题都得自己解决，公司概不负责。"听了这话，陈博士心里盘算开了："这个公司给我的工资的确是够多的，可就是将来万一得了什么大病，或者老了怎么办呢？"但他转念又一想："我刚30多岁，一般也不会有什么大病，至于养老问题，现在考虑还为时过早。倒不如趁年轻多挣些钱，实惠。"工作以后，陈博士为了解除自己的后顾之忧，每月从工资中拿出1000元，向保险公司投了一份养老保险。这样一来，他在这家公司工作，也觉得很踏实多了。几个月后，由于陈博士与董事长在公司的经营管理等重大问题上，产生了分歧，被董事长炒了"鱿鱼"。陈博士不服，双方为此到劳动争议仲裁委员会。

在劳动争议仲裁委员会，陈博士提出公司未给他缴纳养老保险的问题，他认为，这是侵犯他合法权益的行为。但公司认为："不为你缴纳养老保险，是事先跟你讲好的。你既然干了，就说明咱们的协议已经达成，你现在无权反悔。再说，你不是自己已经向保险公司投了养老保险了吗？"①

【法律问题】

本案中某外商独资公司以高薪来取代职工的养老保险的做法是否得当？请说明理由。

①案例出自中国人寿保险股份有限公司北京分公司保险咨询在线 http://www.hetz.gov.cn/life/goodsnr.jsp?id=37126

第十一章

经济仲裁与经济法的实施

【内容提要】庞德曾说,法律的生命在于它的实行。制定经济法的目的就在于实施,否则再好的经济法也毫无价值。经济法主体实现经济法律规范的活动被称为经济法的实施,它包括经济守法、经济执法和经济司法。本章围绕仲裁和经济法的实施这两个问题,主要就仲裁的概念、适用范围、基本原则、仲裁机构、仲裁程序、仲裁裁决的撤销和仲裁裁决的执行,以及经济法实施的基本含义和意义、违反经济法的法律责任及其承担方式、经济纠纷的解决机制等内容进行阐述。

第一节 仲裁法概述

一、仲裁的概念及其特征

仲裁是指双方当事人在经济争议发生前或者争议发生后,达成协议,自愿将该争议交给第三方作出裁决,对该裁决争议双方有义务履行,从而解决争议的一种方式。仲裁具有以下几个特征:

1.仲裁是一种灵活、便利的解决争议的方式;

2.提交仲裁以双方当事人自愿为前提;

3.仲裁必须遵循一定的程序;

4.仲裁的客体是当事人之间发生的一定范围的争议;

5.仲裁裁决对当事人具有约束力。

1994年8月31日,第八届全国人民代表大会常务委员会第九次会议通过了《中华人民共和国仲裁法》(以下简称《仲裁法》),自1995年9月1日起施行。这是中国仲裁制度建设中的一个里程碑,也是继《民事诉讼法》颁布之后,我国解决经济纠纷的又一个重要法律,它对保证公正、及时地仲裁经济纠纷,保护当事人的合法权益,保护社会主义市场经济健康发展,具有重要意义。

二、仲裁法的适用范围和基本原则

(一)仲裁法的适用范围

仲裁法的适用范围,亦即仲裁范围,是指哪些纠纷可以申请仲裁,解决可仲裁性的问题。

根据《仲裁法》第2条规定,平等主体的公民、法人和其他组织之间发生的合同纠纷和其他财产权益纠纷,可以仲裁。上述纠纷以仲裁方式解决时,适用《仲裁法》。

此外,《仲裁法》规定下列情况不适用《仲裁法》:

1.不能以仲裁方式解决的纠纷,包括婚姻、收养、监护、扶养、继承纠纷和依法应当由行政机关处理的行政争议;

2.劳动争议和农业集体经济组织内部的农业承包合同纠纷的解决。

(二)仲裁法的基本原则

1.当事人双方自愿原则。当事人采用仲裁方式解决纠纷,应当双方自愿达成仲裁协议。没有仲裁协议,一方申请仲裁的,仲裁委员会不予受理。仲裁委员会应当由当事人协议选定。

2.仲裁应当根据事实和法律进行的原则。这一原则主要是保障仲裁能公平合理地解决纠纷。

3.仲裁依法独立进行的原则。仲裁机构在进行仲裁时依法独立进行,不受行政机关、社会团体和个人的干涉。

4.仲裁实行一裁终局的原则。仲裁裁决作出后,除裁决被人民法院依法裁定撤销或者不予执行的情形外,当事人不得就同一纠纷再申请仲裁或者向人民法院起诉。当事人再申请仲裁或者起诉的,仲裁委员会或者人民法院不予受理。

第二节 仲裁法律制度

一、仲裁委员会与仲裁协会

(一)仲裁委员会

1.仲裁委员会的设立与组建。仲裁委员会可以在直辖市和省、自治区人民政府所在地的市设立,也可以根据需要在其它设区的市设立,不按行政区划层层设立。

仲裁委员会由上述规定的市的人民政府组织有关部门和商会统一组建。

仲裁委员会应当具备下列条件:(1)有自己的名称、住所和章程;(2)有必要的财产;(3)有该委员会的组成人员;(4)有聘任的仲裁员,设立仲裁委员会,应当经省、自治区、直辖市的司法行政部门登记。

仲裁委员会由主任1人、副主任2至4人和委员7至11人组成。仲裁委员会的主任、副主任和委员由法律、经济贸易专家和有实际工作经验的人员担任。

仲裁委员会的组成人员中,法律、经济贸易专家不得少于2/3。

2.仲裁员。仲裁委员会应当从公道正派的人员中聘任仲裁员。仲裁员应当符合下列条件之一:(1)从事仲裁工作满8年的;(2)从事律师工作满8年的;(3)曾任审判员满8年的;(4)从事法律研究、教学工作并具有高级职称的;(5)具有法律知识、从事经济贸易等专业工作并具有高级职称或者具有同等专业水平的。

仲裁委员会按照不同专业设仲裁员名册。

3.仲裁委员会的独立性。仲裁委员会独立于行政机关,与行政机关没有隶属关系。仲裁委员会之间也没有隶属关系。仲裁不实行级别管辖和地域管辖。

(二)仲裁协会

中国仲裁协会是社会团体法人。仲裁员是中国仲裁协会的会员。中国仲裁协会是仲裁委员会的自律性组织,根据章程对仲裁委员会及其组成人员、仲裁员的违纪行为进行监督。中国仲裁协会依照仲裁法和民事诉讼法的有关规定制定仲裁规则。

二、仲裁协议

申请仲裁和提起诉讼不同。起诉权是公民和法人均享有的基本民事权利,只需当事人一方的意思表示就能够提起诉讼。申请仲裁的前提是达成仲裁协议,需要双方协商一致才能请求仲裁,同时放弃诉讼权利。因此,从这一点上说,没有仲裁协议,就没有仲裁,仲裁协议是仲裁制度的基础。

(一)仲裁协议的概念与形式及内容

1.仲裁协议的概念。仲裁协议,是指双方当事人愿意把他们之间将来可能发生或者业已发生的争议提交仲裁解决的协议。

2.仲裁协议的形式。仲裁协议有两种形式:(1)合同中订立的仲裁条款;(2)以其他书面方式在纠纷发生前或者纠纷发生后达成的请求仲裁的协议。

3.仲裁协议的内容。仲裁协议应当具有下列内容:(1)请求仲裁的意思表示;(2)仲裁事项;(3)选定的仲裁委员会。

(二)仲裁协议的法律效力

仲裁协议的法律效力可分为对当事人的法律效力、对仲裁机构的法律效力和对法院的法律效力。

仲裁协议一旦有效成立,则当事人就承担了不得就特定事项向法院起诉的义务;有效的仲裁协议是仲裁机构受理争议案件的依据,没有仲裁协议,一方申请仲裁的,仲裁委员会不予受理;仲裁协议对法院具有排除其司法管辖的效力。当事人达成仲裁协议,一方向人民法院起诉的,人民法院不予受理,但仲裁协议无效的除外。

(三)仲裁协议无效的情形

有下列情形之一的,仲裁协议无效:

1.约定的仲裁事项超出法律规定的仲裁范围;

2.无民事行为能力人或者限制民事行为能力人订立的仲裁协议;

3.一方采取欺诈、胁迫手段,迫使对方订立仲裁协议的。

此外,仲裁协议对仲裁事项或者仲裁委员会、没有约定或者约定不明确的,在当事人达不成补充协议时,仲裁协议无效。

当事人对仲裁协议的效力有异议的,可以请求仲裁委员会作出决定或者请求人民法院作出裁定。一方请求仲裁委员会作出决定,另一方请求人民法院作出裁定的,依人民法院的裁定。当事人对仲裁协议的效力有异议,应当在仲裁庭首次开庭前提出。

(四)仲裁协议的独立性

仲裁协议独立存在,合同的变更、解除或终止或者失效,不影响仲裁协议的效力。

三、仲裁程序

(一)当事人提出仲裁申请

当事人申请仲裁应当符合下面的条件:一是有仲裁协议;二是有具体的仲裁请求和事实、理由;三是属于仲裁委员会的受理范围。

当事人申请仲裁,应当向仲裁委员会递交仲裁协议、仲裁申请书及副本。

仲裁申请书应当载明下列事项:(1)当事人的姓名、性别、年龄、职业、工作单位和住所,法人或者其他组织的名称、住所和法定代表人或者主要负责人的姓名、职务;(2)仲裁请求和所根据的事实、理由;(3)证据和证据来源、证人姓名和住所。

(二)仲裁委员会受理案件

1.受理与不受理的通知。仲裁委员会收到仲裁申请书之日起5日内,认为符合受理条件的,应当受理,并通知当事人;认为不符合受理条件的,应当书面通知当事人不予受理,并说明理由。

2.有关文件的送达。仲裁委员会受理仲裁申请后,应当在仲裁法规定的期限内将仲裁规则、仲裁员名册送达申请人,并将仲裁申请书副本和仲裁规则、仲裁员名册送达被申请人。

3.被申请人提交答辩书。被申请人收到仲裁申请副本后,应当在仲裁规则规定的期限内向仲裁委员会提交答辩书。仲裁委员会收到答辩书后,应当在仲裁法规定的期限内将答辩书副本送达申请人。被申请人未提交答辩书的,不影响仲裁程序的进行。

(三)组成仲裁庭

1.仲裁庭的组成。当事人约定由3名仲裁员组成仲裁庭的,应当各自选定或者各自委托仲裁委员会主任指定1名仲裁员,第三名仲裁员由当事人共同选定或者共同委托仲裁委员会指定,第三名仲裁员是首席仲裁员;当事人约定由1名仲裁员成立仲裁庭的,应当由当事人共同选定或共同委托仲裁委员会主任指定仲裁员。仲裁庭组成后,仲裁委员会应当将仲裁庭的组成情况书面通知当事人。

2.仲裁员的回避。仲裁员有下列情形之一的,必须回避,当事人也有权提出回避申请:(1)是本案当事人或者当事人、代理人的近亲属;(2)与本案有利害关系;(3)与本案当事人、代理人有其他关系,可能影响公正仲裁的;(4)私自会见当事人、代理人或者接受当事人、代理人的请客送礼的。

当事人提出回避申请,应当说明理由,在首次开庭前提出。回避事由在首次开庭后知道的,可以在最后一次开庭终结前提出。仲裁员是否回避,由仲裁委员会主任决定。仲裁委员会主任担任仲裁员时,由仲裁委员会集体决定。

(四)开庭

1.仲裁应当开庭进行。当事人协议不开庭的,仲裁庭可以根据仲裁申请书、答辩书以及其他材料作出裁决。在处理纠纷时,为了维护当事人的信誉,保护其商业秘密和有利于纠纷的解决,仲裁不公开进行;当事人协议公开的,可以公开进行,但涉及国家秘密的除外。仲裁委员会应当在仲裁规则规定的期限内将开庭日期通知双方当事人。当事人有正当理由的,可以在仲裁规则规定的期限内请求延期开庭。是否延期,由仲裁庭决定。仲裁庭开庭后,申请人经书面通知,无正当理由不到庭或者未经仲裁庭许可中途退庭的,可以视为撤回仲裁申请;被申请人经书面通知,无正当理由不到庭或者未经仲裁庭许可中途退庭的,可按缺席裁决。

2.证据与鉴定。当事人应当对自己的主张提供证据。仲裁庭认为有必要收集的证据,可以自行收集。证据应当在开庭时出示,当事人可以质证。在证据可能灭失或者以后难以取得的情况下,当事人可以申请证据保全。当事人申请证据保全的,仲裁委员会应当将当事人的申请提交证据所在地的基层人民法院。仲裁庭对专门性问题认为需要鉴定的,可以交由当事人约定的监督部门鉴定,也可以由仲裁庭指定的鉴定部门鉴定。

3.辩论。当事人在仲裁过程中有权进行辩论。辩论终结时,首席仲裁员或者独任仲裁员应当征询当事人的最后意见。仲裁庭应当将开庭情况记入笔录。笔录由仲裁员、记录人员、当事人和其他仲裁参与人签名或者盖章。

4.当事人自行和解。当事人申请仲裁后,可以自行和解。达成和解协议的,可以请求仲裁庭根据和解协议作出裁决书,也可以撤回仲裁申请。当事人达成和解协议,撤回仲裁申请后反悔的,可以根据仲裁协议申请仲裁。

5.调解。仲裁庭在作出裁决前,可以先行调解。当事人自愿调解的,仲裁庭应当调解。调解不成的,应当及时作出裁决。调解达成协议的,仲裁庭应当制作调解书或者根据协议的结果制作裁决书。调解书与裁决书应具有同等法律效力。调解书应当写明仲裁请求和当事人协议的结果。调解书由仲裁员签名,加盖仲裁委员会印章,送达双方当事人。调解书经双方当事人签收后,即发生法律效力。在调解书签收前当事人反悔的,仲裁庭应当及时作出裁决。

(五)裁决

裁决应当按照多数仲裁员的意见作出,少数仲裁员的不同意见可以记入笔录。仲裁不能形成多数意见时,裁决应当按照首席仲裁员的意见作出。当仲裁庭仲裁纠纷时,其中一部分事实已经清楚,可以就该部分先行裁决。

对裁决书中的文字、计算错误或者仲裁庭已经裁决但在裁决书中遗漏的事项,仲裁庭应当补正;当事人自收到裁决书之日起30日内,可以请求仲裁庭补正。

仲裁裁决书自作出之日起发生法律效力。

(六)仲裁中的财产保全

一方当事人因另一方当事人的行为或者其他原因,可能使裁决不能执行或者难以执行的,可以申请财产保全。当事人申请财产保全的,仲裁委员会应当将当事人的申请依照民事诉讼法的有关规定提出。申请有错误的,申请人应当赔偿被申请人因财产保全所遭受的损失。

四、申请撤销裁决

(一)可以申请撤销裁决的情形

《仲裁法》第58条规定，当事人提出证据证明有下列情形之一的，可以向仲裁委员会所在地的中级人民法院申请撤销裁决：

1.没有仲裁协议的；

2.裁决的事项不属于仲裁协议的范围或者仲裁委员会无权仲裁的；

3.仲裁庭的组成或者仲裁的程序违反法定程序的；

4.裁决所根据的证据是伪造的；

5.对方当事人隐瞒了足以影响公正裁决的证据的；

6.仲裁员在仲裁该案时有索贿受贿、循私舞弊、枉法裁决行为的。

(二)撤销裁决的申请与裁定

当事人申请撤销裁决的，应当自收到裁决书之日起6个月内提出。人民法院经组成合议庭审查核实裁决有上述6种情形之一的或认定该裁定违背社会公共利益的，应当裁定撤销。人民法院应当在受理撤销裁决申请之日起2个月内作出撤销裁决或者驳回申请的裁定。

五、仲裁裁决的执行

(一)裁决的履行

当事人应当履行裁决。一方当事人不履行的，另一方当事人可以依照民事诉讼法的有关规定向人民法院申请执行。受申请的人民法院应当执行。

(二)不予执行的裁决

被申请人提出证据证明裁决有下列情形之一的，经人民法院组成合议庭审查核实，裁决不予执行：

1.当事人在合同中没有订有仲裁条款或者事后没有达成书面仲裁协议的；

2.裁决的事项不属于仲裁协议的范围或者仲裁机构无权仲裁的；

3.仲裁庭的组成或者仲裁的程序违反法定程序的；

4.认定事实的主要证据不足的；

5.适用法律确有错误的；

6.仲裁员在仲裁该案时有索贿受贿、循私舞弊、枉法裁决行为的。

(三)裁决的中止执行

一方当事人申请执行裁决，另一方当事人申请撤销裁决的，人民法院应当裁定中止执行。人民法院裁定撤销裁决的，应当裁定终结执行。撤销裁决的申请被裁定驳回的，人民法院应当恢复执行。

第三节 涉外经济仲裁

一、涉外经济仲裁的概念和特点

(一)涉外经济仲裁的概念

涉外经济仲裁是指当事人根据他们之间签订的仲裁协议，自愿将其国际经济贸易中发生的争议或海事争议提交选定的仲裁机构,由该机构按照一定的程序作出裁决的活动。

(二)涉外经济仲裁的特点

涉外经济仲裁与国内经济仲裁有着不同的特点：

1.仲裁机构所解决的是涉外经济纠纷；

2.仲裁机构必须以当事人的仲裁协议为依据受理案件；

3.仲裁机构的裁决具有强制力，当事人一方或双方不得向法院或其他任何机构提出变更的要求。

二、涉外经济仲裁的种类和涉外仲裁委员会

(一)涉外经济仲裁的种类

我国现行的涉外经济仲裁分为国际经济贸易仲裁和海事仲裁两类。我国《仲裁法》第七章对涉外仲裁作了特别规定。该法第65条规定,涉外经济贸易、运输和海事中发生的纠纷,适用第七章的规定。该章没有规定的,适用《仲裁法》的其他有关规定。

(二)涉外仲裁委员会

我国的涉外仲裁委员会主要有：

1.中国国际经济贸易仲裁委员会。其适用《中国国际经济贸易仲裁委员会规则》,受理产生于国际或涉外的契约性的经济贸易等争议，包括外国法人或自然人同中国法人及自然人之间,外国法人或自然人之间,中国法人或自然人之间发生的上述争议。

2.中国海事仲裁委员会。其适用《中国海事仲裁委员会仲裁规则》,受理运输、海事中发生的涉外争议案件。

三、涉外仲裁的基本原则

(一)独立自主原则。独立自主是我国宪法规定的、涉外经济活动中必须遵循的原则。因其直接体现了国家主权原则。贯彻这一原则主要体现在要坚持按照我国的法律规定和法定的程序处理涉外经济纠纷案件。

(二)平等互利原则。坚持平等互利,是指对争议双方一视同仁,平等对待,兼顾双方的利益。进行仲裁时,既要遵守中国法律,又要尊重当事人订立的合同条款,公平合理、实事求是地解决纠纷,以利于发展对外的经济贸易关系和正常的海运关系。

（三）参照国际惯例的原则。国际惯例是在国际交往中经过反复实践所形成的行为规则。参照国际惯例，是国际上通行的做法。在我国处理涉外经济争议时，在坚持维护国家主权和平等互利的原则下，也应参照国际惯例。

四、涉外仲裁程序

根据1994年6月1日起施行的修订后的《中国国际经济贸易仲裁委员会仲裁规则》的规定，涉外经济贸易的仲裁程序主要有：

（一）仲裁申请、答辩和反诉

申诉人提出仲裁申请应提交仲裁申请书，附具提出请求所依据的事实的证明文件，预缴仲裁费，并在仲裁员名册中指定一名仲裁员或者委托仲裁委员会主席指定，仲裁委员会秘书局收到申诉人的仲裁申请书及其附件后，经过审查，认为申请仲裁的手续完备的，应立即向被申诉人发出仲裁通知，并将申诉人的仲裁申请书及其附件，连同仲裁委员会的仲裁规则、仲裁员名册和仲裁费用表各1份，发送给被申诉人。被申诉人应在收到仲裁通知之日起20天内在仲裁员名册中指定1名仲裁员，或者委托仲裁委员会主席指定。被申诉人应在收到仲裁通知之日起45天内向仲裁委员会秘书局提交答辩书及有关证明文件。被申诉人如有反诉，最迟应在收到仲裁通知之日起60天内，以书面形式提交仲裁委员会秘书局，提出反诉并预缴仲裁费。被申诉人未提交书面答辩或申诉人对被申诉人的反诉未提出书面答辩的，不影响仲裁程序的进行。

（二）仲裁庭的组成

双方当事人各自在仲裁委员会仲裁员名册中指定或者委托仲裁委员会主席确定1名仲裁员后，仲裁委员会主席应立即在仲裁员名册中指定第三名仲裁员担任首席仲裁员，组成仲裁庭共同审理案件；双方当事人可以在仲裁委员会仲裁员名册中共同指定或者共同委托仲裁委员会主席指定一名仲裁员作为独任仲裁员，成立仲裁庭，单独审理案件。如果双方当事人约定由1名独任仲裁员审理案件，但在被申诉人收到仲裁通知之日起20天内未能就独任仲裁员的人选达成一致意见，则由仲裁委员会主席指定。

（三）审理

审理可分开庭审理和书面审理。仲裁庭应当开庭审理案件。但经双方当事人申请或者征得双方当事人同意，仲裁庭也认为不必开庭审理的，仲裁庭可以只依据书面文件进行审理并作出裁决。

仲裁案件第一次开庭审理的日期，经仲裁庭商议、仲裁委员会秘书局决定后，由秘书局于开庭前30天通知双方当事人。当事人有正当理由的，可以请求延期，但必须在开庭前12天以书面方式向秘书局提出；是否延期，由仲裁庭决定。第一次开庭审理以后的开庭审理的日期的通知，不受30日期限的限制。

关于审理地点，由仲裁委员会受理的案件应当在北京进行审理，经仲裁委员会主席批准，也可以在其他地点进行审理。由仲裁委员会分会（深圳分会与上海分会）受理的案件应当在该分会所在地进行审理，经分会主席批准，也可以在其他地点进行审理。审理一般不公开进行，如果双方当事人要求公开审理，由仲裁庭作出是否公开审理的决定。

仲裁庭应当在组成仲裁庭后9个月内作出仲裁裁决书。在仲裁的要求下,仲裁庭认为确有必要和确有正当理由的,可以延长该期限。

作出仲裁裁决书的日期,即为仲裁裁决生效的日期。有关裁决的作出、补正等同前述《仲裁法》中的规定。

海事仲裁的程序与上述国际经济贸易程序大体相同。

(四)涉外仲裁裁决的执行

1.涉外仲裁裁决的履行与执行。仲裁裁决是终局的,当事人应当依照仲裁裁决书写明的期限自动履行裁决;仲裁裁决书未写明期限的,应当立即履行。一方当事人不履行的,另一方当事人可以根据中国法律的规定,向中国法院申请执行;如果被执行人或其财产不在中华人民共和国领域内的,另一方当事人可以根据1958年《承认及执行外国仲裁裁决公约》或者中国缔结或参加的其他国际条约,向有管辖权的外国法院申请承认和执行。

2.可被撤销的涉外仲裁裁决。对涉外仲裁裁决,当事人提出证据证明仲裁裁决有下列情形之一的,经人民法院组成合议庭审查核实,裁定撤销,不予执行。

(1)当事人在合同中没有订有仲裁条款或者事后没有达成书面仲裁协议的;

(2)被申请人没有得到指定一仲裁员或者进行仲裁程序的通知,或者由于其他不属于被申请人负责的原因未能陈述意见的;

(3)仲裁庭的组成或者仲裁的程序与仲裁规则不符的;

(4)裁决的事项不属于仲裁协议的范围。

第四节 经济法的实施

一、经济法实施的概念和意义

(一)经济法的实施

经济法的实施是指经济法主体使经济法律规范在社会生活中获得实现的活动,即贯彻执行经济法律、法规的过程。经济法的实施将经济法律规范的要求转化为经济法主体的行为,使经济法律规范得到遵守,经济权利得以行使,经济义务得以履行,经济违法行为得到制裁。

经济法的实施包括经济守法、经济执法、经济司法。经济守法、经济执法、经济司法是经济法实施的三个重要环节,相互之间有着密切的联系。

(二)经济法实施的意义

经济法的实施具有重要意义,它是我国经济法制建设必不可少的重要环节。经济立法解决了有法可依的问题,经济法的实施则是要解决有法必依,违法必究的问题。如果有法不依、执法不严、违法不究,则经济法律法规便形同虚设,社会主义法制难以建立。

为保障经济法实施,首先要加强经济法制教育,提高全民法律意识,自觉守法;其次是要加强经济执法,完善监督机制,保障执法机关与执法人员准确、公正、严格地执行法律。这样才能有效地保证国家机构通过行使经济职权实现领导和组织经济建设的职能,保证企业通过行使法人财产权使其真正成为商品生产者和经营者,保证其他经济法主体的合法权益得以实现,从而使我国整个社会主义建设有秩序地进行。

二、违反经济法的法律责任及其承担

法律责任是指行为人因实施了违反法律法规规定的行为而应承担的法律后果。违反经济法的法律责任是指经济法主体因实施了违反经济法律、法规的行为而应承担的法律后果。根据我国法律的规定,经济法主体可能承担的法律责任有以下三种:

(一)民事责任

民事责任是指经济法主体违反经济法律法规依法应承担的民事法律后果。根据《民法通则》的规定,经济法主体承担民事责任的方式主要有:停止侵害;排除妨碍;消除危险;返还财产;恢复原状;修理、重作、更换;赔偿损失;支付违约金;消除影响、恢复名誉;赔礼道歉等。

(二)行政责任

行政责任是指经济法主体违反经济法律法规依法应承担的行政法律后果,包括行政处罚和行政处分。根据《行政处罚法》的规定,行政处罚的种类包括:警告;罚款;没收违法所得、没收非法财物;责令停产、停业;暂扣或吊销许可证、暂扣或吊销营业执照;行政拘留;法律、行政法规规定的其他行政处罚。行政处分的种类有:警告;记过;记大过;降职;留用察看;开除等。

(三)刑事责任

刑事责任是指经济法主体违反经济法律法规构成犯罪依法应承担的刑事法律后果,即刑罚。根据《刑法》规定,刑罚分为主刑和附加刑。主刑的种类包括:管制、拘役、有期徒刑、无期徒刑、死刑。附加刑的种类包括:罚金、剥夺政治权利、没收财产。附加刑也可以独立适用。对犯罪的外国人可以独立适用或附加适用驱逐出境。法律规定为单位犯罪的,单位应当负刑事责任,对单位判处罚金,并对直接负责的责任人员和其他直接责任人员判处刑罚。

违反经济法的法律责任的承担包括两层含义:一是责任人主动实施其应承担的法律责任;二是由有强制执行权的行政机关或人民法院强制责任人实施发生法律效力的行政决定、判决、裁定、调解书、支付令和其他法律文书中所规定的义务。

三、经济纠纷的解决途径

经济纠纷是指经济法主体在经济管理与经济活动中产生的权益争议。为了保护当事人的合法权益,保障经济的正常运行,必须采取有效的方式对经济纠纷予以及时解决。解决经济纠纷的途径主要有:当事人协商和解、有权机关进行调解(包括民间调解、行政调解、仲裁调解和法院调解)、仲裁、行政复议和诉讼。其中最主要的方式为仲裁、行政复议和诉讼。

关于经济仲裁已经在前面做了阐述,下面仅对行政复议和经济(民事)诉讼做一阐述。

(一)行政复议

1.行政复议的概念。行政复议是指公民、法人和其他组织认为行政机关的具体行政行为侵犯其合法权益,依法向特定行政机关提出申请,由受理该申请的行政机关对原具体行政行为依法进行审查并作出行政复议决定的活动。

为了防止和纠正违法的或不当的具体行政行为,保护公民、法人和其他组织的合法权益,保障和监督行政机关依法行使职权,1999年4月全国人大常委会第九次会议通过了《中华人民共和国行政复议法》,自1999年10月1日起施行。

2.行政复议范围。《行政复议法》规定,有下列情形之一的,公民、法人或其他组织可以申请行政复议:(1)对行政机关作出的警告、罚款、没收违法所得、没收非法财物、责令停产停业、暂扣或吊销许可证、暂扣或吊销执照、行政拘留等处罚决定不服的;(2)对行政机关作出的限制人身自由或查封、扣押、冻结财产等行政强制措施决定不服的;(3)对行政机关作出的有关许可证、执照、资质证、资格证等证书变更、中止、撤销的决定不服的;(4)对行政机关作出的关于确认土地、矿藏、水流、森林、山岭、草原、荒地、滩涂、海域等自然资源的所有权或使用权的决定不服的;(5)认为行政机关侵犯合法的经营自主权的;(6)认为行政机关变更或废止农业承包合同、侵犯其合法权益的;(7)认为行政机关违法集资、征收财物、摊派费用或违法要求履行其他义务的;(8)认为符合法定条件,申请行政机关颁发许可证、执照、资质证、资格证等证书,或申请行政机关审批、登记有关事项,行政机关没有依法办理的;(9)申请行政机关履行保护人身权利、财产权利、受教育权利的法定职责,行政机关没有依法履行的;(10)申请行政机关依法发放抚恤金、社会保险金或最低生活保障费,行政机关没有依法发放的;(11)认为行政机关的其他具体行政行为侵犯其合法权益的。

3.行政复议程序。包括以下几个环节:

(1)复议申请。依法申请行政复议的公民、法人或者其他组织是申请人,作出具体行政行为的行政机关是被申请人,同申请行政复议的具体行政行为有利害关系的其他公民、法人或者其他组织,可以作为第三人参加行政复议。

公民、法人或者其他组织认为具体行政行为侵犯其合法权益的,可以自知道该具体行政行为之日起60日内提出行政复议申请,但是法律规定的申请期限超过60日的除外。因不可抗力或其他正当理由耽误法定申请期限的,申请期限自障碍消除之日起继续计算。申请可以是书面的,也可以是口头的。

行政复议申请已被行政复议机关依法受理的,或法律、法规规定应当先向复议机关申请行政复议、对行政复议决定不服再向人民法院提起行政诉讼的,在法定行政复议期限内不得向人民法院提起行政诉讼。

申请人向人民法院提起行政诉讼,人民法院已经依法受理的,不得申请行政复议。

(2)复议受理。行政复议机关收到行政复议申请后,应当在5日内进行审查,对不符合法律规定的行政复议申请,决定不予受理,并书面告知申请人;对符合法律规定,但是不属于本机关受理的行政复议申请,应当告知申请人向有关行政复议机关提出。除以上情况外,行政复议申请自行政复议机关负责法制工作机构收到之日起即为受理。

申请人提出行政复议申请,行政复议机关无正当理由不予受理的,上级行政机关应当责令其受理;必要时上级行政机关也可以直接受理。

法律法规规定应当先向行政机关申请行政复议、对行政复议不服再向人民法院提起行政诉讼的,行政复议机关决定不予受理或受理后超过行政复议期限不作答复的,公民、法人或其他组织可以自收到不予受理决定书之日起或者行政复议期满之日起15日内，依法向人民法院提起行政诉讼。

除有特殊情况外,行政复议期间具体行政行为不停止执行。

(3)复议决定。行政复议机关应当自受理申请之日起60日内作出行政复议决定,但是法律规定的行政复议期限少于60日的除外。情况复杂，不能在规定期限内作出行政复议决定的,经行政复议机关的负责人批准,可以适当延长,并告知申请人和被申请人;但是延长期限最长不超过30日。

行政复议机关负责法制工作的机构应当对被申请人作出的具体行政行为进行审查,提出意见，经行政复议机关的负责人同意或集体讨论通过后，按照下列规定作出行政复议决定:①具体行政行为认定事实清楚、证据确凿,适用依据正确,程序合法,内容适当的,决定维持;②被申请人不履行法定职责的,决定其在一定期限内履行;③具体行政行为有主要事实不清、证据不足,适用依据错误,违反法定程序,超越或滥用职权,行为明显不当等情形之一的,决定撤销、变更或确认该具体行政行为违法,其中决定撤销或确认具体行政行为违法的,可以责令被申请人在一定期限内重新作出具体行政行为；④被申请人不按法定期限提出书面答复、提交当初作出具体行政行为的证据、依据和其他有关材料的,视为该具体行政行为没有证据、依据,决定撤销该具体行政行为。

行政复议机关作出行政复议决定,应当制作行政复议决定书,并加盖印章。行政复议决定书一经送达即发生法律效力。被申请人应当履行行政复议决定,不履行或无正当理由拖延履行的,行政复议机关或有关上级行政机关应当责令其限期履行。

(二)诉讼

1.诉讼的概念。是指人民法院根据纠纷当事人的请求,运用审判权确认争议各方权利义务关系,解决经济纠纷的活动。

诉讼是解决经济纠纷的重要手段,大多数情况下是解决经济纠纷的最终办法。

经济纠纷所涉及的诉讼包括行政诉讼和民事诉讼。这里所说的行政诉讼是指人民法院根据当事人的请求，依法审查并裁决行使行政管理职权的行政机关所作出的具体行政行为的合法性,以解决经济纠纷的活动;民事诉讼是指人民法院在当事人及其他诉讼参与人的参加下,依法审理并裁决经济纠纷案件所进行的活动。

由于经济纠纷所涉及的诉讼绝大部分属于民事诉讼，因此本节主要就民事诉讼予以介绍,有关民事诉讼适用《民事诉讼法》的规定。

2.诉讼管辖。是指各级人民法院之间以及不同地区的同级人民法院之间,受理第一审经济案件的分工和权限。管辖有许多分类,其中最重要的是地域管辖和级别管辖。

(1)地域管辖。指确定同级人民法院之间在各自管辖的地域内审理第一审经济案件的分工和权限。它又分为一般地域管辖和特殊地域管辖。

一般地域管辖是以被告住所地为依据来确定案件的管辖法院，即实行“原告就被告原则”。对公民提起的民事诉讼,由被告住所地人民法院管辖,被告住所地与经常居住地不一致的,由经常居住地人民法院管辖。对法人或其他组织提起的民事诉讼,由被告住所地人民法院管辖。同一诉讼的几个被告住所地、经常居住地在两个以上人民法院辖区的,各该人民法院都有管辖权。但对被劳改教养的人提起的诉讼及对被监禁的人提起的诉讼,由原告住所地人民法院管辖,原告住所地与经常居住地不一致的,由原告经常居住地人民法院管辖。

特殊地域管辖是以诉讼标的所在地,或引起法律关系发生、变更、消灭的法律事实所在地为依据确定管辖。适用特殊管辖的主要有以下几种情况:①因合同纠纷引起的诉讼,由被告住所地或合同履行地人民法院管辖;②因保险合同纠纷提起的诉讼,由被告住所地或保险标的物所在地人民法院管辖;③因票据纠纷提起的诉讼,由票据支付地或被告住所地人民法院管辖;④因铁路、公路、水上和航空事故请求损害赔偿提起的诉讼,由事故发生地或车辆、船舶最先到达地、航空器最先降落地或被告住所地人民法院管辖等等。

(2)级别管辖。指根据案件的性质、影响范围来划分上下级人民法院受理第一审经济案件的分工和权限。

我国人民法院分为四级,即基层人民法院、中级人民法院、高级人民法院和最高人民法院,此外还有专门法院,即军事法院、海事法院和铁路运输法院。以上法院的分级设置,构成了我国法院的体制。基层人民法院原则上管辖第一审案件;中级人民法院管辖在本辖区有重大影响的案件、重大涉外案件及由最高人民法院确定由中级人民法院管辖的案件;高级人民法院管辖在本辖区有重大影响的第一审案件;最高人民法院管辖在全国有重大影响的案件以及认为应当由它审理的案件。

3.诉讼参加人。诉讼参加人包括当事人和诉讼代理人。

(1)当事人。指公民、法人和其他组织因经济权益发生争议或受到损害,以自己的名义进行诉讼,并受人民法院调解或裁判约束的利害关系人。当事人包括原告、被告、共同诉讼人、诉讼中的第三人。

(2)诉讼代理人。指以被代理人的名义,在代理权限范围内,为了维护被代理人的合法权益而进行诉讼的人。代理人包括法定代理人、指定代理人、委托代理人。

4.诉讼时效。诉讼时效是指权利人不在法定期间内行使权利而失去诉讼保护的制度。根据《民法通则》规定,我国诉讼时效有如下特点:(1)诉讼时效以权利人不行使法定权利的事实状态的存在为前提。(2)诉讼时效届满时消灭的是请求权,并不消灭实体权利。诉讼时效届满后,当事人自愿履行义务的,不受诉讼时效限制。(3)诉讼时效具有法定性、普遍性和强制性,除法律特殊规定外,当事人均应普遍适用,不得作任何变更。

诉讼时效期间是指权利人请求人民法院保护其民事权利的法定期间。根据《民法通则》规定,诉讼时效期间从当事人知道或应当知道权利被侵害时起计算。但从权利被侵害之日起超过20年的,人民法院不予保护。

诉讼时效期间是法定的,根据法律对诉讼时效期间的不同规定,诉讼时效期间可分为以下两种:(1)普通诉讼时效期间。是指由民事普通法规定的具有普遍意义的诉讼时效期间。根据《民法通则》规定,普通诉讼时效期间为2年。(2)特别诉讼时效期间。是指由民事法律或其特别法规定的,仅适用于特定民事法律关系的诉讼时效期间。根据《民法通则》规定,身体受伤害要求赔偿的、出售质量不合格的商品未声明的、延付或拒付租金的、寄存财物被丢失或损毁的,诉讼时效期间为1年,等等。

5.审判程序。审判程序包括第一审程序、第二审程序、审判监督程序等。

(1)第一审程序。第一审程序是各级人民法院审理第一审经济案件适用的程序,分为普通程序、简易程序。普通程序是经济案件审判中最基本的程序,主要包括以下内容:①起诉和受理。起诉是指公民、法人或其他组织在其民事权益受到损害或发生争议时,向人民法院提出诉讼请求的行为。起诉必须符合法定条件:即原告是与本案有直接利害关系的公民、法人和其他组织;有明确的被告;有具体的诉讼请求和事实、理由;属于人民法院受理民事诉讼的范围和管辖范围;同时还必须办理法定手续。

受理是指人民法院通过对当事人的起诉进行审查，对符合法定条件的决定立案审理的行为。人民法院接到起诉状或口头起诉后,经审查认为符合起诉条件的,应当在7日内立案,并通知当事人。②审理前的准备。人民法院应当在立案之日起5日内将起诉状副本发送被告。被告在收到之日起15日内提出答辩状。答辩是被告对原告提出的诉讼请求及理由进行回答、辩解和反驳,是被告的一项重要的诉讼权利。被告提出答辩状的,人民法院在收到之日起5日内将答辩状副本发送原告。被告不提出答辩状的,不影响人民法院审理。③开庭审理。指在审判人员主持和当事人及其他诉讼参与人的参加下,在法庭上对案件进行审理的诉讼活动。其目的是确认当事人的权利义务关系,以调解或判决的方式解决纠纷。开庭审理一般都公开进行,但涉及国家秘密、个人隐私或法律另有规定的情况,以及当事人申请不公开审理的,不公开进行审理。人民法院应当在开庭审理3日前通知当事人和其他诉讼参与人。公开审理的,应当公告当事人的姓名、案由和开庭的时间、地点。

简易程序是指基层人民法院及其派出的人民法庭，审理简单民事案件所适用的既独立又简便易行的诉讼程序。

简易程序适用于事实清楚、权利义务关系明确,争议不大的简单的案件。原告可以口头起诉,当事人双方可以同时到基层人民法院或其派出的法庭请求解决纠纷。适用简易程序审理的案件,由审判员一人独任审理,可随时传唤当事人、证人,不受普通程序中的法庭调查、法庭辩论等程序的限制。

(2)第二审程序。又称上诉程序,是指上级人民法院审理当事人不服第一审人民法院尚未生效的判决和裁定而提起的上诉案件所适用的程序。我国法院实行两审终审制,当事人不服第一审人民法院判决、裁定的,有权向上一级人民法院提起上诉。

《民事诉讼法》规定,上诉必须具备以下条件:只有第一审案件的当事人才可以提起上诉;只能对法律规定的可以上诉的判决、裁定提起上诉。

当事人不服地方人民法院第一审判决的，有权在判决书送达之日起15日内向上一级人民法院提起上诉。当事人不服地方人民法院第一审裁定的,有权在裁定书送达之日起10日内向上一级人民法院提起上诉。上诉应当递交上诉状,上诉状应当通过原审人民法院提出,并按照对方当事人或者代理人的人数提出副本。

第二审人民法院应当对上诉请求的有关事实和适用法律进行审查，并组成合议庭开庭审理。经过阅卷和调查,询问当事人,在事实核对清楚后,合议庭认为不需要开庭审理的,可以径行判决、裁定。

第二审人民法院对上诉案件经过审理，按照下列情况分别处理：①原判决认定事实清楚,适用法律正确的,判决驳回上诉,维持原判决;②原判决适用法律错误,依法改判;③原判决认定事实错误,或者原判决认定事实不清,证据不足,裁定撤销原判决,发回原审人民法院重审,或者查清事实后改判;④原判决违反法定程序,可能影响案件正确判决的,裁定撤销原判决,发回原审人民法院重审。

第二审人民法院的判决、裁定是终审的判决、裁定。当事人对发回重审案件的判决、裁定可以再次上诉。

(3)审判监督程序。审判监督程序是指有审判监督权的人员和机关,发现已经发生法律效力的判决、裁定确有错误的,依法提出对原案重新进行审理的一种特别程序,又称再审程序。

《民事诉讼法》规定,各级人民法院院长对本院已经发生法律效力的判决、裁定,发现确有错误,认为需要再审的,提交审判委员会讨论决定。最高人民法院对地方各级人民法院,上级人民法院对下级人民法院已经发生法律效力的判决、裁定,发现确有错误的,有权提审或指令下级人民法院再审。

当事人对已经发生法律效力的判决、裁定,认为有错误的,可以向原审人民法院或上一级人民法院申请再审,但不停止判决、裁定的执行。当事人对已经发生法律效力的调解书,提出证据证明调解违反自愿原则或调解协议的内容违反法律的,可以申请再审。

6.执行程序。执行程序是人民法院依法对已经发生法律效力的判决、裁定及其他法律文书的规定,强制义务人履行义务的程序。对发生法律效力的判决、裁定、调解书和其他应由人民法院执行的法律文书,当事人必须履行。一方拒绝履行的,对方当事人可以向人民法院申请执行。申请执行的期限从法律文书规定履行期间的最后一日起计算,双方或者一方当事人是公民的为1年,双方是法人或者其他组织的为6个月。

复习思考题

1.简述仲裁法的基本原则。

2.仲裁协议对当事人、仲裁机构、法院各有什么法律效力?

3.简述涉外经济仲裁机构及其仲裁程序。

4.违反经济法的法律责任有哪些?

5.我国行政复议的范围是什么?

6.试述我国行政复议的具体形式。

7.简述诉讼的概念、意义和经济诉讼的基本形式。

8.简述诉讼管辖的基本种类。

9.简述我国经济审判的基本程序。

案例分析

【案情】甲工厂与乙公司签订了一份加工承揽合同,合同约定6个月后,甲工厂将成品交给乙公司,收货后一个月内付清款项。6个月后,甲工厂将成品交给乙公司,但乙公司迟迟不付货款,拖欠近4个月。甲工厂多次找乙公司请求其支付货款,并赔偿损失。乙公司认为加工厂加工的成品质量不合格。后双方经协商达成书面协议。一周后,甲工厂向协议约定的仲裁委员会申请仲裁,乙公司却向合同履行地人民法院提起诉讼,人民法院未予受理。

【法律问题】

1.本案中谁应受理此案?

2.双方在纠纷发生后达成的书面仲裁协议是否有效?为什么?

3.如果乙公司提起仲裁协议无效,应由谁来裁定,如何审查?

参考文献

1.沈宗灵.法理学.北京:高等教育出版社,1994.
2.魏振瀛.民法.北京:北京大学出版社,高等教育出版社,2000.
3.王利明.民法.北京:中国政法大学出版社,2000.
4.李开国.合同法.北京:法律出版社,2002.
5.陈小君.合同法学.北京:中国法制出版社,2002.
6.叶林著.证券法.北京:中国人民大学出版社,2000.
7.王小能.票据法教程.北京:北京大学出版社,2002.
8.范健.商法.北京:高等教育出版社,北京大学出版社,2002.
9.赵旭东.新公司法讲义.北京:中国政法大学出版社,2005.
10.公司法释义编写组.公司法释义.北京:中国法制出版社,2005.
11.证券法释义编写组.证券法释义.北京:中国法制出版社,2005.
12.李玉泉.保险法.北京:法律出版社,2004.
13.郑成思.知识产权法.北京:法律出版社,1997.
14.李昌麒.经济法学.北京:中国政法大学出版社,1999.
15.王保树.经济法原理.北京:社会科学文献出版社,1999.
16.杨紫煊.经济法.北京:北京大学出版社,高等教育出版社,1999.
17.刘文华,肖乾刚.经济法律通论.北京:高等教育出版社,2000.
18.侯霞怀.经济法学.北京:北京大学出版社,2003.
19.华本良.经济法概论.大连:东北财经大学出版社,2004.
20.杜鹏程,陆明.经济法实务.北京:清华大学出版社,2005.
21.李兴江,付音,郑天锋.经济法概论.北京:经济科学出版社,2005.
22.江平.商法案例评析.北京:中国人民公安大学出版社,1997.
23.刘国福,管建国.民商法典型案例解评.北京:法律出版社,1997.
24.李艳芳.经济法案例分析.北京:中国人民大学出版社,1999.
25.徐杰,时建中.经济法概论案例教程.北京:知识产权出版社,2004.
26.焦克源.税收理论与实务.兰州:兰州大学出版社,2002.
27.全国会计专业技术资格考试.经济法.北京:经济科学出版社,2005.
28.蒋传宓.经济法实务.北京:天津大学出版社,2009.
29.贾俊玲.劳动法学.北京:北京大学出版社,2009.
30.秦雷,陈元刚.经济法.北京:清华大学出版社,2010.
31.宋彪.经济法概论.北京:中国人民大学出版社,2010.